U0199944

消化超声内镜学

第4版

主　编　金震东　王凯旋

科学出版社

北　京

内 容 简 介

本书系统论述了超声内镜在消化系统疾病诊断和治疗中的应用，全书分为三篇，第一篇主要叙述超声内镜的基础知识，包括国内外超声内镜发展史，与超声内镜相关的声学基础，消化道腔内超声的形态学基础，并且详细介绍了环扫超声内镜、线阵超声内镜及微型超声探头的原理和构造。第二篇叙述了超声内镜对消化系统常见疾病的诊断，重点介绍各种疾病的声像图特征，并就消化超声内镜的诊断价值进行了临床评价。第三篇着重叙述了超声内镜引导下各种介入治疗新技术，重点介绍方法学及临床应用价值。

全书近140万字，2000余幅图，以及30余个可供读者在线观看的视频，使文本、插图及视频三者之间的关联更为明晰。本书内容全面、实用性强，对介入性超声内镜领域进行较多改写，为超声内镜初学者和晋级者均提供了很好的教学素材，可供消化科、影像科、普外科和超声科医师参考，也可作为医学生和继续教育学习的辅助教材。

图书在版编目（CIP）数据

消化超声内镜学 / 金震东，王凯旋主编 . —4 版 . —北京：科学出版社，2023.10

ISBN 978-7-03-076751-6

Ⅰ.①消… Ⅱ.①金… ②王… Ⅲ.①消化系统疾病–内窥镜检 Ⅳ.①R570.4

中国国家版本馆 CIP 数据核字（2023）第 201386 号

责任编辑：戚东桂 / 责任校对：张小霞
责任印制：肖 兴 / 封面设计：龙 岩

科 学 出 版 社
北京东黄城根北街 16 号
邮政编码：100717
http://www.sciencep.com

北京汇瑞嘉合文化发展有限公司 印刷
科学出版社发行 各地新华书店经销

*
2006 年 10 月第 一 版 开本：889×1194 1/16
2023 年 10 月第 四 版 印张：50
2023 年 10 月第十次印刷 字数：1 378 000
定价：498.00 元
（如有印装质量问题，我社负责调换）

主编简介

金震东　海军军医大学附属长海医院消化内科执行主任、主任医师、教授、博士生导师。主要从事超声内镜在消化系统疾病的应用研究。学术兼职：担任第十七届国际超声内镜学术大会执行主席、亚太超声内镜联盟执委、中华医学会消化内镜学分会候任主任委员、中国医师协会超声内镜专业委员会主任委员、中国医师协会消化医师分会常委，以及 *Endoscopic Ultrasound*、《中华消化内镜杂志》、《中华胃肠内镜电子杂志》副主编等。获国家科学技术进步奖二等奖、国家级教学成果奖二等奖、上海市优秀教学成果奖一等奖、上海市科技进步奖一等奖和军队科技进步奖二等奖等多项荣誉。2017年获首届国之名医·卓越建树奖。获国务院政府特殊津贴。主编出版《消化超声内镜学》等十余部专著。

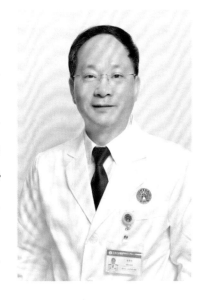

王凯旋　海军军医大学附属长海医院消化内科主任医师、硕士生导师。中华医学会消化内镜学分会食管胃静脉曲张学组委员、上海市医学会消化内镜专科分会超声内镜学组副组长、中国医师协会超声内镜培训专家委员会委员兼秘书、中国医师协会内镜诊疗质量管理与控制专业委员会委员、中国医师协会胆胰内镜专业委员会委员、中国抗癌协会肿瘤内镜专业委员会委员；*Gastrointestinal Endoscopy*、*Endoscopy* 同行评审专家。获上海市科技进步奖一等奖2项，共发表超声内镜相关SCI收录论文31篇，主编专著2部，副主编专著4部，参编教育部研究生规划教材2部和其他专著十余部。

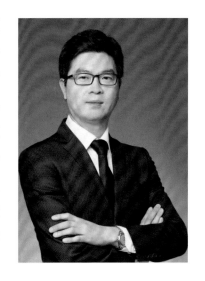

副主编简介

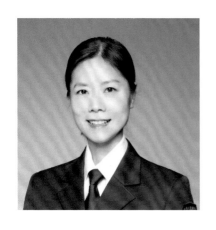

徐　灿　海军军医大学附属长海医院消化内科主任医师，上海大学特聘教授，博士生导师。上海市浦江人才计划高校科研人才、上海市优秀青年教师及海军军医大学优秀青年学者。担任中华医学会消化内镜学分会超声内镜学组副组长、亚洲超声内镜联盟委员、中华医学会消化病学分会幽门螺杆菌学组及胃肠激素与黏膜屏障学组委员、上海市医学会消化内镜专科分会第八届青委会副主任委员、中国声学学会生物医学超声工程分会委员、国家自然科学基金评审专家。先后获国家科学技术进步奖二等奖、上海市科技进步奖一等奖及军队科技进步奖三等奖各一项。

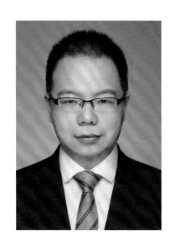

丁　震　中山大学附属第一医院内镜中心主任兼消化内科副主任，教授，主任医师，博士生导师，华中科技大学同济医学院附属协和医院双聘教授。担任中华医学会消化内镜学分会胰腺协作组副组长、中华医学会消化内镜学分会青年委员、中华医学会消化内镜学分会内痔协作组委员兼秘书，主编《消化超声内镜疑难病诊断图解》《消化内镜治疗学典型病例图谱》等著作。

蒋　斐　海军军医大学附属长海医院消化内科副主任医师。中华医学会消化内镜学分会超声内镜学组青年委员、中华医学会消化内镜学分会继续教育协作组委员、上海市医学会消化内镜专科分会超声内镜学组成员、上海市抗癌协会消化内镜专业委员会委员、上海健康生活促进会类器官技术与临床转化专业委员会委员。主持国家自然科学青年基金项目1项，参与国家自然科学基金项目5项。参与编写专著5部。

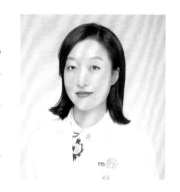

杨爱明　北京协和医院消化内科主任，消化内镜培训中心主任，教授，博士生导师。第十二、十三、十四届全国政协委员，中华医学会消化内镜学分会副主任委员、中华医学会消化内镜学分会超声内镜学组组长，北京医学会消化内镜学分会主任委员，中国医师协会消化内镜专业委员会副主任委员，《中华消化内镜杂志》副主编。2009年开始组织胃早癌诊断与治疗的全国多中心研究，分别获"十二五"国家科技支撑计划、北京市科委课题、"十三五"慢病管理重大专项课题支持。在国内外重要医学杂志上发表论文200余篇，参与编写专著30余部。国家卫生健康委员会突出贡献中青年专家。

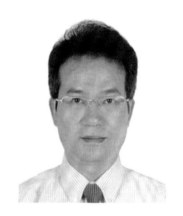

《消化超声内镜学》（第4版）

编写人员

主　审　李兆申　王贵齐
主　编　金震东　王凯旋
副主编　徐　灿　丁　震　蒋　斐　杨爱明
编　者（按姓氏汉语拼音排序）

蔡明琰　复旦大学附属中山医院
陈　磊　陆军军医大学附属西南医院
陈　燕　海军军医大学附属长海医院
陈　颖　海军军医大学附属长海医院
陈洪潭　浙江大学医学院附属第一医院
程　斌　华中科技大学同济医学院附属同济医院
狄　扬　复旦大学附属华山医院
丁　震　中山大学附属第一医院
高　杰　海军军医大学附属长海医院
郭　涛　中国医学科学院北京协和医院
郭　文　南方医科大学附属南方医院
郭杰芳　海军军医大学附属东方肝胆外科医院
郭瑾陶　中国医科大学附属盛京医院
韩超群　华中科技大学同济医学院附属协和医院
贺　舜　中国医学科学院肿瘤医院
胡　冰　海军军医大学附属东方肝胆外科医院
胡端敏　苏州大学附属第二医院
蒋　斐　海军军医大学附属长海医院
蒋青伟　中国医学科学院北京协和医院
蒋天安　浙江大学医学院附属第一医院
金震东　海军军医大学附属长海医院
李　鹏　首都医科大学附属北京友谊医院
李　跃　南方医科大学附属南方医院
李延青　山东大学附属齐鲁医院
郦　枫　美国Christus Trinity Mother Frances医院
刘　翠　浙江大学医学院附属第一医院
刘　芳　海军军医大学
刘　岩　解放军总医院第五医学中心
刘建强　复旦大学附属肿瘤医院
吕　瑛　南京大学医学院附属鼓楼医院
吕顺莉　海军军医大学附属长海医院

马佳怡　海军军医大学附属长海医院
梅　俏　安徽医科大学第一附属医院
覃山羽　广西医科大学第一附属医院
戎　龙　北京大学第一医院
孙思予　中国医科大学附属盛京医院
孙蕴伟　上海交通大学医学院附属瑞金医院
汪源源　复旦大学
王　颢　海军军医大学附属长海医院
王　雷　海军军医大学附属长海医院
王　伟　海军军医大学附属长海医院
王贵齐　中国医学科学院肿瘤医院
王凯旋　海军军医大学附属长海医院
王洛伟　海军军医大学附属长海医院
王天骄　海军军医大学附属长海医院
王威琪　复旦大学
吴爱群　海军军医大学
吴仁培　海军军医大学附属长海医院
肖　斌　江苏省人民医院
邢　铃　海军军医大学附属东方肝胆外科医院
徐　灿　海军军医大学附属长海医院
许国强　浙江大学医学院附属第一医院
杨爱明　中国医学科学院北京协和医院
姚　方　中国医学科学院肿瘤医院
张　宁　中山大学附属第一医院
张德宇　海军军医大学附属长海医院
张敏敏　上海交通大学医学院附属瑞金医院
张平平　海军军医大学附属长海医院
张筱凤　杭州市第一人民医院
张筱茵　深圳市第三人民医院
张源斌　香港中文大学威尔斯亲王医院
钟　良　复旦大学附属华山医院
钟　宁　山东大学附属齐鲁医院
祝　荫　南昌大学第一附属医院
邹晓平　南京大学医学院附属鼓楼医院
Farid Abushamat　美国 Baylor 医学院
Mohamed O. Othman　美国 Baylor 医学院
安田 健治郎　日本京都第二红十字医院
木田 光広　日本北里大学东区医院
乾 和郎　日本藤田保健卫生大学第二医院
山雄 健次　日本爱知县肿瘤中心医院
藤田 直孝　日本仙台市医疗中心
真口 宏介　日本手稻溪同仁病院

第4版前言

尊敬的各位读者，各位专家，你们好！再次感谢您盼望着《消化超声内镜学》的再版。

《消化超声内镜学》第1版于2006年出版，第2版于2011年出版，第3版于2017年出版，转眼又过去6年，其间国内外超声内镜技术蓬勃发展，为适应超声内镜快速发展的现状，我们历时一年余再版了本书。

此版在结构上沿袭了前三版的风格，并在以下几个方面做了重大调整：①增章节。此版在第一篇超声内镜基础中增加了"人工智能在超声内镜中的应用"；对第二十四章超声内镜检查的常用超声术语内容参照2021年我国制定的消化内镜诊治标准术语进行改写；在第三篇超声内镜治疗中新增加了超声内镜引导的经胃ERCP的相关内容，而这一新技术在国内尚未开展，本篇也细化了多章治疗性超声内镜内容，详细介绍了如超声内镜引导下各种引流术、超声内镜引导胃空肠吻合术等不同的操作方式。②强内容。对一些经典章节，如超声内镜概论、超声内镜质量控制与培训、超声内镜引导细针穿刺活检术等章节，几乎进行了重写，补充了大量最新文献；也删除和合并了相关章节。③附视频。本书首次附有数十个扫描二维码即可获取的相关超声内镜操作视频，使学习超声内镜更加直观简便。④增指南。书末增列了由我国制定的超声内镜相关指南和共识，也附录了国际最新的ESGE指南。

近年来，中国超声内镜普及程度越来越高，大中型消化内镜中心均已拥有新型的超声内镜，很多县级医院也已配备超声内镜小探头。2012年、2019年两次全国消化内镜普查数据发表于2022年 *Endoscopic Ultrasound* 杂志，2012～2019年我国开展超声内镜诊疗技术的医院从531家增至1236家，全国共4025名超声内镜医师；超声内镜手术总量从20.7万例增至46.4万例，介入性超声内镜手术量由10.7万例增至15.3万例。尽管我国超声内镜诊疗量增长迅速，但人口相对开展率与发达国家仍有较大差距，按人口计算，我国超声内镜开展率（32.9例/10万居民）与欧美发达国家[（50～100）例/10万居民]尚有较大差距。我国超声内镜诊疗资源主要集中于东部地区，而中西部地区开展例数相对较少；不同地区间超声内镜开展率差异显著，超声内镜开展率与地区经济发展水平（人均GDP）呈正相关。要解决这些问题就须广泛开展不同等级、不同形式的规范化超声内镜培训。

我国超声内镜学术水平已处于国际先进水平，近十年发表于SCI期刊的全球消化超声内镜论文量无论是诊断性超声内镜还是治疗性超声内镜，我国均居前三。我国企业研发的系列超声内镜和附件也已广泛应用于临床。

在本书编写过程中，参编专家学者付出了大量的劳动和心血，无私奉献出他们积累的宝贵经验和研究成果，在此，谨向各位专家学者表示衷心的感谢！原主编李兆申院士和副主编王贵齐教授为本次再版进行了顶层设计，新任主编王凯旋教授和副主编徐灿教授、丁震教授、蒋斐副教授和杨爱明教授承担了大量具体工作，两位秘书马佳怡医生和张平平医生对本书进行认真修改和校对，付出了辛勤的劳动。由于作者人员的限定，很多前三版的专家未在新版列名，但是你们曾写下的优美文字在本书中都留下了倩影，在此深表谢意！

正如我在本书第1版前言中写道：编书永远是一种遗憾的艺术。在此，我更认为，编书是一项永不满足、永存缺憾的工作，它不能像维纳斯那样因缺少胳膊而更加美丽，只能更加遗憾。尽管我们最大程度地参阅了国内外最新文献，力求及时反映国际超声内镜最新进展，但是，由于编者水平有限，书中难免有遗漏或不妥之处，诚请各位同道多提宝贵意见及进行批评指正，以便我们日后予以更正和补充。

金震东

2023年5月

第1版前言

超声内镜是内镜与超声完美结合而成的一种全新的影像设备，由此形成的技术称为内镜超声检查术（endoscopic ultrasonography，EUS）。EUS 于 20 年前开始应用于消化病的诊断，近年来，随着各种新型超声内镜，尤其是彩色多普勒穿刺超声内镜的出现，超声内镜引导下穿刺（EUS guided fine needle aspiration，EUS-FNA）诊断与治疗技术也日臻完善。随着各种细径、超细径导管式探头（intraductal ultrasound，IDUS），尤其是三维超声探头的应用，胆胰管内超声技术也日趋成熟。今天，如果借助将要应用于临床的胶囊超声内镜（capsule ultrasound endoscope，CUE），我们可以形象地说 IDUS 探头已经发展到"无孔不入"的地步；在消化病穿刺诊断与治疗上，EUS-FNA 技术也已经发展到"无处不穿"的地步。

两年一次的国际 EUS 学术大会今年将在荷兰阿姆斯特丹举行第十五届大会，每年一次的中国 EUS 学术大会，也将于今年 11 月举行第十届年会。中华医学会消化内镜学分会在 2004 年成立了超声内镜学组（研讨小组），我国的大多数省市也相继成立超声内镜学组。如今，EUS 专题和各种操作演示已成为各类消化内镜会议的重要和必备内容；是否开展 EUS 及 EUS 水平也已成为衡量现代化消化内镜中心的标准之一；EUS 也已成为新出版的各种消化内镜专著中不可或缺的内容。

尽管自 Thian LokTio 于 1988 年出版了世界上第一本 EUS 专著 *Endosonography in Gastroenterology* 以来，全世界已出版了 EUS 相关专著 30 余本，但到目前为止，我国还没有一本全面、系统、基础性地介绍各种超声内镜在消化系应用的专著。本人于 2000 年在尊敬的导师、著名消化病和内镜学专家、中华医学会消化病学分会副主任委员许国铭教授指导下主编出版了《现代腔内超声学》，其中专列了 20 万字的消化系超声内镜应用部分。其后，我一直梦想能将此部分内容写成专著。两年前，在中华医学会消化内镜学分会主任委员、我国 EUS 事业的开拓者张齐联教授的鼓励下，在中华医学会消化内镜学分会副主任委员李兆申教授的指导、组织及参与下，我力邀全国从事 EUS 事业的中青年消化内镜专家及与 EUS 相关的医学超声专家，如我的老师，著名医学超声工程学专家，复旦大学王威琪院士，以及日本多位在国际上享有盛誉的著名 EUS 开拓者，如日本京都第二红十字医院安田健治郎教授等，历时 700 余天编就了这本《消化超声内镜学》。

EUS 是一种复合型的影像技术，现代影像技术的学习应是专著联合 DVD 光盘"动静结合"的模式，为此，我们于 2005 年第一届全球华人消化内镜学术大会（2005，GCCGE）前夕，出版了《EUS 在消化系疾病诊治中的应用》光盘，希望本书能与之共同成为消化内镜同仁学习 EUS 的参考资料。

本书由张齐联教授和许国铭教授担任名誉主编，两位老师对本书的编写自始至终给予热情的指导和严格的把关。世界消化内镜学会副主席、亚太消化内镜学会主席、香港医学会会长曹世植教授欣然为本书作序。我科从事 EUS 工作的四位年轻讲师王洛伟、刘枫、杜奕奇和蔡振寨博士担任本书主编助理，为本书付出了大量的心血。我院绘图室梁斌老师为本书精心绘制了所有线条图。奥林巴斯（北京）销售服务有限公司为本书提供了大量的EUS仪器样图。正是由于各位老师的帮助和各位编者的努力，本书才能得以完成，谨一并表示衷心感谢。

　　编书永远是一种遗憾的艺术，尽管我们最大限度地参阅了国内外最新的期刊、专著与光盘，以反映近年来国内外EUS的最新进展，但是，由于编者水平有限，且EUS技术发展过于迅速，实难如愿，疏漏和错误之处在所难免，敬请广大同道批评指正。

金震东

2006年5月

目　录

第一篇　超声内镜基础

第一章　超声内镜概论 …………………… 3
　　第一节　概况 ……………………………… 3
　　第二节　超声内镜发展史 ………………… 4
　　第三节　超声内镜技术临床应用概况 …… 11
第二章　超声内镜的质量控制与培训 …… 22
　　第一节　超声内镜的质量控制 ………… 22
　　第二节　超声内镜的培训 ……………… 27
第三章　超声内镜的声学基础 …………… 32
　　第一节　超声波的基本概念 …………… 32
　　第二节　超声波的生物效应 …………… 34
　　第三节　超声检测技术的原理和方法 … 35
第四章　超声内镜的原理与构造 ………… 43
　　第一节　超声内镜系统 ………………… 43
　　第二节　超声内镜的种类 ……………… 47
第五章　微型超声探头 …………………… 48
　　第一节　微型超声探头的原理与构造 … 48
　　第二节　微型超声探头的种类 ………… 50
　　第三节　微型超声探头的性能 ………… 50
第六章　穿刺超声内镜的原理与构造 …… 53
第七章　超声内镜辅助器械 ……………… 57
　　第一节　光源与电子图像处理器 ……… 57
　　第二节　超声内镜的安装和调试 ……… 59
　　第三节　超声内镜的图像记录 ………… 60
第八章　超声内镜消毒与灭菌 …………… 64
　　第一节　超声内镜消毒与灭菌的基本
　　　　　　要求 ………………………… 64
　　第二节　超声内镜高水平消毒的基本
　　　　　　方法 ………………………… 64
　　第三节　内镜消毒剂的选择 …………… 65
　　第四节　超声内镜灭菌方法的选择与
　　　　　　应用 ………………………… 66
第九章　超声内镜检查室的设置与管理 … 67
　　第一节　设置的基本原则 ……………… 67

　　第二节　整体设置 ……………………… 67
第十章　消化道腔内超声的形态学基础 … 73
　　第一节　消化道概述 …………………… 73
　　第二节　食管 …………………………… 75
　　第三节　胃 ……………………………… 79
　　第四节　小肠 …………………………… 85
　　第五节　大肠 …………………………… 90
　　第六节　胰管 …………………………… 98
　　第七节　肝外胆道 …………………… 101
第十一章　超声内镜检查基本方法 …… 107
　　第一节　超声小探头检查方法 ……… 107
　　第二节　环扫超声内镜检查方法 …… 107
　　第三节　线阵超声内镜检查方法 …… 109
第十二章　环扫超声内镜检查胆胰标准技术 … 110
　　第一节　标准检查方法 ……………… 110
　　第二节　图像的调控 ………………… 120
第十三章　纵轴超声内镜检查 ………… 123
第十四章　超声内镜引导细针穿刺抽吸/
　　　　　　活检术 ……………………… 154
　　第一节　概述 ………………………… 154
　　第二节　适应证、禁忌证及并发症 … 154
　　第三节　术前准备 …………………… 156
　　第四节　器械装置 …………………… 156
　　第五节　穿刺基本技术 ……………… 159
　　第六节　术后处理 …………………… 165
　　第七节　穿刺标本的病理诊断 ……… 166
　　第八节　临床应用价值 ……………… 170
　　第九节　穿刺标本的基因检测 ……… 174
第十五章　腹腔镜超声技术 …………… 177
　　第一节　腹腔镜超声的发展简史 …… 177
　　第二节　腹腔镜超声设备与器械 …… 179
　　第三节　腹腔镜超声检查的适应证、
　　　　　　禁忌证与并发症 …………… 182

第四节 腹腔镜超声的操作方法 ……… 182
第五节 腹腔镜超声的临床应用 ……… 184
第十六章 超声内镜声学造影 ……… 193
第十七章 超声内镜组织定征 ……… 207
第十八章 超声内镜弹性成像 ……… 215
第十九章 超声内镜引导经针基激光共聚焦
显微内镜检查术 ……… 221
第二十章 超声内镜引导直视内镜检查术 ……… 229
第二十一章 人工智能在超声内镜中的应用 … 235
第二十二章 超声内镜诊疗操作护理 ……… 240
第一节 上消化道超声内镜检查护理 … 240
第二节 下消化道超声内镜检查护理 … 243

第三节 胆管和胰管内超声检查护理 … 244
第四节 超声内镜引导下治疗护理 … 245
第二十三章 超声内镜诊疗报告书写 ……… 249
第一节 超声内镜诊断报告的书写 … 249
第二节 超声内镜治疗报告的书写 … 253
第二十四章 超声内镜检查的常用超声术语 … 258
第一节 基本原理 ……… 258
第二节 成像方式 ……… 259
第三节 图像伪像 ……… 260
第四节 超声特征 ……… 261
第五节 指数 ……… 263

第二篇　超声内镜诊断

第二十五章 食管 ……… 267
第一节 食管超声检查技术 ……… 267
第二节 适应证、禁忌证及并发症 … 268
第三节 正常食管声像图 ……… 269
第四节 食管炎 ……… 269
第五节 巴雷特食管 ……… 270
第六节 食管息肉 ……… 275
第七节 食管黏膜下病变 ……… 279
第八节 食管癌 ……… 291
第九节 食管外压性隆起 ……… 299
第十节 食管狭窄 ……… 301
第十一节 贲门失弛缓症 ……… 307
第二十六章 纵隔 ……… 312
第一节 纵隔超声内镜检查技术 ……… 312
第二节 适应证、禁忌证及并发症 … 312
第三节 正常纵隔声像图 ……… 313
第四节 纵隔肿瘤与其他疾病 ……… 315
第二十七章 胃 ……… 331
第一节 胃超声内镜检查技术 ……… 331
第二节 适应证、禁忌证及并发症 … 334
第三节 正常胃声像图 ……… 335
第四节 慢性胃炎 ……… 336
第五节 胃溃疡 ……… 339
第六节 胃息肉 ……… 343
第七节 胃黏膜下病变 ……… 346
第八节 早期胃癌 ……… 360
第九节 进展期胃癌 ……… 364
第十节 胃淋巴瘤 ……… 368

第十一节 胃外压性隆起 ……… 371
第二十八章 十二指肠 ……… 377
第一节 十二指肠超声内镜检查术 … 377
第二节 适应证、禁忌证及并发症 … 378
第三节 正常十二指肠声像图 ……… 379
第四节 十二指肠溃疡 ……… 380
第五节 十二指肠良性肿瘤 ……… 381
第六节 十二指肠恶性肿瘤 ……… 389
第二十九章 十二指肠壶腹部 ……… 396
第一节 十二指肠壶腹部超声内镜
检查术 ……… 396
第二节 适应证、禁忌证及并发症 … 397
第三节 正常十二指肠壶腹部声像图 … 398
第四节 十二指肠壶腹部腺瘤 ……… 399
第五节 壶腹癌 ……… 401
第三十章 结肠 ……… 409
第一节 结肠超声内镜检查技术 ……… 409
第二节 适应证、禁忌证及并发症 … 411
第三节 正常结肠声像图 ……… 411
第四节 溃疡性结肠炎 ……… 412
第五节 克罗恩病 ……… 415
第六节 肠结核 ……… 420
第七节 结直肠息肉 ……… 427
第八节 结肠黏膜下肿瘤 ……… 438
第九节 结肠癌 ……… 448
第十节 结肠壁外压性病变 ……… 464
第三十一章 直肠 ……… 470
第一节 ERUS技术 ……… 470

第二节　ERUS 的适应证、禁忌证及
　　　　并发症 ……………………… 472
第三节　正常直肠声像图 …………… 472
第四节　直肠、肛管炎性病变 ……… 473
第五节　直肠内异物存留及直肠肛管
　　　　损伤 ……………………… 476
第六节　直肠肛管肿瘤 ……………… 476
第三十二章　胆囊 …………………… 484
第一节　胆囊超声内镜检查技术 …… 484
第二节　胆囊结石 …………………… 485
第三节　急性胆囊炎 ………………… 488
第四节　慢性胆囊炎 ………………… 490
第五节　胆囊良性肿瘤 ……………… 492
第六节　胆囊恶性肿瘤 ……………… 495
第三十三章　胆道 …………………… 500
第一节　胆道超声检查技术 ………… 500
第二节　胆道超声内镜检查适应证 … 503
第三节　正常胆道声像图 …………… 504
第四节　胆管炎 ……………………… 508
第五节　胆管结石 …………………… 511
第六节　胆管癌 ……………………… 517
第七节　胆管狭窄 …………………… 527
第八节　Mirizzi 综合征 ……………… 532
第三十四章　胰腺 …………………… 536
第一节　胰腺超声内镜检查技术 …… 536
第二节　胰腺腔内超声检查适应证和
　　　　禁忌证 …………………… 541
第三节　正常胰腺声像图 …………… 542
第四节　急性胰腺炎 ………………… 547
第五节　慢性胰腺炎 ………………… 550

第六节　自身免疫性胰腺炎 ………… 559
第七节　胰腺假性囊肿 ……………… 566
第八节　胰腺癌 ……………………… 573
第九节　胰腺神经内分泌肿瘤 ……… 580
第十节　胰腺囊腺瘤 ………………… 587
第十一节　胰腺导管内乳头状黏液性
　　　　　肿瘤 …………………… 593
第三十五章　腹膜后疾病 …………… 602
第一节　腹膜后疾病概述 …………… 602
第二节　腹膜后结构超声内镜检查技术 … 603
第三节　正常腹膜后结构声像图 …… 603
第四节　腹膜后肿瘤 ………………… 604
第五节　腹膜后血肿 ………………… 612
第六节　腹膜后脓肿 ………………… 613
第三十六章　门静脉高压症 ………… 615
第一节　门静脉高压症的超声内镜检
　　　　查术 ……………………… 615
第二节　肝脏超声内镜检查术的
　　　　适应证、禁忌证及并发症 … 616
第三节　正常门静脉结构声像图 …… 616
第四节　食管静脉曲张 ……………… 620
第五节　胃底静脉曲张 ……………… 623
第三十七章　肝脏 …………………… 627
第一节　肝脏超声内镜检查技术 …… 627
第二节　肝脏超声内镜检查术的
　　　　适应证、禁忌证及并发症 … 629
第三节　正常肝脏声像图 …………… 629
第四节　肝脏占位性病变的诊断 …… 629
第五节　肝门部肿瘤 ………………… 634

第三篇　超声内镜治疗

第三十八章　超声内镜引导胆管引流术 …… 639
第三十九章　超声内镜引导胆管结石移除术 … 646
第四十章　超声内镜引导胆囊引流术 ……… 649
第四十一章　超声内镜引导胆囊取石术 …… 654
第一节　超声内镜引导经口胆囊取石术 … 654
第二节　超声内镜引导经口胆囊激光
　　　　碎石术 …………………… 656
第四十二章　超声内镜引导经胃 ERCP ……… 660
第四十三章　超声内镜引导胰管引流术 …… 665

第四十四章　超声内镜引导胰腺假性囊肿
　　　　　　引流术 ……………… 676
第四十五章　超声内镜引导胰腺包裹性坏死
　　　　　　引流及清创术 ……… 685
第四十六章　超声内镜引导盆腔积液引流术 … 692
第四十七章　超声内镜引导消化道肿瘤
　　　　　　标记术 ……………… 695
第一节　立体定向外科放疗的发展 … 695
第二节　超声内镜引导标记置入技术 … 696

第三节　胰腺以外部位的应用 ············ 697
第四节　技术相关问题 ·················· 698
第四十八章　超声内镜引导消化道肿瘤
　　　　　　注射术 ···················· 701
第四十九章　超声内镜引导射频消融术 ······· 709
第一节　超声内镜引导肿瘤射频消融术 ·· 709
第二节　超声内镜引导腹腔神经节射频
　　　　消融术 ···················· 720
第五十章　超声内镜引导无水乙醇消融术 ····· 725
第一节　胰腺神经内分泌瘤的治疗 ······· 726
第二节　胰腺囊性肿瘤的治疗 ··········· 727
第五十一章　超声内镜引导近距离放射治疗 ··· 731
第一节　超声内镜引导 ^{125}I 粒子植入术 ··· 731
第二节　超声内镜引导 ^{32}P 注射术 ········ 737
第五十二章　超声内镜引导放射免疫治疗 ····· 739

第五十三章　超声内镜引导腹腔神经丛
　　　　　　毁损术 ···················· 742
第五十四章　超声内镜引导腹腔神经节
　　　　　　 ^{125}I 粒子植入术 ············ 749
第五十五章　超声内镜引导血管介入术 ······· 753
第一节　超声内镜引导门静脉高压的
　　　　诊治 ···················· 753
第二节　超声内镜引导非静脉曲张出血
　　　　的诊治 ···················· 755
第五十六章　超声内镜引导胃空肠吻合术 ····· 758

附录1　中国内镜超声引导细针穿刺抽吸/
　　　　活检术应用指南（2021，上海）········ 764
附录2　《治疗性超声内镜：欧洲消化内镜
　　　　学会指南》解读 ················· 777

第一篇
超声内镜基础

第一章
超声内镜概论

第一节 概 况

超声内镜检查术（endoscopic ultrasonography，EUS）是一种将微型高频超声探头安置于内镜前端，当内镜插入体腔后，既可通过内镜直接观察管腔内的形态，又可同时进行实时超声扫描以获得管壁及周围邻近器官超声图像的技术。与传统经腹超声相比，EUS的超声探头在体腔内更接近病变，缩短了声路、降低了声衰减，并采用了高频技术，因此能获得更高的图像分辨率，更易发现微小病灶。EUS将内镜对管腔黏膜的观察与超声的深部探测结合起来，随着EUS相关器械设备的不断更新及穿刺技术的不断改进，目前EUS已由一种单纯的影像学诊断技术发展为集诊断、组织取材和治疗于一体的成熟的微创性诊疗新技术，其适应证几乎覆盖了全消化系统疾病，并已扩展至纵隔、腹腔及腹膜后等部位病变的诊断与治疗。

消化系统腔内超声检查（digestive intraluminal ultrasonography）主要包括经消化道管腔（食管、胃、十二指肠、结肠和直肠）、胆管、胰管、壶腹和腹腔进行的直视下和非直视下超声扫查。

（一）直视下超声扫查

1. 各种用于消化系统检查的超声内镜扫查 如超声食管镜扫查、超声胃镜扫查、超声肠镜扫查、超声腹腔镜（laparoscopic ultrasonography，LUS）扫查和超声直肠镜扫查。

2. 经内镜活检钳道导入各种微型超声探头（ultrasonic probe，USP）扫查 如经胃镜的食管和胃超声扫查，经十二指肠镜的十二指肠和壶腹超声扫查，经肠镜的结肠和直肠超声扫查，经胆道镜的胆管内超声扫查（percutaneous biliary endoscopic ultrasonography，PBEUS）。

3. 术中超声扫查 术中肝脏超声扫查、术中胆囊超声扫查、术中胆管超声扫查、术中胰腺超声扫查、腹腔镜术中超声扫查（laparoscopic intraoperative ultrasonography，LIOU）。

（二）非直视下超声扫查

1. 非直视下经直肠超声扫查（blind transrectal ultrasonography，BUS） 指在非直视下将直肠超声探头插入直肠内进行直肠、前列腺和膀胱检查。

2. 经鼻食管超声扫查（transnasal esophageal ultrasonography） 指经鼻胃管将微型超声探头导入食管进行超声扫查。

3. 经鼻胃超声扫查（transnasal gastric ultrasonography） 指经鼻胃管将微型超声探头导入胃内进行超声扫查。

4. 经皮胆管超声扫查（percutaneous biliary ultrasonography，PBUS） 指先行经皮经肝胆管穿刺引流术（percutaneous transhepatic biliary drainage，PTBD），然后分次用扩张导管将引流通道扩至8F大小，再将微型超声探头沿PTBD引流通道插入胆管行超声检查。

5. 经皮胆囊超声扫查（percutaneous cholecystosonography） 指按PTBD技术将微型超声探头插至胆囊内行超声检查。

6. 经乳头胆管内超声扫查（transpapillary biliary sonography，TPBS） 指按内镜逆行胰胆管造影（endoscopic retrograde cholangiopancreatography，ERCP）技术经切开或扩张后的十二指肠乳头将微型超声探头插入胆总管行超声检查。

7. 经乳头胰管内超声扫查（transpapillary pancreatic duct ultrasonography） 指按ERCP技术将微型超声探头插至主胰管行超声检查。

8. 经乳头胆囊内超声扫查（transpapillary cholecystosonography，TPCCS） 指按ERCP技术将微型超声探头经胆总管插至胆囊内行超声检查。

第二节 超声内镜发展史

一、器械发展史

(一)超声内镜发展简史

超声内镜在腔内超声中应用最为广泛，故其发展史必然追溯至腔内超声的起源。而腔内超声最初应用于肛肠科、妇科及泌尿科疾病。以下按超声内镜发展的时间顺序进行叙述。

1956 年 Wild 和 Reid 首次报道经直肠腔内超声诊断前列腺疾病，从而开创了泌尿科腔内超声临床应用的先河。

1957 年 Wild 和 Reid 采用 15MHz 的腔内超声探头经直肠对结肠癌进行超声诊断。

1964 年 Watanabe 等首次应用旋转式直肠探头扫查前列腺获得成功。

1968 年渡边等全面开展了经直肠前列腺超声检查的临床应用。

1971 年富士能公司研发出世界上第一支双弯曲胃镜。

1976 年 Lutz 等将 A 型超声探头经胃镜活检钳道插入食管和胃内。

1976 年 Frazin 首先应用经食管 M 型超声心动图，但由于探头单声束探测的局限性而未被推广应用。

1978 年和 1980 年 Hisanaga 等用可曲式装置进行经食管二维超声心动图检查，可对心脏各切面进行二维超声成像，其因探头较大而临床应用受限。

1979 年久永报道了经食管插入超声探头对胃壁、胰腺、左肾和脾脏进行超声检查。

以上均为非直视下将各种类型的超声探头插入食管和胃内等进行超声检查，所以非真正意义上的超声内镜，直到 20 世纪 80 年代初才出现了可视性腔内超声装置，即超声内镜。

1980 年美国的 Di Magno 首次采用 "ultrasonic endoscope" 一词，并在柏林欧洲胃肠学会年会上报道了应用内镜与超声组合的电子线阵式超声内镜所做的动物实验获得成功。同年在汉堡欧洲第四次消化内镜学会年会上，来自德意志联邦共和国的 Classen 等及美国的 Di Magno 等分别报道了由日本奥林巴斯（Olympus）公司与 Aloka 公司合作研制的机械扇扫超声内镜（5MHz）和科学研究所（science research institute，SRI）的 Green 研制的线阵扫描超声内镜及这两种超声内镜的临床应用。

1980 年日本 Olympus 公司研究出了 EUS 1 号试验机，扫查角度为 90°，探头频率为 5MHz。

1981 年日本町田与东芝公司合作制造出了 3.5MHz 的线阵扫描超声内镜。

1981 年日本 Olympus 公司研制出了 EUS 2 号试验机，扫查角度为 180°，探头频率为 7.5MHz 和 10MHz。

1982 年日本 Olympus 公司研制出了 EUS 3 号试验机（EU-M1），从而使 EUS 仪由试验转为临床应用，机型基本固定。

1982 年美国的 SRI 研制出了 SRI-2 型 EUS，探头频率为 10MHz。

1983 年日本 Pentax 公司与日立公司合作开发超声内镜，其超声主机拥有独立式彩超、高密电子扫描（宽频、倍频）、动态多点聚焦、彩色多普勒（血流图及血液能量图）、多幅冻结及电影回放、动静态图像存储、三维成像、弹性成像（独有）、精确定位及测量、支持扇形及环形扫描、加强动态谐波成像技术等功能和特点。

1984 年日本 Olympus 公司研制出了 EU-M2 环扫超声内镜，扫查角度为 360°，探头频率为 7.5MHz 和 12MHz，其超声仪功能有了很大改进。

1984～1987 年日本东芝公司研制出了 EPB-503FL（频率为 5MHz）和 EPB-70FL（频率为 7.5MHz）。

1984 年美国消化疾病周（DDW）会议上宣布了日本富士能公司首次研制成功高分辨率电子内镜。

1985 年日本 Olympus 公司研制出了线阵式超声内镜，探头频率为 7.5MHz。

1988 年日本 Olympus 公司研制出了目前广泛用于临床的 EU-M3 型环扫超声内镜，探头频率为 7.5MHz 和 12MHz，其活检钳道内径为 2.0mm。

1989 年日本 Olympus 公司研制出了 CF-UM3 型超声结肠镜；日本富士能公司推出第一台高清晰"超级画面电子内镜"。

1990 年日本 Olympus 公司研制出了 JF-UM3 型专用超声十二指肠镜。

1990 年日本 Pentax 公司推出第一代纤维扇扫超声内镜 FG-32UA。

1991 年日本 Olympus 公司研制出了 GF-UM20

型环扫超声内镜，探头频率为7.5MHz和12MHz，该机主机的系统性能得到了极大提高；日本富士能公司推出超声微探头系统，即SP-101，它可插入内镜钳道，实现了方便快捷的超声检查。

1993年日本Olympus公司研制出了GF-UMQ200型环扫超声内镜，探头频率为7.5～20MHz，该机的主机是EU-M30。

1996年日本Pentax公司推出第二代纤维扇扫超声内镜FG-36UX。

1997年日本Pentax公司推出第三代纤维扇扫超声内镜FG-34UX及FG-38UX。

1998年日本Pentax公司推出第一代电子超声内镜EG-3630U。

1999年日本Pentax公司推出电子扇扫超声内镜EG-3631U及电子环扫超声内镜EG-3630UR。

1999年日本Olympus公司研制出了GF-UMQ240型环扫超声内镜，探头频率为7.5～20MHz，该机的主机是EU-M30。

此后，日本又在超声内镜上增加了二维多普勒功能，研制出了多普勒超声内镜。目前，又将二维多普勒改为彩色多普勒，即彩色多普勒超声内镜（ECDUS）。超声内镜产品层出不穷，多家公司推出了性能优越、图像清晰、分辨率高的电子超声内镜。20世纪90年代末以来穿刺超声内镜及三维超声内镜相继应用于临床，由此出现了超声内镜治疗学。

2003年日本Olympus公司在中国推出了EU-M2000型超声内镜，该机的主机是EU-C2000。

2005年日本Olympus公司在中国推出了SSD5型超声内镜。

2010年日本Olympus公司在中国推出了SSD10型超声内镜。

2011年日本Olympus公司在中国推出了F75型超声内镜和EU-ME1型超声内镜。

2015年日本Olympus公司在中国推出了EU-ME2型超声内镜。

2015年日本Olympus公司在中国推出了前向直视型超声内镜TGF-UC260J，其超声扫描角度偏小，但其前端部比前斜视型超声内镜短一点，前端部能进行180°弯曲。

至此，日本Olympus公司在中国推出了以EU-ME2型超声内镜为代表的系列超声内镜。

2002年日本富士能公司率先推出了2200W氙灯光源主机一体机和轻便的G5型操作手柄。

2003年日本富士能公司研发成功了使用超级电荷耦合器件（CCD）、全数字图像系统EPX-4400、电子智能染色系统的智能分光比色技术（FICE）。

2006年日本Pentax公司推出大钳道电子扇扫超声胃镜EG-3830UT。

2007年日本Pentax公司推出K系列电子超声内镜。

2013年日本富士能公司研发推出了高清超声内镜处理器SU-8000及电子内镜处理器EPX-1000。

2014年日本Pentax公司研制出了细径穿刺型超声内镜EG-3270UK，其插入部外径仅10.8mm，其前端探头为最新一代的小型化超声探头，且其先端硬质部更小，弯曲半径更小，操作性能优越，图像画质清晰。

2016年日本富士能公司推出新型环扫型超声内镜EG-580UR，弯曲角度达190°，活检孔道2.8mm；新型穿刺型超声内镜EG-580UT，视野宽度140°，前端部可进行大角度弯曲且弯曲半径较小；最新研发的SU-9000高清电子超声内镜诊疗系统能与富士能公司多款超声内镜兼容。

2019年，日本Pentax公司研制出J10系列新型超声内镜，其细径扇扫镜EG34-J10U插入部外径仅11.6mm，为目前市面上外径最细的消化道扇扫超声内镜，其弯曲半径更小，有着极佳的操控性，便于插入狭窄的腔道。工作钳道4.0mm的治疗型扇扫镜EG38-J10UT提升了超声内镜的治疗能力。

2022年，深圳开立生物医疗科技股份有限公司的凸阵超声电子内镜系统EG-UC5T获国家药品监督管理局批准，可提供高清的内镜画面和优质的超声图像，在仅有12.6mm插入管外径的同时为临床提供了4.0mm大钳道，4～12MHz宽频设计。内镜先端预设独特切口，抬钳器刷洗360°无死角，降低洗消导致的交叉感染风险。搭配S60系列超声主机提供高清的B模式、彩色/频谱多普勒模式、多种血流模式、弹性成像、声学造影等功能。

新的超声内镜具备更加全面的功能，对临床消化道疾病的诊断和治疗起到了推动作用。

（二）微型超声探头发展史

微型超声探头一词的英文表达及缩写有多种，

目前尚未统一，常见的如下：①ultrasonic probe，USP；②miniature ultrasonic probe；③endoscopic echo probe，EEP；④miniature cather ultrasonography，MCUS；⑤管腔内超声（intraductal ultrasonography，IDUS）探头；⑥腔内超声（intraluminal ultrasound，ILUS）探头。以往较多被文献采用的是"USP"这一缩写。近年来多用IDUS代表微型超声探头。

微型超声探头检查是20世纪80年代后期兴起的一项介入性超声新技术，起初主要用于心血管系统及泌尿生殖系统检查，后来扩展应用到消化道及胆管、胰管。其主要发展过程如下。

1980年日本Olympus公司研究出了Prototype 1微型超声探头，扫查角度为90°，频率为5MHz。

1981年日本Olympus公司研究出了Prototype 2微型超声探头，扫查角度为180°，频率为7.5MHz。

1985年日本Olympus公司研究出了线阵式Prototype微型超声探头，频率为7.5MHz。

1987年美国的Silverstein和Martin等完成了微型超声探头在犬消化道的实验研究，并于1989年在 *Gastroenterology* 上进行了报道。他们将直径1.8mm、频率20MHz的超声探头插入内径2.0mm、外径2.9mm的鞘内，经3.5mm的内镜活检钳道插入，对犬的消化道进行了活体和离体标本检测，发现该探头对犬消化道管壁的结构显示与离体标本具有良好的一致性。此举为微型超声探头在消化系统的应用奠定了基础。当时采用的缩写为"EEP"，表示内镜超声探头。

1988年日本Olympus公司研发出了环扫微型超声探头，扫查角度为360°，频率为7.5MHz。

1990年日本Olympus公司研发出了UM-1W环扫微型超声探头，扫查角度为360°，频率为7.5MHz。

1990年Rosch和Classen使用探头外径3mm、频率7.5MHz的UM-1W微型超声探头开展了经内镜微型超声探头在上消化道的临床应用研究。

1991年藤村等对Prototype-1（频率7～8MHz）和Prototype-2（频率7.5MHz）两种类型的微型超声探头的性能进行了比较，并对切除人胃标本进行了离体超声实验研究。

1992年日本Aloka公司研发出了可经常规内镜活检孔道插入的微型超声探头MP-PN型，频率为15MHz和20MHz，具有多种长度。

1992年日本东芝公司研发出了频率15MHz、外径2.4mm的微型超声探头。

1992年日本Olympus公司研发出了UM-2R、UM-3R环扫微型超声探头，扫查角度为360°，频率为12～20MHz。此种探头目前仍广泛应用于临床。

1991～1992年Yasuda、Furukawa和Gary等相继报道了经十二指肠乳头的胆管和胰管内微型超声探头检查，当时已开发出直径仅1.4mm、频率30MHz的微型超声探头。

1994年Shinya等报道应用15MHz的微型超声探头可将上消化道壁分成7～9层结构，并与组织学进行了对比。

1997年西尾等采用Olympus XUM-4R微型超声探头（外径2.0mm），经Olympus GF-UM200和GF-UMQ200超声内镜的活检钳孔道插入胃内，行超声内镜下微型超声探头检查。该法在超声内镜对某些消化道病变显示困难时不用换镜即可进行微型超声探头检查。

1997年日本Olympus公司研发出了UM-4R环扫微型超声探头，扫查角度为360°，频率为20MHz。

1998年日本Olympus公司研发出了UM-G20-29R环扫微型超声探头，扫查角度为360°，频率为20MHz。该类探头是目前行胆胰管内超声检查最常用的探头。

1999年日本Olympus公司研究出了UM-3D2R、UM-3D3R环扫微型三维超声探头，扫查角度为360°，频率为12～20MHz。同年相继开发出了UM-S30-25R、UM-BS20-26R。从此开始了三维超声临床应用。目前，微型超声探头已广泛应用于消化系统各部位的检查。

2018年日本富士胶片公司推出最新一代超声微探头系统SP-900，搭配多种型号超声微探头，体积小巧、画质高清、兼容性高，有效地提高了检查效率，搭配最新一代超细超声微探头PB2620-M，可以实现不同诊疗需求。

2021年深圳英美达医疗技术公司成功研发出了直径1.7mm的微型超声小探头MP-20S和MP-20SG，扫查角度为360°，频率为20MHz；同年研发了直径1.4mm超细微型超声小探头MP-20T和MP-20TG，扫查角度为360°，频率为20MHz；超声诊断信息更加丰富、诊断更加准确，同时操作者易用。

二、基础理论与临床应用发展史

自研发成功以后，国内外学者相继开展了超声内镜的基础与临床应用研究。有关其基础理论及临床应用研究的重要标志性内容如下。

1980～1981年，日本福田守道等应用超声内镜检查胰腺，对各种胰腺疾病进行了描述，并与体表检查进行了比较。

1982～1983年，各种改进型超声内镜的开发使基础及临床应用研究得以深入。日本富士等报道了胃壁的超声内镜下分层与组织学分层的关系。川井报道了超声内镜对小胰腺癌的诊断。其间有学者报道了超声腹腔镜的使用经验。

1984～1985年，此间对消化道（食管、胃及结肠）管壁的超声内镜下分层进行了临床应用研究。在消化道方面相继报道了消化道癌深度的诊断、黏膜下肿瘤的诊断、消化道疾病内镜下治疗的疗效判断及胃溃疡的诊断；在胆胰方面首先规范了超声内镜的操作手法，报道了胆道病变的诊断，尤其是超声内镜对早期胆囊癌的诊断。

1986～1987年，消化道方面报道了超声内镜对食管癌、胃癌淋巴结转移的诊断；胆胰方面报道了超声内镜对十二指肠乳头癌浸润范围的判断。此外，尚有超声内镜超声图像后处理及对食管曲张静脉血流进行彩色多普勒显示的实验研究报道。至此，超声内镜对消化道及胆胰等器官的正常解剖结构显示已较全面，对以上部位常见疾病的异常声像图判断及诊断标准也有了较完整的认识。

1987～1997年的十年着重开展了微型超声探头在消化系统的应用、彩色多普勒超声内镜的应用、超声内镜引导细针穿刺活检术、三维超声内镜的实验和初步应用及超声内镜声像图的组织定征等研究。

1990年，日本原田等在日本东京第40届日本消化器内视镜学会学术大会上报告了超声内镜下穿刺的基础研究。他采用改良的23G内镜下食管静脉穿刺针成功地对犬的食管旁淋巴结进行针吸活检，获得穿刺部位的细胞，未发生严重并发症。从此，超声内镜下细针穿刺活检术开始应用于临床。

1999年，Nguyen等首次报道了肝脏超声内镜检查方法及其超声内镜引导细针穿刺抽吸术（EUS-FNA），进一步拓展了超声内镜的临床应用范围。

三、超声内镜临床新技术发展史

（一）诊断性超声内镜新技术

1. 超声内镜引导细针穿刺抽吸术（EUS-FNA）　是指在EUS实时引导下，使用专用穿刺针对消化道及其周围病灶进行穿刺抽吸以获取组织细胞学诊断的技术，是近30余年内镜领域的最大进展之一。目前EUS-FNA的临床应用范围得到极大拓展，几乎涉及所有邻近胃肠道的病变。

2. 超声腹腔镜（laparoscopic ultrasonography，LUS）检查术　是通过安置于腹腔镜前端的超声探头直接探查腹腔内器官的新兴影像学诊断技术。随着EUS技术不断成熟，目前其已被广泛用于腹盆腔肿瘤的诊断与分期评估、腹腔镜术中探查深部组织中的病灶及超声内镜引导下穿刺活检、药物注射、引流及介入物理治疗等。

3. 谐波造影增强超声内镜检查术（contrast-enhanced harmonic EUS，CEH-EUS）　是指在EUS扫查的同时，通过静脉注射微泡态造影剂对病灶进行血池成像的技术。第二代微泡态超声造影剂问世以后，CEH-EUS无须在血管造影时进行，它的应用才逐渐广泛起来。目前CEH-EUS已被用于胰腺实性及囊性病变、胃肠道间质瘤、胆囊及胆管病变、腹腔内病变的良恶性鉴别。

4. 超声内镜声像图组织定征（tissue characterization by EUS）　指对按一定要求采集的EUS声像图或实时显示时的冻结图像中的感兴趣区进行声学参数测定，以推断感兴趣区内的组织病理结构。目前该技术已被视为EUS的一种非常有益的补充，有利于超声图像诊断的客观化与精细化。

5. 超声内镜弹性成像（EUS-elastography，EUS-EG）　是一种通过比较不同组织的硬度及弹性系数判断其良恶性的成像方法。目前，EUS-EG被广泛用于胰腺实性占位的鉴别诊断，还可用于良恶性淋巴结、胃肠道黏膜下肿物及其他一些实体瘤的鉴别。

**6. 超声内镜引导经针基激光共聚焦显微内镜检查术（EUS-guided needle-based confocal laser endomicroscopy，EUS-nCLE） 是指将共聚焦探头经EUS穿刺针插入病灶内进行"光学活检"的技术。目前，该技术逐渐成熟，主要用于胰腺囊性病变、胰腺实性占位及肿大淋巴结的鉴别诊断。

7. 超声内镜引导SpyGlass检查术（EUS-SpyGlass） 是将SpyGlass光导纤维或活检钳经EUS穿刺针插入胰腺囊性病灶内进行直视观察以鉴别其良恶性，必要时取囊壁组织行病理学检查，并抽吸囊液行细胞学及肿瘤标志物检查的方法。2007年，Y. K. Chen等率先报道SpyGlass系统在模拟器上具有腔内可视性及活检可行性。2009年，Antillon等率先将SpyGlass系统通过EUS穿刺针插入胰腺囊性病灶进行观察、活检。目前仅有两项EUS-SpyGlass临床研究报道，其均用于胰腺囊性病变的诊断，均认为EUS-SpyGlass可提高胰腺囊性病变诊断的准确性，但其诊断效率还有待大样本临床研究证实。

8. 超声内镜引导门静脉压力梯度（EUS-guided portal systemic pressure gradient，EUS-PPG）**测定** 是在EUS引导下将穿刺针经胃刺入肝静脉和门静脉从而直接评估肝静脉和门静脉压力的方法。穿刺方法：在EUS引导下，采用经胃-跨肝的方法，用25G的细针抽吸针针头，附带压力表，穿刺并测量肝左静脉、下腔静脉、门静脉甚至主动脉的压力。本技术于2016年被Huang等提出，并发表了第一项成功的猪模型动物实验结果：这项动物研究表明，EUS识别、进入和测压在所有目标血管中都是成功的，并且测定的数据可靠，且没有不良事件发生。而后，Zhang等于2017年进行了首次人体研究，28例肝病患者被纳入了这项首次人体临床试验中。这项试验表明，所有的EUS-PPG测量在技术上是成功的，并且没有并发症。基于这些临床前和临床数据，美国食品药品监督管理局（FDA）在美国批准了EchoTip Insight®门静脉压力梯度测量系统，使EUS-PPG测量得以商业化。

（二）治疗性超声内镜新技术

1. 超声内镜引导胆管引流术（endoscopic ultrasonography-guided biliary drainage，EUS-BD） 1996年，Wiersema等首次报道EUS引导下胆管穿刺造影术，这为EUS引导下胆胰管介入治疗提供

了新思路。2001年Giovannini等率先采用EUS引导下胆管置管引流术治疗梗阻性黄疸患者，开启了EUS引导下胆管介入治疗的新篇章。此后不同术式的EUS引导下胆管穿刺引流术相继被报道，由此发展为EUS-BD。目前，EUS-BD已被推荐为胆道梗阻行ERCP治疗失败者的补救治疗措施。

2. 超声内镜引导胆管结石移除术 是一种无放射的ERCP技术。某些患者因不能接受放射线和（或）造影剂，故无法行ERCP。对此，有学者提出了"无放射ERCP"的概念。2009年，Artifon等首次报道仅在EUS引导下，使用线阵式EUS成功进行胆管插管及取石。此后Park等又报道应用胆管内超声进行引导以取出胆总管结石。目前有关该技术的报道仍较少，仍需进行大样本的临床研究。但该方法为不能接受射线或造影剂的患者提供了新的治疗策略。

3. 超声内镜引导胆囊穿刺引流术（EUS-guided gallbladder drainage，EUS-GBD） 2007年，Baron等率先报道1例急性胆囊炎患者行EUS引导下经十二指肠壁胆囊穿刺引流术。此后，EUS-GBD技术逐渐发展成熟，目前其已被用于有手术禁忌证及高危因素的急性胆囊炎、胆囊结石患者的治疗，尤其对有凝血功能障碍或正在使用抗血小板药物的患者，该方法比经皮经肝胆囊穿刺引流术（PT-GBD）更安全，而且还适用于因腹水而不适合行PT-GBD的患者。

4. 超声内镜引导胆囊取石术 指在EUS引导下经胃（十二指肠）行胆囊穿刺，当胃（十二指肠）胆囊吻合通路建立好以后，以普通胃镜进入胆囊腔内，应用取石网篮等器械将结石取出。2010年，Kamata等率先报道在EUS引导下进行胆囊穿刺，并通过穿刺后形成的瘘管成功取出胆囊结石，无须胆囊切除。对于较大的胆囊结石，2016年长海医院王伟和金震东等采取EUS引导下胆囊穿刺、激光碎石法碎石后取石，已于2017年在*GIE*上报道。目前已有数项该方面的研究报道，但仍需进一步研究以明确该方法的安全性、有效性及长期疗效。

5. 超声内镜引导胰管引流术（EUS-guided pancreatic duct drainage，EUS-PD） 1995年Harada等首次报道1例行内镜逆行胰管造影（ERP）及经腹B超胰管穿刺造影术均失败的胰十二指肠切除

术后患者，行EUS引导下胰管造影获得成功。这为胰管高压患者的治疗提供了一种新策略。此后随着EUS介入治疗技术的进步，EUS-PD技术逐渐成熟，目前其已被推荐用于ERP失败的胰管高压患者的补救治疗。

6. 超声内镜引导胰腺假性囊肿引流术（EUS-guided drainage of pancreatic pseudocyst，EUS-guided drainage of PPC）　早在1992年Grimm等就率先开展了EUS引导下胰腺假性囊肿穿刺引流术，并获得成功。此后，随着支架的改进及穿刺技术的进步，超声内镜引导下胰腺假性囊肿经胃置管引流术逐渐发展成熟，目前已取代外科手术及传统引流术，成为胰腺假性囊肿的一线治疗方法，具有创伤小、并发症少、费用低等优点。

7. 超声内镜引导胰腺包裹性坏死（walled-off necrosis，WON）**引流及清创术**　胰腺WON的概念是在2006年DDW会议上首次提出的。既往多采用开腹清创、经皮穿刺后腹膜清创等治疗WON。随着EUS引导下胰腺假性囊肿穿刺引流技术的成熟，该方法也逐渐被应用于胰腺WON的治疗。尤其是全覆膜自膨式金属支架的研发及应用，显著提高EUS引导下WON引流的成功率。目前EUS引导下穿刺置管引流已成为胰腺WON的首选治疗措施。

8. 超声内镜引导盆腔积液引流术　2003年，Giovannini等率先报道应用EUS引导下穿刺、支架置入治疗盆腔脓肿。此后，多项研究均证实该操作安全、有效、并发症少。2008年，超声内镜工作组（EUS Working Group）会议达成共识，指出EUS引导下穿刺引流术是治疗盆腔脓肿重要且有效的方法。

9. 超声内镜引导消化道肿瘤标记术　是指在EUS引导下将标记植入消化道瘤体内以进行精确放疗的技术。2006年Pishvaian等率先报道在EUS引导下将标记成功植入胰腺癌病灶内。此后很长一段时间，该技术只局限应用于胰腺癌。直至2014年，Chandran等才成功地在EUS引导下将标记植入胃癌病灶内。之后，该技术适应证逐渐扩大，目前已被用于胰腺癌、食管癌、胃癌、肝癌和直肠癌等的精确放疗。

10. 超声内镜引导细针注射术（EUS-guided fine needle injection，EUS-FNI）　是在EUS-FNA基础上发展起来的，将药物、免疫制剂等通过EUS穿刺针注射入病灶内进行治疗的技术。1997年Hoffman等率先报道在EUS引导下注射肉毒杆菌毒素治疗贲门失弛缓症。此后，EUS-FNI的适应证不断拓展，目前主要用于恶性肿瘤（尤其是胰腺恶性肿瘤）的治疗，包括肿瘤免疫治疗、基因治疗、化疗药物治疗、凝固治疗等；此外还可用于部分良性病变，如EUS引导下注射硬化剂或组织胶治疗食管静脉曲张等。

11. 超声内镜引导射频消融术（EUS guided radiofrequency ablation，EUS-RFA）　1999年，Goldberg等率先在EUS引导下对活体猪进行胰腺射频消融（RFA），认为胰腺EUS-RFA是安全、可行的。但此后很长一段时间内，EUS-RFA的研究都只停留在动物实验阶段。直到2012年，Arcidiacono等才首次将EUS-RFA用于胰腺癌患者的治疗，开启了EUS-RFA临床应用的新篇章。此后，EUS-RFA的临床适应证不断扩展。目前EUS-RFA主要用于胰腺癌、胰腺神经内分泌肿瘤及胰腺囊性肿瘤的治疗。

12. 超声内镜引导无水乙醇消融术　2002年，Barclay等率先报道了EUS引导下无水乙醇注射治疗肝脏转移瘤。此后，该技术的适应证逐渐扩展，目前主要用于胰腺神经内分泌肿瘤及胰腺囊性肿瘤的治疗，还可用于腹腔神经丛阻滞及肝左叶肝癌、巨大肝囊肿等治疗。

13. 超声内镜引导放射性粒子植入治疗腹腔内肿瘤　2005年，孙思予等率先在EUS引导下将放射性粒子植入猪的胰腺并获得成功。此后，孙思予及金震东等分别于2006年、2008年报道了EUS引导下放射性碘-125（^{125}I）粒子植入治疗晚期胰腺癌，可有效缓解患者的疼痛。但目前该方面报道仍较少，仍需进行大样本的临床研究。

14. 超声内镜引导放射免疫治疗　是在EUS引导下将与^{131}I结合的单克隆抗体注入肿瘤内，单克隆抗体将^{131}I锚定在肿瘤内以进行内照射治疗的技术。目前，该技术主要用于无法手术的消化道恶性肿瘤及毗邻消化道的恶性肿瘤治疗。

15. 超声内镜引导腹腔神经节阻滞术（EUS-guided celiac ganglia neurolysis，EUS-CGN）　1969年，Copping等首次报道在胰腺癌患者腹腔神经节周围注射无水乙醇可以控制重度疼痛。1996年，

Wiersema 等率先在 EUS 引导下进行腹腔神经节阻滞以治疗恶性肿瘤所致疼痛。此后，EUS-CGN 逐渐发展起来。目前 EUS-CGN 主要用于非侵入性治疗方法无法控制的腹腔恶性肿瘤所致疼痛、慢性胰腺炎所致顽固性腹痛的治疗。

16. 超声内镜引导腹腔神经节碘-125（^{125}I）粒子植入术 是在 EUS-CGN 基础上发展起来的，植入 ^{125}I 粒子以进行神经节阻滞的技术。2012 年，金震东和王凯旋等报道在 EUS 引导下将 ^{125}I 粒子植入晚期胰腺癌患者的腹腔神经节周围，有效缓解了疼痛，减少了镇痛药用量。但目前只有一项该技术的临床研究报道，其长期疗效及安全性有待进一步验证。

17. 超声内镜引导血管介入治疗 1996 年，Fockens 等率先报道在 EUS 引导下注射硬化剂治疗黏膜下恒径动脉破裂出血（Dieulafoy 病），开启了超声内镜引导血管介入治疗的新篇章。目前，超声内镜引导血管介入治疗主要用于治疗消化道出血，可注射硬化剂、凝血酶、微线圈等；还可用于门静脉造影和压力测量、肝内门体分流、门静脉栓塞等。

18. 超声内镜引导胃肠吻合术（EUS-guided gastroenterostomy，EUS-GE） 是在超声内镜引导下将支架从胃部插入梗阻远端的小肠来创建消化道旁路的技术，主要用于缓解胃流出道梗阻（gastric outlet obstruction，GOO）。EUS-GE 是由 Fritscher-Ravens 等于 2002 年在基于猪的动物模型研究中提出的，然而由于较高的术后腹腔渗漏和支架迁移率，该技术的发展一直停滞。而后，2012 年，Binmoeller 等在动物模型研究中提出 EUS-GE 与腔内贴壁金属支架（LAMS）联合使用可以在最大程度上减少渗漏和支架迁移的风险。在这种策略被提出后，EUS-GE 很快在临床上被应用于胃流出道梗阻、十二指肠恶性梗阻。

四、超声内镜学术发展史

（一）国际超声内镜学术发展史

自 1980 年在汉堡第四次欧洲消化内镜学会会议上德意志联邦共和国的 Strohm Classen 及美国的 Di Magno 报道了超声内镜的临床应用以来，欧洲及日本相继成立了各种超声内镜研究会，并定期举行超声内镜专题学术研讨会。其中规模较大的学术会议为国际超声内镜研讨会，迄今为止已成功举办了 20 余届，依次如下。

1982 年，在瑞典的斯德哥尔摩（Stockholm）举办了第一届国际超声内镜研讨会。

1983 年，在德国的法兰克福（Frankfurt）举办了第二届国际超声内镜研讨会。

1984 年，在葡萄牙的里斯本（Lisbon）举办了第三届国际超声内镜研讨会。

1985 年，在荷兰的阿姆斯特丹（Amsterdam）举办了第四届国际超声内镜研讨会。

1987 年，在德国的慕尼黑（Munich）举办了第五届国际超声内镜研讨会。

1988 年，在意大利的罗马（Rome）举办了第六届国际超声内镜研讨会。

1989 年，在荷兰的阿姆斯特丹（Amsterdam）举办了第七届国际超声内镜研讨会。

1991 年，在德国的慕尼黑（Munich）举办了第八届国际超声内镜研讨会。

1993 年，在意大利的博洛尼亚（Bologna）举办了第九届国际超声内镜研讨会。

1995 年，在美国的克利夫兰（Cleveland）举办了第十届国际超声内镜研讨会。

1998 年，在日本的京都（Kyoto）举办了第十一届国际超声内镜研讨会。

2000 年，在摩纳哥的蒙特卡洛（Monte Carlo）举办了第十二届国际超声内镜研讨会。

2002 年，在美国的纽约（New York）举办了第十三届国际超声内镜研讨会。

2004 年，在日本的东京（Tokyo）举办了第十四届国际超声内镜研讨会。

2006 年，在荷兰的阿姆斯特丹（Amsterdam）举办了第十五届国际超声内镜研讨会。

2008 年，在美国的旧金山（San Francisco）举办了第十六届国际超声内镜研讨会。

2010 年，在中国的上海（Shanghai）举办了第十七届国际超声内镜研讨会。这是该会首次在中国举办，参会人数为历届最多，演示病例数也最多。此会的召开极大地促进了亚洲的超声内镜事业发展，也为中国超声内镜专家走向国际奠定了基础。

2012 年，在俄罗斯的圣彼得堡（Saint Petersburg）举办了第十八届国际超声内镜研讨会。

2014年，在印度的金奈（Chennai）举办了第十九届国际超声内镜研讨会。

2016年，在匈牙利的布达佩斯（Budapest）举办了第二十届国际超声内镜研讨会。

2018年，在泰国的曼谷（Bangkok）举办了第二十一届国际超声内镜研讨会。

2020年和2022年，因为新冠疫情，第二十二届和第二十三届国际超声内镜研讨会在线上进行。

23届国际超声内镜研讨会为全世界的超声内镜医师提供了一个很好的交流平台。会议不仅展示了当时最新研发的超声内镜及其相关器械设备，还邀请许多国际著名学者就其本专业领域进行了专题报告、现场演示及热点讨论，这显著推动了超声内镜在世界范围内迅猛发展。

（二）中国超声内镜学术发展史

中国自1987年引进超声内镜以来已走过了漫长而卓有成效的30余年。虽然我国的超声内镜起步较国外晚了近10年，但在我国几代学者孜孜不倦地努力下，自1995年中华医学会消化内镜学分会首任超声内镜学组组长张齐联教授在北京主持召开了第一届全国超声内镜学术研讨会以来，中国的超声内镜诊疗技术得到了突飞猛进的发展，取得了令人自豪的成绩。迄今为止，中国已在北京、上海、杭州、广州、南京、西安、武汉、沈阳等地成功地举办了25届全国超声内镜学术研讨会。每次会议均邀请了许多国内外超声内镜领域的知名专家与学者，共同探讨超声内镜发展的现状与方向、超声内镜介入治疗的最新进展，并进行现场操作演示，手把手地培训我国青年内镜医师，同时还会在会议上展示其他消化内镜诊治技术的新进展。目前全国超声内镜学术研讨会的学术影响力与日俱增，已然成为中国消化内镜界的高水平盛会，会议规模及水平逐年提高，参会代表人数逐年增加。这25次全国超声内镜学术研讨会为我国的超声内镜医师提供了一个很好的相互交流与学习的高新平台，显著促进了我国超声内镜技术的进步及超声内镜事业的发展。

除举办全国超声内镜学术研讨会外，近年来，在中华医学会消化内镜学分会超声内镜学组的筹划下，北京、上海、广东、广西、武汉和沈阳等地还纷纷举办了各种超声内镜培训班，通过讲座及手把手指导的形式进行学员培训。2012年以来，中华医学会消化内镜学分会超声内镜学组每年都举办一次全国超声内镜图像大赛，显著激发了我国内镜青年医师学习及操作超声内镜的热情，也促进了超声内镜在我国的使用及超声内镜操作的规范化。从2014年起，我国超声内镜学组还每年举行EUS-FNA中国行活动，该活动规范了各地超声内镜相关操作流程及组织标本的处理，并极大促进了介入性超声内镜在我国的应用。2020年起，我国超声内镜学组启动中国超声内镜青年导师论坛，从而进一步促进了全国优秀超声内镜医生定期交流和超声内镜青年人才培养。中华医学会消化内镜学分会超声内镜学组还于2016年发布了中国第一部EUS-FNA临床应用指南。由于超声内镜的高速发展，而后于2021年中华医学会消化内镜学分会超声内镜学组还更新了原有指南，并发布了《中国内镜超声引导下细针穿刺抽吸/活检术应用指南（2021，上海）》，这些指南的发布规范了超声内镜在疾病诊断与治疗中的应用。

经过30余年的不断发展与开拓，目前我国超声内镜的拥有量已达世界第一，超声内镜的诊治病例数世界第一，从事超声内镜的医护人数也世界第一，我国超声内镜相关高水平学术文章发表数量居于世界前三名。总之，我国超声内镜的临床技术应用及学术研究目前已经部分达到国际领先水平。

第三节 超声内镜技术临床应用概况

一、国际超声内镜发展现状

20世纪80年代初超声内镜的问世，开创了消化系统肿瘤内镜诊断的崭新时代。到了90年代初，纵轴彩色多普勒超声内镜的出现，开启了超声内镜引导下各种微创性介入诊疗的新篇章。此后，超声内镜在世界范围内迅速普及起来。

近年来，随着超声影像数字化、三维重建、二次谐波成像、声学造影及弹性成像等新技术在超声内镜（EUS）领域的应用，EUS的影像质量得到了极大改善，这显著提高了EUS对疾病的诊断价值；随着EUS穿刺器械设备的不断改进，以EUS-FNA为基础的各种介入治疗技术逐渐发展成熟，其应用范围几乎覆盖了全消化系统疾病及所有邻近胃肠道的病变。在过去的几年中，EUS作为传统手术治疗的辅助或替代方法发挥了越来越大的作用。治疗性超声内镜介入技术稳步进展，包括EUS引导胃空肠吻合术（EUS-GE），EUS引导胆管、胆囊和胰管引流，EUS引导积液引流、EUS引导门静脉（PV）取样、EUS引导肝活检、谐波造影增强EUS和EUS引导ERCP等新术式的出现，使EUS引导的介入技术成为一种令人兴奋的、不断变化的技术，并且EUS在解剖结构畸形或发生改变的患者中的应用也日渐成熟。EUS在消化系统疾病的诊断和介入治疗方面的进展如下。

（一）食管

食管壁主要有4层，即黏膜层、黏膜下层、固有肌层和外膜。黏膜层包括上皮层、固有层和黏膜肌层并通过基底膜与黏膜下层分离。食管癌的治疗取决于肿瘤分期，因此准确的术前分期是为每例患者选择合适的治疗方案的关键。内镜微创治疗已经逐渐成为早期食管癌的重要治疗手段。EUS对食管癌的分期较准确，便于进一步制订治疗方案。

1. EUS对食管癌浸润深度判定 对比内镜下黏膜切除的病理，EUS对食管高级别异型增生（HGD）和食管腺癌（EAC）分期诊断的准确率显著高于内镜下活检。2020年发表的《中国食管鳞癌癌前状态及癌前病变诊治策略专家共识》指出，EUS在早期食管癌诊断中具有重要的价值。该共识还建议对食管高级别上皮内瘤变进行EUS的补充检查，以评估局部浸润程度和淋巴结转移。另外，《食管癌诊治指南（2022年版）》也指出，EUS技术有助于显示食管癌原发病灶侵及层次，对T分期诊断比较重要。此外，EUS在早期食管癌分期中的另一项重要作用是排除"高危"病变中的可疑淋巴结转移，如有必要，常规行EUS-FNA进一步诊断。

2. EUS弹性成像（EUS-elastography，EUS-EG）对食管癌淋巴结良恶性判定 《食管癌诊治指南（2022年版）》指出超声内镜对评估食管及腹腔干周围淋巴结情况具有较大价值。在超声内镜对

淋巴结的诊断中，EUS-EG是一种非常有效的新技术。相关研究表明，可利用EUS-EG判断食管癌患者淋巴结的良恶性。

（二）胃

1. EUS在早期胃癌中的价值 国家卫生健康委员会《胃癌诊治指南（2022年版）》特别提到EUS可用于评估胃癌侵犯范围及淋巴结情况：EUS被认为是胃肠道肿瘤局部分期的最精确方法，在胃癌T分期（特别是早期胃癌）和N分期方面的作用不亚于或超过CT，常用于区分黏膜层和黏膜下层病灶，动态观察肿瘤与邻近器官的关系，并可通过EUS引导下穿刺活检淋巴结，明显提高局部T、N分期准确率。拟施行内镜黏膜切除术（EMR）、内镜黏膜下剥离术（ESD）等内镜治疗者必须进行此项检查，此外，EUS能发现直径5mm以上的淋巴结。《美国国立综合癌症网络（National Comprehensive Cancer Network，NCCN）临床实践指南：胃癌（2023.V1）》也指出，EUS可提供局部区域胃癌的准确初始临床分期。任何治疗之前进行EUS检查可提供肿瘤浸润深度（T）、是否存在因癌症转移所致的淋巴结异常或增大（N）证据、转移迹象如周围器官病灶（M）。EUS提供的准确临床分期对考虑进行内镜切除的患者尤为重要。

2. 超声内镜引导胃空肠吻合术 对于胃流出道梗阻（gastric outlet obstruction，GOO），EUS引导下经胃穿刺至空肠并应用双蘑菇头支架引流是一种新型、有效的治疗手段。超声内镜引导胃空肠吻合术（EUS-GE）已成为治疗GOO患者的重要治疗选择，相关研究显示，EUS-GE技术成功率约为90%。临床成功率为85%～90%，报道的不良事件风险低于18%。与肠内支架相比，EUS-GE与较低的GOO复发和需要再次干预相关。此外，EUS-GE与外科胃空肠吻合术相比，不良事件显著减少。2021年发表的《2021欧洲消化内镜协会（European Society of Gastrointestinal Endoscopy，ESGE）指南：治疗性超声内镜》指出，推荐对良性难治性GOO且不适合行外科手术治疗的患者行EUS-GE治疗。

（三）黏膜下病变

黏膜下病变（submucosa epithelium lesion，SEL）是凸出且表面覆盖正常黏膜的病变，通常在进行胃肠道（gastrointestinal，GI）内镜检查或对比造影时偶然发现。这种病变可能是壁内的肿物，也可能是壁外器官压迫造成的。据报道，EUS预测上皮下病变病理诊断的准确率为45.5%～82.9%。如果进行超声内镜引导细针穿刺活检术（EUS-guided fine needle biopsy，EUS-FNB），可以将诊断准确率大幅提高至63%～98%。

2023年发表的《2023 ACG临床指南：胃肠道上皮下病变的诊断与处理》建议在诊断非脂肪瘤性SEL时优先采用EUS，而不是内镜或增强横断面成像；在评估SEL时，该指南不推荐某一种特定类型的超声内镜（前视或斜视）；并且该指南不推荐在EUS前对SEL进行活检。该指南也建议采用EUS联合组织样本采集提高实性非脂肪瘤性SEL的诊断准确性；与不结合快速现场评价技术的EUS-FNA相比，该指南建议采用EUS-FNB或EUS-FNA结合快速现场评价技术取样诊断实性SEL；该指南推荐当必须得到SEL的明确诊断而EUS-FNA/FNB诊断不明时采用"去顶技术"（unroofing technique，指的是黏膜下隧道活检等）。

（四）肝脏

EUS可以识别和评估小于1cm的肝脏病变，同时行细针穿刺活检术（FNB）进行组织学诊断。相关研究表明，CT对小肝脏病变（＜1cm）的敏感度仅为55%～80%，而EUS显示可以增加最初被横断面成像遗漏的28%的额外病变的检出率。最近多项研究表明，EUS对肝脏病变的诊断率很高（90%～100%），不良事件发生率低。

另外，近些年，EUS引导下经胃肝脏穿刺活检和介入诊疗也取得了显著进展。

1. 超声内镜引导下肝脏穿刺活检（EUS-liver biopsy，EUS-LB） 主要应用于肝左叶。与经皮活检、经颈静脉活检相比，EUS-LB获取的总的组织条长度及汇管区数量均有显著优势。EUS-LB为肝脏实性占位良恶性的鉴别诊断提供了更多的信息。此外，EUS-FNA/FNB对肝门部占位也具有良好的诊断率。

2. 超声内镜引导下肝脏介入治疗 针对肝左叶肝癌，^{125}I粒子植入已被证实为一种安全有效的治疗手段；对于肝脏尾状叶的早期肝癌，EUS引导下乙醇注射消融术安全、有效、简单、创伤小，无严重并发症；经胃EUS引导下肝左叶脓肿引流及肝左叶肝内胆管可视化取石均已顺利开展，但仍有待于进一步扩大病例数以获得更多临床应用经验。

（五）门静脉高压及静脉曲张

EUS的多普勒功能有助于评估血管情况，EUS在血管中的新应用包括如下技术。

1. 超声内镜引导门静脉压力测定 门静脉高压是消化道出血的常见原因。如何方便、准确地检测门静脉压力以指导治疗及监测疗效是临床面临的难题。经颈静脉肝静脉压力梯度（hepatic venous pressure gradient，HVPG）检测常被用于替代门静脉压力检测，但是局限性较多。目前，超声内镜引导门静脉压力测定已经得以实现。

2. EUS对食管静脉曲张的评估价值 EUS可以评估食管静脉曲张的血流动力学，从而辅助医师进行治疗方案选择、预测复发。虽然食管-胃底静脉曲张的治疗可以不借助EUS进行，但在治疗前通过EUS了解曲张静脉的局部血流动力学将使治疗更加安全有效。EUS通过对套扎前后食管曲张静脉直径的测量评估其再出血风险，套扎前直径大于6.3mm、套扎后直径大于4mm的患者1年内复发风险高。

3. 超声内镜引导门静脉压力梯度（EUS-guided porto-systemic pressure gradient，EUS-PPG）测定 是在EUS引导下将穿刺针经胃刺入肝静脉和门静脉从而直接评估肝静脉和门静脉压力的方法。穿刺方法：在EUS引导下，采用经胃-跨肝的方法，应用25G细针抽吸针，附带压力表，穿刺并测量肝左静脉、下腔静脉、门静脉甚至主动脉的压力。

（六）胆胰管

1. ERCP术前的EUS评估 EUS对胆管结石具有较高的诊断准确率，有助于发现阴性结石、了解结石具体位置、分辨块状或泥沙样结石，有助于ERCP术前评估。采用上述标准和规范的术前EUS检查，可以避免将近44%的不必要ERCP。

2. 超声内镜引导胆管穿刺引流术（EUS-BD）

及超声内镜引导胰管穿刺引流术（EUS-PD） 当ERCP失败后，可通过EUS引导下胆管穿刺、亚甲蓝造影辨识十二指肠乳头开口及胰胆管位置，提高ERCP成功率。目前EUS-BD及EUS-PD已成为良恶性胆胰管狭窄患者ERCP失败后的重要补救治疗手段。EUS-BD分为经胃顺行途径（超声内镜引导肝胃吻合术，EUS-guided hepatogastrostomy，EUS-HGS）和经十二指肠逆行途径（超声内镜引导胆总管十二指肠吻合术，EUS-guided choledochoduodenostomy，EUS-CDS）两种方式。目前研究表明，对于远端胆管恶性梗阻，两种术式均可以考虑；而在肝门部恶性梗阻中，只有EUS-HGS可行。2021年发表的《2021欧洲消化内镜协会（European Society of Gastrointestinal Endoscopy，ESGE）指南：治疗性超声内镜》推荐在本中心具备相应专业技术的情况下，对ERCP失败的远端胆道恶性梗阻患者采用EUS-BD而不是经皮经肝胆管穿刺引流术（PTBD）。同样的，在该指南中，ESGE推荐对无法进行内镜逆行介入治疗或治疗失败的有症状的胰管梗阻患者考虑行EUS-PD治疗。

3. EUS对不明原因的胆总管、肝外胆管扩张的诊断价值 EUS对不明原因的胆总管、肝外胆管扩张患者在病因方面具有极好的诊断价值。结合肝功能检查和肿瘤标志物检测，EUS可为检测无明确原因的胆总管、肝外胆管扩张提供额外信息。

（七）胆囊

1. EUS-FNB对胆囊占位诊断的有效性和安全性分析 目前，EUS-FNB对胆囊占位诊断的有效性和安全性仍未得到完全确定。有研究显示，EUS-FNB对胆囊占位的总体诊断敏感度、特异度、阳性预测值、阴性预测值和准确率分别为95.45%、100%、100%、83.33%和96.30%；EUS-FNB在胆囊肿块<0.5mm组和≥20.5mm组均能获得充足的标本和较高的诊断率，因此认为EUS-FNB是胆囊占位患者术前诊断的合理诊断技术。

2. 超声内镜引导胆囊穿刺引流术（EUS-guided gallbladder drainge，EUS-GBD） 常用于无法耐受手术的急性胆石症性胆囊炎和恶性胆囊管梗阻并胆囊炎的患者。急性胆囊炎无外科手术指征时，EUS-GBD被认为是安全可靠的治疗选择，且可待炎症缓解后经支架或瘘管取石，成功率可达88%。

（八）胰腺

近年来EUS的研究进展仍然聚焦于胰腺领域，涉及胰腺诊疗各方面。

1. EUS对胰腺疾病的诊断

（1）谐波造影增强超声内镜检查术（CEH-EUS）：近期一项纳入6项符合条件的研究中的719例接受CEH-EUS的患者和723例接受普通EUS检查的患者荟萃分析比较了普通EUS和CEH-EUS对胰腺肿瘤特征的诊断能力。结果表明，CEH-EUS对胰腺癌的诊断率比普通EUS高2.98倍。CEH-EUS对胰腺癌的诊断准确率高于普通EUS，因此是描述胰腺肿瘤特征的理想工具。

（2）EUS弹性成像（EUS-elastography，EUS-EG）：弹性成像在技术上分为应变弹性成像（strain elastography，SE）和剪切波弹性成像（shear wave elastograhy，SWE）两类，其在胰腺均有应用。自2006年EUS-SE被报道以来，它对胰腺肿瘤和慢性胰腺炎的诊断做出了贡献。Itoh等首次利用EUS-SE对组织硬度进行了半定量测量，证明组织学确定的切除胰腺的纤维化等级和病变情况与平均值、标准差、偏度和峰度这四个定量参数都有明显的相关性。然而尽管这些参数半定量地反映了组织的硬度，但其数值取决于圈定的某一区域，具有SE技术固有的局限性。到了2019年，相关研究者报道了EUS-SWE的成功开发，并将其用于组织硬度的定量测量。Yamashita等首次证明EUS-SWE可用于测量慢性胰腺炎的组织硬度，而且剪切波速度与反映慢性胰腺炎严重程度的外分泌和（或）内分泌功能障碍相关。这些新技术的发展使我们有希望准确评估慢性胰腺炎的纤维化情况。

（3）超声内镜引导经针基激光共聚焦显微内镜检查术（EUS-guided needle-based confocal laser endomicroscopy，EUS-nCLE）：目前，基于EUS的技术对胰腺囊性病变的比较诊断性能证据有限。在本领域中，近期有一项纳入40项研究，包括3641例患者的网状荟萃分析被发表。其结果表明，EUS-nCLE和超声内镜引导经穿刺针活检钳活检术（EUS-TTNB）在区分黏液性胰腺囊性病变方面明显比其他技术更具优势。

（4）超声内镜引导细针穿刺抽吸术（EUS fine needle aspiration，EUS-FNA）：在胰腺疾病中的应用较为广泛和成熟，然而对胰腺实性肿瘤重复进行EUS-FNA是否有价值仍存在争议。近年来，一项纳入12项研究（1项前瞻性研究，11项回顾性研究），包括505例患者的荟萃分析表明，重复进行EUS-FNA对初次阴性或结果不确定的胰腺实质恶性肿瘤具有诊断价值，并且现场病理能增加明确诊断的比例。

2. 超声内镜引导下胰腺良性病灶治疗　超声内镜引导无水乙醇消融术（EUS-guided ethanol ablation）是胰腺囊性病变（PCL）的常用治疗方法，但是最新研究认为无水乙醇灌洗对PCL的疗效并不确切。另一项研究对黏液性囊腺瘤或分支胰管型胰腺导管内乳头状黏液性肿瘤行EUS-FNA并用80%乙醇灌洗治疗，结果并不能阻止这些患者进一步转成恶性。最近有一项研究报道了超声内镜引导聚桂醇消融术的独特疗效。纳入70例PCL患者接受超声内镜引导聚桂醇消融术，并对其中55例长期随访。此研究结果表明超声内镜引导聚桂醇消融术治疗胰腺囊性肿瘤安全有效。

超声内镜引导射频消融术（EUS-guided radiofrequency ablation，EUS-RFA）对有临床症状的胰岛细胞瘤具有良好疗效，治疗后无症状维持时间可达1年。

3. 超声内镜引导下的胰腺癌的治疗　目前，超声内镜引导下的晚期胰腺癌介入治疗主要有EUS-RFA和超声内镜引导细针注射术（EUS-guided fine-needle injection，EUS-FNI），效果均较为确切。最近有一项纳入22例患者的研究，回顾性评估EUS-RFA治疗不可切除胰腺癌的疗效。结果显示EUS-RFA成功率为100%，患者中位总生存时间为24.03个月，早期手术相关不良反应发生率为4.74%。基于这些，该研究得出结论，EUS-RFA治疗晚期胰腺癌技术上安全可行，但尚需大规模前瞻性对比研究证实其疗效。

超声内镜引导腹腔神经丛损毁术（EUS-guided celiac plexus neurolysis，EUS-CPN）是治疗晚期胰腺癌疼痛的有效手段之一。近期有一项纳入150例患者的研究比较了EUS-CPN应用不同麻醉药包括布比卡因和罗哌卡因的临床效果。该研究结果表明，0.75%布比卡因的镇痛效果更好，而0.5%罗哌卡因的副作用更低。

4. 超声内镜引导胰腺包裹性坏死（walled-off necrosis，WON）置管引流及清创　相关研究报道，超声内镜引导下新型哑铃样金属支架（LAMS）置入胰腺坏死区域提供了一种内镜下对胰腺WON进行引流和清创的新途径，然而近期一项比较双猪尾支架和20mm LAMS在大的胰腺WON患者中的研究表明，并没有证据表明LAMS优于传统的双猪尾支架。

（九）胃肠道淋巴瘤

胃肠道淋巴瘤在我国较常见，EUS-FNA联合细胞学、基因重排和流式细胞技术对胃肠道淋巴瘤有较好的诊断效果。基于EUS的分期系统能准确评估胃壁侵犯程度，适用于预测胃淋巴瘤的完全缓解和无进展生存期。《NCCN临床实践指南：B细胞淋巴瘤（2023.V4）》指出，EUS在初次检查和随访时用于补充常规内镜检查；EUS提供了关于胃壁受损伤深度的信息，这为目前使用的一些分期系统提供了必要的信息；EUS还有助于区分良性淋巴样聚集与幽门螺杆菌感染相关的淋巴瘤。另外，胃淋巴瘤多次超声内镜引导下活检对幽门螺杆菌阳性患者特别有用，因为胃淋巴瘤的特殊检查包括直接内镜下评估和对肿瘤组织标本是否存在幽门螺杆菌的额外评估。

（十）结直肠

相较于MRI和CT，EUS对直肠肿瘤分期判断准确性较低，但其他结直肠疾病中，EUS占有特殊地位。最近一项研究针对直肠神经内分泌肿瘤行术前EUS评估的结果表明，EUS可用于术前评估直肠神经内分泌肿瘤的大小和侵入深度。另外，也有一项研究表明，EUS可以明确溃疡性结肠炎的状态，准确评估治疗反应，为治疗方案的制订和调整提供客观依据。

（十一）血管内癌栓

远处血管内癌栓（remote malignant thrombi，RMT）的确诊对肿瘤分期具有显著影响，使用22G或25G穿刺针对远端血管内栓子进行EUS-FNA，明确其良恶性，可提高肿瘤分期的准确性。由于对血管直接进行FNA风险较大，为了降低风险，建议：①避免越过肿瘤组织，避免假阳性而提高分期；②告知病理医师穿刺情况；③使用22G或25G穿刺针；④尽量使针和血管垂直，垂直进针（减少血管表面划伤或撕拉血管）；⑤尽量减少超声内镜扭转；⑥不用或微负压FNA（减少标本血量导致假阴性）；⑦不用组织针，理论上其对血管壁损伤大，可能引起出血；⑧不用Fanning的扇形针道法。

（十二）超声内镜引导细针穿刺抽吸术与抗凝抗血栓治疗

EUS-FNA有出血的风险，抗凝及抗血栓治疗与EUS-FNA出血的关系是大家关注的问题。回顾性研究发现，在742例行FNA患者中，使用阿司匹林或西洛他唑进行抗血栓治疗的131例患者（17.7%），共有7例出血，总的出血率为0.9%（7/742），均为术中出血，进一步分析发现，未使用抗血栓药物、停用抗血栓药物、继续使用抗血栓药物及肝素替代治疗的出血率分别为1.0%（6/611）、0%（0/62）、1.6%（1/61）和0%（0/8）。1例（0.1%）出现严重出血而需要止血治疗，该患者未使用抗血栓药物，因此认为抗血栓治疗对EUS-FNA安全性无显著影响。另有研究对37例正在口服氯吡格雷的患者进行了超声支气管镜引导下针吸活检技术（EBUS-TBNA）或EUS-FNA，无严重出血并发症。目前数据显示，抗血栓治疗对EUS-FNA出血风险无显著影响。

本部分总结了近年来EUS在消化系疾病的诊断、鉴别诊断、肿瘤分期、治疗方面取得的进展及新的指南和专家共识中关于EUS部分的描述。我们可以看到，EUS特别是介入性EUS发展迅猛，在胃肠道及其邻近器官的诊疗中均占有重要地位。未来，EUS将为更多疾病的治疗提供更佳的选择，具有巨大的应用前景。

二、中国超声内镜发展现状

自20世纪80年代中期北京、上海、广州等地引进EUS以来，EUS在中国已走过了30余年的发展历程。1995年2月，中华医学会消化内镜学分会成立了超声内镜学组。此后，各地内镜学会也相继成立了超声内镜学组，积极开展学术交流，极大推进了EUS在中国的推广，也显著促进了中国EUS技术的发展及学术水平的提高。截至20世纪末，EUS已在国内中等城市普及。截至2012年，有关EUS在中国分布情况的统计数据显示，江苏省、上海市、北京市分别为拥有EUS主机数量最多地区的前三位，后三位分别为西藏自治区、海南省和宁夏回族自治区；按人口统计，每千万常住人口拥有的EUS主机数量最多的前三位分别为北京市、上海市、浙江省，分别为29.57台、25.63台、8.82台，后三位为江西省、四川省、湖南省，分别为1.80台、1.87台、2.28台；按照医院等级统计，绝大部分EUS主机分布于二级甲等及以上医院，占全部医院EUS主机的94.61%。

我国1985年首次报道应用国产胃镜装上超声探头进行食管及胃内超声探测。1987年首次引进扇形扫描超声内镜并开展了内镜超声检查。20世纪90年代末开展了EUS-FNA，随后EUS-FNA在我国的应用日益广泛。随着EUS-FNA技术的成熟，EUS引导下各种介入治疗也逐渐在我国开展起来。目前诊断性与治疗性EUS在我国的应用愈加普遍，多项EUS技术已接近国际水平，甚至某些领域的EUS技术已走在了国际同行前列。

在EUS诊断方面，目前我国大部分的大型医院均开展了EUS-FNA，穿刺的部位也从胰腺拓展至纵隔、腹腔及后腹膜病变；2000年开始，就有中国学者开展了腹腔镜超声技术，主要用于胰腺神经内分泌肿瘤的术中定位、胰腺癌可切除性评估、腹腔镜胆囊摘除、腹腔镜肝癌切除、术中胆总管结石探查、盆腔转移淋巴结探查及妇产科和泌尿科腹腔镜手术；目前大多数医院已相继开展了超声内镜声学造影、弹性成像，其主要用于胰腺实性占位的良恶性鉴别；2012年长海医院率先开展了超声内镜组织定征技术，用于胰腺恶性肿瘤与炎性肿块的鉴别；已有数家单位相继开展了EUS引导经针基激光共聚焦显微内镜检查术及EUS引导SpyGlass检查术，用于胰腺囊性病灶的诊断；许多单位均已开展胰胆管腔内超声，用于胰胆管狭窄的良恶性鉴别。这些技术的开展，标志着我国

EUS的诊断技术已达国际先进水平。与此同时，我国EUS诊断的普及率也在逐年提升。据国家消化内镜质控中心统计，2015年我国医疗机构一年完成EUS相关检查12.9万例，其中胆胰EUS检查1.2万例。而到2019年，我国医疗机构一年完成胃肠道腔内EUS检查31.68万例，胆胰EUS检查5.68万例，EUS-FNA 1.31万例。EUS诊断技术正在越来越广地惠及大众，造福人民。

在EUS治疗方面，对于胰腺癌的治疗，中国有多项EUS介入治疗技术已达国际先进水平，如胰腺癌EUS引导放射性粒子植入术、EUS引导腹腔神经节^{125}I粒子植入术、EUS引导腹腔神经节射频消融术、EUS引导胆囊穿刺引流术和取石术及EUS引导胰腺假性囊肿经胃置管引流术。此外已有许多单位相继开展了胰腺癌EUS引导下注射治疗、腹腔神经丛阻滞术；有数家单位开展了胰腺癌EUS引导金标植入术、胰腺癌EUS引导射频消融术等。以上这些胰腺癌EUS介入治疗为不能手术切除的中晚期胰腺癌患者带来了新的希望。此外，已有数家单位开展了胰腺囊性肿瘤EUS引导注射消融术及胰腺神经内分泌肿瘤EUS引导射频消融术，使这些患者避免了手术切除；有数家单位开展了EUS引导下血管介入治疗，主要用于胃底曲张静脉的栓塞治疗；已有多家单位相继开展了EUS引导胆道引流术及EUS引导胰管引流术，为无法行ERCP患者或ERCP治疗失败患者解决了胆胰管高压的问题；以上EUS介入技术的开展，充分显示出我国EUS治疗技术的发展及学术水平已与国际同步，有些领域技术水平已走在国际前列。

三、中国发表超声内镜相关文献概况

据不完全统计，1998～2022年，中国学者共发表中英文文章5391篇，其中SCI文章1467篇，包括介入类EUS文章714篇（48.7%）、非介入类EUS文章753篇（51.3%）（表1-3-1，图1-3-1，图1-3-2）。SCI文章数量基本呈逐年增加趋势，2022年非介入类SCI文章数量达到最高。这些SCI文章

涉及胆道、胆囊、胰腺、消化道、肝脏、后腹膜、淋巴结等多个不同器官，其中我国学者近十年发表EUS相关SCI文章涉及胰腺和消化道分别有129篇和125篇，各约占总数的39%和37%，涉及胆道、胆囊和其他部位的文章分别为18篇、46篇和18篇，各占5%、14%及5%（表1-3-2，图1-3-3）。我们也对中国学者近十年发表EUS相关SCI文章中涉及不同部位介入手段的文章进行了统计，其中纳入统计的介入手段包括EUS-FNA/FNB、EUS-BD、EUS-GBD、EUS引导胰腺假性囊肿引流术、EUS引导消融术、EUS-CPN和EUS-GE。在这些介入手段中，中国学者在EUS-FNA/FNB方面发表文章最多，为224篇，占45%。其次是EUS引导胰腺假性囊肿引流术、EUS-BD、EUS引导消融术和EUS-GBD，分别为82篇、70篇、49篇和35篇，分别占16%、14%、10%和7%。EUS-GE和EUS-CPN方面发表的文章最少，分别为20篇和19篇，分别约各占4%（表1-3-3，图1-3-3）。中国学者共发表EUS相关中文文献3924篇，其中涉及上消化道相关文献有1354篇，涉及胆胰相关文献共723篇（表1-3-4、表1-3-5，图1-3-4～图1-3-6）。

表1-3-1　中国学者发表EUS相关SCI文章

年份	非介入类EUS文章（篇）	介入类EUS文章（篇）	合计（篇）
1998	1	0	1
2003	3	0	3
2004	1	0	1
2005	2	1	3
2006	1	1	2
2007	2	3	5
2008	3	1	4
2009	0	3	3
2010	3	2	5
2011	6	6	12
2012	9	10	19
2013	40	33	24
2014	48	44	16
2015	61	56	14

续表

年份	非介入类EUS文章（篇）	介入类EUS文章（篇）	合计（篇）
2016	61	62	36
2017	70	65	135
2018	79	67	146
2019	94	100	194
2020	112	107	219
2021	100	94	194
2022	131	65	196
合计	753	714	1467

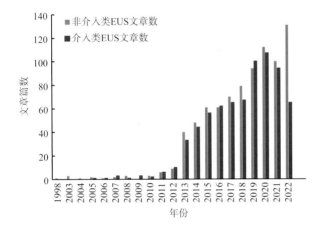

图1-3-1　中国学者发表介入类与非介入类EUS相关SCI文章情况

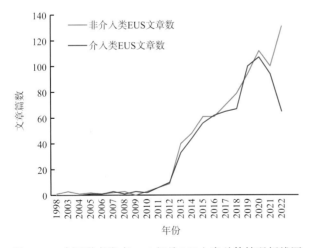

图1-3-2　中国学者发表EUS相关SCI文章总体情况折线图

表1-3-2　中国学者近十年发表EUS相关SCI文章中涉及不同部位的文章统计

部位	非介入类EUS文章（篇）	介入类EUS文章（篇）	合计（篇）
胆道	12	6	18
胆囊	11	35	46
胰腺	89	40	129
消化道	113	12	125

续表

部位	非介入类EUS文章（篇）	介入类EUS文章（篇）	合计（篇）
其他（肝、后腹膜、淋巴结等）	13	5	18
合计	238	98	336

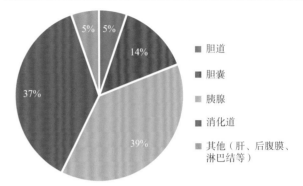

图1-3-3　中国学者发表EUS相关SCI文章中涉及不同部位的文章比例

表1-3-3　中国学者近十年发表EUS相关SCI文章中涉及不同部位介入手段的文章统计　（单位：篇）

介入手段	文章数
EUS-FNA/FNB	224
EUS-BD	70
EUS-GBD	35
EUS引导胰腺假性囊肿引流术	82
EUS引导消融术	49
EUS-CPN	19
EUS-GE	20
合计	499

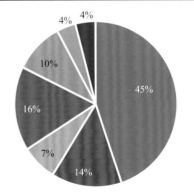

■ EUS-FNA/FNB　　　　■ EUS-BD
■ EUS-GBD　　　　■ EUS引导胰腺假性囊肿引流术
■ EUS引导消融术　　　　■ EUS-CPN
■ EUS-GE

图1-3-4　中国学者近十年发表EUS相关SCI文章中涉及不同部位介入手段文章的比例

表1-3-4　中国学者EUS中文文献发表情况　　　　　　　　　　　　　　　　　　　　　　　　　　续表

年份	文章数（篇）	年份	文章数（篇）
1989	5	2009	84
1990	4	2010	124
1991	5	2011	124
1992	5	2012	123
1993	10	2013	129
1994	10	2014	145
1995	11	2015	65
1996	13	2016	370
1997	16	2017	402
1998	30	2018	440
1999	34	2019	304
2000	34	2020	339
2001	40	2021	325
2002	49	2022	219
2003	56	合计	3924
2004	50		
2005	57		
2006	83		
2007	95		
2008	124		

表1-3-5　EUS不同部位近十年中文文章发表情况

（单位：篇）

上消化道	胆胰	淋巴结	下消化道	纵隔	肝及胆囊	其他
1354	723	24	197	75	85	280

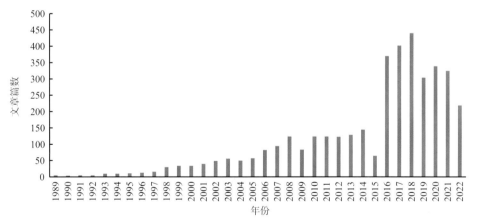

图1-3-5　中国学者EUS中文文献发表情况

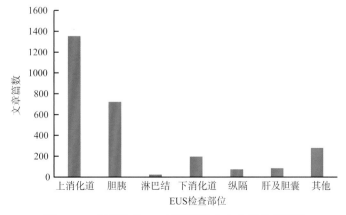

图1-3-6　中国学者EUS不同部位中文文章发表情况

从以上数据可以看出，中国EUS的临床应用逐年增多，科研水平逐年提高，技术水平已接近国际先进水平，甚至在某些领域已赶超了国际同行。相信在未来，在中国临床内镜医师的不懈努力下，更多的EUS新应用、新技术将被不断被开发出来，中国的EUS必将取得更蓬勃的发展、拥有更广阔的应用前景。

（张德宇　蒋　斐　金震东）

参 考 文 献

国家卫生健康委员会，2019. 2019年国家医疗服务与质量安全报告. 北京：科学技术文献出版社：358-361.

国家消化系统疾病临床医学研究中心（上海），中华医学会消化内镜学分会，中国医师协会内镜医师分会，等，2020. 中国食管鳞癌癌前状态及癌前病变诊治策略专家共识. 中华消化内镜杂志，37（12）：853-867.

金震东，许国铭，邹晓平，等，2001. 内镜超声检查术对胰腺癌病情及分期的诊断价值. 中国医学影像技术，17：856-857.

金震东，2000. 现代腔内超声学. 北京：科学出版社：263-293.

中国医师协会超声内镜专家委员会，2021. 中国内镜超声引导下细针穿刺抽吸/活体组织检查术应用指南（精简版，2021年，上海）. 中华消化杂志，41（7）：4.

Bartel MJ，Wallace TM，Gomez-Esquivel RD，et al，2016. Role of EUS in patients with suspected Barrett's esophagus with high-grade dysplasia or early esophageal adenocarcinoma：impact on endoscopic therapy. Gastrointest Endosc，86（2）：292-298.

Bhat YM，Weilert F，Fredrick RT，et al，2016. EUS-guided treatment of gastric fundal varices with combined injection of coils and cyanoacrylate glue：a large U.S. experience over 6 years（with video）. Gastrointest Endosc，83（6）：1164-1172.

Carneiro FO，Retes FA，Matuguma SE，et al，2016. Role of EUS evaluation after endoscopic eradication of esophageal varices with band ligation. Gastrointest Endosc，84（3）：400-407.

Cucchetti A，Binda C，Dajti E，et al，2022. Trial sequential analysis of EUS-guided gallbladder drainage versus percutaneous cholecystostomy in patients with acute cholecystitis. Gastrointest Endosc，95（3）：399-406.

Du C，Chai N，Linghu E，et al，2022. Long-term outcomes of EUS-guided lauromacrogol ablation for the treatment of pancreatic cystic neoplasms：5 years of experience. Endosc Ultrasound，11（1）：44-52.

Esaki M，Yamamura T，Nakamura M，et al，2021. Endoscopic ultrasound elastography as a novel diagnostic method for the assessment of hardness and depth of invasion in colorectal neoplasms. Digestion，102（5）：701-713.

Fugazza A，Khalaf K，Colombo M，et al，2022. Role of endoscopic ultrasound in vascular interventions：Where are we now. World J Gastrointest Endosc，14（6）：354-366.

Ginestet C，Sanglier F，Hummel V，et al，2022. EUS-guided biliary drainage with electrocautery-enhanced lumen-apposing metal stent placement should replace PTBD after ERCP failure in patients with distal tumoral biliary obstruction：a large real-life study. Surg Endosc，36（5）：3365-3373.

Gomez V，Takahashi N，Levy MJ，et al，2016. EUS-guided ethanol lavage does not reliably ablate pancreatic cystic neoplasms（with video）. Gastrointest Endosc，83（5）：914-920.

Hayat U，Bakker C，Dirweesh A，et al，2022. EUS-guided versus percutaneous transhepatic cholangiography biliary drainage for obstructed distal malignant biliary strictures in patients who have failed endoscopic retrograde cholangiopancreatography：A systematic review and meta-analysis. Endosc Ultrasound，11（1）：4-16.

Irani SS，Sharma NR，Storm AC，et al，2022. EUS-guided transluminal gallbladder drainage in patients with acute cholecystitis：a prospective multicenter trial. Ann Surg，doi：10.1097/SLA.0000000000005784. Online ahead of print.

Itoi T，Tsuchiya T，Tonozuka R，et al，2016. Novel EUS-guided double-balloon-occluded gastrojejunostomy bypass. Gastrointest Endosc，83（2）：461-462.

Jacobson BC，Bhatt A，Greer KB，et al，2023. ACG clinical guideline：diagnosis and management of gastrointestinal subepithelial lesions. Am J Gastroenterol，118（1）：46-58.

Jeon TJ，Cho JH，Kim YS，et al，2017. Diagnostic value of endoscopic ultrasonography in symptomatic patients with high and intermediate probabilities of common bile duct stones and a negative computed tomography scan. Gut Liver，11（2）：290-297.

Kawada N，Tanaka S，2017. Elastography for the pancreas：Current status and future perspective. World J Gastroenterol，22（14）：3712-3724.

Kohli DR，Mettman D，Andraws N，et al，2023. Comparative accuracy of endosonographic shear wave elastography and transcutaneous liver stiffness measurement：a pilot study. Gastrointest Endosc，97（1）：35-41.e1.

Li SY，Wang ZJ，Pan CY，et al，2023. Comparative performance of endoscopic ultrasound-based techniques in patients with pancreatic cystic lesions：a network meta-analysis. Am J Gastroenterol，118（2）：243-255.

Minaga K，Kitano M，Imai H，et al，2016. Acute spinal cord infarction after EUS-guided celiac plexus neurolysis. Gastrointest Endosc，83（5）：1039-1040.

Napoleon B，Lemaistre AI，Pujol B，et al，2017. In vivo characterization of pancreatic cystic lesions by needle-based confocal laser endomicroscopy（nCLE）：proposition of a comprehensive nCLE classification confirmed by an external retrospective evaluation. Surg Endosc，30（6）：2603-2612.

National Health Commission of the People's Republic of China，2022. National guidelines for diagnosis and treatment of gastric cancer 2022 in China（English version）. Chin J Cancer Res，34（3）：207-237.

National Health Commission of the People's Republic of China，2022. National guidelines for diagnosis and treatment of esophageal carcinoma 2022 in China（English version）. Chin J Cancer Res，34（4）：309-334.

Rodriguez SA，Impey SD，Pelz C，et al，2016. RNA sequencing distinguishes benign from malignant pancreatic lesions sampled by EUS-guided FNA. Gastrointest Endosc，84（2）：252-258.

Schulman AR，Thompson CC，Odze R，et al，2017. Optimizing EUS-guided liver biopsy sampling：comprehensive assessment of needle types and tissue acquisition techniques. Gastrointest Endosc，85（2）：419-426.

Tang RS，Teoh AY，Lau JY，2016. EUS-guided cyanoacrylate injection for treatment of endoscopically obscured bleeding gastric varices. Gastrointest Endosc，83（5）：1032-1033.

Tingyu H，Jianqiang L，Zuguang X，et al，2021. Value of staging information provided by linear-array endoscopic ultrasound for therapeutic response and prognosis prediction in gastric lymphoma. Dig Endosc，33（6）：929-938.

Tyberg A，Desai AP，Kumta NA，et al，2017. EUS-guided biliary drainage after failed ERCP：a novel algorithm individualized based on patient anatomy. Gastrointest Endosc，84（6）：941-946.

van der Merwe SW，van Wanrooij RLJ，Bronswijk M，et al，2022. Therapeutic endoscopic ultrasound：European Society of Gastrointestinal Endoscopy（ESGE）Guideline. Endoscopy，54（2）：185-205.

Wiersema MJ，Vilmann P，Giovannini M，et al，1997. Endosonography-guided fine needle aspiration biopsy：diagnostic accuracy and complication assessment. Gastrointestology，112（4）：1087-1095.

Yamashita Y，Yamazaki H，Shimokawa T，et al，2023. Shear-wave versus strain elastography in endoscopic ultrasound for the diagnosis of chronic pancreatitis. Pancreatology，23（1）：35-41.

Zhang W，Peng C，Zhang S，et al，2016. EUS-guided portal pressure gradient measurement in patients with acute or subacute portal hypertension. Gastrointest Endosc，93（3）：565-572.

Zhao Y，Qian L，Li P，et al，2016. The diagnostic value of endoscopic ultrasonography and contrast-enhanced harmonic endoscopic ultrasonography in gastrointestinal stromal tumors. Endosc Ultrasound，5（2）：111-117.

Zhou W，Gao L，Wang SM，et al，2020. Comparison of smear cytology and liquid-based cytology in EUS-guided FNA of pancreatic lesions：experience from a large tertiary center. Gastrointest Endosc，91（4）：932-942.

第二章
超声内镜的质量控制与培训

第一节　超声内镜的质量控制

自20世纪80年代超声内镜（EUS）问世以来，经过40余年的临床实践，EUS的应用范围不断扩大。2018年我国国家消化内镜质控中心抽样报告1388家医院中EUS操作共11.71万例次，其中超声内镜引导细针穿刺活检术诊断率中位值为100.0%，但不同医疗机构诊断率参差不齐。消化内镜严重并发症的发生率为0.09‰。最新统计显示我国消化内镜医师数量为28.12名/100万人，不足日本的1/6。因此，庞大的诊疗需求量与EUS现存诸多问题（如医疗保健费用高昂、医疗过失、不同医疗机构诊疗水平参差不齐、未充分发挥EUS作用、滥用误用EUS、空间设备的低效使用、医护人员不足等）之间的矛盾，引发了政府和消化内镜专家等对EUS质量的重视。同时，EUS是一门新兴技术，相关应用领域不断扩展，并且相较普通胃肠镜，其操作难度较大，不易掌握。如何改善上述问题，以便EUS的质量满足临床要求，当前迫切需要建立以证据为基础的质量指标，用来规范和安全应用EUS技术，但相较于发达国家，我国EUS质量相关研究明显缺乏，2020年我国质量研究相关论文仅占9.9%，很多质量控制指标尚不能符合我国国情的标准，质量控制工作仍需卫生行政部门的引导支持和全体消化内镜工作者的参与，通过符合国情的EUS质量控制，有利于医疗环境高效运行，医师技术水平不断提高，患者体验逐步改善。

一、质量和质量控制

"质量"是定义为客体的一组固有特性满足要求的程度。其中客体是特性的载体，质量的定义并不单一，根据客体不同而有区别。基于产品的质量定义，可根据产品的有形特征进行开发和测量。基于客户的质量定义反映了其有用性或消费者观察到的产品价值。医疗质量是指在现有医疗技术水平、能力及条件下，医疗机构及其医务人员在临床诊断及治疗过程中，按照职业道德及诊疗规范要求，给予患者医疗照顾的程度。这一定义从患者的角度描述了医疗服务的质量，并将其与研究或循证医学的现状联系起来。质量控制是按照医疗质量形成的规律和有关法律、法规要求，运用现代科学管理方法，对医疗服务要素、过程和结果进行管理与控制，以实现医疗质量系统改进及持续改进的过程。在此过程中，质量指标不是对质量的直接衡量，而是一种可以用于绩效评估的量化数字工具，使质量的衡量有的放矢。其通常用相对数或平均数表示，以反映现象之间的内在联系和对比关系，对评估各个部门、各单位工作中的成绩和发掘内部潜力具有重要作用。

我国于2014年成立国家消化内镜质量控制专家组，2017年成立国家消化内镜质控中心，并初步建立以国家级、省级及哨点医院为主干的三级质量控制管理网络，采取实时上传、定期抽检等形式收集分析数据。最初的质量控制指标由过程性指标组成，随着质量控制制度的不断完善和质量控制需求的不断发展，目前质量控制指标包括结构性指标、过程性指标、结果性指标，形成了较为完善的质量控制链条。据我国国家消化内镜质控中心统计早期消化道癌的检出率逐年增加，但各级医院诊断水平仍有差距，同时目前质量控制监测尚未普及至各个医疗机构，数据质量有待提高，反映了我国内镜质量控制工作初见成效。在我国，EUS诊疗技术需求的增加与EUS质量控制制度的不足促使我们尽快建立规范化的EUS质量控制体系。下文将重点介绍EUS质量控制指标及环节，比较不同国家质量控制情况，同时总结当前我国EUS质量控制问题与研究方向。

二、质量控制指标

（一）国外超声内镜质量控制指标

目前不同国家有不同的EUS质量控制指标，2006年美国胃肠病学会/美国消化内镜协会（ACG/ASGE）发布了第一版EUS质量指标，并于2015年进行更新，现以2015年ACG/ASGE发布的EUS相关质量指标为例，列举如下。

1. 按照适应证进行EUS检查并记录的频率（频率＞80%）。

2. 获得知情同意、告知EUS风险，并充分记录的频率（频率＞98%）。

3. 术前病史询问和查体并记录的频率（频率＞98%）。

4. 镇静前评估、镇静计划及不良事件风险记录的频率（频率＞98%）。

5. 适当预防性抗生素使用的频率（频率＞98%）。

6. 操作前评估抗凝/抗血小板治疗方法的频率（暂无标准）。

7. 操作前核查患者信息并记录的频率（频率＞98%）。

8. 由完成规范培训的操作人员完成EUS操作的频率（频率＞98%）。

9. 根据EUS检查目的记录相应扫查标志的频率（频率＞98%）。

10. 消化道肿瘤按照美国癌症联合会（AJCC）/国际抗癌联盟（UICC）TNM分期系统进行分期的频率（频率＞98%）。

11. 胰腺肿块的描述包括血管受累、淋巴结肿大、远处转移情况的频率（频率＞98%）。

12. 记录黏膜上皮源性肿物累及壁层情况的频率（频率＞98%）。

13. 对于有远处转移、腹水和淋巴结受累的肿瘤患者，当EUS-FNA影响患者治疗策略选择时，在原发病灶和转移病灶同时采集组织行病理检查的百分比（百分比＞98%）。

14. EUS-FNA/FNB对实性病灶获得足够组织的诊断率（诊断率≥85%）。

15. EUS-FNA/FNB对胰腺恶性肿瘤的诊断率和敏感度（诊断率≥70%，敏感度≥85%）。

16. 留取EUS照片的频率（暂无标准）。

17. 镇静期间进行患者监护、药物剂量、给药途径等记录的频率（记录频率＞98%）。

18. 记录EUS-FNA操作并发症/不良事件发生率（记录频率＞98%）。

19. EUS-FNA后并发症/不良事件的发生率（急性胰腺炎＜2%，穿孔＜0.5%，出血＜1%）。

19. 术后进行患者诊疗措施指导的频率（频率＞98%）。

20. 创建完整EUS操作报告的频率（频率＞98%）。

（二）我国超声内镜质量控制指标

2022年我国发布的消化内镜诊疗技术医疗质量控制指标共18项，其中消化内镜诊疗总体质量控制指标4项，EUS诊疗质量控制指标2项，列举如下。

1. 消化内镜中心医师年均工作量。

2. 四级消化内镜诊疗技术占比。

3. 三级消化内镜诊疗技术占比。

4. 消化内镜相关严重并发症发生率。

5. EUS检查完整率。

6. 超声内镜引导胰腺细针穿刺抽吸术标本病理阳性率。

目前EUS优先质量控制指标包括3条：①所有消化道癌症按照AJCC和UICC的TNM分期系统进行分级的执行频率；②EUS-FNA诊断胰腺恶性占位的准确率和敏感度；③EUS-FNA后不良事件（急性胰腺炎、出血、穿孔和感染）的发生率。

三、超声内镜质量控制

EUS质量控制指标包括结构性指标、过程性指标和结果性指标。

（一）结构性指标

1. 国家EUS质量指标数据库 自20世纪90年代起，美国国家内镜数据库（national endoscopic database，NED）建立，多个医疗中心将符合质量控制标准的结构化电子报告传输至NED进行归纳分析。质量控制后台每天检查是否存在异常，并与相关站点联系处理。我国于2017年建立国家消化内镜质量控制大数据网络平台，截至目前，我国大多数城市都有了消化内镜质量控制体系，同时搭建了消化内镜质量控制大数据网络平台。影像学资料、诊断报告和手术操作可以通过网络存储到大数据网络平台，但仍需进一步推广网络平台的使用和标准化数据的处理，以利于我国EUS的统计和监测，从而提高EUS诊疗质量。

2. 医疗机构、规章制度和运行记录、人员（医师、其他相关卫生专业技术人员）、器械管理维护要求　基本要求参考《消化内镜诊疗技术临床应用管理规范（2019年版）》、2021年《中国消化内镜诊疗中心安全运行指南（2021）》和2009年《消化内镜的质量控制》等。

3. 培训管理要求　关于医师培训和培训基地管理要求参见本章第二节。

（二）过程性及结果性指标

EUS质量控制包括术前、术中、术后质量控制内容，按照共性指标、不同操作内容、并发症/不良事件列举如下。

1. 知情同意　EUS术前应告知镇静计划及风险、手术一般流程、患者获益情况、可能并发症或不良事件、拒绝治疗的后果，根据不同的操作强调其并发症/不良事件的发生原因、患者可能出现的症状、对患者预后的影响、处理方案等，使患者和（或）其授权人充分了解患者诊治方案，签署知情同意书。

2. 术前评估

（1）EUS术前应结合患者病史、体格检查等评估患者有无操作禁忌，是否符合操作适应证，是否为最佳内镜诊疗时机，操作风险、操作水平等级是否与操作医师相符，有无更优处理方法，必要时可多学科会诊确定下一步诊治方案。

（2）了解病史，并强调与镇静有关的问题：①主要器官功能状态；②有无镇静或麻醉药物的不良反应史；③药物过敏史，目前使用药物和潜在的药物相互作用；④吸烟史，饮酒史，药物滥用或吸毒史。

（3）记录最近一次经口摄入食物时间。美国麻醉医师协会（ASA）指南规定，镇静前患者2小时内不能饮用液体，6小时内不能食用牛奶和便餐，8小时内不能食用油炸或高脂肪食物。胃轻瘫和贲门失弛缓症患者可能需要更长的禁食时间。

3. 术前准备　根据权威指南应用抗生素预防感染和确定抗凝/抗血小板治疗计划，其中应用抗生素预防感染一般为操作前至操作后3～5天使用抗生素。由于超声内镜操作时间较长，部分患者无法耐受或配合，需要镇静麻醉，应由麻醉医师评估并制订镇静深度，实施镇静麻醉操作，记录麻醉风险及不良反应。

4. 术前核验　在镇静或开始EUS操作前进行适当的停顿，核对患者身份，回顾患者病史，评估操作指征和方法等，并记录此过程。

5. 术中扫查范围

（1）在采用EUS对肿瘤进行TNM分期时，应测量肿块大小、评估血管受累情况、评估是否远处转移。对于上皮源性肿瘤，应记录累及壁层的情况，如食管癌、胃癌、直肠癌等。在评估无梗阻的食管癌分期时，应记录胃食管连接的位置及腹腔干和肝左叶情况（以排除转移性疾病）。在评估下消化道病变（如直肠癌）时，应记录肿瘤的位置、周围结构（如髂血管、泌尿生殖系统和括约肌）及淋巴结病变的评估。

（2）在评估胰胆疾病时，应记录完整胰腺的扫查（描述炎症、囊肿等病灶特征）和胰管评估，以及对胆道异常的描述（如结石、扩张）。对胰腺癌进行评估分期时，应描述胰周血管（门静脉、肠系膜上静脉、腹腔干、肝动脉、肠系膜上动脉）受累情况，评估是否需要外科手术切除。

（3）对于上皮下病变，应描述壁层起源、回声特点、病灶大小。

6. 留取照片　对病灶进行照片记录有助于帮助患者了解病情，方便其他医生会诊及内镜复查时前后比较。

7. 患者监护参数和药物记录　镇静期间记录患者监护参数、药物剂量、给药途径等，其中监护参数包括血氧饱和度、脉率、血压，监测间隔不超过5分钟。

8. 术后指导　包括饮食限制、恢复或更改药物（包括抗凝/抗血小板药物）、术后用药、术后活动建议、发生不良事件或紧急情况时的联系方式，需随诊的术后迟发性不良事件的症状和体征、如何追踪病理检查报告、是否需要复诊及复诊时间。

9. 报告书写 完整的内镜报告包括操作日期；患者信息；操作者；助手；患者相关病史和体征；确认知情同意；内镜操作记录；适应证；器械型号；使用药物；检查的解剖范围；检查限制；获得的组织或液体标本；检查发现；检查印象；治疗干预结果；不良事件；处置；进一步诊治意见。

10. 患者满意度 患者满意度的调查有利于EUS质量控制的改进，可在术后对患者和（或）其监护人进行问卷调查。

11. 与相关科室保持联络 内镜医师应将检查结果及时反馈至患者主管医生，并给予专业建议，同时主管医生可联系内镜医师咨询患者相关情况。

12. 并发症/不良事件及其危险因素 EUS相关并发症/不良事件主要为穿孔、出血、感染、胰腺炎、支架移位和闭塞等。

（1）穿孔：EUS相关穿孔发生率为0.02%～0.08%，危险因素主要为操作者缺乏经验、学员参与、患者高龄、食管进镜困难史、食管恶性肿瘤或颈椎骨赘。

（2）出血：EUS相关出血发生率为0.13%～0.69%，为术中或围术期即刻或延迟性出血，多为自限性。危险因素包括服用抗血小板药物和（或）抗凝药、预防剂量低分子量肝素及下消化道FNA/B、引导胰腺癌放疗的标志物植入等。

（3）感染：EUS相关偶发性菌血症发生率为0～5.8%。与实体病变相比，胰腺和纵隔囊性病变取样感染发生率为0.4%～1.7%。胰腺液体积聚（PFC）继发感染的发生率为0～24%，危险因素为范围较大的PFC。神经节阻滞术感染发生率与常规EUS-FNA/FNB相似。

（4）胰腺炎：EUS相关胰腺炎发生率为0.44%～0.92%，危险因素为胰腺癌放疗标志物植入。

（5）支架移位：EUS引导下PFC引流时自发性支架移位发生率为0～20%，通过支架腔道的内镜下坏死组织清除术会增加支架移位风险；EUS-BD支架移位发生率为2.7%。

（6）支架闭塞：EUS引导下PFC引流时支架闭塞率为0～17.7%，胰腺WON较胰腺假性囊肿更常见；超声内镜引导胆管引流术（EUS-BD）和超声内镜引导胆囊引流术（EUS-GD）相关支架闭塞率分别为0～14.3%和0～10.4%；超声内镜引导胃肠吻合术（EUS-GE）和超声内镜引导肠肠吻合术相关支架闭塞率为4.2%。

（7）其他：EUS穿刺可导致针道播种和穿刺细胞学假阳性；EUS-BD继发的胆汁性腹膜炎发生率为2.2%；CPD和CPN引起的自限性腹泻发生率为0～28%，低血压发生率为2%～5%，自限性腹痛加重或剧痛发生率为2%～4%，CPN引起的短暂性认知丧失和（或）抑制发生率为0～14%。此外，CPD和CPN存在部分罕见不良事件，如腹膜后脓肿形成和脓胸、血管结构和（或）腹腔内器官缺血坏死、截瘫、短暂性麻痹等；EUS引导下静脉曲张处理的远端栓塞发生率为5.6%，自限性腹痛发生率为3.2%～12.5%，自限性发热发生率为3.3%～4.7%，临床意义不明的菌血症发生率为1.6%～2.5%。

上述质量控制指标均为EUS相关共性指标，由于EUS诊疗目的不同，分为诊断性EUS、EUS-FNA/B、介入性EUS等，均有不同的技术指南加以规范。

13. 诊断性EUS的应用 EUS可评估胃肠道黏膜下病变、胃肠道恶性肿瘤的局部分期、胰胆病变和纵隔疾病的分期等，可参考《中国消化道黏膜下肿瘤内镜诊治专家共识（2023版）》、《中国胰腺囊性肿瘤诊断指南（2022年）》及ASGE发布的超声内镜指南。

14. EUS-FNA/B的应用 可参考《中国内镜超声引导下细针穿刺抽吸/活检术应用指南（2021，上海）》。

15. 介入性EUS的应用 如引流指征、引流方式选择、引流前评估、术前准备、术中注意事项、并发症处理、操作培训等可参考《中国胰腺假性囊肿内镜诊治专家共识意见（2022年）》及2018年亚洲超声内镜联盟专家组发布的指南和2021年欧洲消化内镜学会制定的指南。

四、超声内镜质量控制现状和问题

（一）不同国家的质量控制研究

以色列的一项研究表明，EUS-FNA的准确性为94.1%。最常见的EUS-FNA部位是胰腺（68%），诊断最准确的位置是食管（100%），其次是胰腺（89.6%）。通过在报告中更全面地记录手术信息、优化选择穿刺针及经验丰富的超声内镜医师和细胞学诊断医师的参与，可以优化EUS-FNA的质量。欧美、日韩等发达国家均将消化内镜质量控制作为其诊疗的核心环节，对结构性、过程性、结果性相关质量指标（QI）进行动态评估，有效改善消化内镜质量。美国的一项研究测量1996年3月至2006年8月EUS操作的术前和术中QI的基线符合率。针对符合率最低的4项QI制订改进计划，为期1年。结果符合率最低的4项QI均得到提升，提示制订QI符合率基线参考水平，同时有针对性地进行质量改进可以提高QI符合率。韩国内镜协会通过制订质量标准，经过5年的质量改进，所有内镜QI得到改善，他们认为基于共识和证据的关键绩效衡量标准的制订及在实践中努力避免漏诊是提高质量的关键。德国研究表明国际基于指南的QI之间没有可比性，原因可能为不同制度背景和方法之间的差异，建议更透明地报告生成基于指南的QI的基本方法。我国国家消化内镜质控中心连续5年在全国范围内抽样调查消化内镜的使用情况和质量，并制定了符合我国国情的包括12项指标的内镜质量评价工具——内镜质量指数（EQI），其可简单、直接地反映医疗机构消化内镜诊疗质量，从而引导内镜中心根据相应指标提升诊疗质量。尽管近年来消化内镜的质量控制工作初见成效，但由于我国目前缺乏专业质量控制人员和成熟的医疗信息监测系统，质量控制指标尚处于基础阶段，且受外部因素如新冠疫情影响质量控制工作进展缓慢，质量控制指标和标准的制订仍需动态更新。

（二）超声内镜质量控制问题和方向

1. 认识不足和重视程度不够 目前大多数临床医生追求EUS的数量和技术难度，对EUS质量控制认识不足，重视程度不够，仅当出现严重并发症时才开始反思原因，并且存在将问题归因于患者个体差异的惯性思维。国际及国内专家初步制订大量EUS相关诊疗技术指南，参照指南重视EUS结构、过程和结果方面质量控制或可避免部分严重并发症。

2. 参与度低、报告结构不规范 据我国国家消化内镜质控中心报告，我国参加国家质量控制调查的医院数量不足，尚未普及至全国各级相关医疗机构。同时，由于各医院内镜中心报告书写结构不同，虽然部分医院参与质量控制调查，但因未提供详细数据等，最终分析时需剔除。应在全国推广运行质量控制网络传报系统，建立全国统一规范化结构性报告，加强各级医疗单位的质量控制意识和水平，争取所有EUS医务工作者的配合，以利于质控中心数据的收集与评估，提高检查质量，并且使各医疗机构间检查结果互认，从而形成良性循环。

3. 技术人员力量不足、医疗质量差异大、培训标准不统一 我国人口基数较大，随着消化道疾病发病率的增加，人民群众早诊早治观念的强化，EUS需求量不断增加，但目前掌握高质量EUS操作水平的医护等相关人员较少，基层医院缺少细胞学诊断医师，地域间、城乡间、机构间及学科间医疗质量差异较大。需进一步加强EUS相关培训，建立统一的培训标准以规范学员的学习和培训，同时需要统一不同机构和不同培训者的培训标准，加强培训者间的交流，以实现同质化培训，提升医务工作者实践能力，实现全国EUS同质化诊疗，改善患者就医体验。

4. 患者反馈不足 目前我国患者体验反馈途径较少，并且不能及时传达至医疗服务供方，可通过对患者进行问卷调查等，了解患者满意度及需求，以利于改进患者体验。

5. 质量控制指标较少、质量控制参考标准匮乏 由于EUS技术的不断发展，以及我国EUS质量控制工作起步较晚，对质量控制的研究尚不足，目前我国EUS质量控制指标主要为EUS完成率和EUS-FNA诊断率，部分质量控制标准尚未达成共识，EUS质量控制指标能否细化至具体环节及检查部位，同时又不影响检查效率，需要临床研究证实。同时，由于EUS是消化内镜中最具活力的领域之一，未来可能会出现新的适应证和不良事件，因此需要不断更新现有文献，并将质量控制作为常规EUS培训的一部分，动态建立质量控制标准。

6. 数据上传及查看不便、人工智能（AI）应用不足 可开发手机APP用于EUS质量控制数据的上传及查看。目前需要推广和鼓励AI与EUS结合研究AI对消化道疾病的识别诊断作用，利用AI大数据和深度学习的优势，强化AI在EUS质量控制各环节中的运用，如器械的清洗消毒监测、内镜设备运行参数的监测和预警、体位引导、图像捕捉及重建、报告生成等，提高EUS质量控制的效能，使EUS的诊治更加精准高效。

第二节　超声内镜的培训

超声内镜（EUS）是消化内镜和腔内超声技术相结合的临床设备，近几年EUS诊疗技术的适应证越来越宽，目前其已成为现代消化内镜中心的常规诊疗方法。随着EUS技术在临床的应用不断增加，对EUS技术人员的需求日益增多，对EUS操作规范化及诊断质量要求日益提高。然而作为一种新兴技术，EUS技术的相关教学和培训相对滞后，不同操作人员诊疗水平差异大，不良事件发生率较高，这些限制了EUS临床广泛应用，对EUS医师进行规范化培训迫在眉睫。

一、超声内镜培训的必要性

自20世纪80年代初首次引入临床实践以来，EUS技术已被确定为胰胆管和胃肠疾病不可或缺的诊断和治疗技术。目前熟练掌握EUS诊疗技术的操作者却很少，针对EUS的培训项目较为缺乏。EUS诊疗要求操作者不仅具备熟练的内镜操作技术，还应掌握超声相关理论知识，具备依据超声图像准确诊断病变的能力，这些都需要通过规范

化培训获取。英国EUS相关指南提出必须通过规范化培训获得EUS诊疗技术，自我学习对EUS诊疗技术的获得和提升作用不大，即使接受规范化培训，也只有在操作病例达到一定数量后才能实现可接受的EUS诊断准确率。

另外，EUS学习曲线具有很大的变异性，研究显示，专家和初学者的学习曲线不同，专家对新技能的接受程度高于初学者，所需训练例数低于初学者，通过规范化培训可以改善学员的学习曲线，降低不同操作者间的差异。EUS诊疗过程具有一定的主观性，高度依赖操作者的技术和经验，不同EUS技术人员间理论知识的理解程度和操作技能的水平不完全一致，导致对某些病变的诊断和处理具有一定的差异，这不利于临床EUS检查的质量控制，因此对EUS技术人员进行规范化培训，使其获得诊断和治疗一致性很有必要。

二、超声内镜培训的现状

1. 欧美EUS培训现状　欧美国家的EUS培训较为完善，虽尚未形成EUS培训共识，但已有部分国家形成有关EUS培训指南。美国1999年发布EUS培训指南及相关修订版，欧洲胃肠内镜学会（ESGE）于2012年发布EUS-FNA相关培训指南，英国胃肠病学会（BSG）于2011年和加拿大于2016年均分别发布了相关指南，但各国对EUS培训获得能力的最小操作数量的定义存在差异（表2-2-1）。

表2-2-1　各国EUS培训指南定义的最小操作数量

	ASGE（美国）	加拿大	ESGE（欧洲）	BSG（英国）
发布时间	2017年	2016年	2012年	2011年
最小操作例数总和	225例	250例	未报告	250例
胰胆病变	未报告	100例	未报告	150例（75例胰腺肿瘤）
黏膜病变	未报告	25例（直肠EUS）	未报告	80例（10例直肠EUS）
上皮下病变	未报告	未报告	未报告	20例
EUS-FNA	未报告	50例（10例腹腔神经丛阻滞/松解术）	50例（30例胰腺病变）	75例（45例胰腺病变）

注：ASGE. 美国消化内镜协会；ESGE. 欧洲胃肠内镜学会；BSG. 英国胃肠病学会。

2. 亚洲EUS培训现状　与欧美国家较为完善的EUS培训项目相反，在2000年初及以前除了日本、韩国等外，亚洲其他地区并不存在EUS培训

项目，仅有少部分内镜医师可以通过海外高级内镜培训项目获得EUS技能。为了鼓励亚洲国家开展EUS培训项目，2012年成立了亚洲超声内镜联

盟（AEG），该组织通过举办一系列结构化研讨会，为亚洲的内镜医生提供了短期培训，弥补了正式规范化培训缺乏的不足，在亚洲国家这种短期强化式培训是最常见的培训项目，更加灵活，符合亚洲 EUS 培训的实际情况。

3. 我国 EUS 培训现状 近年来我国 EUS 技术发展迅速，但 EUS 培训发展相对缓慢，EUS 培训资源比较缺乏，能进行 EUS 规范化培训的医院较少。中华医学会消化内镜学分会于 2004 年成立了中国超声内镜学组，北京、上海和广东等省级医学会成立了超声内镜学组。依托超声内镜学组开展和组织了各种 EUS 学术交流活动，北京与上海等发达地区还经常举办 EUS 沙龙和 EUS 论坛，开展区域性研讨活动。2017 年中国医师协会成立消化内镜医师培训学院，下设消化内镜医师培训基地，依托各医院及消化内镜中心开展规范化消化内镜培训，其中包括 EUS 培训。消化内镜医师培训学院还开设了"空中大讲堂"，其是消化内镜医师培训学院培训课程的重要组成部分，采用专家授课、操作演示、病例讨论等形式开展培训，为受训人员培训时和培训后继续教育提供平台。近几年，出现了各种全国性 EUS 相关比赛，如全国 EUS 图像及视频大赛、中国介入性 EUS 视频大赛、EUS 技能实战大赛等，为广大 EUS 医师建立了分享经验和交流的平台。随着网络技术的发展，越来越多的国内外 EUS 学习资源可以通过网络传播，如 EUS 教学书籍、教学视频及专家论坛等，让广大学员和医师从中受益。

三、超声内镜培训对象及资质要求

培训对象可以是胃肠镜培训项目的研究生，或是普通内镜医生，甚至是 ERCP 专家，只要具有 EUS 技术的需求，均可参与 EUS 培训，根据 ASGE 发布的 EUS 培训指南，EUS 培训对象应完成至少 24 个月胃肠内镜标准培训并具备常规诊断性和治疗性胃肠内镜检查能力。根据培训对象曾经进行的 EUS 操作数量可将其分为初级学员、中级学员和高级学员，其对应的 EUS 操作数量分别为低于 250 例、250～750 例和超过 750 例。

EUS 培训缺乏国际共识，没有统一的培训指南，根据美国胃肠病学会和英国胃肠病学会发布

的 EUS 培训相关指南，EUS 培训中心必须具备以下条件：①EUS 培训的每个主要领域至少有 1 名 EUS 专家，如食管胃肿瘤分期、胰胆疾病诊断、EUS-FNA 等，这些导师具有丰富的 EUS 经验；②具备 EUS 检查设备；③提供足够且合适的 EUS 病例；④提供由外科、肿瘤科、病理科、放射科、肿瘤放射科医生组成的多学科团队，以供培训人员可以参与多学科讨论交流。

EUS 培训导师应在诊断性和治疗性 EUS 操作方面具有丰富的经验，并已完成公认的"导师培训"课程，没有关于 EUS 医师在成为导师前应独立实践多久的明确定义，但是一项欧洲超声内镜专家共识指出至少 3 年。为确保每位导师的专业性，英国相关指南提出了具体的数量要求，即每位导师每年必须执行或直接指导至少 50 例食管癌、胃癌 EUS 和（或）120 例胰胆病例和（或）50 例胰腺实性病变 FNA。每位导师应提供受训人员接触 EUS 临床病例的机会，定期进行教学查房，并完成详细的教学记录。

四、超声内镜培训目标

依据 ASGE 发布的关于 EUS 培训的指南，每位受训人员在 EUS 规范化培训结束后应实现以下目标。

（1）掌握 EUS 操作的适应证、禁忌证、可能并发症，从而能够判断患者是否适合进行 EUS 操作。

（2）能够及时识别 EUS 操作过程中的并发症，并积极处理。

（3）明确 EUS 技术和操作者的局限性，并知道如何寻求指导。

（4）能够清楚描述 EUS 程序并获得患者的知情同意。

（5）了解机体胃肠道和周围器官组织的解剖结构，以及 EUS 设备的工作原理。

（6）能够单独安全有效地进行 EUS 操作，并记录所需器官和病变部位的 EUS 图像。

（7）能够识别正常和异常的 EUS 特征，准确解读 EUS 图像。

（8）能够安全有效地进行介入性 EUS 诊断和治疗操作。

（9）能够记录 EUS 结果并与患者的主管医生

进行沟通。

五、超声内镜培训内容及方案

（一）培训模式

传统的EUS培训模式是定期培训和师徒模式，师傅带徒弟，手把手教学，操作风险大，病例少，成长缓慢，培训时间较长。现在内镜中心采用"内镜计算机模型-动物模型-患者"的分阶段、序贯式培训模式，受训人员可以先利用各种模型进行训练，结合导师监督，在模型培训结束并考核合格后才对患者进行EUS相关操作。目前可用于EUS培训的模型有基于计算机的模拟器、机械模拟模型、活体动物模型和离体动物模型等，各类模型有助于受训人员掌握消化道及其周围器官的三维立体解剖结构，理解超声扫查截面解剖结构，并可多次重复训练，高效提升受训人员的操作能力，缩短培训时间，降低操作风险。每种模型都有各自优点和局限性，模型之间的价值是互补的。尽管上述模型的使用改善了EUS的培训，但这些模型不能取代EUS专家监督的临床实际操作培训。

1. 基于计算机的模拟器　是一种交互式计算机化的虚拟现实系统，运用三维空间立体结构、力反馈、触觉反馈等技术，模拟真实患者的消化系统解剖结构及EUS实际操作的环境和手感，让操作者体会到如同真正对患者进行临床操作的感觉，从而得到训练和提高。计算机系统能对超声扫描的每一个切面中的重要解剖结构进行标识，利用真实的立体图像等视觉辅助手段，不断提高受训人员辨识超声解剖学标志的能力。基于计算机的模拟器可以反复练习，并对受训人员的练习次数、操作时间、熟练程度、标准操作程序符合率、观察范围是否全面等进行评估，及时反馈受训人员的训练情况。基于计算机的模拟器为受训人员提供了一个虚拟现实的训练环境，具有方便直观、缩短学习曲线、降低操作风险的优势，但是启动成本较高和后期维护资金投入较大，且缺乏真实感。

2. 机械模拟模型　是由各种非生物组织材料构成的模拟解剖结构的物理模型，可根据自身需求做成相应器官的不同模型，满足内镜下模拟训练的需求。日本开发了EUS和EUS-FNA的人体模型，模型中心是有孔管道，用于模拟消化道，各种类型和大小的硅块用于模拟淋巴结或囊性病变。这类模型制作简单，易于使用和运输，可以模拟各种消化系统病变和EUS操作，如上皮下肿瘤、各种浸润深度的肿瘤、EUS-FNA操作等。这种机械模拟模型可以使用常用材料制作，如塑料管、万能胶、铁丝等，成本低，可重复使用。这些机械模拟模型可以帮助受训人员学习EUS和EUS-FNA的基本技能操作，特别是镜头和探头相对于目标病变的操作和定位，但是这些模型不能充分模拟实际的机体解剖结构，以及机体的呼吸运动、血液循环等。

3. 活体动物模型　是目前最接近人体生理结构的内镜模拟器，尽管与人体器官方位和管壁结构不同，但触觉感受与人体组织几乎一致。这些模型可以通过注射某些物质来模拟病变，不仅可以用作诊断性EUS培训，还可用于治疗性EUS培训，如通过注射生理盐水制作假病灶，对EUS-FNA、胰腺假性囊肿引流术等介入性EUS操作进行培训。但是活体动物模型较难获得，价格昂贵，并且可能违反伦理原则和法律，限制了活体动物模型的使用。

4. 离体动物模型　是由离体的动物器官与塑料模具结合制成，这些离体动物器官易得，克服了活体动物模型的局限性。离体动物模型的优点是具有更真实的感觉，成本更低，简便易得，可以多次反复使用，不涉及伦理要求；缺点是准备时间长，需提前对组织进行处理，与活体动物模型相比，离体动物模型缺乏某些生物组织特征，无法模拟EUS操作中不良事件的发生等，该模型已被用于亚洲、美国和欧洲的许多EUS研讨会和实践培训课程中。

此外，除了传统的定期培训项目外，还有短期强化教学培训项目，可为不同级别的学员提供相应培训，帮助EUS操作者强化及保持他们的知识和技能水平。这些短期强化培训项目一般以1～2天的强化讲习班为基础，包括教学讲座、专家现场演示，以及使用动物或虚拟模型进行实践学习。大多数消化内镜中心具有正式和非正式的EUS培训结合模式超过10年的历史，这些非正式培训仅作为正式培训的有力补充，不应作为正式规范化培训的替代。

（二）培训课程设置

熟练掌握EUS技术需要较长时间的学习过程，需要学习EUS基础知识和相关基本操作技能，以及各种EUS相关介入诊疗技术，要求应根据学员的基础理论认知程度和实际操作水平设计课程内容，循序渐进。初级培训课程注重受训人员基本理论知识培训，通过线上或线下课程、教科书、讲座、学习视频等方式进行传授；中级培训课程应注重受训人员EUS图像采集和准确诊断疾病能力的培训，以及注重实际操作培训如EUS-FNA；高级培训课程应注重更高技能的培训，如EUS引导的各类介入治疗技术及相关并发症的处理。

（三）培训内容

1. 初级培训课程　EUS初级培训课程主要是对受训人员基础理论知识的培训，包括人体三维解剖学知识、超声物理学、腹部影像学、EUS适应证和禁忌证、内镜图像解读、内镜发现与患者临床处理措施的结合、内镜并发症的识别与处理、镇静和麻醉的安全实施、知情同意和伦理等方面的知识。此外，超声内镜及其部件结构也应作为培训内容之一，使受训人员可以更加熟练地进行操作。

2. 中级培训课程　主要为技能操作的培训，传统的培训方式是受训人员在导师的指导下对患者进行操作，目前逐渐形成了"内镜计算机模拟模型-动物模型-患者"的分阶段培训模式，降低了操作风险和并发症发生率。在中级培训课程中，还应增强受训人员EUS图像采集和疾病诊断能力，包括黏膜恶性肿瘤（食管癌、胃癌、结肠癌、直肠癌）的评估和分期，黏膜下病变的评估，胰胆病变的评估，以及EUS引导的细针穿刺术。

3. 高级培训课程　主要是对介入性EUS治疗技术的培训，如EUS引导的胰腺假性囊肿引流术、胆胰管/胆囊引流术、无法切除的消化道实体肿瘤射频消融治疗、腹腔神经节阻滞术、胰腺坏死组织清创术、胆总管十二指肠吻合术、肝内胆管胃吻合术、胰管胃吻合术和胃空肠吻合术等。这些操作难度大，风险高，对受训人员的要求更高。

（四）超声内镜培训评估和质量控制

传统上，EUS培训一直以学徒模式为基础，培训结束时以数量作为能力评估的替代指标，而不是对实际操作能力进行直接可靠的评估。由于受教育程度、学习速度和知识接受能力不同，仅依据数量评估受训人员的EUS培训情况是不妥当的。EUS培训指南提出获得EUS诊疗能力所需的最低操作数量阈值，这些指南建议的数量阈值通常具有警告意义，即最低数量的操作不能确保受训人员获得EUS操作能力。对于培训方案，阈值的意义是可以确定需要向受训人员提供的最小病例数量，以及何时根据客观标准对受训人员进行总结性技能评估。

ASGE建议使用EUS和ERCP技能评估工具（TEESAT），其是一种有强效性证据的EUS和ERCP能力评估工具，有助于技术和认知技能的评估和分级。该工具采用4分计分制：①（新手）无法完成任务，需要导师接管；②（中级）通过导师口头指导或动手协助完成任务；③（高级）通过最少的口头指导完成任务；④（高级）可独立完成任务。该工具还包括用于受训人员的全面评估评分表（4分表）：①学习基本的技术和认知方面，需要大量的帮助和指导；②获得基本的技术和认知技能，需要有限的实践作为帮助和（或）指导；③能够在有限指导下独立执行操作；④有能力独立操作。使用该工具进行的评估应在EUS操作完成后立即记录，并在整个培训过程中持续记录。ASGE不建议对每个EUS程序进行评分，而是定期评估受训人员，以确保整个培训期间评估至少20%的EUS程序。通过及时评估有助于判断受训人员的培训进度，进而调整培训方案。

使用累积和分析法（cumulative sum analysis, CUSUM）创建受训人员的整体和个别技术认知终点的学习曲线。通过绘制学习曲线，将每名受训人员的表现与预定标准进行比较，从而可以检测负面趋势并早期调整培训方案。如果CUSUM图低于可接受的失败率线，则该受训人员已获得预期能力，无须干预；如果CUSUM图高于不可接受的失败率线，则该受训人员未获得预期能力，需要调整培训方案；如果CUSUM图停留在2条边界线之间，则建议继续训练和观察。

EUS作为一种侵入性操作，尤其是介入性EUS技术，操作不当可能造成严重并发症，另外其作为一种检查手段，各个操作者之间的诊断结果应具有高度一致性，因此对EUS培训进行严格的质量控制，确保每位受训人员在培训结束后实现培训目标，获得合格的EUS诊断能力，这要求国家甚至全球建立EUS规范化培训系统，确保各培训中心的培训流程和培训教材同质化，严格审核培训中心和导师是否具有培训资质，重视培训过程中对每位受训人员进行监督与指导，建立统一的EUS技术人员资质评估体系，从而提高EUS的培训质量。

六、结　语

EUS是消化道疾病的重要诊疗技术，临床应用广泛，然而EUS操作难度大，其诊疗效果高度依赖操作者的技术水平，开展规范化EUS培训具有重要意义。EUS培训是一个长期且持续的过程，EUS培训模式不断优化，正在从学徒模式向以能力为导向的医学教学模式转变，EUS评估在以完成的操作例数向基本操作水平的模式转变。即使目前全球缺乏EUS培训的统一共识，仍应积极鼓励开展EUS培训项目的研究，提供更多EUS培训的机会，探索更加人性化、更富科学性的培训方案，严格修订相关培训指南，以确保未来培养出更多训练有素和高水平的EUS操作人员。

（梅　俏　刘　岩）

参 考 文 献

高野，冯拥璞，刘雨，等，2020. 新时代消化内镜技术培训和内镜医师培养. 中华消化内镜杂志，37（1）：3-10.

国家消化内镜专业质控中心，中国医师协会内镜医师分会，中华医学会消化内镜学分会，2021. 中国消化内镜诊疗中心安全运行指南（2021）. 中华消化内镜杂志，38（6）：421-425.

王洛伟，马旭东，李兆申，2022. 加强消化内镜诊疗质控推动消化内镜高质量发展. 中华消化内镜杂志，39（11）：857-859.

中国医师协会超声内镜专家委员会，2021. 中国内镜超声引导下细针穿刺抽吸/活体组织检查术应用指南（精简版，2021年，上海）. 中华消化杂志，41（7）：4.

ASGE Standards of Practice Committee，Forbes N，Coelho-Prabhu N，et al，2022. Adverse events associated with EUS and EUS-guided procedures. Gastrointest Endosc，95（1）：16-26.e2.

Cassani L，Aihara H，Anand GS，et al，2020. Core curriculum for EUS. Gastrointest Endosc，92（3）：469-473.

Chiba M，Kato M，Kinoshita Y，et al，2023. Analysis of the variation in learning curves for achieving competency in convex EUS training：a prospective cohort study using a standardized assessment tool. Gastrointest Endosc，97（4）：722-731.e7.

Johnson G，Webster G，Boskoski I，et al，2021. Curriculum for ERCP and endoscopic ultrasound training in Europe：European Society of Gastrointestinal Endoscopy（ESGE）Position Statement. Endoscopy，53（10）：1071-1087.

Teoh AYB，Dhir V，Kida M，et al，2018. Consensus guidelines on the optimal management in interventional EUS procedures：results from the Asian EUS group RAND/UCLA expert panel. Gut，67（7）：1209-1228.

Wani S，Keswani RN，Petersen B，et al，2018. Training in EUS and ERCP：standardizing methods to assess competence. Gastrointest Endosc，87（6）：1371-1382.

Xin L，Gao Y，Cheng Z，et al，2022. Utilization and quality assessment of digestive endoscopy in China：results from 5-year consecutive nationwide surveys. Chin Med J（Engl），135（6）：2003-2010.

第三章
超声内镜的声学基础

超声医学是研究超声波与人体组织相互作用的规律并在医学上加以应用的学科，它是临床医学、声学和工程技术等学科相互交叉而产生的。超声诊断作为超声医学的重要组成部分，主要研究如何根据人体组织声学特性差异等，以一定的方式探查和诊断组织、器官疾病。

超声内镜将微型高频超声探头安置于内镜顶端，当内镜插入体腔后，通过内镜直接观察腔内的形态，同时又进行实时的超声扫描，以获取管腔层次和周围器官的超声图像。超声内镜是内镜和腔内超声技术的结合，超声内镜的声学基础和一般超声诊断的声学基础是一致的，主要内容包括超声波的基本概念、超声波在人体组织中的传播规律、超声波的发射与接收、超声波诊断信息的获取等。

第一节　超声波的基本概念

振动在介质中的传播过程称为波动，简称波。产生波动必须具备两个条件：一是要有波源激发振动，二是要有介质传播振动。波动一般可分为机械波和电磁波两大类。

机械波是指机械振动（物体在平衡位置附近来回往复地运动称为机械振动）在介质中的传播过程。钟摆的运动、气缸中活塞的运动、一切发声声源的运动、机械开动时各部分的微小运动等都是机械振动。超声医学中应用的超声波就是一种机械波。当声源（也就是波源）振动时，由于介质质点之间的相互作用力，能够由近及远地使介质质点陆续发生振动，这样振动就以一定速度向各个方向传播出去，从而形成声波。

而带电粒子在平衡位置附近运动形成电磁振动。电磁振动通过变化的电磁场在空间中（在介质中或真空中）传播形成电磁波，如无线电波、光波等。

这两类波动的本质是不同的，但是具有相同的波动特性，都能产生反射、折射、衍射和干涉等现象，都具有能量的传播。

一、声波的基本参数

（一）声波的传播速度

声波在介质中的传播速度，简称声速，是指声波的某一个振动相位在介质中的传播速度（数值上等于该振动相位单位时间内在介质中的传播距离）。声速的单位为m/s（米/秒）。

在超声医学中，人体软组织（如血管、脂肪、肌肉、心脑和肝肾）传播的超声波是纵波，它们的声速大致相等，都在1500m/s左右。目前各种超声仪器在检测器官时均假设人体不同器官的声速都是相等的。而实际上各种软组织的声速约有5%的差异。即使是同一器官，其组织性质不同时，声速也不同；不同的温度下，声速也不同。因此，在超声诊断时若能将各种软组织的声速差异也考虑进去，则对器官的探测精度将更加准确。

（二）声波的频率、波长和周期

频率是声波的一个常用参数，指单位时间内质点振动的次数，单位为Hz（赫兹）。在波动的同一传播方向上，相邻的两个相位相差2π的质点，其振动的步调是完全一致的，它们之间的距离恰好是一个完整的波动长度，称为波长。波动传过一个波长的距离所需要的时间，也就是一个完整的波动经过某一个质点所需要的时间，称为波的周期。根据定义可知：周期和频率互为倒数。

目前超声医学中常用的频率一般为2～20MHz，表3-1-1给出了人体软组织中传播的超声波的频率及相应的波长。可见，在人体软组织中传播的超声波的波长为0.075～0.75mm。

表 3-1-1　人体软组织中传播的超声波的频率及相应的波长

波长（mm）	频率（MHz）
0.75	2.0
0.60	2.5
0.50	3.0
0.43	3.5
0.375	4.0
0.30	5.0
0.20	7.5
0.15	10
0.10	15
0.075	20

（三）声特性阻抗

声特性阻抗是声波在介质中传播的一个十分重要的参量，其与声波的传播过程有着很大的关系，许多超声医学技术之所以能得以应用都和声特性阻抗有关，声特性阻抗可以反映介质的密度和弹性，不同的介质由于密度和弹性不同，声特性阻抗也不同。人体软组织的声特性阻抗平均值约为 $1.63 \times 10^5 g/(cm^2 \cdot s)$，而人体骨骼却有较大的声特性阻抗，一般可达 $5.57 \times 10^5 g/(cm^2 \cdot s)$。

表 3-1-2 给出了一些人体组织的声学参数。

表 3-1-2　人体组织的声学参数

组织名称	密度（g/cm³）	声速（m/s）	声特性阻抗[10^5g/（cm²·s）]
血液	1.055	1580	1.67
大脑	1.038	1540	1.60
小脑	1.030	1470	1.51
脂肪	0.955	1450	1.38
肝	1.060	1550	1.64
肾	1.040	1560	1.62
肌肉	1.080	1580	1.70
眼	1.140	1620	1.85
颅骨	1.658	3860	5.57
软组织（平均）	1.060	1500	1.63

二、超声波在人体组织中的传播规律

当将超声探头放于人体上进行探测时，探头

晶体的声特性阻抗和人体组织的声特性阻抗一般存在差异，因此会引起超声波反射，从而使晶体发射的超声波不能完全进入人体组织。显然，在制作超声探头时，要求这种反射越小越好。这时，可在晶体的表面涂一层材料作为阻抗匹配层，使晶体发射的超声波能完全透射到人体组织中。

超声医学中常用的耦合剂的作用如下：排除空气，增加透声性，因此也要注意满足阻抗匹配的条件。一般情况下，超声耦合剂的声特性阻抗应尽量接近人体软组织的声特性阻抗。

三、超声波的衰减

超声波在介质中传播时，其强度通常随着传播距离增大而减小，这种现象称为超声波衰减。引起声波衰减的主要原因有三个：其一是介质的声吸收所造成的声能转化为其他形式的能量，主要是热能，从而引起声波的衰减，这也称为吸收衰减；其二是介质的非均匀性造成声波反射和散射，在声特性阻抗差异大的界面反射很强烈，因而透射波的声强将大大减小，另外，即使在界面两边声特性阻抗相差不大的情况下，介质的非均匀性也会引起声波散射，将入射声波的部分能量散射到其他各个方向。反射和散射都会使按原来方向传播的声波的强度逐渐减弱；其三是声束扩散，即声波在传播过程中波阵面逐步扩散，引起声束截面积逐渐增大，从而导致声强减弱。

三种衰减机制中，声束扩散引起的声强减弱主要取决于超声探头的特性，与介质的性质关系不是很密切。但是吸收和散射引起的声衰减主要与介质的性质有关，它们引起的声强衰减服从指数规律：

$$I(x) = I_0 e^{-2\alpha x} \qquad (3-1)$$

其中，$I(x)$ 为声波传播方向离起始点 x 处的声强，I_0 为起始点处的声强，α 为介质的声衰减系数，它综合了吸收和散射两种机制，可以表征介质的性质，单位为 dB/cm（分贝/厘米）。

下面就介质相关超声波的衰减机制和基本规律进行简单的阐述。

（一）介质对超声波的吸收

超声波在介质中传播时有一部分能量会不

可逆地转化为其他形式的能量，其中最主要的是热能，对声波而言这部分能量被介质吸收了。组织的声吸收机制是复杂的，它不仅由黏滞性引起（介质的黏滞性造成相邻质点之间的摩擦而产生热能，从而损耗声波的能量，造成声衰减），而且和许多复杂的物理、化学弛豫过程及热传导（部分介质受到压缩时，其温度升高，部分介质扩张时，其温度降低，因此就会产生热传导，使声能转化为热能）有关。

在超声医学的范围内，大多数生物组织对声波的吸收引起的衰减系数（α）与声波的频率（f）成正比：

$$\alpha=\beta f \qquad (3-2)$$

其中，β 为衰减系数斜率，单位为 dB/（cm·MHz）。在超声医学的声波频率范围，β 可近似为常数。

实验表明：介质的声吸收与温度有着密切的关系。有些介质如一些生物组织，其声吸收随温度升高而升高；而有些介质如水，其声吸收却随温度升高而降低。

（二）声波散射引起的衰减

声波在介质中传播时，如果介质内部不均匀，存在许多复杂的微小结构（它们相当于大量的散射粒子），当声波入射时，一部分声波将被散射粒子散射向四面八方，而不再沿着原来的方向传播，只有余下的部分继续沿着原来的方向继续传播，这样就造成了原来传播方向上的声能衰减。

散射衰减比较复杂，它既与散射粒子的形状、尺寸和数量有关，还与介质的性质和散射粒子的性质有关。经过粗略计算发现，散射衰减系数在低频极限下与声波频率的四次方成正比；在高频极限下与声波频率的平方成正比；而在多数情况下，散射衰减系数与声波频率的关系比较复杂。

（三）声束扩散引起的衰减

声波在传播过程中，随着传播距离增大，其波阵面逐步扩展，引起声束截面积逐渐增大，从而导致单位面积上声波的能量减弱，以上是声束扩散引起声衰减的原因。

减小或克服这种声衰减，通常可以采用声束聚焦的方法。

虽然人体组织的衰减机制比较复杂，但是，在超声医学的频率范围内，人体软组织的总的声衰减系数大多与声波的频率成正比。只是血液和骨组织的声衰减系数和声波频率的关系若用线性来近似，则误差比较大。对于血液来说，其声衰减系数要比一般软组织小得多，且用下面的公式表示声衰减系数和声波频率的关系比较接近实际情况：

$$\alpha=\beta f^{1.25} \qquad (3-3)$$

而对于骨组织，其声衰减系数比一般软组织要大得多，其与频率的关系可用下列公式表示：

$$\alpha=\beta f^{1.7} \qquad (3-4)$$

表3-1-3给出了几种人体组织的声衰减系数。

表3-1-3　几种人体组织的声衰减系数

组织名称	声衰减系数 [dB/（cm·MHz）]	频率（MHz）
血液	0.20	1.0
脑	0.85	0.90～3.4
脂肪	0.63	0.80～7.0
肝	0.94	0.30～3.4
肾	1.0	0.30～4.5
肌肉	1.2～2.3	1.0
颅骨	20	1.6
软组织（平均）	1.0	1.0

第二节　超声波的生物效应

超声诊断是一种无损伤的诊断技术，已经在临床上得到广泛的应用。但是确切地说，超声诊断的无损伤只是相对的，它和超声辐射的强度是密切相关的。当超声辐射强度超过一定限度（称为阈值）时，其就会对人体组织产生损伤。研究超声波和人体组织的关系，也是超声医学的一个组成方面。从目前的材料看，只要超声辐射强度小于阈值，超声诊断的安全性就有保障。

超声波对人体的作用有产生热量的，也有不产生热量的，它们的机制有待进一步研究。从目前的研究结果看，超声波对人体组织的作用机制大概包括：

一、超声波的吸收

超声波在人体组织中传播时，软组织要吸收

超声波。这种吸收将造成软组织的某些改变，其作用机制包括两个方面，即热效应和生化效应。

1. 吸收造成的热效应　软组织吸收超声波的能量后，一部分将转化为分子的无规则运动（振动或旋转），从而产生热能。由于软组织的热传导性能比较差，热量不容易散失，因此会使组织温度升高。温度升高到一定程度时，组织就会出现损伤。这一点在利用超声波进行理疗时应特别注意，为了不使组织局部温度升得过高，要不时地移动超声探头。

2. 吸收造成的生化效应　软组织吸收超声波后，软组织分子的内部结构可以发生改变，而且这种改变通常是不可逆转的。这种效应不是前面所说的热效应，但是能使组织的结构发生变化，因此同样可以造成组织损伤。

二、超声波的机械作用

超声波是一种机械振动能量的传播，声波所产生的振动和压力可以直接对组织产生作用。人体组织中的大分子、细胞等在传播声波的机械运动中，其功能、结构可能发生变化，如细胞壁就会因剧烈运动而破损，从而对组织造成损伤。

三、超声波的化学作用

超声波在人体组织中传播时，由于能引起压力变化和温度升高，因此改变了人体组织内部的环境条件。环境条件的变化就有可能影响到组织内部物质的化学反应，使某些在一般条件下不会发生的化学反应发生了，或使某些在一般条件下会发生的化学反应不再发生，这些都可能造成组织损伤。

四、超声波的空化效应

在较强的超声声强中，液体中气泡的动力学过程变得十分剧烈。在声场为负压力时，液体介质中就会产生大量迅速膨胀的气泡。这些气泡在声场变为正压力时，由于迅速收缩，有破裂的可能。在破裂的过程中，常伴随着光、电、冲击波和高速微射流，从而对空化周围的组织造成严重

损伤和破坏。

第三节　超声检测技术的原理和方法

一、B型超声检测技术

B型超声检测技术在超声医学领域内占有十分重要的地位，是目前临床上最常用的诊断手段之一。其是应用超声回波原理，即向人体组织发射超声脉冲，然后接收各层组织界面的回波进行超声信息的处理和显示。

B型超声仪器主要由超声探头、发射电路、高频放大器、检波器、视频放大器、同步电路、时标电路、水平位置检测装置和显示器组成，工作原理如图3-3-1所示。

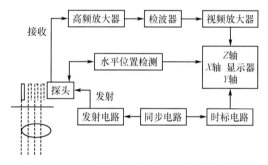

图3-3-1　B型超声检测技术的工作原理框图

在B型超声仪器中，发射电路产生高频电脉冲信号，控制探头产生相应的超声束，这些声束进入人体组织后，若遇到声特性阻抗不同的界面就会产生回波。回波被探头接收后，先后经过高频放大器、检波器和视频放大器，最后加到显示器的Z轴作为亮度调制。而显示器的Y轴则由与声束同步的时标电路控制。图像X轴方向的信息靠声束的扫描（手动扫描、机械扫描和电子扫描）得到，水平位置检测装置的作用是检测声束的水平位置，并控制显示器的X轴。这样，显示器上就出现了两维的B型超声切面图像。

实现B型超声检测技术远不是这么简单，除了要研究声束的聚焦外，还涉及以下内容。

（一）信号的放大和增益补偿

由于界面的反射和超声束在传播中的衰减，

人体组织超声回波的幅度差异很大，一般来说，组织界面的反射波要比组织的散射波大一两个数量级，有时更大。因此B型超声仪器的接收放大器应该有较大的放大倍数和较大的动态范围。同时，为了提高图像的纵向分辨率，发射的超声脉冲应该尽量窄，因此放大器还必须是宽带的。

为了使接收放大器有较大的动态范围，可以采用对数放大器，考虑到信号的频带问题，一般采用宽带对数放大器。同时，由于声波在组织中是不断衰减的，为了补偿这种衰减，放大器的放大倍数可以设计为声波传播距离的函数，即随着声波的传播距离增大，放大器的放大倍数也由小变大。这种补偿称为深度增益补偿（depth gain compensation，DGC），也称为时间增益控制（time gain control，TGC）或灵敏度时间控制（sensitivity time control，STC）。

（二）声束扫描

超声诊断通常需要检测体内的一个区域，因此必须进行声束扫描。声束扫描的方式主要有手动扫描、机械扫描和电子扫描3种。

1. 手动扫描　是最简单的扫描方式，最早出现，也就是说用手拿着超声探头在人体表面进行移动，从而实现声束扫描。这种方法由于扫描速度慢、位置对应关系不准确等缺点，目前在临床上已基本被淘汰。现在常用的扫描方式为机械扫描和电子扫描（先进的机器通常采用后者）。

2. 机械扫描　用机械扫描代替手动扫描是一种进步，不仅可以实现自动扫描，方便操作，而且可以提高成像速度，使实时成像成为可能，从而可以用于对动态器官的观察。

机械扫描分直线扫描、扇形扫描、弧形扫描和圆周扫描等几种形式，大多通过超声探头的旋转、摆动等达到目的。机械扫描一般采用扇形扫描方式，目前有摆动式和转子式两种。

（1）摆动式：利用马达的旋转，通过与其相连的传动装置的传导，控制超声探头按一定角度来回摆动，这样超声探头发射出的超声束就在人体组织内形成了一定的扇形扫描面。另外，在同步电路的控制下，正余弦旋转变压器将超声探头的位置信息传送至显示器，使显示器显示出相应的扇形光栅，从而完成扇形扫描。但这种探头存在着结构复杂、噪声大、扫描线不均匀和寿命短等缺点。

（2）转子式：转子式扇形扫描是摆动式扇形扫描的改进，可克服摆动式的一些缺点。它主要将3个或4个性能相同的超声探头均匀地安装在一个转子上，由马达控制转子进行圆周运动。转子转动一周的过程中，每个超声探头轮流工作，均产生一定的扇形扫描面。同时，位置控制器将探头的位置信息传送给显示器，从而实现扇形超声图像的显示。这种工作方式下，转子每转动一周，超声探头就产生3次或4次的扇形扫描，在显示器上也就可出现3幅或4幅的扇形超声图像。

3. 电子扫描　不再像机械扫描一样控制超声探头的移动或转动，而是通过电子手段直接控制探头产生相应的扫描声束，从而达到自动扫描的目的。与机械扫描相比，电子扫描的性能得到大幅提高，因此发展十分迅速，目前已在超声医学技术中得到广泛应用。

一般来说，电子扫描有直线电子扫描、扇形电子扫描和凸阵电子扫描3种形式。

（1）直线电子扫描：一般用切换扫描方式来实现，即利用电路控制超声换能器阵元分组发射和接收。而扇形扫描则一般使用相控阵原理，即通过调整各超声换能器阵元激励脉冲的时间延迟，改变各阵元发射的声波到达某一位置的相位，从而达到聚焦点的控制和声束方向的改变。

（2）扇形电子扫描：利用相控阵原理，通过不同的时间延迟，控制各个线阵换能器阵元发射的时间先后，从而使各个阵元发射的声波在空间叠加后成为一定角度偏移的声束。不同的时间延迟组合，可以得到声束的不同角度偏移，从而完成扇形扫描。

（3）凸阵电子扫描：在凸阵电子扫描中，换能器阵元不再是线形排列，而是均匀分布在一个凸形的表面，因为其声扫描的激励方式与直线扫描基本相同，这里就不再详细介绍了。

（三）数字化和图像处理

在B型超声技术中，接收的回波信号经过对数放大、时间增益控制和检波后，得到的是模拟的视频信号。为了对图像进行冻结、扩大缩小和各种处理，需要将模拟的视频信号转化为数字信号。这就是视频信号的数字化技术。这种将模拟视频信号转化为数字信号的工作主要由数字扫描变换器（digital scan convertor，DSC）来完成。

数字扫描变换器的工作包括模拟视频信号的模数转换（A/D）、图像预处理、图像存储和图像后处理。模拟视频信号的A/D就是将模拟的回波信号变换为n（通常为8~12）位的二进制数字信号，用数字表示回波的幅度。图像预处理器的作用主要是修正A/D的非线性和进行图像存储数据更新时的处理。图像存储器提供了超声图像数据的存储功能，使得仪器有了图像冻结等功能。图像后处理包括灰阶（或彩色）编码、图像的增强、图像的平滑等处理。存储的数字图像数据经过数模转换（D/A）重新变为模拟信号，然后在显示器上显示出B型超声图像。

随着技术的发展，可以对接收的高频超声信号直接进行数字化，然后进行后续的一系列处理。这种高频数字化技术俗称为全数字化技术（其实这种称呼是不太确切的）。

（四）超声图像的时间分辨力

分辨力是指分辨目标的能力。作为目标，一般来说不仅因位置而异，而且随时间而变。所以分辨目标的能力既有空间的属性，又有时间的属性。分辨力就应该分为空间分辨力、时间分辨力。

超声图像的时间分辨力是指获取超声图像信息的时间间隔的长短。对超声图像时间分辨力的要求，取决于生理变化速度和人的辨别速度。当超声成像速度大于生理变化速度时，超声成像系统可以将生理现象的变化过程全部检测出来。当超声成像速度大于人的判别速度时，人对超声图像的观察是实时的。因此若对静止的组织或器官进行超声成像，用一幅静止的图像就可以了。但对运动器官成像，临床通常需要实时成像。

要实现实时成像，关键要有足够高的成像帧频。所谓帧频，就是每秒获取图像的帧（幅）数。

当帧频$f<25$幅/秒时，人眼会感到图像的闪烁，数字扫描变换器（DSC）出现后，就解决了图像的闪烁问题。DSC中图像存储器的写速度f（图像更新）和读速度f'（图像显示，即显示器的显示帧频）相互独立。写速度f还受$t=2l/c$（产生回波的组织界面离探头的距离为l，人体软组织的

声速为c，声波从发射经过界面反射回至探头的时间为t）的约束，但读速度f'却可以任选。一般都取大于25幅/秒以使人眼不感到图像闪烁。DSC显示的图像不闪烁并不一定是实时的，还要看写速度f是否满足实时要求。因此，超声图像的时间分辨力取决于DSC的写速度即模数转换器的取样频率。

近年来，为克服$t=2l/c$对时间分辨力的限制，在数字波束形成中采用多波束发射，接收则采用并行处理，这样可提高时间分辨力。例如，采用双波束，则将时间分辨力提高一倍。

（五）超声图像的空间分辨力

超声所扫查的空间是一个三维（立体）空间，沿声束轴线方向的分辨力称为轴向分辨力（axis resolution），又称纵向分辨力（longitudinal resolution）。在声束扫描平面内与声轴垂直的分辨力称侧向分辨力（lateral resolution），如线阵换能器的长轴（长度）方向。垂直于声束扫描平面的分辨力称为横向分辨力（transverse resolution），如线阵换能器的短轴（厚度）方向。

影响空间分辨力的因素有声学、电学的因素。两者相比，电学方面容易得到技术上的提高。最终，分辨力的提高主要取决于声学系统。

脉冲超声波在介质（人体组织）传播过程中，在两边声特性阻抗不同的界面上将产生反射回波。能够分辨的声波传播方向的两个界面的最小距离就是轴向分辨力。如提高轴向分辨力，则需要提高超声波的工作频率和减少发射脉冲的长度（持续时间）。为达到轴向分辨力高的目的，在技术上采用低Q值压电材料、高阻尼背材、匹配面材组成的低Q值换能器，窄脉冲（由于时域与频域的Fourier映射关系，产生窄脉冲的低Q换能器又称宽带换能器）激励形成的电子技术。

侧向分辨力、横向分辨力的提高，主要取决于超声波的声场特征。对声学图像分辨力的分析与光学衍射图像的分析类似。光学中小孔衍射光强的分布图称为Airy图。如果2个Airy图足够尖锐或距离足够远，就能分辨。如果2个Airy图距离很近，就分辨不清。

但是超声成像系统和光学成像系统的不同点在于光学系统是工作在"只接收"的状态，而超声成像系统使用同一探头进行发射和接收。这就

意味着该系统对一个目标的成像取决于发射声强图和接收声强图的乘积，相当于平方Airy图。如何在这个声强分布上定义分辨力呢？下面给出几种定义。

1. 图像的最大强度定义为0dB，将声强分布曲线的−20dB处宽度定义为侧向分辨力（横向分辨力也适用），这种侧向分辨力也称细节分辨力（detail resolution）。将声强分布曲线的−50dB处宽度定义为另一种侧向分辨力，这种侧向分辨力称为对比分辨力（contrast resolution），对比分辨力决定了对微弱图像的分辨能力。

显然，声强分布情况随位置不同而不同，即声强I是坐标X、Y、Z的函数，那么分辨力，不论是细节分辨力还是对比分辨力，也会因位置的不同而不同。所以质量高的超声图像不仅要求分辨力高，还要求均匀性好，即在整个成像空间内的分辨力都满足一定要求。

2. 有时，分辨力是指在聚焦区分辨目标的能力。对于一个聚焦超声束，其焦点处的侧向分辨力d等于声束的直径。经计算，等于：

$$d = \frac{F\lambda}{D} \quad\quad (3-5)$$

其中，F为焦距，D为探头直径，λ为超声波长。

可见，提高侧向分辨力的途径为提高超声工作频率（即减小波长λ）和增大孔径D。采用多个信号通道，如128通道、256通道、512通道，其本质上是通过增大孔径D达到提高侧向分辨力的目的。为克服孔径D增大带来的副作用：Fresnel（近场）区增大（由于Fresnel区中声强的极大值、极小值交替出现，称为超声诊断的盲区），采用电子可变孔径技术，随着检测深度由浅变深，超声探头的孔径也随着检测距离由小变大，使焦点一直处于Fresnel（近场）区和Franhoff（远场）区的交接处，或声束直径呈最小的状态。当然，此时焦点也应由浅变深地被动态聚焦。

在焦区以外，超声束变粗（散焦），分辨力下降。为扩大焦区，甚至使其接近整个检测范围，需要用特殊的方式形成发射波束。这种功能，近年来由数字波束形成器（digital beam former）完成；也有采用将焦点逐渐由近至远设置三点或四点，得到3～4幅图像，它们各自的分辨力分别在近、中、远3～4个区域内较好，然后将这3～4幅图像拼成整幅图像，从而提高整幅图像全程的分辨力。当然，此时的时间分辨力将降低至原先的1/3或1/4。

（六）伪像

B型超声图像的伪像是指所获得的图像与组织的解剖断面不完全对应，表现为图像的缺损、增添和失真等，其主要原因有声特性阻抗的不连续性、组织声速的差异和声电扫描的局限等。

1. 声特性阻抗的不连续性造成的伪像 B型超声成像利用了不同声特性阻抗界面的超声反射，此种成像带来较多的形态学信息，但是缺少组织学信息。器官的前后壁均为声特性阻抗不同的界面，声束可以在其前后壁之间产生多重反射，从而在器官后方形成伪像。

2. 组织声速的差异造成的伪像 B型超声成像假设人体组织的声速是相同的，均等于1540m/s。而事实上各种组织的声速还是有一定差异的。根据折射定律，组织的声速差异将引起声束偏离直线传播，成为折线传播，这就成为产生伪像的一个原因。另外，纵向的电子扫描是线性的，而组织声速的不均匀性将造成成像位置在纵向偏移，这就是声速差异产生伪像的第2个原因。

3. 声电扫描局限引起的伪像 声束具有波动性，可以在空间形成主瓣和旁瓣，主瓣和旁瓣可以分别成像，旁瓣声束成的像就是伪像。另外，由于声束受扫描形状的约束，声束和组织界面不垂直也将引起回声失落，从而造成图像的缺损。

二、超声多普勒血流速度检测技术

在前面讨论的问题中，声源、接收器、介质都是静止的，如果在声源、接收器、介质之间存在着相对运动，此时接收器所接收到的声波信号的频率和声源原先的频率之间有一定的差异，这种效应称为多普勒（Doppler）效应，它是1842年由奥地利科学家多普勒研究星座时首先发现的，到1959年才被日本的里村茂夫用于血流速度的超声测量。

超声多普勒血流速度检测技术的主要用途：探查血流状态，区分层流和湍流；鉴别液性暗区的性质；探测血流速度；利用伯努利方程估计压力差；估计血流量等。

一般来说，接收到的超声多普勒血流信息通常有3种表达方式。

1. 音频多普勒　由于接收到的超声多普勒频移信号处于音频的范围内，因此可以将它通过音频放大器放大后加在喇叭或耳机上，以声音的形式放给医生，医生通过声音的音调等信息判断血流的速度、性质（动脉血流还是静脉血流）。

这是一种最直观、简单的表示方法，但是难以定量地用于血流速度的测量。

2. 单一曲线　将接收到的音频超声多普勒信号进行信息处理，提取出相关的特征信息，然后以曲线的方式进行显示。这种方式通常有平均频率曲线显示和最大频率曲线显示。

根据多普勒效应公式，信号的平均频率和最大频率分别对应于血管中血流空间的平均速度和最大速度，因此曲线显示法可以表示血管中的血流速度随时间的变化情况。

3. 声谱图　由于血管中的血流速度有一个剖面分布，因此接收到的超声多普勒信号由各种频移成分组成，它们形成一个功率谱的分布，是一种三维的信息。声谱图就是这种三维信息的两维显示方法，即以横坐标表示时间，纵坐标表示频率（即速度），每个速度每个时刻对应的点的亮度或颜色用谱的幅度调制（也就是说，以某种速度运动的成分越多，则相应点的亮度越亮）。这种方法可以方便地看到血流的方向、速度分布及随时间的变化等多种信息。

三、彩色血流成像技术

超声多普勒技术所测得的血流速度信息是一些曲线或声谱图，虽然在临床诊断方面起到了一定的作用，但是缺少直观性。因此想到研究超声血流的成像技术，以期达到用图像来显示血流状态的目的。血流的彩色显示，是用彩色显示血流的流动特性，如速度、分散度、流向等。这类技术通常也称为彩色编码血流成像技术。1982年彩色实时血流成像系统问世，将超声血流测量技术和应用推向一个新的更高的层次。

常规的B型超声诊断仪主要显示的是声束扫描平面内组织的边缘轮廓，是一种（黑白）灰阶显示。此时血管壁被显示，而血管中的血流呈现无回声区或低回声区。B型超声图像中，若能在血管中的无回声区内用彩色显示血流信息，这样，既有黑白显示组织的解剖结构，又有彩色显示血流的流动特性，称为彩色血流成像（color flow mapping，CFM，color flow imaging，CFI）。

以相位方法同时进行血流的方向检测。正向血流信号和反向血流信号，在彩色显示器上分别进行红色显示和蓝色显示。至于流向与颜色的关系，有的用红色表示正向，蓝色表示反向；有的用蓝色表示正向，红色表示反向。

四、血流功率成像技术

在前面介绍的彩色血流成像技术中，以彩色编码形式显示的是血流的平均速度 v、速度方差 σ^2 和流向3种信息。而在血流功率成像技术中，显示的却是超声血流信号的功率。通常以红色显示超声血流信号的功率，信号的功率越强，颜色也就越深。可见，此时图像中的彩色并不表示血流速度的大小或血流的方向，而是表示血流超声信号的功率（实际上反映的是该位置红细胞或红细胞的聚集体散射超声的功率）。这种彩色血流功率图就是国内超声医学界所指的血流能量图（事实上，从成像技术的真正意义来看，称为血流功率图更为确切）。

从技术上讲，得到血流超声信号后，计算其功率是十分容易的。这种成像技术之所以晚于彩色血流成像技术出现，关键是先前并未意识到该技术的临床意义。近来发现，血流功率成像技术有其优点：检测微小血流的灵敏度比彩色血流成像技术高3～5倍；检测结果基本上不受声束和血流速度方向夹角的影响等。因此，该技术逐渐在超声医学中占有一席之地。

但是应该看到，该技术并不显示血管内的血流速度大小，也不显示血流的方向。因此其和彩色血流成像技术各有所长，应用时可以互为补充。

五、谐波成像技术

目前医学超声所涉及的技术问题，无论是组织结构成像还是运动目标检测，一般都属于线性声学的范畴。从低廉的普及型仪器到昂贵的高档设备，都作为线性系统进行临床应用。线性声学认为：人体组织中传播的声波的频率就是换能器振动的频率，声源和波的频率相同（顺便指出，运动目标产生的频率变化是由多普勒效应引起的，并非声源和波本身的频率不同）；回波强度随换能器输出强度增加（减少）成比例增加（减小）。

研究超声医学的非线性现象将有助于超声诊断水平的进一步提高，谐波成像技术是近年来非线性声学在超声诊断中一项颇有成效的应用。

（一）超声波传播过程中非线性现象

这里仅列举与谐波成像技术有关的2个现象。

1. 波速的非线性 超声波在人体中以纵波形式传播。超声波在组织中传播时形成压缩区和稀疏区。线性声学认为：超声波在均匀介质中的传播速度各处都是c_0。当计入非线性效应时超声波在均匀介质中x点的传播速度$c(x)$不再是各处相同，而是

$$c(x)=c_0+KU(x) \qquad (3-6)$$

其中，K为常数，$U(x)$为x处的质点振动速度。在波的压缩区，$U(x)>0$，因而$c(x)>c_0$；在波的稀疏区，$U(x)<0$，因而$c(x)<c_0$。

超声波在传播过程中各点的传播速度不同，这将导致波形畸变。波形畸变意味着谐波的产生，组织中传播的超声波除了基波（基频）f外，还有谐波（谐频）$2f$，$3f$等。当然，谐波的次数越高，振幅越小；再者频率越高，衰减越大，因此可利用的通常只是2次谐波。

2. 反射的非线性 线性声学认为反射声强$y(t)$与入射声强$x(t)$成正比。对于刚体介质面，满足线性反射关系，但是对于弹性界面，要计入非线性，也就是说，反射波的声强$y(t)$不与入射波$x(t)$的声强成正比。这时$y(t)$与$x(t)$之间的关系为非线性关系，因此频率为f的超声波经弹性界面反射后，回波中具有f，$2f$等，即基波和谐波。谐波中以2次谐波为主，其他高次谐波可以忽略不计。

应该指出这里的弹性界面既可以是不同组织之间，也可以是组织和超声造影剂（ultrasound contrast agent，UCA）之间的界面。因此有自然组织（native tissue）和UCA两种谐波成像技术。

（二）谐波成像技术原理

谐波成像技术的基本框架如图3-3-2所示。超声探头向人体发射基波中心频率为f，经人体组织传播回来的目标回波（不管是UCA，还是自然组织）中含有基波（f）、谐波（$2f$）。接收系统仅选通中心频率为$2f$的谐波信号。在谐波领域内进行各种处理，使得以往的各种超声医学技术都可以冠上"谐波"而成为一种新技术。换言之，凡是属于基波的技术都可以扩展到谐波，不论是B型超声成像技术，还是超声多普勒技术；不论是频谱多普勒技术，还是彩色血流成像技术；不论是组织多普勒成像技术，还是血流功率成像技术等。

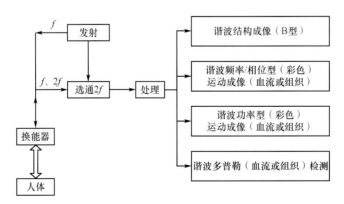

图3-3-2 谐波成像技术的基本框图

检测一个目标，到底是用基波还是用谐波呢？要回答这个问题，需要考虑诸多因素。但是一个主要的因素是被检测目标的回波信号的信噪比，要比较这个目标的回波信号的两个不同频段（基波、谐波）范围内的信噪比。如果谐波的信噪比大于基波的信噪比，则谐波成像会比常规的基波成像清晰。如果相反，就不必多此一举了。谐波信号（幅度）比基波信号（幅度）微弱，导致检

测技术复杂。至于这里所说的信噪比，只有被检测的目标才是信号，其他包括不需要检测的或周围的组织反射信号都视为噪声。

（三）超声造影剂

超声造影剂（UCA）起到声学性质上的对比增强或反差扩大的作用。当UCA进入人体待查部位时，其就人为地增大待查部位与周围组织之间的差异，使之便于诊断。UCA的超声特性有多种，但与目前超声医学息息相关的如下。

1. UCA中微气泡的散射面积大　所谓散射面积是指被微气泡散射的功率（MW）与照射到微气泡上的声强（MW/cm^2）之比。这个比值的单位为"cm^2"，故有截面之称。散射截面大，实际上就是单位声强产生的散射功率大。分析计算指出，微气泡的散射面积要比同样尺寸的固体粒子大10^{9}倍。这就是UCA的显像要比别的散射体（如红细胞）清楚的原因所在。UCA进入待查部位引起反射（散射）回波增强，使得显像清楚。一般UCA在血浆中输运，故UCA对血流状态的显像特别有用，使原来不显像的血流得以显示，也许临床医生所说的"超声造影"就以此得名。

2. UCA非线性效应大　UCA的非线性参数约为人体组织的几十倍甚至100倍。这一比例，意味着UCA所产生的谐波要比周围组织中产生的谐波高几十倍甚至100倍。显然对于背景信号非常强而病灶信号较弱的环境，注入UCA后检测其非线性特性将会获得比原来基波图像更清晰的图像。

无论用作增强基波图像还是产生谐波图像，UCA需要无毒性，在输送到病灶过程中必须保持稳定，对循环系统没有生理方面的影响，随后能安全地代谢吸收。

六、三维成像技术

B型超声成像技术获取的是与声束传播方向平行的两维组织切面（声束扫描平面）图像，为了更方便、直观地观察三维的人体组织和器官，发展三维超声成像技术成为超声医学的需要。近年来，随着计算机技术和电子技术的飞速发展，三维超声成像技术开始逐步成熟，并已应用于超声医学的临床。

目前的三维超声成像技术基本上是以二维超声图像为基础的，它的出发点是三维图像的切面是二维图像，因此利用一系列已知的二维图像，就有望重建三维图像。三维超声成像技术的主要内容有二维超声图像的采集、三维超声图像的重建、三维超声图像的显示。

（一）二维超声图像的采集

三维超声成像技术是在现有的二维超声成像技术的基础上发展起来的，因此一系列二维超声图像的采集可以完全靠现有的（二维）超声成像设备进行，不同的是需要在原有设备上增加机械装置或其他位置传感器，以获取相应的二维图像的位置信息。

二维超声图像序列的采集方法：控制超声探头的平移得到一系列相互平行的二维超声图像；控制超声探头的摆动得到一系列扇形分布的二维超声图像；控制超声探头的旋转得到一系列相交的二维超声图像。

二维超声图像的采集是十分费时的，而且对于运动的器官，很难保证所采集到的二维图像的同时性，目前通常采用心电信号同步的方法保证这一系列图像来自心动周期的同一时相。

随着技术的发展，二维阵列的超声探头将在三维成像技术中发挥作用。从理论上讲，二维阵列的超声探头既可以在横向进行扫描（二维超声成像），又可以在侧向进行扫描，因此有望获取任意位置的二维切面图像。

（二）三维超声图像的重建

获取一系列的二维超声图像后，应用坐标变换和数据插补等方法就可以重建出三维超声图像。除了重建的精度，重建的速度也是一个重要的衡量方法性能的指标。

（三）三维超声图像的显示

应用计算机图形学的方法，可以将三维的超声图像显示在二维的显示器（三维绘制）。它是通过对三维图像在二维显示器上的投影图像，加上阴影、旋转、透视等方法得到三维的视觉效果。事实上，医生可以通过任意视角观察三维的图像，也可以通过任意的切面观察三维图像的一个截面。

可以相信，随着超声医学技术、计算机技术和电子技术的进一步发展，三维超声成像技术将在超声医学领域发挥越来越重要的作用。

（汪源源　王威琪）

参 考 文 献

常才，2007. 经阴道超声诊断学. 2版. 北京：科学出版社：6-36.

黄国英，2015. 小儿超声心动图学. 上海：上海科学技术出版社：8-22.

金震东，2000. 现代腔内超声学. 北京：科学出版社：9-35.

汪源源，王威琪，2003. 医学超声技术的新特点. 中国医疗，3（5）：34.

王威琪，汪源源，邵谦明，等，1993. 关于现代超声诊断仪中所采用的一些技术（一）. 上海生物医学工程，14（2）：2.

王威琪，汪源源，邵谦明，等，1993. 关于现代超声诊断仪中所采用的一些技术（二）. 上海生物医学工程，14（3）：2.

王威琪，汪源源，邵谦明，等，1993. 关于现代超声诊断仪中所采用的一些技术（三）. 上海生物医学工程，14（4）：2.

王威琪，汪源源，余建国，1999. 医学超声中的谐波技术的有关问题. 世界医疗器械，5（10）：30.

王威琪，汪源源，余建国，2002. 诊断用医学超声学的现状. 声学技术，21（1）：4.

王威琪，汪源源，余建国，等，1998. 超声血流彩色（编码）技术的有关问题. 世界医疗器械，4（7）：12.

王威琪，余建国，汪源源，等，1997. 医学超声技术. 世界医疗器械，3（2）：58.

超声内镜（ultrasonic endoscope）最早于1980年由美国DiMagno首次报道应用，开创了超声内镜的临床应用。在内镜的引导下，在消化道腔内对消化道及其周围器官同时进行超声扫描的检查方法，称为超声内镜检查（endoscopic ultrasonography，EUS）。经过30余年的临床应用实践，超声内镜的技术日趋成熟，近年来，随着超声内镜器械和相关附件快速发展和完善，其临床应用范围也越来越广泛。目前，超声内镜引导的介入性诊断和治疗已成为国内外内镜技术的热点之一。

第一节 超声内镜系统

超声内镜系统包括超声内镜主机、内镜、监视器和附件等。

一、超声内镜主机

与早期的超声内镜主机相比，现在常用的超声内镜主机体积显著缩小，超声功能显著增强。不同公司研制的超声内镜主机略有差别，国内目前常用的有Olympus EU-ME2系统、Fujifilm SU-9000系统、Hitachi ARIETTA系统和Sonoscape S60系统（图4-1-1）。近年来随着超声内镜应用的深入，超声功能的扩展，最新的超声内镜均实现内镜和超声主机分离，这种内镜和超声双主机可以实现内镜和超声功能的最大扩展，进一步扩大其临床应用范围，目前的超声内镜系统已可实现三维图像重建和实时超声造影，最新出现的超声内镜主机具有独特的新功能包括组织谐波（THE）模式、弹性成像（ELST）模式、脉冲多普勒（PW）模式、H-FLOW模式和造影谐波EUS（CH-EUS）模式。多数超声内镜主机外型轻巧，与电子内镜系统完全兼容，通过一个键盘同时操控超声和内镜两个系统。可进行图像质量调节和频率切换（7.5MHz与12MHz、7.5MHz与20MHz）、敏感度时间控制（STC）、16段增益、8段对比度、观察范围可调（1cm、2cm、4cm、6cm、9cm及12cm）、图像方向选择、64段图像转动（共360°）、内镜图像和超声图像选择显示或同时显示（即所谓"画中画"）、目标病灶大小或体积测量等。新的超声内镜主机如Olympus EU-ME3系统、Fujifilm SU-9000系统、Sonoscape S60系统集诊断及治疗功能于一体，增加了时间强度曲线分析（TIC）功能、宽频

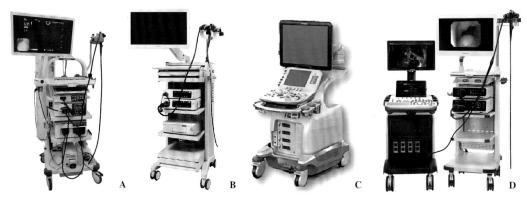

图4-1-1　超声内镜系统

A. Fujifilm SU-9000系统；B. Olympus EM-ME2系统；C. Hitachi ARIETTA系统；D. Sonoscape S60系统

扫描（5MHz、7.5MHz、10MHz和12MHz）、同步双切面扫描（dual plane reconstruction，DPR）、内置轨迹球、图像记忆回放等功能，并具有彩色能量多普勒（color power Doppler）功能，提高了超声内镜引导下穿刺的安全性（图4-1-2）。

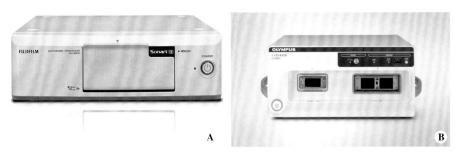

图4-1-2　超声内镜主机

A. Fujifilm SU-9000主机；B. Olympus EU-ME3主机

二、超声内镜

根据超声内镜的主要用途，其大体可分为诊断用超声内镜和穿刺或治疗用超声内镜。对于扫描方式，前者多采用机械环形扫描方式，后者多采用扇形扫描方式。生产超声内镜的主要厂家有Olympus公司、Fujifilm公司、Pentax公司、开立生物医疗科技股份有限公司等。据不完全统计，常用的各型超声内镜的技术参数见表4-1-1。

（一）内镜操纵部

纤维超声内镜的内镜操纵部与常规内镜基本相同。电子超声内镜功能键相对集中，部分功能键移至内镜操作部，其内镜操纵部在纤维内镜操纵部的基础上增加了水囊注水/吸引、遥控频率切换、遥控图像冻结/解冻和遥控照相等功能（图4-1-3）。新式的超声内镜又将超声功能的按键转移至超声主机，内镜操纵部只控制内镜相关功能，减小了操纵部的体积，更加方便内镜操作。

（二）超声内镜探头

超声内镜探头是超声内镜的最重要部件，不同类型超声内镜探头的大小、外形及工作频率均不同。超声内镜的探头位于内镜顶端的特制外套内，由单晶片组成，直径通常为9～13mm，工作时其外装有特制水囊（图4-1-4）。一个探头可进行多种频率切换，频率包括5MHz、6MHz、7.5MHz、10MHz和12MHz，可在不同频率之间切换，既能显示消化管外器官，如胰腺及毗邻结构形态，又能清晰显示靠近探头的结构，如胃壁、十二指肠壁等。

三、超声内镜附属设备

超声内镜附属设备包括超声附属设备和内镜附属设备，在此仅介绍超声内镜专有附属设备与器械。

（一）超声内镜自动注水装置

为避免气体对超声波造成干扰，常需在消化道内注水。注入水量据被检器官及病灶而定。因此，超声内镜需配备自动注水装置，以保证在短时间内注入足量无气水（图4-1-5）。

（二）超声内镜专用水囊

水囊在超声内镜使用前临时固定于探头外侧，在超声内镜插至被检部位时自动或用注射器将水囊充盈（图4-1-6）。水囊大致有两种类型：其一是水囊前端部小，后端部大，多用于超声胃镜和超声十二指肠镜；其二是水囊前端部和后端部等大，主要用于超声肠镜。

表 4-1-1 国内常用的超声内镜的部分性能参数

机种	型号	内镜系统	视野方向	视野角(°)	弯曲角度(°) 上/下/左/右	外径(mm) 先端部	外径(mm) 插入部	钳道内径(mm)	扫描系统	扫描方向	扫描模式	扫描频率(MHz)	扫描角(°)
Olympus	GF-UE260-AL5	电子	前斜视55°	100	130/90/90/90	13.8	11.8	2.2	电子环形扫描	横轴	B/CPD	5～12	360
	GF-UCT260	电子	前斜视55°	100	130/90/90/90	14.6	12.6	3.7	电子凸阵扫描	纵轴	B/CPD	5～12	180
	GF-UC260J	电子	直视	120	180/90/90/90	14.6	12.6	3.7	电子凸阵扫描	纵轴	B/CPD	5～12	90
Fujifilm	EG-580UR	电子	直视	140	190/90/100/100	11.4	11.5	2.8	电子环形扫描	横轴	B/CD/PD/PW	5/7.5/10/12	360
	EG-580UT	电子	前斜视40°	140	150/150/120/120	13.9	12.4	3.8	电子扇形扫描	纵轴	B/CD/PD/PW	5/7.5/10/12	150
Pentax	EG-3670URK	电子	直视	140	130/60/60/60	12.0	12.1	2.4	电子环形扫描	横轴	B/CPD	5/6.5/7.5/9/10	360
	EG-3870UTK	电子	前斜视45°	120	130/130/120/120	14.2	12.8	3.8	电子凸阵扫描	纵轴	B/CPD	5/6.5/7.5/9/10	120
	EG-3270UTK	电子	前斜视50°	120	130/130/120/120	12.0	10.8	2.8	电子凸阵扫描	纵轴	B/CPD	5/6.5/7.5/9/10	120
	EG36-J10UR	电子	直视	140	150/70/70/70	10.4	12.1	2.4	电子环形扫描	横轴	B/CPD/RTE/CHI	5/6.5/7.5/10/13	360
	EG38-J10UT	电子	前斜视45°	120	160/130/120/120	14.3	12.8	4.0	电子凸阵扫描	纵轴	B/CPD/RTE/CHI	5/6.5/7.5/10/13	150
	EG34-J10U	电子	前斜视45°	120	160/130/120/120	12.9	11.6	2.8	电子凸阵扫描	纵轴	B/CPD/RTE/CHI	5/6.5/7.5/10/13	150
Sonoscape	EG-UR5	电子	直视	140	180/90/100/100	11.3	11.5	2.2	电子环形扫描	横轴	B/CFM/PW/PDI	4.5～12.5	360
	EG-UC5T	电子	前斜视45°	140	130/130/120/120	13.9	12.6	4.0	电子凸阵扫描	纵轴	B/CFM/PW/PDI	4～12	150

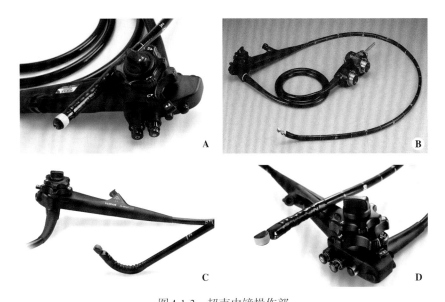

图 4-1-3　超声内镜操作部

A. Pentax EG36-J10UR 系列；B. Olympus 260 系列；C. Fujifilm EG-580 系列；D. Sonsocape EG-UC5T 系列

（三）超声内镜专用穿刺针

线阵超声内镜可以引导穿刺针实时进行穿刺，从粗到细常用的穿刺针包括 19G、20G、22G 和 25G 穿刺针，根据获得样本量的多少可以将穿刺针分为 FNA 穿刺针（标本用于细胞学检查）和 FNB 穿刺针（标本用于病理学检查）（图 4-1-7）。

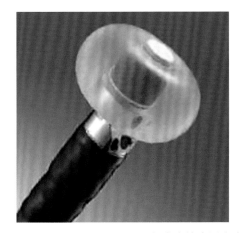

图 4-1-6　Olympus GF-UE260 超声内镜专用水囊

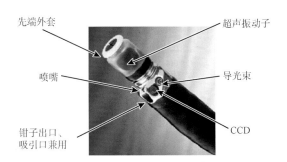

图 4-1-4　超声内镜探头

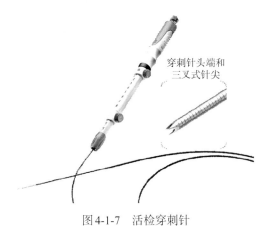

图 4-1-7　活检穿刺针

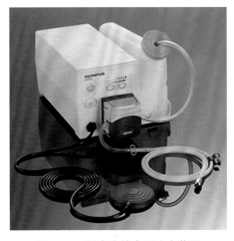

图 4-1-5　超声内镜专用注水装置

（四）其他

超声内镜引导的活检均应采用专用活检钳，其大致分为两种类型。其一为普通活检钳，中间无针，多用于超声胃镜和超声十二指肠镜；其二为中间带针的活检钳，多用于超声食管镜和超声肠镜。

第二节　超声内镜的种类

超声内镜一般根据检查部位、扫描方式、探头结构和器械运动方式等进行分类。

一、按检查部位分类

按检查部分超声内镜可分为超声食管镜、超声胃镜、超声十二指肠镜、超声肠镜、超声腹腔镜、超声膀胱镜、超声阴道镜和超声子宫镜等。行食管超声内镜检查时通常采用超声胃镜。但对于食管严重狭窄不能通过内镜的患者，可选用带导丝的专用超声食管镜，如Olympus MH-908型超声食管镜。

二、按扫描方式分类

按扫描方式超声内镜可分为线阵扫描式超声内镜和环形扫描式超声内镜（图4-2-1）。线阵扫描式超声内镜探头需对准特定方位才能显示病灶，不能同时观察消化管四壁，适用于超声内镜引导的穿刺，可实时监测穿刺针的部位。超声内镜主机可用于体表超声及可行多普勒超声检查。环形扫描式超声内镜的优点是操作简便，360°旋转扫描，能清楚显示消化管四壁层次。缺点是马达易损，超声仪不能行体表检查。

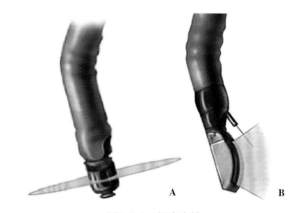

图4-2-1　超声内镜
A.环形扫描；B.线阵扫描

三、按探头运动方式分类

按探头运动方式超声内镜可分为电子触发式和机械旋转式，以后者应用更为广泛。

（丁　震　张　宁）

参 考 文 献

邹晓平，2002.上消化道超声内镜临床应用.济南：山东科学技术出版社：1-6.

Hawes RH, Fockens P, Varadarajulu S, 2019.内镜超声学.4版.李文，金震东，译.北京：北京大学医学出版社.

Dancydale H, Lightdale CJ, Stevens PD, 1999. Endosonography of the upper gastrointestinal tract and colon//Dancygier H, Lighdale CJ. Endosonography in Gastroenterology. Germany：Georg Thieme Verlag：13-22.

Kimmy MB, 2001. Basic principles and fundamentals of endoscopic ultrasound imaging//Gress FJ, Bhattacharya I. Endoscopic ultrasonography. New York：Wiley：5-14.

第五章
微型超声探头

微型超声探头（miniature ultrasonic probe）出现于20世纪80年代后期，起初主要用于心血管及泌尿生殖系统检查，后来被广泛应用到消化道及胆管、胰管。近年来，随着腔内超声新器械的不断开发与应用，内径大于2.0mm的消化管腔均可经各种介入性手段（内镜、B超、X线）导入微型超声探头进行腔内超声扫查。

第一节　微型超声探头的原理与构造

微型超声探头由外鞘和换能器芯组成（图5-1-1），探头直径为1.7～3.4mm，有效长度约为2000mm，但Fujifilm公司生产了一款长度为2620mm的探头，其可通过小肠镜进行超声检查。目前常用的微型探头工作频率一般为12～30MHz，其动力由超声探头驱动器提供（图5-1-2）。超声内镜图像处理装置采用电子计算机系统。

微型超声探头扫查方式多为环形扫查，最常用的微型超声探头为Fujifilm P2620M、Olympus UM-2R或3R、Sonoscape UM-2420（图5-1-3）及UM-G20-29R（图5-1-4），另外深圳英美达医疗科技有限公司也推出了MP/DP系列探头，后者因可以沿导丝插入，操作相对简单，探头也不易损坏。近年来应用于临床的三维腔内超声（three dimen-tional IDUS，3D-IDUS）探头为电子相控阵探头，采用扇形扫描和线阵扫描相结合的扫描方式，可经消化管扫描显示管壁及其周围组织，最小切面间隔为0.25mm，最大取样长度为40mm，成像的方式为主切面的双平面重建（dual-plane reconstruction，DPR）（图5-1-5），然后对获得的多幅（40幅以上）图像进行三维重建，以获得相应的三维图像和测量病变体积（图5-1-6）。

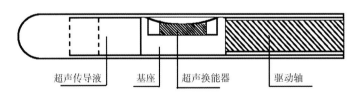

超声传导液　　基座　　超声换能器　　驱动轴

图5-1-1　微型超声探头的结构示意图

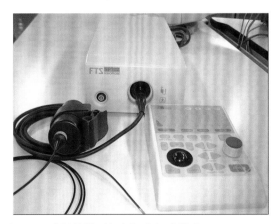

图5-1-2　常用的微型超声探头驱动器（Fujifilm RS-702）

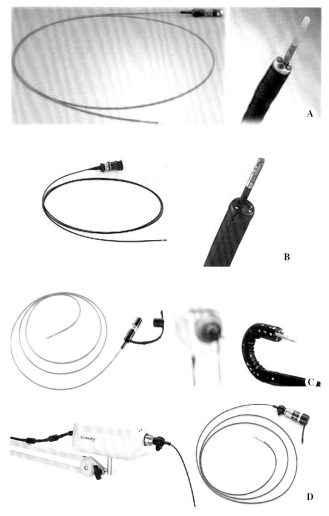

图 5-1-3　自动扫查型微型超声探头

A. Olympus UM-2R；B. Fujifilm P2620M；C. Sonoscape UM-2420；D. 英美达 MP/DP 系列

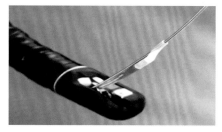

图 5-1-4　带导丝的微型超声探头（Olympus UM-G20-29R）

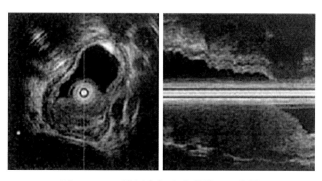

图 5-1-5　三维超声扫查获得的 DPR 图像

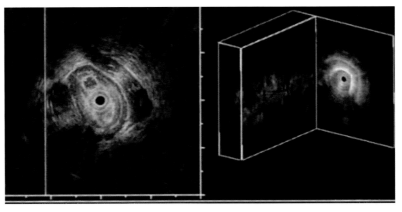

图 5-1-6　三维图像和病变体积

第二节　微型超声探头的种类

微型超声探头种类较多，分类方法不一，以下按探头运动方式、是否带水囊及内芯与外鞘是否固定分类描述。

（一）按探头运动方式分类

1. 自动扫查型（图 5-2-1）　微型超声探头的晶片在操作部微型电机驱动下，自动行与探头中心轴垂直的 360° 截面扫查，获得高质量的 360° 环扫图像。此型最常用，如 Olympus UM-2R、3R，Fujifilm P2612M、P2615M，Sonoscape UM-2412、UM2420，以及深圳英美达医疗科技有限公司 MP-20、DP-21G 等型微型超声探头均属此型。

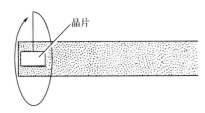

图 5-2-1　自动扫查型微型超声探头模式图

2. 手动扫查型　微型超声探头的晶片固定于探头前端部，不能自行转动，工作时须操作者手动来回移动探头或旋转探头，以获得被扫查部位的超声图像。此型现已较少应用。

（二）按是否带水囊分类

1. 无水囊型　目前临床应用的微型超声探头多属此型，其优点是探头较细，容易插入活检孔径较小的内镜，但在不易潜水的部位扫查难度增加。

2. 水囊型　水囊型微型超声探头克服了无水囊型探头的缺点，能显著提高消化道难于潜水部位的显示率。但因探头前端部装有水囊，故探头的直径较无水囊型增大，需经大孔道内镜才可插入（图 5-2-2）。

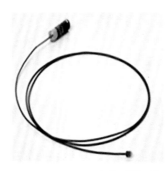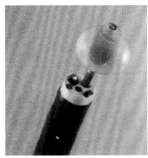

图 5-2-2　水囊型微型超声探头（Fujifilm 公司）

（三）按内芯与外鞘是否固定分类

1. 固定式　微型超声探头的换能器芯与探头的外鞘固定在一起，成为一套完整的装置。目前临床常用的微型超声探头均系此类型。固定式使用方便，适合微型超声探头的细径化发展。

2. 拆卸式　微型超声探头的换能器芯与外鞘仅在使用前装配在一起。这种拆卸式微型超声探头使用前需注油、排气泡和固定，使用后又需将换能器芯与外鞘分开，使用很不方便。其优点是换能器芯可在外鞘内滑动，也能获得清晰的超声图像。其适合对管腔狭小，探头外鞘不宜来回移动部位进行超声检查，如尿道、狭小的食管、胆管和胰管。

第三节　微型超声探头的性能

目前生产微型超声探头的厂家较多，其中以 Olympus 公司、Fujifilm 公司、深圳开立生物医疗科技股份有限公司和深圳英美达医疗科技有限公司生产的微型超声探头临床应用最为广泛，不同厂家和型号的微型超声探头性能差异较大，详见表 5-3-1。

表5-3-1　探头的技术参数

	Olympus 公司						Fujifilm 公司		深圳开立生物医疗科技股份有限公司		深圳英美达医疗科技有限公司		
	UM-2R/3R	UM-G20-29R	UM-BS20-26R	UM-S20-20R	UM-S30-25R	UM-DP12/20-25R	P2612/15/20/25M	P2612/15/20/25L	UM2412/20	UM1720	MP-12/20	MP-20G	DP-21/21G
超声频率（MHz）	12/20	20	20	20	30	12/20	12/15/20/25	12/15/20/25	12/20	20	12/20	20 带导丝腔	12/20 双频切换 带导丝腔
有效长度（mm）	2050	2050	2050	2050	2050	2050	2120	2620	2050	2150	2100	2100	2100
插入部外径（mm）	2.4	2.0	2.6	1.7	2.4	2.5	2.6	2.6	2.4	1.7	2.5	2.5	2.5

（丁　震　张　宁）

参 考 文 献

金震东，2000. 现代腔内超声学. 北京：科学出版社：99-157.

邹晓平，2002. 上消化道超声内镜临床应用. 山东：山东科学技术出版社：1-6.

Hawes RH，Fockens P，Varadarajulu S，2019. 内镜超声学. 4版. 李文，金震东，译. 北京：北京大学医学出版社.

Kimmy MB，2001. Basic principles and fundamentals of endoscopic ultrasound imaging//Gress FJ，Bhattacharya I. Endoscopic ultrasonography. Malden：Blackwell Science：4-14.

Seifert H，Fusaroli P，Arcidiacono PG，et al，2021. Controversies in EUS：Do we need miniprobes. Endosc Ultrasound，10（4）：246-269.

第六章
穿刺超声内镜的原理与构造

穿刺超声内镜的扫描方向与内镜的长轴平行，因此其也称为纵轴超声内镜。在进行穿刺时，穿刺针始终在超声影像的监视之下，使穿刺操作准确、安全。超声内镜引导下应用细针对靶器官病变行穿刺、抽吸和活检技术已经日臻成熟，其临床应用也日益广泛，不仅在腹腔和腹膜后淋巴结、胃肠道和胰腺病变、纵隔病变、胸腔积液、腹水的穿刺诊断中具有独特的优势，而且在腹腔神经丛阻滞及门静脉高压、贲门失弛缓症和胰腺囊肿胃十二指肠内引流术、胰腺肿瘤、胆管胰管超声内镜引导下穿刺ERCP等治疗中也取得了理想的效果。目前所用穿刺超声内镜多为电子线阵式扫描超声内镜。环形扫描方式的超声内镜的探头扫描方向与内镜镜身垂直，不能完整地显示针道，穿刺操作较为困难，一般不用于穿刺诊疗操作。

线阵式扫描超声内镜电子探头内晶片排列成凸形阵列，采用组合工作方式，在电子开关的控制下按一定的时序和编组进行声波的发射和接收，形成特定的超声切面影像。

Olympus EU-ME2超声主机和与其配套的GF-UCT260、GF-UC260J型超声内镜是Olympus公司目前主要的电子线阵式穿刺超声内镜系统。该超声主机具备两种扫描方式，即电子超声扫描和机械超声扫描，能兼容Olympus公司各种超声内镜（电子超声扫描）和小探头（机械超声扫描）。图像清晰，视野宽广，彩色多普勒和能量多普勒使吸引活检的同时可观察血流动态，大钳子管道适合进行多种治疗，还配置了脉冲波多普勒（pluse wave Doppler，PW）、组织谐波（tissue harmonic echo，THE）、对比谐波（contrast harmonic echo，CHS）、弹性成像（elastography，ELST）等功能，可进一步提高扫描的准确性。此外，EU-ME2主机具有自动存储功能，能够存储约600幅图像，通过图像回放功能，追踪冻结前的一系列图像。主机面板键盘内置轨迹球，可简单便捷地通过显示

和图像调校、测量等功能键，实现图像显示范围（2～9cm）调整，图像放大、倒转或反转，整体增益、远处增益与近处增益，测定病变的长度、面积及体积等功能（图6-0-1）。

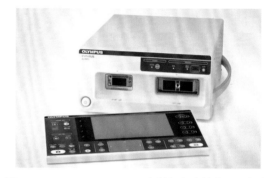

图6-0-1　Olympus EU-ME3穿刺超声内镜主机及键盘

Olympus GF-UCT260穿刺超声内镜视野宽度达180°，在观察目标病变周边结构的同时，可准确把握穿刺路径，确保穿刺顺利进行（图6-0-2），较GF-UC240更换了新型超声换能器，敏感度提高，图像的分辨率及穿透率进一步改善，钳子管道材质的改进，使得附件插入更顺畅，穿刺时针尖出管道的稳定性更强。

Fujifilm公司研发的最新型SU-9000（图6-0-3）是一款高清电子超声内镜诊断系统，能与Fujifilm公司多款超声内镜兼容，包括最新EG-580UR/UT超声内镜。除维持一贯的一体化设计外，其还具备高清B模式及包括组织谐波（THI）、复合谐波（CH）、造影谐波（CHI）多种图像模式。其高分辨率的复合谐波（CH）成像技术，提供精细近场图像的同时，亦可提高远场图像分辨率。独有的声速补正技术（sound speed correction）可实时校正声速在不同组织、介质中的传播速度，提高横向分辨率，减少伪影，真正获得高清超声影像。其还可进行动态双面显影，实时对比各类图像。另外，SU-9000还附带动、静态影像以AVI、DICOM或JPEG格式直接存储到存储媒介，不需要特殊软件转换。

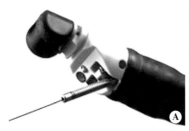
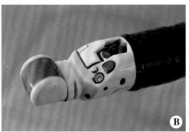

图6-0-2 Olympus超声内镜工作钳道

A. GF-UCT240；B. GF-UCT260

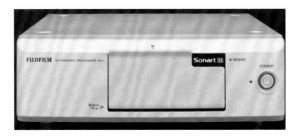

图6-0-3 Fujifilm SU-9000超声内镜主机

Fujifilm公司新型穿刺超声内镜EG-580UT（图6-0-4A）视野宽度达140°，结合特有的穿刺引导线使用（图6-0-4B），能够导引出针方向，避开血管，达到安全穿刺的目的，在对较小病灶穿刺时，其也可把目标病灶放在穿刺引导线左侧引导线上（这时抬钳器是放松的），不需要打抬钳器，只要出针即可轻松穿刺。其匹配较小的弯曲半径和大角度弯曲，对胰钩突部也可实施轻松穿刺。另外，EG-580UT新增抬钳器自动锁定装置，减轻了重复进行穿刺对拇指造成的负担。

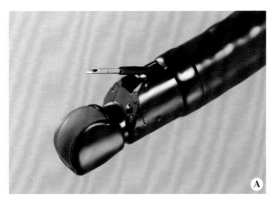
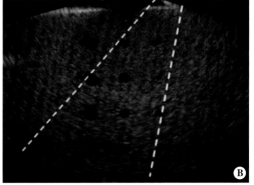

图6-0-4 Fujifilm EG-580UT超声内镜（A）及SU-9000穿刺引导线图像（B）

Pentax公司采用的超声主机为独立的专业超声影像诊断系统，除内镜外，亦可应用于包括腹部、心脏、妇产科、泌尿系统、血管等临床众多领域。ARIETTA系列超声主机配备独立LED监视器及高灵敏彩色液晶触摸屏（图6-0-5）。其先进的超声诊断平台能够获取最精细化的超声图像。先进的探针排列，多层单晶技术实现了高灵敏度和高分辨率。结合小连接器进一步提高抗噪性能和实用性能。超声波束的自由控制和像素优化集中实现了超声图像精致细腻。二维成像方面选用谐波成像技术，而且具备5MHz、6.5MHz、7.5MHz、10MHz、13MHz 5级可视可调不同波段，对不同深度的组织差异选择波段以便获取最丰富的诊断信息。除常规至臻高精细B模式及多普勒图像外，其还具备实时组织弹性成像技术（RTE）、精细血流技术（eFLOW）、高对比度造影谐波技术（CHI）及组织弥散定量分析四大特色影像技术，协助医生完成精细化诊断工作。数字化图像管理与记录装置，配备USB接口，动态图像及静态图像以AVI、BMP或JPEG格式直接存储到存储媒介，不需要特殊软件转换。

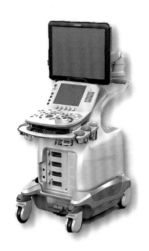

图6-0-5　ARIETTA系列超声影像诊断系统

Pentax公司扇形扫描超声内镜分为治疗型EG38-J10UT和诊断型EG34-J10U两种（图6-0-6）。治疗型EG38-J10UT工作钳道为4.0mm，为目前最大工作钳道的超声内镜（图6-0-6A），可提升超声内镜治疗能力，参与更多超声内镜引导下治疗手术。4.0mm钳道具备更佳的吸引能力，便于清理血液和污物，提供清晰内镜视野，降低手术风险。EG34-J10U插入部外径为11.6mm，为目前市面上外径最细的消化道扇形扫描超声内镜，有着极佳的操控性，便于插入狭窄的腔道。

深圳开立生物医疗科技股份有限公司（Sonoscape公司）现有最高端的S60系列独立超声主机和消化电子内镜HD-550（图6-0-7）。S60系列彩色多普勒超声诊断系统基于工业控制计算机平台、稳定开放的Linux操作系统。其拥有多项先进的超声诊断技术，能满足开展新的临床应用需求。其具有高清的B模式、彩色/频谱多普勒模式、多种血流模式、弹性成像、声学造影等功能，2TB强大主机内存满足临床医生对静态图片和动态视频的教学存储，穿刺引导线为新开展术式的医生保驾护航。

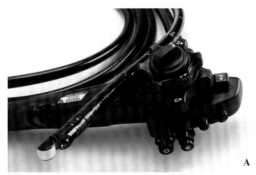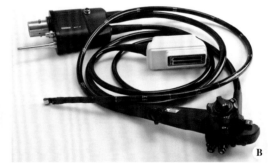

图6-0-6　Pentax公司超声内镜

A. Pentax EG38-J10UT大钳道治疗型线阵超声内镜；B. Pentax EG34-J10U常规诊断型线阵超声内镜

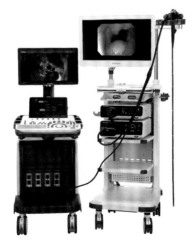

图6-0-7　深圳开立生物医疗科技股份有限公司超声内镜系统

EG-UC5T超声电子上消化道内镜（图6-0-8）可提供高清的内镜画面和优质的超声图像，在仅有12.6mm插入管外径的同时为临床提供了4.0mm大钳道，4～12MHz宽频设计，满足临床对不同深度病变和组织的探查。内镜先端预设独特切口，抬钳器刷洗360°无死角，降低由洗消导致的交叉感染风险。

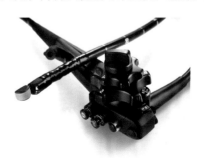

图6-0-8　深圳开立生物医疗科技股份有限公司EG-UC5T线阵超声内镜

常见超声穿刺内镜参数见表6-0-1。

表6-0-1 常见超声穿刺内镜参数

	Olympus 公司		Fujifilm 公司	Pentax 公司		深圳开立生物医疗科技股份有限公司
	GF-UCT260	GF-UC260J	EG-580UT	EG38-J10UT	EG34-J10U	EG-UC5T
视野方向	55° 前斜视	直视	40° 前斜视	45° 前斜视	45° 前斜视	45° 前斜视
视野角	100°	120°	≥ 140°	120°	120°	140°
景深（mm）	3～100	3～100	3～100	3～100	3～100	3～100
弯曲角度（°）上/下	130/90	180/90	150/150	160/130	160/130	130/130
左/右	90/90	90/90	120/120	120/120	120/120	120/120
先端部硬质外径（mm）	14.6	14.6	≤ 13.9	14.3	12.9	13.9
插入部外径（mm）	12.6	12.6	12.4	12.8	11.6	12.6
活检管道内径（mm）	3.7	3.7	3.8	4.0	2.8	4.0
扫描频率（MHz）	5～12	5～12	5～12	5～13	5～13	4～12
扫描方向	纵向	纵向	纵向	纵向	纵向	纵向
扫描角度	180°	90°	150°	150°	150°	150°

（丁 震 张 宁）

参 考 文 献

金震东，湛先保，2006. 穿刺超声内镜的原理与构造//金震东，李兆申. 消化超声内镜学. 北京：科学出版社：68-70.

刘文，孙思予，2011. 基础篇：概论//孙思予. 电子内镜超声诊断及介入技术. 3版. 北京：人民卫生出版社：3-11.

Hawes RH，Fockens P，Varadarajulu S，2019. 内镜超声学. 4版. 李文，金震东，译. 北京：北京大学医学出版社.

Bhutani MS，2004. Endoscopic ultrasonography：new developments and interesting trends. Endoscopy，36（11）：950-956.

Giovannini M，2012. Endoscopic ultrasonography-guided pancreatic drainage. Gastrointest Endosc Clin N Am，22（2）：221-230.

Giovannini M，Bories E，Téllez-Ávila FI，2012. Endoscopic Ultrasound-guided Bilio-pancreatic Drainage. Endosc Ultrasound，1（3）：119-129.

Panpimanmas S，Ratanachuek T，2013. Endoscopic ultrasound-guided hepaticogastrostomy for advanced cholangiocarcinoma after failed stenting by endoscopic retrograde cholangiopancreatography. Asian J Surg，36（4）：154-158.

第一节　光源与电子图像处理器

一、冷光源

冷光源是超声内镜的照明源，按灯泡类型可分为卤素灯型与氙气灯型两种光源。以Olympus公司生产的内镜冷光源为例，CLE-10型可作为卤素灯型冷光源的代表，主要用于纤维内镜照明。氙气灯型冷光源则以CLV-290SL型较先进，此类型冷光源为超声内镜所用，当然也可用于纤维超声内镜，与卤素灯型相比，氙气灯型冷光源具有亮度高、色温舒适、使用寿命长及节能等优点。

冷光源的分类如下。

1. 卤素灯型冷光源

（1）灯泡：一般为低电压、大电流式溴钨灯或卤素水银灯，功率在150W左右，色温为3200K，发出的光偏黄，适合用灯光型胶卷拍摄内镜照片。其灯泡的售价较低。

（2）散热装置：冷光源由于使用百瓦以上的高功率灯泡，因而产热较多。为避免这部分热量被辐射至内镜、烧坏导光束、灼伤消化道管壁，特设两种散热装置。一种是灯芯后装有球形面反光罩，此种反光罩的表面交替涂近20层的硫化锌和氧化镁膜层，它能滤去照明光线内产生热量的红外线，这样，灯泡辐射出的光均无红外线即成为冷光；光源内另一种散热装置是在灯泡旁装有冷却风扇，充分驱散冷光膜滤出的红外线产生的热量。

（3）送气装置：冷光源中的电磁泵向内镜输送一定压力的气体，气体的流量由冷光源面板上"Air"开关（"HIGH"、"MID"、"LOW"三级）控制。

（4）内镜摄影自动控制系统：系统采用晶体管-晶体管逻辑（TTL）电路控制电子快门开与关，并根据物镜和被摄物的距离、反光量大小，自动调节内镜摄影的曝光量，以保证取得满意的摄影效果。

（5）卤素灯型冷光源的面板构造：要求外表美观、简洁，便于操作。面板上的装置：电源开关（POWER）、内镜插座（OUTPUT）、手动/自动曝光选择键、曝光指数表、曝光指数调节钮、照度调整、照度指示表（BRIGHTNESS）、送气强度指示表（AIR）、曝光检测钮、备用灯警示、SC16-10试验开关、空气流量调整键、曝光指数固定锁、脚踏开关插孔、SC16-10R连接器和备用灯选择按钮等。

2. 氙气灯型冷光源　与卤素灯型冷光源相比，构造基本类同，但有其优良特点。

（1）高亮度输出：氙气灯可以输出高达3200Lumen的亮度。而一般卤素灯泡最多也只能产生1000Lumen上下的亮度。氙气灯产生高出传统卤素灯3倍的亮度效率，对内镜、腔镜等手术照明效果有着明显的功效。

（2）色温舒适度高：氙气灯可以产生4000K左右接近日光的色温光。4000K左右色温的光色正好是最白且略微开始转蓝的色温，最接近正午日光的颜色，人眼的接受度及舒适度最高。这样的灯光可以有效减少操作者的视觉疲劳，对操作的安全性也有帮助。

（3）使用寿命长：寿命数倍于其他产品的氙气灯是利用电流刺激气体发光，基本上不会产生过高温度，所以只要其中的氙气还没用完，它就可以一直正常发光，使用寿命长。有研究显示，利用气体发光的氙气灯泡，最少有2500小时的使用寿命。

（4）节能效果明显：两种光源在发出同等光强度的情况下，氙气灯与一般卤素灯相比，氙灯约节省一半的电力，不但节约能源，对设备散热也有极大的好处。

氙气灯型冷光源面板装置：①电源开关（POWER）；②导光缆插座（OUTPUT）；③内镜模式系列选择键（MODE）；④送气强度调节键（AIR）；⑤内镜照相曝光感光度选择键（STILL PHOTO）；⑥内镜亮度控制面板（BRIGHTNESS）；⑦滤色片选择键（FILTER）；⑧透照开关（TRANS ILLUM），按下该键，可打开透照指示灯，此时从内镜中射出的光线较强，可用于内镜下放置胃造瘘管的体外定位及肠镜检查的体外定位，7秒后会自动熄灭；⑨灯泡寿命表（LAMP LIFE），指示氙气灯累计的工作时间，指示标记超过红色区域表示需要更换灯泡；⑩脚踏开关插孔（FOOT SW）；⑪硬式镜亮度控制线插座；⑫触发器（IGNITION），为短弧氙气灯所特有，按压此键，用以点亮氙气灯。

二、内镜图像处理器

内镜图像处理器又称转换器，是将超声内镜获取的图像转换成电子信号，并在监视器上显示出来，是整套超声内镜系统关键装置。各厂家的图像处理器结构不一，但主要构造大同小异，现介绍如下。

（一）正面主板

1. 电源　用此键打开或关闭图像处理器。

2. 超声内镜电缆连接插口　超声内镜电缆200、290或OES的视频转换器（OVC-200）由此连接。

3. 监视器输出指示器（图像源，IMAGE SOURCE）　显示监视器上的图像来源。

4. 复位键（RESET标准键）　按下此键可使图像源、测光（IRIS）、加强（ENH）及色调（COLOR）恢复至标准设置。

5. 白平衡显示　进行白平衡操作时，此灯点亮，调节完毕，灯熄。

6. 白平衡键（WHITE BAL）　按下此键可进行内镜白平衡调节。

7. 测光方式选择键（IRIS）　按下此键选择测光方式，如峰值测光（PEAK）或平均测光（AVE）。

8. 测光方式指示　显示所选择的测光方式，如PEAK或AVE。

9. 红色调节键（R）　按下此键可调节所需的红色，色调在"HUE"上显示。

10. 色调指示（HUE）　显示红或蓝的色调级。

11. 蓝色调节键（B）　按下此键可调节所需的蓝色，色调在"HUE"上显示。

12. 选择键（SELECT）　按下此键选择监视器输出图像。

13. 视频打印机状态显示　显示打印机正在运行中。

14. 视频打印机键（PRINT）　按下此键将屏幕图像输送至视频打印机。

15. 构造强调选择键（ENH）　此键调节结构或轮廓的加重级，可在系统预设选择模式下选择加重结构或加重轮廓。

16. 构造强调指示　显示结构或轮廓的加重级，分为高（HIGH）、中（MED）与低（LOW）三级。

（二）背面板及连接

背面板主要为电源、光源、监视器、键盘、打印机输入等插口，购置新机时，各公司会派技术员来安装，医务人员亦可按操作说明书自行安装，此处不再赘述。

（三）键盘

内镜专用键盘，可输入各种信息及选择各类功能，因而是医护人员必须熟悉与掌握的技能。

（四）使用前准备

在每次使用前，须确认冷光源电源上的接地线连接牢靠。禁止接地线漏接或随意将接地线连接到煤气管或水管。

用蒸馏水灌入注水瓶至2/3左右，拧紧瓶盖，挂在冷光源上。

开启冷光源电源后，将注气开关设置在"HIGH"挡；摄影用曝光指数设定在"AUTO"或"3"挡。

第二节　超声内镜的安装和调试

一、超声内镜系统的准备

（一）内镜部分的准备

从镜房（柜）取出超声内镜后，先将内镜的目镜及导光缆插头上的保护罩取下，然后按顺序对超声内镜进行预检和调试。

（1）目视内镜镜身表面是否有凹陷和突起。

（2）用手指沿镜身表面触摸判断是否有凹陷和突起。

（3）缓慢操作弯曲钮手柄，直至各方位角限度为止，同时观察镜身前端弯曲部橡皮套有无细微漏孔。

（4）对超声内镜的超声探头进行外观检查，观察探头包覆的外皮是否完好，有无鼓起、破损或划伤。这些损伤均会影响超声图像质量甚至无图像。

（5）检查操作部固定钮，查看锁上时镜身弯曲部是否被固定。当固定钮松开处于"F"位时，看操作部其他按钮是否能自由活动。

（6）用95%乙醇纱布擦拭电气接点和所有镜面。

（7）确认钳子通过管道顺滑，插入钳子务必关闭前斜镜抬钳器。

（8）观察导光软管有无任何损伤，并检查导光插头部、目镜及操作部在连接上是否松动。

（9）调整白平衡，电子超声内镜取消了目镜和导像束两大部分。将固体摄像器或称电荷耦合器件（CCD）置入内镜前端物镜部内，使得内镜图像颜色再现性和分辨率都有极大提高，像素达到10万。不同的电子超声内镜，色调也有些不同。因而在新的电子超声内镜第一次使用前或两条电子超声内镜交替应用在同一台电子图像处理中心（Olympus的CLV-290SL）时，以及更换冷光源灯泡后，都应设定电子超声内镜的色彩白平衡。具体步骤如下。

1）用白色不透光的厚纸或布卷成筒状，将物镜端放入其中，注意不要让外界光线射入。

2）在CLV-290SL型色彩调节板上，将"R"

和"B"位置调到中间位置。

3）按CLV-290SL型上的白平衡键1秒左右，键灯点亮即开始工作，数秒后键灯熄灭，白平衡设定即完成。

4）遥控功能的选择及检验：对CLV-290SL型背面板上的转换开关进行操作，按每个开关选择适于检查的遥控功能。在CLV-290SL的前面板上显示被选择的功能。

（二）内镜系统的连接

（1）将内镜注水瓶管和吸引管分别插入超声内镜相应的插孔内。使用电子超声内镜时，接上图像适配器（如Olympus的MD-971）。注意：在连接或脱卸该适配器时，CLV-290SL上电源应关闭，否则会损坏CCD。

（2）将超声内镜导光缆插入冷光源插座内。

（3）开启冷光源及吸引器电源。

（4）在冷光源操作面板上，打开送气开关，并调至"HIGH"档位置。

（5）将超声内镜前端部置于水缸中，入水深达10cm以上，用手指按住超声内镜操纵部送气/水按钮上小孔。确认气/水从超声内镜前端部喷嘴中送出。松开手指确认气/水不再从超声内镜前端部喷嘴中送出。

（6）将超声内镜前端部置于水缸中，按下超声内镜操纵部吸引按钮，确认水从吸引管吸出，松开此按钮吸引停止。

（三）超声部分的准备

1. 超声装置连接和调试

（1）水囊的安装和预检：后续章节专述。

（2）其他超声装置准备和预检：①开启超声发生器和超声监视器电源，约30秒监视器画面左侧出现一个灰度标尺。将"Free"开关设在"ON"位置上，确认画面的清晰度。②再将"Free"开关设在"OFF"上，观察定格画面的清晰度。输入患者一般资料待用。

2. 微型超声探头的连接和预检

（1）微型超声探头须用于活检管道管径为2.8mm以上的内镜，因为微型超声探头直径一般都在2mm左右（如Olympus的4R型探头的直径为2mm）。使用时仍需配备相应的内镜冷光源、吸引器、灌水用"T"形管、自动注水泵和超声发生器。

（2）连接前，应仔细观察整条微型超声探头表面有无折断、突起和破损。若发现上述异常情况，须中止使用。

（3）将微型超声探头末端连接部上标志性固定栓向上，平直地插入超声驱动装置内。注意插入时应避免探头顶端方向朝上。否则，探头顶端内会存有气泡，影响超声图像质量。

（4）微型超声探头在插入内镜钳道时，禁止用力过猛，否则，易折断微型超声探头，还应避免内镜镜身和微型超声探头弯曲半径过小。

二、超声内镜系统周边设备

（一）吸引器

（1）不论选用中心吸引系统还是电动吸引器，都应维持吸引压力恒定，即0.04MPa。压力过大会损伤腔内黏膜，反之，则失去吸引意义。

（2）使用前，确认吸引管无破损和吸引瓶盖密封性良好。吸引瓶内灌入一定量消毒液，以免吸引液污染环境。

（3）在选用电动吸引器时，同样应确认电源的接地线连接到可靠的接地端子上。

（二）超声内镜用自动注水泵

（1）自动注水泵电源上接地线务必牢靠，以确保人员和仪器安全。

（2）盛水瓶内水量需800ml，约占4/5。每次使用前须更换水，所用水是经煮沸一段时间后的脱气水。使用时，水温保持在37℃左右，以避免水温过低引起患者不适。

（3）开启电源，确认注水泵运行，当踩脚踏开关时，10秒后水流出。松开脚踏开关，水流停止。

（三）超声内镜用活检钳

超声内镜活检钳在结构上与普通内镜活检钳相似，在使用时，注意用超声内镜专门配置的活检钳型号，不要将治疗用大外径的活检钳硬塞进超声内镜的工作管道中。使用时需确认以下两点。

1. 使用前 确认活检钳已经过消毒处理，确认后才可安全使用。再确认待用的活检钳瓣能否顺滑开启。具体方法是将活检钳身盘曲成一大圈（圈的直径以20mm为宜），然后，在手柄部多次开、合，看活检钳瓣是否开、闭顺畅。最后确认活检钳瓣的闭合度，活检钳如闭合不紧密，则在使用时就会发生所谓的"活检钳刀刃钝"的现象。检验活检钳瓣闭合度的具体方法是用活检钳夹住一张薄如信纸的纸张，手柄紧紧合上后，以薄纸掉不下为闭合度良好，反之为活检钳闭合不良。在确认以上两点预检无异常后，方可使用。否则，应更换新的活检钳。

2. 术中注意点

（1）插入前：先关闭钳瓣，再递于术者，助手动作要轻柔，尽可能使用双手，避免活检钳弯曲成锐角。术者在插入活检钳时避免用力过猛，特别是通过内镜活检管道遇有阻滞感时，放松内镜角度钮固定锁，尽量使内镜镜身处于自然伸直状态。另外，对于前斜视超声内镜，可能看不到活检钳出内镜前端，送活检钳前应关闭抬钳器。

（2）在抽出时：也要避免用力过猛，在发生钳瓣不能闭合时，避免强行抽出，此时最好的办法是钳子与内镜同时退出。

第三节　超声内镜的图像记录

超声内镜图像记录是指通过一定的影像装置将超声内镜应用过程中所显示的超声内镜影像进行静态或动态的记录，以备事后重显图像或进行异地实况转播。教学与交流是超声内镜摄影最重要的目的。为便于阐述，将超声内镜摄影分为超声内镜静态图像照相与超声内镜动态图像记录两部分。

一、超声内镜静态图像照相

（一）内镜图像记录

由于电子超声内镜取消了纤维导像束，将电荷耦合器件（CCD）通常称为彩色摄像头安装在超声内镜的头端部，使其解像力不受纤维束的限制，得到的超声内镜图像采用"色彩分量输出"技术直接显示在专用的监视器上，清晰度非常高。这种电子超声内镜由于取消了目镜部分，其静态图像摄取主要通过以下两种装置来实施：

（1）彩色图像打印机：电子超声内镜的内镜图像信号直接通过色彩分量RGB通道或复合视频信号Video通道传输到彩色图像打印机，按电子超声内镜操作部上的图像定格键，再按彩色图像打印机上"PRINT"键，一幅色彩逼真，清晰度极高的内镜图像即刻被打印出来，整个过程只需85秒左右。该机的打印原理是用三原色气化后通过热升华转印的方式打印到记录纸上。这种热升华型打印机优点在于图像质量稳定、打印时间短，且无须冲印、相片易保存和不褪色。不足是整个装置和打印纸成本相对较高。

（2）计算机内镜图文工作站（图7-3-1）：电子超声内镜的内镜图像信号直接通过色彩分量RGB通道或复合视频信号Video通道传输到计算机内镜图文工作站的图像采集卡的输入通道。当内镜图像处于定格状态时，踩下脚踏开关或用鼠标在计算机内镜图文工作站的相应图像采集窗口点击后，即可在计算机中保存一张定格的内镜图像。

工作原理：通过专用图像采集卡（video capture card）连接内镜设备的"内镜图像处理器"进行采集，专用图像采集硬件可通过计算机主板插槽或线缆连接计算机。

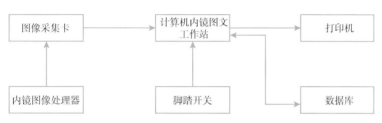

图7-3-1　计算机内镜图文工作站系统图

图像采集卡（video capture card）：是一种采集视频信号的硬件设备，用于实现将内镜图像处理器输出的视频数据保存至计算机，并转换成计算机可辨别的数字数据。该卡安置于计算机机箱内部。随着计算机技术及视频技术的发展，图像采集卡可以支持4K、2K、1080P等高清分辨率图像采集。

脚踏开关：医生在进行内镜检查过程中，由于双手都在进行设备操作，通常需要通过脚踏开关来完成图像采集操作。使用脚踏开关采集图像，可以让医生专注于双手的操作，而不会因为采集图像而分神。

内镜图像的存储：对内镜图像进行数字化采集后，以计算机文件形式将其存储于计算机磁盘，图像文件格式一般分为DICOM格式与非DICOM格式两类。

DICOM（Digital Imaging and Communications in Medicine）即医学数字成像和通信标准，是医学图像和相关信息的国际标准。以DICOM格式存储的图像具备国际通用的标准性，可供所有医学影像专业软件查询、调阅。

BMP、PNG、JPG、TIF等计算机常用图像文件格式归类于非DICOM格式，此类图像文件采用

Windows、Android、Linux等操作系统提供的标准看图软件即可打开浏览，但在"医学影像"领域，文件本身并不具备与患者、医疗业务的相关性，行业适应性不足。

随着计算机存储技术的发展，计算机磁盘空间越来越大，扩容非常方便，内镜图像存储的数量及容量几乎不受任何限制。

内镜图像的处理：在计算机内镜图文工作站软件中，提供图像处理功能，包含图像的缩放、旋转、翻转、色彩调节、图像裁剪、图像测量、图像标注等功能。

医生在调阅、研判图像时，通过对图像的处理，如基于诊断观察的需要可放大或缩小图像尺寸、可旋转或翻转图像角度及调整图像的色彩、亮度、对比度等，便于更好地观察病灶特征。使用图像标注功能可对指定目标增加标注文字、符号等说明性描述信息，医师通过标注功能描述自己需要重点说明、备注的内容，方便后期用于教学、科研等方面。

使用计算机内镜图文工作站这种方式对内镜图像进行采集和保存，具有高清晰度、采集图像方便、图像留存数量不受限制、图像可进行后处理、方便携带和共享等优点，是目前国内大部分

医院所采用的内镜图像记录方式。

（二）超声图像的记录

取得高质量的超声内镜中的超声图像，主要由两个方面因素决定，即高超的超声内镜操作技术与品质良好的超声图像记录装置。

1. 静态超声图像摄取技术要点 在超声内镜应用过程中除了具有丰富的超声知识外，还要有熟练的超声图像选拍技术。一张好的超声照片必须是全部声像资料中最能反映和支持超声诊断文字结论的图像，同时更要具备以下4个特性。

（1）典型性：图像必须能典型地反映画面中主要拍摄对象的声学检查特征。

（2）侧重性：每一幅图像都要有侧重地突出主要拍摄目标，使其处在画面的醒目位置。同时，要留有一定空间兼顾反映该目标的周围解剖关系。

（3）标准性：被拍摄的声像图尽量选取于标准断面，以进一步加强对主要拍摄目标的定位效果，有利于复诊时对比观察与分析。

（4）系统性：在显示病变累及范围时常需要拍摄一组系统性图像。例如，为了证明胆总管远端阻塞，分别对胆总管、胆囊、肝内胆管进行摄片记录是十分必要的。

2. 静态超声图像的记录装置

（1）35mm普通相机：该法是将胶片作为图像记录的载体。优点是画面质量极高，信息量基本不丢失，且胶片的保质期长。根据需要还可印制照片或拷贝成幻灯片。缺点是制作较复杂，且不能即刻反映出图像的优劣及影响胶片成像的因素众多。

（2）快速成像仪：又称一分钟成像相机，这种相机集摄像、显影、定影于一体，成像迅速、画面层次丰富、清晰度高。不足是照片的保质期较短，且相机和相片的成本较高。由于该种相机的品牌、型号较多，在操作方法上也有些差异。须注意的是片子拉出后，应根据室温情况等待30～60秒以充分显影和定影，再将相片与背纸分离，否则，会出现显影不足或过度。

（3）热敏型视频图像打印机：超声图像视频信号输出端子与该机的视频信号输入端子之间用屏蔽的视频信号传输线连接后，只需键亮"MEMORY""PRINT"按钮，30秒左右一张灰阶层次较丰富的超声图像即被打印出来。其优点是记录纸成本甚

低。不足是图像的清晰度和鲜明度较低。图片的保存期也较短。

（4）热升华型彩色图像打印机：特点是画质好，成本高。其内容已在前面章节叙述过，不再重复。

（5）光盘刻录机：由于电子计算机技术的飞速发展，激光光盘储存图文资料的方式有取代上述任何一种图像记录方式的趋势。该方式的优越性在于读写速度快、容量大，有的光盘最大容量可达10 800幅图像，且画面再显时，信息量不丢失，检索也容易，保存期长，对临床与科研都具有极大的使用价值。

二、超声内镜动态图像记录

以前，记录超声内镜动态图像主要有电影与电视两种方法。电影最适宜教学，且较电视清晰，使用范围广。全国各地均可放映。但由于摄影机较笨重，影响超声内镜的操作，给拍摄带来一定的困难，而且后期制作较复杂，成本也高。所以，超声内镜图像的电影拍摄不易普及。

目前，在超声内镜动态摄影中较为普及的是电视摄像，其既可进行实时显示，给教学带来极大的便利，又能录像，剪接后采用目前的计算机多媒体技术可制作成VCD、DVD视盘等多种影像载体，同样可起到电影的教学功效。Olympus公司自GF-UM2000型的超声内镜开始利用机内的计算机磁盘来实时记录超声内镜动态图像，且也可及时回放、定格，给超声内镜诊治带来极大的便利。而这种借助先进计算机技术，记录动态图像的方式，称为"非线性编辑系统"（non-linear editing system）。以前用磁带录像机进行记录编辑技术称为"线性编辑"技术。

在电子学上，对电压幅度随时间变化而成比例上升或下降称为线性变化；对电压幅度随时间变化呈曲线上升或下降称为非线性变化。用"线性"（linear）这个词描述磁带存储视频信号，是因为它可以精确描述信息存储在磁带的过程，即"信息的第一部分存储在靠近磁带头端的位置，信息的最后部分存储在靠近磁带尾端的位置，信息的中间部分，依照先后顺序串行地存储在信息的第一部分与最后部分之间，以便从头到尾回放"。

显然信息存储的样式与接受信息的顺序密切相关。因此，磁带编辑系统称为线性编辑系统（linear editing system）。图像编辑者可以通过走带、倒带在磁带上来回搜寻要用的"场景"，并计下时码，然后在编辑控制器操作下，组编在一起。这样整个过程十分费时。而用"非线性"（non-linear）这个术语描述计算机硬盘存储数字视频是因为它可以从物理意义上理解这种图像信息存储的式样，即"在数字硬盘上信息是按照硬盘操作系统规则进行分配的，硬盘操作系统规则是一个软件程序（software routine），它可以越过可用的地址位置指派信息和可以以一个特别的说明的顺序恢复信息"。也可以理解为第一部分信息可以直接与最后一部分信息顺序相邻接，或与其他任何部分信息相邻接，其与接受信息顺序无关，也就是信息存储的式样与接受信息的顺序不相关。这样可将许多单独"场景"片段分别存储在硬盘上，对于盘上的任何片段可随时观看或修改。由此可见，"线性"和"非线性"的区分，实质上是信息存储的式样不同。

在超声内镜动态图像记录中，将超声内镜图像发生器输出的图像信号直接下载至计算机上，经过数据压缩并以一定的文件格式存储在硬盘上。再利用非线性编辑软件随时调用、编辑这些视频文件，同时配以相关的解说旁白、背景音等音频文件，合成一部名副其实的教学影片。最后根据需要，同样可以制作出VCD、DVD、录像片等不同的影像载体。

（陈　燕　金震东）

参 考 文 献

董明军，王世峰，孙守全，2008. 氙灯在医用冷光源中的应用. 中国医疗设备，23（2）：48-49.

金震东，2000. 现代腔内超声学. 北京：科学出版社：136-140.

时强，钟芸诗，顾小舟，等，2015. 国产医用内镜图像处理器及氙灯冷光源的临床效果研究. 中国内镜杂志，21（1）：51-54.

许国铭，李兆申，2003. 上消化道内镜学. 上海：上海科学技术出版社：37-46.

第八章
超声内镜消毒与灭菌

第一节 超声内镜消毒与灭菌的基本要求

2016年12月27日国家卫计委正式发布了国家卫生行业标准《软式内镜清洗消毒技术规范》（WS 507—2016），该标准已于2017年6月1日正式实施，规定了软式内镜清洗消毒相关的管理要求、布局及设施、设备要求、清洗消毒操作规程、监测与记录等内容，对实际工作中内镜的再处理工作提出了原则性指导意见。超声内镜消毒的基本要求和方法与其他软式内镜相似。

目前世界各国基本采用医疗物品危险度分级，其又称斯波尔丁分类（Spaulding classification），根据医疗器械的使用情况，将医疗器械接触人体后的危险性分为三类，不同类别的医疗器械消毒、灭菌的要求不同。①高度危险性物品：进入正常无菌组织或血管系统的器械，要求灭菌，即杀灭所有活的微生物；②中度危险性物品：主要指与完整的黏膜接触而一般不穿透无菌组织的器械，需要至少高水平消毒，即杀灭所有有活力的微生物，如杆菌、非含脂病毒、中等大小的含脂病毒、真菌孢子和一部分细菌孢子；③低度危险性物品：通常不接触患者或仅接触完整皮肤，可以按低水平消毒标准消毒。《软式内镜清洗消毒技术规范》（WS 507—2016）也提出软式内镜及重复使用的附件、诊疗用品应遵循以下3个原则进行分类处理。①进入人体无菌组织、器官，或接触破损皮肤、破损黏膜的软式内镜及附件应进行灭菌；②与完整黏膜相接触，而不进入人体无菌组织、器官，也不接触破损皮肤、破损黏膜的软式内镜及附属物品、器具，应进行高水平消毒；③与完整皮肤接触而不与黏膜接触的用品应进行低水平消毒或清洁。

传统超声内镜检查与完整黏膜接触，不进入人体无菌组织、器官，也不接触破损皮肤、黏膜，属于中度危险性医疗器械，相关内镜每次使用后进行彻底清洗和高水平消毒。随着超声介入技术的快速发展，超声内镜从检查到治疗，再到手术，操作空间扩展为黏膜腔内、黏膜下腔和浆膜腔外，进入人体无菌组织、器官，或接触破损皮肤、黏膜，用于介入治疗和手术的超声内镜应进行灭菌处理。

第二节 超声内镜高水平消毒的基本方法

超声内镜高水平消毒需要严格按照《软式内镜清洗消毒技术规范》（WS 507—2016）执行。

第一阶段：床旁预处理与清洗。清洗能有效去除黏附于内镜及附件上的黏液、血液、微生物等有机污染物，清洗不彻底，有机物附着，消毒剂无法有效穿透，会导致内镜消毒失败。内镜从患者体腔取出后，应立即进行床旁预处理，去除内镜内、外管道壁上的黏液、血液等有机物。床旁预处理后，即刻将内镜送至洗消室清洗。间隔时间越短越好，原则上不超过30分钟，如超出这一时间，建议通过延长浸泡时间和增加刷洗频次的方法，确保清洗效果。清洗内镜时，冲洗的水流必须保证一定的流速、一定的时间和适当的压力，以保证其充分洁净，清洗刷大小、直径、规格应与内镜孔道相匹配，以利于管壁四周洁净到位，应对每个腔道和缝隙都刷洗到位，不留任何死角。超声内镜在管道上与其他消化内镜不同，增加了一个水囊注水管道，也需将其仔细刷洗。具体方法如下：①放直超声内镜的弯曲部，把持专用清洗刷（如Olympus公司的BW-20T）前端离刷头3cm处，插入图8-2-1所示的A孔内，使刷头伸出超声内镜的末端部，清洗者用纱布将刷头在洗涤液中洗净，再小心地将清洗刷抽回；②同样将专用清洗刷插入图8-2-1所示的B孔内，使刷头伸出超声内镜光缆部的吸引孔,清洗者用纱布将刷头在洗涤液中洗净,再小心地将清洗刷抽回;③再将专用清洗刷插入图8-2-1所示的C孔内,使刷头伸到超声内镜末端部的水囊附着的凹

槽内,清洗者用纱布将刷头在洗涤液中洗净,再小心地将清洗刷抽回,此步骤是超声内镜特有的,需要特别注意。清洗完成后,需要将内镜移入漂洗槽,洗净残留于内镜各管道的清洗液。

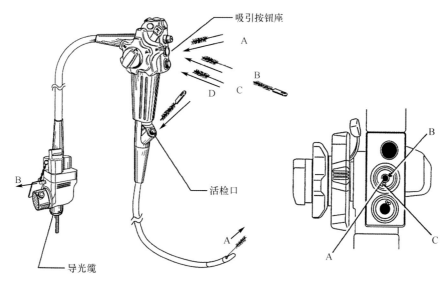

图8-2-1　超声内镜管道刷洗示意图

第二阶段:消毒、终末漂洗、干燥。消毒剂应适用于内镜且符合国家相关规定,并对内镜腐蚀性较低;可选用邻苯二甲醛、戊二醛、过氧乙酸、二氧化氯、酸性氧化电位水,也可选用其他消毒剂,使用条件、使用方法和注意事项等应遵循产品使用说明书。

内镜自动清洗消毒机(automated endoscope reprocessor,AER)处理过程全密闭,避免了化学消毒剂对操作者的影响,内镜处理的步骤程序化、标准化、规范化,有利于减少人为因素造成的内镜损伤,确保工作人员安全,并可实现对内镜再处理整个流程进行全程监控、监测,可保证再处理的效果,机器操作已逐渐取代了传统的手工操作,在欧美国家获得了广泛应用。我国目前大部分单位手工操作与机器操作并存,也正逐步过渡到全自动机器操作时代。

微型超声探头需高水平消毒,严格按照软式内镜清洗消毒操作规程执行。使用完毕后,超声仪器上的"FREEZE"键定在"ON"上,床旁用含清洗液柔软纱布或海绵轻轻擦净微型超声探头上的黏液等污物,关闭超声系统电源,将微型超声探头的末端部从超声驱动器中小心拔出,盖上微型超声探头的防水盖,之后继续执行后续清洗

消毒操作规程。需要注意,一定要确认防水盖的密封性能良好,在保证消毒效果的前提下,尽量用最小的消毒液浓度和最短的消毒时间;并尽可能选择微型超声探头生产厂家推荐的消毒液。

第三节　内镜消毒剂的选择

软式内镜消毒剂种类很多,且有各自不同的理化特性,消毒剂的正确选择与使用,应执行国家的相关标准与法律法规。内镜专用消毒剂应经实验室试验和模拟现场试验,进行枯草杆菌黑色变种芽孢定量杀菌试验,按说明书中最短作用时间、最低作用浓度、最低温度下,达到高水平消毒要求;灭菌剂应经实验室试验和模拟现场试验,进行枯草杆菌黑色变种芽孢定性杀菌试验,按说明书中最短作用时间、最低作用浓度、最低温度下,达到灭菌要求。连续使用的消毒剂、灭菌剂应进行连续使用稳定性的上述试验,试验结果应符合要求。

一、戊二醛消毒液

戊二醛消毒液使用浓度≥2%,消化内镜消毒时间≥10分钟、结核分枝杆菌、其他分枝杆菌

等特殊感染患者使用后内镜浸泡≥45分钟，灭菌≥10小时。其对皮肤、眼和呼吸道具有致敏性和刺激性，目前杀菌能力已无法符合《消毒产品卫生安全评价技术要求》（WS 628—2018）、《内镜消毒效果评价方法》（GB/T 38497—2020）要求。

二、邻苯二甲醛消毒液

邻苯二甲醛消毒液使用浓度为0.55%，内镜消毒时间≥5分钟，在短时间内不能杀灭芽孢，因此在内镜再处理中，只能作为高水平消毒剂使用，醛类小分子物质易挥发，有一定毒性，如漂洗不彻底，会有灰染现象，因此在使用过程中需要彻底漂洗，并注意个人防护。

三、过氧乙酸消毒液

过氧乙酸消毒液使用浓度为0.2%～0.35%，既可作为高水平消毒剂，又可作为灭菌剂，通常5分钟可高水平消毒，10～30分钟可灭菌，具体使用时根据产品说明书进行。过氧乙酸消毒/灭菌剂配方路径不同，pH不同，腐蚀性和刺激性各有不同。临床在选用时，应当充分了解，认真仔细审核质量，以确保内镜消毒与灭菌效果，尽量降低对内镜的腐蚀性，在保障医疗安全的前提下，减少医疗成本支出。

第四节 超声内镜灭菌方法的选择与应用

软式内镜不耐高温、高压。如何选择合适的灭菌方法，是目前内镜学科技术发展方面需要进一步研究和探索并解决的难题。目前软式内镜可采用的灭菌方式限于低温灭菌和液体化学灭菌。从灭菌有效性而言，低温灭菌器灭菌比液体化学灭菌更为可靠，且灭菌后有密闭包装，便于转运和储存。

一、低温灭菌器灭菌

（一）环氧乙烷灭菌

环氧乙烷灭菌是经典的低温灭菌方法，起源于美国，几乎对所有的微生物形态均有杀灭能力，包括细菌、真菌、病毒、芽孢。因其管腔穿透性强、材料兼容性好、转载容量大、适用性强、监测体系完善等优势，应用环氧乙烷对软式内镜进行周期性灭菌处理已经在国内外得到广泛认可和应用。环氧乙烷总体灭菌循环时间为14～16小时，灭菌结束后还需要较长时间的通风处理，临床应用时，内镜周转相对困难，只能通过周期性的轮换内镜灭菌的方式。

（二）低温甲醛蒸汽灭菌

低温甲醛蒸汽灭菌起源于欧洲，灭菌程序是通过改良的蒸汽灭菌程序，使用含甲醛的蒸汽作为灭菌剂，具有较高的灭菌性和穿透力，其应用于软式内镜的灭菌时间为3小时左右，可极大地提升灭菌效率，在保证内镜周转的同时，显著降低感染风险。

二、液体化学灭菌

液体化学灭菌是目前国内大多数医院内镜中心常用的灭菌方法。通常业内把软式内镜采用液体化学灭菌称作灭菌化处理，是促使内镜从高水平消毒逐步过渡到灭菌的一种可行性临床实践；内镜经清洗后，采用化学灭菌剂浸泡灭菌处理，由于受到种种影响因素干扰，且没有外包装，直接暴露于空气中，所以最终结果为达不到灭菌效果。

目前，在无法做到软式内镜全部灭菌的情况下，采用化学灭菌剂浸泡灭菌处理，其杀菌效果明显强于高水平消毒，不失为目前临床上一种可行的软式内镜灭菌方法。适用于软式内镜的液体化学灭菌剂主要有过氧乙酸、戊二醛等。采用手工操作方法，每一个操作步骤的规范性都会影响灭菌效果，因此建议选择一款功能齐全、性能良好的内镜自动清洗消毒机。机器可规范在处理流程中的每一个步骤，以确保软式内镜无菌化处理的最佳效果。

（刘 翠）

参 考 文 献

方英，2022.实用内镜清洗消毒技术.2版.杭州：浙江大学出版社.

国家市场监督管理总局，国家标准化管理委员会，2020.内镜消毒效果评价方法（GB/T 38497-2020）.

中华人民共和国国家卫生和计划生育委员会，2016.软式内镜清洗消毒技术规范（WS 507-2016）.

第一节　设置的基本原则

超声内镜室大多在消化内镜室内，因其对房屋、设备及工作环境要求与消化内镜室基本一致。所以设计超前、设施完备、工作环境整洁便利、房屋配置合理的消化内镜室对超声内镜顺利开展是相当重要的。以下着重叙述一个整体消化内镜室的布局。内镜室的设计一般有两种情况：建造新的和改造旧的。设计的第一步也是最重要的一步，是确定待建内镜室的功能，这一点决定待建内镜室的特性，也就决定了设计（房间布局，人、物需要量）的总体原则。第二步是考虑需要什么，包括内镜室现在和将来的需要。设计中最重要也是永不改变的原则是形式适合功能、处处以患者为本。也就是说，方便工作开展与方便、尊重患者并重（图9-1-1）。

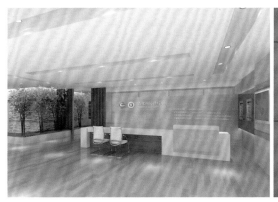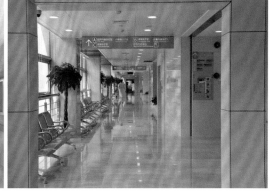

图9-1-1　内镜室设计示意图

第二节　整体设置

一个综合性教学医院的消化内镜室应包括患者接待/登记室、候诊室、若干个内镜检查室、一个面积较大的内镜特殊诊疗室（其内安排有超声内镜检查，并配置一台500mA以上的X线机以备超声内镜下介入治疗之需）、危重患者术后监护室、内镜储藏室、器械准备及清洁消毒室、多媒体影像示教室、资料储存室、仪器库房、医师办公室、护士学习室、工作人员更衣室、休息室、患者用厕所、工作人员盥洗室等（图9-2-1）。其面积大小视工作量多少而定。例如，每周内镜诊疗100例次，每年5000例次的单位，整个消化内镜室的面积一般需200m²。

一、超声内镜操作单元的设置

几乎没有单位专门设计房间作为内镜室，更常见的情况是利用医院用房的一部分改装而成，这就意味着房间的形式并非专为内镜操作设计，也就意味着内镜单元的功能必须适合房子的形式，必须根据房子结构特点设计，而且这些房子往往是为特殊目的设计的，必须打破原有的这些设计（图9-2-2）。

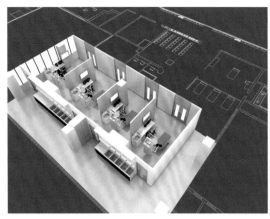
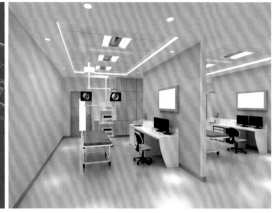

图 9-2-1 内镜室整体设计示意图

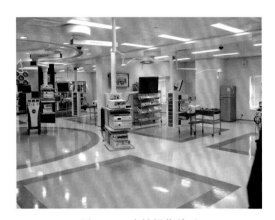

图 9-2-2 内镜操作单元

（一）设计的原则

从功能角度而言，内镜室包括一定的过程与功能元素（表9-2-1）。设置中，所有的出发点源自这些过程与功能。具体设置过程中，又以操作间为中心，其他各室是为配合操作间而设置的，这种配合不但体现于功能方面，也体现于空间与形式方面。

表 9-2-1 内镜室包括的过程与功能

操作前过程	预约
	患者按号进入
	患者术前谈话
	患者准备
	术前用药
	房间、设备准备
操作过程	检查（包括活检、标本处理）
操作后过程	患者复苏
	监护
	术后指导、安排
	患者离室
	房间、设备清洗消毒
	书写报告、签名
	资料处理、费用处理

（二）操作间的大小

操作间的面积一般为16m²、18m²、28m²，对于超声内镜等特殊操作间、有教学任务的单位，其房间的面积应更大，至少20m²。房间形状以长方形为好，操作台沿其长轴摆放，房间长短以4.5m×6m为佳（图9-2-3）。

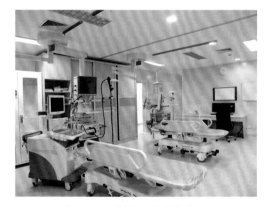

图 9-2-3 超声内镜操作单元

（三）操作间的空间分布

任何内镜操作至少需要2人，操作台应在房间的中间，以保证于四边均可进行操作，内镜医师与辅助人员各有特殊的活动区域与位置。在房间的一侧应有工作人员进行文字工作、阅读图片、书写、查询计算机报告的场所（最好能独立成间，附在操作间旁边）。操作间中内镜辅助人员（GIA）区域的设计比内镜医师工作区更复杂，一般应包括以下3部分功能：①GIA的工作台，一般设置在患者的头边，存放内镜附件、组织标本取样用具、手套、冲洗用水、牙垫和其他需要的物品；②紧靠GIA的储存柜和工作台，存放某些不常用但可能需要的附件、药物；③储存柜。操作间布局见

图9-2-4、图9-2-5。

（四）操作间的常规配备

1. 水电　每个检查床附近墙上分别留置220V、15A的电源插座，数量不少于4个，最好为多功能型电源插座，以备各种进口仪器的不同形状的电源插头应用。电源的接地线应连接可靠，特别是在超声内镜中超声图像发生器EU-M30的接地线，应与专门的接地装置相连，不得与其他仪器接地线公用，以免产生图像的电磁干扰。

2. 电子计算机网络系统　是由若干个计算机终端与一个网络服务器构成，其连接用计算机数据传输线在网络服务器和各终端之间通过专用线路交换机并联而成（图9-2-6）。每个检查床边与相

应的计算机终端布设有采集图像的视频线。注意整个网络系统线路架设应与强电线路隔离，且须配护套管，确保安全。

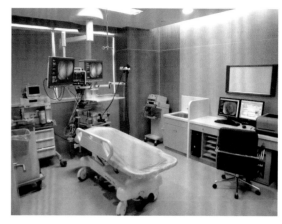

图9-2-4　普通操作间的空间分配

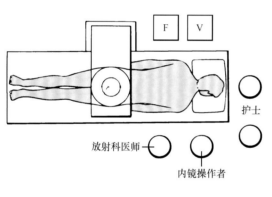

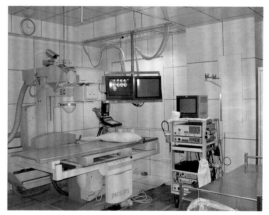

图9-2-5　胆胰腔内超声操作间的空间分配

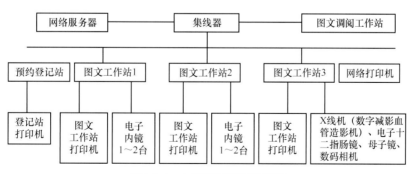

图9-2-6　电子计算机网络系统

3. 图像视频传输系统　在每个检查室铺设传输各种图像（内镜、超声）等信号的电视电缆至多媒体影视示教室（图9-2-7）。并多铺设一条电缆以备将图像信号向外发送，留作远距离教学之用。为加强教学、学术交流的效果，每个内镜检查室包括特诊室各安装一台固定的电视摄像机，以摄取内镜操作者的外景实况。为方便教学双方交流，在每个内镜检查室和示教室内，安装双向语音传送系统；同时在日常工作中也可利用该音响系统播放轻松的背景音乐，以缓解患者检查时的紧张情绪，提高医护人员的工作效率。

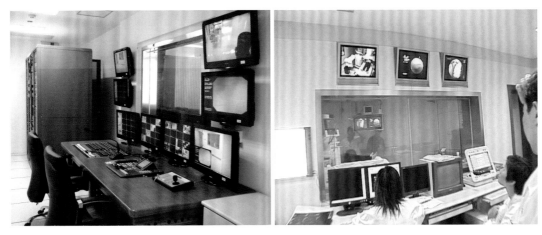

图 9-2-7 视频传输系统

4. 吸引装置 每个检查台旁配置 2 个吸引管道，一个为内镜所用，一个用于吸引患者的唾液、痰液。吸引装置不论选用的是墙壁吸引器，还是电动吸引器，都应注意吸引压力限制在 0.04MPa 之内。

5. 集中供氧 集中供氧管道应布于每个检查台的附近，或在每个检查室内至少配置一个氧气瓶，以备危重患者不时之需。

6. 空调 由于内镜的外套管是由聚氨基甲酸酯塑料制成，此材料需要在一定的温度下才能保持柔软性。故内镜检查室须常年保持恒温。空调器的温度一般设置在 15～25℃。为保持内镜检查室内空气清新，在每个内镜检查室内配置一个排气扇，加强空气流通。

（五）设备

随着科技的迅速发展，超声内镜的辅助设备也日益增多。本部分重点叙述超声内镜检查中必需的周边设备。

1. 全自动交流电稳压器 若整个内镜室配置一台稳压器，则功率尽可能选择大一点，一般为 3～5kW。较合理的配置是每个检查台独立使用一台稳压器，一旦稳压器故障，其他的检查台不受影响。这样功率选择 1～2kW 即可。注意国产的电动吸引器不要接在稳压器上。否则，电动吸引器每次启动时的脉冲电流会影响稳压器的正常使用。

2. 不间断电源过流保护器 断电会使电子计算机中尚未存储的图文资料丢失。所以，每台计算机都应配置不间断电源过流保护器。一般功率为 1kW，保护时间为 5 分钟即可。

3. X 线机 是现代消化内镜室必不可少的，应用微型超声探头检查，特别是扫描胰、胆管腔内病灶时，需要借助 X 线机定位。规模较小或尚无条件配置 X 线机的消化内镜室，尽可能将消化内镜室建于邻近放射科的位置。X 线机尽可能选用 500mA 以上，并有床旁透视监视器的机种，以便开展内镜下各种介入治疗项目。存放 X 线机的房间四边围墙及屋顶、地面应加厚至 30cm 以上，或在各墙壁内铺设铅板，以防止放射线辐射污染。

4. 生命监护仪 对危重患者及静脉麻醉的患者应进行心电和血压监护。注意生命监护仪的接地线一定要可靠。

5. 检查床 选用能升降、倾斜的电动万向手术床，以利于超声内镜检查时，患者体内被灌注的水能随床的变位流向所需的位置。

6. 器械车 选用不锈钢台车是非常适合的，其既能承重，又活动自如，且耐腐蚀，便于消毒。

（六）药物及器械

1. 超声内镜术前、术中、术后的常用药有咽喉部表浅麻醉药、去泡剂、解痉药、镇静药及内镜下止血用的硬化剂等。

2. 急救用药及人工呼吸机，主要配备复苏用药、葡萄糖氯化钠注射液及气管插管、切开包等常用的急救器具。

3. 弯盘、消毒巾、消毒手套。

二、清洗消毒间的设置

对于单一操作间的内镜室，清洗消毒间（图 9-2-8）只能是功能上的概念或操作间的某一分区，对于有一定规模的内镜室，清洗消毒间最好能独立出来，配置一定数量的清洗消毒机器，包括内镜自动清洗消毒机、附件清洗用的超声清洗机器，以及测漏装置、干燥装置和经一定专业培训的洗消专业人员等。其设置在内镜室的中间位置，尽量靠近操作区域，可被所有的操作间共用，使清洗消毒设备、人员能共用，也方便内镜的传送，提高成本效益比。

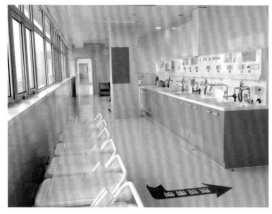
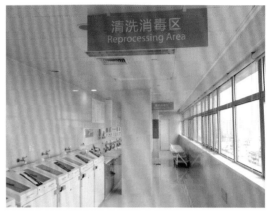

图9-2-8　超声内镜清洗消毒间

三、其他房间设置

（一）候诊室

候诊室大小、座位数主要取决于检查例次，需要考虑的因素包括患者人数、陪同人员数及其术前、术后在内镜室的滞留时间。候诊室内应配备术前宣教设备，以帮助患者了解检查方法，放松心情。工作量大、诊疗项目多的内镜室应将预约处与候诊室分开，也可设一预约桌。如能计算机联网预约，则最好，有的医院设有中心预约处，则内镜室不再重复设置。内镜登记室（外）与候诊室（内）如图9-2-9所示。

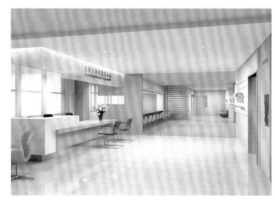
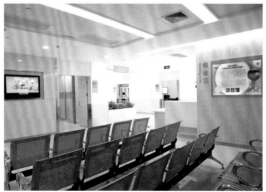

图9-2-9　内镜登记室（外）与候诊室（内）

（二）教学示教室

医科大学附属医院都承担着教学任务，这主要包括对在校医学生进行基础、普及性的教学工作及给基层医院培训专业人员的提高性教学任务。前者一般采用课堂教学的形式，运用幻灯片、视频等辅助教学；而后者通常采用的是在临床实践中个别带教的方式，大多运用的是实时演示等教学手段。近年来电子超声内镜的广泛应用为上述两种教学形式创造了良好的条件。一般消化内镜中心教学示教室主要是作为内镜技术交流及人数较多的各种内镜新技术学习班的观摩场所。室内配置3个图像显示器，用于同步显示内镜专家的操作外景实况、内镜图像与超声影像。图像监视器的尺寸可根据观摩的人数多少和场地大小而定。一般显示外景实况多选用大屏幕投影电视机，使之更为逼真；而播放内镜图像的显示器选用解像度高、色还原性好的专用彩色监视器；播放超声图像的显示器选用层次丰富、抗干扰性能强的黑白专用监视器。如此在多媒体影视示教室内观看内镜专家的操作演示，如临现场，对提高内镜医生的水平、推广内镜新技术起着事半功倍的效果。图9-2-10为教学示教室。

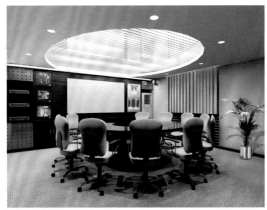 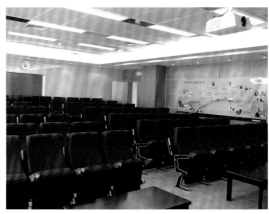

图9-2-10　教学示教室

（吴仁培　金震东）

参 考 文 献

金震东，2000. 现代腔内超声学. 北京：科学出版社：151-153.

许国铭，李兆申，2000. 消化内镜培训教程. 上海：上海科技教育出版社：251-275.

许国铭，李兆申，2003. 上消化道内镜学. 上海：上海科学技术出版社：74-90.

Cotton P，Williams C，1996. Practical gastrointestinal endoscopy. 4th ed. Malden：Blackwell Science Ltd：1-50.

Sivak JMV，2000. Gastrointestinal endoscopy. 2nd ed. Philadelphia：Saunders WB Company：50-102.

第一节　消化道概述

一、消化道的组成和功能

消化道（digestive tract）或消化管（alimentary canal），为食物由口腔至肛门运行的管道，依据其各段的位置、形态、结构特点和功能的差异，分为口腔、咽、食管、胃、小肠和大肠六部分（图10-1-1）。临床上通常将从口腔至十二指肠的部分称为上消化道；空肠以下的部分称为下消化道。

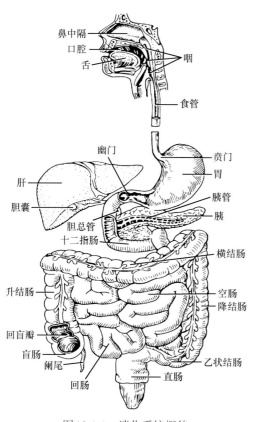

图10-1-1　消化系统概貌

消化道各部各有其功能，食物在口腔通过咀嚼磨碎，同时舌将食物与唾液搅拌混合，形成食团，并进行初步消化；食团由咽和食管运送至胃，与胃液混合成食糜，得到进一步的消化；食糜在小肠被肠液、胆汁和胰液进行最大程度消化，分解成营养物质被吸收，其余物质被运送到大肠；在大肠内，其大量水分被吸收，最后将经消化、吸收剩余的残渣运送至肛门，排出体外。此外，整个消化道黏膜内含有大量的巨噬细胞和淋巴细胞，其与免疫功能有关；并在胃肠道黏膜下存在数十种内分泌细胞，构成ADUS系统，合成和分泌多种有生物活性物质，统称为胃肠激素（gut hormone），其具有调节胃肠道自身运动和分泌、组织代谢和生长的功能，同时还具有参与协调其他器官活动的作用。

二、腹部的标志线和分区

消化管由头、颈至胸、腹、盆部贯穿躯干和体腔全长，然而大部分位于腹腔内。为描述腹部器官的位置及其关系，通常采用9分法将腹部分区（图10-1-2），即分别经两侧肋弓第10肋的最低点和两侧髂结节，做两条横线，以通过该两条横线的两个水平面，将腹部分为腹上、中、下部；分别经两侧腹股沟韧带中点做两条垂直线，以通过该两条垂线的两个矢状面，与前两个水平面相交，将每部再分为左、中、右3区，即腹上部中间的腹上区和两侧的左、右季肋区；腹中部中间的脐区和两侧的左、右外侧区（腰区）；腹下部中间的腹下区（耻区）和两侧的左、右髂区（腹股沟区）。在临床工作中，有时可经脐做纵、横互为垂直的两线，以分别通过该两线的水平面与矢状面相交，将腹部分为左上腹、右上腹、左下腹和右下腹4个区。

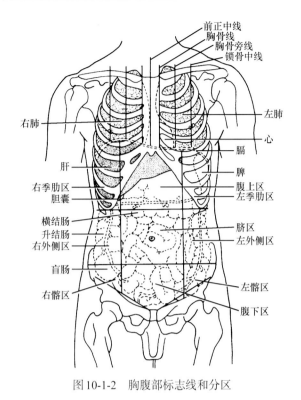

图 10-1-2 胸腹部标志线和分区

三、消化管壁的一般构造

消化管各段，除口腔外，一般均分为4层，由内向外依次为黏膜、黏膜下层、肌层和外膜（图10-1-3）。

（一）黏膜

黏膜（mucosa）具有消化、吸收和分泌的功能，也具有重要的屏障与保护等作用。消化管各部黏膜的结构特征明显地反映了各部功能的差异。黏膜可分为3层，即上皮、固有层和黏膜肌层。

1. 上皮 是消化管壁的最内层，直接与食物接触。黏膜上皮的类型因所在的部位和功能不同而存在差异。在接近外界和机械摩擦大的部位，如消化管两端，即口腔、食管及直肠肛门等部，其黏膜上皮是未角化的复层扁平上皮，以保护作用为主；在胃肠，其黏膜上皮则属单层柱状上皮，有利于消化、吸收和分泌。

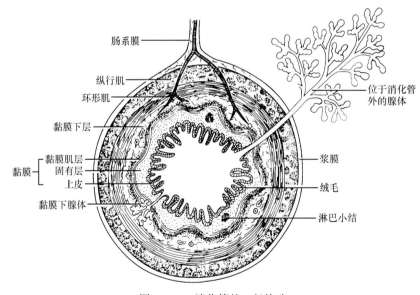

图 10-1-3 消化管的一般构造

2. 固有层 由结缔组织构成，内含丰富的淋巴组织、小血管、淋巴管、神经及腺体。淋巴组织有弥散性淋巴组织和淋巴小结两种形态，参与机体免疫反应。

3. 黏膜肌层 由薄层平滑肌组成，一般分内环和外纵两层。肌纤维收缩使黏膜局部运动，有利于腺体分泌和营养吸收。

（二）黏膜下层

黏膜下层（submucosa）为疏松结缔组织，内

含较大的血管、淋巴管及黏膜下神经丛，神经丛内有副交感神经节细胞。在食管和十二指肠，黏膜下层还含有腺体。

（三）肌层

肌层（muscularis externa）除口、咽和食管上段及肛门外括约肌为骨骼肌外，其余部分均为平滑肌，一般排成内环和外纵两层，在两层之间，有肌间神经丛，其中也含有副交感神经节细胞。

（四）外膜

外膜（adventitia）为消化管壁的最外层。外膜有两种形式：食管和直肠下段外膜，仅由薄层结缔组织构成，称纤维膜；位于腹腔内胃肠的外膜，绝大部分在薄层结缔组织表面覆一层间皮，两者合称浆膜（腹膜脏层）。

第二节　食　管

一、食管的位置、形态与分部

食管（esophagus）为一前后扁狭的肌性管道（见图10-2-1），上端在第6颈椎下缘与咽相续，沿脊柱前面下行，经胸廓上口进入胸腔，穿膈的食管裂孔进入腹腔，下端在第11胸椎椎体的左侧，与胃贲门连接。成人食管全长男性约（25.27±1.34）cm、女性约（23.61±1.17）cm。

目前常用的食管分部方法有两种，按照食管经过的解剖部位分为颈部（cervical part）、胸部（thoracic part）、腹部（abdominal part）3部。食管颈部上起食管上口或第6颈椎平面，下至颈静脉切迹或第2胸椎水平，男性长约（2.91±0.68）cm、女性约（2.92±0.79）cm；食管胸部上端起自颈静脉切迹平面，下至膈食管裂孔，男性长约（20.60±1.41）cm、女性约（19.07±1.15）cm；食管腹部最短，由膈食管裂孔至贲门，男性仅长（1.76±0.43）cm、女性（1.62±0.28）cm。依据临床定位法，将食管全长等分为上、中、下三段。跨段病变按其中点位置归段。

从应用角度出发，临床上还将食管胸部再分为3段或2段。3段分法是以主动脉弓上缘和左肺根下缘（有学者认为以左肺下静脉）为界，食管胸部从颈静脉切迹至食管裂孔被分为上、中、下段。两分法是以气管杈为标志，将食管胸部分为上、下两段。

临床上行内镜检查时，通常需对内镜从切牙至贲门的距离做出相对估计，一般为40cm左右。近年来，国内部分学者对活体的观测值有较大差异，平均长度为42cm。有研究对食管长度进行统计，显示其随个体胸部长度不同而有差异。根据近些年临床应用纤维内镜，诸多对活体食管的测量资料，所报道的数据差异较大。陈洪来等测量了852名（男559名，女293名）正常成人，分析食管的长度与身高及坐高相关。王增叶等报道认为食管的长度与性别有显著差异，与身高无显著差异。

二、食管的狭窄与膨大

正常食管由于其本身结构的特点及其邻近器官的影响，全长呈现出3个狭窄部和2个膨大部。3个狭窄部分别位于：①食管起始（咽与食管相接）处；②与左主支气管相交处；③穿膈的食管裂孔处（图10-2-1）。

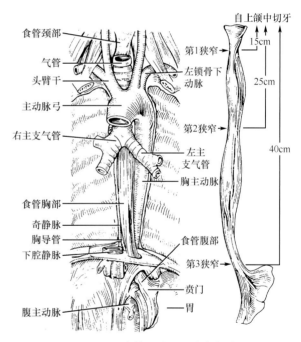

图10-2-1　食管的位置及狭窄部位

食管的第1狭窄部和第3狭窄部经常处于闭合状态，前者由环绕食管入口处的环咽肌和环状软骨形成，管径平均为14mm，可阻止在吸气时空气从咽进入食管，常阻碍纤维内镜插入；后者由食管腹段的环形肌层与膈食管裂孔周围的膈肌纤维形成，其可能是形成该部狭窄的结构基础，管径为16～19mm，可防止胃内容物反流入食管，该部狭窄所形成的贲门痉挛，即由该部各肌发生痉挛性收缩所致。第2狭窄部是由相邻的主动脉弓和左主支气管的压迫所致，在生理功能上无意义，在正常情况下，该狭窄本身并不影响食物通过，但常是异物易于嵌顿滞留部位及食管癌的好发部位。

临床上常以上颌中切牙为定点测量上颌中切牙至食管各部的距离，解剖统计显示，上颌中切牙至食管起始处的距离，男性约（15.95±0.79）cm、女性约（14.60±0.43）cm；至食管与左主支气管相交处距离男性约（27.38±1.16）cm、女性约（25.08±0.89）cm；至食管左心房压迹中点的距离男性约（33.70±1.60）cm、女性约（30.76±1.56）cm；至食管平对后冠状沟处的距离男性约（34.36±1.78）cm、女性约（31.72±1.74）cm；至贲门中点的距离男性约（41.27±1.83）cm、女性约（38.50±1.40）cm。

食管在3个狭窄之间形成两个相对膨大部：上膨大部位于第1、2狭窄之间，长约10cm，最大管径约19mm；下膨大部位于第2、3狭窄之间，长15～17cm，最大管径为22mm（见图10-2-1），并在食管胸部下端至贲门之上存在着一个囊状膨大部，称胃食管前庭，此段长3～5cm，大部分位于膈下和膈食管裂孔内，小部分位于膈上方。

三、食管的毗邻

（一）食管颈部

食管颈部（cervical part of esophagus）上端前平环状软骨、后平第6颈椎下缘与咽相接；下端平颈静脉切迹、第1胸椎体上缘平面，移行为食管胸部。食管前方与气管相邻，且稍偏向左侧。食管后外侧隔椎前筋膜与颈交感干相邻，食管颈部两侧为甲状腺侧叶、颈动脉鞘及其内容。后方为颈长肌和脊柱（图10-2-2）。

（二）食管胸部

食管胸部（thoracic part of esophagus）的前方有气管、气管杈、左喉返神经、左主支气管、右肺动脉、心包、左心房和膈。左主支气管在平第4、5胸椎间跨过食管前方向左，此处有食管第2个狭窄。在第5胸椎以下，食管与左心房相邻，左心房扩大可压迫食管（图10-2-3）。食管的后方有脊柱胸段及其与食管间的食管后间隙，间隙内有奇静脉、半奇静脉、副半奇静脉、胸导管、胸

主动脉、右肋间后动脉和疏松结缔组织及淋巴结等。左侧有左颈总动脉、左锁骨下动脉、主动脉弓末段、胸主动脉一段、胸导管上份和左纵隔胸膜（图10-2-4）。右侧有奇静脉弓和右纵隔胸膜（图10-2-5）。此外，在食管两侧有迷走神经绕肺根后方下行，左侧者向下至食管前面，右侧者至食管后面，分别形成食管前、后丛，由丛发出食管支至食管，其余纤维继续向下合成迷走神经前、后干，经食管裂孔至腹腔（图10-2-6）。

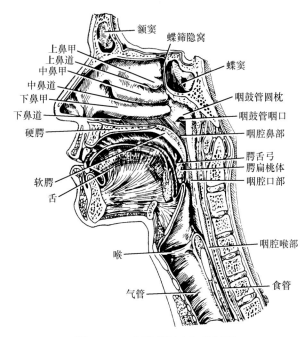

图10-2-2　头颈部正中矢状切面

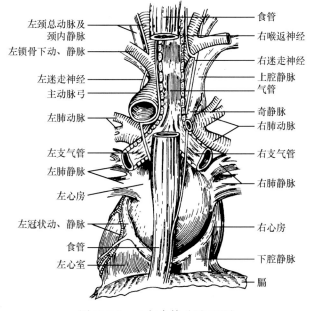

图10-2-3　心与食管（后面观）

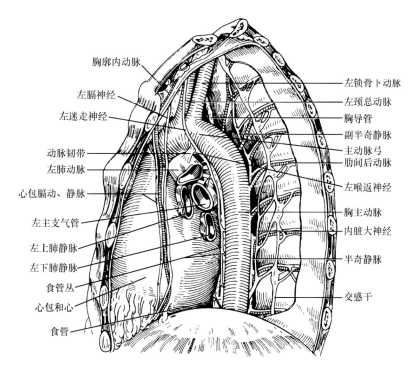

胸廓内动脉

左膈神经

左迷走神经

动脉韧带
左肺动脉

心包膈动、静脉

左主支气管

左上肺静脉

左下肺静脉

食管丛

心包和心

食管

左锁骨卜动脉

左颈总动脉

胸导管

副半奇静脉

主动脉弓

肋间后动脉

左喉返神经

胸主动脉

内脏大神经

半奇静脉

交感干

图 10-2-4　纵隔左面观

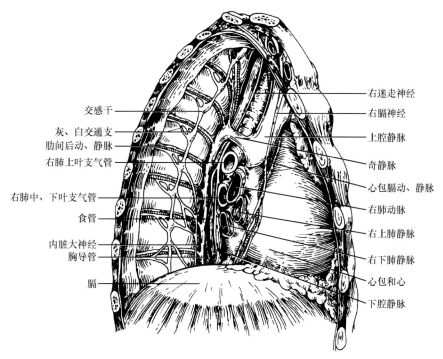

交感干

灰、白交通支

肋间后动、静脉

右肺上叶支气管

右肺中、下叶支气管

食管

内脏大神经

胸导管

膈

右迷走神经

右膈神经

上腔静脉

奇静脉

心包膈动、静脉

右肺动脉

右上肺静脉

右下肺静脉

心包和心

下腔静脉

图 10-2-5　纵隔右面观

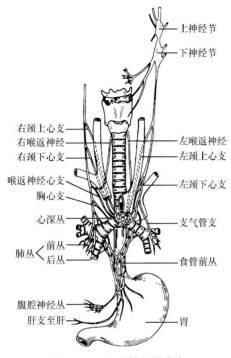

图 10-2-6　迷走神经的分支

食管周围间隙：①近颈部，食管前方与气管颈部紧邻，缺少结缔组织；两者之间的两侧存在气管食管旁间隙，其内有喉返神经上行；食管后方及外侧有椎前筋膜，两者之间有食管后间隙，隔椎前筋膜与交感干相邻。②在胸部的上纵隔内，食管与气管之间的食管前疏松结缔组织间隙也不发达，或者缺如；在气管杈下方，主支气管与食管之间含有较多的疏松结缔组织及淋巴结，形成明显的间隙，延续于食管前面与心包后面之间的疏松结缔组织及其间隙。③食管后间隙，位于食管后面和邻近胸膜、胸内筋膜之间，与两侧间隙无明显界限。此间隙在上方与颈部的椎前间隙连通，并通过膈脚后间隙与腹膜后间隙相续。食管周围间隙内富含疏松结缔组织有利于食管的吞咽运动；同时间隙处食管壁外支持力薄弱，易于扩张，可能成为行内镜检查时发生无阻力感而致食管穿孔的原因，并且若该间隙感染、积液，可广泛蔓延。

四、食管壁的结构

食管具有消化管典型的4层结构（见图10-1-3）。食管空虚时，其前后壁贴近，断面呈扁圆形。食管黏膜形成纵行的皱襞向管腔突出，其上皮是未角化的复层扁平上皮，由20～25层细胞构成，在食管与贲门连接处复层扁平上皮突然变成单层柱状上皮，在活体内镜下可见连接处呈钝齿状线，内镜学上称Z线（图10-2-7）。食管下段近贲门处固有层内有食管贲门腺，其为黏液腺，可分泌黏液。黏膜肌层是薄层纵行的平滑肌。黏膜下层为疏松结缔组织，含有黏液性和混合性食管腺，在食管下半部较多，导管穿越黏膜开口于食管腔。食管的肌层较厚，上段为骨骼肌，中段由骨骼肌和平滑肌混合组成，下段为平滑肌。在食管上端与咽相连处有括约肌，其主要由环咽肌构成，此肌是咽下缩肌下份的横行纤维，前端附着于环状软骨两侧，咽下缩肌上、下两部纤维之间存在一个薄弱区，称Laimer三角，其是咽食管憩室的好发部位。有研究表明，食管下端有生理性食管下括约肌存在，其为防止胃食管反流的重要因素。整个食管管壁较薄，仅厚3～4mm，故较易穿孔。

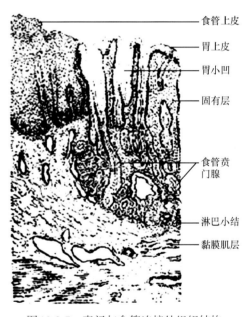

图 10-2-7　贲门与食管连接处组织结构

五、食　管　腔

食管在静止或排空状态下，前、后壁相贴，其间无明显空腔，黏膜形成光滑的纵行皱襞突向腔面。当食团通过时，管壁扩张，黏膜皱襞消失。内镜下可见食管上端纵行黏膜皱襞的数量和形状变化较大，而中、下段一般为3～5条，相互间可有融合或分叉，食管裂孔处的黏膜皱襞较粗，可依据其形态特点，或可利用碘染色的方法辨别食管黏膜的早期病变。

六、食管的血管、淋巴和神经

食管颈部的动脉来自甲状腺下动脉的分支，静脉回流至甲状腺下静脉；其神经来自迷走神经与交感神经的食管支，两者的分支相互交织构成食管丛，分布于食管；其淋巴回流注入气管旁淋巴结、颈外侧下深淋巴结或可直接注入颈干，故食管颈部癌变患者，其癌细胞可转移累及气管旁淋巴结，使之肿大压迫紧邻的喉返神经而出现声音嘶哑，或发音困难。

食管胸上段的动脉主要来自上部肋间后动脉和支气管支，约有5支；胸下段的动脉主要来自腹主动脉的分支——食管动脉，1～2支。食管壁内静脉丰富，并形成食管静脉丛，特别是黏膜下静脉丛，极为显著，由10～15条贯穿食管全长的纵行静脉（口径可达1mm）与环形静脉构成网架结构。黏膜下静脉丛以其分支穿过肌层，至食管表面汇集成食管周围静脉丛。再由食管周围静脉丛汇成数条食管静脉（esophageal vein），注入奇静脉、半奇静脉或副半奇静脉。食管静脉丛向上形成前、后两组静脉与咽部静脉交通；向下以数目更多的静脉聚集于4～5条黏膜皱襞中和食管表面，向下与胃左静脉的属支吻合，当门静脉高压时也可经此吻合途径建立门腔静脉间的侧支循环，由于食管黏膜下静脉丛缺乏周围组织支持，易于扩张，随着门静脉压力持续升高，可造成食管静脉曲张。又由于此处血管本身较细且弯曲，曲张后的静脉壁更薄，且贴近黏膜面，极易受损破裂导致严重出血。

食管胸部的淋巴通常经各段集合淋巴管分别注入不同的局部淋巴结，其上胸段的淋巴注入气管旁淋巴结、气管支气管淋巴结、气管前后淋巴结、支气管肺门淋巴结、食管主动脉间淋巴结、椎前淋巴结、纵隔前淋巴结；下胸段的淋巴大部分向下通过膈肌的食管裂孔注入贲门淋巴结、胃左淋巴结、胃胰淋巴结和腹腔淋巴结，一部分仍行向上方或两侧，注入气管支气管淋巴结、支气管肺门淋巴结、气管旁淋巴结、食管旁淋巴结、食管主动脉间淋巴结及椎前淋巴结。食管胸部尚有部分淋巴管可直接注入胸导管。即食管胸部淋巴的引流存在广泛性现象，除了引流至胸部的气管支气管、气管旁、食管旁、食管主动脉间和椎前淋巴结外，向上可注入颈部淋巴结群，向下可注入腹部淋巴结群。根据食管淋巴引流的淋巴结群位置，食管癌转移致淋巴结肿大，多见于气管分叉部、食管胸主动脉旁，还有颈部及锁骨上、下区，腹膜后腹腔动脉起始部等处。

此外，由于食管颈部和胸部的集合淋巴管存在14%～20%可不经局部淋巴结而直接注入颈干和胸导管，因此肿瘤细胞可不经局部淋巴结而直接沿胸导管发生远距离转移，若汇入血液则可发生血源性转移，此可能是食管癌转移速度较快的原因之一。

食管胸部的神经来自胸交感干和迷走神经的分支。食管壁的横纹肌由喉返神经支配，属躯体运动神经；平滑肌和腺体由交感神经和副交感神经双重支配，属内脏运动神经；黏膜的感觉冲动经交感神经和迷走神经传入脊髓或脑。交感神经通过颈部和胸部交感神经链及内脏大、小神经分布到食管；副交感神经纤维随迷走神经分布至食管。食管的感觉神经传入途径尚不十分清楚，一般认为痛觉通过交感神经传入脊髓，再上行至脑；其他感觉及反射性冲动通过迷走神经传入脑。

第三节　胃

胃（stomach）是消化管最膨大的部分，上接食管，下续十二指肠。其大小、位置和形态因胃充盈程度、体位及体型等状况不同而不同。

一、胃的形态和分部

胃有出入两口、上下两缘和前后两壁。胃的入口称贲门（cardia），连于食管。出口称幽门（pylorus），通十二指肠。上缘凹而短，朝向右上，称为胃小弯。胃小弯的最低处，可明显见到一切迹，称角切迹，它是胃体与幽门部在胃小弯的分界。下缘凸而长，朝向左下，称为胃大弯。经防腐剂固定过的空虚胃，其前壁与后壁十分明确，而充盈的胃就不易区分前、后壁。胃分为4部：贲门部（cardiac part），指胃贲门周围的部分，与胃的其他部分无肉眼可见的界限；胃底（fundus of stomach），指贲门切迹平面以上的部分；胃体（body of stomach），指胃底与角切迹之间的部分；幽门部（pyloric part），自角切迹向右至幽门。幽门部的左侧份较为扩大，称幽门窦；右侧份呈长管状，称幽门管。胃溃疡和胃癌多发生于胃的幽门窦近胃小弯处（图10-3-1）。

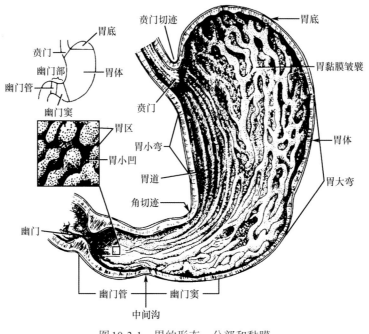

图10-3-1　胃的形态、分部和黏膜

二、胃的位置

胃在中度充盈时，3/4位于左季肋部，1/4位于上腹部（图10-3-2）。贲门位于第11胸椎椎体的左侧。幽门位于第1腰椎椎体高度的中线右侧，其体表投影相当于颈静脉切迹中点至耻骨联合上缘连线的中点向右旁开2cm处，经此点的横断面即为幽门平面，该平面常经过第9肋软骨间和第1腰椎椎体下缘，与之毗邻和平对的结构有胆囊底、左肾门、胰体和脊髓下端。胃底可上达第5肋间隙，胃大弯的最低点达脐上3横指高度。

活体胃除贲门较固定外，其他部分均可随体位、呼吸和充盈程度的不同而发生位置变化。如胃高度充盈时，胃大弯最低点可下降达脐的高度；直立时，幽门可低至第3腰椎水平。胃的形态和位置变化尚与个体的体型有关，如正常、肥胖或消瘦等，临床上可呈现4种类型（图10-3-3）。

三、胃的毗邻

胃的前壁，左侧半上部大部分被膈和肋弓所遮盖，右侧半与肝的左叶相邻，故胃小弯癌可侵及肝左叶，中部呈三角形的游离区直接与腹前壁相贴，称胃三角，其是胃的触诊区（图10-3-4）。胃的后壁，直接与许多器官相邻，上部有膈、脾、左肾及左肾上腺，下部有胰、横结肠及横结肠系膜等，这些器官共同组成胃床，胃后壁癌或溃疡可累及上述器官，或与之发生粘连（图10-3-5）。一般胃穿孔大部分位于幽门窦的前壁，偶见后壁

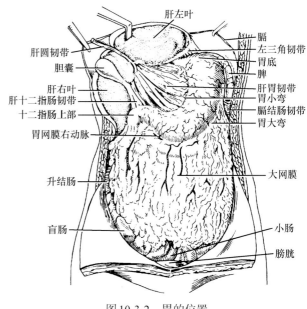

图10-3-2　胃的位置

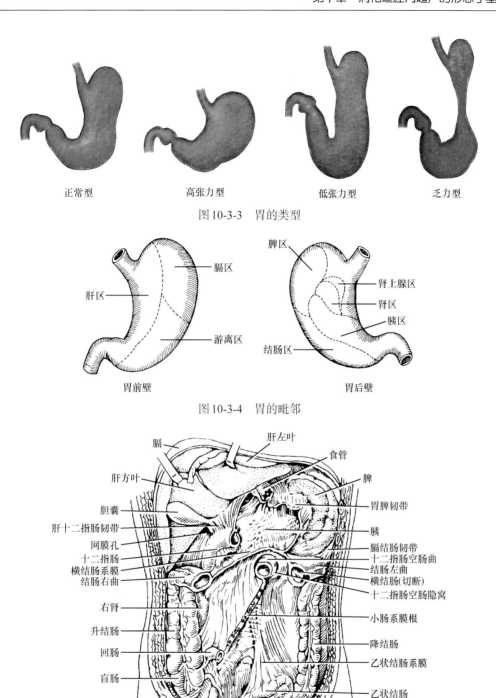

正常型　　　　　高张力型　　　　　低张力型　　　　　乏力型

图10-3-3　胃的类型

膈区

脾区

肝区

肾上腺区

肾区

胰区

游离区

结肠区

胃前壁

胃后壁

图10-3-4　胃的毗邻

膈　　　　肝左叶　　食管

肝方叶　　　　　　　脾

胆囊　　　　　　　胃脾韧带

肝十二指肠韧带　　胰

网膜孔　　　　　　膈结肠韧带

十二指肠　　　　　十二指肠空肠曲

横结肠系膜　　　　结肠左曲

结肠右曲　　　　　横结肠(切断)

　　　　　　　　　十二指肠空肠隐窝

右肾　　　　　　　小肠系膜根

升结肠　　　　　　降结肠

回肠　　　　　　　乙状结肠系膜

盲肠

直肠　　　　　　　乙状结肠

　　　　　　　　　膀胱

图10-3-5　胃床

或贲门下高位穿孔，因胃后壁穿孔的渗漏内容物局限于小网膜囊内，所以常需要切开胃结肠韧带才可找到。胃大弯靠近横结肠，故胃大弯处的恶性肿瘤常侵及横结肠。

四、胃壁的结构

胃壁也具有消化管典型的4层结构。胃黏膜柔软，血供丰富，呈红色或红褐色。胃黏膜形成许多皱襞，胃小弯处的4～5条纵行皱襞较为恒定。胃黏膜在幽门形成环形皱襞，突向腔内，称幽门瓣。

胃的黏膜表面有许多纵横的沟纹，将黏膜分为许多小区，小区上有上皮下陷形成的胃小凹，胃腺开口于胃小凹底部。上皮为单层柱状上皮，能分泌黏液，在胃黏膜表面形成一黏液层，以保护黏膜免受胃液侵蚀。胃黏膜上皮不断更新，全部更新时间为4～5天。固有层充满大量腺体，其中，在胃体和胃底部者为胃底腺，其是胃的主要腺体，细胞分泌胃蛋白酶原和盐酸；在贲门部和幽门部者分别是以分泌黏液为主的贲门腺和幽门腺。黏膜肌层由内环和外纵两层平滑肌组成。内环肌的部分细胞伸入固有层腺体间，其收缩有助于分泌物排出。

黏膜下层为疏松结缔组织，内含血管、淋巴管和神经等。

胃的肌层发达，胃底部较薄，胃体稍厚，由三层平滑肌组成，自外向内依次为纵行、环形与斜行纤维。环形肌最发达，肌纤维与胃长轴呈垂直排列，在全胃壁形成完整的一层，在幽门处特别增强，形成幽门括约肌，其有延缓胃内容物排空和防止肠内容物反流至胃的作用（图10-3-6）。

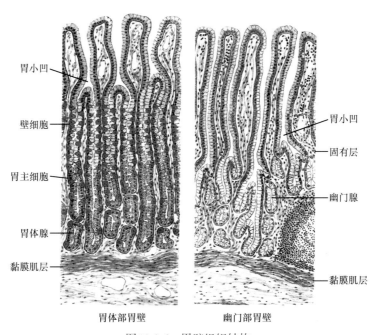

图10-3-6 胃壁组织结构

（左图标注：胃小凹、壁细胞、胃主细胞、胃体腺、黏膜肌层；下方：胃体部胃壁）
（右图标注：胃小凹、固有层、幽门腺、黏膜肌层；下方：幽门部胃壁）

五、胃的血管

胃的血管来源丰富（图10-3-7，图10-3-8），其动脉直接或间接来自腹腔干，静脉直接或间接回流至门静脉，且与上腔静脉之间存在重要的吻合途径。

（一）胃左动、静脉

胃左动脉（left gastric artery）直接发自腹腔干，是腹腔干3个分支中最小者。其在贲门附近进入小网膜前后两层之间，沿胃小弯自左向右行，末端与胃右动脉吻合，沿途分支至食管下端、贲门及胃的前、后壁。胃左静脉（left gastric vein）又称胃冠状静脉（coronary vein of the stomach），伴行于胃左动脉，与食管下端的静脉、胃右静脉吻合。胃左静脉直接回流入门静脉，当肝硬化时，门静脉血液可通过胃左静脉经食管静脉丛建立侧支循环，再由奇静脉系统经上腔静脉回流至心脏，此时患者出现食管静脉曲张，容易发生食管静脉破裂而引起大出血。

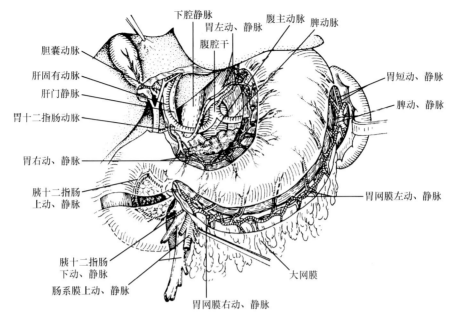

图 10-3-7　胃的血管（前面）

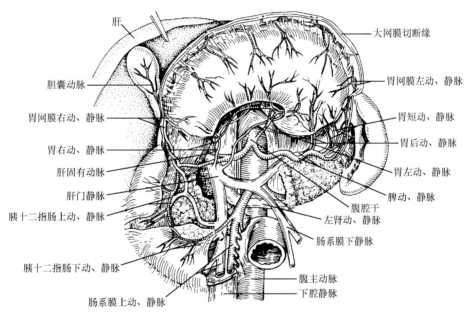

图 10-3-8　胃的血管（后面）

（二）胃右动、静脉

胃右动脉（right gastric artery）起点变化较大，常见起于肝固有动脉（占35.8%）；其次起于胃十二指肠动脉（占21.2%）；也可起于肝左动脉（17.52%）或肝总动脉、肝右动脉等。胃右动脉从幽门上方沿胃小弯自右向左走行于小网膜前后两层之间，末端与胃左动脉吻合，沿途分支至幽门和胃小弯附近的胃前、后壁。胃右动脉比胃左动脉小。胃右静脉（right gastric vein）伴行于同名动脉，与胃左静脉吻合，注入门静脉。胃右静脉接

受来自幽门前面的1个小支，称幽门前静脉（prepyloric vein），其是手术中确认幽门的标志。

（三）胃网膜左动、静脉

胃网膜左动脉（left gastroepiploic artery）发自脾动脉（splenic artery），从胃大弯由左向右走行于大网膜前、后两层之间，末端与胃网膜右动脉吻合，沿途分支至胃的前后壁和大网膜。胃网膜左静脉（left gastroepiploic vein）与同名动脉伴行，在靠近肠系膜上静脉（superior mesenteric vein）与脾静脉（splenic vein）汇合处注入脾静脉。

（四）胃网膜右动、静脉

胃网膜右动脉（right gastroepiploic artery）发自胃十二指肠动脉（gastro duodenal artery），从胃大弯右端，沿胃大弯向左走行于大网膜前、后两层之间，末端与胃网膜左动脉吻合，沿途分支至胃的前、后壁和大网膜。胃网膜右静脉（right gastroepiploic vein）与同名动脉伴行，先与胰十二指肠静脉（pancreaticoduodenal vein）汇合成胃十二指肠静脉（gastroduodenal vein），而后注入肠系膜上静脉。

（五）胃短动、静脉

胃短动脉（short gastric artery）有5～7支，起于脾动脉的末段，有的胃短动脉是脾动脉终端分散成许多细支中的一部分（大部分是脾支），由左向右走行于胃脾韧带两层之间，至胃大弯的胃底和贲门部分。胃短静脉（short gastric vein）与胃短动脉伴行，回流至脾静脉。

（六）胃后动、静脉

胃后动脉（posterior gastric artery）出现率约为72%，大多1～2支，起于脾动脉或其上极支，或同一个体的2支胃后动脉分别起于脾动脉和其上极支，上行于网膜囊后壁腹膜后方，经胃膈韧带至胃底后壁。胃后静脉（posterior gastric vein）由胃底后壁经胃膈韧带和网膜囊后壁腹膜后方注入脾静脉。

六、胃 的 淋 巴

胃的淋巴分别回流至胃大弯、胃小弯血管周围的淋巴结群，最后汇入腹腔淋巴结（图10-3-9）。胃左、右淋巴结沿同名血管排列，分别收纳小弯侧胃壁相应区的淋巴，注入腹腔淋巴结。胃网膜左、右淋巴结各沿同名血管排列，收纳大弯侧相应区的淋巴。胃网膜左淋巴结输出管注入脾淋巴结。胃网膜右淋巴结回流至幽门下淋巴结。贲门淋巴结位于贲门周围，收集贲门附近的淋巴，其输出管可注入胃左淋巴结和腹腔淋巴结。幽门上、下淋巴结在幽门上、下，收集胃幽门部的淋巴，幽门下淋巴结还收集胃网膜右淋巴结及十二指肠上部和胰头的淋巴，其输出管可注入幽门上淋巴结。幽门上、下淋巴结的输出管汇入肝淋巴结和腹腔淋巴结。脾淋巴结在脾门附近，收纳胃底部和胃网膜左淋巴结的淋巴，通过沿胰上缘脾动脉分布的胰上淋巴结汇入腹腔淋巴结。

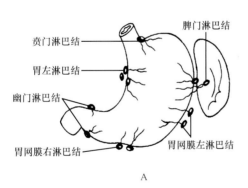
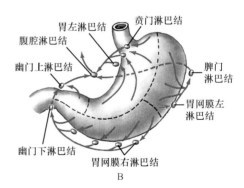

图10-3-9 胃的淋巴结与流向模式图

A. 胃的淋巴结；B. 胃的淋巴结流向

七、胃 的 神 经

支配胃的神经有交感神经和副交感神经，还有内脏传入神经。

（一）交感神经

胃的交感神经节前纤维起于脊髓6～10胸节，经交感干、内脏神经至腹腔神经丛内的腹腔神经节，在节内交换神经元，发出节后纤维，随腹腔干的分支至胃壁。通常它们抑制胃的分泌和蠕动，增强幽门括约肌的张力，并使胃的血管收缩。

（二）副交感神经

胃的副交感神经节前纤维来自迷走神经（图

10-3-10）。迷走神经前干下行于食管腹部的前面，约在食管中线附近腹膜的深面，手术寻找前干时，需要切开此处腹膜，方可显露。前干在胃贲门处分为肝支与胃前支。肝支在小网膜内右行入肝丛。胃前支伴胃左动脉在小网膜内距胃小弯约1cm处右行，发出若干分支（通常4～6条）至胃前壁，其中在角切迹附近的终末分支呈鸦爪形，分布于幽门窦及幽门管的前壁。迷走神经后干贴食管腹部于右后方下行，至贲门处分为腹腔支和胃后支。腹腔支循胃左动脉始段入腹腔丛。胃后支沿胃小弯深面右行，分支分布于胃后壁，最后也以鸦爪形分支分布于幽门窦及幽门管的后壁。迷走神经各胃支在胃壁神经丛内交换神经元，发出节后纤维，支配胃腺与肌层，通常可促进胃酸和胃蛋白酶分泌，并增强胃运动。高选择性迷走神经切断术是保留肝支、腹腔支及胃前、后支的鸦爪形分支而切断胃前、后支的其他全部胃壁分支的手术。此法既可减少胃酸分泌，达到治疗溃疡的目的，又可保留胃的排空功能及避免肝、胆、胰、肠功能障碍。

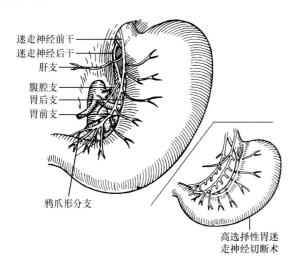

迷走神经前干
迷走神经后干
肝支
腹腔支
胃后支
胃前支
鸦爪形分支
高选择性胃迷走神经切断术

图10-3-10　胃的神经

（三）感觉神经纤维

感觉神经纤维分别随交感神经、副交感神经进入脊髓和延髓。胃的痛觉冲动主要随交感神经通过腹腔丛、交感干传入脊髓6～10胸节；胃手术时，封闭腹腔丛可阻滞痛觉传入。胃的牵拉感和饥饿感冲动则经由迷走神经传入延髓；胃手

术过程中，若过度牵拉或强烈刺激迷走神经，偶可引起心搏骤停，虽属罕见，但后果严重，值得重视。

第四节　小　　肠

小肠（small intestine）是消化管中最长的部分，也是进行消化吸收最主要的部位，上起于幽门，下接盲肠，成人全长5～7m，分为十二指肠、空肠与回肠三部分。

一、十二指肠

十二指肠（duodenum）是小肠上段的一部分，长17～23cm。其上端始于幽门，下端至十二指肠空肠曲接续空肠，整体呈"C"形弯曲，包绕胰头。除始、末两端外，其余部分均在腹膜后方（腹膜外位），紧贴腹后壁第1～3腰椎的右前方。十二指肠按其走向分为上部、降部、水平部与升部。胰管与胆总管共同开口于十二指肠，胃液、胰液和胆汁都排入其中，故十二指肠的消化功能十分重要（图10-4-1）。

（一）十二指肠各部的位置、形态及毗邻

1. 十二指肠上部（superior part of duodenum）长3～5cm，自幽门行向右后，至胆囊颈附近急转向下延续为降部，转折处为十二指肠上曲。上部起始处有大、小网膜附着，属于腹膜内位，活动性较大；余部在腹膜外，无活动性。上部通常平对第1腰椎，直立时可稍下降。上部前上方与肝方叶、胆囊相邻，近幽门处为网膜孔下界；下方与胰头相邻；后方有胆总管（十二指肠后段）、胃十二指肠动脉、十二指肠门静脉及下腔静脉通行。上部左侧与幽门相连接的一段肠壁较薄，黏膜面光滑，无或少环状襞，钡餐X线下呈三角形阴影，称为十二指肠球（duodenal bulb of duodenum）或十二指肠壶腹，其是十二指肠溃疡的好发部位。此部前壁好发溃疡，穿孔时累及结肠上区；后壁溃疡穿孔则累及网膜囊，并可能破溃入腹膜后间隙。

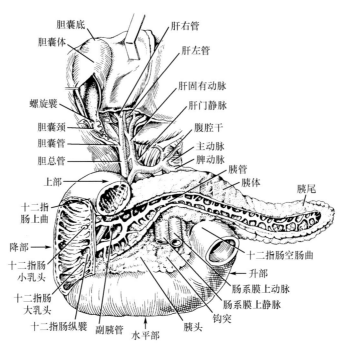

图10-4-1 胆道、十二指肠和胰

2. 十二指肠降部（descending part of duodenum）长7～9cm，始于十二指肠上曲，沿第1～3腰椎的右侧贴近右肾内侧缘前面下降，至第3腰椎平面左转续水平部，折转处即十二指肠下曲。降部属腹膜外位，前方有横结肠及其系膜跨过，将此部分为上、下两段，分别与肝右前叶及小肠袢相邻；后方与右肾门及右输尿管始部相邻；内侧邻胰头及胆总管（胰腺段）；外侧邻结肠右曲。

降部黏膜多为环行皱襞，其后内侧壁有一纵行皱襞，为十二指肠纵襞（longitudinal fold of duodenum）。十二指肠纵襞多为均匀型（72.0%），也有的为倒锥型（12.0%）、锥型（10.0%）、梭型（2.0%），无十二指肠纵襞者约为4.0%。十二指肠纵襞多有环行皱襞跨越（68.0%），无环行皱襞跨越者约为32.0%。在十二指肠纵襞上有一隆起为十二指肠大乳头（major duodenal papilla），其是胆总管与胰管的共同开口，多呈倒梨形（60.29%），少数为半球形（27.97%）和斜柱状形（11.76%）。十二指肠大乳头至幽门的距离为（8.54±0.2）cm。十二指肠大乳头与十二指肠纵襞的位置关系：大乳头在纵襞上呈裂隙状者为36.0%，在纵襞上端者为24.0%，在纵襞下端者为18.0%，在纵襞左侧者为16.0%，在纵襞右侧者为2.0%，无十二指肠纵襞者为4.0%。十二指肠大乳头与十二指肠降部后内侧壁的位置关系：大乳头在降部后内侧壁中1/3

者为71%，在上、下1/3者分别为6%和23%。有48%左右的人有十二指肠小乳头（minor duodenal papilla），其为副胰管开口处。小乳头多位于大乳头右上方（75.0%）（图10-4-2）。

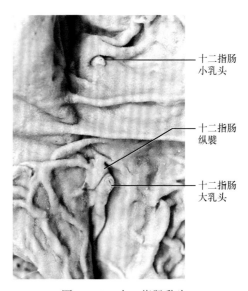

图10-4-2 十二指肠乳头

3. 十二指肠水平部（horizontal part of duodenum） 又称下部，长5～7cm，自十二指肠下曲水平向左，横过第3腰椎前方至其左侧，移行为升部。此部亦属腹膜外位。上方邻胰头；前方右侧份覆有腹膜，与小肠袢相邻，左侧份前方有小肠系膜根和其中的肠系膜上血管跨过；后方邻右输尿管、下腔静脉、腹主动脉和脊柱（图10-4-3）。由于此部介于肠系膜上动脉与腹主动脉的夹角（正常为40°~60°）中，肠系膜上动脉起点过低，与腹主动脉的夹角过小（＜30°）时，可能引起肠系膜上动脉压迫综合征。近来临床采用彩色多普勒超声与二维彩色多普勒血流显像进行的研究认为该

方法可清晰地显示肠系膜上动脉与腹主动脉之间的夹角，并可清晰观察肠系膜上动脉及其周围组织，以及十二指肠蠕动时肠腔内径的变化等，且具备方便、经济、准确的优点，可作为用于此类疾病辅助检查的主要方法。

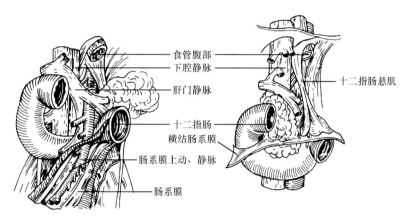

图10-4-3　十二指肠水平部毗邻

4. 十二指肠升部（ascending part of duodenum）长2~3cm，由水平部向左上斜升，至第2腰椎左侧折向前下，形成十二指肠空肠曲（duodenojejunal flexure），续于空肠。十二指肠空肠曲由十二指肠悬肌（又称Treitz韧带）连于右膈脚，其是手术时确定空肠起点的一个重要标志。升部右侧毗邻胰头与腹主动脉。

（二）十二指肠壁的结构

十二指肠具有消化管典型的4层结构（图10-4-4）。黏膜形成许多环行皱襞，皱襞上有大量小肠绒毛，黏膜层表面覆有由吸收细胞、杯状细胞和内分泌细胞组成的单层柱状上皮，固有层主要由富有细胞成分的结缔组织组成，黏膜肌层有内环外纵两层平滑肌。十二指肠的黏膜下层有十二指肠腺，其分泌物含有溶菌酶和碳酸氢盐，可保护十二指肠黏膜免受胃液侵蚀。肌层为内环外纵两层平滑肌。外膜多为纤维膜。

（三）十二指肠的血管、淋巴及神经

1. 动脉供应　十二指肠的血液供应主要来自胰十二指肠上前、上后动脉及胰十二指肠下动脉（图10-4-5）。胰十二指肠上前、上后动脉（anterior/posterior superior pancreaticoduodenal artery）均起于胃十二指肠动脉，分别沿胰头前、后靠近十二指肠

下行。胰十二指肠下动脉（inferior pancreaticoduodenal artery）起于肠系膜上动脉，分为前、后两支，分别上行与相应的胰十二指肠上前、上后动脉吻合，形成前、后两弓，弓上分支营养十二指肠与胰头。此外，十二指肠上部还有胃十二指肠

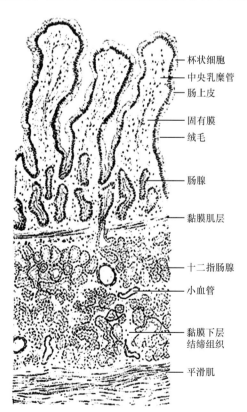

图10-4-4　十二指肠的组织结构

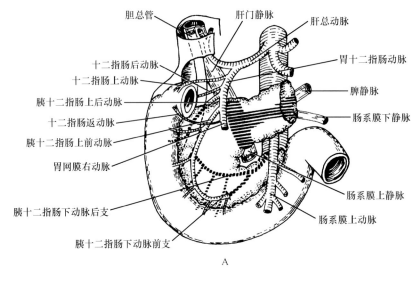

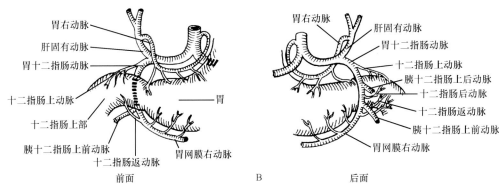

图10-4-5 十二指肠动脉

动脉分出的十二指肠上动脉（supraduodenal artery）、十二指肠后动脉（retroduodenal artery）及胃网膜右动脉的上行返支和胃右动脉的小支供应。

2. 静脉回流 十二指肠的静脉多与相应动脉伴行，除胰十二指肠上后静脉直接汇入门静脉外，其他静脉均汇入肠系膜上静脉（图10-4-6）。

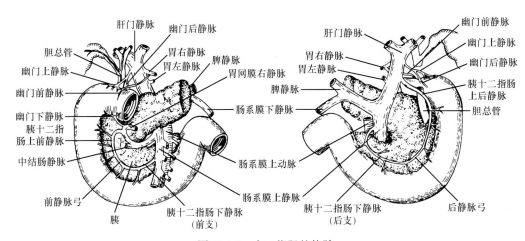

图10-4-6 十二指肠的静脉

3. 淋巴管 十二指肠的淋巴回流至胰十二指肠前、后淋巴结。胰十二指肠前淋巴结位于十二指肠降部附近的胰头前面，其输出管再注入幽门下淋巴结。胰十二指肠后淋巴结位于胰头的后面，沿胆总管和营养十二指肠的动脉弓分布，它们的输出淋巴管注入肠系膜上动脉起始部的淋巴结。十二指肠上水平部的一些淋巴管则注入幽门下淋巴结和脾淋巴结。十二指肠下水平部和升部的淋巴管注入肠系膜上淋巴结。

4.神经　十二指肠的神经主要来源于腹腔神经丛所发出的肝神经丛和肠系膜上神经丛，其内脏运动纤维含有腹腔神经节的交感神经节后纤维、迷走神经腹腔支的副交感神经节前纤维，伴随分布于十二指肠的动脉及其分支进入肠壁，在壁内的纵行肌、环形肌间和黏膜下层构成肌间神经丛、黏膜下神经丛，丛内有副交感神经节换元的神经节细胞。交感和副交感神经节后纤维集合成束状分布于肠壁平滑肌，交感神经兴奋促使肠黏膜内平滑肌收缩，肠壁平滑肌舒张，抑制肠蠕动和肠腺分泌；副交感神经兴奋促使肠黏膜内平滑肌舒张，肠壁平滑肌收缩，促进肠蠕动和肠腺分泌；其感觉纤维伴随内脏运动纤维经迷走神经和内脏大小神经至脑和脊髓。

二、空肠和回肠

（一）空、回肠的位置与形态

空肠（jejunum）、回肠（ileum）在腹腔内迂曲盘旋形成肠袢，两者之间没有明显的分界。空肠始于十二指肠空肠曲，占空、回肠全长的近侧2/5，位居于腹腔的左上部；回肠占空、回肠全长的远侧3/5，在右髂窝续于盲肠，回肠主要位于腹腔右下部，部分可达盆腔内。

空肠消化吸收功能旺盛，大量的钙、镁、铁和营养物质经十二指肠和空肠吸收，其管径一般比较粗，壁较厚，色较红，血管丰富，系膜内血管弓和脂肪均较少。而回肠消化吸收功能较弱，但具有特殊的吸收功能，即主动吸收胆盐和维生素B_{12}，其管径较细，壁较薄，颜色稍白，血管比较少，系膜血管弓较多，脂肪也较丰富（图10-4-7）。

中肠发生过程旋转异常、肠管发育缺陷和卵黄囊残留等因素可引起小肠的先天性异常，如先天性脐疝（小的仅包容一段肠管，大的可能包容整个空肠和回肠，甚或包括肝、胰或脾）、梅克尔憩室（发生率为2%，男性较女性多2倍，常见于回盲部80cm以内的回肠壁上）、小肠管腔发生异常（空肠和回肠的狭窄、闭锁或双管腔存在）及小肠位置异常等。

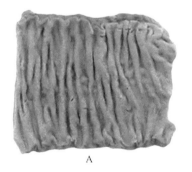
A

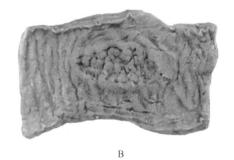
B

图 10-4-7　空肠、回肠黏膜

A.空肠；B.回肠

（二）空肠和回肠壁的结构

空肠和回肠是消化吸收的主要场所，肠管壁具有消化管的典型4层结构。浆膜表面被覆单层扁平上皮，再生能力很强。肌层的厚度由空肠向回肠逐渐变薄，表明小肠的蠕动和消化吸收能力由近侧段向远侧段逐渐减弱。肠壁纵肌层和环肌层之间的神经丛内主要有副交感神经节后神经元，也有交感神经节后纤维和感觉神经纤维。黏膜下层含丰富的肠腺、血管、淋巴管和神经组织，在近肌层处有大量神经纤维和神经细胞组成的黏膜下神经丛。黏膜层表面被覆单层柱状上皮，空肠与回肠的黏膜形成许多环行皱襞，襞上有大量小肠绒毛，据统计小肠黏膜面每$1mm^2$至少有30～40个绒毛，加之环行皱襞的存在，使小肠肠管表面面积超过$200m^2$，显著增加了小肠的吸收面积。空肠黏膜环行皱襞高而密，黏膜内散在有孤立淋巴滤泡，回肠环行皱襞低而疏，黏膜内除有孤立淋巴滤泡外，尚有集合淋巴滤泡。孤立淋巴滤泡直径为1～2mm，肉眼不易分辨。集合淋巴滤泡主要分布于回肠末段80cm以内，位于肠管游离缘侧的壁内，肉眼可见，呈梭形，长径1～3cm，有

20～30个，其长轴与小肠长轴一致。

（三）空肠和回肠的血管

空肠和回肠的血液供应来自肠系膜上动脉（superior mesenteric artery），其起点在腹腔干下方1cm，位于肾上腺中动脉和肾动脉之间。起始处管径为1cm，长度为20～25cm。肠系膜上动脉的分支小肠动脉供应空肠和回肠，其数目不定，少则8支，多达24支，一般（76%）为13～18支。小肠动脉位于肠系膜两层之间，分支相互吻合成动脉弓，可达3～5级。回肠末段由肠系膜上动脉向右侧分出的最下一个分支回结肠动脉（回肠支）供血，此支常与肠系膜上动脉终末支吻合成动脉弓。空肠和回肠的血流经肠系膜上静脉注入门静脉。

（四）空肠和回肠的淋巴

空肠和回肠的淋巴在肠绒毛中心的乳糜管形成，经肠壁的淋巴管丛汇集成淋巴管，伴血管走行，注入肠系膜淋巴结。肠系膜淋巴结可分为3组。第1组位于小肠动脉终末支之间；第2组位于空肠和回肠的各级动脉弓之间；第3组位于肠系膜根部，沿空、回肠动脉起始部排列，其输出管注入肠系膜上淋巴结。肠系膜上淋巴结的输出管一部分注入腹腔淋巴结，并汇合腹腔淋巴管的输出管组成肠干，注入乳糜池；另一部分直接注入胸导管的起始部。

（五）空肠和回肠的神经

空肠和回肠的神经支配来自腹腔丛及其副丛肠系膜上丛，其副交感神经节前纤维来自迷走神经，其交感神经节后纤维来自腹腔神经节或肠系膜上神经节，其感觉纤维是T_6～T_{12}脊神经后根节细胞的周围突，随交感神经纤维至肠管壁。交感神经兴奋时，空、回肠蠕动减弱，血管收缩；副交感神经兴奋时，空、回肠蠕动增强，腺体分泌增加。

第五节　大　　肠

大肠是消化管的下段，全长约1.5m，分为盲肠、阑尾、结肠、直肠和肛管。大肠的管径以阑尾最细，盲肠最粗，结肠依次逐渐减小。大肠的功能是吸收水分和盐类，分泌黏液，容纳消化吸收后的食物残渣，最后其经直肠和肛管排出体外。

一、盲肠和阑尾

（一）盲肠和阑尾的位置、形态

盲肠（cecum）是大肠的起始部，一般长6～7cm。盲肠位于右髂窝内（有的人可高达肝下或低至盆腔内），下端为膨大的盲端，左侧与回肠末端相连，上续升结肠，以回盲瓣与升结肠及回肠为界（图10-5-1）。回盲瓣是回肠末端突入盲肠所形成的上、下两个半月形的瓣，此瓣的作用为阻止小肠内容物过快地流入大肠，以便食物在小肠内充分消化吸收，并可防止盲肠内容物逆流至回肠。由于回肠管径小于盲肠，衔接处又接近直角，因此回盲部肠套叠比较多见。盲肠的形态多样，有管型、圆锥型、漏斗型及壶腹型等。

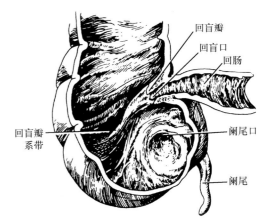

图10-5-1　回盲部

阑尾（vermiform appendix）是连于盲肠的细长盲管，其长短、粗细、位置都有变异（图10-5-2）。阑尾一般长5～7cm，外径为0.5～1cm。阑尾根部位置比较固定，它在右下腹部的右髂窝内，连于盲肠内侧壁的后下方，沿盲肠表面的结肠带向下追踪就能到达阑尾的根部。阑尾根部的体表投影是脐与右髂前上棘连线的中、外1/3交点处，此点又称麦氏（McBurney）点，阑尾炎时此处有明显压痛。阑尾根部与盲肠关系是固定的，但阑尾的尖端是游离的，它可以指向许多方向，常见的有5种：①回肠前位，约占28%，阑尾在回肠末段前方，尖端指向左上；②盆位，约占26%，阑尾跨腰大肌前面入盆腔，尖端可触及闭孔内肌或盆腔器官；③盲肠后位，约占24%，阑尾在盲肠后方，髂肌前面，尖端向上，一般仍有系膜为腹膜内位，少数在壁腹膜外贴连髂肌；④回肠后位，约占8%，阑尾在回肠末段后方，尖端指向左上；⑤盲肠下位，约占6%，阑尾在盲肠后下，尖端指向右下。盲肠的位置发生变化时，阑尾的位置也相应发生变化。高位阑尾可达肝下，低位阑尾可完全降到盆腔。

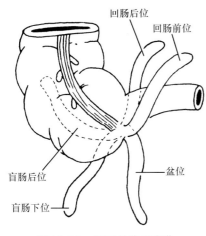

图 10-5-2 阑尾的位置变化

（二）盲肠和阑尾的毗邻

盲肠多位于右髂窝内，后面邻接右侧髂肌和髂腹股沟神经，内侧邻接右侧腰大肌、输尿管和生殖股神经，前面在右侧腹股沟韧带外侧半上方邻接腹前壁，盲肠空虚时，常有大网膜或小肠袢伸入盲肠与腹前壁之间。

不同位置的阑尾邻接不同的器官，在阑尾炎时症状和体征不同，如盲肠或结肠后位的阑尾直接邻接髂腰肌及其表面的神经，阑尾发炎可刺激髂腰肌、髂腹股沟神经和生殖股神经，引起股前部或会阴部疼痛，髂腰肌征明显。

（三）盲肠和阑尾的结构

阑尾虽细小，但仍具有消化管的4层结构。浆膜包绕阑尾并延续为阑尾系膜，纵肌层在阑尾根部延伸为结肠带，阑尾基部环肌层增厚，有类似括约肌的功能。在固有层和黏膜下层内有许多淋巴滤泡，滤泡的外带有明显的成熟淋巴细胞，表明阑尾是消化系统的一个防御器官。

（四）盲肠和阑尾的血管

盲肠和阑尾的血液供应来自回结肠动脉（图10-5-3）。回结肠动脉发出回肠支、结肠支及盲肠支，回肠支的一个重要分支是阑尾动脉，经回肠末段后方下行，进入阑尾系膜，并常发出一返支与盲肠后动脉吻合。盲肠支由回结肠动脉发出后行向右侧，在腹后壁分为盲肠前动脉和盲肠后动脉。盲肠和阑尾的静脉与同名动脉伴行，注入回结肠静脉，经肠系膜上静脉回流至门静脉。

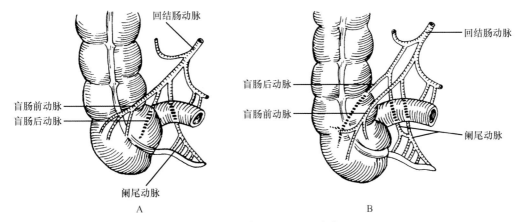

图 10-5-3 盲肠和阑尾的动脉

A. 1支型；B. 2支型

（五）盲肠和阑尾的淋巴

盲肠的淋巴管随盲肠血管走行，先注入位于盲肠前、后方的盲肠前、后淋巴结，其输出管随盲肠前、后血管回流至回结肠淋巴结。阑尾的淋巴管先注入阑尾系膜内的阑尾淋巴结，其输出管伴随阑尾血管注入回结肠淋巴结，回结肠淋巴结的输出管伴随同名血管，向上注入肠系膜上淋巴结。

（六）盲肠和阑尾的神经

盲肠和阑尾的神经支配均来自肠系膜上丛，其中副交感神经节前纤维来自迷走神经，交感神经节后纤维来自腹腔神经节，内脏感觉纤维伴随下胸部交感神经进入下胸部脊髓。

二、结　肠

结肠是盲肠口以上到直肠上端的大肠，包括升结肠、横结肠、降结肠和乙状结肠。

（一）结肠的形态、分部及毗邻

结肠和盲肠外形上具有3种特征性结构（图10-5-4）：结肠带，有3条，由肠壁的纵行肌增厚而成，沿肠的纵轴排列，3条结肠带均汇集于阑尾根部；结肠袋，是由于结肠带短于肠管的长度，肠壁形成皱褶，呈袋状向外膨出而成；肠脂垂，为沿结肠带两侧分布的许多小突起，由浆膜及其所包含的脂肪组织形成。

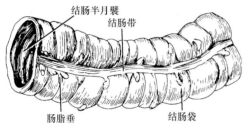

结肠半月襞
结肠带
肠脂垂
结肠袋

图10-5-4　结肠的特征性结构

1. 升结肠（ascending colon）　始于盲肠，沿腹腔右外侧区上行，至肝右叶下方转向左，形成结肠右曲，移行于横结肠，行程长12～20cm。升结肠一般为腹膜间位，其后方借疏松结缔组织与腹后壁相贴，因此结肠病变有时累及腹膜后隙。少数人升结肠为腹膜内位，有系膜，活动性增大。升结肠内侧为右肠系膜窦及回肠肠袢；外侧与腹壁间形成右结肠旁沟。结肠右曲后面贴邻右肾，内侧与十二指肠相邻，前上方有肝右叶与胆囊。肾周围脓肿或肝脓肿偶可溃入结肠；胆囊结石时，胆囊可与肠壁粘连，形成瘘管，结石可进入结肠。

2. 横结肠（transverse colon）　始于结肠右曲，向左呈下垂的弓形横过腹腔中部，至脾前端折转下行，形成结肠左曲，续于降结肠，一般长40～50cm。横结肠为腹膜内位器官，有系膜、大网膜与其相连。横结肠系膜根附着于十二指肠降部、胰与左肾的前面；横结肠始末两端系膜短，较固定，中间部系膜长，活动度大。横结肠上方与肝、胃相邻，下方与空肠、回肠相邻，因此，常随肠、胃的充盈变化而升降，胃充盈或直立时，横结肠中部大多降至脐下甚至垂入盆腔。结肠左曲位置高于右曲，相当于第10～11肋水平，借膈结肠韧带附于膈下后方贴靠胰尾与左肾，前方邻胃大弯并为肋弓所掩盖，因此，结肠左曲肿瘤触诊通常不易发现，应予以注意。

3. 降结肠（descending colon）　始于结肠左曲，沿腹腔左外侧区腹后壁下降，至左髂嵴水平续于乙状结肠，长25～30cm。降结肠属腹膜间位。内侧为左肠系膜窦及空肠肠袢，外侧为左结肠旁沟，此沟上端为膈结肠韧带所阻隔，下方与盆腔相通，因此，沟内的积液只能向下流入盆腔。

4. 乙状结肠（sigmoid colon）　平左髂嵴续自降结肠，呈乙状弯曲跨过左侧髂腰肌、髂外血管、精索内血管及输尿管前方降入盆腔，平第3骶椎续于直肠，长约40cm。乙状结肠属腹膜内位，有较长的乙状结肠系膜，活动度较大，可降入盆腔，也可移至右下腹遮盖回盲部，增加阑尾切除术的复杂性，有时也可发生乙状结肠扭转。

（二）结肠管壁的结构

结肠管壁黏膜层的固有膜较厚，有许多孤立淋巴结和大量肠腺（图10-5-5）。黏膜上皮层具有渗透特性，能吸收和分泌水分和盐类。结肠管腔表面平滑，除半月襞外无其他环行皱襞。肌层的环形肌较厚，包绕整个肠管，并突入半月襞内，加深半月襞的形成；纵行肌集中形成3条结肠带，由于纵行肌短于结肠长度，半月襞突入肠腔，结肠管腔在半月襞之间向外突出形成结肠袋。浆膜层是腹膜的延续，升、降结肠后面无浆膜，借疏松结缔组织与腹后壁结构相连。浆膜下脂肪组织聚集形成肠脂垂。

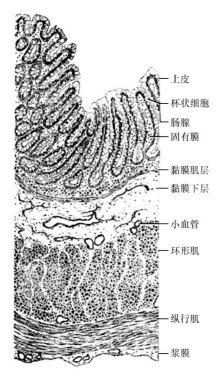

图10-5-5　结肠的组织结构

上皮
杯状细胞
肠腺
固有膜
黏膜肌层
黏膜下层
小血管
环形肌
纵行肌
浆膜

（三）结肠的血管

结肠的血液供应来自肠系膜上、下动脉（图10-5-6）。肠系膜上动脉分布到结肠的动脉分支如下：①回结肠动脉，除分支供应回肠、盲肠和阑尾外，还发出结肠支供应升结肠下部；②右结肠动脉，在升结肠内侧分为升支和降支，供应升结肠上2/3和结肠右曲；③中结肠动脉，在结肠右曲附近分为左支和右支，右支供应横结肠右侧1/3，左支供应横结肠左侧2/3。肠系膜下动脉分布到结肠的动脉分支如下：①左结肠动脉，在降结肠内侧分为升支和降支，供应降结肠、结肠左曲和横结肠左半，有时可以代替部分中结肠动脉的分布范围，特别是当中结肠动脉细小或缺如的情况下；②乙状结肠动脉，常为2～3支，每条乙状结肠动脉都分为升支和降支，相邻的升降支彼此吻合，分布至乙状结肠下段和直肠上段。

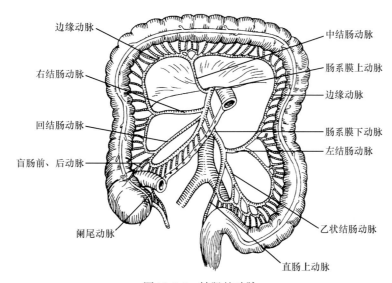

边缘动脉
右结肠动脉
回结肠动脉
盲肠前、后动脉
阑尾动脉
中结肠动脉
肠系膜上动脉
边缘动脉
肠系膜下动脉
左结肠动脉
乙状结肠动脉
直肠上动脉

图10-5-6　结肠的动脉

结肠的静脉血流经肠系膜上、下静脉回流。肠系膜上静脉接收横结肠右半、升结肠、盲肠、阑尾、空肠、回肠、十二指肠和胰头的静脉回流，在胰颈后方还接受胃下部和大网膜的静脉回流。肠系膜下静脉收集直肠、乙状结肠和降结肠的血液回流。

（四）结肠的淋巴

结肠的淋巴结可分为3组：结肠旁淋巴结（沿升结肠、降结肠内侧缘及横结肠、乙状结肠的系膜缘排列）、结肠中间淋巴结（沿右结肠动脉、中结肠动脉、左结肠动脉和乙状结肠动脉分群排列）和结肠终末淋巴结（沿肠系膜上、下动脉排列）。升结肠和横结肠右半的淋巴分别经右结肠淋巴结和中结肠淋巴结注入肠系膜上淋巴结；横结肠左半、降结肠和乙状结肠的淋巴分别经左结肠淋巴结和乙状结肠淋巴结，注入肠系膜下淋巴结（图10-5-7）。

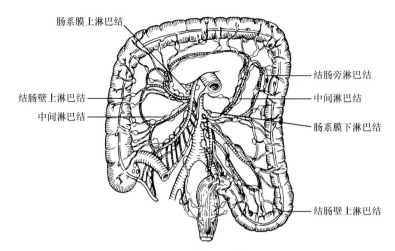

图 10-5-7　结肠的淋巴

图中标注：
肠系膜上淋巴结
结肠壁上淋巴结
中间淋巴结
结肠旁淋巴结
中间淋巴结
肠系膜下淋巴结
结肠壁上淋巴结

（五）结肠的神经

结肠受内脏神经支配，升结肠和横结肠右 2/3 的交感神经来自腹腔神经节和肠系膜上神经节，副交感神经来自迷走神经，神经纤维组成肠系膜上丛，伴随肠系膜上动脉及其分支分布。横结肠左 1/3、降结肠和乙状结肠的交感神经来自肠系膜下神经节，副交感神经来自盆内脏神经，盆内脏神经的部分纤维参与肠系膜下丛，沿肠系膜下动脉及其分支分布。一般来说，交感神经抑制肠腺分泌和肠壁平滑肌收缩，而副交感神经促进肠腺分泌和肠壁肌层收缩。

三、直肠和肛管

直肠和肛管分别属于盆腔和会阴部的器官，为大肠的末段，是乙状结肠向下的延续，它们的血液供应、神经支配和淋巴回流与腹部的关系密切。

（一）直肠和肛管的位置、形态及毗邻

直肠（rectum）位于小骨盆腔的后部、骶骨的前方。其上端于第 3 骶椎平面与乙状结肠相接，向下沿第 4～5 骶椎和尾骨前面下行，穿过盆膈移行于肛管，全长 10～14cm。直肠并非笔直，在矢状面上有两个弯曲：直肠在骶骨、尾骨前方下降，形成凸向后方的弯曲，称骶曲；直肠绕过尾骨尖形成凸向前方的弯曲，称会阴曲。在冠状面上，直肠还有 3 个侧方弯曲，但不甚恒定，一般中间较大的一个弯曲凸向左侧，上、下两个突向右侧。

当插入直肠镜、乙状结肠镜时，必须注意这些弯曲，以免损伤肠壁。直肠下段肠腔膨大，称为直肠壶腹。直肠后面正中邻接最下 3 个骶椎和尾椎、骶正中神经、奇神经节和直肠上神经，直肠后外侧邻接梨状肌、最下 3 对骶神经和尾神经前支、交感干、骶外侧神经、盆神经丛、尾骨肌和肛提肌的髂尾肌。男性直肠在腹膜反折线以上邻接膀胱底部及落入直肠膀胱陷凹内的回肠和乙状结肠肠袢，在腹膜反折线以下邻接膀胱底下部、精囊腺、输精管、输尿管和前列腺，由于其毗邻关系，目前临床上可采用高频超声经直肠对前列腺癌进行辅助诊断。女性直肠在腹膜反折线以上邻接子宫和阴道上部及落入直肠子宫陷凹内的回肠和乙状结肠肠袢，在腹膜反折线以下邻接阴道下部（图 10-5-8，图 10-5-9）。

肛管（anal canal）的上界为直肠穿过盆膈的平面，下止于肛门，长约 4cm，肛管前壁较后壁短，肛管后壁借肌纤维性肛尾韧带连于尾骨尖，肛管前壁借肌性会阴体，男性连于尿道膜部和球海绵体，女性连于阴道下端；肛管外侧壁与坐骨直肠窝相邻。肛管全长为肛门括约肌所包绕，平时处于收缩状态，其生理功能是控制粪便排泄。肛门括约肌包括肛门内括约肌（sphincter ani internus）与肛门外括约肌（sphincter ani externus）。肛门内括约肌为直肠壁的环形肌层在肛管处明显增厚形成，属于不随意肌，仅有协助排便的作用，无括约肛门的功能。肛门外括约肌为环绕肛门内括约肌周围的横纹肌，按其纤维所在位置，又可分为皮下部、浅部及深部。皮下部位于肛管下端皮下，肌束呈环形，前方附着于会

阴中心腱，后方附着于肛门下端皮下及肛尾韧带，其上缘与肛门内括约肌的下缘相邻。此两肌之间有直肠纵行肌、肛提肌及其筋膜下降而合成的肛门肌间隔穿行，此肌间隔为弹性纤维束，向下一部分绕肛门内括约肌下缘止于白线及痔环，一部分穿肛门外括约肌皮下部至肛周皮肤。手术损伤或需要切断此部时，不致引起大便失禁。浅部为椭圆形肌束，位于皮下部深层，围绕肛管下部

的肛门内括约肌，前方纤维止于会阴中心腱，后方纤维连于尾骨。深部为环形肌束，在浅部上方，其深部的纤维与耻骨直肠肌融合。由肛门外括约肌的浅部、深部，耻骨直肠肌，肛门内括约肌及直肠壁纵行肌层的下部等，在肛管与直肠移行处的外围共同构成的强大肌环，称肛管直肠环（anorectal ring）。此环对括约肛门有重要作用，手术时若不慎将其切断，可引起大便失禁。

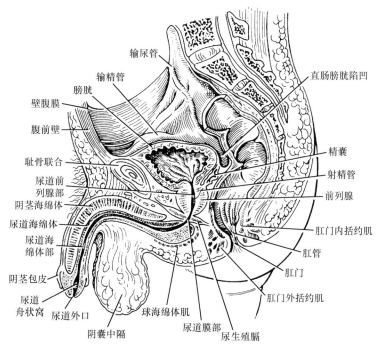

图 10-5-8　男性骨盆正中矢状切面

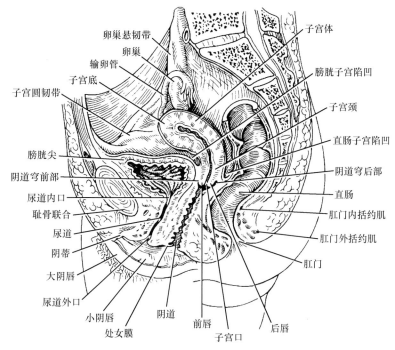

图 10-5-9　女性骨盆正中矢状切面

（二）直肠和肛管管壁的结构

直肠在排空时，直肠肛管部有纵行皱襞，充盈时消失。直肠壶腹部有几个半月形的横行或水平皱襞，又称Houston瓣，直肠充盈时，横襞更为明显。比较恒定的横襞有3～5个，其中最大且恒定的1个横襞在壶腹上份，其内环形肌层明显，常被称为第3肛门括约肌，位居前右侧壁，距肛门9～11cm，可作为直肠镜检查的定位标志（图10-5-10）。

肛管内面有6～10条纵行的黏膜皱襞，称肛柱，柱内有动脉、静脉及纵行肌。肛柱下端的邻面之间，彼此借半月形黏膜皱襞相连，这些半月形黏膜皱襞称肛瓣。肛瓣与肛柱下端共同围成的小隐窝称肛窦，窦口向上，肛门腺开口于此，窦内通常积存粪屑，易于感染而发生肛窦炎。肛柱下端与肛瓣基部连成锯齿状环行线，环绕肠管内面，称齿状线（dentate line）。齿状线上、下覆盖的上皮、血液供应、淋巴引流及神经分布完全不同（表10-5-1）。在齿状线的下方，肛管内面由于肛门内括约肌紧缩，而形成略微凸起的环形带，称肛梳，该处皮肤轻度角化，深部有静脉丛。在肛门上方1～1.5cm处，在活体上可见皮肤上有浅蓝色的环形线，称白线，它的位置相当于肛门内、外括约肌之间，白线至齿状线的距离约为1cm。肛门指诊可触知此处有一环形浅沟，称括约肌间沟。

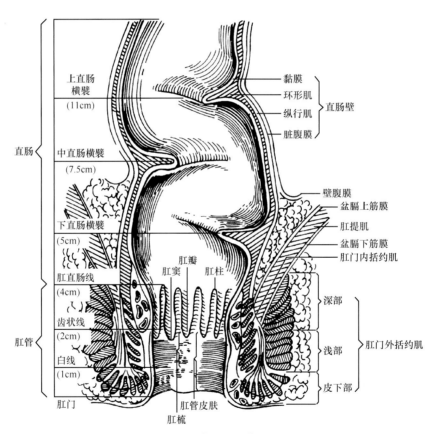

图10-5-10　直肠和肛管（腔面）

表10-5-1　齿状线上、下结构的区别

	齿状线以上	齿状线以下
上皮	复层立方上皮（黏膜，属内胚层）	复层扁平上皮（皮肤，属外胚层）
动脉	直肠上、下动脉	肛动脉
静脉	肠系膜下静脉、髂内静脉	阴部内静脉
淋巴引流	肠系膜下淋巴结、髂内淋巴结	腹股沟浅淋巴结
神经分布	内脏神经（痛觉不敏感）	躯体神经（痛觉敏感）

（三）直肠和肛管的血管

直肠和肛管的血液供应来自直肠上动脉、直肠下动脉、肛动脉和骶正中动脉（图10-5-11）。直肠上动脉是肠系膜下动脉的延续，分支供应直肠上部，并与直肠下动脉吻合。直肠下动脉为髂内动脉的分支，有时发自阴部内动脉和臀下动脉，主要分布于直肠下部，与直肠上动脉和肛动脉吻合。肛动脉是阴部内动脉在坐骨直肠窝的分支，穿出阴部管后分为2～3支，供血给肛门周围的皮肤、肛门内括约肌、肛门外括约肌和肛瓣以下的肛管。在肛管下段，肛动脉与直肠上、下动脉发生吻合。骶正中动脉发出分支供血给直肠与肛管连接处的肛管后壁，与直肠下动脉吻合。

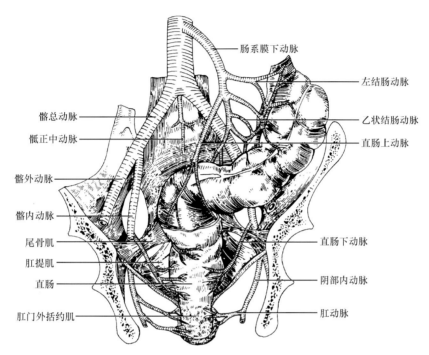

图10-5-11　直肠和肛管的动脉

直肠和肛管的静脉在肠管壁内形成直肠静脉丛，肌层以外为直肠外静脉丛，肌层以内为直肠内静脉丛。直肠内静脉丛是门静脉与腔静脉之间的重要交通途径，也是痔的发生部位。直肠内静脉丛以齿状线为界分上、下两部。齿状线以上称为痔内丛，向上汇合成7～8条静脉，在距肛门以上7.5cm处穿出直肠肌层，注入两侧的直肠上静脉，后经门静脉回流；齿状线以下称为痔外丛，痔外丛注入肛静脉，在坐骨直肠窝内伴随肛动脉，向外侧注入阴部内静脉，后经下腔静脉回流。

（四）直肠和肛管的淋巴

直肠旁淋巴结位于直肠和肛管的周围，多沿直肠上动脉排列，大致可划分为上、中、下三组。上组淋巴管收集直肠壶腹部的淋巴回流，它们的输出管沿直肠上神经走行，汇合乙状结肠的淋巴管，注入肠系膜下淋巴结群，经腹主动脉旁淋巴结群回流。中组淋巴管收集直肠壶腹以下至齿状线以上的淋巴回流。下组淋巴管汇集齿状线以下肛管和肛门周围皮下淋巴管丛的淋巴回流。一般认为，齿状线是肛管淋巴回流的分水岭，齿状线以上的淋巴管汇入盆腔的淋巴结，而齿状线以下的淋巴管汇入腹股沟淋巴结（图10-5-12）。

（五）直肠和肛管的神经

直肠和齿状线以上的肛管由内脏神经支配，其交感神经来自上、下腹下丛，随直肠上血管走行，分布于直肠下部和肛门内括约肌。副交感神经来自盆内脏神经，沿骶神经前行，参与直肠两侧的下腹下丛。齿状线以下的肛管由躯体神经支配，第4骶神经前支经阴部神经分出的肛神经分布至肛管下段的皮肤和肛门外括约肌。因此，直肠肛管的排便活动既可由内脏神经反射引起，又可受躯体神经的随意控制（图10-5-13）。

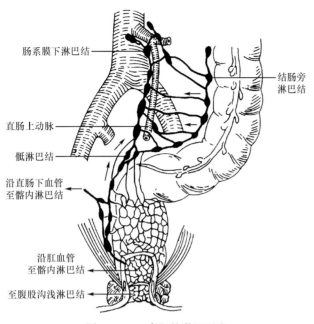

肠系膜下淋巴结

结肠旁淋巴结

直肠上动脉

骶淋巴结

沿直肠下血管至髂内淋巴结

沿肛血管至髂内淋巴结

至腹股沟浅淋巴结

图 10-5-12 直肠的淋巴回流

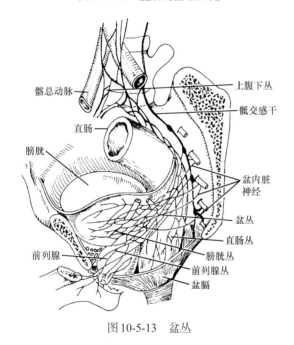

髂总动脉

直肠

膀胱

前列腺

上腹下丛

骶交感干

盆内脏神经

盆丛

直肠丛

膀胱丛

前列腺丛

盆膈

图 10-5-13 盆丛

第六节 胰 管

胰管分主胰管和副胰管。

一、主 胰 管

主胰管 (main pancreatic duct) 通常称胰管 (pancreatic duct), 在胰腺实质内从胰尾起始自左向右穿胰体, 靠近胰的后面 (图 10-6-1)。主胰管平均长 13.8cm (8.2～19.1cm), 管径从左向右逐

渐增大, 尾端管径平均为 0.2cm, 头端管径平均为 0.4cm。胰管有两个生理狭窄区, 分别在头、体交界处及胰体中 1/3 处, 胰管在胰尾、胰体内经行中有 15～20 对小的胰腺管呈直角汇入胰管, 这些小支主要有头上支、头下支 (即钩突支)、体上支、体下支、尾上支和尾下支 (图 10-6-1)。主胰管至胰颈则向下、向后、向右达十二指肠降部后内侧壁处与胆总管并行一段, 位于胆总管的左、内、下方, 胰管与胆总管一起斜穿十二指肠壁, 末端管径缩窄, 而后与胆总管汇合。胆总管与胰管汇合的形式主要有 3 种: ①胰管以距十二指肠大乳头开口不同距离汇合于胆总管, 汇合后的管腔扩大, 形成肝胰壶腹 (hepatopancreatic ampulla, ampulla of Vater), 此型占 85%; 或不扩大 (不形成壶腹), 此型占 5%。我国汇合者有 81.7% (250/306)。②胆总管和胰管彼此靠近, 但分别开口于十二指肠大乳头, 约占 9%。我国资料显示此两管不汇合的有 18.3% (56/306)。③胆总管与胰管分别开口于十二指肠不同点。如上所述, 主胰管平均长 13.8cm (8.2～19.1cm), 管径从左向右逐渐增大, 尾端管径平均 0.2cm, 头端管径可达 0.4cm。因此影像学检查若发现胰管直径超过 0.4cm, 即可认为胰管扩张。

肝胰壶腹开口于十二指肠降部后内侧壁的十二指肠大乳头 (major duodenal papilla) 顶端 (图 10-6-1)。扫描电镜显示大乳头口形态不规则, 其附近的大乳头黏膜形成纵横交错的皱襞并围成窦腔向十二指肠腔开放。乳头形状: 在内镜下其呈粉红色乳头状隆起 (45.7%)、半球形 (28.7%) 或扁平形 (25.6%)。乳头上方有纵行走向的口侧隆起, 其表面有数条环行的缠头皱襞, 乳头下方有 1～3 条小带。十二指肠纵襞的出现率为 96%, 其可作为寻找十二指肠大乳头的标志, 72% 的纵襞形态为均匀的条形, 其他有锥形、倒锥形和棱形。纵襞长度平均为 29.4mm, 距幽门平均 73.3mm, 其长轴与胆总管的夹角为 40.1°±11.8°, 而与胰管的夹角几乎为直角, 故临床上行内镜逆行胰胆管造影时, 导管从正面垂直方向插入乳头开口易显示胰管。大乳头与纵襞的位置关系如下: 大乳头可在纵襞上下端间任一点 (36%)、纵襞上端 (24%)、纵襞下端 (18%), 少数在纵襞左侧 (16%) 或右侧 (2%)。在大乳头上方的纵襞内有胆总管者占 26%。

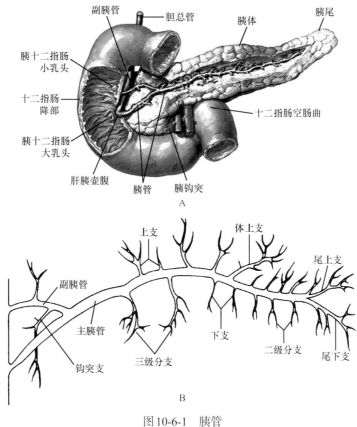

图 10-6-1 胰管
A.胰管的行程与汇合；B.胰管的命名

胰管末端和壶腹处有括约肌，Oddi把其分为三部分：①胆总管括约肌，为一环形肌，位于胆总管末端，是胆总管最强的肌纤维，它收缩可关闭胆总管下端；②胰管括约肌，位于胰管末端，常不完全，有时缺如；③肝胰壶腹括约肌，由十二指肠的环形肌纤维组成。以上三部分括约肌统称为Oddi括约肌（图10-6-2）。

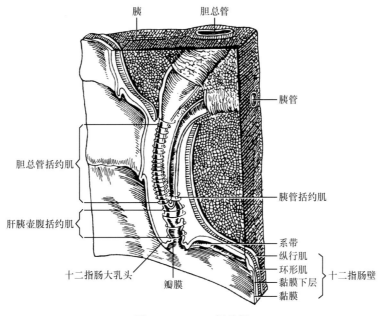

图 10-6-2 Oddi括约肌

二、副 胰 管

副胰管（accessory pancreatic duct）向上行于胰管的前方，与胰管有交通管相通（90%）。副胰管继续向上至胰头上部的前部，后即穿十二指肠降部的后内侧壁，开口于十二指肠大乳头上方约2cm偏前的十二指肠小乳头（minor duodenal papilla）。也有副胰管左端在胰颈处连于胰管；或不连而在胰头上部偏前面右行，开口于十二指肠小乳头。寻找副胰管和十二指肠小乳头的方法：可以胃十二指肠动脉或其分支胰十二指肠上动脉为标志，因为副胰管在该动脉后方（从手术角度看即深面或下方）在胰头实质内由左向右穿入十二指肠降部的壁。这种紧密关系也可导致消化性溃疡手术时意外损伤副胰管。

主胰管和副胰管的相互关系较复杂，根据我国100例解剖资料统计，共有6种类型：①主胰管横贯胰腺的全长，末端与胆总管汇合后开口于十二指肠大乳头。副胰管短而细，位于胰头的上部，左端与主胰管相通，右端开口于十二指肠小乳头。②无副胰管，胰头上部有一小胰管与主胰管相通，另一端为多支细小胰管而不开口于十二指肠。③副胰管扩张并横贯胰腺全长，已代替主胰管的功能，其末端开口于十二指肠小乳头，主胰管反而细小，位于胰头下部，与副胰管不连通，另一端与胆总管共同开口于十二指肠大乳头。④副胰管较细，钩突的小胰管汇入副胰管，副胰管与胰管相通，另一端开口于十二指肠小乳头。⑤副胰管较细，在胰头下部与胰管相通，经胰管浅面斜向右上方，开口于十二指肠小乳头。⑥胰管在胰头部呈圆圈形，副胰管连于圆圈形上方尾侧的胰管。有统计表明主胰管出现率为95%（其中80%为粗大的主胰管，15%为细小的主胰管），主胰管完全缺如者约占5%。副胰管出现率为80%（其中40%为粗大的副胰管，40%为细小的副胰管），副胰管完全缺如者约占20%。对于主胰管和副胰管的开口，两者之间的关系常有变化（图10-6-3），如主胰管可由胰尾部经胰体、胰颈直达胰头，开口于正常的十二指肠小乳头处，而副胰管则从胰头下部起始，与胆总管汇合，开口于正常的十二指肠大乳头处，此型在行ERCP时见不到主胰管显影。又如主胰管正常，而副胰管起于胰头上部，反向至胰颈注入主胰管，此型副胰管不直接开口于十二指肠。

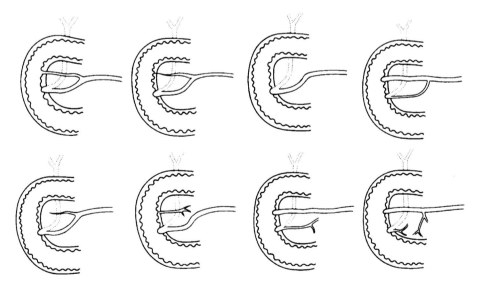

图10-6-3　主胰管、副胰管开口的变化情况

三、胰管壁的结构

主胰管从胰尾至胰头行经胰腺全长，沿途接受小的导管汇入。与腺泡相连的一段细而长的导管称闰管，其伸入腺泡的一段成为泡心细胞，另一端汇入小叶内导管；闰管上皮为单层扁平上皮，小叶内导管的上皮为单层立方上皮，闰管和小叶内导管上皮细胞的腔面均有少许微绒毛和小泡状的突出物。小叶内导管出小叶后，在小叶间结缔组织隔内汇成小叶间导管，后者又汇入主胰管。

小叶间导管的上皮为单层柱状上皮，在柱状上皮细胞之间有杯状细胞。主胰管管壁稍厚，可分层。主胰管在接近十二指肠处，其固有膜内有小的黏液腺，弹性纤维明显，黏膜外有薄层环形平滑肌及结缔组织。

第七节　肝外胆道

一、肝外胆道的组成、分部与毗邻

（一）胆囊

1. 胆囊的位置、分部和毗邻　胆囊（gallbladder）位于肝下面的胆囊窝内，借疏松结缔组织与肝相连。胆囊充盈时，突向前的胆囊底与腹前壁紧贴。胆囊的上方是肝，下方是横结肠和十二指肠，左侧是胃的幽门，右侧是结肠右曲，前方是腹前壁。

胆囊呈梨形，我国人胆囊长5.30～9.73cm，宽2.03～5.51cm，容量为40～60ml，胆囊颈部梗阻胆囊显著扩张时容量可达正常容量的数倍。胆囊可分为底、体、漏斗部和颈四部（图10-7-1）：底（fundus）圆隆，完全被腹膜包被，多数突出或平于肝右叶下（前）缘胆囊切迹处，胆囊底的体表投影点为右锁骨中线与第9肋软骨的交点处或右肋弓与腹直肌外缘的交点。临床检查胆囊压痛点的墨菲（Murphy）征，就按压此处。体（body）与底部无明显界限，体向后上延续于漏斗部，漏斗（infundibulum）是体与颈之间的部分，通常被认为是体的一部分，是从体连到颈（neck）的圆锥形部分，有时与体之间有一缩窄，其明显地将两者分开，漏斗部是胆囊动脉至胆囊壁的进入处。颈部的延伸形成胆囊管，长2.5～4cm，管径2～4mm。漏斗部壁的侧面向下向后偏心膨出，似一憩室，称为Hartmann囊（Hartmann pouch），它紧密地位于胆囊管下面，并常把胆囊管隐匿起来。胆囊底及胆囊体下面紧邻十二指肠上部和降部，甚至与横结肠起始部接触，在胃十二指肠溃疡或胆囊炎、胆囊结石时，若有穿孔，两器官之间常形成粘连，可能形成胃十二指肠胆囊瘘或横结肠胆囊瘘，胆结石可进入十二指肠或横结肠。当胆总管梗阻（如胰头癌）发生黄疸时，可利用此解剖关系行胆囊十二指肠吻合术。胆囊及胆囊窝形

成肝肾隐窝上界的大部分，右结肠旁沟的上入口，故在胆道手术后，血性或脓性渗出物可沉积于肝肾隐窝，并向上可至右肝上间隙扩散，或向下经右结肠旁沟扩散至盆腔。

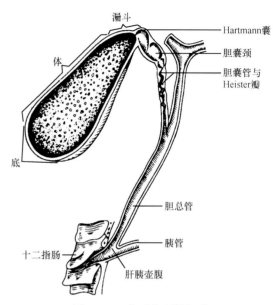

图10-7-1　胆囊与肝外胆道

2. 胆囊管（cystic duct）　形态多变，大多呈弯曲的波浪状，也有直线走行的。胆囊管内有一连续的5～12个半月形黏膜皱襞，称螺旋襞，螺旋形结构的瓣可使胆囊管不致过度膨大或缩窄，有利于胆汁进入和排出。瓣的隆嵴也能使临床插入导管探查或胆石通过困难甚至嵌顿。瓣的隆嵴在胆管造影图像上使胆管外形呈弯弯曲曲外观，这不同于肝管的影像。根据我国人群调查资料分析，胆囊管长度差异很大，成人以2.5～4.0cm多见，儿童胆囊管长度为0.6～1.5cm者占71%，在行胆囊切除术时，应紧靠胆总管处，避免遗留过长的胆囊管残端。胆囊管从胆囊颈起始，在肝十二指肠韧带中1/3从右侧以锐角与肝总管汇合成胆总管，胆囊管与肝总管的汇合形式多样（图10-7-2），胆囊管与胆总管汇合的形式和汇合位置的变化有重要临床意义。胆囊管与肝总管的汇合形式常见的有角型、平行型和螺旋型3种。角型指胆囊管和肝总管成角相交，胆囊管与肝总管相遇后立即汇合成胆总管，以45°夹角为最多见，随着年龄增大而增大，其夹角变动范围为15°～90°。平行型指胆囊管与肝总管相遇后被一结缔组织包绕，两管在结缔组织鞘内平行下降一段距离后再汇合，此

型颇为常见。螺旋型较少见，胆囊管与肝总管汇合之前，可绕过肝总管的前方或后方，开口于肝总管的前外侧壁或前壁，也可开口于后外侧壁、后壁或内侧壁。

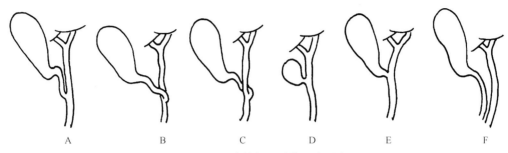

图10-7-2　胆囊管与胆总管汇合形式

A.胆囊管平行于胆总管；B、C.胆囊管与胆总管交叉，从左侧注入胆管；D、E.短胆囊管；F.长胆囊管，直接注入十二指肠，无胆总管

3. 胆囊壁的结构　胆囊壁可分为黏膜、肌层和外膜3层。

（1）黏膜：胆囊的黏膜形成许多高而分支的黏膜皱襞，皱襞彼此重叠，形成肉眼可见的皱襞网。皱襞可因胆囊壁扩展程度改变而改变其高度。胆囊颈部的黏膜皱襞呈螺旋状，称为螺旋襞。黏膜上皮为单层柱状上皮，无杯状细胞。上皮细胞顶部稍隆凸，有不明显的纹状缘，闭锁堤清楚可见。细胞顶端的胞质内含有中性脂滴及类脂质小泡，还有一些黏液颗粒。细胞核呈卵圆形，位于细胞基底部。上皮细胞的高度与胆囊充盈状态有关，高为20～52μm。上皮下有基膜。固有膜较薄，其中富有小血管和淋巴管。有时在固有膜或肌层可见由上皮凹陷而成的小窝，很像腺体，称为阿孝夫（Aschoff）窦（图10-7-3）。

（2）肌层：由薄层的平滑肌组成，一般以内纵外环排列，但不规则。肌束之间的结缔组织内富有弹性纤维。

（3）外膜：很厚，胆囊与肝相接触的部分为纤维膜，而胆囊的游离部则为浆膜。此浆膜与肝的浆膜相连续。另外在胆囊与肝相接处的外膜内常有一种管状结构，可能是胆管系在发生过程中的残迹，称为胆囊下肝管。

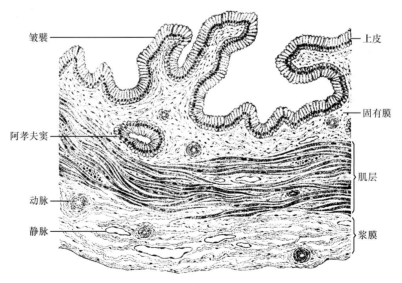

图10-7-3　胆囊壁的组织结构

（二）肝左管、肝右管及肝总管

肝内胆管系统在出肝门前汇合成左、右两条肝管（hepatic duct）。肝左管、肝右管从肝门出肝后汇合成1条肝总管（common hepatic duct）（图10-7-4），我国人中98.6%有肝总管。肝左管、肝右管之间夹角为100°～120°，有报道肝左管、肝右管与肝总管之间成直角或呈"T"形（37%，

100例），此种结合方式已证实肝管内有结石时难以排出，插导管也困难。肝总管形成于肝十二指肠韧带内，居门静脉右前方，沿肝固有动脉的右侧下行，距离不定，与胆囊管汇合成胆总管，肝总管的长度决定于该管与胆囊管汇合点的高低，有研究者对我国128例成人肝总管长度检测为1.0～7.5cm，多见2.1～4.0cm，管径约0.78cm，国外报道4～15mm，平均8mm；儿童（n=188）肝总管长度为0.3～6.8cm，常见1.1～2.5cm。我国人群中100例内镜逆行胆管造影显示肝总管近端横径平均0.69cm（0.21～1.18cm），远端横径平均0.75cm（0.3～1.2cm）。有1.4%（5/358）无肝总管，即肝左管、肝右管与胆囊管呈三叉形汇合形成胆总管；或肝右管与胆囊管合成胆总管，而肝左管直接向下开口于十二指肠。

（三）胆总管

胆总管（common bile duct）由胆囊管和肝总管汇合而成，长7～9cm，直径为0.6～0.8cm，其长度可因胆囊管与肝总管汇合部位的高低而有变化。其直径超过1cm时应视为病理状态（如胆总管下端梗阻等）。胆总管按其走行可分为4段（图10-7-4）。

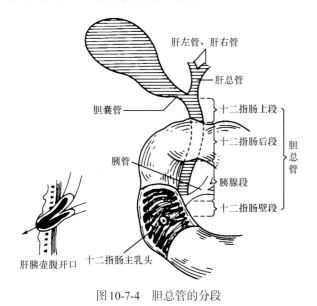

图10-7-4 胆总管的分段

1. 十二指肠上段（第1段） 自胆总管起始部至十二指肠上部上缘为止，在肝十二指肠韧带下半右缘内走行。胆总管切开探查引流术即在此段进行。肝固有动脉位于胆总管左侧，门静脉位于

两者之后，三者间以疏松结缔组织连接，并共同被包于肝十二指肠韧带内，恰位于十二指肠第一段上方、网膜孔的腹侧，在此下腔静脉正位于胆总管的背侧。

2. 十二指肠后段（第2段） 是自十二指肠上部上缘至胰头上缘之间的一段胆总管，长1.0～2.0cm，位于十二指肠上部的后方，向下内方行于下腔静脉的前方，门静脉的右方。胆总管可能是游离的或部分固定于十二指肠。胆总管十二指肠后段常被十二指肠后壁溃疡病变蔓延侵及。炎症和由此而引起的瘢痕可能牵拉胆总管向左，当手术游离十二指肠上部时，胆总管可能容易受到损伤。

3. 胰腺段（第3段） 弯向下外方，上部多由胰头后方经过。下部多被一薄层胰腺组织覆盖，位于胆总管沟中。胰头癌或慢性胰腺炎时，此段胆总管常受累而引起梗阻性黄疸。

4. 十二指肠壁段（第4段） 斜穿十二指肠降部中份的后内侧壁，与胰管汇合后略膨大，形成肝胰壶腹，又称Vater壶腹。壶腹周围及其附近有括约肌并向肠腔突出，使十二指肠黏膜隆起形成十二指肠大乳头。肝胰壶腹借乳头小孔开口于十二指肠腔。

胆总管的变异主要包括以下几个方面：①无胆总管，即肝总管与胆囊管不汇合，不形成胆总管，两管分别开口于十二指肠。但胆囊管常有与肝管或肝总管间的"连合管"，或肝右管通于胆囊管。②胆总管开口异位，胆总管开口于胃幽门部、胃底，或者胆总管开口于十二指肠水平部［我国人群资料显示有2.35%（6/255）］。③双胆总管或胆总管分杈，2个胆总管各自开口于十二指肠，两口相距不远。胆总管分杈，一支开口于十二指肠，另一支开口于胃，或两支均开口于十二指肠。④单个胆总管，内腔可分隔成两管、两口，开口于十二指肠。⑤先天性胆总管扩张，胆总管有气球形或圆柱形局部扩大，也称胆总管囊肿（choledochal cyst），超声检查易于发现。

（四）胆管壁的结构

肝内胆管为单层立方上皮，管壁无平滑肌。肝外胆管分黏膜、肌层和外膜3层。黏膜有纵行皱

襞，固有膜内有黏液腺。肝管和胆总管上 1/3 的肌层薄，平滑肌分散；胆总管中 1/3 的肌层渐厚，尤其是纵行平滑肌增多；胆总管下 1/3 的肌层分内环外纵两层。胆管外膜为较厚的结缔组织。胆管纵行平滑肌收缩可使管道缩短，管腔扩大，利于胆汁通过。在胆总管穿入十二指肠壁与胰管汇合及开口于肠腔处，管壁肌层构成 Oddi 括约肌。

二、胆囊及肝外胆道的血供

正常供应胆囊和肝外胆道（以胆总管为主）血液的动脉主要是来自腹腔干（celiac trunk，腹腔轴，celiac axis）的各级分支，但有时也可来自肠系膜上动脉（superior mesenteric artery）的分支，而且各血管的行径及其与胆道间位置关系也常有变化或变异，后一情况与临床手术有更重要的关系。胆囊及肝外胆道静脉血回流于肝门静脉。

（一）胆囊的血供

胆囊动脉（cystic artery）通常起于肝固有动脉的右支，可在肝管、胆囊管与肝下面所围成的胆囊三角（又称 Calot 三角）内找到（图 10-7-5）。但由于其起点常有变异或其起点被肝管遮盖，手术时有可能将肝固有动脉的右支误认为胆囊动脉而加以结扎，导致肝右叶坏死的严重后果。确认胆囊动脉的可靠方法是追踪该动脉到达胆囊颈。胆囊动脉通常在向前下达胆囊颈左侧缘处分浅深两支，浅支至胆囊下面浆膜下，深支至胆囊上面与肝胆囊窝底之间。两主支分出 4～8 对侧支，围绕胆囊并吻合成网，分布于整个胆囊壁。在腹腔镜下浅支是寻找胆囊动脉的标志，顺着浅支向左即可见靠近腹腔镜的是较粗的胆囊管，而胆囊动脉较细，且离腹腔镜较远。胆囊颈有结石时，可压迫胆囊动脉，使胆囊特别是胆囊底发生缺血、坏死甚至穿孔。

胆囊肝面的静脉血由一些小静脉支引流，经胆囊窝底穿入肝内，不形成单一的胆囊静脉。胆囊的游离面浆膜下，由胆囊底和体处形成一小静脉，注入肝门静脉右支（我国 66.2%）或门静脉干（33.8%）。

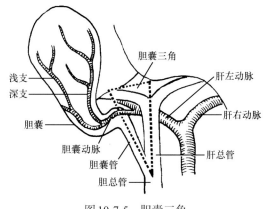

图 10-7-5　胆囊三角

（二）肝外胆道的血供

1. 动脉（图 10-7-6）

（1）肝左管、肝右管的动脉：肝左管、肝右管靠近肝左动脉、肝右动脉，接受该 2 条动脉发出的许多小支，在管的表面形成丰富的血管丛。

（2）肝总管和胆总管第 1、2 段的动脉：由邻近该段管的动脉如十二指肠后动脉、肝右动脉、胆囊动脉、胃十二指肠动脉等分出的小动脉（管径约 0.3mm）供血。这些小动脉沿该段胆管两侧缘形成两条轴血管，Northover 命名为 3 点钟动脉（左）和 9 点钟（右）动脉。肝总管和胆总管第 1、2 段的血供 60% 来自十二指肠后动脉、胃十二指肠动脉等由下部向上行的大血管，38% 来自肝右动脉或别的向下行的动脉如胆囊动脉、肝左动脉等，而只有 2% 来自肝固有动脉（横向行的分支）的非轴血管。轴血管及其他小血管发出小支围绕胆管，形成胆管周围丛，其发小支伸入壁内广泛自由吻合，形成壁内动脉丛，由此丛再发小支至黏膜内形成黏膜毛细血管丛。

（3）胆总管第 3 段的动脉：由其邻近并平行的十二指肠后动脉的多个小血管围绕胆总管第 3 段形成血管丛，其壁内分布同肝总管和胆总管第 1、2 段。

考虑到肝外胆道特别是胆总管和肝总管的动脉来源及供血特点，分离胆总管周围的上下范围（长度）应该限定为保证特殊处置的绝对需要的长度，而不应过多地分离胆总管；应该特别避免在胆总管两侧缘分离，以保护 3 点钟动脉、9 点钟动脉及其至胆总管血管丛的分支；如有可能，分离胆囊管不应达胆总管水平，以避免损伤 9 点钟动脉；分离胆囊动脉应靠近胆囊分离，以保护胆囊动脉至胆总管的分支。

2. 静脉　胆总管的静脉血大部由沿胆总管和肝总管上行的许多小静脉输送，这些小静脉在胆总管和肝总管周围形成胆管外静脉丛，向上进入肝内，分支形成毛细血管。胆总管下部的静脉直接汇入门静脉。借助于胆管外静脉丛可以确认胆总管和胆囊管，后者表面无胆管外静脉丛。

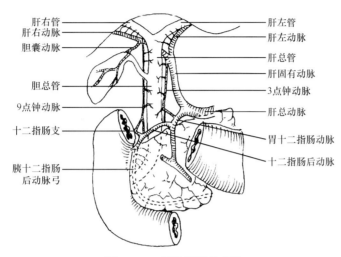

图 10-7-6　肝外胆道的动脉

三、胆囊及肝外胆道的淋巴回流

胆囊底和胆囊体的淋巴丛由沿着胆囊两侧缘走行的两条长集合淋巴管引流，左侧的长管注入胆囊三角内的胆囊淋巴结，右侧的长集合淋巴管随胆囊管和胆囊淋巴结的输出管一起注入位于肝十二指肠韧带内的网膜孔淋巴结及沿胰十二指肠上动脉排列的胰十二指肠上淋巴结。肝外胆道的淋巴也引流入网膜孔淋巴结，进而至胰十二指肠上淋巴结。后者的输出淋巴管注入主动脉前的腹腔淋巴结，或者经位于胰头后的一些小淋巴结而至位于肠系膜上动脉根部的肠系膜上淋巴结。

四、胆囊及肝外胆道的神经支配

（一）交感神经

交感神经节前纤维起自胸脊髓第4～10节段侧角细胞，节前纤维经相应的脊神经、胸交感神经干而形成内脏大神经至腹腔神经节，终止于节细胞，节后纤维由此发起，随肝动脉分支而达胆囊和肝外胆道管壁及其血管。一般认为交感神经使括约肌和血管壁平滑肌收缩。

（二）副交感神经

副交感神经起于脑干迷走神经背核等，节前纤维随迷走神经前干分支肝支、迷走神经后干分支腹腔支至肝动脉，参与构成肝丛，再分支至胆囊和肝外胆道。副交感神经使胆囊及胆管壁平滑肌收缩，抑制括约肌功能，参与胆汁分泌与排空。

（三）内脏感觉神经

内脏感觉神经纤维有3部分：①随交感神经而行的来自胸第4～10脊神经后根节细胞的纤维；②随迷走神经副交感节前纤维而行的来自迷走神经下节的纤维；③右膈神经的分支至肝、胆囊及肝外胆道，这是胆囊疾病可产生右肩部牵涉性痛的解剖学基础。

（刘　芳　吴爱群）

参 考 文 献

陈洪来、李重辉、刘明秀、等，1992.成人活体食管长度的测量研究. 中华医学杂志，72：244.

成令忠，1993.组织学.2版.北京：人民卫生出版社：1082-1241.

何祖蕙、郭红梅，2006.儿童肠系膜上动脉压迫综合征临床分析.临床儿科杂志，24（10）：819-820.

黄瀛，2002. 中国人解剖学数值. 北京：人民卫生出版社：140-170.

姜宗来，2001. 人体系统解剖学. 上海：第二军医大学出版社：83-85，188-195.

金震东，2000. 现代腔内超声学. 北京：科学出版社：158-350.

李兆申，许国铭，2004. 胰腺疾病内镜诊断与治疗学. 上海：第二军医大学出版社：1-13.

唐力军，郭敬，王冰，等，2010. 肠系膜上动脉压迫综合征的临床分析. 福州总医院学报，17（1）：41-42.

张朝佑，1998. 人体解剖学. 2版. 北京：人民卫生出版社：312-428.

郑红，宋玲，龚明，2010. 经直肠高频超声对前列腺癌的诊断价值. 中国中医药咨讯，2（2）：56-57.

Henderson RD，Ryder DE，1982. Reflux control following myotomy in diffuse esophageal spasm. Ann Thorac Surg，34（3）：230-236.

Williams PL，Bannisster LH，Berry MM，1995. Gray's anatomy. 38th ed. London & New York：Longmen：1751-1812.

第十一章
超声内镜检查基本方法

超声内镜检查具有一定的难度，初学者不仅认识图像有困难，而且将病变准确显示更困难。这就要求术者具有良好的内镜操作技术，能熟练进行十二指肠插镜，同时还要具有解剖及超声知识，此3项是对超声内镜医生的基本要求。

第一节　超声小探头检查方法

超声小探头由于可以通过任何2.8mm以上直径活检孔道，因此可以在直视内镜下进行操控，理论上可以扫查所有消化道内镜能到达的区域。但是由于探头功率有限，其扫查范围主要局限于消化道疾病，如消化道早期肿瘤、黏膜下肿瘤（SMT）等，对于进展期肿瘤，如果消化道壁明显增厚，超声内镜由于可扫查消化道全层并进行淋巴结扫查，因此优于小探头。但是当消化道狭窄而内镜无法通过时，超声小探头则是诊断的首选。

超声探头扫查：一般是在内镜观察到病变后，吸尽腔内空气，并通过连接于活检孔道上的T形管注入脱气水，使病灶完全浸入水中，然后插入超声探头，通过内镜确认超声探头的位置，探头与病变的最适距离为1cm左右。

由于消化道蠕动，无气水可很快排空，因此小探头扫查的关键在于合理积水。目前各厂家推出的附送水内镜使得这一过程简单，操作者可以将超声探头放置于病变附件时注水，一旦水完全浸没病变及探头，即可打开超声进行扫查。对于特殊的部位，可以通过改变患者体位（如胃窦十二指肠病变采取平卧位）或者利用水囊外套管充水后进行检查（如食管黏膜下病变）。"干超"（即不注水）一般情况下并不提倡，因为效果难以和常规操作相比，国外也有采用超声耦合剂取代水的方法来提高超声扫查效率，目前尚在临床科研阶段，尚未广泛推广。

第二节　环扫超声内镜检查方法

一、进镜方法

不同厂家间超声内镜有斜视镜和直视镜的区别，其中直视超声内镜进镜方式和普通胃镜类似，而斜视超声内镜进镜则有所不同（图11-2-1）。

在插镜过程中，以通过咽喉部和幽门最为困难。插镜时可先将内镜头端稍弯曲，这样便于通过舌根，然后将弯角钮放松，轻推镜身，常可在视野中看到部分会厌，患者此时常恶心或表现出不适，说明内镜已至食管入口处，嘱患者吞咽，有时还需使患者头部稍后仰，右手轻柔插镜，左手微顶大旋钮，一般均能顺利进入食管。切忌在插镜困难时，用力过猛。进入消化道后，进镜过程与直视镜类似，但是要牢记镜身位于视野下方，如在过幽门时幽门口需要位于视野的下方（"落日"征），这样内镜才能顺利通过。

二、检查方法

1. 直接接触法　在不充盈水囊的情况下，探头直接接触黏膜进行扫查，凸型线阵超声内镜有时应用此法。探头紧贴组织，使探头和组织之间的气体屏障消失，适用于病变较大或消化道周围的器官。但应注意使用直接接触法时，避免过度用力，以防探头对组织造成的压力过大影响管壁结构的观察。

2. 水囊法（water-filled balloon method）（视频11-2-1）　经注水管道向探头外水囊内注入3～5ml无气水，使其接触消化道壁以显示壁的层次及其外侧相应的器官，根据需要调节注入水囊内的水量适合于所有病变的检查。采用水囊法时同样也要注意水囊内注水需适量，水量过多，压力过大，会使超声内镜检查时管壁结构层次发生变化。

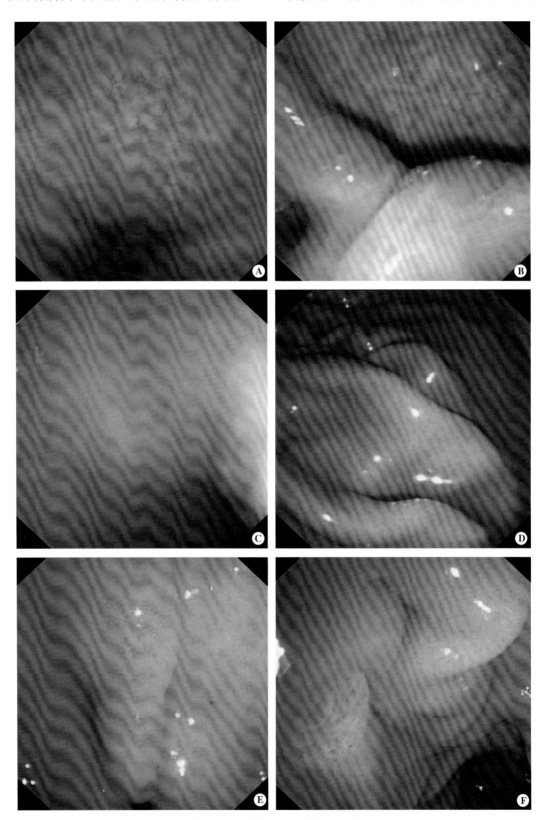

图 11-2-1　斜视超声内镜进镜过程

A. 舌根；B. 会厌；C. 食管；D. 胃体；E. 幽门；F. 十二指肠降部

视频 11-2-1　水囊法

3. 浸泡法（无气水充盈法）（视频 11-2-2）　向消化道管腔内注入无气水，使病变浸没于水中，探头在水中靠近病变并探查。有些部位需要改变体位才能浸没于水中。食管、胃窦、胃角、贲门小弯侧、十二指肠等部位水难以积聚，病灶不易被浸没于水中，因此很多操作者会一次性注入大量无气水，这样患者会很痛苦，也易造成误吸，要尽量避免。一般注入 300～500ml 无气水，然后进行吸引将消化道管腔内气体抽尽，同时可结合体位改变，有利于病灶浸没于水中。

视频 11-2-2　浸泡法

4. 水囊法加浸泡法（视频 11-2-3）　超声内镜插至检查部位后，先吸尽胃内空气，再注入无气水300～500ml，使已充水的水囊浸泡于水中。该法在胃底、胃体中上部及周围邻近器官的检查中最常用。

视频 11-2-3　水囊法加浸泡法

第三节　线阵超声内镜检查方法

线阵超声内镜基本检查方法和环扫超声内镜类似（见本章第二节），但是其扫查也有特殊之处，要点如下。

（1）线阵超声内镜以斜视镜多见，进镜方法和斜视环扫超声内镜进镜方法类似，不过由于内镜先端部的圆滑处理，内镜较环扫内镜更容易通过咽部。

（2）检查方法方面，由于线阵内镜更多用于超声内镜引导细针穿刺抽吸术和超声内镜引导介入治疗，因此直接接触法和水囊法应用相对较多，而注水相对少见。

（3）图像的调整：一般将内镜的近端置于图像的右侧，远端置于图像的左侧，因此穿刺针出针方向是从右向左。

（4）线阵超声内镜更容易通过跟踪管状结构到达实质性器官。

（5）顺时针和逆时针旋镜在应用线阵超声内镜进行完整扫查时非常重要。

（6）由于胃内可以扫查到胰头，因此在术后经胃扫查胆胰具有更多优势。

（丁　震　韩超群）

参 考 文 献

Boyce H，Boyce G，1992. Endoscopic ultrasonography：instruments and techniques. Gastrointest Endosc Clinics of North Am，2：575-599.

Hoffman BJ，Hawes RH，1995. Endoscopic ultrasound and clinical competence. Gastrointest Endosc Clinics of North Am，5（4）：879-884.

Landi B，Palazzo L，2009. The role of endosonography in submucosal tumours. Best Pract Res Clin Gastroenterol，23（5）：679-701.

Minoda Y，Nagatomo S，Fujimori N，et al，2022. Usefulness of a gel immersion-assisted EUS-guided fine-needle aspiration/biopsy for ampullary lesions. Endosc Ultrasound，11（2）：143-144.

Wiersema MJ，Vilmann P，Giovannini M，et al，1997. Endosonography-guided fine-needle aspiration biopsy：diagnostic accuracy and complication assessment. Gastroenterology，112（4）：1087-1095.

第十二章
环扫超声内镜检查胆胰标准技术

使用扇形扫描超声内镜的标准检查技术被普遍认为非常有助于熟练掌握胆胰超声内镜操作，并可促进诊断工具推广。通过从胃、十二指肠球部及十二指肠降部扫描获得的胆胰系统及邻近器官的典型图像会以一种连续的方式显示出来。其中还包括从十二指肠降部进行扫描的两种方法，即纵向扫描法和横向扫描法。此外标准技术也将详细介绍成像控制系统及显示器的设定方法。

自1980年问世以来，超声内镜检查术已成为诊断消化系统疾病的一种必不可少的影像学诊断技术。

虽然腹部体外超声在胰胆系统疾病诊断中的应用已非常普及，但其成像力和分辨力都有很大的局限性。而使用从体内发出高频超声波的超声内镜则可几乎没有盲区地进行细致观察。尽管有以上这些优点，但超声内镜运用于胰胆系统诊断仍有很多困难需要解决。其原因一方面是操作者必须对器官的三维结构能够正确理解，另一方面是缺少有关超声内镜的学习资料，内镜医师必须自学操作方法和图像分析。

为了帮助正在学习超声内镜技术的医师或在操作中存在困难的医师，我们编辑了此书，并希望能解决这些问题。

本章详细地介绍了使用超声内镜对胰胆系统进行检查的标准方法，以及在胰胆系统判断器官位置的一些标志，同时还提供了一些调节设备的有用技巧。我们希望本章能对那些渴望掌握好这一技术的内镜医师有所帮助。

第一节　标准检查方法

一、定位标志及检查技巧

超声内镜可通过3个基本位置对胰胆进行检查。表12-1-1列出了这些检查位置（图12-1-1）、观察区域及可作为定位标志的器官。

表 12-1-1　检查位置、观察区域及可作为定位标志的器官

	检查位置	观察区域	标志
①	胃	胰体	脾动脉/脾静脉
		胰尾	左肾
			脾
			肠系膜上动脉
			腹腔动脉
			主动脉
②	十二指肠球部	胰头	门静脉
	（胃窦部）	胰体	肠系膜上静脉
	（十二指肠降部）	胆管	脾静脉
		胆囊	
③	十二指肠降部	胰头	主动脉
		胰头胰体移行部	下腔静脉
		主乳头部	肠系膜上动脉/
			静脉
		胆囊	门静脉

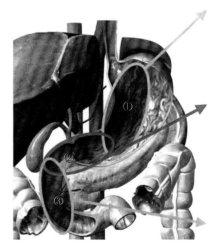

图 12-1-1　检查位置

检查顺序：①→③→②或③→②→①

本书的图像是操作者面向患者，操作部与患者身体纵轴呈直角时采集的（图12-1-2）。

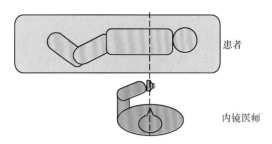

图 12-1-2　操作者的位置及操作部的方向

（一）胃内检查

（1）将内镜插至胃窦部。

（2）吸出胃内空气后扩张气囊，边缓慢退镜边观察。

（二）十二指肠球部或胃窦部检查

（1）将内镜插至十二指肠球部。

（2）扩张气囊，边退镜边观察。

（三）十二指肠降部检查

1. 拉出法

（1）插入内镜至十二指肠球部后继续推至十二指肠下角，即与ERCP中的内镜插入法相同（拉直法）。

（2）使用气囊为扫描提供良好的声窗。有时需注水。

（3）由十二指肠降部开始退镜，同时进行扫描观察。

（4）胰头和主乳头的观察：根据内镜角度可选择以下两种方法。①纵向法：退镜时将"上/下"弯角钮的方向打向"上"并进行扫描观察。这种方法可对胰头部进行纵向角度的观察（即与主动脉和下腔静脉相平行的方向进行扫描）。此方法的优点包括对胰头部的检查范围更宽，更易对近主乳头处的胆总管和主胰管进行纵断面的观察。缺点是初学者可能会认为确定主乳头是一件比较困难的事情。②横向法：调节"上/下"及"左/右"弯角钮，直至可获得主动脉横断面图像。然后，边退镜边观察。此方法可以对胰头、主动脉及下腔静脉进行横断扫描。优点之一是可容易地分辨出主乳头。缺点是在这个位置上无法获得胆总管的纵向扫描图像。

2. 推入法（使用拉出法胆道成像困难时使用）

（1）将内镜暂时退回胃窦部，然后重新进镜至十二指肠球部。

（2）观察完胆囊后，进镜至十二指肠降部。

（3）调节弯角钮并继续进镜，直至在内镜和门静脉之间观察到胆总管为止。

二、由胃内观察的步骤

患者的体位与传统上消化道内镜检查一样，将内镜插入胃窦部，吸出胃内空气，然后扩张气囊，并边退镜边观察。观察时应将"上/下"及"左/右"弯角钮处于自然状态。

注意：此体位无法观察到完整的胰体。若要完整地观察胰体，就必须从十二指肠球部开始观察，观察步骤见图12-1-3～图12-1-8。

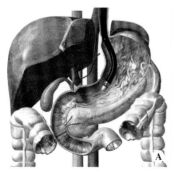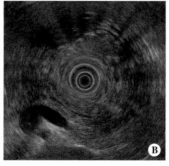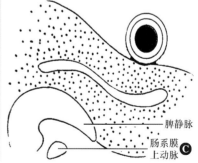

图 12-1-3　胃内观察第一步

寻找脾动脉/脾静脉和肠系膜上动脉，以辨认胰体实质。由于该种图像与体外腹部超声检查的图像类似，故容易辨认

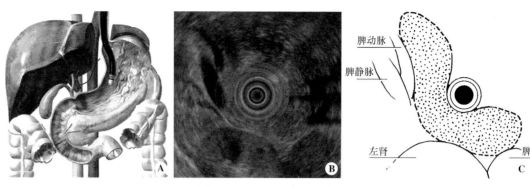

图 12-1-4　胃内观察第二步

当看到脾动脉、脾静脉、左肾和脾时开始退镜

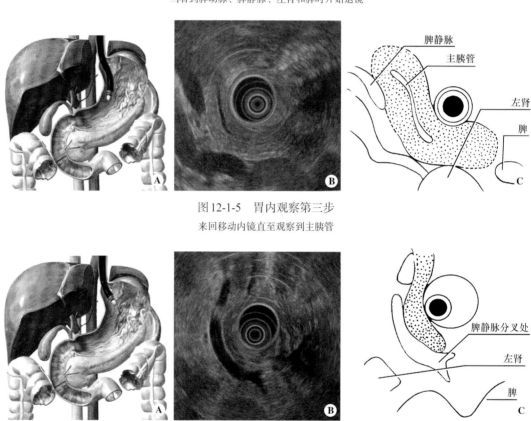

图 12-1-5　胃内观察第三步

来回移动内镜直至观察到主胰管

图 12-1-6　胃内观察第四步

尝试观察胰尾。像平常一样向患者头部移动，边退镜边从胃体上部观察左肾和脾门。脾静脉分叉处为寻找脾门的标志。胰尾就在内镜与这些结构之间

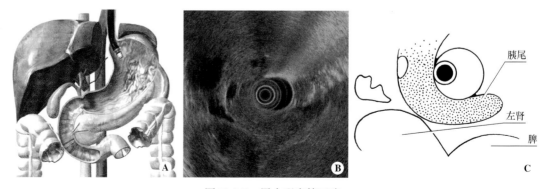

图 12-1-7　胃内观察第五步

仔细来回移动内镜可很好地观察到胰尾，观察胰腺周围肿大淋巴结

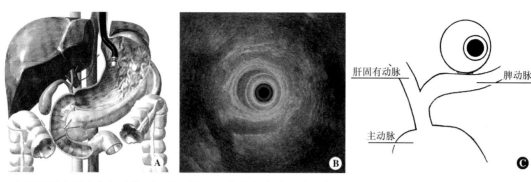

图12-1-8 由胃体观察并定位好胰体后，边退镜边观察腹腔动脉、脾动脉和肝总动脉的成像，检查在这些结构周围是否有肿大淋巴结

三、由十二指肠球部观察（纵向法）

将内镜推进至十二指肠球部的顶端。将"左/右"弯角钮向"右"旋转，并像ERCP中的拉直法一样拉回内镜，减少内镜在胃内的长度。此时内镜将进入十二指肠降部。观察步骤见图12-1-9～图12-1-14。

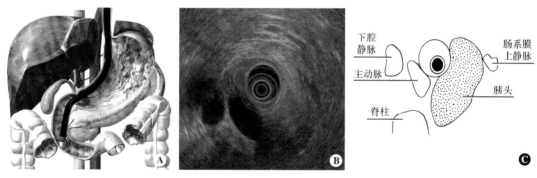

图12-1-9 十二指肠球部观察（纵向法）第一步

当超声探头到达十二指肠下角并进入十二指肠水平段时开始扫描观察。这时的观察标志为主动脉、下腔静脉、肠系膜上动/静脉。当"上/下"弯角钮处于自然状态时，下腔静脉和主动脉可以在超声图像环状横断面的6点钟到9点钟的方向观察到

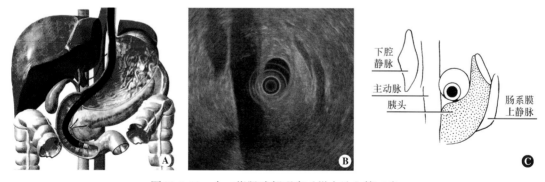

图12-1-10 十二指肠球部观察（纵向法）第二步

调节"上/下"弯角钮方向向"上"直至看到主动脉和下腔静脉的纵切面图像。肠系膜上动脉和肠系膜上静脉（静脉通常更靠近胰腺）可以在相对的位置观察到。被主动脉、肠系膜上静脉和内镜包绕的部分胰头的图像在整个图像的右侧显现出来

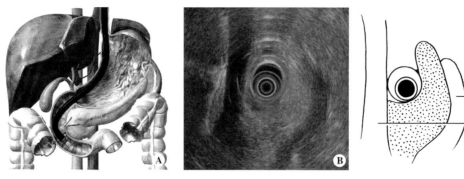

图 12-1-11　十二指肠球部观察（纵向法）第三步

缓慢退镜，观察胰腺实质，这一区域呈相对低回声

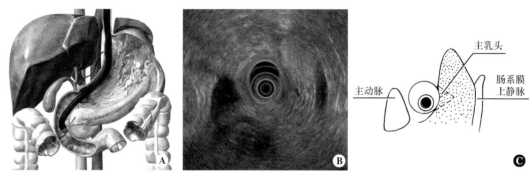

图 12-1-12　十二指肠球部观察（纵向法）第四步

主乳头所在水平面

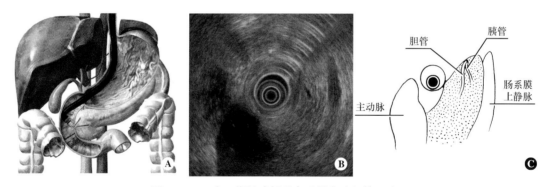

图 12-1-13　十二指肠球部观察（纵向法）第五步

缓慢退镜，在低回声区中观察到胆管和胰管末端呈管状结构。通过内镜管道注射脱气水可以将主乳头显示得更为清晰

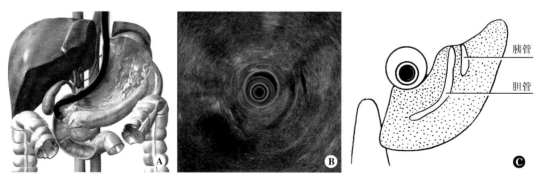

图 12-1-14　十二指肠球部观察（纵向法）第六步

再退一步就可获得胆胰管的纵切面图像。靠近内镜的管道为胆管，另一条则是胰管（Wirsung 管）

四、由十二指肠降部观察（横向法）

将内镜向前推进至十二指肠球部顶端。然后将"左/右"弯角钮向"右"旋转，像ERCP中拉直法一样拉回镜身。这时内镜将进入十二指肠降部（图12-1-15～图12-1-20）。

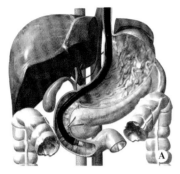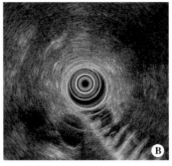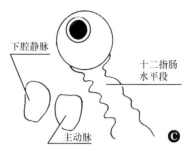

图12-1-15　十二指肠球部观察（横向法）第一步（与纵向法中第一步一样）

从十二指肠下角开始观察。内镜顶端位于十二指肠下角时，可在接近图像的底部观察到十二指肠水平段（十二指肠内注入脱气水有助于此处的观察）

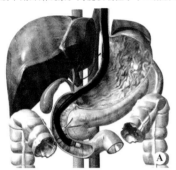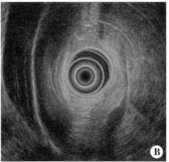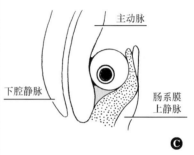

图12-1-16　十二指肠球部观察（横向法）第二步（与纵向法中第二步一样）

在十二指肠下角处调节"上/下"弯角钮向"上"，可观察部分胰头部

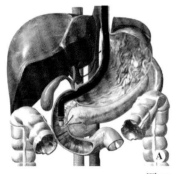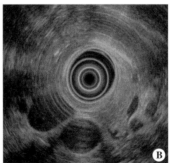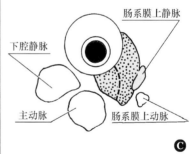

图12-1-17　十二指肠球部观察（横向法）第三步

释放"上/下"弯角钮，可观察到主动脉和位于主动脉及肠系膜上动脉之间的胰头部的横切面图像。通过逐渐退镜可在主动脉右边的胰腺组织中观察到一个三角形的低回声区

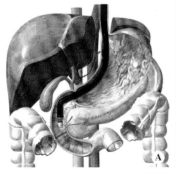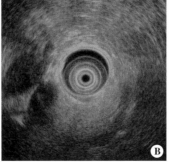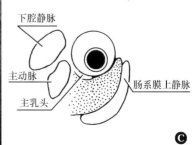

图12-1-18　十二指肠球部观察（横向法）第四步

缓慢退镜时仔细观察主动脉附近的十二指肠壁。在探头附近可发现一低回声区域，此区域就是主乳头的位置

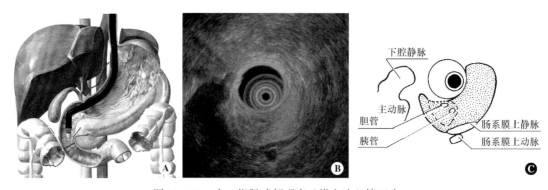

图12-1-19 十二指肠球部观察（横向法）第五步

观察完乳头后，缓慢退镜观察胆胰管。胰管通常先被观察到，接着显像的是位于胰管左侧的胆管

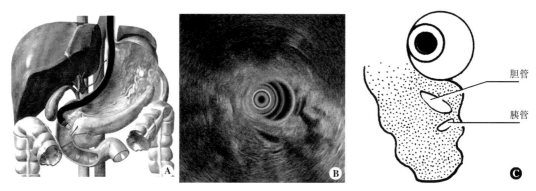

图12-1-20 十二指肠球部观察（横向法）第六步

以逆时针方向缓慢旋转内镜的操作部，同时观察胆管及主胰管的纵切面图像

五、由十二指肠降部或球部观察

1. 拉出法 无论用拉出法或插入法都可检查胆道和胆囊。图12-1-21～图12-1-23介绍的是使用拉出法检查胆道系统的步骤。

2. 插入法 当拉出法无法满意显示胆管和胆囊时，应用插入法通常很有效（图12-1-24～图12-1-29）。

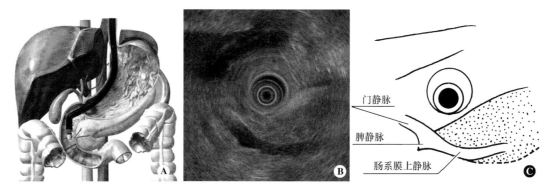

图12-1-21 十二指肠降部或球部观察（拉出法）第一步

观察完胰头后，边退镜边观察胰颈部和胆道。顺时针方向旋转内镜就可清楚地观察到肠系膜上静脉、门静脉和脾静脉的交汇处

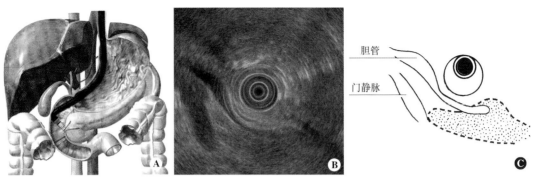

图12-1-22　十二指肠降部或球部观察（拉出法）第二步

当逆时针方向旋转内镜时，可沿长轴方向观察到胆道

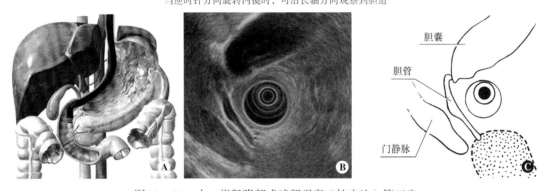

图12-1-23　十二指肠降部或球部观察（拉出法）第三步

缓慢退镜观察胆道和胆囊。胆囊颈部位于图像左侧，而胆囊底部位于图像右侧

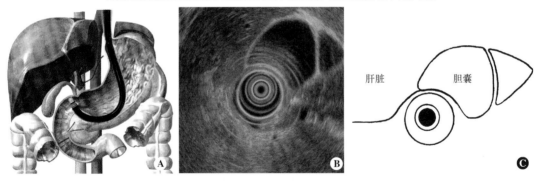

图12-1-24　十二指肠降部或球部观察（插入法）第一步

重新将内镜插入至十二指肠球部，吸出空气，扩张气囊，然后开始观察。胆囊位于内镜和肝脏之间，胰腺则在其下方，胆管、主动脉和下腔静脉位于右侧。在此位置仔细来回移动内镜可以清楚完整地观察到胆囊

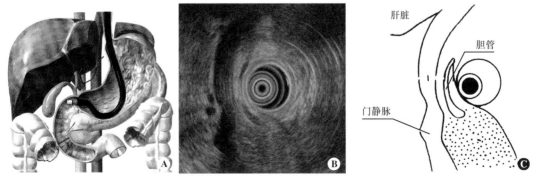

图12-1-25　十二指肠降部或球部观察（插入法）第二步

将内镜推进至十二指肠上角。当内镜进入十二指肠降部时，胆囊和胆管的图像会倒转，产生这种现象的原因是内镜探头朝向患者足侧（详见"理解胆囊图像的提示"）。此时门静脉位于图像左侧，胆道呈管状结构位于内镜和门静脉之间。该区域还可见到胆囊管、肝固有动脉及呈管状的胰管，通过与邻近器官之间的图像连续性可辨认出这些结构

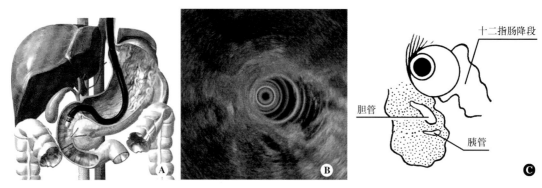

图 12-1-26　十二指肠降部或球部观察（插入法）第三步

观察完胆管后，沿此继续观察。调节"上/下"及"左/右"弯角钮，并推进内镜。这时可以显示主乳头附近区域的图像。如果觉得有阻力，则应停止进镜，以免造成穿孔。利用图像可旋转功能观察胰头部，在合适位置应用图像旋转功能观察胰管与胆管的汇合部分

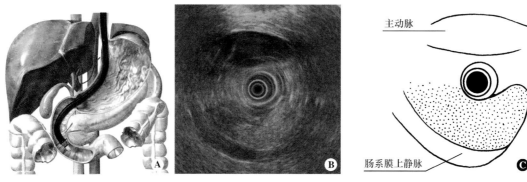

图 12-1-27　利用图像可旋转功能观察胰头部第一步

观察到主动脉和下腔静脉的纵向管状结构（见纵向法第二步）后，旋转图像，使这些结构位于图像上方，这样在图像下方则可观察到肠系膜上静脉和胰头部

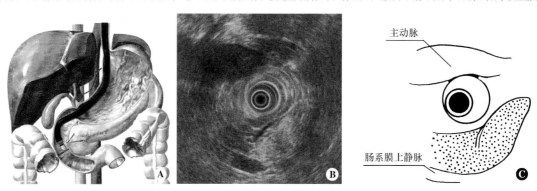

图 12-1-28　利用图像可旋转功能观察胰头部第二步

从上述位置开始退镜，以显像胆管和主胰管的连接。主乳头则位于图像下方

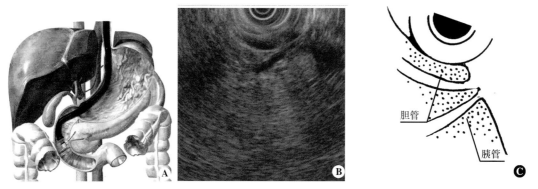

图 12-1-29　利用图像可旋转功能观察胰头部第三步

当胆管和主胰管显示于图像下方时，使用下半环显示模式可放大其图像

注意：该模式同样适用于其他部位的细致观察。

理解胆囊图像的提示（图12-1-30，图12-1-31）：使用拉出法通过从十二指肠降段退镜观察到胆囊时，胆囊颈应位于图像左侧。而使用插入法时，胆囊颈则显示于图像右侧，胆囊底部位于左侧。这是由于使用插入法时超声探头指向患者的头侧，而使用拉出法时探头指向患者足侧。

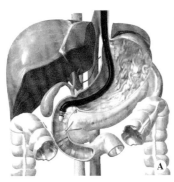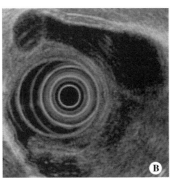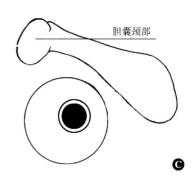

图12-1-30　理解胆囊图像的提示（拉出法）

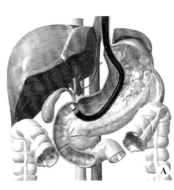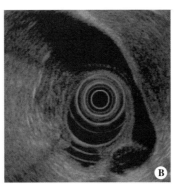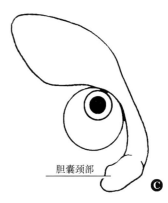

图12-1-31　理解胆囊图像的提示（插入法）

六、由十二指肠球部或胃窦部观察

超声探头位于十二指肠球部后，缓慢退镜。

观察步骤见图12-1-32～图12-1-34。

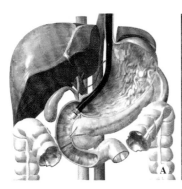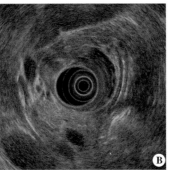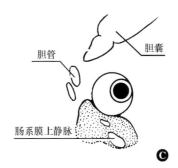

图12-1-32　十二指肠球部或胃窦部观察第一步

释放"上/下"弯角钮使之处于自然状态，并退镜。可观察到脾静脉（靠近其与门静脉的汇入部附近）的横切面图像。在这一步骤中，胰腺颈部和体部（位于图像右侧）也可观察到，而胆管图像则会由纵切面变为横切面

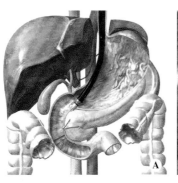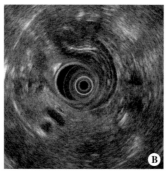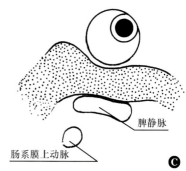

脾静脉

肠系膜上动脉

图12-1-33　十二指肠球部或胃窦部观察第二步

退镜时可观察到肠系膜上动脉。胰体也可以在内镜附近观察到

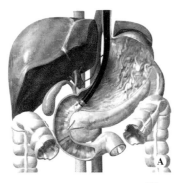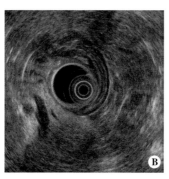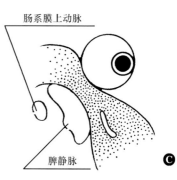

肠系膜上动脉

脾静脉

图12-1-34　十二指肠球部或胃窦部观察第三步

继续退镜，可观察到脾静脉的纵切面图像，同时可观察到胰体。该步骤与在胃体部检查相结合时可观察到整个胰体

第二节　图像的调控

一、显示器的设置

适当调节显示器对将图像信号由内镜中心器复制出来是必不可少的。调整（图12-2-1）明暗度和对比度，使显示器的灰阶条（图12-2-2）显示适当。

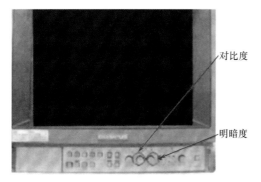

对比度

明暗度

图12-2-1　显示器调节钮的位置

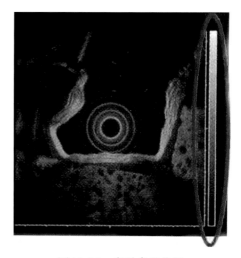

图12-2-2　灰阶条的位置

如果灰阶条中由黑至白逐渐变化，并显示清楚，说明显示器调节恰当。灰阶条中黑和白的部分明显增多时，则按照下述方法调节好显示器

调节实例：

1. 明暗度　明暗度的调节见图12-2-3。

2. 对比度　黑白差异的调节见图12-2-4～图12-2-6。

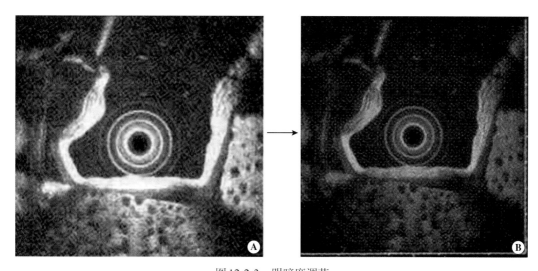

图 12-2-3 明暗度调节

A. 将亮度调至最大，此时图像最亮；B. 逐渐减小亮度直至灰阶条中黑色区域变成深黑色。如果超声声像图中的噪点可见，或者亮度太强，则可降低亮度直至获得理想图案

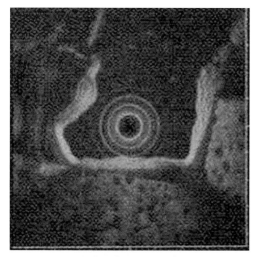

图 12-2-4 低对比度图像，图中黑白区域模糊不清

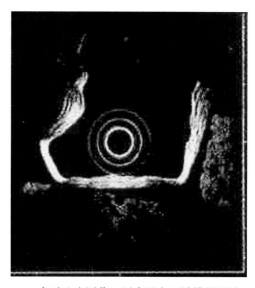

图 12-2-6 高对比度图像，图中黑白区域模糊不清，白色区域特别明亮

若难以判断是否为最佳对比度，可通过调整对比度至屏幕上文字清晰显示为标志

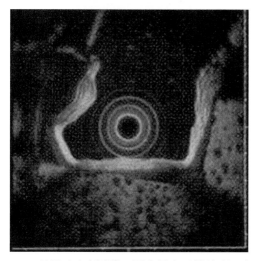

图 12-2-5 理想对比度图像，图中黑白区域清晰，文字可以清楚辨认

二、增益、对比及灵敏度时间控制的控制

为了调整超声图像的显示，超声观察系统的图像控制功能（增益、对比及灵敏度时间控制）必须利用起来。

1. 增益 功能为调整图像的整体亮度。

2. 对比 功能为调整图像的亮度的差异。

3. 灵敏度时间控制（STC） 超声波穿过一段

距离时会发生衰减。灵敏度时间控制功能可以根据深度（与探头间的距离）调整超声强度，减少衰减，从而获得亮度均匀的图像。

举例见图12-2-7、图12-2-8。

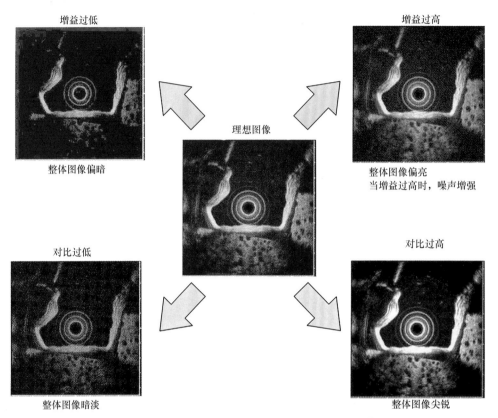

图12-2-7　增益、对比及灵敏度时间控制的控制举例

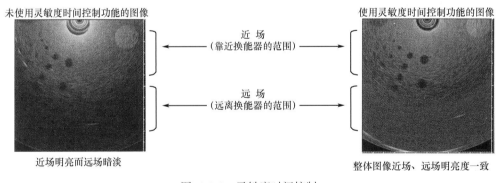

图12-2-8　灵敏度时间控制

（乾 和郎　木田 光広　藤田 直孝　真口 宏介　安田 健治郎　山雄 健次编写，张敏敏译）

第十三章
纵轴超声内镜检查

纵轴超声内镜检查是超声扫描平面与内镜长轴平行的检查方法。按其前端的超声探头构造可分为电子线阵超声内镜和机械纵轴扫描超声内镜两大类。前者具有后者无法比拟的超声图像质量，且可提供彩色多普勒血流图、功率图和脉冲多普勒功能，可有效避免误伤血管，穿刺活检和治疗更安全。纵轴超声内镜对消化道管壁及其周围器官疾病的诊断具有较大价值。

一、适 应 证

（1）判断上消化道恶性肿瘤的侵犯深度、淋巴结和周围器官的转移。

（2）胰腺疾病的诊断。

（3）黏膜下肿瘤、腔外压迫。

（4）肝管外胆管疾病。

（5）壶腹癌的分期。

（6）贲门失弛缓症的诊断及鉴别诊断。

（7）胃黏膜巨大皱襞的鉴别。

（8）胃腔内静脉曲张、静脉瘤的评价。

（9）判断消化性溃疡的愈合与复发。

（10）食管周围肿瘤、胃周围器官和腹腔病变超声内镜引导细针穿刺抽吸细胞学检查。

（11）各种需纵轴超声内镜介入治疗的疾病。

二、禁 忌 证

（一）绝对禁忌证

（1）严重心肺疾病，如重度心功能不全、重度高血压、严重肺功能不全和急性肺炎。

（2）食管化学性、腐蚀性损伤的急性期。

（3）不能良好合作者，如严重精神病患者。

（二）相对禁忌证

（1）一般心肺疾病。

（2）急性上呼吸道感染。

（3）严重食管静脉曲张。

（4）穿透性溃疡。

（5）食管畸形、脊柱及胸廓畸形。

（6）有出血倾向者，以超声内镜引导穿刺为目的者应属绝对禁忌。

三、并 发 症

（一）常见并发症

（1）误吸。

（2）消化道穿孔。

（3）消化道大出血。

（4）心脏意外、脑血管意外。

（5）咽喉部损伤、咽喉炎、喉痉挛、皮下气肿、梨状窝穿孔。

（6）麻醉药过敏。

（7）贲门黏膜撕裂。

（二）超声内镜引导穿刺的常见并发症

（1）病灶化脓性感染、败血症。

（2）胰腺穿刺可造成胰瘘、胰腺假性囊肿和胰源性腹水。

（3）胆管穿刺造成胆瘘。

（4）肿瘤种植转移。

（5）误伤血管造成血肿甚至大出血。

（6）胆管造影引起造影剂过敏。

（7）腹腔神经丛阻滞造成直立性低血压、腹泻和截瘫等。

（8）纵隔穿刺造成气胸等。

四、检查方法

患者取左侧卧位或俯卧位。内镜前端涂水以润滑，避免应用硅油或耦合剂，以免影响内镜视野。检查特殊部位有时需要特定的操作方法，并通过水囊法或水充盈法观察病变。

（一）经食管纵轴超声内镜检查

纵隔内器官的解剖关系请参阅图13-0-1。

超声内镜插至食管下1/3处，此时探头一般在患者左侧，可向水囊内注水约5ml，适当抽出食管腔内气体，向左向右旋转镜身找到胸主动脉（图13-0-2），从胸主动脉处向右旋转镜身，可相继观察到左肺、左心房、右肺、奇静脉和脊椎，若反方向旋转，上述结构以相反顺序出现，这些都是重要的定位标志。从胸主动脉向左旋转约45°，可显示奇静脉影像，其呈细的、长轴切面的无回声结构，与食管壁毗邻（图13-0-3）。沿奇静脉向头侧扫查可显示奇静脉，经奇静脉弓汇入上腔静脉（图13-0-4）。从胸主动脉向左旋转，使探头沿食管右侧壁从后方移向前方，显示搏动的左心房、二尖瓣及左心室（图13-0-5），进一步右旋并稍退镜，可显示左心室流出道及运动的主动脉瓣（图13-0-6）。

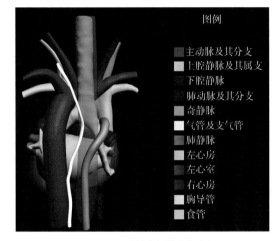

图例
- 主动脉及其分支
- 上腔静脉及其属支
- 下腔静脉
- 肺动脉及其分支
- 奇静脉
- 气管及支气管
- 肺静脉
- 左心房
- 左心室
- 右心房
- 胸导管
- 食管

图13-0-1　纵隔内器官解剖

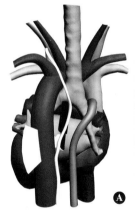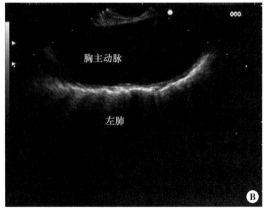

胸主动脉

左肺

图13-0-2　胸主动脉切面

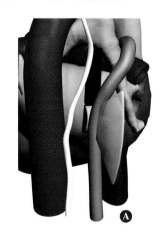

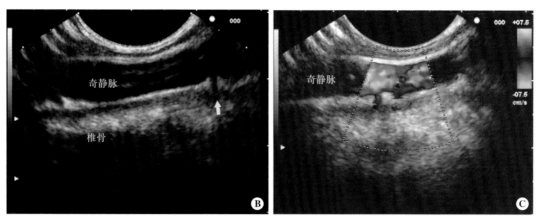

图 13-0-3　食管下段奇静脉切面

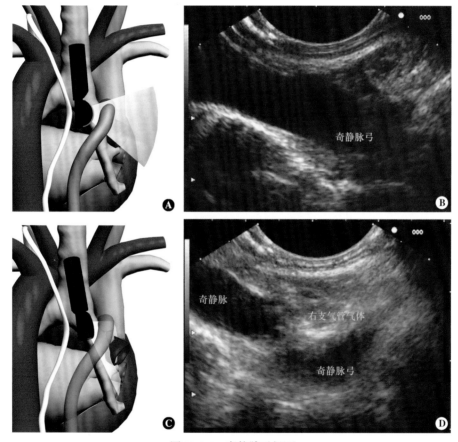

图 13-0-4　奇静脉弓切面

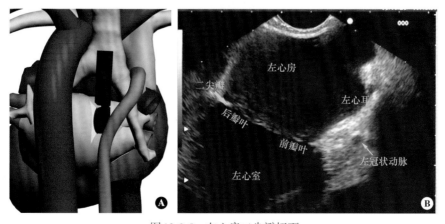

图 13-0-5　左心房二尖瓣切面

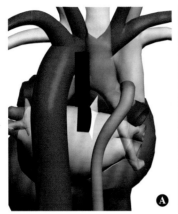
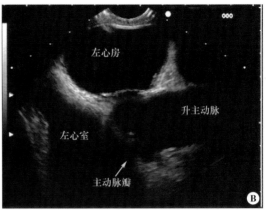

图 13-0-6　主动脉瓣切面

继续退镜可显示气管隆突下区域，此处左心房或上肺静脉的头侧可显示右肺动脉为一类圆形切面（图 13-0-7）。这一区域是进行气管隆突下淋巴结细针穿刺的重要部位。轻微转动镜身可观察到右肺动脉与肺动脉主干延续，走行与升主动脉交叉，并与右心室流出道相延续（图 13-0-8）。气管隆突本身为气体回声（图 13-0-9），在气管隆突下区域向左右转镜 45° 可分别显示左右主支气管（图 13-0-10，图 13-0-11），超声图像上为一条亮线，其

旁边显示双侧肺门的肺动静脉。左肺门显示左肺动脉，向后退镜可同时显示左肺动脉及另一个较大的圆形无回声结构——主动脉弓，肺动脉与主动脉间的软组织区称主-肺动脉窗（aorto-pulmonary window，A-P window，AP 窗）（图 13-0-12），在 AP 窗内可见动脉韧带，动脉导管未闭患者可以显示管状结构和血流信号，AP 窗是另一个重要的纵隔淋巴结细针穿刺区域，对肺癌等肿瘤的分期有意义。

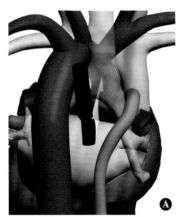
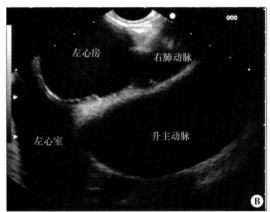

图 13-0-7　右肺动脉切面

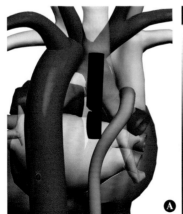
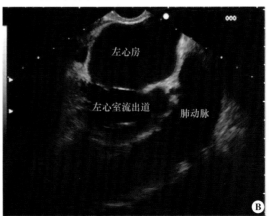

图 13-0-8　肺动脉长轴切面

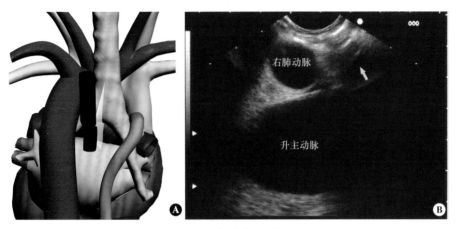

图 13-0-9　气管隆突下切面

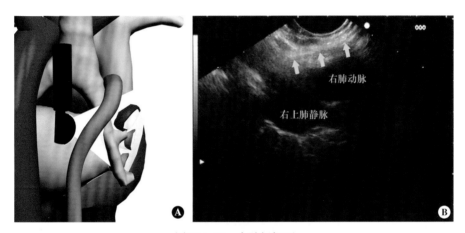

图 13-0-10　右肺门切面

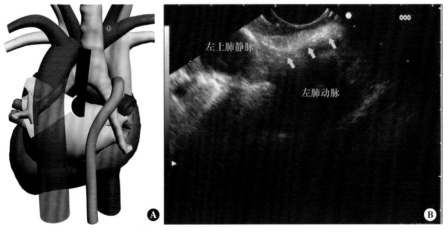

图 13-0-11　左肺门切面

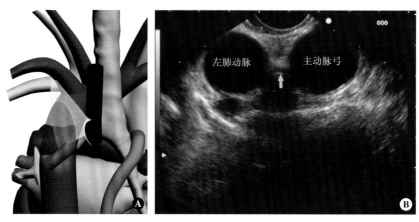

图 13-0-12 主 - 肺动脉窗切面

进一步退镜并稍左右转镜可显示主动脉弓向上的一个分支左颈总动脉及其深侧的左头臂静脉（图13-0-13），转动镜身也可显示另一分支左锁骨下动脉，退镜可观察血管向上延伸至颈总动脉和颈内静脉（图13-0-14），转动镜身可显示甲状腺（图13-0-15）。

探头于食管下段近贲门处于左心房切面向右转动镜身，于左心房右侧的深部可见上腔静脉、下腔静脉汇入右心房（图13-0-16）。胸导管较细小，位于胸主动脉和奇静脉间（图13-0-17），纵轴切面下显示较困难，拟行胸导管穿刺造影者必须准确定位。

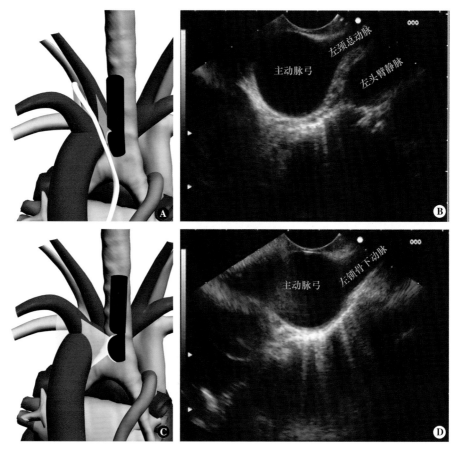

图 13-0-13 主动脉弓切面

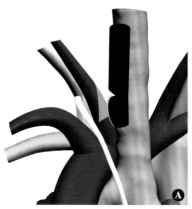
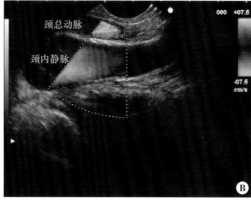

图 13-0-14　颈总动脉切面

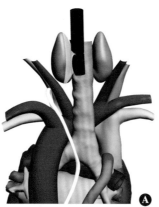

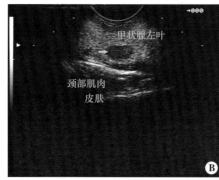
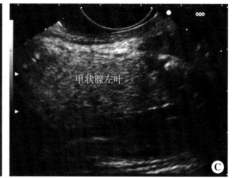

图 13-0-15　甲状腺切面

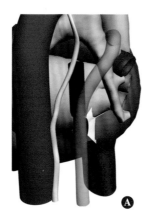

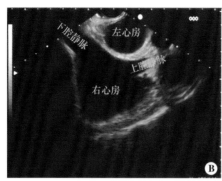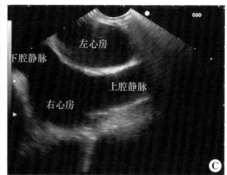

图13-0-16　右心房切面

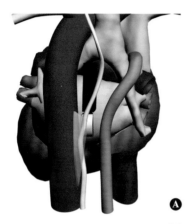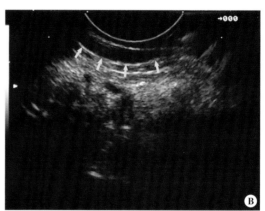

图13-0-17　胸导管切面

（二）经胃十二指肠纵轴超声内镜检查

因胃腔大，胃十二指肠的形态及其与周围器官的相对位置关系变化较大，经胃十二指肠超声内镜检查远比经食管超声内镜检查复杂（图13-0-18）。在贲门部位从降主动脉方向旋转约180°可显示3条肝静脉汇流入下腔静脉（图13-0-19）。沿降主动脉向下推进内镜至贲门远侧数厘米，左右转镜可显示腹腔干，腹腔干一般以45°角从主动脉发出，有时其远侧发出的肠系膜上动脉也可在同一声像图上显示（图13-0-20）。腹腔干周围是食管癌、胃癌、胰腺癌分期的重要检查区域，也是腹腔神经丛阻滞术的重要定位标志。显示腹腔干后转动镜身并沿血管走行扫查，可分别显示腹腔干与肝总动脉、脾动脉延续，有时可见胃左动脉（图13-0-21）。有最新研究利用超声内镜对腹膜及网膜进行扫查，但是研究是

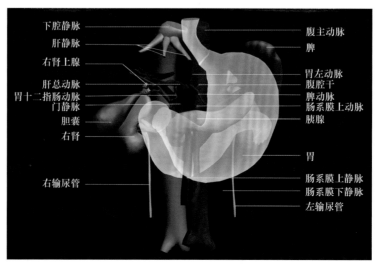

图13-0-18　腹部器官及血管

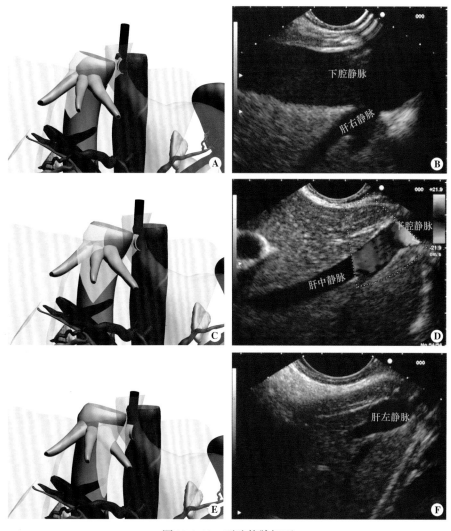

图 13-0-19 下腔静脉切面

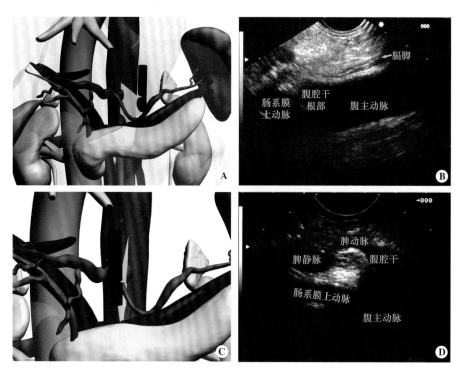

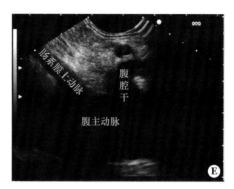

图13-0-20　腹腔干切面

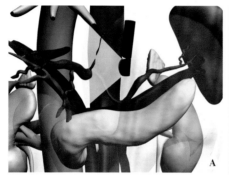
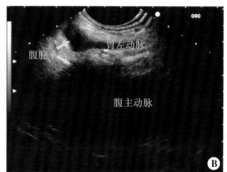

图13-0-21　胃左动脉切面

在固定的位置推断解剖结构，尚未能总结其回声特征，在内镜精准治疗快速发展的过程中，如果能准确判断腹膜、网膜与消化道的关系，将给治疗方案的制订提供非常有用的信息。

1. 显示肝胰壶腹　探头应插至十二指肠降部乳头远侧并拉直镜身，抽空腔内气体，水囊部分充水

约5ml，保证水囊与黏膜接触良好。此处主要解剖标志有下腔静脉、腹主动脉及右肾。探头于不同位置显示血管的影像变化很大。通常下腔静脉比腹主动脉更接近探头（在声像图的上方），除非内镜进至十二指肠水平部，且探头转向患者右后方，此时腹主动脉可能紧邻十二指肠壁（图13-0-22）。

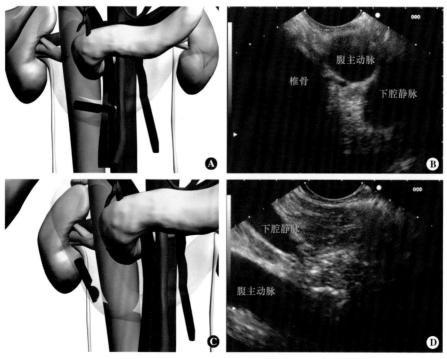

图13-0-22　下腔静脉及腹主动脉

利用彩色血流图和多普勒频谱可区分两个血管，腹主动脉发出右肾动脉自下腔静脉后方穿过（图13-0-23），也有助于鉴别两者。沿右肾动脉扫查可见右肾动脉进入右肾（图13-0-24）。探头于右肾上极左旋内镜可扫查右肾上腺切面（图13-0-25）。

探头置于十二指肠降部，内镜可观察到十二指肠乳头，超声可显示肝胰壶腹，其超声影像为一低回声漏斗形结构，有时可见胆管或胰管汇入肝胰壶腹（图13-0-26）。对于梗阻性黄疸患者，应仔细检查肝胰壶腹和胆管。正常肝胰壶腹直径通常在10mm以下，对于低回声区较大，且回声不均、边缘不整者，应注意有无壶腹部肿瘤。若内镜下乳头形态学改变明显，可直接钳取活组织检查。若乳头表面无明显异常，可行超声内镜引导细针穿刺活检术。

2. 显示胰腺　在十二指肠降部，胰头距探头很近，呈均质较细光点，比肝回声稍强。有时胰腺腹侧组织和背侧组织回声有差异，局部组织回声偏低，易误诊为肿瘤。从十二指肠降部缓慢退镜并转动镜身，可显示部分胰头、胆管和胰管。有时胆管和胰管显示为长轴切面并呈平行走行，有时则显示为横切面，即两个类圆形无回声区（图13-0-27）。通常胆管比胰管更接近探头，即同一声像图中胆管位置比胰管高。显示胆总管远端后，左旋内镜可跟踪扫查胆总管胰段和十二指肠后段（图13-0-28）。退镜使探头在十二指肠降部

近端或球部可观察胰头，在球部或胃窦可观察胰颈。如使用水囊，则缩小水囊使探头从球部更容易退至胃窦，并可防止退镜时撕伤黏膜。在球部近端或胃窦远端，于胰颈深部可见门静脉和肠系膜上动脉，一般还可见脾静脉和肠系膜上静脉的汇合处（图13-0-29）。如显示胰颈和胰体，可先将探头退至近贲门位置，找到腹主动脉，向前推进内镜确定腹腔干发出位置，从腹腔干位置向前推进1～3cm，可找到肠系膜上动脉以30°角从主动脉发出，在腹腔干和肠系膜上动脉间可见到胰体部切面（图13-0-30）。此位置胰管显示为小圆形无回声区，周围可见脾静脉和脾动脉影像，一般脾动脉应比脾静脉更接近腹侧和头侧（声像图的后上方），且脾动脉比脾静脉细、曲折，脾动脉呈圆形，而脾静脉多呈椭圆形。在胃体或胃窦显示胰颈后，推进内镜可显示胰腺后方肠系膜上动脉的长轴切面（图13-0-31）。在肠系膜上动脉为长轴切面时，将镜身稍向左旋可显示脾静脉汇入门静脉（图13-0-32）。在门静脉汇合处（即脾静脉和肠系膜上静脉汇合为门静脉处）可见脾静脉的切面及显示为长轴切面的门静脉和肠系膜上静脉。退镜可沿门静脉扫查入肝门。在胃体部可见门静脉系统的汇合处，一般肠系膜上静脉应在汇合处远侧，而门静脉在头侧。门静脉、肠系膜上静脉、两者汇合处及肠系膜上动脉均是识别胰腺癌侵犯血管的重点检查区域。

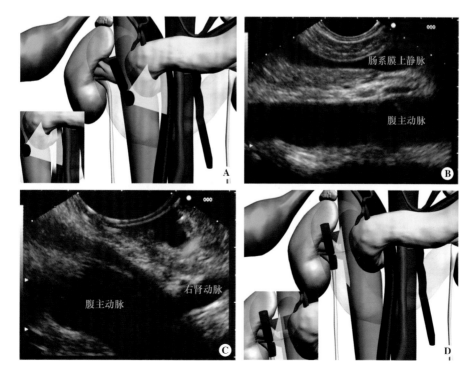

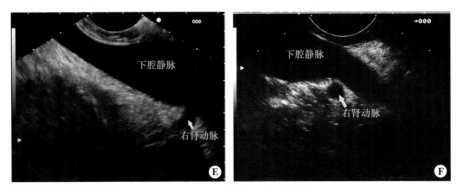

图 13-0-23　腹主动脉及右肾动脉切面

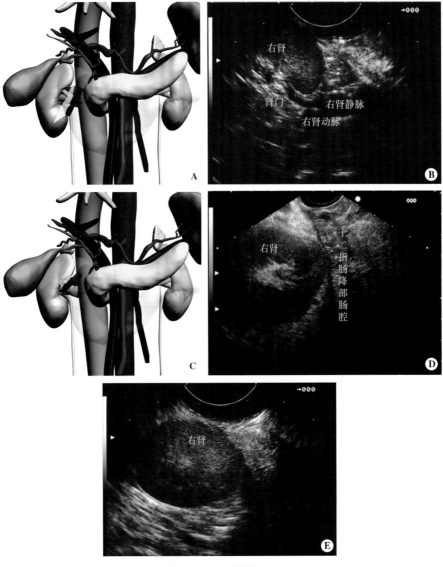

图 13-0-24　右肾切面

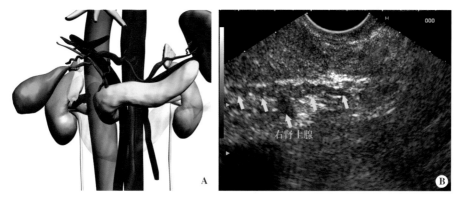

图 13-0-25　右肾上腺切面

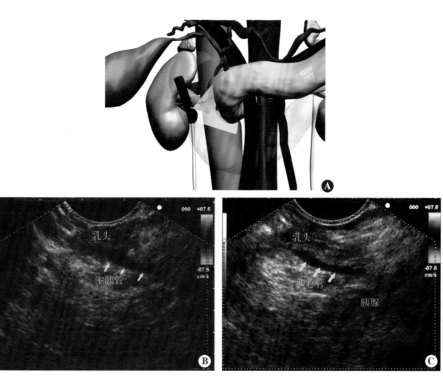

图 13-0-26　壶腹部切面

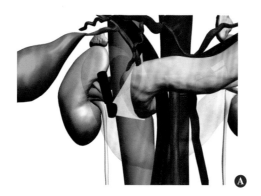

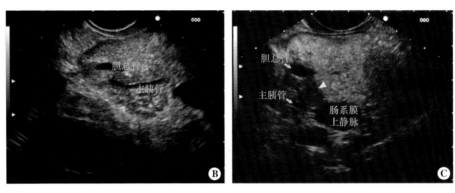

图 13-0-27　远端胰管及胆管

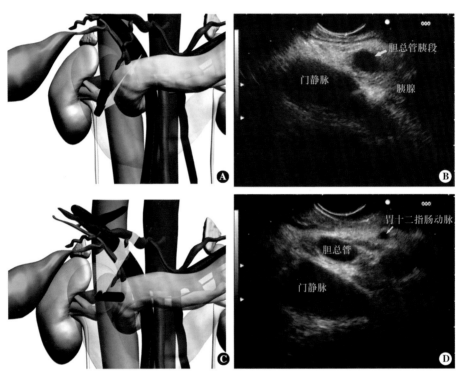

图 13-0-28　胆总管胰段及十二指肠后段

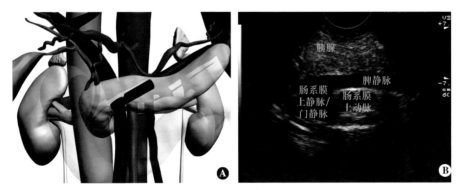

图 13-0-29　胰体长轴

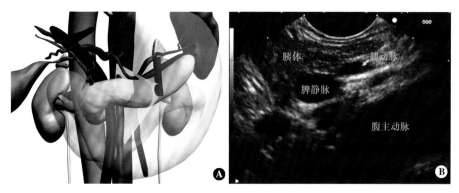

图13-0-30　胰体部切面

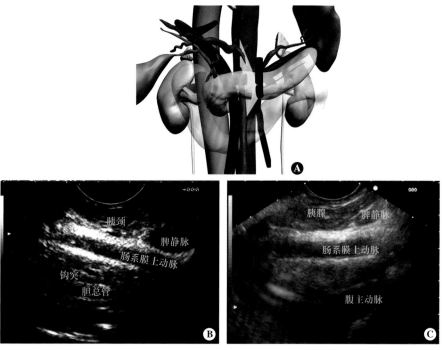

图13-0-31　肠系膜上动脉切面的胰腺

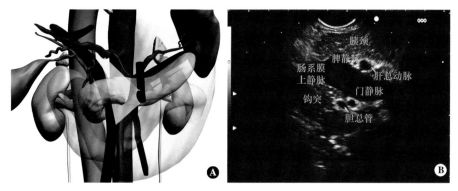

图13-0-32　肠系膜上静脉切面的胰腺

　　应用线阵探头超声内镜，在胃体部显示门静脉汇合处后，经过调整可观察到肠系膜上静脉贯穿胰腺组织，此时在肠系膜上静脉前方为胰颈部，后方为钩突。轻压大螺旋，向左旋转内镜，可观察到肠系膜上静脉在视野中消失，此时观察到的胰腺组织为胰头（图13-0-33），有时可显示主胰管的长轴切面，体型消瘦者可显示胰管一直延伸至壶腹。应用线阵超声内镜可在胃体部扫查全部胰腺。将探头置于胃体部可显示胰体及脾动脉、脾静脉，然后向右逐渐旋转镜身，探头逐渐指向患者左侧，沿脾动脉、脾静脉扫查直至脾门。此过程可观察肾静脉切面（图13-0-34）、左肾切面（图13-0-35），胰尾与脾相邻，脾动脉、脾静脉出入脾门（图13-0-36），在转动镜身过程中可显示全部胰体、胰尾组织。

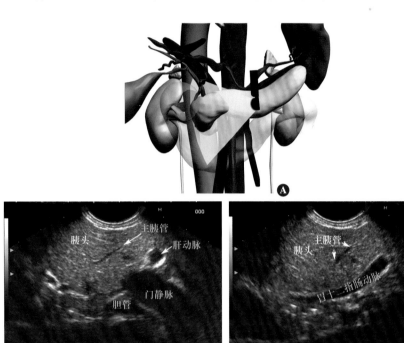

图13-0-33　经胃体扫查胰头部

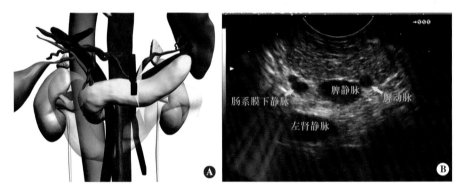

图13-0-34　左肾静脉切面

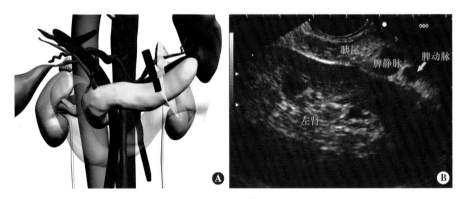

图13-0-35　左肾切面

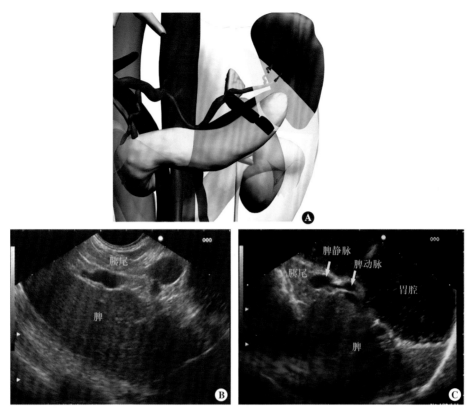

图13-0-36 胰尾及脾门切面

通常以"切香肠"方式扫查胰腺横断面（图13-0-37），首先在胃体部扫查胰头、胰颈、胰体和胰尾，然后在十二指肠降部扫查壶腹周围，再在十二指肠球部及胃窦扫查胰头作为补充。疑诊胰腺多发肿瘤者常需要以"劈柴"的方式扫查胰腺长轴切面，可通过于上消化道远端拉直镜身或于胃体部调整超声内镜小螺旋使探头指向胰尾的途径实现，有助于避免将多个肿瘤误认为单个肿瘤。对于十二指肠梗阻镜身不能通过者，线阵超声内镜探头在胃体部扫查胰腺为纵切面，可左右旋转探头调整切面以完整扫查胰腺，环扫超声内镜在胃体部扫查胰腺为横切面，探头上下调节切面较困难，若不在十二指肠扫查胰头，则有漏诊可能。

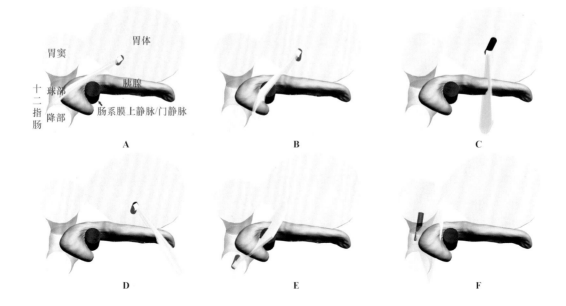

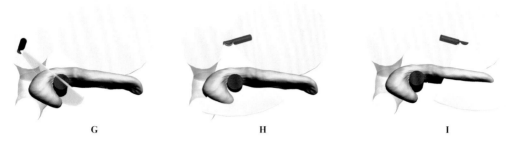

图13-0-37　纵轴超声内镜扫查胰腺示意图

3. 显示门静脉系统　不仅有助于诊断门静脉系统本身的疾病，判断肿瘤是否侵犯血管和有无门静脉高压等，而且也是观察其他器官的重要定位标志，尤其对肿瘤范围较广、解剖关系变化较大者，找到定位标志是确诊的前提。

在胃体部找到脾静脉，沿脾静脉走行左旋镜身，可找到脾静脉汇入门静脉处，也可在肝尾状叶与肝左叶间找到门静脉，再向前推进至门静脉系统血管汇合处。肠系膜上静脉、肠系膜下静脉和脾静脉合流的解剖变异较多，大致分类如下：① "斤"字形结构（图13-0-38），通常在胰体后方可见肠系膜下静脉汇入脾静脉，脾静脉在胰颈部后方与肠系膜上静脉汇入门静脉；② "K"字形结构（图13-0-39），在胰颈部后方可见肠系膜下静脉汇入肠系膜上静脉，后肠系膜上静脉再与脾静脉汇合；③ "个"字形结构（图13-0-40），可见肠系膜上静脉、肠系膜下静脉和脾静脉一起汇合入门静脉。一般在距第一肝门1～2cm处测量门静脉宽径，门静脉主干内径宽10～12mm。胃左静脉汇合入门静脉系统有3种解剖变异（图13-0-41），通常胃左静脉汇入门静脉，少数汇入脾静脉，汇入门静脉和脾静脉汇合处者极少见。在胃体部找到门静脉，其长轴切面两侧可分别见到胆总管和肝动脉（图13-0-42），沿肝动脉扫查可见其与腹腔干相连。门静脉后方的胆管向下进入胰腺，穿过胰腺进入十二指肠壶腹。肝固有动脉、门静脉和胆管一起进入肝门，进入肝门的门静脉通常与肝静脉或下腔静脉走行垂直（图13-0-43）。

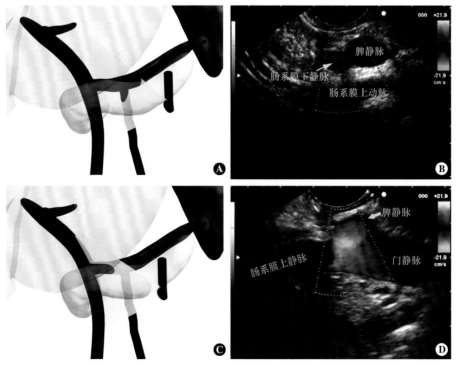

图13-0-38　门静脉主要分支合流呈 "斤"字形

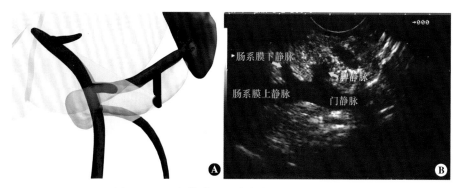

图13-0-39 门静脉主要分支合流呈"K"字形

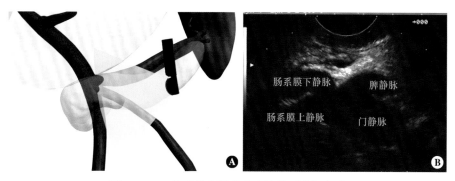

图13-0-40 门静脉主要分支合流呈"个"字形

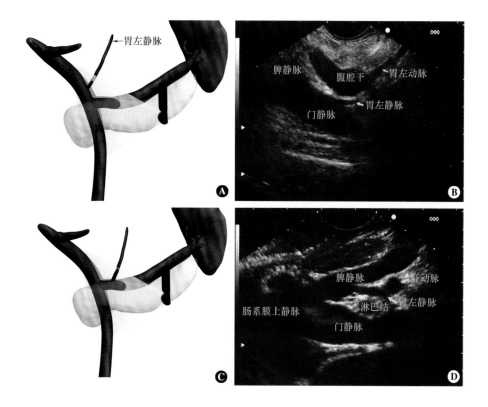

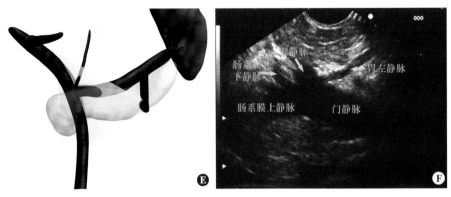

图 13-0-41　胃左静脉汇合入门静脉系统的解剖变异

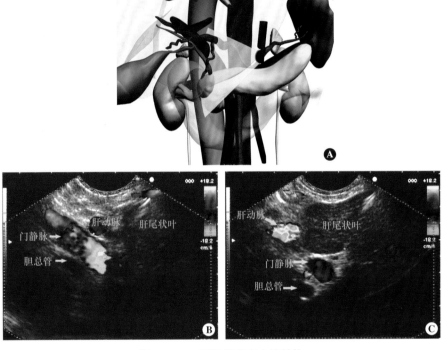

图 13-0-42　肝门部超声内镜结构

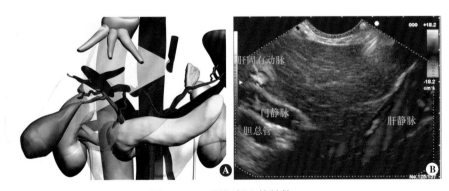

图 13-0-43　肝门部血管结构

4. 显示肝脏　虽体表超声和CT检查对肝脏占位性病变的诊断价值优于超声内镜检查，但行消化道超声内镜检查也应仔细观察肝脏，尤其注意消化道肿瘤有无肝左叶、尾状叶的转移灶。若超声内镜发现肝脏可疑病灶，应行细针穿刺，对疾病治疗有重要指导意义。超声探头在胃体、胃底部可观察肝左叶，一般在贲门部将镜身略向左转可显示肝脏及肝静脉和下腔静脉的汇合处（见图13-0-19），即第二肝门，观察此处对巴德-吉亚利综合征（Budd-Chiari syndrome）的诊断有一定意义。探头朝向前壁扫查肝左外侧叶，S2段离探头近，S3段离探头远。相应的门静脉在S2段和S3段穿行的分支P2、P3呈圆形无回声结构，边缘呈高回声结构。顺时针旋转镜身，可见肝左静脉走行。肝静脉分隔开S2段及S3段（图13-0-44），肝胃吻合一般选择S3段的胆管系统，S2段虽然更容易穿刺，但需经食管穿刺，出现纵隔炎及支架植入困难等并发症的风险高。继续顺时针旋转，P2、P3静脉逐渐汇合成左侧门静脉，并形成朝向肝圆韧带的弓形结构，肝圆韧带在超声图像上呈高回声改变，从左侧门静脉矢状部延伸至肝脏表面镰状韧带的底部边缘。从左侧门静脉继续顺时针旋转超声探头，可见S4段呈楔形结构位于肝中静脉与左侧门静脉矢状部之间（图13-0-45）。扫查静脉韧带及尾状叶，静脉韧带将S1段和S2段、S4段分隔开。静脉韧带在腹部超声下位于S1段和S2段之间，超声内镜视野下无法同时显示S1段和S2段，静脉韧带呈较厚的高回声带，位于S1段旁，离探头较远的结构是S4段（图13-0-46）。扫查下腔静脉及肝右叶，通过肝中静脉继续旋转（右旋转），S8段在下腔静脉的深部，肝右叶只能看见少部分，因为距离探头太远。右侧隔膜呈较厚的高回声肌束。微调探头，同时后退内镜，可见下腔静脉穿过S1段进入右心房。

5. 显示脾　探头置于胃近端大弯侧显示胰尾末端的同时，尚可见细腻、回声均匀的脾组织。在脾内侧和胰尾后方可见左肾影像，它为长椭圆形，周边实质呈低回声，而中央可见集合系统的高回声（见图13-0-35），调整角度可观察到从腹主动脉发出的肾动脉（图13-0-47），肾动脉与肾静脉

伴行，在脾静脉后方进入左肾门（图13-0-48）。在左肾头侧可见左肾上腺，其呈很小的"海鸥"样结构（图13-0-49）。找到腹腔干后向右转动镜身并稍退，也可显示左肾上腺。脾动脉和脾静脉介于肾上腺和胰尾部之间，这两根血管有时是鉴别胰腺肿瘤和肾上腺肿瘤的重要依据。

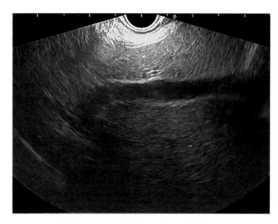

图13-0-44　肝脏S2和S3段切面

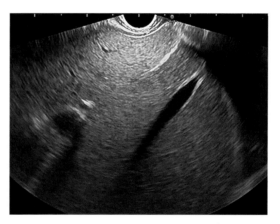

图13-0-45　肝脏S4段切面

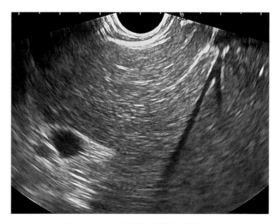

图13-0-46　肝脏静脉韧带切面

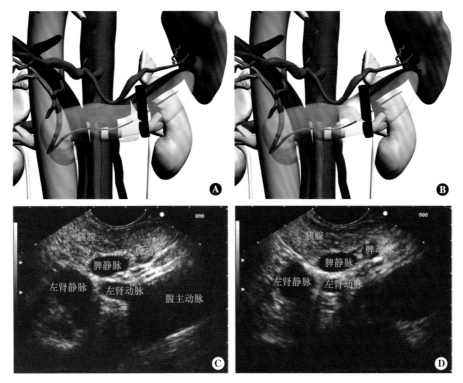

图13-0-47 左肾血管切面

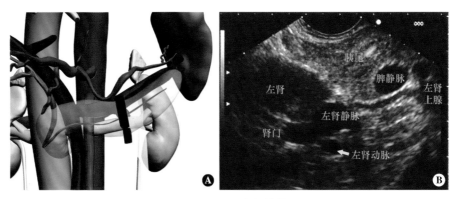

图13-0-48 左肾门结构

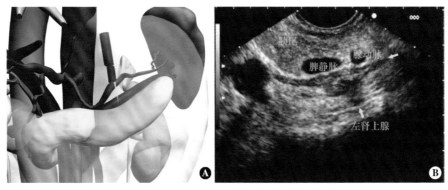

图13-0-49 左肾上腺结构

6. 显示肝外胆管系统　超声内镜能稳定、清晰地显示肝外胆管系统，尤其对远端胆总管结石和远端胆管癌有较高的诊断价值。显示胆总管的最佳方法是首先将探头置于十二指肠乳头水平，胆总管胰段可在声像图上显示为长轴切面，并与胰管毗邻（见图13-0-27），分别汇入乳头。退镜并稍转动镜身可显示胆总管其余部分。退镜至十二指肠降部近端和十二指肠球部远端可显示胰腺外胆管及其深侧的门静脉（见图13-0-28），此时稍退镜并左旋镜身，可沿胆总管走行扫查至肝门部。因胆总管、十二指肠后段距探头较近，通常可行超声内镜引导胆总管穿刺，注入造影剂，以解决内镜逆行胰胆管造影（endoscopic retrograde cholangiopancreatography，ERCP）插管不能成功

而磁共振胰胆管成像（magnetic resonance cholangio-pancreatography，MRCP）不能确诊的病例，即超声内镜引导穿刺胰胆管造影术。在此区域胆总管或胰腺与十二指肠壁间常可见胃十二指肠动脉（图13-0-50）。若区分胆总管、胰管和血管有困难，可借助彩色多普勒功能判断。肝外胆管近端与门静脉腹侧伴行，其内径小于同水平门静脉内径的1/3；远端于胰头后方（胰腺段）、下腔静脉前方下行，在胆总管全长的最宽处测量胆总管的宽度，其内径一般＜7mm。正常胆总管内径随年龄增长而增大，老年人可达10mm。对于体型消瘦者，可在胃体部观察到大部分胆管，在门静脉后方可见到胆管，有时也可观察到胆总管贯穿胰腺至十二指肠（图13-0-51）。

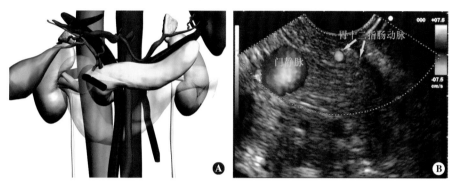

图13-0-50　胃十二指肠动脉切面

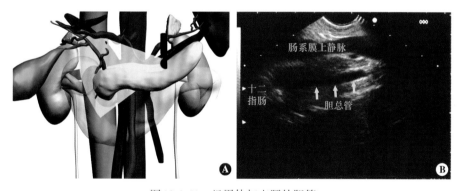

图13-0-51　经胃体扫查肝外胆管

7. 显示胆囊　一般应将探头置于胃窦或十二指肠球部。在十二指肠球部显示胰头或胰颈后旋转镜身近180°或在胃窦近幽门部将镜身转向前壁侧，均可显示胆囊（图13-0-52）。有些患者退镜至胃体也可显示胆囊。有时胆囊压迫胃十二指肠，常规内镜易误诊为黏膜下肿物，而超声内镜很容易鉴别。

（三）经直肠纵轴超声内镜检查

男性直肠周围的解剖结构请参阅图13-0-53。进镜至乙状结肠，髂内血管和髂骨影像是乙状结肠至骨盆左侧的标志（图13-0-54）。内镜退至直肠，膀胱位于直肠前方，是重要的定位标志（图13-0-55）。男性患者膀胱下方、直肠前方为前列腺，左右旋转内镜

可见膀胱与直肠间的精囊腺（图13-0-56），再向下，直肠前方为尿道膜部，左右旋转内镜可见肛提肌（图13-0-57）。再退镜可至肛管水平。

女性直肠周围的解剖请参阅图13-0-58。

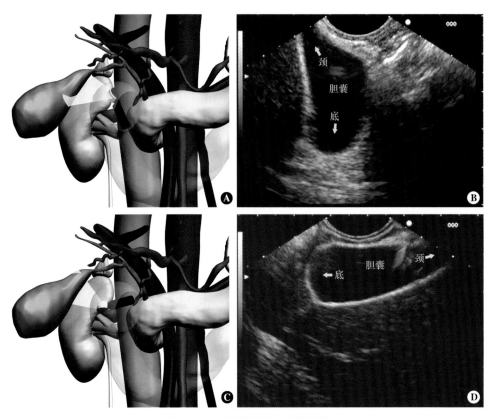

图 13-0-52　胆囊的超声内镜影像

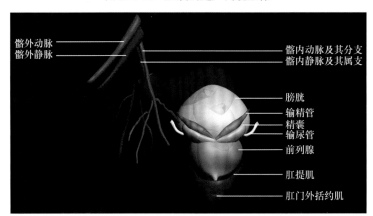

图 13-0-53　男性直肠周围的解剖结构

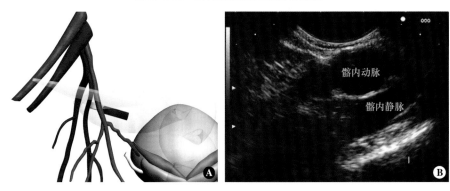

图 13-0-54　髂内血管切面

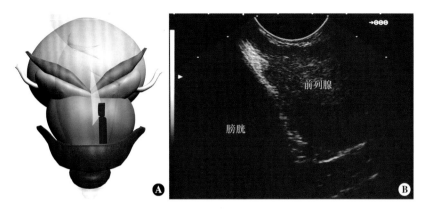

图 13-0-55　男性膀胱前列腺切面

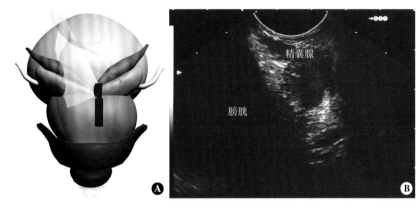

图 13-0-56　经直肠前列腺切面

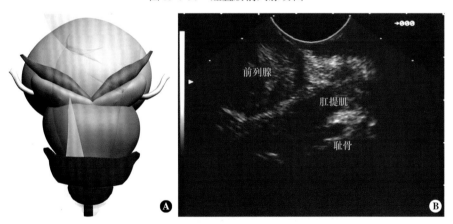

图 13-0-57　肛提肌切面

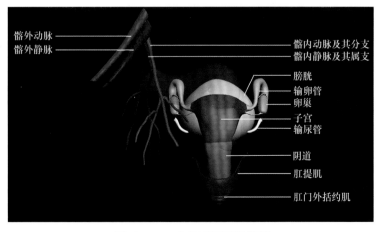

图 13-0-58　女性直肠周围解剖

女性患者膀胱和直肠间是子宫（图13-0-59），从子宫切面向两侧转镜可观察两侧卵巢（图13-0-60），退镜至直肠中下段，位于直肠前方为阴道和尿道（图13-0-61）。退镜至肛管水平，可观察肛门内括约肌和肛门外括约肌（图13-0-62），前者显示为直肠壁内一层很厚的肌层。直肠外侧肛提肌与直肠纵行肌相延续。肛门外侧自上而下，有肛门外括约肌深部、浅部、皮下部。

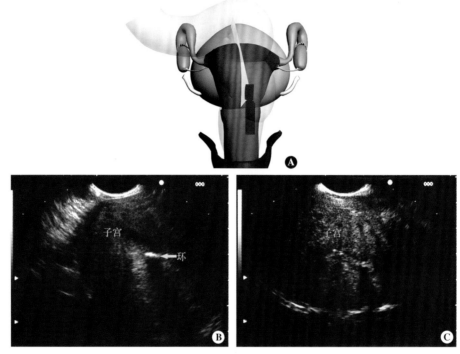

图13-0-59　女性经直肠子宫切面

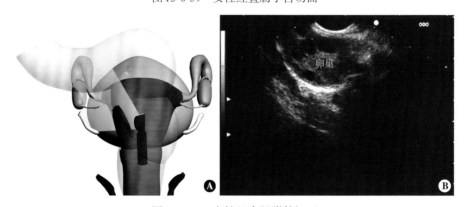

图13-0-60　女性经直肠附件切面

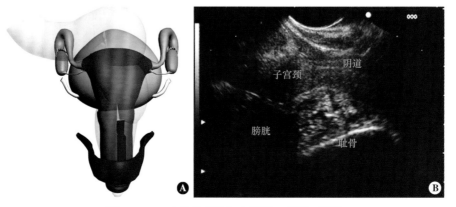

图13-0-61　女性经直肠扫查膀胱、宫颈、阴道

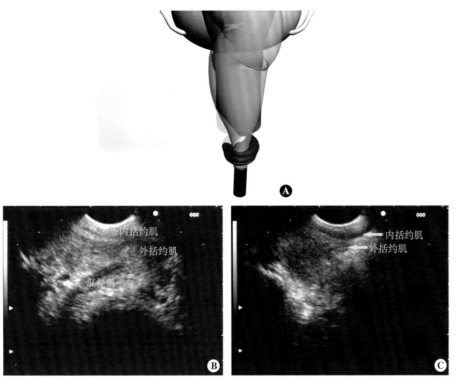

图 13-0-62　肛管切面

五、临床意义

1. 消化道肿瘤　纵轴超声内镜检查不仅可观察食管癌、胃癌、直肠癌、胃淋巴瘤等的侵犯深度，还可判断是否有淋巴结及周围器官转移，对制订正确的治疗方案有重要意义（图 13-0-63）。

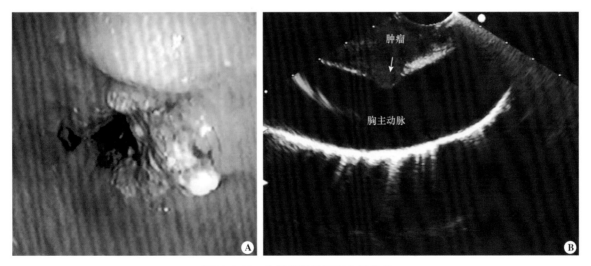

图 13-0-63　食管癌纵轴超声内镜检查

A. 食管中段可见一处溃疡性病变，表面污秽苔，周围黏膜不规则隆起；B. 纵轴超声内镜检查提示病变突破食管管壁，累及胸主动脉

2. 胰腺病变　纵轴超声内镜超声探头可与胰腺组织邻近，显示胰腺无盲区，且因电子线阵超声内镜超声探头采用较高频率，声像图分辨率高，对胰腺微小病变的显示优于目前各种其他检查。纵轴超声内镜检查可观察胰腺癌是否侵犯肠系膜血管、腹腔干及其分支、门静脉系统及周围器官，对胰腺癌进行分期，了解胰腺癌手术切除可能性，对选择治疗方案有重大意义（图 13-0-64）。胰腺神经内分泌肿瘤大多数临床症状突出而病灶较小，对肿瘤定位较难，纵轴超声内镜检查对胰腺内分

泌肿瘤有良好的显示能力。对胰腺性质不明的占位性病变及囊性病变行穿刺抽吸细胞学检查，有助于确定病变的性质。

3. 黏膜下肿瘤 种类较多，明确其起源和性质是选择治疗方案的重要依据。超声内镜检查是目前鉴别消化道黏膜下肿瘤和腔外压迫的首选检查方法。纵轴超声内镜检查尤其适用于胃、十二指肠及直肠黏膜下肿瘤的诊断（图13-0-65，图13-0-66）。对黏膜下肿瘤行超声内镜引导细针穿刺抽吸细胞学检查有助于判断肿瘤的来源和性质。

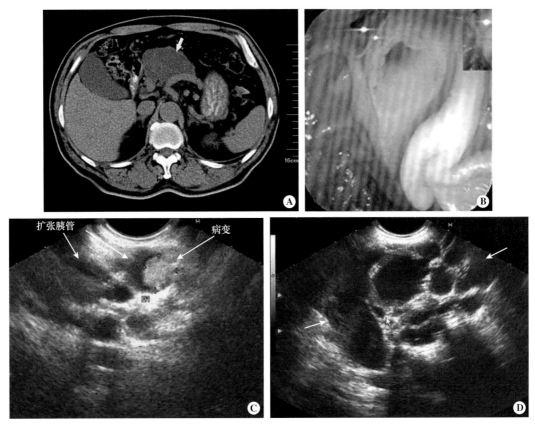

图13-0-64 胰腺占位性病变纵轴超声内镜检查

患者，陈某，男，72岁，以上腹痛半年为主诉入院。A. CT：胰腺颈部多房性占位，大小约7.6cm×5.6cm×6.0cm，考虑囊腺瘤，不除外胰腺导管内乳头状黏液瘤；B. 纵轴超声内镜检查内镜视野下见十二指肠乳头开口处黏液栓；C、D. 纵轴超声内镜检查超声视野下见胰头区胰管明显扩张，呈多腔囊性改变，胰腺头部区域囊腔内可见一处乳头状结构，超声切面大小约11mm×10mm

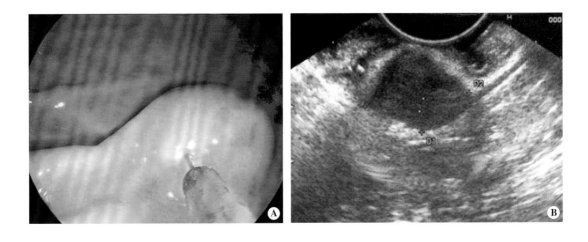

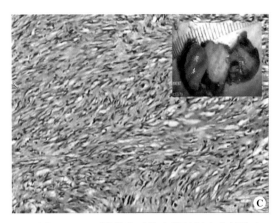

图 13-0-65　胃黏膜下肿瘤纵轴超声内镜检查

A.胃镜检查提示胃体后壁可见一处隆起性病变，表面光滑，被覆正常胃黏膜；B.纵轴超声内镜检查提示病变呈低回声，内部回声均匀，与胃固有肌层相延续；C.内镜下行黏膜下剥离术切除病变送病理，诊断为神经鞘瘤

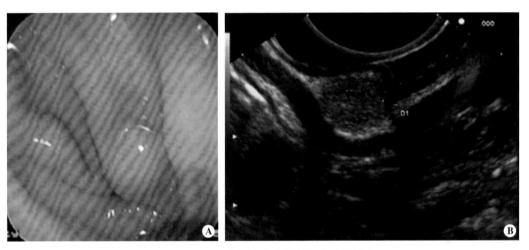

图 13-0-66　胃隆起性病变纵轴超声内镜检查

患者，张某，女，38岁，外院曾诊断为胃隆起性病变并取活组织检查。A.胃后壁近幽门见一约15mm×10mm大小隆起，表面光滑，质地软；B.纵轴超声内镜检查见超声第3层结构内混合回声肿块，边缘为高回声，界限清晰。拟诊为异位胰腺。经内镜切除后送检，得到病理证实

4. 肝胆疾病　因受肠道气体干扰，体表超声对远端胆总管显示不佳，现有ERCP和MRCP等检查，有时因插管不成功或显影不良，诊断仍有一定困难。纵轴超声内镜检查可排除十二指肠气体干扰，对胆总管管壁结构的显示效果好，对肝外胆管癌分期的意义已得到普遍公认。其尚可识别胆总管微小结石，可作为腹部超声、ERCP、MRCP的补充检查。为确定病变性质、了解胆总管狭窄程度，可对病变行穿刺活检，对胆总管行穿刺造影。

5. 壶腹癌分期　纵轴超声内镜检查借侧视内镜视野可清楚观察十二指肠乳头大小、形态，超声视野观察壶腹部结构，对壶腹癌分期有重要意义（图13-0-67）。

6. 贲门失弛缓症　纵轴超声内镜检查对贲门失弛缓症的诊断价值目前争议较大，但可用于其与非功能性疾病（假性贲门失弛缓症）的鉴别。

7. 胃黏膜皱襞增厚　纵轴超声内镜检查对浸润型胃癌（Borrmann Ⅳ型胃癌）、淋巴瘤、巨大肥厚性胃炎（图13-0-68）及其他胃壁增厚疾病的鉴别有重要意义。

8. 胃腔血管性病变　胃腔内静脉曲张、静脉瘤在超声内镜下有特征性表现，可防止误诊、误治。超声内镜检查尚可测定奇静脉血流量，具有一定科研价值。

9. 食管周围的中后纵隔病变　纵轴超声内镜检查对其显示效果极佳，可显示肿瘤部位、形态、大小及其与周围器官的关系，并可在超声引导下行穿刺活检，可避免不必要的痛苦和风险。其对纵隔淋巴瘤和肺癌分期的意义尚不明确。

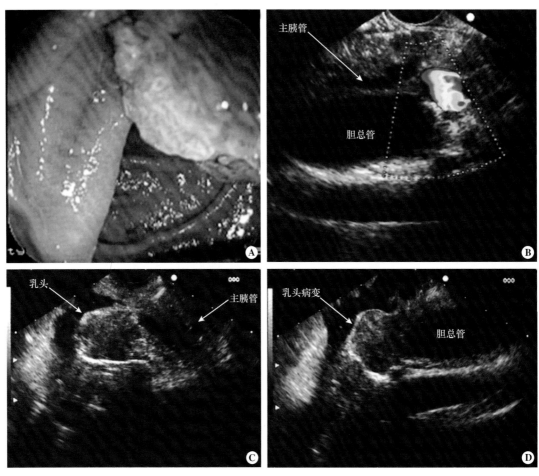

图 13-0-67 壶腹癌纵轴超声内镜检查

患者，张某，女，73岁，进行性黄疸1个月，MRCP显示胰胆管扩张。A. 纵轴超声内镜检查内镜视野见十二指肠乳头部不规则隆起，触之易出血；B. 线阵探头置于胃体部见近端胆管明显扩张，内径达19mm；C. 探头置于乳头处扫查，见壶腹部低回声团块，胰管末端扩张。D. 超声视野显示乳头肿瘤与扩张胆管。诊断为壶腹癌T1N0，后经手术证实

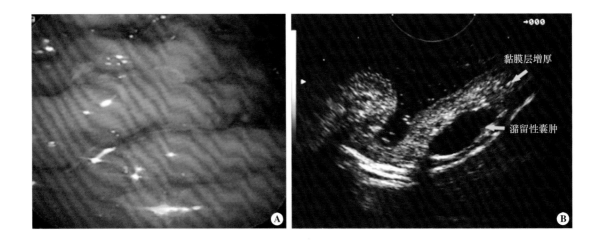

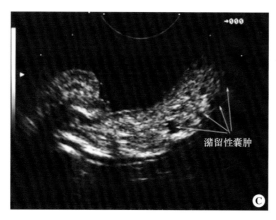

图 13-0-68 巨大肥厚性胃炎纵轴超声内镜检查

患者，张某，男，47岁，上腹部不适半年，白蛋白28g/L。A. 内镜显示胃体皱襞肿胀粗大，表面充血、糜烂及较多分泌物，胃壁无僵硬感；B. 内镜超声视野显示胃腔内大量注水冲洗后仍较浑浊；C. 超声视野显示胃壁增厚明显，最厚处达16mm。主要为超声第3层（相当于黏膜下层）增厚，内部回声较高，可见较多无回声结构（潴留性囊肿），超声第4层结构不增厚，胃壁超声等5层结构均完整，经病理证实为巨大肥厚性胃炎

10. 内镜引导下穿刺检查 线阵超声内镜引导下对胃周围的腹腔病变和左侧肾上腺、胰腺、部分肝脏病变行细胞学检查，可判断病变性质和来源。

11. 内镜引导下治疗 线阵超声内镜引导下穿刺引流和细针注射技术，可应用于多种疾病的治疗，如胰腺假性囊肿穿刺内引流、贲门失弛缓症下食管括约肌注射肉毒杆菌毒素、腹腔神经丛阻滞和针对晚期肿瘤的局部注射等。

（郭瑾陶 孙思予）

参 考 文 献

Dhir V，Adler DG，Pausawasdi N，et al，2018. Feasibility of a complete pancreatobiliary linear endoscopic ultrasound examination from the stomach. Endoscopy，50（1）：22-32.

Okasha HH，El-Meligui A，Pawlak KM，et al，2021. Practical approach to linear EUS examination of the mediastinum. Endosc Ultrasound，10（6）：406-413.

Okasha HH，Pawlak KM，Abou-Elmagd A，et al，2022. Practical approach to linear endoscopic ultrasound examination of the rectum and anal canal. Endosc Int Open，10（10）：E1417-E1426.

Sharma M，Patil A，Kumar A，et al，2019. Imaging of infracolic and pelvic compartment by linear EUS. Endosc Ultrasound，8（3）：161-171.

van der Merwe SW，van Wanrooij RLJ，Bronswijk M，et al，2022. Therapeutic endoscopic ultrasound：European Society of Gastrointestinal Endoscopy（ESGE）Guideline. Endoscopy，54（2）：185-205.

第十四章
超声内镜引导细针穿刺抽吸/活检术

第一节 概 述

超声内镜检查术（endoscopic ultrasonography，EUS）及超声内镜引导细针穿刺抽吸/活检术（endoscopic ultrasound-guided fine needle aspiration/biopsy，EUS-FNA/B）是近20年内镜领域的最大进展之一。1987年，环扫EUS用于诊断胃肠黏膜下及其邻近器官的肿瘤获得成功，尤其是胰腺癌，得以早期检出，预示着消化系统肿瘤内镜诊断新时代的到来。1991年Caletti等首先开展了环扫EUS辅助下的细针穿刺抽吸术（FNA），获取胃黏膜下肿瘤的细胞学标本，其后Wiersema等开展了下消化道黏膜下肿瘤的FNA。环扫EUS辅助的FNA，需要换用普通内镜引入穿刺针穿刺黏膜下病变，不能直接穿刺胃肠壁外如淋巴结和胰腺的病变。有报道环扫EUS-FNA，但因进针轨迹只能在超声成像上形成一个点，无法实时指导进针，因此针尖的真实轨迹仅能靠内镜专家猜测确定，风险很大。20世纪90年代初，线阵彩色EUS的出现带来了真正意义上EUS的微创诊治新纪元。线阵EUS能实时监测FNA进针，明显优于单纯内镜下和环扫EUS辅助的FNA。线阵EUS的图像与镜身长轴平行，使胃肠道及其邻近器官的病变容易行FNA，可获得胃肠腔外病变的标本；加之彩色血流的独特设计及对血管和血流的高敏感性，能准确判断血管，FNA过程中可实时观察而有效避开血管，血管损伤发生率极低。1992年Vilmann等首先将EUS-FNA用于胰腺囊性病变和胰腺癌，随后陆续报道将其用于纵隔淋巴结、胃肠道壁外其他肿瘤的穿刺病理诊断。从此，线阵EUS-FNA作为一种新诊断技术逐步应用于临床。2006～2010年的5年中，EUS-FNA在美国的使用率提高了近70%。在中国，该技术也迅猛发展，目前也被广泛用于临床疾病尤其是胰腺疾病的诊断。

目前EUS为胰腺占位性病变最敏感的检查技术，也是胰腺癌分级诊断的最准确方法之一。通过十二指肠和胃壁的EUS-FNB同步进行了胰腺肿块的影像及组织学诊断，克服了依据单一图像诊断缺乏特异性的缺陷。而且，如果操作熟练，甚至可以对小于5mm的微小病灶进行EUS-FNA，这是其他任何技术难以做到的。一般而言，EUS-FNA特异度可达100%，但其敏感度依据疾病性质略有不同。EUS-FNA对胰腺病灶、胰周淋巴结、主动脉周围淋巴结、胃肠黏膜下病灶、纵隔病灶及肝脏病灶总体敏感度为80%～90%，特异度为100%，准确率为80%～90%。随着EUS引导下穿刺技术的发展，近年来对胰腺肿瘤及其淋巴结和肝转移的组织学诊断能力显著提高。由于超声内镜及穿刺器械的发展，其应用范围显著拓展，几乎包涵了所有邻近胃肠道的病变。本章重点介绍常见病变的EUS-FNA/B。

第二节 适应证、禁忌证及并发症

超声内镜引导穿刺的基本条件：超声内镜能直视病灶，实时监测穿刺针道和穿刺路径无血管。

一、适 应 证

（1）胰腺癌，不可外科手术切除病变行放化疗前，或潜在可切除病变行新辅助放化疗前。

（2）性质不明的胰腺实性占位性病变。

（3）影像学诊断不明的胰腺囊性病变。

（4）怀疑慢性胰腺炎癌变。

（5）胰腺及胰腺周围大部分区域如胆总管下段和肾上腺病变。

（6）腹膜后淋巴结及占位。

（7）后纵隔淋巴结及占位性病变。

（8）消化道黏膜下肿瘤或可疑消化道管壁增厚。

（9）局灶性肝脏实性占位。

（10）直肠周围盆腔占位。

二、禁　忌　证

（1）内镜检查禁忌证：①因严重心肺脑疾病难以耐受内镜操作者；②因严重精神疾病不能配合者；③口咽部及食管急性损伤内镜穿孔风险极大者；④已知或怀疑内脏器官穿孔者；⑤未禁食患者或消化道梗阻者。

（2）凝血机制障碍：在行EUS-FNA/B前也应仔细评估患者的出血风险，一般穿刺要求血小板计数不低于$50×10^9$/L，国际标准化比值（INR）小于1.5。

（3）不能到达的病灶：①EUS下病灶显示不清；②在穿刺路径有交叉的大血管或其他管道结构而不能避开。

（4）由于对纵隔囊性病变穿刺可能引起严重感染，通常不建议对纵隔囊性病变常规行EUS-FNA。

（5）穿刺结果不影响治疗决策者。

（6）拒绝签署知情同意书的患者。

三、并　发　症

EUS-FNA/B并发症发生率略高于普通胃镜检查，明显低于其他部位内镜检查，尤其低于ERCP。国内长海医院开展的一项系统性回顾分析显示EUS-FNA总体并发症发生率为0.98%（107/10 941），常见的并发症为出血、感染和穿孔、急性胰腺炎，偶见气胸、胰瘘、一过性腹泻和发热，通过对症治疗极少数患者需转外科手术治疗。其中术后胰腺炎发生率为0.33%（36/10941），占总并发症的33.64%；术后疼痛发生率为0.34%（37/10 941），占总并发症的34.58%，术后死亡率为0.02%。胰腺囊性病灶：前瞻性研究显示并发症发生率为2.33%，回顾性研究显示并发症发生率为5.07%；胰腺实性病灶：前瞻性研究显示并发症发生率为2.44%，回顾性研究显示并发症发生率为0.35%。Wiersema报道457例EUS-FNA患者中仅5例发生并发症（1.1%），包括胰腺假性囊肿出血1例、发热2例、穿孔2例，胰

腺囊性病灶穿刺后，发热或出血等并发症发生率为14%，远高于实性病灶（0.5%）。

（一）感染

Barawi等前瞻性研究了EUS-FNA的菌血症和感染性并发症。100例EUS-FNA患者，术前30分钟和术后60分钟进行血培养。记录术后即刻和7天感染表现，无发热性疾病、脓肿或其他感染性疾病发生。100例血培养均为阴性，其中6例2个培养瓶中的1个出现凝固酶阴性葡萄球菌，可能是污染造成的。操作相关的感染或菌血症为零，说明EUS-FNA的菌血症发生率极低。临床上，EUS-FNA引起的菌血症罕见，但是，囊性病灶穿刺感染风险较高，通常静脉用广谱抗生素预防感染，然后口服抗生素巩固疗效。胰腺囊性病灶预防应用抗生素疗效好，但在纵隔囊肿，仍有感染发生，主要是因为在对囊肿诊断不清的情况下进行了穿刺取材。在多数情况下，单用EUS便可诊断纵隔囊肿，因此，除非有非常有效的方法预防感染，否则对纵隔囊肿穿刺应慎重。

（二）穿孔

Das等应用美国EUS俱乐部的资料对EUS颈部食管穿孔率及其危险因素进行了回顾性调查。43 852例上消化道EUS病例，颈部食管穿孔16例，穿孔率0.036%。穿孔的危险因素：年龄>65岁，有气管插管困难病史，有咽部手术史，咽部结构异常（如咽下部憩室），术者缺乏经验。对于有危险因素的病例，应慎重行EUS检查。

（三）急性胰腺炎

Gress报道对121例胰腺肿瘤行EUS-FNA，2例发生急性胰腺炎（1.7%），该2例术前均有胰腺炎病史，认为胰腺EUS-FNA并发胰腺炎，穿刺可能仅是一种诱发因素。有文献报道14年19个中心的胰腺实性占位EUS-FNA病例共4909例，急性胰腺炎发生率0.64%，胰腺炎平均住院时间为3天。轻症胰腺炎10例，中度3例，重症1例。1例死亡，因为并发胰腺炎后患者发生了肺栓塞，并且本身有多种合并症。有报道胰腺炎均发生于胰腺囊性病变穿刺后，胰腺实性病变及黏膜下病变穿刺并无并发症。并发胰腺炎可能与黏膜水肿及随

后的胰管阻塞有关。

（四）针道转移

EUS引导穿刺引起肿瘤经针道转移一直是备受关注的问题。大多数研究均表明EUS-FNA/B并不增加针道转移风险，其发生率极低，且低于经皮穿刺。但近期日本的一项回顾性研究纳入14家中心共176例可切除远端胰腺癌术前行EUS-FNA的患者，针道转移的发生率高达3.4%。因此，EUS-FNA/B引起针道转移仍然是一个不可忽视的问题，在临床实践中需要引起重视，严格掌握穿刺适应证。

（五）死亡

长海医院开展的一项系统性回顾分析显示EUS-FNA相关的死亡率为0.02%（3例）。1例为胰腺癌肝转移支架阻塞患者，穿刺后发生暴发性胆管炎死亡；1例假性动脉瘤患者，应用超声内镜行胰腺穿刺导致大出血死亡；1例本身有多种合并症患者，发生急性胰腺炎后出现肺栓塞而死亡。

第三节　术前准备

（1）术前应常规检测出血时间、凝血时间、凝血酶原时间和血小板计数及进行心电图检查。了解有无心肺疾病。女性受检者，应了解月经史情况。

（2）术前禁食水4～6小时。

（3）建立静脉通路。

（4）非气管插管静脉麻醉，操作更易行。若不能静脉麻醉，可注射地西泮及哌替啶予以镇静。

（5）必要时术前停用影响凝血的药物：目前临床常用的抗血小板药物包括非甾体抗炎药（如阿司匹林）和噻吩并吡啶类药物（如氯吡格雷、普拉格雷和替格瑞洛等），抗凝药包括维生素K拮抗剂华法林及新型口服抗凝药如达比加群等。对于服用抗血小板药物或抗凝药物的患者，在EUS-FNA/B前是否停药需要综合权衡出血和发生血栓事件的风险。对于口服噻吩并吡啶类抗血小板药物的患者，推荐在EUS-FNA/B前停药5～7天。对于服用华法林的患者，推荐术前5天停用，高血栓形成风险的患者需采用低分子量肝素桥接治疗。对于服用新型抗凝药的患者，根据药物代谢停用

相应时间，如服用达比加群的患者，推荐术前停用48小时。对于服用阿司匹林及其他非甾体抗炎药的患者，国内外对此尚有争议。国外的资料显示阿司匹林及其他非甾体抗炎药对EUS-FNA/B无影响，无须停药。由于在国内临床实践中观察到阿司匹林可能增加出血风险，同时EUS-FNA/B被列为具有出血高风险的内镜操作，因此是否停用阿司匹林仍然需要审慎决定。对于极高危患者，若停用抗血小板药物引起的血栓风险大于穿刺出血的风险，需与患者充分沟通后，直接采用25G的细针进行穿刺，同时进行快速现场病理评估（ROSE），减少穿刺次数，从而使穿刺引起出血的风险降到最低。

（6）仔细了解包括穿刺部位的多种影像学资料，以明确被穿刺部位及其毗邻器官的情况，尤其应切实了解穿刺部位有无主要血管横跨或毗邻。

（7）估算病灶离消化道黏膜层的距离，以及病灶的最大冠状切面径值。

（8）穿刺路径选择：进针线路以路径最短及能避开血管为佳。

1）胰头部病变常选择十二指肠降段或球部进针，部分病变大者可经胃窦部进针。

2）胰腺体尾部肿瘤常选择胃体或胃体底交界处进针。

3）贲门交接处可穿刺淋巴结及肝脏左叶转移病变。

4）后腹膜及后纵隔者，选最近距离进针，大多仅隔消化道管壁的距离。

（9）患者准备：经充分的术前准备，如患者各项指标符合要求，即可进行穿刺。穿刺当日禁食禁水6小时，患者取左侧卧位，然后根据病灶部位与穿刺进针方向调整患者体位。经静脉注入麻醉镇静药，EUS-FNA/B多在麻醉下进行。

第四节　器械装置

（一）彩色多普勒超声内镜

新型的彩色多普勒超声内镜（endoscopic colour Doppler ultrasonography，ECDUS）已与穿刺超声内镜融为一体，机型为电子线阵和凸阵扫描彩色多普勒穿刺超声内镜，超声频率可变，分别为

5MHz、6MHz、7.5MHz、10MHz和12.5MHz等（不同厂家型号机器，其频率稍有差异），可根据病灶大小及需要扫查的深度进行调整选择，并附有抬钳器以便准确穿刺。

（二）穿刺超声内镜

穿刺超声内镜（图14-4-1，图14-4-2）可对胰腺占位性病变或消化道周围可及的病灶行EUS-FNA/B及穿刺抽液、病灶内注射、置管引流术等。纵轴超声内镜可清晰显示针道，主要用于穿刺及介入治疗。

（三）穿刺针

穿刺针的基本组成：针芯、针、外鞘和手柄（图14-4-3）。穿刺针前端表面通常制成粗糙面，以便在超声图像上能清楚显示针尖和整个穿刺针。穿刺针类型不同，其可穿刺的深度也有差别，穿刺针的穿刺深度可达65～85mm。目前有多种型号、多个类型不同穿刺针可供临床选择，均为一次性设计。

1. Wilson-Cook超声内镜穿刺针　有多种型号可供选用，常规超高清超声内镜穿刺针EchoTip FNA穿刺针有19G、22G、25G型号，该针针长4～8cm；配有负压吸引的特殊针筒，操作简单，性能稳定。19G针：适用于胰腺囊肿/假性胰腺囊肿的穿刺抽吸，可通过专用微活检钳进行取样，可通过激光共聚焦探头、SpyGlass、0.035in（1in=2.54cm）导丝以利导入各种治疗器械。对于拟获组织条行病

理诊断的病灶，可选择切割型带侧孔的ProCore穿刺针（图14-4-4），有19G、22G和25G（逆行侧孔）及20G（针芯可以自行成圈，避免污染；顺向侧孔）型号。尚有专门用于腹腔神经丛注射的穿刺针（图14-4-5）及门静脉测压穿刺针（图14-4-6）。临床根据不同的需求进行个体化选择。

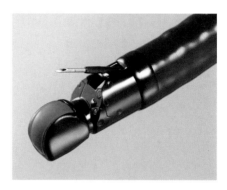

图14-4-1　电子彩色多普勒穿刺超声内镜

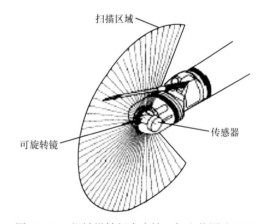

图14-4-2　机械纵轴超声内镜，扫查范围达270°

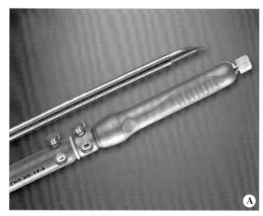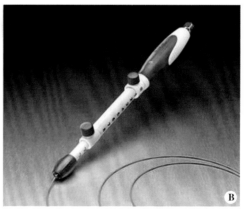

图14-4-3　穿刺针基本组成
A. Wilson-Cook穿刺针；B. Boston Scientific穿刺针

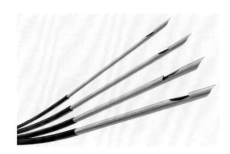

图14-4-4　Wilson-Cook ProCore FNB组织切割活检针
（25G、22G、20G、19G）

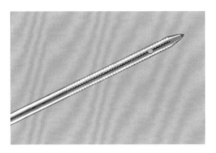

图14-4-5　Wilson-Cook腹腔神经丛注射针

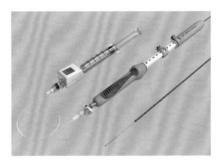

图14-4-6　Wilson-Cook门静脉压力梯度测定针

2. Boston Scientific超声内镜穿刺针　有FNA及FNB穿刺针，也有多种型号可供选用，如19G、22G、25G。新型的Acquire™ FNB穿刺针为三叉式针尖，可由3个面进行组织切割，使组织条完整不破损，获得较多高质量的组织以满足临床病理诊断需要（图14-4-7）。

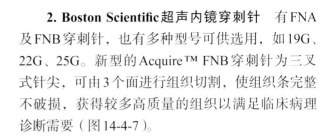

图14-4-7　Boston Scientific Acquire™ FNB穿刺针

3. Olympus 超声内镜穿刺针　Olympus具有不同型号的穿刺针：19G、22G、25G，带及不带凹槽（图14-4-8）。最新的EZ Shot3 Plus穿刺针线圈鞘管使用两种不同材料连接，远端为柔性材料，确保柔韧性，近端为刚性材料，确保力的传导及推送性，对于胰头部等穿刺困难部位，也可以顺畅到达；穿刺针采用镍钛合金制成，不易变形，具备耐久性。

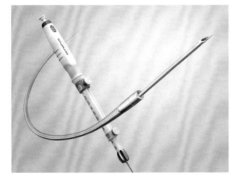

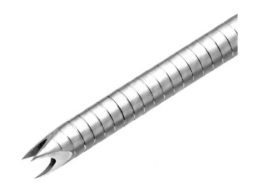

无侧孔　　有侧孔　　无侧孔　　有侧孔

25G　　22G　　22G　　19G　　19G

图14-4-8　Olympus穿刺针

4. Medi-Globe 超声内镜穿刺针　目前主要有不同型号FNA穿刺针（图14-4-9），新型FNB穿刺针即将进入临床使用（图14-4-10）。此种穿刺针均采用旋锁技术，可通过旋转1/4周单手进行锁定或解锁，以调节外鞘管及穿刺针长度，采用8.5cm长针设计，穿刺针有激光雕刻花纹，使得针在EUS扫描下可视性更佳。

5. 南京微创超声内镜穿刺针　为国产的超声内镜穿刺针，有多种不同型号及材料穿刺针可供选择，有FNA穿刺针及FNB穿刺针，针长约8cm。有几种不同材料的针：镍钛合金针，针芯更柔软，弯曲性好，反复穿刺不变形，适合对胰头部、钩突部穿刺取样或需要反复穿刺时选用；钴铬合金针，针芯坚固，硬度高，穿透性强，对胰体及胰尾部分穿刺精准高效。可根据不同部位、不同病灶个体化选择（图14-4-11）。

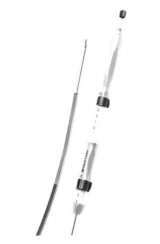

图14-4-9　Medi-Globe FNA穿刺针

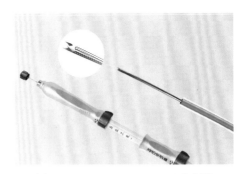

图14-4-10　Medi-Globe FNB穿刺针

6. GIP针　是最早设计用于EUS的穿刺针。型号为22G和19G，针长10～12cm，该针系全金属装置，坚固耐用，超声波反射信号强，有手动和半自动两种类型，后者具有弹射装置，适合于胰腺实质性肿块活检。

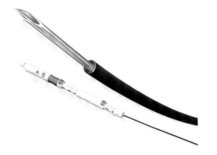

图14-4-11　南京微创穿刺针
A. FNA穿刺针；B. FNB穿刺针

第五节　穿刺基本技术

一、穿刺步骤及标本处理

穿刺时内镜医师必须保持超声探头与胃肠壁紧密接触，多在吸气状态下穿刺，无须看清黏膜。穿刺步骤如下。

（1）按常规EUS操作方法全面扫查，找到病灶并仔细扫查，清楚显示病灶及病灶周围血管等情况。

（2）测量病灶大小，计算最大可穿刺深度及最小应穿刺深度（图14-5-1）。

（3）开启超声多普勒及彩色血流图，了解病变血流分布、病变与胃肠壁间有无血管横跨及病变周围组织结构血流分布情况（图14-5-2）。

（4）选择穿刺部位，选择离消化道壁最近的穿刺路径并避开大血管、胰管等。若可能，尽量取直镜身，使针插入及出内镜身较容易，并且针来回移动轻松。

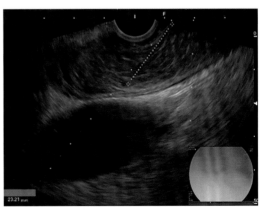

图14-5-1　图示测量出最大可穿刺深度，避免损伤其周围主动脉

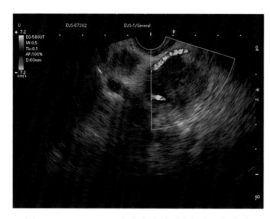

图14-5-2　EUS显示胰头癌病变周围血流分布

（5）选择合适的穿刺针，目前有19G、22G及25G的穿刺针，有常规穿刺针及组织活检针。各种不同针的选择比较在本章第七节中会详细探讨。将活检孔道塞去掉，由活检孔将穿刺针、针芯及外套管一起插入并拧紧固定于镜身，注意要将针收入外套管内。若针鞘出镜身困难，可能因为镜身不直，不要使用暴力，应放松内镜大小钮，取直镜身，重新插入使之出镜身。

（6）调整外套管，使之出镜子活检孔约1cm并拧紧固定，以便超声显示针轨迹的图像并保护镜身。

（7）针芯向外抽出几毫米，使得穿刺针保持前端锐利而可顺利刺入病灶。

（8）将靶病灶调整至视野中央或稍靠镜头的前方，穿刺针与胃肠壁呈锐角进入较好，但不同厂家的超声内镜进针视野略有不同。

（9）测量穿刺针可伸出的最远距离并固定。

（10）始终保持吸引，将穿刺针刺入病灶。

（11）推送针芯到底，并拔出穿刺针芯，接5～10ml负压，也有不使用负压或缓慢拔出针芯的方法。

（12）使穿刺针在靶病灶内做来回提插运动10～20次获得满意的组织，关闭负压，针退回至外鞘内并固定，将针由活检孔拔除。

（13）每一针穿刺结束后，常用3种方法将穿刺针中标本推出至玻片或装有生理盐水的小瓶中，分别为使用针芯、注入空气或使用生理盐水冲洗针道。可首先使针芯缓慢进入穿刺针，针尖部位对准玻片，使用针芯缓慢推出标本，拔出针芯后可加用无菌生理盐水或空气冲出针道内剩余的组织标本，将玻片或生理盐水中的组织条挑出放入福尔马林中固定送病理学检查，玻片上组织液及时涂片晾干经95%乙醇溶液固定后进行细胞学检查，冲洗液置入液基细胞固定液送液基细胞检查（图14-5-3）。

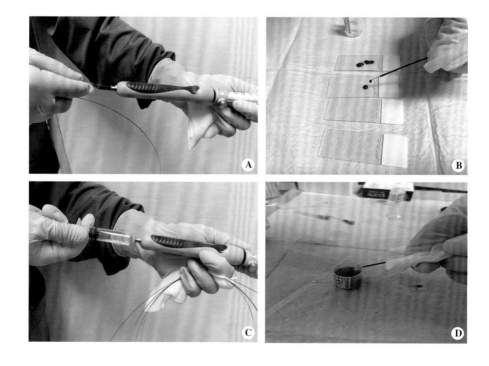

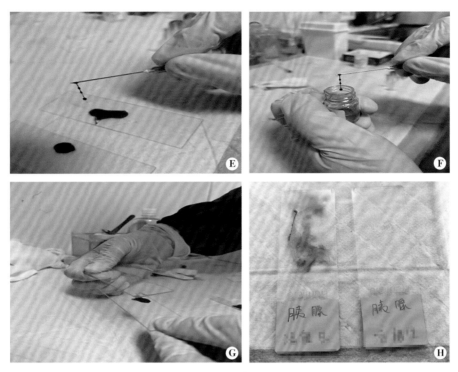

图 14-5-3　穿刺标本的处理

A. 针芯插入穿刺针缓慢推送组织标本；B. 组织标本由针芯推送至玻片；C. 无菌生理盐水冲出针道内剩余组织标本；D. 冲出针道内剩余组织标本入生理盐水瓶；E. 挑出玻片上组织条；F. 挑出的组织条入福尔马林；G. 涂片；H. 涂好玻片干燥，再用95%乙醇溶液固定

（14）再次重复以上穿刺动作，通过穿刺获得组织标本，直到获得足量的组织标本（通常穿刺3～4次）。

（15）若为囊性病灶，通常穿刺1针，并选择较粗穿刺针，尽量抽尽囊液，避免多次穿刺增加囊液渗漏及感染的风险。

二、注意事项

（1）针具应保持干燥，以免细胞在其中溶解。

（2）针可出的最远端距离一定要测量并固定，以免穿透病灶造成肿瘤播散或误伤邻近组织尤其造成血管误伤引起出血等。外鞘可调长度的针，注意旋紧固定钮很重要，否则会将粗外径的外鞘管连针一同插入穿刺部位，可能引发较严重并发症。

（3）不要过分用抬钳器将穿刺针抬起后穿入组织，否则会使力分散不易穿刺成功，并且针过度弯曲，引发后续的穿刺困难。

（4）对于负压吸引，不同专家有不同的观点。使用负压：可能增加样本获得率，但混有较多血液，将会稀释细胞，影响细胞学诊断。目前临床上行 EUS-FNA 时常用的负压吸引方式包括标准负压（10ml 或 20ml 负压）、高负压（50ml 负压）、微负压（在病灶内来回提插的同时缓慢拔出针芯）及湿抽法（穿刺针内充满生理盐水后接 10～20ml 负压）等。最新 2 项随机对照试验均显示，当应用 22G FNA 穿刺针进行胰腺实性占位穿刺时，采用微负压或标准负压在细胞或组织样本充足度、诊断率及诊断敏感度、特异度和准确率等方面均无统计学差异。另一项随机对照试验比较了湿抽法与标准负压在多种实性病变和淋巴结 EUS-FNA 中的作用，发现湿抽法可以提高样本充足度和质量，但未比较两种方式对诊断准确性的影响。目前指南推荐：对实性病灶或淋巴结进行穿刺，采用不同吸引方式在样本获取率方面无统计学差异，建议根据穿刺针类型、病变部位、病变类型及血供特点、标本倾向的处理方式及操作者经验综合决定。

（5）水囊：较少使用，若使用，水囊不应充水过满，以免影响观察甚至刺破水囊。

（6）针芯：穿刺针都带有针芯。理论上针芯可防止消化道组织阻塞针道而影响目标病灶的取材。并无研究数据证实针芯使用可提高诊断效率。目前的研究都获一致结论：在 EUS-FNA/B 时使用或不使用针芯的样本获得率和诊断率均无统计学差异。EUS-FNA/B可以使用或不使用针芯。在特定情况如粒子植入或金标植入时，针芯用于推送粒子金标；或者穿刺囊性病灶时，针芯可以防止黏膜阻塞针道；针芯可用于推送组织标本。

（7）穿刺时针始终在EUS实时监测下，一旦针尖不能显示，应停止针在病灶移动，调整直到再次看到针后再前后提插运动；若调整后仍然不能显示针，此时应该退针，以免损伤其他器官。

（8）同一病灶不同区域取材：为了获得尽可能多的组织，可使用扇形法或扭矩法。若组织不是特别硬，应尽可能采用不同区域采样的扇形法，主要通过调整大小钮或抬钳器使针在病灶的不同区域进行取材；扭矩法是在不使用左右控制旋钮的情况下，在病灶内向左（逆时针）或向右（顺时针）扭转内镜镜身，每一次穿刺，在病变范围内可进行10次均匀来回运动。

（9）一根针可穿刺次数：一根针穿刺次数并无限制，若针尖变钝，可更换新针。如果前一针带较多血，应该用生理盐水冲洗后再进行穿刺。如针弯曲，应捋直后再用。

（10）穿刺部位局部出血：可采用镜身压迫方法对少量出血进行止血，通常出血可以停止。若仍有明显出血，必要时可更换胃镜进行内镜下止血治疗。

（11）快速现场病理评估（rapid onsite evaluation，ROSE）：穿刺时若进行ROSE，取材满意后停止穿刺，但很多中心临床实践中难以实施。理论上，借助ROSE，操作中可及时发现取材量不足，可重复进行穿刺以提高阳性率。EUS-FNA/B过程中采用ROSE是否能减少穿刺针数和提高总样本获取率目前证据不一，因此EUS引导穿刺时平等推荐采用或不采用ROSE。对于缺乏经验的操作者或总体样本充足度＜90%的内镜中心，建议有条件可采用ROSE。若未进行ROSE，通常需要3～5针可获得足够组织满足诊断需要。

三、各器官穿刺

（一）胰腺病变穿刺

胰腺病变穿刺（图14-5-4～图14-5-14）适用于鉴别占位性病变良恶性，晚期胰腺癌患者放化疗前需要行EUS-FNA/B以进行病理学诊断。

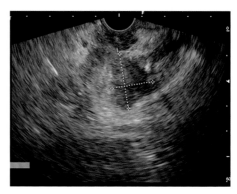

图14-5-4 慢性胰腺炎（显示胰管扩张并结石）合并胰钩突低回声占位（大小约1cm）

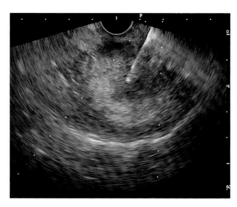

图14-5-5 胰钩突低回声占位EUS-FNB，病理证实为腺癌

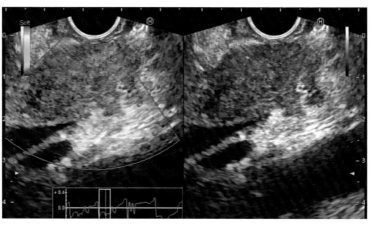

图14-5-6 胰体低回声占位，弹性成像显示病灶呈蓝色

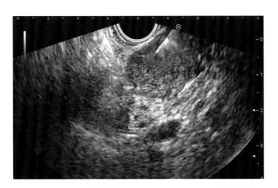

图 14-5-7　胰体占位 EUS-FNB，可显示穿刺针

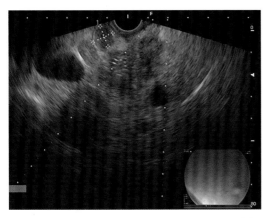

图 14-5-8　胰头癌胆管金属支架引流后，显示金属支架、胰头低回声病变及周围淋巴结

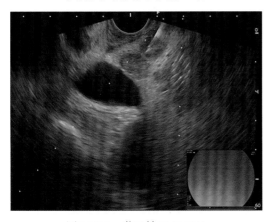

图 14-5-9　淋巴结 EUS-FNA

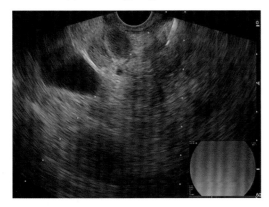

图 14-5-10　胰头占位性病变 EUS-FNA

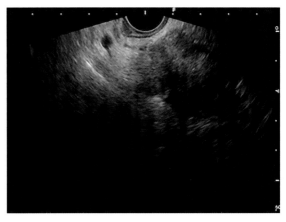

图 14-5-11　胰体囊实性病灶

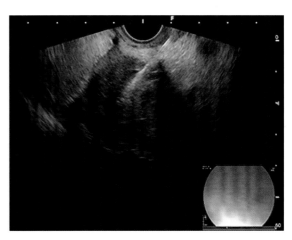

图 14-5-12　胰体囊实性病灶 EUS-FNB

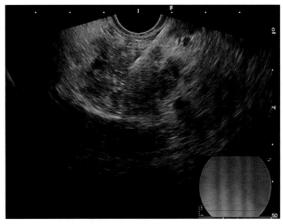

图 14-5-13　胰腺弥漫性低回声，体积增大，行 EUS-FNB，病理提示 IgG4 阳性自身免疫性胰腺炎

（二）纵隔病变穿刺

纵隔病变穿刺多用于晚期肺癌分期，也可对后纵隔占位做出诊断及鉴别诊断（图 14-5-15，图 14-5-16）。

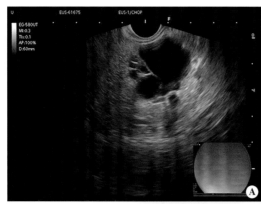
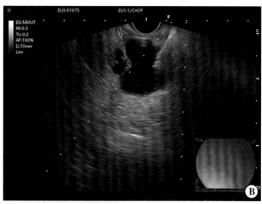
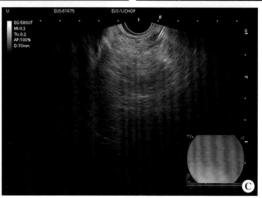

图 14-5-14　胰腺囊肿穿刺

A. EUS 显示胰体囊性占位；B. 穿刺针进入囊腔；C. 经穿刺抽吸囊液后囊腔消失

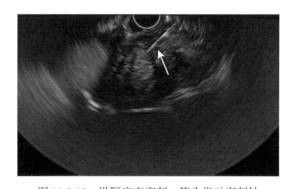

图 14-5-15　纵隔病变穿刺，箭头指示穿刺针

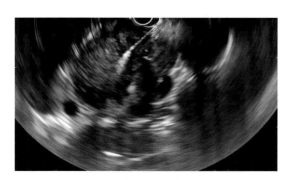

图 14-5-16　纵隔淋巴结 EUS-FNA

（三）黏膜下占位穿刺

黏膜下占位病变的病因复杂，普通内镜活

检取材表浅，诊断困难，黏膜大块深挖活检虽能取到深部组织，但并发症发生率相对较高。利用 EUS-FNA/B 可取到任一层次的组织，并发症发生率较低，对于 EUS-FNA/B 病理结果，应结合临床进行全面分析（图 14-5-17，图 14-5-18）。

（四）消化道管壁增厚穿刺

对于消化道管壁增厚，尤其是胃壁弥漫性增厚，若活检甚至深挖活检病理未能诊断，可对增厚的胃壁进行 EUS-FNA/B 以明确诊断（图 14-5-19，图 14-5-20）。

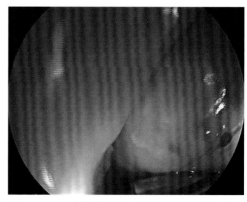

图 14-5-17　食管黏膜表面光滑，显示隆起病变

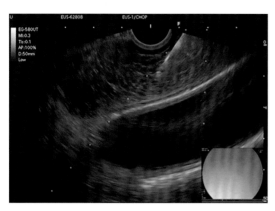

图14-5-18　食管隆起EUS-FNB，显示穿刺针及引导线，隆起下方为主动脉

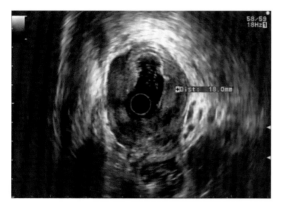

图14-5-19　EUS显示胃壁增厚

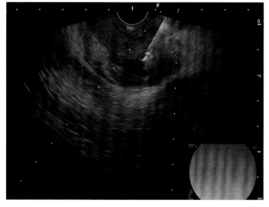

图14-5-20　增厚的胃壁EUS-FNB，显示穿刺针

四、不同部位穿刺

（一）食管

食管是行EUS-FNA/B最容易的部位。大部分经食管穿刺的病灶是来源于纵隔淋巴结或占位。食管为直的管状结构，可防止内镜弯曲，因此经食管穿刺无论出针还是针在病灶内来回移动都比较容易。

（二）胃

胃壁较厚，而且当针移动时，胃壁易反弹。因此经胃壁穿刺病灶较困难，尤其是较小的病灶，更具有挑战性。因此可以分两步：首先集中力量使针刺入胃壁，穿过胃壁后再瞄准刺入病灶。当然也可以快速发力一次直接刺入病灶。应该尽量吸掉胃内的气体使胃壁与超声探头紧密相贴，将有利于穿刺。有学者认为，从胃窦部位逐渐后退拉镜法比从胃食管结合部向前推镜法更好，此时病灶更稳定，容易穿刺。大钮"Up钮"扣住，将使内镜与病灶贴得更近，穿刺路径更短。经较厚的胃壁刺入病灶，通常需要快速、强大的力量使针在瞬时暴发刺入病灶，穿刺前一定要锁定穿刺的最远距离，避免穿刺过深而穿透病灶并损伤周围器官大血管。

（三）十二指肠球部

当超声内镜在十二指肠球部呈长镜身时，镜子是弯曲的，穿刺针难以出超声内镜，可以退镜至胃窦部，先出针，再进入十二指肠球部，调整镜子进行穿刺。

（四）十二指肠降段

此部位也常会遇到针难以出镜身的情况，应拉直镜身取短镜身并松开所有旋钮，此时较容易出针，出针后再次调整旋钮瞄准靶目标再行穿刺。

第六节　术后处理

（1）卧床休息，密切观察生命体征和腹部体征，以利于早期发现出血和穿孔、急性胰腺炎等征象。

（2）术后常规禁食8～24小时，同时输液及补充能量。

（3）必要时予以止血及应用抗酸药。

（4）EUS-FNA/B引起感染的风险较低，因此常规不推荐应用抗生素预防感染。

（5）年老者注意排痰，预防吸入性肺炎。

（6）也可在门诊进行短暂观察处理。

第七节　穿刺标本的病理诊断

一、穿刺标本的满意度评估

满意的吸取物样本中应含有足量的病灶细胞，经过恰当的固定保存，细胞形态清晰，能够做出细胞学诊断。细胞病理学医生采用ROSE可提高诊断准确性。如果吸取物是具有诊断性的，穿刺即可停止，如果样本不足以诊断，则应增加穿刺次数。对细胞学结果为阴性的病例，决定何时停止穿刺比较困难。需要综合考虑多种临床因素：临床怀疑恶性疾病的程度、穿刺不当的影响、病变EUS表现（慢性胰腺炎背景上癌变形成的肿块或病灶侵犯了周围结构）、涂片的细胞类型（急性或慢性炎性细胞、是否含有异型细胞等）、样本量是否充分、是否需要第二次穿刺、费用是否合理等。

（一）取材方法及穿刺次数

EUS-FNA/B在胰腺占位性病变的诊断中应用得最为广泛，诊断的准确性也比较高。胰腺癌晚期患者进行化疗或放疗等抗肿瘤治疗之前，需要通过穿刺活检获得明确的病理诊断；对于手术可切除的胰腺肿瘤患者，通过术前穿刺也可以与其他良性病变相鉴别以避免过度治疗。综合文献报道，EUS-FNA/B对胰腺癌诊断的敏感度可达85%～93%，特异度达96%～100%。通过穿刺可以对胰腺其他类型的占位性病变如肿块型胰腺炎、自身免疫性胰腺炎、淋巴瘤及胰腺转移性肿瘤等进行鉴别。影响穿刺结果的其他因素包括病变特点，如大小、位置、质地、是否合并慢性胰腺炎等。对于胰腺实性占位而言，在缺乏ROSE的情况下，若应用FNA穿刺针，3～4针通常就可以满足诊断要求，敏感度能达到90%以上；若应用FNB穿刺针，2～3针即可。相对来说，肿瘤体积越小，获取组织样本的难度越大，需要的进针次数也会相应增加。

胰腺囊性病变的EUS-FNA样本满意率较低。与胰腺实性占位相比，胰腺囊性病灶通过FNA/B获得的组织细胞量通常会更少，单纯依靠穿刺细胞学或组织病理学可能无法获得明确的诊断，还需要结合其他检测手段如超声内镜引导经穿刺针活检钳活检术、超声内镜引导经针基激光共聚焦显微内镜检查术、囊液生化检测、肿瘤标志物分析等综合判断。

（二）穿刺针的选择：FNA穿刺针或FNB穿刺针

FNA穿刺针与FNB穿刺针的主要区别在于，FNB穿刺针具有侧面斜切孔道或倒钩，可以更好地获得核心组织条。对于胰腺实性占位和淋巴结穿刺而言，FNA和FNB获取组织标本的效能无统计学差异。如果穿刺取样的目的是需要获得核心组织标本用于后续免疫组化或基因检测，更推荐使用FNB穿刺针。相对而言，FNB能得到更完整的组织条结构，甚至能保留一部分组织结构，也更利于提高病理诊断的准确性（图14-7-1，图14-7-2）。

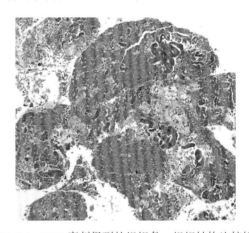

图14-7-1　FNA穿刺得到的组织条，组织结构比较松散

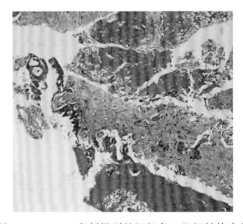

图14-7-2　FNB穿刺得到的组织条，组织结构完整

目前临床上使用的FNA/B穿刺针主要为19G、22G和25G三种型号。越来越多的资料显示，细针和粗针穿刺诊断效率相似。19G虽针道较粗，组织条获取的成功率较22G和25G穿刺针高，但是标本的血污染率也比较高，而且19G穿刺针质地

比较硬，操作不灵活，对胰头部或十二指肠进行穿刺时失败率也较高。而对于胰体尾部占位，这三种型号的穿刺针对最终诊断的影响并没有显著差异。Facciorusso等综合了各种型号穿刺针的临床试验后得出结论，无论是FNA穿刺针还是FNB穿刺针，19G、22G和25G的穿刺针在诊断效能上并没有显著差异。当然，从组织获取量方面来说，25G的FNB穿刺针要优于FNA穿刺针，22G的FNB穿刺针也优于25G的FNA穿刺针。最近的荟萃分析显示，对于胰腺病灶诊断的敏感度，25G穿刺针优于22G穿刺针，分别为93%和85%。综上，无论从操作灵活性还是超声下可视性，应用最为广泛的还是22G穿刺针，其不仅能获取足量的细胞学或组织学样本，而且并不增加并发症的风险。25G穿刺针弹性比较好，获得的组织混杂的血细胞也少，对组织损伤也小，尤其较硬的胰头部难穿性病灶，推荐使用25G穿刺针。

（三）穿刺手法及抽吸压力

穿刺手部用力变化较大。合理进针用力由3种因素决定：胃肠道壁的硬度（壁因素）、病变大小和硬度（病变指标）、周边血管分布（血管指标）。Fritscher等对此进行了方法学比较，30例胰腺占位病灶，平均病灶长径为1.3～4.9cm，结果发现GIP针敏感度为55%，Wilson-Cook针为85%；特异度和阳性预期值均为100%，准确率GIP针为65%，Wilson-Cook针为70%，两者无显著性差异，均无并发症发生。Monges等认为19G针与22G针相比不能增加EUS引导胰腺针吸的组织取材量，但有增加并发症的可能。

空针抽吸的负压也是影响取材的重要因素。通过负压可以增加样本的获取量，但同时也可能会增加血污染，影响诊断。目前临床上进行FNA/B操作时常用的负压方式主要包括标准负压（10ml或20ml负压）、高负压（50ml负压）、微负压（在病灶内重复抽提穿刺针的同时缓慢移出针芯）和湿抽法（穿刺针内充满生理盐水后再接10～20ml负压）。大多数病变，10ml空针负压抽吸压力最为适合。研究表明，应用各种型号的空针、以持续或间断压力进行尸体淋巴结抽吸穿刺试验，显示持续而非间断抽吸压力、较小的空针抽吸负压（5～10ml）可获得较佳的细胞组织标本，较大的

空针抽吸负压（20～30ml）并不增加标本获取量。穿刺进入组织后，如首次抽出组织条中含大量的血液，其后应注意减少抽吸压力（2～3ml）或完全不用负压抽吸直接穿刺。有时，病变用太大负压抽吸可能抽出过多的红细胞，不利于病理诊断。文献报道，以Cook-Wilson针、GIP针穿刺新鲜猪肉，分别用2ml、5ml、10ml、20ml和50ml的空针负压抽吸，以穿刺出的组织细条长度评判穿刺效果，结果提示10ml空针获取标本长度最长，用50ml空针负压容易将组织吸碎，并不增加获得率；穿刺长度也与组织的致密度有关，密度越高，越容易穿出组织。

（四）快速现场病理评估

EUS-FNA/B穿刺成功依赖于经验丰富的内镜医生及细胞病理学医生的密切合作。国外多中心研究提示，细胞病理学专家现场指导EUS-FNA涂片对显示细胞及靶组织取样是否充分具有重要作用，可直接影响EUS-FNA的成功率，减少穿刺针数，甚至对减少并发症也有影响。ROSE的制片十分快速，将手工涂片进行短暂固定后，行迪夫快速染色（Diff-Quick染色），整个流程不超过10分钟，用于现场判断样本满意程度，以决定是否需要再行穿刺。ROSE主要有3个目的：①评估吸出物是否充足，以确定是否对靶器官适当取材，也就是说细胞采集量足以进行可靠的细胞学诊断。同时保证细胞涂片、固定等步骤处理恰当，避免人为现象干扰。②评估疾病的性质以决定下一步需要采取的行动。在某些情形下，标本需进行特殊处理，如微生物检查、流式细胞仪和分子生物学分析。当涂片提示淋巴瘤时需要再行取样以进行辅助组织化学和免疫组织化学染色。③进行初步诊断，至少是定性诊断，类似术中冰冻切片快速诊断的作用。基于这三个目的的细胞学评估减少了假阴性和样本不满意的可能性，使样本满意率提高了10%～15%，也提高了EUS-FNA的敏感度和准确率，诊断的准确率提高18%～26%。金震东等认为利用EUS-FNA对胰腺占位性病变进行诊断时，若有病理医师现场快速染色观片可将敏感度从67.6%上升至93.1%。Gupta等回顾性分析了近10年内印度国家癌症中心的EUS-FNA数据，发现在ROSE的帮助下，穿刺样本的不合格率由7.1%降到了5.4%。

但是出于人员配置和资源所限，ROSE并不能在进行EUS-FNA/B操作的医院广泛开展。针对这种困境，有一些内镜中心尝试对内镜医生进行细胞学培训，以完成穿刺标本的质量评估。一项回顾性研究发现，内镜医生经过培训后提供ROSE诊断，能将FNA的诊断准确率由69.2%提升到了91.8%。虽然这是一种大胆的尝试，但是胰腺良性、恶性病变的诊断和鉴别诊断十分复杂，即使经过培训，内镜医生仍然难以完全取代细胞病理学医生。有日本学者则提出了另一种在穿刺现场评估样本充分性的方法，称为现场大体评估（macroscopic on-site evaluation，MOSE）。简而言之，MOSE的评估标准为肉眼或体视显微镜下判断穿刺物中是否存在灰白色或灰黄色的核心组织成分（图14-7-3，图14-7-4）。Iwashita等认为当核心组织条的长度超过4mm时，即可以得到满意的诊断效果。Ishikawa等比较了ROSE和MOSE对病理诊断的影响，发现无论是敏感度和准确率，MOSE都要优于ROSE，而且MOSE的开展比较简单，不需要经过专业病理学培训即可完成。不仅如此，随着穿刺样本基因检测需求的不断增加，通过MOSE还可以评估样本是否充分，而ROSE则只能用于初步诊断。当然MOSE的评估方法也具有一定的局限性。首先，MOSE是基于大体标本的判读，不能观察细胞形态，因此无法鉴别正常组织和肿瘤组织。再者，对于一些质地比较松软的胰腺肿瘤，如低级别的神经内分泌肿瘤，在穿刺过程中可能难以形成完整的组织条，肿瘤细胞通常会和血凝块混合在一起，此时通过MOSE也容易得出假阴性结果。总而言之，MOSE的开展一定是基于内镜医生娴熟的操作手法和丰富的临床经验。

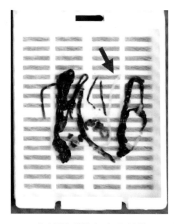

图14-7-3　FNB穿刺得到的灰白色的核心组织（箭头）

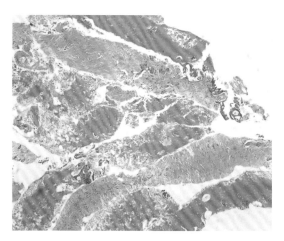

图14-7-4　核心组织条在显微镜下的形态特征

二、病理学检查

完整的EUS-FNA/B的病理诊断需要包含细胞学和组织病理学两个方面的内容。细胞学部分主要是针对穿刺物中的液体成分，又分为传统细胞学涂片和液基细胞学制片两部分；组织病理学主要针对穿刺物中有形的核心组织，应用常规石蜡切片技术进行诊断。

（一）细胞学涂片（smear cytology，SC）

EUS-FNA的常规涂片制备要求现场完成，大多数高质量的EUS医学中心发现，每一次穿刺最好涂2～3张玻片，每1～2滴吸出物涂一张玻片，剩余标本用于后续液基细胞学和组织条病理学检查。抽吸物排出的最佳方法是将针芯放进针管中对准玻片缓慢推出标本。最后几滴标本（可能是最初穿出的）可能是最具诊断价值的。手工涂片的制作方法有2种，针头推开法和拉片法。拉片法则是将1～2滴标本滴在一张载玻片的一侧，两张载玻片上下重合向相反方向伸拉，形成两张涂片。拉片法适用于样本比较少时，目前临床应用较多；而针头推开法适用于样本液体量较多的情况，容易造成样本浪费。针头推开法是将吸取物滴在载玻片一端，用针头顺一个方向轻轻涂开，立即置入95%乙醇溶液固定。应注意涂片尽量薄而均匀，避免来回反复涂抹，应在涂片干燥之前及时固定，这样能较好地保存细胞的形态结构，涂片干燥后细胞胀大，核内结构模糊不利于形态学观察。抽吸标本大多为血性者，其病变组织含量不多，对于这类标本，可将吸出物全部推出至玻片上，将玻片竖起，自一端吸去多余液体，较大的细胞颗粒会沉淀于玻片上，待玻片潮干时固定。如果吸出物为囊肿液，需将囊肿液离心，取沉淀物涂片或包裹制作细胞蜡块。细胞涂片通常采用巴氏染色（Papanicolaou stain）或苏木素-伊红（HE）染色。如果吸出物中有肉眼可见的细胞团块或组织条，可用针头轻轻挑出，吸水纸包裹后以福尔马林固定、石蜡包埋、切片、HE染色观察。

（二）液基细胞学

在EUS-FNA的病理制片方面，传统手工涂片存在诸多问题。现场涂片多由临床医师完成，如涂抹用力过重，细胞形态会被破坏，用力过轻会导致涂片过厚、细胞重叠（图14-7-5），如果固定不及时，细胞肿胀、细胞核结构不清（图14-7-6），这些都会影响细胞学诊断的效果。近年来液基细胞学（liquid-based cytology，LBC）技术已经普遍应用于各类细胞学样本制备。EUS-FNA的样本直接从针芯中推出至专用的液基细胞保存液中，用少量生理盐水涮洗针芯，涮洗液也注入保存液瓶。振荡保存液瓶观察，如有肉眼可见的组织条，可用针头轻轻挑出，吸水纸包裹后应用福尔马林固定，制作石蜡切片。剩余保存液送病理，该保存液将在全自动的液基细胞制片仪上完成制片染色步骤。该方法省去了临床医生现场涂片的步骤，减少了固定不当导致的样本不满意率，最大程度保存细胞形态，尤其适用于无病理医师现场指导的情况。制成的涂片集中于一个直径1cm的圆形区域内，去除了血液、黏液等影响形态观察的成分，细胞结构清晰（图14-7-7），便于病理医师观察。Zou等研究发现，LBC诊断的敏感度、准确率、

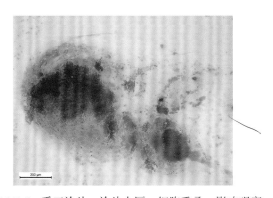
图14-7-5　手工涂片，涂片太厚，细胞重叠，影响观察

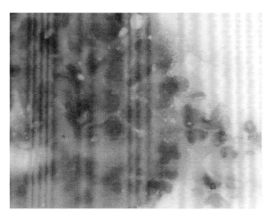
图14-7-6　手工涂片，细胞固定不及时，细胞核肿胀，核内结构不清

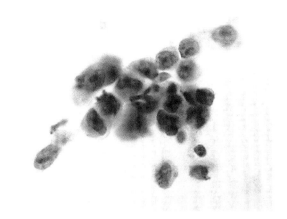
图14-7-7　液基细胞学制片，细胞形态保存完好，细胞核结构（核膜、染色质、核仁）清晰，立体感强

阴性预测值均高于SC（71.4% vs 55.1%，76.1% vs 61.6%，40.6% vs 27.7%）；SC和LBC联合诊断的敏感度、准确率和阴性预测值又高于LBC单独诊断（83.9% vs 71.4%，86.5% vs 76.1%，56.8% vs 40.6%）。

（三）细胞蜡块的制作和组织病理诊断

某些病变需要特殊的细胞染色处理，此时可以取细胞块或组织条制作石蜡切片，进行免疫组化染色以便得到特定诊断。Noda等对33例胰腺肿瘤、腹部肿瘤或淋巴结肿大患者的EUS-FNA样本一半行细胞涂片，一半用海藻酸钠制备细胞蜡块，结合阿尔辛蓝-过碘酸希夫染色（AB-PAS）和免疫组化染色。细胞蜡块的制作：先采取丙酮沉淀法、蛋清包裹法、琼脂糖包裹法等多种方法获取细胞沉淀，再进行常规脱水—石蜡包埋—切片制作流程。结果表明，细胞蜡块法诊断的敏感度为

92.0%，准确率为93.9%，细胞学涂片诊断敏感度为60%，准确率为60.6%。细胞蜡块法不仅能够明确诊断恶性肿瘤，对良性病变也有较准确的诊断，在缺乏组织条的情况下，为后续的免疫组化或基因检测提供材料。当FNA/B穿刺物中可见有形的颗粒或条形成分时，可以将其挑出置于甲醛固定液中，用于常规的组织病理检查。相对而言，穿刺得到的组织条能更好地反映肿瘤的组织结构和细胞形态，也能为后续的一系列相关检测提供样本。

第八节　临床应用价值

EUS具有超声探头频率高和对病灶分辨率高的优点，而且探头能紧贴十二指肠壁和胃壁对胰腺各部分进行近距离（1cm）扫描，同时对明确胃肠黏膜下肿瘤、后纵隔及后腹膜占位性病变、淋巴结等的性质也有重要价值。

一、超声内镜引导细针穿刺抽吸/活检术对胰腺病变的诊断价值

80%以上的胰腺实性占位为导管上皮来源的恶性肿瘤（胰腺导管腺癌），少部分为神经内分泌肿瘤、实性假乳头状瘤、腺泡细胞癌、淋巴瘤、间叶性肿瘤及转移癌等，良性病变则主要为局灶性胰腺炎和自身免疫性胰腺炎。

EUS-FNA/B对胰腺实性病灶有明显临床价值，对患者的临床治疗策略制订及随访均具有积极的意义。荟萃分析表明，EUS-FNA/B对胰腺实性病变诊断的敏感度及特异度分别为85%～89%及96%～99%。与经皮穿刺相比，EUS-FNA/B出现针道种植的概率很低，据文献报道，2003～2016年仅有14例EUS-FNA/B相关的针道肿瘤种植（11例为胰腺癌，1例为胰腺实性假乳头状瘤，1例为恶性黑色素瘤转移至纵隔淋巴结行穿刺，1例为胃癌转移至纵隔淋巴结行穿刺）；其中12例出现胃壁或食管壁种植，2例为腹膜种植。

也有研究比较了128例患者的149个穿刺标本，其中EUS-FNA穿刺68例，CT或普通超声引导穿刺70例，外科手术取材11例。三种方法诊断准确率无明显差异，其诊断敏感度为64%～94%，准确率为78%～94%。就方法学而言，EUS-FNA优于CT引导细针吸引和ERCP的细胞刷检。Wiersema等报道124例胰腺肿瘤的EUS-FNA结果：敏感度86%、特异度94%、阳性预测值100%、阴性预测值86%和准确率88%。而对位于肝脏（12例）、腹部（7例）、盆腔（2例）的肿块行EUS-FNA的敏感度、特异度、准确率都为100%。188例EUS-FNA提示为恶性病变者与其术后病理进行比较，3例假阳性，假阳性率1.6%；比较活检部位，胰腺39例中2例（5.1%）、淋巴结136例中1例（0.7%）呈假阳性，其他部位无假阳性者。Chang报道经EUS-FNA诊断胰腺病变的结论，约44%的胰腺肿瘤患者可避免手术，57%的患者避免重复检查，68%的EUS-FNA结果对临床处置产生决定性影响。而且相较于经皮穿刺及CT或普通超声引导穿刺，EUS-FNA/B操作更灵活、并发症更少，患者的平均住院时间和费用也会更少。Brugge等研究表明，导管内乳头状黏液性肿瘤（IPMN）除了可套用超声图像诊断标准外，还可对主胰管和囊性病变行FNA穿刺，确诊93%的病例，67%病例可提供恶性细胞学证据。怀疑慢性胰腺炎者行EUS-FNA，敏感度可由75%提高到100%，但并不增加其特异度。怀疑自身免疫性胰腺炎的病例，更需要通过EUS-FNA/B获取足够的组织样本进行免疫标记。根据组织条中IgG4阳性的浆细胞数目判断是否符合自身免疫性胰腺炎的诊断标准（图14-8-1）。

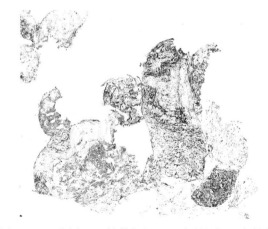

图14-8-1　应用IgG4抗体标记FNA穿刺组织，诊断自身免疫性胰腺炎

二、超声内镜引导细针穿刺抽吸/活检术对淋巴结病变的诊断价值

淋巴结相对容易取材，对判定淋巴结有无肿瘤转移，EUS-FNA有重要作用。对于纵隔、上腹部淋巴结，EUS-FNA的敏感度为91.3%，特异度为100%，阳性预测值为100%，阴性预测值为92.5%，准确率为95.8%。

对纵隔淋巴结进行EUS-FNA/B属于安全性高、微创的操作；与之相比，CT引导穿刺更容易引起气胸，而纵隔镜下活检引起的创伤更大。食管癌患者，经CT检查提示无法手术切除者（肝转移或血管侵犯）可再行EUS。肺部病变患者，也需要经CT显示纵隔淋巴结肿大后才行EUS-FNA。需要注意即使是肺癌患者，纵隔淋巴结也可为良性反应性增生，而非肿瘤转移。肺动脉窗、动脉旁及支气管旁淋巴结，可经食管行EUS-FNA。EUS-FNA对非小细胞肺癌（NSCLC）分级有重要的临床价值。经食管EUS-FNA对肺癌患者的纵隔淋巴结分期诊断敏感度为95%、特异度为100%。纵隔淋巴结易于取材，包括肺动脉窗、锁骨下、左右支气管、食管旁淋巴结及肺韧带淋巴结。对已确诊为肺癌的患者行EUS-FNA，使95%的患者改变了治疗方案。研究表明，在纵隔镜、胸腔镜或开胸手术前进行EUS-FNA分级，大部分肺癌患者因此而改变了临床处理策略，避免了较大创伤的外科手术。因此EUS-FNA对肺癌分级具有重要作用。相较于支气管镜直视下活检，EUS-FNA或EBUS-FNA（EBUS，超声支气管镜）穿刺对Ⅰ期和Ⅱ期肺结节病及纵隔淋巴结结核病也能更好地获得诊断性组织。对于胃癌患者而言，淋巴结进行EUS-FNA最主要的目的是明确有无远处淋巴结（如腹膜后淋巴结、肠系膜淋巴结、腹主动脉旁淋巴结或纵隔淋巴结）转移，以避免不必要的手术。

淋巴瘤的病理诊断及分子分型需要足够量的组织用于免疫组化、分子检测甚至基因组测序。因此，对于淋巴瘤，首诊更推荐采用淋巴结活检手段，而不是细针穿刺。但是也有一些临床研究和荟萃分析表明，经EBUS-FNA穿刺诊断纵隔淋巴瘤的准确率为91%～97%。虽然有一些单中心研究发现，EUS-FNA联合免疫组化及流式细胞学诊断腹腔淋巴瘤的准确率为89%～93%，敏感度为86%～100%。但是对于不明原因腹腔淋巴结肿大的病例，除了淋巴瘤以外，需要进行鉴别的非肿瘤性淋巴结病变十分复杂，病理诊断也更依赖于对淋巴结整体结构的观察，因而单凭EUS-FNA/B穿刺比较难以满足诊断需要。根据笔者所在内镜中心的经验，通过EUS-FNA诊断腹腔高侵袭性淋巴瘤的准确性较高，而对于级别比较低的淋巴瘤，如低级别滤泡性淋巴瘤等，EUS-FNA的临床价值就不如CT引导粗针穿刺或淋巴结活检。

三、胃肠道上皮下病变

胃肠道上皮下病变（subepithelial lesion，SEL）是指位于消化道黏膜深层或黏膜层以下的病变，表面有正常黏膜覆盖，既可以是源自邻近器官（如脾动脉）或病变（如胰腺假性囊肿）腔外压迫，也可源自深在胃肠道管壁内的（黏膜下、肌层）隆起性病变。通过超声内镜（EUS）检查可以鉴别管壁内病变与腔外压迫，尤其是某些病变如脂肪瘤或平滑肌瘤在EUS上均有特征性改变。但是对于其他类型SEL特异性就不强了，会有重叠或不确定的内镜表现。EUS-FNA对3cm以下消化道上皮下病变总体诊断率为60%～70%，对1cm下病灶诊断率仅为40%～50%，主要是取得组织样本量的问题，并发症较少见。近年来，使用带透明帽的直视型超声内镜明显提高了EUS-FNA对1cm左右消化道黏膜下病变的诊断率。单凭细胞学不足以诊断SEL，一些消化道壁内的正常间叶细胞会对诊断造成干扰，最明确的就是组织条的病理诊断。

对于SEL来说，病理诊断是明确病变性质的最可靠途径。但是常规内镜活检钳并不能有效取到黏膜层以下的区域，只有采用大活检钳进行深挖活检（bite-on-bite）才有可能取到病变部位。目前仅有一项前瞻性研究比较了深挖活检和EUS-FNA对SEL的诊断价值。92%的病例通过深挖活检得到了充分的组织；而仅67%的病例通过EUS-FNA得到足够的组织，而且58%的病例由于病变比较小或活动性好而穿刺失败。这项研究也表明，在进行深挖活检之前一定先进行EUS确保病变为非血管性且向腔内外生性突出，以减少并发症发生。由此可见，深挖活检可以作为非血管性SEL在不适合进行EUS-FNA/B的情况下备选方法。

对于可能需要后续进行靶向治疗的胃肠道间质瘤（GIST）或怀疑癌、神经内分泌肿瘤、淋巴瘤和转移癌的病例，首选EUS-FNA。

四、超声内镜引导细针穿刺抽吸/活检术对其他病变的诊断价值

EUS-FNA可用于与消化道邻近的其他多种病变穿刺，疾病谱及穿刺范围仍在扩大。只要在EUS视野内的病变似乎可能都是穿刺的目标，但其意义，较之使用其他方法的优越性、费用等问题，均需扩大病例进行前瞻性大样本研究，以期得出最后的结论。

（一）肝脏病变

一些临床研究发现，EUS能检出某些CT无法发现的转移病灶，然而EUS仅仅能显示部分肝脏（常是肝左叶）。与经皮CT或普通超声引导肝脏穿刺相比，EUS-FNA的操作性更强，组织的充分性达91%～98%，诊断率达94%，鉴别良恶性病变的阳性预测值也达到了88%。138例怀疑胃肠道恶性肿瘤的患者进行了EUS检查，其中7%的病例检出肝脏局限性病变，通过胃壁或十二指肠壁穿刺，9例中8例EUS-FNA结果为恶性改变，CT检查仅其中2例显示为恶性病变（22%）。

（二）消化道壁弥漫性增厚

消化道壁弥漫性增厚多见于胃。胃壁弥漫性增厚性病变中的恶性类型主要为皮革样胃，其次是淋巴瘤或肿瘤弥漫转移；良性类型包括了嗜酸细胞性胃炎、Zollinger-Ellison综合征、肥厚性胃炎（又称Menetrier病）、淀粉样变性及IgG4相关疾病等。内镜检查发现大的明显的胃皱褶，EUS对诊断这类病变很有帮助。如果第3或第4超声层显示增厚（与黏膜下或固有肌层对应），则恶性病变可能性较大。内镜活检可为阴性结果，因其取到的仅是黏膜组织，深层取材困难。也可做黏膜大块活检，其有助于组织学诊断。对于食管或胃壁弥漫性增厚而常规活检或深挖活检均阴性的患者，可以进行EUS-FNA/B穿刺，取到胃壁深层的组织，有助于确定诊断（图14-8-2）。

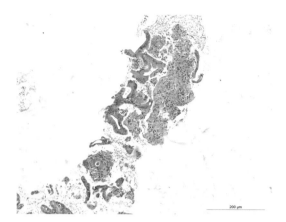

图14-8-2　胃壁穿刺得到的FNA组织，诊断为胃腺癌

近年来研究发现，经双通道内镜同时进行深挖活检和小探头EUS引导穿刺也能增加病灶的诊断率。一项前瞻性研究发现，对胃壁增厚的病灶进行EUS-FNA时，22G穿刺针并不能得到令人满意的组织量，而应用19G穿刺针得到组织量的诊断准确率为85%。Othman等应用19G穿刺针对重度胃瘫痪患者的胃窦部固有肌层进行穿刺，在81%的病例中检测到了Cajal细胞缺失，诊断效能接近手术根治标本和ESD标本。

（三）胆管癌及壶腹部占位

对于诊断不明确的胆管狭窄性病变，EUS-FNA/B可作为ERCP下胆管内活检的补充手段。多项荟萃分析表明，EUS-FNA/B穿刺诊断胆管恶性狭窄的敏感度为66%～80%，而特异度则为97%～100%，尤其在合并胰腺肿块的患者中敏感度更高。另一项前瞻性研究发现，在胰腺癌和胆管癌患者中，与ERCP引导下胆管活检相比，EUS-FNA/B具有更高的特异度（胰腺癌100% vs 38%；胆管癌80% vs 67%）。EUS-FNA/B对鉴别壶腹部肿瘤的良性、恶性争议比较大。Ogura等回顾性分析了10例十二指肠乳头部病变的患者，认为EUS-FNA区分乳头炎和壶腹腺癌的准确率为100%。但是该项研究并没有纳入壶腹部腺瘤病例。腺瘤癌变通常是局灶性的，EUS-FNA/B穿刺并不能反映肿瘤的全貌，这也是限制其临床应用的最重要因素。

（四）胸腔积液、腹水

为了确定渗液性质，EUS新的应用是经胃肠道壁穿刺抽取胸腔积液、腹水进行诊断。对于少量胸

腔积液、腹水，普通X线检查、B超或CT检查通常难以发现，而EUS适用于此类检查。33例患者EUS检查提示腹水，CT只能发现其中15%病例的腹水。即便EUS检查，发现肿瘤附近的腹水量也很少，因此CT检查大多为阴性发现。微量腹水不一定是肿瘤浸润，然而，穿刺后，细胞学检查也能诊断癌性腹水。33例中13例经胃肠壁EUS-FNA无并发症。13例中1例腹膜后积液穿刺提示为恶性细胞阳性，可能无法手术切除而未行手术治疗。因此，肿瘤周围的微量腹水难以被CT等检查发现，通过EUS检查发现恶性腹水可对肿瘤分级做出进一步判断。

（五）门静脉等血管穿刺造影

对于门静脉及多种腹腔内血管的穿刺造影，动物实验中造影成功，清楚显示门静脉主干及分支，无出血及感染等并发症发生。腹腔干动脉、脾动脉、腹主动脉均在动物身上穿刺造影成功。处死动物后发现，25～22G穿刺针无明显并发症，而19G穿刺针引发了动脉血肿及少量出血。

（六）脾脏病变

脾脏占位较少见，影像学检查确诊存在一定难度，EUS-FNA可以确诊。有资料显示，对12例脾脏占位进行EUS-FNA，其中霍奇金病、结节病各3例，结核、脓肿各2例，结肠癌脾转移、败血症脾梗死各1例。

（七）肾上腺病变

EUS对左肾上腺成像清楚，可对其占位病变经胃壁行EUS-FNA，以了解是否为转移性病变。最近也有对右侧肾上腺进行穿刺病理检查的报道。

五、超声内镜引导细针穿刺抽吸/活检术病理诊断对临床处理的影响

1. EUS-FNA/B在术前诊断中的作用　EUS-FNA病理可以明确是否为恶性肿瘤或肿瘤分级，对患者的治疗方案选择非常重要，因此其在临床上有很大应用价值。术前EUS-FNA分级为晚期癌的患者，可减少不必要的手术和治疗费用。EUS对食管癌淋巴结的检出率与CT或正电子发射计算机体层显像仪（PET/CT）相比是否具有优势，目

前看法并不一致。有的回顾性研究认为EUS能更精确地扫查到后两者无法检出的淋巴结，但也有前瞻性研究认为EUS判断食管癌N分期的准确率要低于PET/CT（78% vs 93%）。

对于胰腺癌患者而言，淋巴结的术前评估在外科领域颇有争议。一些学者认为，胰腺癌淋巴结转移为手术禁忌，术后预后不佳。但也有学者提出，虽然术前即伴有淋巴结转移的胰腺癌患者总体生存期不长，但仍比完全不做手术要好。目前比较一致的看法认为，如果出现远处淋巴结转移，如纵隔淋巴结转移，则应视为等同于M1期，应当避免进行手术。多数报道胰腺癌的EUS-FNA诊断和分级者中，近10%～20%被发现有淋巴结肿大或发现隐匿性转移病变。因此，使用EUS评估胰腺癌患者有无远处淋巴结转移，对EUS-FNA提示有明显扩散者，应依据适应证确定是否手术，对患者而言既可以避免不必要的手术，又可以节省费用。

2. 胰腺转移性肿瘤　胰腺转移性肿瘤比较少见，但仍需要注意通过EUS-FNA获取病理进行鉴别。胰腺的原发癌及转移癌，治疗方案完全不同。有研究对112例胰腺占位进行EUS-FNA，其中有12例为胰腺转移癌（10.7%），包括肾癌、乳腺癌、食管鳞癌、肺鳞癌、结肠癌、卵巢癌等。笔者总结了笔者所在中心2011～2020年行EUS-FNA获取的13例胰腺转移性肿瘤，其中5例为首次诊断，8例有明确的肿瘤病史，组织学类型以小细胞肺癌最多，其次为肾细胞癌（图14-8-3）和肺腺癌（图14-8-4），其他类型还包括了食管鳞癌、胃腺癌和恶性黑色素瘤。对于一些类型的腺癌，如胃腺癌和肺腺癌，与胰腺原发的导管腺癌在形态学特征上十分类似，甚至在免疫表型上也会有交叉，在原发灶病史不明确的前提下，鉴别比较困难。

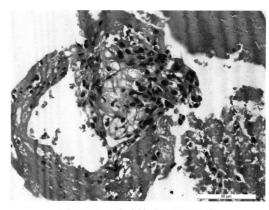

图14-8-3　胰腺转移性肾细胞癌

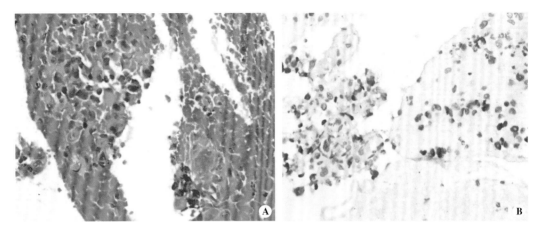

图14-8-4 胰腺转移性肺腺癌

A. HE染色；B. TTF-1免疫标记

3. 如何解读"异型细胞" 随着EUS-FNA/B临床应用越来越广泛，穿刺标本的细胞学和组织学诊断也为病理医生带来了更大的挑战。临床医生希望细胞病理医生能够明确经FNA/B得到的细胞是否为良性或恶性，以指导制订下一步治疗策略或随访策略。但是现实通常并不十分理想，有相当部分病例的细胞学诊断使用了"异型细胞"或"可疑癌"这类不确定名词。

临床工作中比较难处理的就是"异型细胞"和"可疑恶性"这两种不确定的细胞学分类。Hewitt等的荟萃分析发现，如果将"异型细胞"和"可疑恶性"均纳入恶性诊断类别，那该分类的敏感度为91%，特异度为94%。王凯旋等总结了226例胰腺EUS-FNA的细胞学为"异型细胞"的病例，其中82.3%（186/226）为胰腺癌，其余40例为急慢性胰腺炎、假性囊肿、自身免疫性胰腺炎和炎性假瘤。综上，对于不确定细胞学诊断，尤其是"异型细胞"，需要综合临床表现（有无黄疸或体重明显减轻等）、血清学指标及影像学检查全面评估。有学者建议，如果细胞学诊断不明确，对于影像学评估为"可切除性"肿瘤的患者，可行手术治疗；如果已为肿瘤晚期，无法进行手术，可行重复穿刺。组织条病理诊断能弥补细胞学诊断的不足，结合免疫组化和分子检测，也能显著提高诊断的准确性。

第九节 穿刺标本的基因检测

超声内镜（EUS）引导细针穿刺可直接获取病变部位的组织，为活检提供了便捷和准确的检测组织材料。但随着EUS技术的不断普及和研究工作的不断深入，临床中有时会遇到活检组织通过细胞学或组织病理学仍难以确诊的病例。因此，研究者需要通过分子检测提高EUS-FNA的诊断率。再者，肿瘤精准治疗也需要明确肿瘤细胞中可能存在的分子靶点，为后续靶向治疗和免疫治疗策略制订提供方向。

一、胰腺癌超声内镜引导细针穿刺抽吸/活检术标本的基因诊断

在EUS-FNA的临床应用中，胰腺癌诊断占有相当的病例数。研究发现胰腺癌中存在63个基因改变，大多数是点突变，主要涉及p53、KRAS、TGF-β、p16信号通路等，这些发现在胰腺癌的诊断和治疗中均有重要意义。

（一）p53基因的检测

Jahng等在EUS-FNA的标本中通过免疫组化的方法对p53进行检测，发现将其与细胞学结果联合可将胰腺恶性肿瘤诊断的敏感度由41%提高到51%，证明了其在EUS-FNA标本中对胰腺癌的诊断价值。Itoi等对慢性胰腺炎和胰腺癌患者的FNA标本进行了免疫组化分析，发现在67%的胰腺癌标本中有p53蛋白过表达，但在慢性胰腺炎标本中未发现。同时指出，结合p53蛋白过表达和常规组织学检查能够提高胰腺癌的诊断率，其诊断的敏感度、特异度和准确率分别为90%、91%、92%，

而单独使用常规组织学检查的敏感度、特异度和准确率则分别为76%、91%和79%。

（二）Kras基因突变的检测

*Kras*基因突变被认为是胰腺癌发生的最早期分子事件之一，在上皮内瘤变（Pan IN）阶段就能检测到。正常胰腺组织、胰腺良性囊肿及胰腺其他肿瘤均无*Kras*基因突变，有少数报道2.4%~9.5%慢性胰腺炎患者存在*Kras*基因突变。可以在胰液、胆管刷检及FNA标本中检测*Kras*基因突变。有研究表明，常规细胞学结合*Kras*基因突变的检测可以增加胰腺癌的检出率。2021年美国FDA批准了首个针对*Kras*基因G12C位点突变的靶向药物——索托拉西布（Sotorasib，AMG510）上市，目前其主要应用于晚期或转移性非小细胞肺癌。因为*Kras*基因突变能激活下游一系列信号传导通路，对于*Kras*突变型胰腺癌的靶向治疗更多关注于其下游关键分子的状态，如肿瘤免疫相关的基因治疗、Kras/ERK/MEK/PI3K信号通路中相关分子的抑制剂等，也取得了一定的治疗效果。

（三）DNA倍体的检测

基于福尔根（Feulgen）染色的细胞DNA含量定量检测是一种客观的检测方法；数字图像分析技术（digital image analysis，DIA）能更为直观地评估单个细胞内DNA的分布情况，是整倍体、非整倍体还是多倍体，可用于细胞学良恶性病变的鉴别。如果出现非整倍体或多倍体，则更倾向恶性肿瘤的诊断。虽然流式细胞学也可以用于识别刷检细胞学样本中的非整倍体，但该技术通常需要更丰富的细胞学样本。基于DIA的DNA倍体分析对胰腺FNA/B穿刺标本具有较高的敏感度和准确率，类似细胞学诊断，其阳性预测较阴性预测更有意义。

（四）miRNA的检测

Szafranska等对EUS-FNA标本中的miRNA-196a和miRNA-217进行了检测，发现其存在表达差异，从而探讨了其在胰腺癌诊断中的价值。长海医院消化内科对EUS-FNA标本中的miRNA-210、miRNA-21、miRNA-181a、miRNA-181b、miRNA-196a进行检测，发现其在胰腺癌组织中的表达与非胰腺癌患者组织比较差异有统计学意义（*P*<0.05），提示了miRNA可与EUS-FNA细胞病理学结果相结合作为胰腺癌早期诊断及预后评估的新的生物标志物。尤其对于无法手术的患者，通过EUS-FNA能够获取绝大多数患者的病变组织，即使获取的组织较少，不利于病理学诊断，但也能满足通过检测miRNA含量诊断胰腺癌或判断其预后的目的。

二、胃肠道间质瘤的分子检测

胃肠道间质瘤（GIST）占消化道恶性肿瘤的2.2%，起源于胃肠道的间质干细胞——Cajal间质细胞（intestinal cell of Cajal，ICC），其是一种具有恶性潜能的胃肠道黏膜下肿瘤，需要与平滑肌瘤相鉴别。EUS-FNA获取组织样本行细胞学检查和免疫组化检查是诊断金标准，敏感度和特异度较高，尤其是CD117和Dog-1联合应用，对GIST诊断率达到90%以上。约85%的GIST携带*c-Kit*或*PDGFRa*基因的获得性突变，这两种基因的编码蛋白同属于Ⅲ型受体酪氨酸激酶超家族，从而引起下游RAS/MAPK和PI3K/AKT/mTOR信号通路异常活化。GIST的靶向药物——格列卫就是通过阻断酪氨酸激酶途径发挥抑制肿瘤效应的。因此，对于有意向用格列卫治疗的患者，对穿刺样本进行分子检测能初步预测靶向治疗的疗效。

消化道肿瘤基因谱和分子分型的研究进展十分迅速，利用分子生物学技术检测EUS-FNA标本中这些基因改变，希望成为一种新的诊断方法。此外，通过病变分子机制的研究，可望为今后胰腺癌的预防、早期诊断及治疗提供理论依据。

（徐 灿 陈 颖）

参 考 文 献

金震东、李兆申，2017.消化超声内镜学.3版.北京：科学出版社.

中国医师协会超声内镜专家委员会，2021.中国内镜超声引导下细针穿刺抽吸/活检组织检查术应用指南（精简版，2021年，上海）.中华消化杂志，41（7）：4.

中华医学会外科学分会胰腺外科学组，2021.中国胰腺癌诊治指南（2021）.中国实用外科杂志，41（7）：725-738.

Acosta RD，Abraham NS，Chandrasekhara V，et al，2016. The management of antithrombotic agents for patients undergoing GI endoscopy.

Gastrointest Endosc，83（1）：3-16.

ASGE Standards of Practice Committee，Forbes N，Coelho-Prabhu N，2022. Adverse events associated with EUS and EUS-guided procedures. Gastrointest Endosc，95（1）：16-26. e2.

Chen JY，Ding QY，Lv Y，et al，2016. Slow-pull and different conventional suction techniques in endoscopic ultrasound-guided fine needle aspiration of pancreatic solid lesions using 22-gauge neediest. World J Gastroenterol，22（39）：8790-8797.

Cheng S，Brunaldi VO，Minata MK，et al，2020. Suction versus slow-pull for endoscopic ultrasound-guided fine-needle aspiration of pancreatic tumors：a prospective randomized trial. HPB（Oxford），22（5）：779-786.

Chung MJ，Park SW，Kim SH，et al，2021. Clinical and Technical Guideline for Endoscopic Ultrasound（EUS）-Guided Tissue Acquisition of Pancreatic Solid Tumor：Korean Society of Gastrointestinal Endoscopy（KSGE）. Gut and Liver，15（3）：354-374.

Dumonceau JM，Deprez PH，Jenssen C，et al，2017. Indications，Results，and Clinical Impact of Endoscopic Ultrasound（EUS）-Guided Sampling in Gastroenterology：European Society of Gastrointestinal Endoscopy（ESGE）Clinical Guideline - Updated January 2017. Endoscopy，49（7）：695-714.

Facciorusso A，Wani S，Triantafyllou K，et al，2019. Comparative accuracy of needle sizes and designs for EUS tissue sampling of solid pancreatic masses：a network meta-analysis. Gastrointest Endosc，90（6）：893-903. e7.

Gaia S，Rizza S，Bruno M，et al，2022. Impact of Macroscopic On-Site Evaluation（MOSE）on accuracy of endoscopic ultrasound-guided fine-needle biopsy（EUS-FNB）of pancreatic and extrapancreatic solid lesions：A Prospective Study. Diagnostics（Basel），12（2）：428.

Ishiwatari H，2023. The role of macroscopic on-site evaluation in the era of biopsy needles：is it still useful. Endoscopy，55（2）：138-139.

Jacobson BC，Bhatt A，Greer KB，et al，2023. ACG Clinical Guideline：diagnosis and management of gastrointestinal subepithelial lesions. Am J Gastroenterol，118（1）：46-58.

Konjeti VR，McCarty TR，Rustagi T，2022. Needle-based Confocal Laser Endomicroscopy（nCLE）for Evaluation of Pancreatic Cystic Lesions：A Systematic Review and Meta-analysis. J Clin Gastroenterol，56（1）：72-80.

Lariño-Noia J，Iglesias-Garcia J，de la Iglesia-Garcia D，et al，2018. EUS-FNA in cystic pancreatic lesions：Where are we now and where are we headed in the future. Endosc Ultrasound，7（2）：102-109.

Layfield LJ，Ehya H，Filie AC，et al，2014. Utilization of ancillary studies in the cytologic diagnosis of biliary and pancreatic lesions：the Papanicolaou Society of Cytopathology guidelines for pancreatobiliary cytology. Diagn Cytopathol，42（4）：351-362.

Sato J，Ishiwatari H，Sasaki K，et al，2019. Benefit of high negative pressure during endoscopic ultrasound-guided fine-needle aspiration with standard 22-gauge needles for pancreatic lesions：a retrospective comparative study. Scand J Gastroenterol，54（1）：108-113.

Saxena P，El Zein M，Stevens T，et al，2018. Stylet slow-pull versus standard suction for endoscopic ultrasound-guided fine-needle aspiration of solid pancreatic lesions：a multicenter randomized trial. Endoscopy，50（5）：497-504.

Stigliano S，Covotta F，Di Matteo FM，2021. A new micro-forceps for endoscopic ultrasound-guided through-the-needle biopsy in the diagnosis of pancreatic cystic lesions：Single center experience. JGH Open，5（9）：1004-1008.

Veitch AM，Vanbiervliet G，Gershlick AH，et al，2016. Endoscopy in patients on antiplatelet or anticoagulant therapy，including direct oral anticoagulants：British Society of Gastroenterology（BSG）and European Society of Gastrointestinal Endoscopy（ESGE）guidelines. Gut，65（3）：374-389.

Weilert F，Bhat YM，Binmoeller KF，et al，2014. EUS-FNA is superior to ERCP-based tissue sampling in suspected malignant biliary obstruction：results of a prospective，single-blind，comparative study. Gastrointest Endosc，80（1）：97-104.

Wong T，Pattarapuntakul T，Netinatsunton N，et al，2022. Diagnostic performance of endoscopic ultrasound-guided tissue acquisition by EUS-FNA versus EUS-FNB for solid pancreatic mass without ROSE：a retrospective study. World J Surg Oncol，20（1）：215.

Yane K，Kuwatani M，Yoshida M，et al，2020. Non-negligible rate of needle tract seeding after endoscopic ultrasound-guided fineneedle aspiration for patients undergoing distal pancreatectomy for pancreatic cance. Dig Endosc，32（5）：801-811.

Yang MJ，Park SW，Lee KJ，et al，2022. EUS-guided tissue acquisition using a novel torque technique is comparable with that of the fanning technique for solid pancreatic lesions：A multicenter randomized trial. J Hepatobiliary Pancreat Sci，30（5）：693-703.

Zhang PP，Wang T，Li SY，et al，2022. Independent risk factors for true malignancy in atypical cytologic diagnostic category in EUS-FNA/FNB of the pancreas：A novel prediction model. Endosc Ultrasound，11（3）：208-215.

Zhou W，Gao L，Wang SM，et al，2020. Comparison of smear cytology and liquid-based cytology in EUS-guided FNA of pancreatic lesions：experience from a large tertiary center. Gastrointest Endosc，91（4）：932-942.

第十五章
腹腔镜超声技术

腹腔镜技术在外科领域已被广泛应用，但其本身存在缺陷，相比于开腹手术，术中不能对器官或结构进行触诊，且视野角度和成像存在偏差，故在手术中可能出现遗漏病变甚至误伤器官的严重并发症。在20世纪90年代，将腹腔镜和超声技术融合，弥补了单纯腹腔镜技术的缺陷。

腹腔镜超声（laparoscopic ultrasonography，LUS）是将腹腔镜技术与术中超声检查结合为一体的新兴影像学诊断技术，它通过安装在腹腔镜探头上的超声装置直接检查腹腔内器官，既能够提供器官和病灶内部结构的影像，也能够显示病灶与周围器官的关系，为腹部疾病的准确诊断和治疗方案的确定提供依据。

目前LUS在外科领域应用日益广泛，用于腹腔/盆腔肿瘤的诊断和分期评估，通过对病灶局部浸润范围、淋巴结转移及远处器官播散的全面检查，确定肿瘤的TNM分期，对确定治疗方案及判断患者预后发挥了积极的作用。LUS还经常被用于腹腔镜手术中，通过实时超声检查，解决了腹腔镜的不可触摸性和缺乏对深部组织的探查能力这两大弊端，有利于分辨组织结构，发现潜在风险，提高了手术的安全性，协助术者顺利完成手术。此外，在LUS引导下还可开展穿刺活检、药物注射、引流及介入治疗等，丰富了腹部疾病的治疗手段。

第一节 腹腔镜超声的发展简史

LUS是伴随着设备的发展而不断发展起来的。早在1958年山川等首次提出了在腹腔镜检查时引入超声探头的设想，以达到在内脏表面直接进行超声检查的目的。1964年日本学者Yamakawa应用硬质A型超声探头首先获得了肝脏的影像，标志着LUS技术的诞生。最早的LUS探头为直径10～12mm的硬质结构，采用机械旋转传感器，较为笨拙，图像质量也不尽如人意（图15-1-1）。1994年电子超声传感器被研制出来，这种传感器体积小、精度高，可以将其安装在较小口径的探头中，电子传感器的诞生使得这一设备逐步成熟，适于临床广泛应用。LUS探头最重要的进步是探头的头端由硬质改为软质或半软质，可通过探头后方的手柄进行操纵，实现2～4个方向的弯曲，弯曲角度为+90°～90°，这一改进给操作带来了极大的方便，可根据受检器官的具体情况不断调整角度，以获得最佳的视角与连续影像（图15-1-2）。新开发的LUS探头同时附带多普勒功能，可以获得彩色血流图像，有利于区分血管与非血管结构，了解血流情况（图15-1-3）。同时，带有穿刺活检功能和三维腹腔镜超声设备也已研制出来。

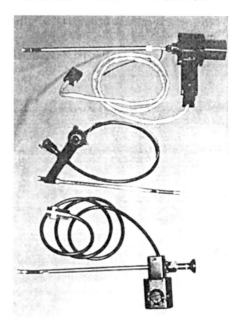

图15-1-1 早期的硬质LUS探头原型（Fukuda，1984）

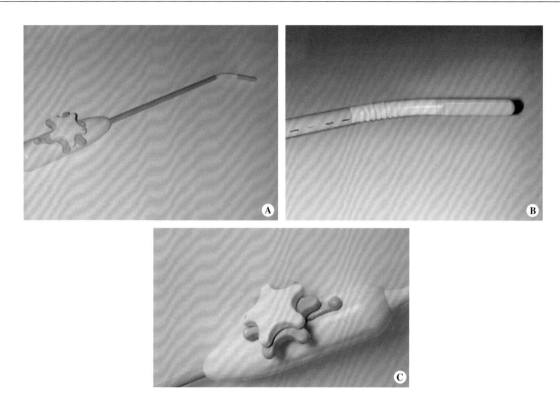

图 15-1-2　常用的 LUS 设备（A）；超声探头头端可进行不同角度的弯曲（B）；体外操作手柄（C）

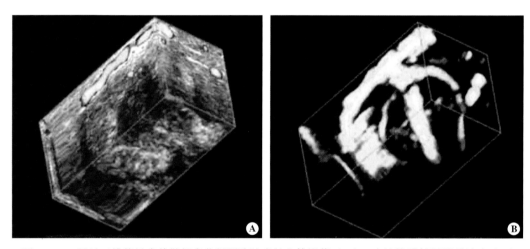

图 15-1-3　通过三维能量多普勒超声获得肝脏肿瘤的立体影像（A）；病灶接受射频消融治疗（B）

　　LUS 最早的临床应用始于 1982 年，但早期的临床应用仅限于个别病例的试验性研究，首篇临床病例报告发表于 1992 年，大组病例的临床对照研究是 1995 年以后才陆续发表。在 LUS 发展过程中，一些重要的研究进展见表 15-1-1。此后，LUS 逐渐更多地应用于临床外科手术的诊断及介入治疗，涉及器官更加全面，包括泌尿系统、女性生殖系统等。

表 15-1-1　LUS 发展过程中的重要研究进展

年份	作者	设备特点	目标器官
1964	Yamakawa	A 型超声，硬质，机械旋转传感器	肝脏
1970	Kratochwil	A 型超声，硬质，机械旋转传感器	盆腔
1984	Fukuda	B 型超声，硬质，机械旋转传感器	肝脏
1984	Bönhof	B 型超声，线型，活检	肝脏

续表

年份	作者	设备特点	目标器官
1985	Frank	B型超声，半软质，机械旋转传感器	上消化道
1991	Röthlin	B型超声，硬质，机械旋转传感器	胆道
1993	Goldberg	微探头，机械旋转传感器	上消化道
1994	Cavina	线形，软质，多普勒	上消化道
1994	Röthlin	扇形，软质，多普勒	上消化道
1995	Bemelman	硬质，线型，多普勒	食管、胃肿瘤
1995	Mortensen	扇形，软质，多普勒	EUS与LUS结合
1997	Finch	硬质，线型	食管/胃肿瘤，TNM分期
1999	Durup	扇形，软质，多普勒	胰腺肿瘤，TNM分期
1999	Durup	扇形，四向软质，活检	上消化道

第二节　腹腔镜超声设备与器械

20世纪80年代初期即出现了腹腔镜超声设备，它是将超声传感器安装于腹腔镜末端，并将超声发射晶片固定于腹腔镜顶端，在腹腔镜手术中，将专用探头经腹壁10mm标准穿刺套管插入腹腔，在腹腔镜视野下与受检组织器官直接接触扫描。腹腔镜超声设备主要由腹腔镜、腹腔镜二维摄像系统或三维摄像系统、双图像显示器、腹腔镜超声传感器（探头）等相关的附件组成。

腹腔镜超声传感器（探头）一般可分为线阵、凸阵和扇形等多种扫描方式。材质有硬质、软质及头端可弯曲之分，头端可弯曲的硬质线阵探头最佳，它既容易进入腹腔，也能在任何位置与内脏器官保持良好接触（图15-2-1）。目前新型的腹腔镜超声探头均配有多种频率，可根据实际需要在5～10MHz进行切换，频率越高，图像越清晰。其中频率为7.5MHz的线型探头在外科领域应用最为广泛，7.5MHz超声的穿透深度为7～8cm，一般足以满足各腹腔器官的探查，是最基本的检查用频率；10MHz探头较多用于胆道和胰腺的检查，可以获得更精细的影像，但穿透深度有限；5MHz探头主要用于肝脏的检查，具有较远的扫描深度。腹腔镜超声缩短了超声传感器与病变的距离，降低了对超声深度的要求，在临床上可使用较高频率提高超声扫描的分辨率，避免腹壁及肠内气体的干扰，从而获得清晰的图像。

新近研制的腹腔镜超声设备都配备了彩色多普勒功能，可观察血管的血流情况，更有利于分辨组织结构，了解病灶与血管的关系。

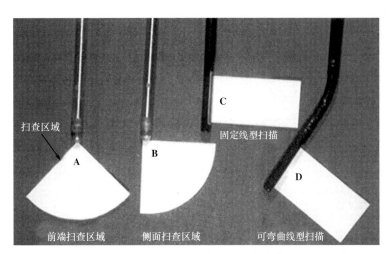

图15-2-1　各种不同类型的超声传感器

A、B.扇形扫描；C、D.线型扫描

超声的传感器被安装在一根直径10mm左右的硬质长杆的头端，杆的长度为30～40cm，可与标准的10～12mm穿刺套管（Trocar）相匹配，微型超声探头可通过5mm的穿刺器。探头的头端通过体外的手柄进行操纵，可形成2个方向甚至4个方向的弯曲，一般最大弯曲角度为90°左右，最大扫描范围为180°（图15-2-2），这一特点使得超声探头在检查时可以通过不同的角度探查病灶，十分有用。常用超声传感器技术参数见表15-2-1。

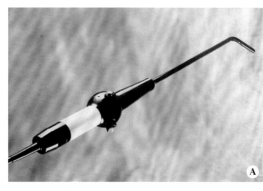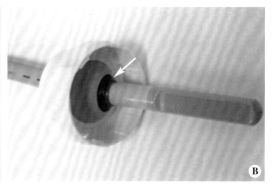

图15-2-2　常用LUS探头及套管

A. 常用的LUS探头（B&K Medical公司，8555型），超声频率可在5～10Hz变换；B. 与探头相匹配的套管，环形活瓣（箭头）可防止探头插入时气体泄漏

表15-2-1　各种型号腹腔镜超声的技术参数

	ATL LAPL 9-5	Axuson L7L	B&K Medical 8555	B&K Medical 8566-S	Hitachi EUP-OL 334	Aloka UST-5536	Toshiba PEF-704 LA
线型扫描	+	+				+	+
凸面			+	+	+40R/400		
弯曲部	—	+	+	+	+	+	+
频率（MHz）	5.0～9.0	7.0～5.0	5.0～7.5	5.0～7.5	7.5/5.0	7.5	7.0
纵向分辨率	0.9	<1	0.4～0.6	0.4～0.6	<1	<1	<1
穿透（mm）	<50	<120	90～130	70～100	80/120	60	100
接触面（mm）	33.3	38	22	29.9	30	34	34
直径（mm）	10	10	9.8	9.8	9.8	10	10
长度（cm）	37.1		48		42	45	40
弯曲度 U/D	90°/90°	90°/90°	90°/90°	90°/90°	90°/90°	90°/90°	90°/90°
弯曲度 R/L	90°/90°	90°/90°	—	+	+		90°/90°

专用的腹腔镜超声设备一般较为小巧，可与腹腔镜设备安放在一起，有的厂商还设计了画中画功能，将腹腔镜影像与超声影像通过同一显示器展示出来，即双图像显示器（图15-2-3）。由于腹腔镜超声一般在手术室进行，由术者操作超声探头，因而多数生产商还开发了脚踏控制器，便于通过脚踏开关控制图像的冻结与放大、切换超声工作频率、选择二维超声或多普勒超声等。最近B&K Medical公司还研发了掌上遥控装置，操作者可以通过手控按钮完成上述所有操作，更为方便快捷（图15-2-4）。

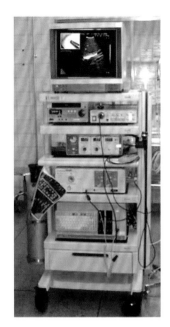

图15-2-3　所有的腹腔镜和超声设备可以安放在一部推车内

融探针，针对肿瘤组织进行消融治疗。

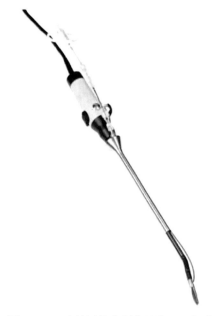

图15-2-5　连接活检穿刺装置的LUS探头
（8666型，B&K Medical公司）

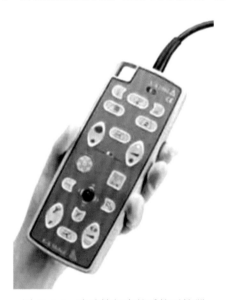

图15-2-4　腹腔镜超声的手控遥控器

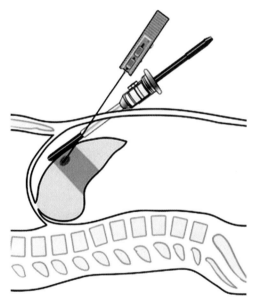

图15-2-6　在腹腔镜超声引导下进行肝脏穿刺活检

B&K Medical公司新开发的超声探头带有穿刺系统，穿刺系统由一个不锈钢的穿刺连接器、一根软质的穿刺针引导管和一根18G的活检针组成，活检针是为这一探头专门设计的，带有一个切割刃和可容纳组织的空隙（图15-2-5）。当活检部位被确定后，活检连接器顺着探头向前推出，携带着穿刺针引导管稳稳地固定于探头的前端部，在超声引导下，用活检针穿刺组织直达靶部位，然后通过操纵穿刺针的手柄完成送针和回收标本两个步骤，最后穿刺针可以从连接器中取出来提取标本（图15-2-6）。这一装置还可用于引导射频消

进行腹腔镜超声检查时，除需要超声检查设备外，常规的腹腔镜设备也必不可少，包括气腹针、人工气腹机、腹腔镜穿刺器、腹腔镜、冷光源系统、图像显示及存储系统等，还需要准备必要的分离器械，以备有腹腔粘连时可以用于游离组织。同时需要准备活检取材器械，用于组织活检。如拟在检查后实施手术，还需要准备必要的开腹手术器械。

第三节 腹腔镜超声检查的适应证、禁忌证与并发症

一、腹腔镜超声检查适应证

腹腔镜超声作为一项将腹腔镜与超声结合起来的影像学检查技术，既可以观察器官表面，还可提供组织深部结构的影像信息，其在临床应用的目的及适应证主要包括以下几方面。

（1）对腹腔和盆腔器官疾病尤其是肿瘤做出诊断和鉴别诊断。通过确定肿瘤的部位、性质、范围、有无淋巴结转移、有无其他器官转移及与周围血管的关系，确定肿瘤的分型、分期；同时还可进行病灶标本搜集活检，确定其组织学诊断。这些诊断信息为确定进一步的治疗方案提供有力依据，同时可以避免不必要的开腹探查手术，减少患者无谓的损伤。

（2）在腹腔镜手术中，由于缺乏立体视觉和手的触觉反馈，有时会给手术的顺利实施带来困难，腹腔镜超声可以在术中协助术者准确辨认组织结构，发现残留病变，避免正常组织损伤和疾病治疗不彻底。例如，在腹腔镜胆囊切除术中，超声检查可以帮助分辨胆囊三角区的解剖结构，规避胆管损伤发生，同时可以探查胆道系统，以免遗留胆管结石。

（3）可在超声引导下实施某些治疗手段，如穿刺抽液、肿瘤内药物注射、肿瘤射频消融治疗、病灶引流术等。

二、腹腔镜超声检查禁忌证

腹腔镜超声检查的禁忌证类似诊断性腹腔镜检查术，具体如下。

（1）严重心肺功能不全者，因气腹可能影响呼吸循环功能，也可能引起严重的心力衰竭。

（2）出血性疾病或凝血功能障碍不能纠正者，可能引起切口及损伤处出血不止。

（3）有腹部手术史、腹腔粘连严重者，或有多发性、包裹性积液的患者，不易建立气腹，且容易造成器官损伤。

（4）腹膜炎和内脏炎性病变急性期患者。

（5）中等量以上腹水患者。术中突然腹腔减压可能引发患者休克等严重并发症，如确需检查，应在术前1～2天放出部分腹水。

（6）各种疝者，尤其是膈疝，可能引起突然死亡，是绝对禁忌证；无症状的滑动腹疝是相对禁忌，可在检查前使用疝带压迫。

（7）妊娠3个月以上者。

三、腹腔镜超声检查并发症

腹腔镜超声一般是安全的，其并发症各家报道不一，大致的并发症发生率为0.1%～1%，其中严重并发症发生率为0.014%～0.076%。常见的并发症如下。

（1）内脏出血：由于气腹针或穿刺器误伤，或在行穿刺活检、药物注射等操作时不慎导致内脏或血管意外损伤。

（2）腹腔器官损伤：如探头等在检查时活动过度或用力粗暴，挫伤有关器官。

（3）纵隔气肿和空气栓塞：纵隔气肿多为注气过多或患者膈肌裂孔松弛，气体溢入纵隔所致。空气栓塞可能是气腹针误穿血管所致，是致命的并发症。

（4）腹腔或切口感染。

（5）其他：如腹痛、肩痛、皮下气肿、呃逆等。

第四节 腹腔镜超声的操作方法

一、患者的术前准备

详细了解病史、体征、实验室检查结果和影像学检查结果，明确检查的适应证和禁忌证；向患者说明检查的目的及必要性，告知可能存在的风险及防治措施，争取患者及其家属的理解和配合，签署知情同意书；患者术前应禁食、禁水至少6小时，以免术中不适和呕吐；为便于检查中抽出胃肠道积气和注入盐水，应术前放置鼻胃管；检查前排空膀胱；按腹部手术的要求，进行皮肤

的清洁准备工作。

二、腹腔镜超声器械的消毒灭菌

由于腹腔镜超声检查是一项侵入性创伤性检查手段，所有器械应严格消毒灭菌后才可使用。常用的消毒方法有两种。

1. 气体熏蒸法　采用专用的气体消毒设备，将腹腔镜超声设备洗净擦干后放于密封的装置中，用环氧乙烷、甲醛或氧化乙酰进行熏蒸灭菌。本方法的优点是安全可靠，对器械的损伤小，缺点是耗时较长，需要专用的消毒设备。

2. 浸泡消毒法　将腹腔镜超声器械放于容器中，直接浸泡于消毒液中，常用的消毒液有2%戊二醛溶液（Cidex）、乙醇溶液、氯己定（chlorohexidine）溶液等，通常只需要浸泡20～40分钟，然后用无菌生理盐水进行彻底漂洗。有学者自行设计了浸泡消毒水槽，配有消毒液的灌注和排出、消毒盐水的注入和排出装置。本方法的优点是耗时省力，便于多个患者连续检查，缺点是可能会引起渗漏，对器械造成潜在损害。

三、操作方法

操作应在手术室中进行，单纯腹腔镜超声诊断也需要在严格消毒及具备麻醉抢救条件的操作室中进行。应由接受过腹腔镜和腹腔镜超声专门培训的医生实施，一般需由麻醉医生在场协助。新开展工作的单位，还应有从事超声检查工作的医生从旁协助。

根据实际需要选择麻醉方式，简单的检查可在局部麻醉下完成，需进一步手术的患者应采用静脉复合麻醉或硬膜外阻滞。

患者取平卧位，如行盆腔检查，则可采用头低足高位。皮肤消毒范围应包括上至双乳头水平，下至耻骨联合，两侧至左右腋中线。参照腹部手术的要求，铺盖无菌巾单。

在脐周做一1.5～2.0cm的小切口，然后分离皮下组织和腹壁肌肉组织。上提腹壁，插入气腹针至有落空感，回抽观察有无血液抽出，在排除了穿刺针误穿血管或器官后，连接气腹机建立人工气腹。一般需要注入二氧化碳（CO_2）或一氧化二氮（N_2O）2000～2500ml，维持气腹压力为14mmHg左右即可，拔除气腹针。

将准备好的腹腔镜穿刺套管经腹壁切口刺入腹腔，应先提起两侧腹壁缓慢刺入，一旦有落空感即停止。有些穿刺套管带有保护装置，一旦进入腹腔立即会有鞘管保护在穿刺针尖的外面，以免误伤腹腔器官。

将腹腔镜经穿刺套管送入腹腔，按一定的顺序对腹腔器官进行逐一观察，尤其对怀疑有病变的器官，进行仔细检查。

根据受检器官选择超声探头的切口部位（图15-4-1），通常切口选在脐的左上方，一般腹部切口与受检目标之间的距离控制在10cm左右为宜。将超声探头小心导入套管，在腹腔镜观察下，对受检部位进行全面仔细扫描（图15-4-2）。必要时可在腹腔内注入适量无菌温盐水，以便清晰观察组织结构。

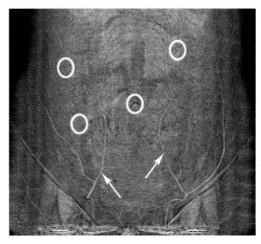

图15-4-1　腹腔镜超声检查选用的腹壁穿刺切口应避开腹壁血管（箭头），常见切口包括左右肋缘下、右下腹、脐周等

检查肿瘤组织应注意观察病灶的大小、形态、超声影像特点及其与周围结构的关系，还应注意检查周围有无可疑的淋巴结，有无其他器官（如肝脏）转移。在超声检查中，恶性淋巴结通常表现为圆形、轮廓清晰、低回声结节及直径大于10mm。应仔细搜寻腹腔内淋巴结，并做好分组登记。腹腔内常见的淋巴结分组定位见表15-4-1。

检查结束后，将腹腔镜超声探头退出腹腔，排出腹腔内气体，吸引出注入的液体，拔除穿刺套管，缝合关闭腹壁切口。

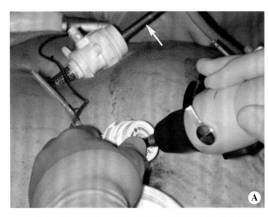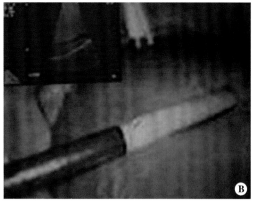

图15-4-2　将超声探头小心导入套管，在腹腔镜监视下，小心将探头送至待检器官，对受检部位进行全面仔细扫描

表15-4-1　腹腔内常见淋巴结分组定位

编号	淋巴结部位
1	肿瘤旁；距肿瘤 < 2cm
2	贲门区右侧
3	贲门区左侧
4	胃小弯
5	胃大弯
6	幽门上方
7	幽门下方
8	胃左动脉旁
9	肝总动脉旁
10	腹腔干旁
11	脾门
12	脾动脉旁
13	肝十二指肠韧带
14	胰头部
15	肠系膜上动脉
16	主动脉周围
17	肝门部
18	其他

第五节　腹腔镜超声的临床应用

一、肝　　脏

腹腔镜超声（LUS）通常用于肝脏肿瘤分期、明确肿瘤部位及判断边界、有无腹腔淋巴结转移、血管侵犯等，还可以检测到其他体外影像学检查不易发现的微小病灶，在腹腔镜肝脏外科手术诊断评估、介入引导方面有重要作用，被形象地称为外科医生的"第三只眼"。

肝脏是LUS比较容易扫查的器官，通常经脐周切口即可完成肝脏大部分扫查，少数情况下通过不同穿刺口观察各肝叶；常用超声频率为5MHz，探查深度可达10～12cm；将超声探头放于肝膈面，先探查肝右叶，从镰状韧带的右侧贴近横膈处开始，采用重复横向扫描方式进行观察（图15-5-1），然后用同样的方法检查肝左叶（图15-5-2）；注意应将探头贴紧肝表面，但应避免用探头压迫肝脏，以免改变图像质量；通过操纵手柄调整探头前端的弯曲角度，以适应肝脏表面的弧度，必要时可在腹腔内灌注无菌生理盐水以协助检查（图15-5-3）；探查肝门部，可利用多普勒效应分辨胆管和血管，如欲了解肝脏肿瘤与血管的关系，可先在肝门部找到血管，然后再顺着血管逐渐向肿瘤所在的肝叶扫描（图15-5-4）。

原发性肝癌的声像表现与经皮超声检查的影像相似，3.0～5.0cm的病灶多表现为等回声或低回声病灶，＞5.0cm的病灶一般为混合性回声，此外，周围肝组织通常有肝硬化的表现。

转移性肝癌通常为低回声结节，边缘不规则，中央常有高回声区伴周围低回声晕圈，典型者有"牛眼"征。很多转移性病灶由于小于1cm或低于常规影像学检查的分辨率，因此术前通常不易被发现，通过LUS可以较好地显示病灶（图15-5-5）。

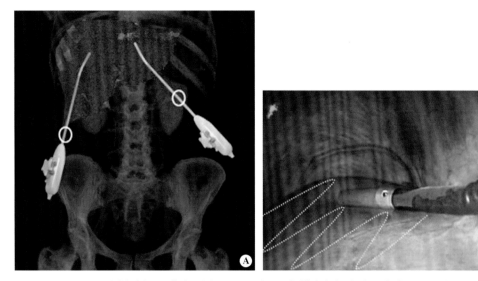

图15-5-1　LUS通过不同穿刺口观察各肝叶（A），采用重复横向扫描方式（虚线）对肝脏右叶进行扫描（B）

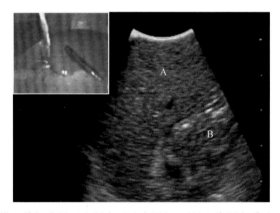

图15-5-2　肝脏的LUS扫描，将探头置于左肝表面（小图），可见正常肝实质（A），肝的右下方为胃（B），
可见胃前壁的分层结构

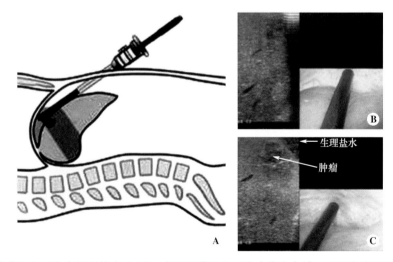

图15-5-3　腹腔灌注生理盐水探查技术（A）；右膈下灌注生理盐水作为介质，可以清楚显示肝脏表面（B）；
灌注生理盐水后，肝脏肿瘤被清楚显示（C）

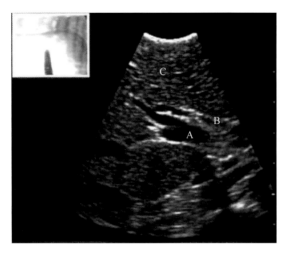

图15-5-4 将探头放于镰状韧带右侧肝表面的下方，顺着血管向肝十二指肠韧带方向移动，可以发现肝门部
A.门静脉；B.肝动脉；C.肝实质

3.0cm以下的血管瘤常表现为低回声，内部结构均匀，周边无声晕，部分病灶后方可出现声衰减。肝脏局灶性结节性增生多呈结节样团块，多出现在肝脏边缘或Glisson鞘的下方，其中心常有瘢痕强回声，外周有包膜。

LUS可以发现微小肝脏病灶，检测到其他体外影像学检查不能发现的肿瘤结节，帮助确定手术适应证，避免不必要的开腹手术。John等报道50例有可能手术切除的肝肿瘤病例，腹腔镜检查排除了23例（46%）手术切除的可能性，而LUS还发现了14例（28%）患者存在着原本未发现的肿瘤病灶，18/43的患者肿瘤分期信息发生更改。Eric等报道119例肝癌患者，经腹腔镜联合LUS进行分期后，发现44例患者无法行根治性切除，避免了不必要开腹探查。

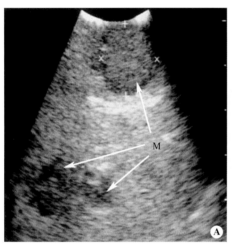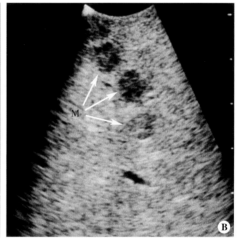

图15-5-5 LUS较好显示术前未被发现的转移性病灶（箭头）
M.转移灶

LUS还可引导局部穿刺活检（图15-5-6），注射无水乙醇，也可引导射频消融探头进行肿瘤射频消融治疗（图15-5-7），为无法外科手术切除、肿瘤位置不适合（如膈顶部）行经皮消融的患者提供了治疗机会，是经皮超声引导肝肿瘤消融的必要补充。治疗过程全程可视，保证手术的安全性，及时发现出血及避免损伤周围器官。LUS下的声学造影可实时评估消融效果，判断是否需要进行第二次消融。这种方法可以最大限度消融病灶，减少局部复发。

近来，Schneider等报道了机器人辅助的LUS在肝脏手术中的应用，得出机器人辅助的LUS在完成肝脏手术的重要任务时是实用和有效的，故还可以扩大机器人在肝脏复杂手术中的应用。

总之，LUS可以明确肝实质内肿瘤的大小、数目、位置、范围等重要数据，彩色多普勒超声还可以明确肝内血供影像，为完整切除病灶及保护供血血管免受损伤保驾护航，最大限度降低术后复发率。LUS是精准肝脏外科时代肝胆外科医生重要的、不可或缺的武器。LUS的辅助可提高腹腔镜肝脏外科手术的安全性和有效性，应贯穿腹腔镜肝脏外科手术的始终。

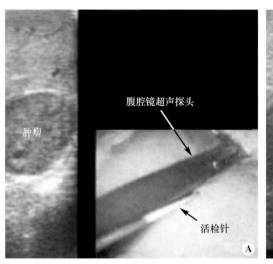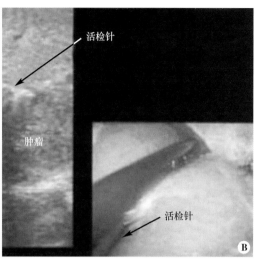

图15-5-6　LUS引导下对肝脏肿瘤进行穿刺活检

A. LUS显示肝脏肿瘤; B. 活检针对肿瘤进行活检

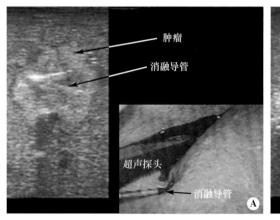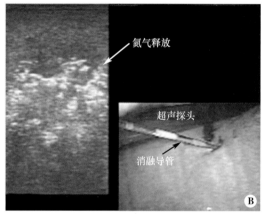

图15-5-7　LUS引导下对肝脏肿瘤进行射频消融治疗

A. 治疗前; B. 治疗后

二、胆道系统

LUS多用于腹腔镜胆囊切除术（LC）中探查胆道系统，也可用于胆道系统肿瘤的诊断与分期。

一般选用剑突下切口，插入LUS探头，先将探头放置于肝脏膈面第Ⅳ、Ⅴ段处进行观察，这一区域是观察肝内胆管、左右肝管汇合区、胆囊及肝外胆管的较好声窗，经肝脏观察胆囊的超声频率以5MHz或7.5MHz较好，观察肝外胆管频率以7.5MHz为佳。提起胆囊，将探头直接放于肝十二指肠韧带表面，逐步向胰头十二指肠方向扫描，这样可以观察到胆总管全程直到乳头。有时胆总管下段受肠腔气体影响，显示不清，可通过胃管灌注适量盐水减少气体干扰。也有学者建议以胆总管下段右侧处作为单一的超声窗，顺时针方向旋转并下拉探头，从胆总管下段右后方对其进行扫描。观察肝十二指肠韧带时，以门静脉为解剖标志，可见门静脉、胆总管和肝动脉的横断面形成倒"品"字形，有学者称为"米老鼠"征（图15-5-8）。有学者建议将探头从脐部切口插入，可观察到胆囊和胆管的矢状面，这个角度更便于显示胆囊三角区的结构，应顺着胆囊底部向胆囊管方向反复扫描，仔细辨认胆囊管与胆总管的汇合部，以免在分离胆囊管或胆囊动脉时误伤胆管。操作时应注意避免探头用力压迫门静脉或胆总管，而影响超声成像。

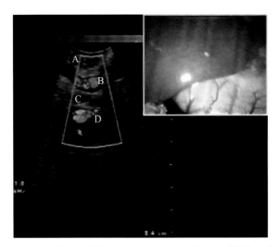

图 15-5-8　利用多普勒超声探查肝十二指肠韧带易于分辨
出血管与胆管
A. 胃；B. 肝动脉；C. 胆总管；D. 门静脉

20世纪90年代开始，腹腔镜胆囊切除术（LC）成为治疗胆囊结石的金标准，传统开腹手术行胆管超声检查逐渐被淘汰，1991年开始LUS被用于LC术后胆管探查，与LC术中胆管造影（IOC）相比，LUS操作简单且费用较低，Falcone等报道LUS费用约362美元，IOC约665美元；对LUS与IOC发现胆管结石的敏感度差异，国外学者进行一系列研究。

Catheline对比了LC术中应用LUS和IOC对发现胆管残留结石的作用，结果发现LUS的检查时间较IOC明显减少（10.2分钟 vs 17.9分钟），LUS对胆管结石的敏感度为80%，特异度为99%，IOC分别为75%和98%，但有13%的病例，LUS未能清晰显示胰腺段胆总管。Myers等报道了236例LC病例，发现胆总管结石12例，假阴性1例，假阳性0例，敏感度为92.3%，特异度为100%。关于LUS与IOC在LC术中发现胆管结石的敏感度研究较多，大部分研究显示LUS在发现胆管结石敏感度方面优于IOC，Perry等还对1995～2005年LUS及IOC在临床开展情况做了比较，发现IOC使用率从93%降至25%，而LUS使用率从20%升至97%；Omer Aziz等通过荟萃分析比较了LUS与IOC发现胆总管结石的准确性，发现LUS是判断有无胆总管结石的一种有用的方法。因此LUS已成为替代IOC的一项重要技术在临床广泛应用，是一种安全、快速、无辐射的技术。在解剖结构困难、模糊的情况下，其价值更加突显。

LUS能指导选择LC的手术方式。近年，Deziel等发表了一篇关于LUS影响LC手术方式的大样本研究。在LC术中行LUS检查，目的是明确术区解剖结构、判断有无胆总管结石和其他一些缺乏明确适应证的病例。如存在严重局部炎症，可进行解剖结构辨别，避免不必要的组织损伤及并发症，保证LC安全、顺利地完成。例如，萎缩的胆囊行LC时手术难度大，胆管及血管损伤发生率高；另外，由于慢性炎症、既往上腹部手术史或既往胆源性胰腺炎等原因导致胆囊周围粘连的患者，LUS能够明确胆囊及其周围解剖结构，为手术"保驾护航"，避免了胆道或血管并发症。

LUS还被用于判断胆囊癌或胆管癌的分期，明确肿瘤的范围及周围器官受累及的程度、有无腹腔淋巴结转移等，帮助临床选择合适的治疗方案；最新荟萃分析显示使用LUS对胆管癌进行分期，可降低"开-关"手术的概率，使根治性切除率从27%升至50%，LUS对检测肝脏和腹膜病变的敏感度达到83%和93%。另外在多普勒超声及彩色血流图的帮助下，LUS可鉴别胆管内栓塞物（胆汁栓等）与胆管内肿瘤；对胆管良性或恶性狭窄的鉴别有助于临床选择最佳手术方式。

三、胰　　腺

胰腺探查一般选用右上腹、右下腹或脐周切口，超声探头可沿着胰腺长轴进行扫描，常用7MHz的超声频率扫描胰腺，可以利用胃作为声窗，用探头轻压在胃表面以驱赶胃腔内的气体，以胰腺周围的重要血管（门静脉、肠系膜上动静脉和脾动静脉）作为解剖标志（图15-5-9）。探查胰头时应将探头放于十二指肠，轻压住肠壁；对于壶腹附近的肿瘤，在检查时应在十二指肠腔内灌注少量水，以便发现小的病灶。

胰腺的肿瘤通常是低回声结节，内部回声不均；如果肿瘤与血管之间的分界不清，高回声边界消失，表明肿瘤已侵犯血管（图15-5-10）。评估胰腺肿瘤的分期，必须仔细扫描腹腔干区域，搜寻可疑的恶性淋巴结，可先从肝脏视野找到主动脉，然后顺着主动脉的走行方向寻找，很容易发现腹腔干。在腹腔干的下方，略微旋转探头端部，还会发现肠系膜上动脉。恶性淋巴结通常表现为

＞1cm的圆形、椭圆形低回声结节，边界清晰，腹腔干周围是消化系统肿瘤淋巴结转移最常见的部位之一（图15-5-11）。

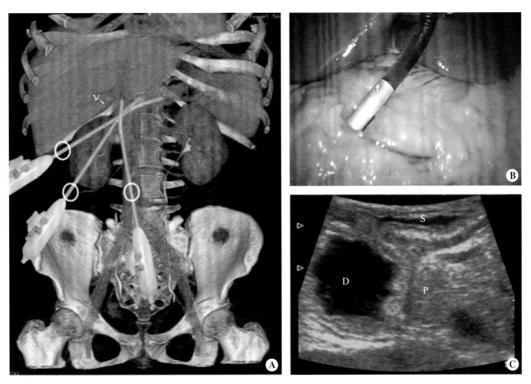

图15-5-9　LUS探查胰腺常用穿刺口（A）；LUS通过压缩的胃对胰头部进行扫描（B）；超声图像（C）清楚显示胃（S）、十二指肠（D）、胰腺（P）

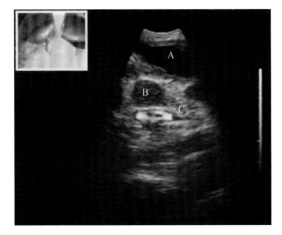

图15-5-10　将探头置于胃的表面，探见胰腺体部有一低回声的肿瘤病灶（B），后方多普勒超声显示的是脾动脉（C），A为充水的胃腔

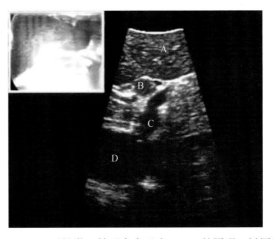

图15-5-11　恶性淋巴结通常表现为＞1cm的圆形、椭圆形低回声结节，边界清晰

A. 肝脏；B. 恶性淋巴结；C. 腹腔干；D. 主动脉

LUS通过全面扫描胰腺，明确肿瘤的大小、数目、位置、瘤体与主胰管、门静脉、肠系膜血管、脾血管之间的关系，有助于协助判定手术方式，同时，在LUS的实时监测下，避免误伤胆管、主胰管及血管，保证手术安全。

胰岛细胞瘤是由胰岛B细胞形成的具有分泌功能的腺瘤或癌，是最常见的功能性胰岛细胞肿瘤。外科手术切除是唯一根治方法。在腹腔镜下精准定位肿瘤是手术成功的关键。Wenxiu Li等评估了LUS在胰岛细胞瘤腹腔镜手术中的定位价值，发现在胰岛细胞瘤腹腔镜切除术中使用LUS有更高的定位准确性，尤其是在一些位置不佳的病变中，而且对胰腺头颈部的肿瘤切除也是安全有效的。

通常胰腺癌一旦确诊，70%～80%的患者已丧失了根治性切除的机会，这主要是肿瘤局部浸润、周围重要血管侵犯或远处转移所致。传统的影像学检查（CT/MRI）考虑可切除的胰腺癌患者，通常在术中发现肿瘤广泛腹腔转移或其他原因而被迫中止手术，因此明确术前肿瘤分期及可切除率有助于选择最佳治疗方案和减轻患者不必要的痛苦。John曾分析40例胰腺癌患者，传统方法检查认为均可行手术切除，但在腹腔镜检查时发现14例患者（35%）已有转移；通过LUS又发现20%的患者需要更改TNM分期，腹腔镜联合LUS评估的准确率为89%，而单纯腹腔镜评估的准确率为65%。Bemelman曾报道70例胰腺癌患者应用LUS进行肿瘤分期和手术切除率评估，结果发现LUS诊断肿瘤侵犯血管的阳性预测值为93%，阴性预测值为74%；对手术切除的阳性预测值为97%，阴性预测值为65%；通过腹腔镜和LUS检查，29例（41%）患者的肿瘤分期发生变更，18例（26%）患者的治疗方式发生改变，14例（20%）患者避免了不必要的开腹探查。Barabino等研究了LUS在胰腺癌可切除性评估中的作用，结果显示在多层螺旋CT提示可切除的患者中，常规行LUS是不可取的；在CT不确定的患者中，LUS是有作用的；在肿瘤与门静脉紧贴的患者中，LUS与CT均不能准确地确定可切除性，开腹探查是唯一的方法。Hariharan等进行的荟萃分析显示在胰腺及胰腺周围癌中，使用腹腔镜联合LUS明确肿瘤分期及肿瘤的可切除程度，使肿瘤的切除率从61%升至80%，充分说明了LUS的重要性。

目前很多地区已常规使用腹腔镜联合LUS进行术前胰腺癌的分期及了解血管侵犯程度、有无远处转移等，这对于提高肿瘤的切除率和避免不必要的手术具有积极的意义。

四、胃

将探头放于肝左叶的边缘，利用肝脏作为声窗进行扫描，如果从这个位置不能发现病灶，可将探头直接放于胃的前表面进行扫描。胃壁可清晰地显示出五层结构，类似于超声内镜（EUS）中所见：腔内高回声对应黏膜层，第2层低回声相当于黏膜肌层，第3层高回声为黏膜下层，第4层低回声为肌层，最外层的高回声为浆膜层。大的肿瘤通常已侵犯肌层，很容易被LUS发现（图15-5-12），但小的肿瘤或位于胃后壁的病灶通常难以被发现，此时通过胃管注入约500ml无气温水，可有效提高病灶的检出率。LUS对T1、T2期肿瘤的诊断准确率略逊于EUS，但对T3、T4期病灶的确诊率则相当高。

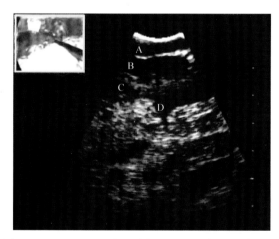

图15-5-12　LUS显示的是弥漫硬化型胃癌（皮革样胃）
A为胃前壁，B为充水的胃腔，胃后壁显著增厚，结构严重破坏（C），D为肿瘤向胃周浸润

周围恶性淋巴结的诊断标准同EUS。发现远处淋巴结阳性或肝转移，则记为M1期，通常肝脏上的可疑病灶需要通过活检予以组织学证实。Anderson报道应用LUS诊断下段食管癌和胃癌，其TNM分期的准确性明显高于CT和B超，LUS检查患者的肿瘤切除率高达97%，而传统影像学检查仅为79%。Feussner报道111例胃癌，先后接受CT、B

超、腹腔镜和 LUS 检查，发现46%的患者的 TNM 分期在腹腔镜和 LUS 检查后发生了改变，其中 LUS 对18%的分期改变起到了关键性作用。Samee 等报道 LUS 在腹腔镜进行胃食管癌分期中起到了重要作用，联合使用 LUS 使转移病灶的发现率增加8%，且不会影响假阴性率。Mortensen 等联合内镜和 LUS 对上消化道肿瘤进行治疗前评估，仅使用 EUS 对上消化道肿瘤进行治疗前评估是不完整的，联合 EUS 和 LUS 进行评估更安全、有效，可以为治疗策略的选择和预后提供更重要的信息。同时，LUS 也可用于协助治疗胃黏膜下肿瘤。Wada 等在腹腔镜胃黏膜下肿瘤切除术中使用 LUS，可清晰、有效显示胃黏膜分层结构、肿瘤起源层次，有助于简化胃黏膜下肿瘤的手术，减小胃切除范围，最大程度保留胃功能，降低医疗成本。

五、食 管

LUS 用于食管下段及贲门部肿瘤的诊断与分期；食管壁的结构可以通过超声检查确定，亦如 EUS 所见，腔内的高回声层对应的是黏膜/黏膜下层，第2层低回声为肌层，第3层高回声为浆膜层。由于扫描角度与肿瘤有所成角，而且管腔内缺乏液体，因而食管和贲门的肿瘤通常较难被发现，可将探头前端向后弯曲90°进行多角度扫描，另外通过胃管注水可以对发现病灶有所帮助。

Bemelman 等在38例被 CT、B 超、EUS 判断为可手术切除的食管癌患者中，使用腹腔镜联合 LUS，改变了17%患者的临床分期，并发现了9%的转移。Finch 等将 LUS 与 CT、腹腔镜相比，评估26例食管癌患者 TMN 分期，T 准确率为92%，N 准确率为92%，M 准确率为89%，与 EUS 评价效果相近；因而建议对此类患者，在行腹腔镜手术时，应常规先用 LUS 进行探查。

食管肿瘤通常使用 EUS 进行局部肿瘤分期，但狭窄性食管癌则受限制，使用 LUS 不仅可以检查肿瘤，还可以探查腹部淋巴结及肝转移情况，提高了肿瘤分期的精确度。目前有研究显示术前 EUS 联合 LUS 预测患者 R0 切除率达到90%，并将不必要的开腹探查减少至3%以内。

六、妇 科 系 统

LUS 在妇科手术中具有重要的定位诊断价值。妇科腹腔镜手术中有时由于触觉反馈消失效应，术中容易损伤邻近器官或者漏诊，从而不得已转为开腹手术。

LUS 可直接将探头置于子宫、卵巢等器官表面进行超声检查，明确病变性质、空间位置和毗邻关系，并可以准确定位，发现肉眼发现不了的病变，避免损伤血管、穿孔、病灶残留，常用于子宫肌瘤剥除术中探查有无肌瘤残留、判断子宫畸形的切除范围、卵巢肿瘤的诊断和切除范围等。Cheung 等报道了 LUS 在评估进展期子宫癌淋巴转移方面的价值，显示盆腔没有异常淋巴结的患者发生主动脉旁淋巴转移的风险低，这样的患者并不能从手术分期中获益。

LUS 可以给临床医生提供更好的术中评估，提高诊断准确率，减少并发症，是妇科手术中一种新的重要手段。

七、其他应用

随着微创技术的发展，利用腹腔镜进行的手术操作逐渐增加，应用 LUS 进行肿瘤定位的频率也逐渐增加；如 LUS 提高了对肾上腺肿瘤定位的准确度，对较大肿瘤是否可行腹腔镜切除提供了明确信息；对于泌尿系统肿瘤，LUS 有助于术中指导手术步骤及提供准确信息，有重要指导价值；另外对输尿管结石的定位也有助于降低术中输尿管损伤等相关并发症的发生率。

总之，LUS 技术作为一项新兴的影像技术，融合了光学和超声学检查之所长，能提高对腹部疾病更全面、更深入的认识，提高对疾病的诊断和治疗的能力。然而，LUS 对技术和设备的要求较高，是一项高度经验依赖性技术，需要学习周期，操作者必须熟悉所使用的器械，并经过专门的训练，才可掌握有关技术，发挥其最大功效。

（本章部分图片惠得丹麦 Odense 大学医院 Jesper Durup 教授馈赠，特表谢忱。）

（胡 冰 邢 铃）

参 考 文 献

沈理，2000. 超声腹腔镜//金震东. 现代腔内超声学. 北京：科学出版社：313-325.

Atstupens K，Mukans M，Plaudis H，et al，2020. The role of laparoscopic ultrasonography in the evaluation of suspected choledocholithiasis. a single-center experience. Medicina（Kaunas），56（5）：246.

Aziz O，Ashrafian H，Jones C，et al，2014. Laparoscopic ultrasonography versus intra-operative cholangiogram for the detection of common bile duct stones during laparoscopic cholecystectomy：a meta-analysis of diagnostic accuracy. Int J Surg，12（7）：712-719.

Bartoş A，Bartos D，Spârchez Z，et al，2019. Laparoscopic contrast-enhanced ultrasonography for real time monitoring of laparoscopic radiofrequency ablation for hepatocellular carcinoma：an observational pilot study. J Gastrointestin Liver Dis，28（4）：457-462.

Deziel DJ，2022. Laparoscopic ultrasound for bile duct imaging during cholecystectomy：clinical impact in 785 consecutive cases. J Am Coll Surg，234（5）：849-860.

Dili A，Bertrand C，2017. Laparoscopic ultrasonography as an alternative to intraoperative cholangiography during laparoscopic cholecystectomy. World J Gastroenterol，23（29）：5438-5450.

Sebastian M，Rudnicki J，2021. Laparoscopic ultrasound and safe navigation around the shrunken gallbladder. J Laparoendosc Adv Surg Tech A，31（4）：390-394.

Sebastian M，Sroczyński M，Rudnicki J，2019. Using laparoscopic ultrasound to delineate dangerous anatomy during difficult laparoscopic cholecystectomies，Adv Clin Exp Med，28（8）：1037-1042.

Wada H，Murakawa K，Ono K，et al，2022. Laparoscopic ultrasound guided wedge resection of the stomach：a novel procedure for gastric submucosal tumor. Updates Surg，74（1）：367-372.

一、引　言

在众多诊断技术中，EUS以其高分辨率的优点被普遍应用于胰腺疾病、淋巴结病变及消化道肿瘤的诊断中。但是当使用彩色多普勒或能量多普勒模式时，EUS通过超声对比评价病灶血供的能力就会受到限制。能量增强多普勒超声常会伴有开花效应等，因此通过该模式所观察到的血管宽度会比普通B型超声模式下观察到的更宽。通过静脉内注射造影剂利声显这种由99.9%半乳糖和0.01%棕榈酸外壳包裹空气的微泡，能够在腹部超声检查中使腹腔器官的脉管系统显影。如果超声装置能够接受为基

频数倍的谐波成分，那么基于微泡产生的谐波含量则明显高于组织产生的信号。增强谐波图像技术能够检测微泡产生的信号并过滤来源于组织的信号，选择性探测谐波成分。这一技术能够发现血管中非常缓慢的血流信号，且不会产生多普勒相关的伪迹，常被用于腹部超声检查时显示肝脏、胰腺、胆囊及消化道等病变的血供。到目前为止，若使用利声显（第一代超声造影剂），由于传感器有限的频率带宽无法产生足够的声功率，通过EUS检查无法获得增强谐波图像。第二代超声造影剂如声诺维（Sonovue）可以在低声功率下产生谐波信号，因此适用于低声功率的EUS成像（图16-0-1）。

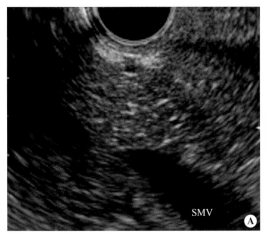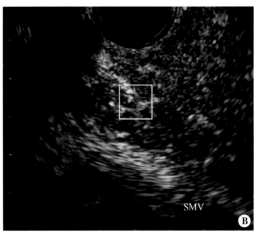

图16-0-1　通过普通B型超声-EUS与CEH-EUS观察胰头

A. 普通B型超声-EUS（胰头），SMV. 肠系膜上静脉；B. CEH-EUS，注射声诺维35秒以后，肠系膜上静脉（SMV）显影

二、超声造影剂

超声造影剂（ultrasound contrast agent，UCA）与特殊的对比成像技术结合后已广泛地运用于一些器官的临床诊断及介入术后随访。作为一种血池示踪剂，UCA的发展克服了传统B型超声及彩色或能量多普勒超声的局限，使得微血管系统的

实质显影成为可能。依靠增强造影剂与超声模式，动态的病灶增强可得到显现。与增强造影CT和增强MRI类似，增强模式可通过各个脉管期（如动脉期、门静脉期及肝脏病灶的门静脉晚期）的表现得到描述。但造影增强超声检查并不等同于增强CT或增强MRI，目前绝大多数已批准的CT或MRI造影剂可以迅速地由血池向细胞外间隙清除，

而UCA有着截然不同的药代动力学特点且受限于血管内腔的空间大小。相比其他成像技术而言，造影增强超声检查的一个非常突出的优点就是无须预先定义扫描时间点或进行造影剂跟踪术而实时显示瞬时清晰度非常高的图像。此外，UCA可重复给药，患者耐受性极好；除可经静脉给药外，还可经腔内给药，如可经膀胱内给药。

目前用于超声诊断的UCA均为稳定外壳包裹气体微泡结构。UCA作为血池造影剂起作用，可以明显增强超声背散射，从而有效地增强血流回声。既往，人们都是通过多普勒超声成像显示微循环变化，获得对病灶的显示。但是多普勒对评价血流迅速的大血管，以及主要的腹部内脏血管（如门静脉、肝动脉等）显示有效，对血流缓慢或血容量较低的血管显示欠清晰。在实际操作中，仍需要增强特异性成像模式才能对图像进行评估。可是，尽管采用了造影增强的多普勒超声，但仍会因为开花效应、运动伪迹等影响检查信号。谐波成像增强特异性超声模式则可用于基于消除和（或）分离组织产生的线性超声信号，以利用微泡产生的非线性响应。

在超声图像中，使用机械指数（MI）显示声波的能量，这一指数常用于表示微泡收到声波后的反应。超声波的MI为估计的原位峰值负压振幅除以频率的平方根。根据这一超声参数，会有3种现象发生：①散射增强，非常低的MI（< 0.1）时，微泡会对称震荡产生稳定的线性散射；②产生谐波，低/中MI（0.1～0.6）时会产生对称的微泡震荡，此时微泡会对高压抵抗从而体积明显增大，这一对称现象会产生谐波；③微泡破坏，高MI（> 0.6）时会产生短暂的非线性散射，随即微泡被破坏（图16-0-2）。低溶解度的气体UCA（如声诺维等）既在稳定性上得到了提高，也能在低声压时产生良好的谐振。这些特性使得在低MI时增强特异性成像的破坏达到最小，并可在随后的几分钟内实时有效地显示动态增强模式。由于使用低声压时组织产生的非线性响应是最小的，因此低MI技术能够有效地抑制组织信号。而使用如利声显这类充盈空气的微泡进行高声压下超声显影主要是依靠微泡的破坏进行成像，这对实时成像是一个非常大的缺陷。

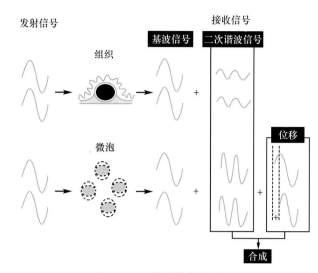

图16-0-2　谐波模式的原理

相比较而言微泡会产生强烈的二次谐波信号及更大的位移。基于谐波模式的增强谐波图像可以通过二次谐波元件合成位移信号以选择性记录微泡的信号

除了声诺维（磷脂外膜包裹的六氟化硫微泡）外，Sonazoid（一种脂质外膜包裹的全氟丁烷微泡）在CH-EUS中也被经常用到。两种造影剂在注射后的信号强度与持久性方面略有不同。使用声诺维获得的造影图像通常在60秒内消失，这使得观察的时间受到了限制。而在注射Sonazoid后，胰腺中的实质成像至少可以持续90秒。因此，Sonazoid的长持续效应能够改善胰腺的增强EUS观察效果。尽管如此，并没有研究对两种造影剂对胰腺实性病灶的显示效果进行直接比较。

UCA的安全性很高。但由于有4例患者进行超声心动图显影时注射造影剂Definity后30分钟内死亡，2007年美国FDA发布了一份关于造影剂Definity的"黑箱警告"。美国FDA也对造影剂Optison发布了类似的"黑箱警告"。但通过对这些病例的研究发现，所有患者都有严重的共发病，其中一些患者在加强监护病房接受生命支持治疗，且没有明确的资料证实Definity等有致死性诱因。但如果确实是由Definity等引起的死亡，我们也无法得知在超声心动图显影检查时心腔内微泡的破裂会与腹部和（或）纵隔检查时微泡的破裂是否有相似的危险性。在欧洲，超过20 000例病例使用过第二代微泡造影剂声诺维，证实声诺维在腹部显影中使用是非常安全的。在2008年，Definity的警告范围得到了缩小，绝大多数禁忌证被去除，最主要的警告为肺动脉高压或不稳定性心肺疾病的患者需要在使用过程中进行加强监护（包括主要生命体征、心电图及氧饱和度）。

三、增强谐波技术

组织与UCA均会产生二次谐波频率谱。为了区分这两者并改善画质，发展出了增强特异性成像技术。这些成像技术以灰阶形式显示微泡增强。且相比谐波能量多普勒成像，这些技术能够在所有接收的回波信号的波段中工作。常用的两种特异性EUS对比增强技术分别为Hitachi平台使用的动力增强谐波成像（dCHI）及Aloka系统使用的纯谐波检测（ExPHD）。

dCHI的原理为2条超声波交替发出（第2条波为第1条的反向复制波），基于两个波的和进行图像处理。在线性介质上，第1条波与第2条波的反应是相等但反向的形式，两者之和为零。非线性系统不会对相反的波产生反射，由于波没有互相完全抵消，谐波信号会产生非线性散射图像。虽然这种脉冲反向技术对检测微泡信号相比其他组织更为集中，但这种技术无法完全过滤来自组织的信号，非线性扩展效应仍会限制最大获得的造影剂/组织比。

ExPHD技术为通过区分组织及造影剂产生的不同的谐波，检测造影剂的存在。信号在有造影剂及没有造影剂存在的区域中传输时会有差异。但是，微泡不仅会产生很强的谐波信号，相比组织也会产生更强的位移。ExPHD技术能够用于检测接收信号中的位移并将其与二次谐波信号进行合成。这一处理过程使得造影剂产生的图像得到增强。

作为这些特异性造影技术的补充，谐波成像中最为关键的成分是探头的技术。由于二次谐波产生的反射频率宽度超过基础频率，这些谐波技术需要更大的探头带宽，因为他们需要接收的中央频率设定为发射的中央频率的2倍，以覆盖所有基波和谐波的范围。2005年曾有研究利用12只犬的外科开腹手术测量过EUS探头的谐波造影图像。从那以后，相反转软件被开发并试验性用于6名患者的dCH-EUS检查中。2008年，CH-EUS才被首次用于临床实践。

四、进行造影增强超声内镜检查术的要点

进行CH-EUS需要注意以下几点：需要使用大号的16～18G的静脉内插管以防止注射时微泡被破坏。使用三通阀门将装有造影剂的注射器、插管和装有生理盐水的注射器相连接。由于注射时产生的高压可能会破坏微泡，因此需要缓慢注射造影剂，随后使用生理盐水冲洗，防止微泡在血管内存留。

在普通B型超声上寻找感兴趣的区域，并进入双屏模式，可以在显示传统B型超声图像的同时显示CH-EUS图像。这有助于确定合适的扫查范围。调节参数，选择低阶MI（一般低于0.4）。根据目标，推荐选择间歇模式或实时模式。当病灶比较靠近探头时（如2cm或更近），可选择相对较低的MI（0.25～0.30），但当病灶远离探头（1.5～3cm）时，需要增加频率（5MHz），并选择更高的MI（0.35～0.40）。更高的MI，敏感度更高，可以有助于确定微血管及乏血供的病灶。使用间歇模式超声有助于更多微泡进入小的实质血管。因此，间歇模式一般在图像显示欠清时，选择0.2秒的间隔及高的MI（0.35～0.40），从而可以在感兴趣区域摧毁微泡。这可以使得增强信号明显提高，时间更长，还可以更好地观察微血管的灌注情况。当选择在低MI（0.25～0.30）时持续增强，可以进行实时观察，这样可以观察到大多数的大血管中流速很快的血流信号。调节好超声平台的参数后，保持感兴趣区域在观察视野中，注射造影剂，开始增强过程的观察判断。

造影剂一般需要10～20秒的时间到达。而后，动脉期开始。动脉期一般持续30～45秒，这个时间段中增强显著。绝大部分腹部器官仅有动脉血供。而肝脏由于同时还有门静脉血供，会产生两个完全不同的灌注期（动脉期及门静脉期）和不同的到达时间。动脉期后，为造影剂的静脉期，静脉期会持续30～120秒。建议将视频录下来以备后期使用。可以评估信号的时间行为，并将其与周围组织产生的信号（非增强、低增强、等增强或超增强）及其对比度分布（同质或异质）进行比较。除了定性描述外，所描绘的对比信号的强度可以通过计算洗入和洗出阶段的时间-强度

曲线来量化。可以计算几个参数以供进一步审查,如峰值增强、上升时间、洗入和洗出速率、曲线下面积等视频16-0-1。

视频16-0-1 超声内镜声学造影

五、增强超声造影技术在胰腺疾病中的应用

鉴别胰腺癌与结节性慢性胰腺炎还是比较困难的,几乎所有的方法都有其局限性。组织病理学是金标准,但由于恶性肿瘤常会产生显著的纤维化与坏死,从而活检变得非常困难。当主胰管出现阻塞时,利用ERCP进行诊断的敏感度与特异度分别为85%与66%。MRCP在诊断胰腺癌与慢性胰腺炎时敏感度与特异度与ERCP相似。

Bhutani等评价了造影剂SHU508A(利声显)的效果,认为它有可能改善EUS诊断恶性血管侵犯、检出隐匿性胰腺肿瘤及诊断血管栓塞方面的准确性。随后,Hirooka等在37例患者中研究了使用与不使用造影剂Albunex时对不同病灶的增强效果。他们发现,100%胰岛细胞瘤的患者、80%导管内乳头状黏液性肿瘤(IPMN)及75%的慢性胰腺炎病灶表现为显著增强,而胰腺癌未出现增强效应。所有的患者随后进行了血管造影检查,并将CE-EUS的图像与血管造影的图像进行比较,除

3例患者(2例IPMT患者、1例慢性胰腺炎患者)的血管造影成像提示为乏血供,而CE-EUS图像为明显增强外,其余患者的两种检查的图像结果非常相似。Becker等使用了另一种造影剂FS 069 Optison,并评价了CE-EUS基于灌注特征鉴别炎症与肿瘤的作用。他们将显著增强的病灶判断为炎性假瘤,而与周围组织相比灌注缺乏的病灶判断为癌。通过这一方法,将胰腺癌从胰腺炎症改变中鉴别出来的敏感度、特异度、阳性预测值与阴性预测值分别为94%、100%、100%与88%。这些结果与Giovannini等得到的结果类似。在笔者所在中心,笔者也通过CE-EUS发现,胰腺癌病灶主要表现为灌注缺乏(图16-0-3)。因此,我们可以通过CE-EUS获得一个直接可信的癌或非癌的诊断结果而无须等待数天后才有的组织学发现。此外,使用CE-EUS技术还可能减少使用昂贵的EUS穿刺针所花费的时间与金钱。在提高诊断准确性方面,CE-EUS能够成为EUS-FNA的一个有力补充。EUS-FNA的诊断敏感度与准确率分别为75%~92%与79%~92%。在6%~9%的病例中,由于血管影响、十二指肠梗阻及瘤体坚硬等因素,EUS-FNA的结果并不理想。9%~19%的病例由于取材无法判断(如出血或非细胞性材料)而影响EUS-FNA的敏感度。总体而言,8%~25%的病例EUS-FNA的敏感度低。在Giovannini的研究中,他们发现97%的低回声病灶为恶性肿瘤,认为CE-EUS技术的诊断敏感度与准确率与EUS引导下细胞学结果相当。因此,当EUS-FNA无法进行或单凭活检材料无法判断时,CE-EUS能够在发现与鉴别胰腺病灶中为EUS-FNA提供一个可靠的补充。CE-EUS能够改善

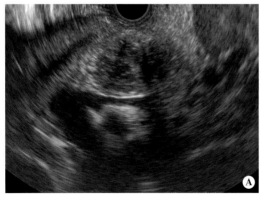
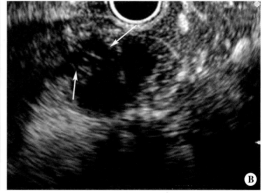

图16-0-3 胰腺癌CEH-EUS图像

A. 普通B型EUS图像,胰腺尾部一巨大占位;B. CEH-EUS图像,可见该占位瘤体内有数条血管,强化不均匀,且有片状充盈缺损影(箭头)

诊断准确性并为后续恰当的治疗方案的提出提供帮助。特别在诊断直径≤2cm胰腺癌方面，相较于多排螺旋计算机体层摄影（MDCT）和EUS-FNA，CE-EUS具有一定的优势。Kitano等研究发现CE-EUS诊断小胰腺癌的敏感度和特异度分别为91.2%和94.4%，且诊断能力明显优于MDCT。

CE-EUS能够帮助我们从假瘤性结节中鉴别出恶性肿瘤。存在慢性胰腺炎对判断胰腺肿块的性质是一个很大的制约因素。很多研究试图建立EUS图像诊断标准以从良性的炎性假瘤中辨别出肿瘤，但EUS除去分辨率高的特点外，并不能为胰腺的良恶性病变鉴别提供可靠的标准。Fritscher-Ravens等发现EUS-FNA从不伴有慢性胰腺炎的患者中诊断局灶性胰腺病变的敏感度为

89%，但当患者伴有慢性胰腺炎时，诊断敏感度降为54%。尽管如此，EUS-FNA的诊断还是会对近半数的患者后期的临床管理产生影响。CE-EUS会在诊断慢性胰腺炎中发生的局灶性病变中起到非常重要的作用。事实上，在Hocke等的研究中，他们发现慢性胰腺炎基础上发展的腺癌在注射造影剂后不会出现增强效应；相反，慢性胰腺炎中的假瘤性结节（良性病灶）（91%）在注射了造影剂后，表现为富血供效应。在笔者所在中心的研究中，这一特征性表现也得到了验证（图16-0-4）。Imazu等使用超声增强造影区分诊断局限性自身免疫性胰腺炎和胰腺癌，研究显示自身免疫性胰腺炎的峰值强度和获得最大强度明显高于胰腺癌。

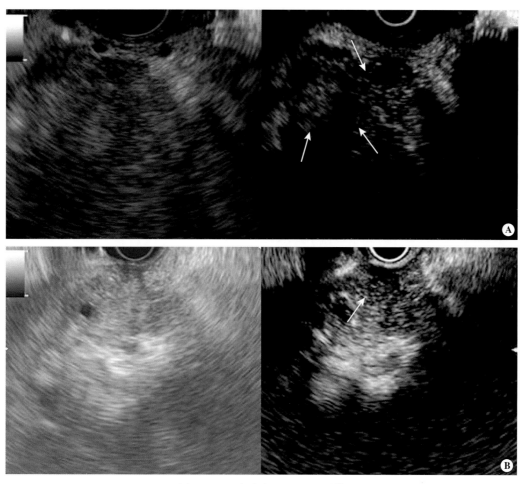

图16-0-4　胰腺癌CEH-EUS图像

A. 注入声诺维后27秒可见占位处无明显强化，瘤体内部呈不均匀强化（箭头）；B. 另一例胰腺癌CEH-EUS图像，可见注射声诺维后，部分区域呈现低增强表现，且强化不均匀（箭头）

以往的荟萃分析表明，CE-EUS在实体胰腺肿瘤的鉴别诊断中具有较高的准确率，敏感度为

85%～90%，特异度为80%～90%。既往一项有167例患者参加的大型多中心试验表明，慢性胰腺

炎和胰腺癌患者之间的峰值增强、洗入曲线下面积、洗入率和洗入灌注指数都有明显差异。使用人工神经网络的模型，研究者发现敏感度（94%）和特异度（94%）有所提高。CE-EUS对15mm以下胰腺癌与非胰腺癌病变的总体诊断准确率可达到89%，近期也有研究采用时间强度曲线分析，诊断准确率为91%。

2021年亚洲超声医学与生物学联合会（AFSUMB）在对比增强内镜超声指南中指出，对于疑似大血管受累的特定患者，有条件推荐可使用CE-EUS对胰腺癌进行分期。但由于证据质量低，指南认为仍需要进一步研究评估CE-EUS在胰腺癌分期中的作用。

CE-EUS对EUS-FNA阴性结果的病例也非常有用。在早期的研究中，EUS-FNA的阴性预测值约为75%，但是绝大多数研究的阴性预测值为26%～44%。在Oshikawa的研究中，他们发现初次活检结果为阴性但第二次活检或手术诊断恶性肿瘤的患者比例为47%。因此，EUS-FNA的阴性预测值为30%～33%。理论上讲，当第一次活检为阴性后，必须进行第二次活检以确保穿刺部位确实为正常组织。但我们可以想象，使用CE-EUS后可以避免第二次活检穿刺。Park等研究发现62例胰腺导管腺癌中，57例的病灶CE-EUS显示为低回声。另5例CE-EUS呈低回声的病灶因EUS-FNA标本不足或诊断阴性，最终通过病理诊断3例为胰腺癌，通过临床诊断2例为胰腺癌。CE-EUS也可用于靶向EUS引导细针穿刺。笔者所在中心回顾性分析了58例行CE-EUS-FNA和105例行EUS-FNA的病例，发现CE-EUS-NFA的敏感度为81.6%，虽然与EUS-FNA相比，两者无差异，但CE-EUS-FNA组的样本充足率明显高于EUS-FNA组。2021年的一项荟萃分析表明，CE-EUS引导组织活检在胰腺实性病变中似乎优于标准取样。然而，2022年的一项研究表明，CE-EUS引导穿刺的诊断率没有显著差异，但导致诊断所需的穿刺次数减少。这说明CE-EUS-FNA至少比EUS-FNA更有效安全。但也有部分腺癌表现为高回声的特征（造影增强模型）。这可能与组织分化的级别、纤维化程度及瘤体中血管的变化程度密切相关。

CE-EUS还可以优化胰腺癌的分期，既可以更好地评估血管受侵情况，也可以突出显示小肝转移瘤的存在。

此外，不可切除的胰腺癌患者预后很差。在治疗前对预后因素进行分析可能有助于确定最佳的治疗策略。2019年的一项研究显示CE-EUS参数可用于预测胰腺导管腺癌侵袭性和治疗前生存的替代指标，有可能用于胰腺导管腺癌患者的治疗前风险分层和循证临床决策支持。Sofuni等对无法切除的进行化疗的进展期胰腺癌患者进行CH-EUS检查。他们发现瘤体内血流丰富的患者预后显著好，且治疗后的瘤体内血流改变与进展相关（ $P = 0.006$ ）。Yamashita等对39例连续入院的无法手术切除拟行化疗的胰腺癌患者进行了CE-EUS。与以往研究不同，他们主要寻找大的瘤内血管，而不是增强的图像。理论上讲，似乎有瘤内血管的肿瘤对化疗敏感，因为药物可以通过血管到达瘤内。事实上，笔者也证实了瘤内有大血管的患者无进展生存期与总生存期显著延长（分别为 $P = 0.037$ ， $P = 0.027$ ）。多变量分析提示阳性血管征是与长生存期相关的独立因素优势比［（OR）= 0.22］。目前正在全球进行的前瞻性、非随机、单臂、多中心的PEACE研究，也利用CE-EUS评估不可切除、局部晚期和（或）转移性胰腺癌患者治疗开始前和治疗开始后2个月的肿瘤血管变化，并研究血管变化与治疗反应、无进展生存期和总生存期之间的相关性，旨在阐明局部晚期和转移性胰腺癌患者的肿瘤血管的预后价值。

在内分泌肿瘤诊断中，Giovannini等研究发现，87.5%的内分泌肿瘤表现为造影明显增强，这表示病灶为富血供组织，且与胰腺导管腺癌的表现不同。因此，胰腺导管腺癌与内分泌肿瘤CE-EUS造影增强模式的不同对诊断非常有利。此外，由于标准EUS具有极佳的显示小病灶的能力，在定位内分泌肿瘤方面有着极高的价值，使用CE-EUS能够进一步增加胰腺肿瘤的诊断敏感度。

2018年，Palazzo等评估了CH-EUS在预测胰腺神经内分泌肿瘤侵袭性方面的作用。发现CE-EUS确定肿瘤侵袭性的准确率、敏感度、特异度、阳性预测值（PPV）和阴性预测值（NPV）分别为86%、96%、82%、71%和98%。CE-EUS的异质性增强对应于血管较少、纤维化程度较高肿瘤的病理标本。值得注意的是，与Ki-67增殖指数和肿瘤大小（＞2cm）等"经典参数"相比，CE-EUS在定义神经内分泌肿瘤侵袭性方面表现出更高的准确性。2021年的一项回顾性研究将实体胰腺神经内分泌瘤的CE-EUS外观与它们的临床侵袭性相关联，发现CE-EUS的低增强被确定为侵袭性指标，其敏感度、特异度、PPV、NPV和准确率分别为94.7%、100%、100%、96.6%和97.9%。CE-EUS的低增强也与G1/G2肿瘤预后较差有关，同时与切除标本中的纤维化程度较高、血管较小和较少有关，而微血管密度减少与肿瘤的侵袭性密切相关（$P < 0.001$）。

囊性胰腺肿瘤是一种较为常见的偶然发现。CE-EUS可帮助临床根据病变和结节间隔的血管形成的证据区分假性囊肿和真正的囊性胰腺肿瘤（其中包括黏液性囊性肿瘤）。在这种情况下，将病变定性为良性、癌前病变或恶性是至关重要的。CE-EUS能够通过评估囊肿壁、隔膜或壁结节等不同结构的血管形成识别高风险的病灶和（或）一些报警特征，已成为一种非常有用的诊断工具。区分增强壁结节和非增强黏蛋白栓已成为诊断囊性胰腺肿瘤中CE-EUS的主要指征之一。

在诊断IPMT方面，只有良性肿瘤在EUS下表现为高回声，恶性IPMT可表现为高回声，也可表现为低回声。当使用CE-EUS后，恶性IPMT可能会表现为造影增强。Sofuni等发现所有的IPMT可表现为瘤体内部呈富血供。Nagase等发现5例IPMT中2例表现为瘤体内有实性成分，且表现为造影增强，这2例在后续的手术中被证实为恶性IPMT。Itoh等将合并腺癌的病例与合并腺瘤的病例进行比较，发现合并腺癌组呈现明显的增强后强化。Yamamoto等研究显示高度不典型增生和形成侵袭性癌的IPMT的壁结节的回声强度和回声衰减率，结节和胰腺实质的对比率明显高于中低度不典型增生组，高度不典型增生和形成侵袭性癌的壁结节的微血管密度同样高于中低度不典型增生组。Hirofumi等报道，CT对附壁结节的诊断准确率为92%，EUS为72%，CE-EUS为98%，CE-EUS明显优于CT（$P < 0.05$）或EUS（$P < 0.01$）。使用CE-EUS测量壁结节高度可以显著改善CT或EUS的诊断准确性，相比CT的中值测量误差3.3mm，CE-EUS的中值测量误差为0.6mm（$P < 0.05$）；与EUS的2.1mm相比也有显著差异（$P < 0.01$）。使用CE-EUS测量壁结节的高度截止值为8.8mm时可以显著改善诊断恶性分支胰管型IPMN的准确率。

因此，使用CE-EUS有助于帮助对IPMT的良恶性进行鉴别诊断。

胰腺上的转移性病灶发生率非常低，为5%～10%，可能表现为实性单个或多个小病灶，也是形成局灶性胰腺病灶的一个主要原因。根据Giovannini的研究，大多数转移性病灶表现为回声增强，这可能与病灶为富血供有关。2014年于意大利进行的一项研究描述了起源于其他器官的胰腺转移瘤。通过CE-EUS检查发现，大多数病灶（7/11）为低强化或等强化；但11个病变中4个为过度增强（肾癌和淋巴瘤）。对于后者，与胰腺神经内分泌肿瘤的鉴别诊断至关重要。因此，CE-EUS能够为鉴别原发性胰腺癌与胰腺转移性病灶提供支持，并影响后续的治疗选择，但EUS引导的组织采集仍然是必需的。2020年的研究显示，术中进行对比增强超声检查在表征胰腺细微病变方面也起着重要作用，但仍需要进一步研究比较CE-EUS与术中造影增强超声检查，以建立胰腺细微病变的诊断策略。

六、良恶性纵隔与腹部的淋巴结造影增强超声内镜检查表现

现今，随着高分辨率的胸腔内或腹腔内结构显影技术的发展，未发现原发病灶的增大纵隔或腹部淋巴结逐渐成为临床上的常见问题。目前的CT技术可以显示5～10mm大小的淋巴结，但对于大多数病例而言，无法区分良恶性。EUS可以更为清晰地显示局部情况，但无法判别淋巴结的良恶性。目前，有很多超声特征，如体积增大、圆形、低回声改变、淋巴结门结构缺失及边界清晰等，为倾向恶性淋巴结的表现，但从另一个方面而言，这些特征的诊断特异度在90%以下，且绝大多数恶性淋巴结不会同时表现出所有的征象。EUS-FNA是目前诊断的金标准，其诊断敏感度、特异度与准确率均可达到90%以上。Hocke等对122例纵隔和（或）主动脉旁肿大的淋巴结进行了研究，根据EUS-FNA得到的细胞学诊断结果将这些淋巴结分为肿瘤性与非肿瘤性淋巴结，并使用CE-EUS进行诊断，良性淋巴结的诊断特异度为91%，但诊断恶性淋巴结的敏感度仅为60%。CE-EUS在诊断良性淋巴结与恶性淋巴瘤中增大的淋巴结时的诊断标准无太大差异。在10例恶性淋巴瘤病例中，CE-EUS诊断恶性

淋巴结的敏感度上升至73%。因此，相比普通EUS而言，CE-EUS可以改善良性淋巴结的诊断特异度，但无法改善恶性淋巴结的诊断准确率，也无法替代EUS-FNA（图16-0-5，图16-0-6）。

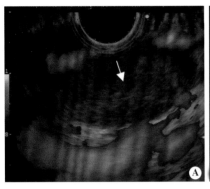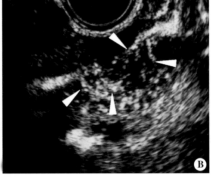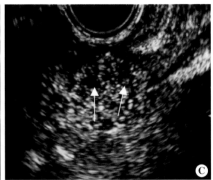

图16-0-5　典型的转移性淋巴结

A. 增强能量多普勒EUS，淋巴结的一个切面上没有看到血管征象（箭头）；B. CEH-EUS（实时影像），注射声诺维19秒后可以观察到肿大的淋巴结内出现了非常清晰的不规则血管影（箭头）；C. CEH-EUS（实时影像），注射声诺维60秒后可以看到转移瘤呈现不均质增强伴充盈缺损（箭头）

[引自Masayuki Kitano，et al. GIE，2008，67（1）：141-150.]

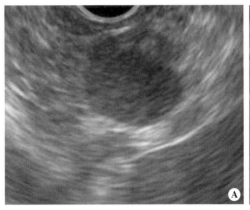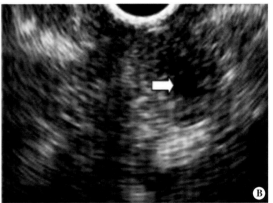

图16-0-6　恶性腹腔淋巴结（1.2cm）的静脉晚期相

左侧为普通B型EUS图像，右侧蓝白色为CEH-EUS图像。该淋巴结呈现中心部位灌注充盈缺损（箭头），并与周围组织相比为相对低增强

[引自Joseph Romagnuolo，et al. GIE，2011，73（1）：52-64.]

近期研究显示如果将CE-EUS模式与定量分析结合则可产生高诊断精度。在TIC分析中，均质病变的减少速度在恶性病变和良性病变之间显示出显著差异（$P = 0.0011$），ROC曲线截止值为0.149dB/s。Lisotti等对涉及336例患者的210项研究进行的荟萃分析显示，CE-EUS对确定所研究淋巴结的恶性潜能的汇总敏感度为87.7%，汇总特异度达91.8%。

七、胃肠道间质瘤的造影增强超声内镜检查表现

胃肠道间质瘤（GIST）是消化道中最常见的间质肿瘤，临床上可以表现为无症状，也可以表现为有典型症状。无症状的GIST常在进行常规内镜筛查时无意间被发现。虽然临床上10%～30%的GIST为恶性，但所有的GIST都有相同程度的恶变可能。无论如何，目前很难在手术前通过诊断手段或组织学检查判断GIST恶变的危险性。相比其他检查的空间分辨而言，EUS更有利于诊断黏膜下肿瘤。一些EUS特征也可以用于预测GIST的恶性程度，如大直径（＞3～5cm）、边缘不规则、存在有回波的病灶或囊性间隙。但是，Kitano等研究发现，尽管高度恶性GIST相比低度恶性GIST更易直径超过3cm，低度恶性与高度恶性GIST在瘤体体积上并无显著差异，说明肿瘤体积与恶性程度无显著关联。但是，GIST的血供情况相比组织学（包括有丝分裂计数与KIT突变检测）在诊断恶性程度上更有意义。肿瘤的血供可

以预测GIST的恶性程度。Sakamoto等通过使用CE-EUS观察肿瘤的微血管以评估GIST的恶变可能性。利用CE-EUS血供模式与灌注类型可以将GIST分为两种类型：Ⅰ型为规则的血供，灌注像为均一强化；Ⅱ型为血供不规则且灌注像强化不均匀。所有的高度恶性GIST因血管不规则被归为Ⅱ型（图16-0-7），而13例低度恶性的GIST中8例被归为Ⅰ型。4例高度恶性的GIST为直径小于3cm，但是CE-EUS检查显示其血供丰富。所有高度恶性的GIST通过CE-EUS均显示为血供丰富。此外，高度恶性GIST相比低度恶性GIST更易出现不均质小叶状征象。绝大多数有小叶状不均质表现的GIST体积更大，且在病理检查中出现很强的有丝分裂活性。对于体积较小的缺少典型小叶状不均质表现的高度恶性的GIST，CE-EUS也可显示其丰富的血供。因此，通过CE-EUS显示的不

规则血管比普通EUS显示的不均质小叶状病灶对诊断高度恶性GIST更为敏感（图16-0-8）。使用CE-EUS评价血管特征可作为瘤体大小及其他EUS特征判断GIST恶性程度的有力补充。2022年的一项日本研究评估了CE-EUS诊断2cm以下黏膜下病变的能力，发现进行CE-EUS时出现的富血管或等血管模式与GIST的存在显著相关。2019年的一项包含7项研究的荟萃分析共纳入187例患者，评估了CE-EUS对区分GIST和其他良性黏膜下病变的价值，发现CE-EUS在GIST诊断中的汇总敏感度和特异度分别为89%（95% CI 82%～93%）和82%（95% CI 66%～92%）。需要指出的是，尽管CE-EUS提高了EUS对黏膜下病变表征的准确性，但它不能代替组织活检区分GIST与其他梭形细胞肿瘤（平滑肌瘤），后者具有"常规"血管模式。因此，必须使用组织诊断来评估GIST的恶性潜能。

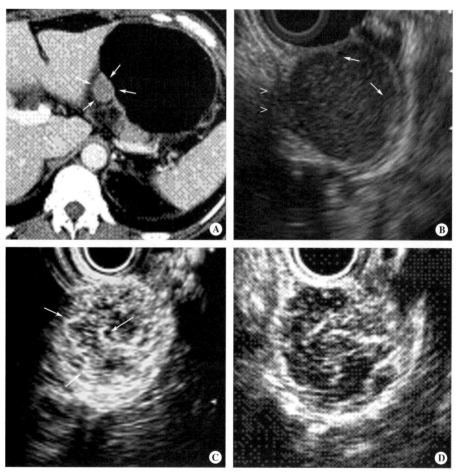

图16-0-7 典型的Ⅱ型肿瘤病变

一名41岁男性患者，胃高度恶性GIST。A. 增强CT显示直径24mm的肿瘤强化均匀（箭头），未见瘤体内部血管；B. EUS显示回声均匀的肿瘤，不完全的肿瘤小叶（箭头）；C. CEH-EUS显示肿瘤自边缘至中心的不规则血管图像；D. CEH-EUS显示肿瘤内部有不均匀强化表现[引自Hiroki Sakamoto，et al，2011. GIE，73（2）：227-238.]

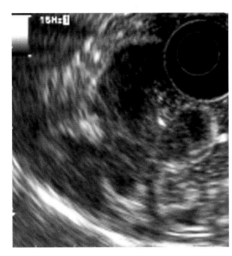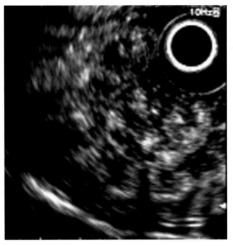

图 16-0-8 胃恶性 GIST 的 CEH-EUS 图像

注入声诺维后 23 秒，可见瘤体内血供丰富，呈现不均匀强化征象

为了了解其他诊断手段的作用，Saftoiu 等通过使用光动能 EUS 和 CT 对 GIST 的瘤体内血管进行评价，发现 6 例恶性 GIST 中 5 例（83.3%）的瘤体内血管可以通过光动能 EUS 观察到，而增强 CT 并不能表现 GIST 的血供特性。在目前的研究中，使用光动能 EUS 与增强 CT 能够检测到瘤体内血管的病例数与肿瘤大小相关联，这说明肿瘤生长速度决定了瘤体内血管管径的粗细与血流快慢。彩色及能量多普勒显影技术可以通过检测血管信号处

理血流效果，但血流必须达到一定的速度才能够辨别血管。增强谐波显影技术能够直接显示血管内任何流速的微泡，特别是多普勒显影无法识别的血流缓慢的血管也可以显示（图 16-0-9）。因此，使用 CE-EUS 这一技术能够显示不同组织肿瘤的血供情况。CE-EUS 相对其他方法诊断 GIST 的优势在体积较小的 GIST 更为显著。这些结果表明，CE-EUS 在评估小体积 GIST 的瘤体内血流速度缓慢的血管方面相比光动力 EUS 与增强 CT 更为敏感。

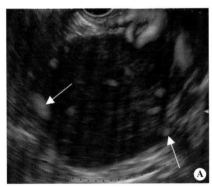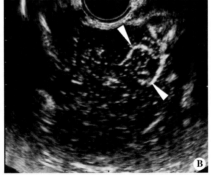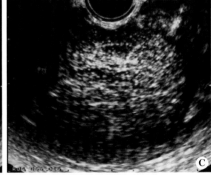

图 16-0-9 典型的胃 GIST

A. 增强能量多普勒 EUS，大的血管出现开花伪影（箭头）；B. CEH-EUS（实时影像），注入声诺维后 24 秒可观察到自瘤体边缘延伸至中心的丰富的血管（箭头）；C. CEH-EUS（实时影像），注入声诺维后 44 秒可观察到肿瘤为不均匀强化 [引自 Masayuki Kitano，et al，2008. GIE，67（1）：141-150.]

八、胆囊胆管疾病的造影增强超声内镜检查表现

随着诊断影像学和普通超声及 CT 技术的发展，胆囊息肉诊断率逐年增加，全球成年人的胆囊息肉发病率约为 5%。然而目前现有的影像学技

术鉴别息肉的良恶性仍具有一定的难度。直径小于 10mm 的胆囊息肉，由于其恶性风险较低，临床上一般采用随访策略。对直径大于 10mm 且无明确恶性证据的胆囊息肉的鉴别诊断仍然具有一定的困难，需要更精确的影像学手段。CE-EUS 可用于胆囊息肉的良恶性鉴别诊断。Choi 等研究发现恶

性胆囊息肉CE-EUS下具有血管不规则和灌注不足的特点，最终诊断敏感度和特异度分别为93.2%和93.5%。CE-EUS还可用于增厚胆囊壁的鉴别诊断。Imazu等分析了16例胆囊壁增厚的病例，研究发现恶性增厚的胆囊壁CE-EUS下呈现不均一的回声增强，诊断的敏感度为89.6%。因此CE-EUS有助于术前判断胆囊息肉和增厚的胆囊壁。

2021年日本的一项研究评估了CE-EUS对肝外胆管癌患者T分期的价值。研究共纳入38例患者，研究显示CE-EUS在诊断超出胆管壁侵入周围组织方面优于CE-CT（92.1% vs 45.9%，P=0.0002）；检测对其他器官的侵犯能力在两种模式之间没有显著差异。CE-EUS对肿瘤T分期的准确性优于CE-CT（73.7% vs 39.5%，P = 0.0059）。CE-EUS对超出胆道壁侵入周围组织的诊断（92.1% vs 78.9%，P = 0.074）和T型分期（73.7% vs 60.5%，P = 0.074）的准确性也优于EUS。

九、增强超声内镜的判读

CH-EUS定量图像分析有限制，因为结果是被主观判读的，结果可能会有所不同。因此，最近产生了很多对CH-EUS结果定量判断的新方法，如对比上升比例指数及时间强度曲线。虽然这些方法已被证明有效，但是仍有一些局限性。所有计算机辅助的分析感兴趣区域都是基于主观选择的区域进行的，这会导致产生选择偏倚。此外，这些方法并没有证明比CH-EUS的定性分析更有效。经验不同的内镜医生对CE-EUS的判读可能会有所不同。Soares João-Bruno等则比较了对于实性胰腺病灶的增强谐波造影结果判读的观察者间的一致性，他们发现在判读实性胰腺病灶时，即使没有或者很少有EUS或增强谐波造影EUS的经验，增强谐波EUS的结果仍然可以被复制。在EUS方面的长时间经验是准确诊断CH-EUS且取得观察者间判读一致性的主要条件。Fusaroli等曾经对8名有经验和7名没有经验的超声内镜操作者的40例实性胰腺病灶的CH-EUS图像判读进行了评价，他们发现所有的内镜操作者的增强后上升的κ值为0.56，经验丰富的内镜操作者为0.56，没有经验的

内镜操作者为0.55。

十、造影增强超声内镜检查术的发展

将CH-EUS获得图像进行计算机辅助识别是未来CH-EUS发展的一个方向。2021年发表的一项在日本和中国台湾进行的回顾性研究，使用深度学习对胰腺肿瘤进行分割和分类，评估深度学习在CH-EUS视频图像上自动分割胰腺肿瘤的能力及影响自动分割的可能因素。认为在CE-EUS的视频图像上使用深度学习（特别是U-Net）自动分割胰腺肿瘤显示出不错的一致率。但是不明确的边界降低了一致率，需要进一步研究评估其他自动分割算法以提高一致率。

EUS引导的肿瘤消融是一种新兴的治疗方式，最初是为不适合手术的恶性胰腺病变引入的。CE-EUS能够以实时方式描绘肿瘤灌注动力学，并可检测B型EUS上难以看到的增强病变，该能力可被用于执行EUS引导的肿瘤消融。迄今为止，只有一项研究和少数病例报告报道了CH-EUS在肿瘤消融领域的应用。2020年的这项研究使用CH-EUS指导和监测EUS引导的腹部实体瘤射频消融。研究显示共19例患者（13例胰腺神经内分泌肿瘤、2例实性假乳头状肿瘤、1例胰腺胰岛素瘤、2例肾上腺腺瘤和1例肝细胞癌肾上腺转移）在CH-EUS评估之前接受了EUS引导的射频消融。在治疗后第5天和第7天评估早期治疗反应，使用CH-EUS显示其中7例无强化（图16-0-10），12例存在残余强化灶（图16-0-11），分别表明完全缓解或存在活肿瘤。在残留肿瘤的病例中，进行了额外的射频消融治疗。在随后1年的随访中，68.4%的病例获得了完全缓解（图16-0-12），中位数为2次射频消融疗程。CH-EUS显示了对早期治疗反应进行评估的优势，并可确定残余病变，以便在追加的射频消融治疗中靶向。总之，在EUS引导的肿瘤消融中加入CH-EUS的初步经验显示出未来发展的方向。瘤内血管的对比增强提供了有关消融结果和潜在残留肿瘤组织的基本信息，以便作为再治疗目标。但仍需要进一步研究以证实这一有希望的结果。

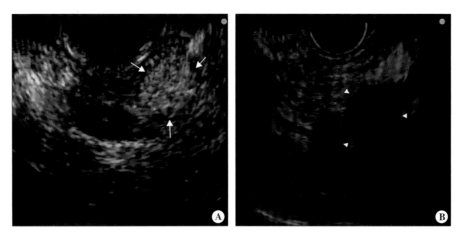

图 16-0-10　CEH-EUS 前的图像显示胰腺神经内分泌肿瘤的同质性高增强（箭头）（A）。射频消融术后 5 天，肿瘤内动脉期未见增强（无尾箭头），与完全消融相符（B）[引自 Jun-Ho Choi，et al，2020. Gut Liver，14（6）：826-832.]

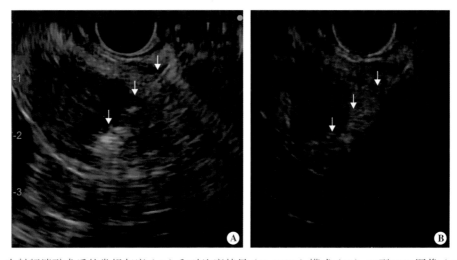

图 16-0-11　第一次射频消融术后的常规灰度（A）和对比度特异（ExPHD）模式（B）。B 型 EUS 图像（A）显示肾上腺腺瘤为低回声区。CEH-EUS 图像清楚地显示了一个增强的肿瘤，可以进行追加消融（箭头）[引自 Jun-Ho Choi，et al，2020. Gut Liver，14（6）：826-832.]

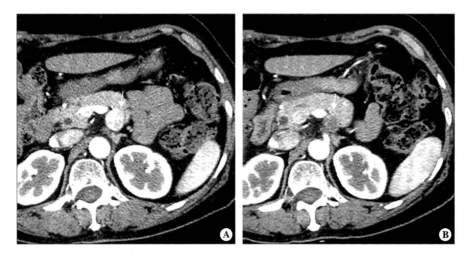

图 16-0-12　消融前获得的腹部 CT 图像（A）显示胰腺体内有一个 1.9cm 的神经内分泌肿瘤（箭头）。3 个月随访的轴向动脉相 CT 图像（B）显示为一个没有增强的低密度病变（箭头）[引自 Jun-Ho Choi，et al，2020. Gut Liver，14（6）：826-832.]

对比增强EUS可能是内镜医师进行介入EUS引导程序的有效工具。于EUS的侵入性增加同时，它既可以提高EUS引导程序的准确性和有效性，也可以帮助预测所有可能与风险增加相关情况的并发症。例如，CH-EUS可用作介入性胆道EUS治疗的增强方法，特别是在EUS引导胆囊引流术中，为急性胆囊炎和恶性远端胆道梗阻的管理中进行更好的决策提供信息，识别可能的潜在不良事件。

再比如，在胰周液体积聚的情况下，CH-EUS可以更深入地定义病变、内容物和血管并发症（如假性动脉瘤、脾静脉血栓形成等），这些因素都有可能会潜在地增加内镜不良事件的发生风险。2018年，Minaga等报道了在CH-EUS指导下进行EUS引流感染胰腺壁坏死的病例。由于病灶回声不均匀，无法在普通B型超声模式下描绘目标病变及其边缘。CH-EUS可增强目标病变胰腺壁坏死与周围组织之间的对比度，从而能够实时评估微血管情况和病灶的血流动力学变化，从而安全进行EUS引导穿刺引流。

总之，CH-EUS在内镜医师之间的观察一致性令人满意，甚至在有经验和无经验的内镜医师之间也是如此，因此有理由将CH-EUS应用于介入治疗，但仍需要进一步研究。

十一、靶向微泡

未来的挑战方向包括靶向成像技术及使用微泡进行治疗这两个主要方面。靶向超声成像：抗体、肽及其他靶向分子可以结合到微泡上以靶向炎症、血管生成及肿瘤，以获得更多的疾病特异性信息，从而更好地了解肿瘤信息并更敏感地监测治疗反应。最近几年，虽然靶向成像技术在监测抗肿瘤治疗反应方面越来越普及，但是很少有临床前研究被真正实施。这其中，Korpanty与其同事使用分子超声靶向血管内皮生长因子（VEGF）监测胰腺癌原位癌模型的抗血管生成治疗效果。他们发现在治疗后会出现相关的标志物密度降低现象。

治疗性微泡包括可以增强治疗药物传输的超声微泡，以及通过超声能量直接产生效果。超声驱动的药物及基因可以通过在微泡外壳上负载生物活性物质（基因、药物、蛋白等）而获得。微泡可以通过使用高能超声爆破，这样可以瞬时增加毛细血管和细胞膜的通透性，便于生物活性物质更好地进入组织和细胞。通常，系统化疗最主要的局限在于靶器官外副作用。超声靶向的治疗，不仅有助于改善治疗效果，也有助于减少副作用。近期，Tinkov等发现，通过超声靶向爆破新型负载阿霉素磷脂包裹的微泡可以显著减少老鼠胰腺癌的肿瘤生长速度。相类似的，微泡制剂的UCA也具有增强质粒DNA传输性提高基因治疗性的潜力。

微泡直接进行治疗是通过破坏细胞膜完成的。在周围组织摩擦压迫中，微泡在声能介质中震荡而产生热量。热量在周围组织中释放会造成局部损伤。除去热损伤外，超声治疗还可以通过声孔效应产生细胞损伤。声孔效应包括微泡的快速扩大膨胀，从而导致它最终在流体介质内由高能超声波爆破。血管壁附近的微泡爆破会造成邻近细胞不可逆损伤及膜通透性非破坏性增加。

十二、总　　结

CE-EUS特别是谐波模式的CE-EUS是一项成熟的内镜技术。利用CE-EUS技术，通过特殊的仪器，我们可以在超声下观察各种组织的造影剂灌注情况，以判断组织血供并判断良恶性。实践证明，CE-EUS在胰腺疾病、淋巴结病变及胃肠道间质瘤的诊断方面有着敏感、高效与经济的优点，可以作为组织病理学的有力补充，值得进一步研究与推广。

（张敏敏）

参 考 文 献

Choi JH，Seo DW，Song TJ，et al，2020. Utility of Contrast-Enhanced Harmonic Endoscopic Ultrasound for the Guidance and Monitoring of Endoscopic Radiofrequency Ablation. Gut Liver，14（6）：826-832.

Facciorusso A，Mohan BP，Crinò SF，et al，2021. Contrast-enhanced harmonic endoscopic ultrasound-guided fine-needle aspiration versus standard fine-needle aspiration in pancreatic masses: a meta-analysis. Expert Rev Gastroenterol Hepatol，15（7）：821-828.

Kitano M，Sakamoto H，Matsui U，et al，2008. Gastrointestinal endoscopy>A novel perfusion imaging technique of the pancreas: contrast-enhanced harmonic EUS（with video）. A novel perfusion imaging technique of the pancreas: contrast-enhanced harmonic EUS（with video）. GIE，67（1）：141-150.

Kitano M，Yamashita Y，Kamata K，et al，2021. The Asian Federation of Societies for Ultrasound in Medicine and Biology（AFSUMB）guidelines for contrast-enhanced endoscopic ultrasound. Ultrasound Med Biol，47（6）：1433-1447.

Lai JH，Lin CC，Lin HH，et al，2022. Is contrast-enhanced endoscopic ultrasound-guided fine needle biopsy better than conventional fine needle biopsy? A retrospective study in a medical center. Surg Endosc，36（8）：6138-6143.

Romagnuolo J，Hoffman B，Vela S，et al，2011. Accuracy of contrast-enhanced harmonic EUS with a second-generation perflutren lipid microsphere contrast agent（with video）.GIE，73（1）：52-63.

Sakamoto H，Kitano M，Matsui S，et al，2011. Estimation of malignant potential of GI stromal tumors by contrast-enhanced harmonic EUS（with videos）. Gastrointest Endosc，73（2）：227-237.

Tang JY，Tao KG，Zhang LY，et al，2019. Value of contrast - enhanced harmonic endoscopic ultrasonography in differentiating between gastrointestinal stromal tumors：a meta - analysis. J Dig Dis，20（3）：127-134.

Yamashita Y，Ashida R，Yamazaki H，et al，2022. Comparison of 22G Fork-Tip and Franseen Needles and Usefulness of Contrast-Enhanced Endoscopic Ultrasound for Diagnosis of Upper Gastrointestinal Subepithelial Lesions. Diagnostics（Basel），12（12）：3122.

Yoshida K，Iwashita T，Uemura S，et al，2019. Efficacy of contrast-enhanced EUS for lymphadenopathy：a prospective multicenter pilot study（with videos）. Gastrointest Endosc，90（2）：242-250.

第十七章
超声内镜组织定征

由于具有非常强的实用性、相对安全、价廉且移动性强，超声诊断已经成为一项广泛运用的医学影像学检查方法。超声的声像图是以不同灰度为表现的。人类的肉眼善于从不同明暗或对比度的图像中归纳信息，却无法识别对聚类分析超声图像非常有用的二阶以上的纹理信息。在超声图像中，组织常被定模为嵌入在均一的散射介质中点状散射体的集合。考虑到所代表的不同生物学差异，这些散射点的空间分布与散射强度（散射截面）常被描述为各种统计学术语。超声图像上的各种斑点的图案从某种程度上取决于组织种类。由于超声图像研究中需要涉及很多的信息处理工作，二阶甚至更高阶的数据，如共生矩阵及其导数，需要大量的计算机资源。超声组织定征（ultrasonic tissue characterization，UTC）的概念随即产生。所谓UTC，则是通过评估超声图像中各种特征的定量信息判断相对应的病理改变的分析。自从第一次在Mountford和Wells发表的射频信号计算机分析文章中被提出后，UTC就成了科研领域的重点。自1975年在盖瑟斯堡的美国国家国际标准局举行了有关UTC的第一届论坛，随后1979年召开了一场欧洲会议，越来越多的相关文章相继问世。其中，一部分研究主要侧重于改善超声图像质量以便影像学专家进行更为简单的图像判读；另一部分研究则力争从超声回波信号中提取客观特征，从而形成自动组织定征。计算机辅助诊断（computer aided diagnosis，CAD）技术就是利用客观特征形成自动组织定征的一种方法。通过CAD系统，超声图像可以被有效分类，医生可以将超声图像定量分析的过程整合到诊断步骤中（图17-0-1）。一般而言，对超声图像的分类意味着将图像分类至预定的各种不同类别（如良性、恶性两类），而分类的结果则可作为诊断的参考意见。以肿瘤为例，通过使用CAD系统，肿瘤区域可被锚定在感兴趣区域（regions of interest，ROI），然后从ROI中提取各种特征，最后通过各种特征ROI被分类。总体来说，使用CAD系统检测超声图像主要包括以下4个阶段。

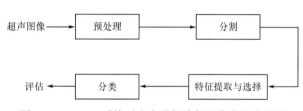

图17-0-1　CAD系统对疾病进行诊断及分类的流程图

（1）图像预处理（image preprocessing）：超声图像的主要局限在于图像的低对比度与斑点的干扰。图像预处理的任务就是要增强图像对比度及在不破坏超声图像中诊断所需的主要特征前提下减少斑点干扰。

（2）图像分割（image segmentation）：将图像划分为各个非重叠区，从而将目标从背景中分离出来。ROI将会在这一阶段中被划定，以利于特征提取。

（3）特征提取与选择（feature extraction and selection）：该阶段主要寻找出病变的特征组合，该特征组合能够准确地区分病变与非病变、良性与恶性。特征空间需要非常大，同时非常复杂。因此，提取与选择最有效的特征至关重要。常用的有效特征包括纹理特征、形态学特征、建模特征与描述特征。

（4）分类（classification）：通过各种分类方法，基于所选择的特征，可疑区域将会被分类为病变/非病变或良性/恶性。常用的分类器将会在下文中具体阐述。

值得一提的是，有些CAD系统缺少图像预处理与图像分割部分。在这种框架下，当向分类器进行输入时，仅需要使用一些直接从图像或ROI获得的纹理特征。这种CAD系统的优点是结构简单且处理速度快，缺点是直接从ROI中提取的特征可能无法提供稳定与精确的性能。此外，由于没有可供超声图像比较各种算法/CAD系统的基准数据库，评价不同CAD系统的表现非常困难。因此，建立一种公认的超声图像评价基准点非常有必要。

点是一种由超声波束投射到每个分辨率中随机产生的一系列散射而发生的倍增噪声形式。噪点使得对目标的观察与判读变得困难。因此，在不影响诊断重要特征的前提下，将噪点去除是非常重要的。有些噪点去除技术仅对可加噪声效果好，通常使用对数压缩法将倍增噪声转换为可加噪声。图像增强技术用于改善低对比度图像的质量（图17-0-2）。

一、图像预处理

超声图像的预处理包括降噪与图像增强。噪

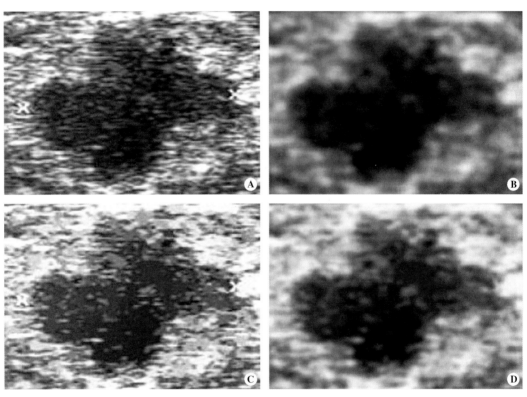

图17-0-2 不同图像降噪方法处理后的比较

A.原始图像；B.高斯模糊；C.柔光镜降噪；D.杂质过滤

常用的降噪技术可分为3类：过滤技术、离散小波转换技术及混合法。其中过滤技术可分为线性与非线性滤波器过滤技术。可以说，滤波技术非常简便与迅速，但是却有对滤波窗口大小与形状敏感的局限性。如果窗口太大，将会出现过渡平滑效果；如果窗口太小，降噪效果将会大打折扣。考虑到窗口的形状，正方形窗口是被最多使用的，这将使得图像边缘成角。此外，一些降噪滤波器则需要经验值。离散小波转换（discrete wavelet transform，DWT）技术，可将图像转化为一种由比例系数与一组不同定向力与分辨率组成的小波参数。DWT能够将噪点从图像中分离出来。由于小波转换善于能量压缩，因此数值小的参数则有可能代表噪点，数值大的参数代表重要的图像特征。代表特征的参数可在每个波段间形成空间上相连接的簇，这些特性使得DWT技术在降噪领域非常有吸引力。DWT通常步骤如下：①计算离散小波转换；②通过改变小波参数去噪；③运用逆转的DWT技术重建降噪后的图像。

图像增强技术通常是在图像降噪过程中共同达到的，如非线性扩散。此外，直方图均等化也可增加对比度。

二、图像分割

图像分割是图像处理与模式识别中最为困难，同时也是最为重要与基本的部分。其可以影响最终的分析质量。分割其实是将图像分割为不重叠的区域。CAD系统将在超声图像中帮助影像学专家读图与判图。图像分割的目的就是定位可疑区域以帮助影像学专家进行诊断（图17-0-3）。

方法包括直方图门限化方法、主动轮廓模型、Markov随机场模型及神经网络（neural network，NN）为基础的方法。其中，NN为基础的方法较为常用。它可以将分割问题转换为以一系列输入特征为基础的分类决定，并自动形成肿瘤的轮廓。但是，NN为基础的方法中，如何选择训练集是非常困难的一个步骤，同时训练耗时且依赖于图像数据库。

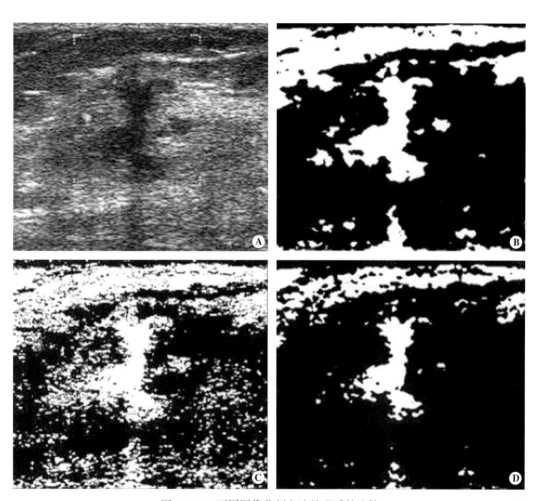

图17-0-3　不同图像分割方法处理后的比较

A.原始图像；B.使用高斯加多重分形过滤后；C.非线性加多重分形过滤；D.杂质加多重分形过滤

三、特征提取与选择

特征提取与选择的目的是使特征组间的差别最大化。最适宜的特征集应该具有有效与有识别力的特征，同时最大程度降低特征空间的冗余，避免维数的困扰。维数的困扰暗示在可用的有限数量的训练资料前提下，训练资料的采样密度太低以至于难以获得高维的分类功能。对于一些如人工神经网络与支撑向量机等高级的分类方法而

言，特征矢量的维数不仅会明显影响分类的性能，也会决定各种算法的训练时间。因此，如何提取有用的特征并进行有效的选择是CAD系统中一项决定性任务。选择显著特征的普遍方针可以概括为4项：辨别力、可靠性、独立性与最优性。而超声图像的特征也可被分为4类：纹理特征、形态特征、模型为基础的特征与描述性特征。当然，一次无法使用所有特征。提取与选择有效的特征是一个必需的过程。但简单地将最优执行力的特征

组合在一起，无法获得优质与高效的系统。

大部分纹理特征是通过对整个图像或者ROI使用灰阶值计算得出的。形态特征主要集中于病灶的某些局部特征，如形状与边界（图17-0-4）。模型为基础的特征是超声特征中一类特殊类型的特征，它主要集中于组织产生的反向散射回波。一旦选择一种模式，回声即被塑模，模型的参数可被作为区别良恶性病灶的特征。描述性特征很好理解，因为此种特征实际上是影像学专家的经验分类标准，其中绝大部分为描述性且无法用数值表示。在有这么多可用特征的前提下，首要任务就是寻找一个有着相对低维数的最佳特征集。

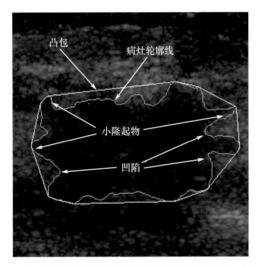

图17-0-4　乳腺癌的超声图像经纹理特征提取后，灰色的等高线显示的是病灶的边界，外部的白色多边形则显示出病灶的凸包，这是典型的恶性乳腺肿瘤病灶所具有的小隆起性及凹陷性特征

四、分　　类

特征被提取并选择后，它们被输入分类器，从而将图像分类为病变/非病变或良性/恶性的集合。这也是UTC的最终目标：将一个被分析的窗口或ROI标记为正常或疾病。分类过程中使用的被评估过的参数数目会非常多，但是能独立证明为疾病的参数数量却非常少。这意味着学习的分类器，如决策算法，是基于一个局限的临床病例集合得出的。绝大多数文章着眼于将良性与恶性病灶区分开（通常被称为病灶分类），还有部分文章聚焦于将病灶与非病灶区分开（通常被称为病

灶检出），此外还有些研究两方面兼顾。可供选择的分类器很多，如人工神经网络（ANN）是通过适当的生物学学习以模仿生物学上神经系统的性质与功能进行分类的数学模型。在学习过程中，ANN可以在学习阶段基于流过网络的外部及内部信息调整自身的参数，并进行自我学习。ANN由一个输入层、一个输出层及一个或更多隐藏层组成（图17-0-5）。每层都由神经元组成。它的稳健性及无须规则与显示表达式也使得ANN得到了越来越多的应用。决策树是一种简单的树状结构，其中的非终结节点代表了对一个或更多属性的测试，终端节点则反应决策结果。每一个非终结节点都有一个或更多特征相关的阈值将数据分类到各自的下级中，当每一个终端节点仅包含一个类别时，分类步骤即停止（图17-0-6）。因此，决策树可作为一种阈值被界定在训练过程中的分类工具。与ANN相比，决策树更为简单与快速，但是它更依赖对每一个非终结节点的分类规则的设计及阈值的设定。支撑向量机（support vector machine，SVM）是一种寻求一个可将两类样本分开的最佳平面的监督学习技术，是一种通过某种训练集的点与CAD算法，对两个点集寻求一种决策平面以进行模式识别的非常有效的方法（图17-0-7）。SVM的训练过程比ANN快，训练过程可重复、有效，但需要监督学习过程，这意味着需要标记训练集与参数。当然，我们还可以通过"人类分类器"对超声图像进行分类，也就是影像学专家通过利用经验标准对病灶进行分类。这种方法可以将各类知识合并起来并使用一些计算机无法使用的特征，但是却具有观察者间变异性大、不稳定、不准确、人员误差大及主观性大等方面的缺点。

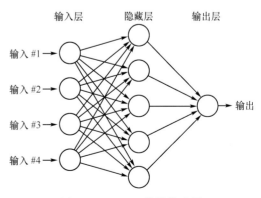

图17-0-5　ANN分类模式图

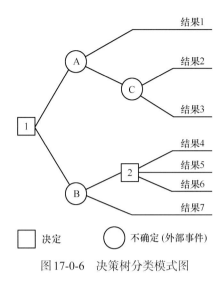

图 17-0-6　决策树分类模式图

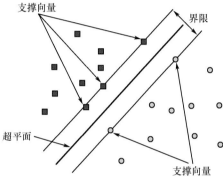

图 17-0-7　SVM 分类模式图

五、胰腺疾病及黏膜下病变等的超声组织定征使用

UTC 已成功运用于乳腺癌、前列腺癌、甲状腺疾病、肝脏疾病、心脏疾病及食管癌等疾病的诊断。但是，值得注意的是，在消化道内镜领域，UTC 使用的资料非常匮乏。特别在胰腺癌的诊断中，UTC 仍是一个新的方法。众所周知，当慢性胰腺炎存在时，胰腺癌的诊断具有一定挑战性。即使是使用 EUS-FNA，诊断胰腺癌的敏感度差异很大，可达到 80%～90%。当存在慢性胰腺炎或假瘤性胰腺炎时，EUS-FNA 的敏感度会跌至 75% 以下，有的甚至会跌至 54%。产生这一现象的主要原因可以归纳为慢性胰腺炎的存在、内镜操作者的技巧、穿刺针的特征、穿入病灶的可能性、进针的次数、标本的准备、及时细胞学分析的水平及病理判读的水平等。因此，若对胰腺疾病的 EUS 图像进行 UTC 分析，这一过程会变得非常简单。早在 2001 年，Norton 等就对 EUS 图像使用了 NN 分析，以期将胰腺恶性肿瘤与胰腺炎区别开。他们研究的目的是建立一种可以分析 EUS 图像并将胰腺癌与局灶性胰腺炎区分开的可自学习的计算机程序，最终发现该程序诊断胰腺癌的准确率为 89%。他们认为，在 EUS 及其他影像学检查中使用这一技术将成为诊断性内镜检查的一种非常有益的补充，值得进一步研究。2008 年，Das 等也发表了他们将 CAD 技术运用于 EUS 图像分析中的研究。计算机对正常胰腺、慢性胰腺炎及胰腺癌的 EUS 图像进行相关数据提取与分析，接着进行纹理分析。研究者建立了一种 NN 为基础的预测模型，并将其运用于分类中。最终，他们认为，对 EUS 图像的纹理特征进行 CAD 分析，可将胰腺癌从慢性胰腺炎与正常胰腺中区分开，敏感度达 93%，特异度为 92%，阳性预测值与阴性预测值分别为 87% 与 96%。笔者也使用 CAD 技术将 153 例胰腺癌从 63 例非癌病例中鉴别出来，其诊断准确率、敏感度、特异度分别为 97.98%±1.23%、94.32%±0.03%、99.45%±0.01%。

EUS 弹性成像（EUS-E）可以为传统 EUS 提供补充信息，同时在不增加患者发病率和死亡率的情况下最大程度降低检查成本。EUS-E 可以将病变区域的组织特性转换为由彩色像素组成的可见图像，内镜医生能够根据 EUS-E 图像色彩判断相应组织或器官可能发生的病理变化。但这个过程主观性强，缺乏客观定量分析。2007 年，Săftoiu 等首先对 EUS-E 进行了实时定量分析，不仅可避免颜色感知差异及个体操作偏差造成的运动伪影，而且还可避免静态图像分析的选择偏差。2012 年的欧洲多中心 EUS-E 小组启动了一项前瞻性对照性研究评估实时 EUS-E 在使用基于 ANN 的 CAD 模式诊断局灶性胰腺病变中的准确性，通过从 EUS-E 的动态序列中提取色调直方图数据，然后在 ANN 中分析数据以自动区分良恶性，结果表明 EUS-E 的敏感度为 87.6%，特异度为 82.9%，阳性预测值（PPV）和阴性预测值（NPV）分别为 96.3% 和 57.2%。这些结果表明，基于 ANN 的 CAD 模型可以提供快速准确的诊断并辅助医疗决策。

对比增强超声内镜（CE-EUS）可用于鉴别胰腺肿瘤，使用深度学习对胰腺肿瘤进行分割和分类可能会进一步提高 CE-EUS 的诊断能力。2021

年的一项研究评估了深度学习在CE-EUS视频图像上自动分割胰腺肿瘤的能力及影响自动分割的可能因素，他们使用卷积神经网络（CNN）中的U-Net，对CE-EUS视频图像上的胰腺肿瘤进行自动分割（图17-0-8），并在分割区域随时间深入学习增强模式进行分类，结果显示使用U-Net在CE-EUS视频图像上自动分割胰腺肿瘤显示出不错的一致率（图17-0-9）。

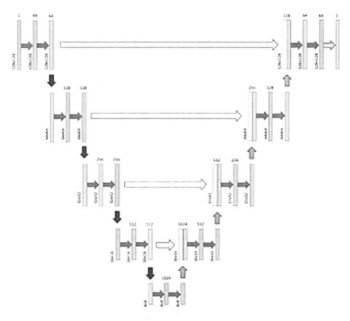

图 17-0-8　U-Net架构

引自 Iwasa Y，et al，2021. J Clin Med，10：3589.

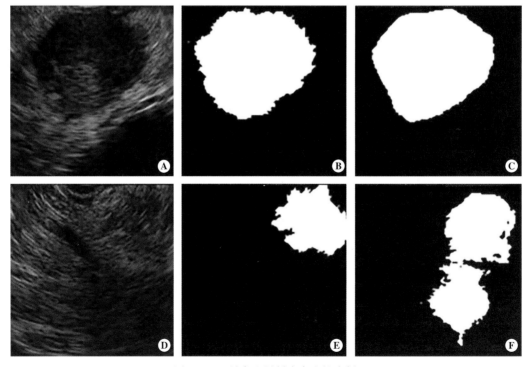

图17-0-9　最高和最低吻合度的病例

最高相交单位（IoU）案例（A）的B型模式下的肿瘤图像。手动标记区域（B）与自动分割区域（C）几乎相同。最低IoU情况下的B型模式下的肿瘤图像（D）。手动标记区域（E）与自动分割区域（F）不相似（引自Iwasa Y，et al，2021. J Clin Med，10：3589.）

此外，使用SVM也会更为迅速得出诊断结果。针对食管癌患者EUS图像中淋巴结，Loren等也进行CAD研究，并取得了较好的结果。最近的一项研究提出了一种适应性EUS肿瘤图像的多特征融合分类方法。研究将减少的灰度特征与改进的局部二元模式特征和灰度共生矩阵特征相融合，然后使用多分类SVM，最终获得对黏膜下肿瘤诊断的最高准确率为96.18%。最近的另一项中国研究使用了一个包含1366名参与者信息的数据集来训练和验证用于分类GIST的多模式、多路径人工智能系统，该系统在测试的方法中取得了最高的曲线下面积，达到了0.896。该模型的性能通过使用外部和内部纵向数据集进行了验证。在黏膜下病变识别的准确性方面，多路径人工智能系统的表现甚至超过了内镜专家。但是，CAD技术在所有这些领域中尚未能够常规使用。因为一个理想的CAD程序应当具有可靠性、可重复性，并在被EUS领域完全接受前进行过多中心验证。此外，所使用的程序应简单、不复杂、相对自动，并且具有最简便的操作系统。

2022年，匈牙利的研究者使用图像处理软件分析胰腺囊性病变的EUS图像，计算胰腺囊性病变的超声内镜图的平均灰度值，希望能够使用肉眼不可见的客观且易于量化的值提高EUS的诊断率，并提高诊断灵敏度。研究最终发现非浆液性囊腺瘤组整个病灶的平均灰度值显著高于浆液性囊腺瘤组（27.8 vs 18.8；$P < 0.0005$）。浆液性囊腺瘤、非浆液性囊腺瘤组和假性囊肿组的面积比分别为57%、39%和61%；非浆液性囊腺瘤组显著低于浆液性囊腺瘤组或假性囊肿组（分别为$P < 0.0005$和$P < 0.0005$）。与浆液性囊腺瘤或假性囊肿组相比，非浆液性囊腺瘤组的病变密度显著增高（分别为4186.6/mm^2 vs 2833.8/mm^2 vs 2981.6/mm^2；$P < 0.0005$和$P < 0.0005$）。病灶实性部分所占比例越大，计算出的整个病灶的平均灰度值越多，实性部分的价值在假性囊肿组中最高，因为假性囊肿通常具有厚和高回声的囊壁，而非浆液性囊腺瘤病变的实性部分回声较低。虽然在专家手中，EUS代表并保证为最敏感的诊断工具，能够显示最详细的病变图像，但它仍是一种主观的、依赖于操作者的诊断方法，因此对EUS图像进行分析可能有潜力成为评估和鉴别胰腺囊性病变的诊断工具。

六、超声组织定征的未来使用方向

UTC使用的其中一个重要方向即作为各种高分辨率的超声图像装置，如弹性成像、增强超声显影及二次谐波成像等。一些成功的研究表明，高分辨率的超声检查技术能够以95%的敏感度显示乳腺病灶的微小钙化灶。弹性成像可以评价组织的硬度（图17-0-10）；增强超声显影及二次谐波成像可以改善组织血管生成的对比度及组织的血流动力学与灌注情况的显示（图17-0-11）。通过

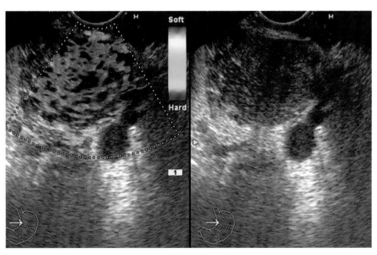

图17-0-10 假性实质性胰腺炎的弹性EUS检查结果
超声图像中显示病灶中存在大部分的蓝色（"质地硬"）

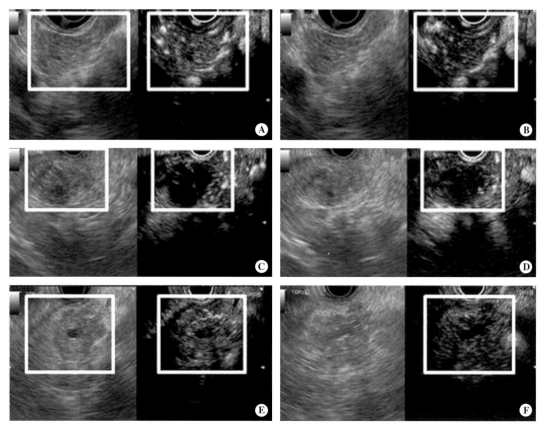

图17-0-11　胰腺超声造影图（白色方框内为目标组织）

A、B. 正常胰腺CE-EUS图像，可见胰腺组织回声均匀，胰腺组织增强同步（图A：注射造影剂后12秒时），达峰一致，消退同步（图B：注射造影剂后22秒时）；C、D. 胰腺癌CE-EUS图像，可见病灶处回声欠均匀，增强明显晚于周围组织（图C：注射造影剂后12秒时），呈低增强，达峰不显著，消退早于周围组织（图D：注射造影剂后33秒时）；E、F. 胰腺癌CE-EUS图像，可见病灶处回声较周围组织降低，增强略晚于周围组织（图E：注射造影剂后7秒时），增强不均匀，呈低增强，消退早于周围组织（图F：注射造影剂后39秒时）

超声检查装备的发展及图像技术的提高，改善血流的显示，胰腺肿瘤的检出率将会明显提高。未来的另一个方向为使用一些基于模糊逻辑的新技术与方法。如可以处理不同集合中不确定和特征的神经哲学逻辑，模糊逻辑及模糊熵等都已被证实具有非常好的研究结果。此外，我们甚至可以在未来通过利用先进的扫描仪，使用整个超声图像，而不是某个ROI，为癌症的检出提供更多的信息。

（张敏敏）

参 考 文 献

Iwasa Y，Iwashita T，Takeuchi Y，et al，2021. Automatic Segmentation of Pancreatic Tumors Using Deep Learning on a Video Image of Contrast-Enhanced Endoscopic Ultrasound. J Clin Med，10（16）：3589.

Li X，Jiang F，Guo Y，et al，2019. Computer-aided diagnosis of gastrointestinal stromal tumors：a radiomics method on endoscopic ultrasound image. Int J Comput Assist Radiol Surg，14（10）：1635-1645.

Săftoiu A，Vilmann P，Gorunescu F，et al，2012. European EUS Elastography Multicentric Study Group. Efficacy of an artificial neural network-based approach to endoscopic ultrasound elastography in diagnosis of focal pancreatic masses. Clin Gastroenterol Hepatol，10（1）：84-90. e1.

Wu J，Wei G，Wang Y，et al，2023. Multifeature Fusion Classification Method for Adaptive Endoscopic Ultrasonography Tumor Image. Ultrasound Med Biol，49（4）：937-945.

Zhang MM，Yang H，Jin ZD，et al，2011. Differential diagnosis of pancreatic cancer from normal tissue with digital imaging processing and pattern recognition based on a support vector machine of EUS images. Gastrointest Endosc，72（5）：978-985.

Zhao Y，Wang Z，Tian J，et al，2022. Exploration of a new method for Photoshop-assisted endoscopic ultrasound to distinguish gastrointestinal stromal tumor and leiomyoma. Scand J Gastroenterol，58（3）：291-295.

第十八章
超声内镜弹性成像

生物组织弹性成像概念首先由Ophir等于1991年提出，根据不同硬度的组织在相同压力作用下会产生不同形变（包括位移、应变、速度等）的原理，通过分析形变前后组织的超声信号数据差异，可以获得局部组织的弹性图像。软组织的力学行为取决于其组成的大分子和组织结构。炎症或肿瘤组织的硬度（弹性）与正常组织相比，发生了不同程度的变化，因此，通过超声反映组织的弹性分布有助于判断病变性质。肿瘤组织通常比周围软组织僵硬，因此弹性成像对肿瘤诊断的价值尤其显著。既往超声弹性成像技术的应用大多局限于对乳腺癌和前列腺癌的诊断。近年来，随着超声技术的进步，弹性成像应用范围逐渐扩大，包括肝脏射频热切除及前列腺癌高强度超声聚焦治疗的弹性成像，依据心脏及呼吸的内在活动组织变形特性的心血管超声弹性成像，肝纤维化的瞬时弹性成像等。

超声内镜弹性成像（endoscopic ultrasound elastography，EUS-EG）即通过EUS前端的超声探头进行实时超声弹性成像，并以类似彩色多普勒血流图的方式显示病变的弹性改变。由于内镜能够通过自然腔道最大程度接近深部病灶，因此极大地扩展了弹性成像的适用范围。近年来的研究表明，EUS-EG对胰腺占位、胃肠道实性占位、深部淋巴结肿大等病变具有显著的诊断及鉴别诊断价值。

一、基本理论

（一）弹性成像技术

弹性成像的基本原理是对组织施加一个内部（包括自身的）或外部的动态或静态和（或）准静态激励，在弹性力学、生物力学等物理规律作用下，组织产生响应，如位移、应变、速度分布的改变。利用超声成像方法，结合数字处理或数字图像处理技术，可以估计出组织的相应改变，从而直接或间接反映组织内部弹性模量等力学属性的差异。不同组织（正常或病变）弹性系数不同，在外加力或交变震动后其应变（主要为形态改变）也不同。相对来说，硬度越大的组织应力改变越小，因此通过测定受压组织的应力改变，可以对组织的硬度做出评估。收集被测定的某一时间段内的各个片段信号，用自相关法综合分析，再以灰阶或色彩成像的方式表现出来。由于弹性成像是在实时二维超声成像的基础上叠加弹性信息而形成，屏幕上同时实时显示常规声像图与弹性图，因此命名为超声弹性成像。

一般来说，EUS-EG是通过检测内镜前端的移动、心脏及血管搏动和呼吸运动等产生的组织位移，形成弹性图像。然而，对较硬组织施加压力常伴有组织结构的侧向位移。研究认为，侧向位移在二维超声上显示比较困难。为了减少误差，应用三维技术重构组织弹性可以对组织侧向位移做出补偿性评价。体外实验表明，与二维技术相比，三维成像技术不但能够增加检测的准确性，而且可以在普通B超模式下显示某些隐匿性病变。

目前已发展出一系列弹性成像技术，用以表征组织的机械性反应和组织特征。最常用的有：①准静态弹性成像（quasi-static elastography），用以记录受控前后施加压力形成的数据（达到2%应力），在探头移动情况下，应用交叉相关分析显示组织位移，测量的是应力区域的值；②瞬时弹性成像（transient elastography），使用剪切应力探头（一种通过一维超声成像采集信息的探头），对收集肝脏一类活动的器官的弹性信息较有优势；③振动声弹性成像（vibro-acoustography），利用声波激励组织振动获得弹性信号，用于运动组织的弹性检测。目前，上述技术仍在进行各种改良，相关文献报道日渐增多，临床应用也在增多。

（二）超声内镜定性弹性成像

超声数字成像系统将获得的弹性值用不同的颜色表示，硬组织区域显示为深蓝色，中等硬度为紫色，次硬度为绿色，中等软度为黄色，软组织区域为红色。目前广泛采用日本 Itoh 等提出的 Tsukuba 弹性评分法，具体标准如下：1 分，肿瘤组织均发生形变，病灶及周围组织均为绿色；2 分，肿瘤组织大部分发生形变，显示为以绿色为主的绿蓝色混合马赛克状；3 分，肿瘤组织边界发生形变，周边为绿色，中央部分未形变，显示为蓝色；4 分，肿瘤组织整体均未发生形变，整体显示为蓝色；5 分，病灶及周围组织都未发生形变，病灶及周围均为蓝色。

（三）超声内镜定量弹性成像

超声定量弹性成像有多种模式可供选择：①用特殊软件的色彩直方图（hue histogram）计算弹性值；②用应变率（strain ratio，SR）模式计算弹性比值；③利用剪切波弹性成像（shear wave elastography，SWE）计算和量化组织硬度。

1. 弹性色彩直方图 医学上，直方图常被用作数字成像模式工具。弹性成像以直方图模式代表颜色（色彩）的分布。弹性病变区域选取则由手动操作完成，选定最佳弹性成像区域后，依据标准成像得到的数据作为计算色彩直方图的基础。在色彩直方图上，X 轴表示弹性大小，刻度的数字轴为 0（最软）~ 255（最硬）。Y 轴上，峰值高度表明目标区的弹性水平像素的多少。

2. 弹性应变率 在标准定性超声弹性图像的基础上，计算弹性应变率可以对弹性图像进行定量分析，提高弹性成像的诊断价值。具体方法为首先选取 2 个目标区（A 区和 B 区），A 区代表病变靶区，尽可能包括病变的最大区域，B 区选在病变区域外较软（红色）参照区，包括部分消化管壁为最佳，A/B 的比值（SR）即为弹性应变率。考虑到弹性色彩获得的是各个目标区之间的相对值，因此弹性应变率的计算是以假定结缔组织或脂肪组织的硬度无个体差异为基础的。病变区及病变周围的弹性变化最具价值。目前，计算弹性应变率软件能够提取出实时弹性成像的各种特征，将

弹性成像感兴趣区（region of interest，ROI）内的全部色彩值转换为相对的应变值，并能计算弹性成像的其他特征，包括平均相对应变值、相对应变值标准差、蓝色区域占病变区域的比例、靶区均一性、定量硬度分布等客观指标。

3. 剪切波弹性成像 剪切波是一种机械波，为横波。在弹性介质中，剪切波传播越快，对应介质杨氏模量（硬度）越高；剪切波传播越慢，对应介质杨氏模量越低。剪切波弹性成像正是利用其独特物理特性，测定介质中剪切波传播速度，最终实现真正意义的定性量化组织的硬度。目前剪切波弹性成像已被广泛用于肝脏纤维化程度的检测和分解报告。利用 EUS 技术实现剪切波弹性成像测定被证明在慢性胰腺炎的诊断和分级中具有显著的临床价值，并且明显优于弹性应变率测定。

二、设备与操作

超声弹性成像仪以超声彩色成像仪为基础，设备内部装有弹性成像软件、设置可调制的 ROI。超声帧频 > 25f/s，收集 ROI 外力作用下局部应变率信号，用自相关法综合分析（CAM），再以灰阶或彩色编码成像。由于 CAM 属于相对比较的方法，即比较病变区与周围正常区的弹性差别，故 ROI 应调节至病变区面积的 2 ~ 3 倍以上，至少不小于 1.5 倍。

实时 EUS-EG 可用普通 EUS 探头做成像装置，无须任何其他产生振动或压迫的辅助器械。类似于彩色多普勒成像，EUS 成像采用双幅图像并列显示，即右侧的普通灰阶超声成像及左侧的弹性成像。ROI 靠手动完成选择，应包括病变部位及周围的部分软组织区。为表现不同级别的弹性值，用不同灰阶色彩显示组织弹性。弹性信息被叠加在普通灰阶超声图像上。弹性值大小使用柱形彩色图（红-绿-蓝）表示，最新的超声弹性成像系统可采用应变率或色彩直方图对病变组织进行定量评价。

三、临床应用

（一）胰腺实性占位

EUS 是胰腺占位性病变的有力工具，但是单

纯以超声成像鉴别胰腺占位的良恶性仍存在困难，尤其对合并重度慢性胰腺炎的患者。有研究尝试利用超声的声学特征制订慢性肿块型胰腺炎与胰腺癌的鉴别标准，但在慢性胰腺炎背景下，胰腺占位诊断的准确率下降至不足75%。由于胰腺导管腺癌病变组织内存在大量纤维组织和明显组织粘连，病变区较邻近的胰腺实质硬度增加，弹性成像表现为僵硬的实性占位。

2006年Giovannini等首次报道EUS-EG在24例胰腺占位性病变的临床应用结果。根据体表超声弹性成像评分方法，研究者提出5分评分法（图18-0-1～图18-0-4）。

1分：正常胰腺，均匀低弹性区，目标区软，绿色。

2分：纤维组织，弹性区呈异质性，色彩在软组织范围内（绿色、黄色和红色）。

3分：早期胰腺癌，弹性成像区为明显蓝色，色彩轻度异质性。

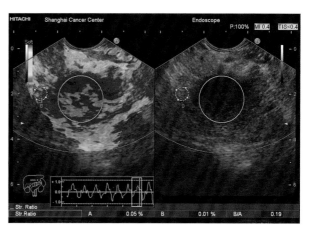

图18-0-3　进展期胰腺癌弹性成像SR测定为0.19

左图圈内尽量包含瘤体全部，右图圈内选择瘤周同一深度软组织，弹性曲线为规则稳定正弦曲线

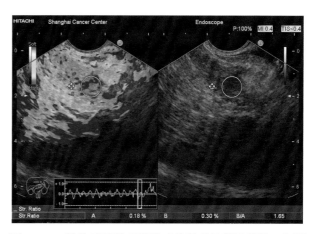

图18-0-4　肿块型胰腺炎弹性成像呈现显著异质性，左侧正常胰腺实质为绿色均匀低弹性区，病灶区域混杂绿色和蓝色区域，SR=1.65

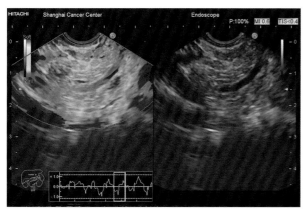

图18-0-1　正常胰腺呈现为绿色均匀低弹性区

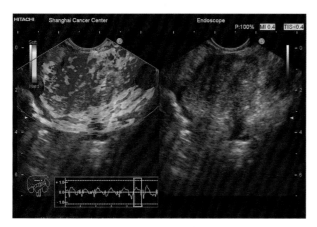

图18-0-2　进展期胰腺癌，弹性成像呈异质性深蓝色，散在片状软组织弹性成分，提示坏死可能

4分：肿瘤中央低回声改变（富血供病变，如神经内分泌肿瘤、小的转移胰腺肿瘤），表现为小区域绿色围绕蓝色，为硬质组织结构。

5分：晚期胰腺癌，弹性成像呈深蓝色，伴有坏死表现的软组织弹性成分。

进一步对121例胰腺实性占位病变采用5分评分法进行验证。弹性成像区表现蓝色者代表恶性病变，包括胰腺癌、胰腺转移性癌、胰腺神经内分泌肿瘤。弹性1～2分代表炎性肿块等良性病变，3～5分者代表恶性病变。定性弹性成像对鉴别胰腺良恶性病变的敏感度、特异度、阳性预测值、阴性预测值分别为92.3%、80.6%、93.3%、78.1%，准确率为89.2%。后续Iglesias-Garcia等基于130例胰腺实性占位和20例正常胰腺的定性分析结果提出一种新的4分评分法（即均匀绿色改变代表正常胰腺；明显绿色伴红色或黄色线状改变，代表炎性占位；异质性蓝色改变为主，并伴略微绿色和红色线状区域，多数为恶性病变；均匀蓝色变化，表示神经内分泌恶性病变），其对恶性肿瘤诊断的敏感度、特异度、阳性预测值、阴性预测值和准确率分别为100%、85.5%、90.7%、100%和94.0%。后期一项多中心的研究纳入218例直径≤1.5cm胰腺实性占位病变进行EUS-EG检查，定性分析结果对胰腺导管腺癌诊断敏感度、特异度、阳性预测值和阴性预测值分别为96%、64%、45%和98%。

前瞻性多中心研究指出利用弹性色彩直方图区分胰腺恶性病变的敏感度、特异度和准确率分别为93.4%、66%和85.4%。同样，Iglesias-Garcia指出利用EUS-EG测定SR值＞6.04作为标准判断胰腺恶性病变的敏感度和特异度分别为100%和92.9%。但随后一项前瞻性外部验证研究却发现SR值定性评估的特异度和阴性预测值比较有限，仅建议作为补充性诊断技术。

胰腺癌丰富的间质是其化疗敏感性差的重要原因。复旦大学附属肿瘤医院虞先濬教授团队发现可切除胰腺癌利用EUS-EG测定的SR值与组织间质比例呈正相关，是其独立预后指标。而对于局部进展期胰腺癌，SR值可以区别预测白蛋白结合型紫杉醇联合吉西他滨方案（AG方案）及其他含吉西他滨方案在局部进展期胰腺癌患者中的有效性，推测其主要原因与AG方案具有去间质化功能有关。这一项研究提示探索EUS-EG在肿瘤治疗决策中的作用具有重要临床实践价值。

EUS-EG联合其他超声内镜成像技术在胰腺占位病变中的应用具有更大的发展前景。研究表明，EUS-EG联合谐波造影技术可以显著提高胰腺恶性病变的诊断准确率（分别为65.4%、68.4%和75.7%）。

多数研究认为，弹性成像不能取代EUS-FNA，但对于体积较小、无法经FNA获得细胞组织、病理阴性或无结论的FNA病例，尤其高度怀疑恶性病变者，弹性成像可能很具临床价值。另外，Kongkam等的研究表明，28例经FNA获得足够细胞的胰腺占位患者中，单纯依靠FNA细胞学结果的敏感度、特异度、阳性预测值、阴性预测值和

准确率分别为90%、100%、100%、80%和92.9%，FNA结合弹性应变率的敏感度、特异度、阳性预测值、阴性预测值和准确率分别为95.2%、71.4%、90.9%、83.3%和89.3%，因此，当FNA与应变率结果同时为阴性时诊断为良性病变的把握更大。

由于技术、病变部位及血管等原因，EUS-FNA有时难度较大，甚至导致穿刺失败。为获得满意细胞学或组织学标本，穿刺次数明显超出平均水平。最近，EUS弹性靶向FNA技术为解决这一难题提供了一个可行的方案。Aburime等报道弹性成像均匀蓝色者中2例FNA病理为肯定腺癌，1例为慢性胰腺炎；异质性蓝色者中2例诊断腺癌，1例诊断大B细胞淋巴瘤；异质性绿色和均匀绿色表现者中1例穿刺阴性，1例未做FNA。蓝色模式均为阳性结果。用病变蓝色的弹性成像引导穿刺，行靶向FNA，穿刺阳性率高。

尽管弹性成像在胰腺实性占位的诊断中十分有前景，但相比于体表超声，EUS-EG操作者无法直接对被测组织施压，导致检测结果的稳定性和可重复性不确定，这是内镜医师关注的一个重点。Soares等的多中心研究表明，弹性成像的准确率及观察者一致性受超声内镜及其弹性成像的经验影响，弹性成像经验丰富者的准确率及观察者一致性均高于经验缺乏者。因此，EUS定性及定量弹性成像对鉴别胰腺良恶性病变有重要的临床价值。但是未来的探索需要更多关注如何规范化EUS-EG测定方法，尤其是定量指标的标准化、质控和可重复性的相关研究。

（二）肿大淋巴结弹性成像

恶性淋巴结的EUS图像特征包括直径＞1cm、圆形、边界清楚和均匀低回声。但某些恶变特征与良性病变如结核等存在一定的重叠，特异性不高。2006年Giovannini等率先利用EUS-EG定性方式判断淋巴结性质，并在随后多中心研究中得以证实其敏感度、特异度和准确率分别为91.8%、82.5%和88.1%。同样，利用弹性色彩直方图的定量方式也表现出满意的诊断价值。一项荟萃分析纳入368例患者的431个淋巴结，结果表明EUS-EG鉴别良恶性淋巴结的总体敏感度和特异度分别为88%和85%。

目前临床上EUS-EG对淋巴结良恶性的判断主

要是作为超声成像的补充技术，而并非在组织学上能够取代病理诊断。如果EUS-EG提示淋巴结具有恶性病变特征，可优先选择细针穿刺取病理诊断，而对于某些淋巴结最可能为良性者，则可省去细针穿刺。然而，对于EUS-FNA阴性的病例，以及因多种技术原因在EUS-FNA无法进行的情况下，超声弹性成像对鉴别病变的良恶性起到重要作用（图18-0-5，图18-0-6）。

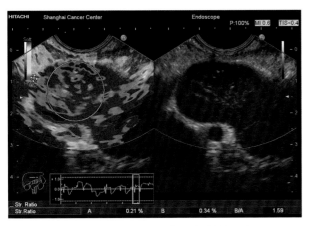

图18-0-5　腹腔淋巴结结核弹性成像呈异质性深蓝色，SR=1.59

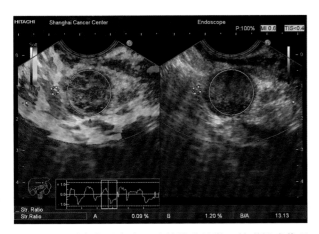

图18-0-6　胃癌术后吻合口壁外转移性淋巴结弹性成像呈明显蓝色，色彩轻度异质性，SR=13.13

（三）其他实体瘤成像

Tsuji等采用Giovannini评分对22例胃黏膜下肿瘤进行分析，结果表明，异位胰腺（3例）的弹性评分为1～2分，平滑肌瘤（8例）的弹性评分为2～3分，神经鞘瘤（2例）的弹性评分为4分，GIST（9例）的弹性评分为4～5分，证实弹性成像有助于胃黏膜下肿瘤特别是GIST的鉴别诊断。Kim等报道EUS-EG定量分析中，SR值（cut-off值=22.7）鉴别GIST和平滑肌瘤的敏感度和特异度分

别为100%和94.1%。其他内镜下较难鉴别的消化道病变，包括神经内分泌肿瘤、淋巴瘤等，有时在超声内镜下也缺乏一定的特异性，EUS-EG可增加鉴别诊断的依据（图18-0-7～图18-0-11）。

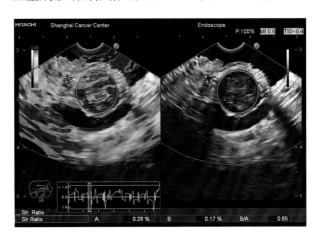

图18-0-7　胃间质瘤超声表现为不均匀低回声，内部可见条带状高回声，提示病灶内部纤维成分分布的异质性，此时弹性成像同样表现为蓝绿相间的明显异质性，SR=0.65

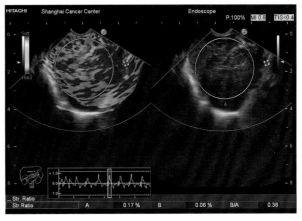

图18-0-8　后纵隔神经鞘瘤弹性成像同样表现为蓝绿相间的明显异质性，SR=0.36

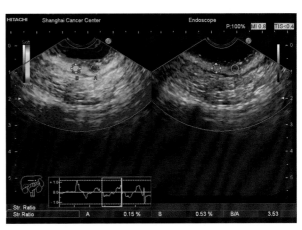

图18-0-9　直肠神经内分泌肿瘤弹性成像表现为均匀深蓝色，SR=3.53

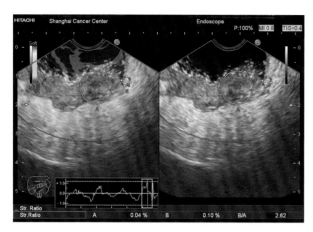

图18-0-10 直肠癌超声下肠壁第1~4层低回声融合，内部回声欠均匀，侵犯浆膜面。弹性成像为均匀深蓝色，SR=2.62

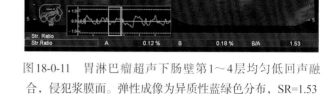

图18-0-11 胃淋巴瘤超声下肠壁第1~4层均匀低回声融合，侵犯浆膜面。弹性成像为异质性蓝绿色分布，SR=1.53

（刘建强）

参 考 文 献

Dietrich CF，Jenssen C，Arcidiacono PG，et al，2015. Endoscopic ultrasound：Elastographic lymph node evaluation. Endosc Ultrasound，4（3）：176-190.

Kanagaraju V，Dhivya B，Devanand B，et al，2020. Utility of Ultrasound Strain Elastography to Differentiate Benign from Malignant Lesions of the Breast. J Med Ultrasound，29（2）：89-93.

Kim SH，Yoo IK，Kwon CI，et al，2020. Utility of EUS elastography in the diagnosis of gastric subepithelial tumors：a pilot study（with video）. Gastrointest Endosc，91（1）：172-177. e2.

Ophir J，Céspedes I，Ponnekanti H，et al，1991. Elastography：a quantitative method for imaging the elasticity of biological tissues.

Ultrason Imaging，13（2）：111-134.

Shi S，Liang C，Xu J，et al，2020. The Strain Ratio as Obtained by Endoscopic Ultrasonography Elastography Correlates With the Stroma Proportion and the Prognosis of Local Pancreatic Cancer. Ann Surg，271（3）：559-565.

Soares JB，Iglesias-Garcia J，Goncalves B，et al，2015. Interobserver agreement of EUS elastography in the evaluation of solid pancreatic lesions. Endosc Ultrasound，4（3）：244-249.

Xu W，Shi J，Zeng X，et al，2011. EUS elastography for the differentiation of benign and malignant lymph nodes：a meta-analysis. Gastrointest Endosc，74（5）：1001-1009.

Yamashita Y，Yamazaki H，Shimokawa T，et al，2023. Shear-wave versus strain elastography in endoscopic ultrasound for the diagnosis of chronic pancreatitis. Pancreatology，23（1）：35-41.

近年来，我国胰腺肿瘤的发病率逐年增高，胰腺肿瘤的准确诊断是确定治疗方案的前提。超声内镜引导细针穿刺活检术（EUS-FNB）的广泛运用，使胰腺实性肿瘤的诊断水平有了显著提高，但是胰腺囊性病变的诊断仍然是临床难题。

胰腺囊性病变（pancreatic cystic lesion，PCL）是指胰腺上皮、间质组织形成的含囊腔的病变，主要由非肿瘤性囊肿（cyst）和肿瘤性病变（又称胰腺囊性肿瘤）组成。胰腺囊肿分为胰腺真性囊肿（pancreatic true cyst）和假性囊肿（pseudocyst，PC）。胰腺囊性肿瘤是由胰管或腺泡组织的上皮细胞增生导致分泌物积聚所形成的肿瘤性囊性病变。2000年WHO将其分为三类，即浆液性囊性肿瘤（serous cystic neoplasm，SCN）、黏液性囊性肿瘤（mucinous cystic neoplasm，MCN）和导管内乳头状黏液性肿瘤（intraductal papillary mucinous neoplasm，IPMN）。其中IPMN与MCN恶变概率较高，故鉴别是否为MCN尤为重要。一些实质性肿瘤出现坏死或出血囊性变后，也会表现为胰腺囊性病变，如胰腺导管腺癌（pancreatic ductal adenocarcinoma，PDAC）、实性假乳头肿瘤（solid pseudopapillary tumor，SPT）、神经内分泌肿瘤（neuroendocrine tumor，NET）等。此外，胰腺假性囊肿经常被误诊为胰腺囊性肿瘤。文献报道，因胰腺囊性病变而行胰腺切除术的患者中，约30%的患者术后病理是浆液性囊腺瘤或假性囊肿，这部分患者接受了不必要的切除手术，同时承担了额外的手术风险和经济负担。因此对于胰腺囊性病变，术前准确诊断和分型十分重要，但临床上其又非常困难。

近年来出现的针基激光共聚焦显微内镜（needle-based confocal laser endomicroscopy，nCLE），将共聚焦激光显微探头缩小至可以通过19G穿刺针，实现病变部位的实时高分辨显微成像。国内外文献报道，超声内镜引导经针基激光共聚焦显微内镜检查术（EUS-nCLE）有助于提高胰腺囊性病变和实性病变的诊断准确率，接下来我们就此新技术的临床应用进展给大家进行简单介绍。

一、器械设备及技术特点

激光共聚焦显微内镜是将实验室使用的激光共聚焦显微镜原理应用于内镜中产生的一项新技术。激光共聚焦显微内镜并不是对图像进行简单的放大成像，而是在内镜显像的基础上，将低能量的激光汇聚于某一特定的目标组织层，激发含有荧光剂的组织发出荧光，该荧光被捕获后将光信号转变为电信号，经计算机系统处理后转变为电子图像，最终形成一系列灰度像素，显示该目标组织平面的图像。由于该系统的照明系统和检测系统位于同一焦点平面，因此称为"共聚焦"。

20世纪90年代，激光共聚焦显微内镜问世，当时为硬管式，主要适用于皮肤、宫颈、腹腔器官及直肠；2003年，Pentax公司首先将可弯曲的整合式共聚焦激光显微内镜（endoscope-based CLE，eCLE）应用于结肠癌和结肠上皮内肿瘤的诊断；2006年，可放大1000倍的激光共聚焦显微内镜应用于临床；2013年，探头式激光共聚焦显微内镜（probe-based CLE，pCLE）技术进入中国。pCLE将共聚焦激光显微镜集成于探头之上，可通过内镜活检孔道到达消化道管腔，与胃肠镜、十二指肠镜、超声内镜配合使用，显著扩展了临床应用范围（图19-0-1）。

pCLE的主要优点如下：①成像速度快，达到12帧/秒快速动态成像，实现了对组织结构的实时动态观察；②放大倍数达1000倍；③与组织病理有良好的相关性，当场可获得诊断，称为"光学活检"；④无创或微创，可发现微小病变，实现"靶向活检";⑤可与各种内镜匹配。pCLE的激光发射波长为488nm,光学切片厚度为7μm,分辨率为0.7μm,对黏膜表面及黏膜下观察深度为0~250μm,常使用荧光素钠作为显影剂。pCLE已在巴雷特(Barrett)食管、幽门螺杆菌感染、炎症性肠病、结肠息肉等方面得到应用,并逐渐扩展到胆胰腺疾病、肝脏疾病等,其他专业包括呼吸科及泌尿科等也有报道。

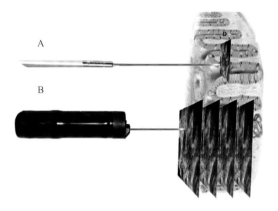

图19-0-1　激光共聚焦显微内镜技术示意图
A. pCLE; B. eCLE

nCLE是将共聚焦探头进一步微型化缩小至可通过19G穿刺针使用的一种pCLE,尤其适用于胰腺占位性病变的探查。该技术首先由法国Mauna Kea Technologies公司推出,主要设备包括Cellvizio®共聚焦微探头影像仪及胆胰专用探头(图19-0-2)。该探头外径为0.91mm(可以通过19G穿刺针),弹性好、可弯曲,成像频率为0.08帧/秒,长4m,其成像深度为40~70μm,最大视场为325μm,分辨率为3.5μm,每个探头可重复使用10次左右。对胰腺囊性病灶进行检查时,常用探测深度为50μm,此时图像质量更高,稳定性更好。

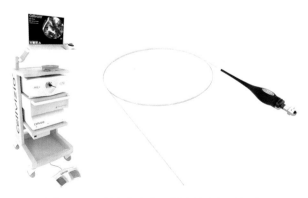

图19-0-2　激光共聚焦显微内镜主机及探头

二、适应证、禁忌证及并发症

适应证:理论上讲,EUS-nCLE适用于各种胰腺实性、囊性或混合性病变,近年来对肝脏、脾脏、腹腔及纵隔淋巴结等的研究也屡有报道。目前临床上EUS-nCLE主要用于胰腺囊性病变,特别是怀疑黏液性肿瘤的患者,应尽早检查,临床诊断为浆液性囊腺瘤拟长期随访的患者也建议行EUS-nCLE检查以减少后续复查次数。

禁忌证:常规内镜检查禁忌证(心肺功能不全、已知或怀疑内脏器官穿孔、未禁食患者或消化道梗阻、不能配合者)、穿刺相关禁忌证(严重凝血功能障碍、大量腹水、急性胰腺炎发作期患者)及其他(荧光素钠过敏者、妊娠及哺乳期妇女、肾功能不全患者等)。此外对于主胰管的病变(主要为主胰管型IPMN),因其穿刺后有较高的胰腺炎风险,能否行EUS-nCLE尚有争议。

并发症:主要是穿刺相关并发症(囊内出血、感染、穿孔、胰腺炎)和荧光素钠过敏,总的并发症发生率报道为0~9%。临床表现为一过性腹痛、发热等,大多可自行好转或对症治疗后好转,极少需要外科手术干预。为减少并发症发生,术中应注意固定好锁定装置,尽量缩短扫描时间(一般不超过10分钟),避开主胰管,避免穿刺过多的正常胰腺组织,尽量避免多次穿刺。囊内出血一般没有症状,仅在影像学检查或手术时发现。对于怀疑术后胰腺炎发作的患者应及时检查淀粉酶和脂肪酶,如果出现持续腹痛,应行腹部CT检查。对于囊肿较大或怀疑假性囊肿有感染可能的,可以术后给予抗感染治疗,尚无证据表明预防性使用抗生素能减少感染发生。

三、检查操作过程

(一)检查前准备

检查前常规嘱患者禁食、禁水,术前进行小剂量荧光素钠过敏试验。将0.5ml 10%荧光素钠用0.9%氯化钠溶液稀释至5ml,抽取1ml缓慢静脉推注后观察15分钟,观察患者有无全身或局部过敏反应。如有过敏反应,立即予以地塞米松静脉注射,并取消nCLE检查。

过敏试验阴性的患者，常规建立静脉通路，麻醉医师进行麻醉前进行基本评估后，给予静脉麻醉，操作过程中应持续给予心电监护，检查室内常规准备抢救设施。

术前应停用华法林等抗凝药物3天以上；停用氯吡格雷等抗血小板药物1周以上；是否术前静脉使用广谱抗生素预防感染目前仍有争议，建议囊性病变较大或假性囊肿可能的患者术前预防性使用抗生素。

（二）检查步骤

操作由富有经验的内镜操作医师执行。

1. EUS　进行胰腺常规EUS检查，将超声探头置于胃体后壁和（或）十二指肠扫描胰腺各部分，观察是否存在胰腺占位性病变，确定其位置、大小、形态、边缘、回声强度，初步判断其性质，同时观察周围淋巴结有无肿大，在多普勒超声的辅助下，明确病变与周围血管的关系，避开血管，选择恰当的穿刺路径和深度。

2. nCLE　进行nCLE检查操作。退出19G穿刺针的针芯，将AQ-Flex19微探头预先置入，并将光纤连接于固定器，然后缓慢插入穿刺针中。在微探头推进到头端超过穿刺针尖约1mm时，锁定固定装置以确定稍后微探头进入的深度。将探头和固定装置同时退出穿刺针尖约2cm后，在EUS的引导下对囊性病变进行穿刺（笔者在穿刺之前就将微探头代替针芯预置在针内，而不使用后置，即在穿刺后插入微探头的方式，因为穿刺针可能在体内有弯曲度导致微探头不能顺利置入，之前的可行性试验也表明过预置较后置成功率更高）。当穿刺针进入病变内到达预定观察处时，给予10%荧光素钠2.5～3.0ml静脉推注，随即将nCLE微探头推入至超过针尖约1mm时，锁定固定器。此时打开共聚焦成像设备开始进行图像采集，全程录像。医师此时可通过屏幕即时观察病变在nCLE下的表现，并根据需要小幅度移动探头以观察得尽可能全面。视频采集完成后，退出nCLE微探头及固定器。

3. 观察部位　在胰腺囊性病变中，微探头应调整至其头端与囊腔内壁紧密接触，并选择多个不同的位置，以扇形分布进行观察。若有实质性成分，医师将也对其进行观察。

4. 囊液采集及活检　nCLE检查和录像完毕后，根据情况，用穿刺针负压抽吸囊液送实验室化验，或在有实性成分的囊性病变中行FNA获取组织条并送病理学检查。操作结束后缓慢抽出穿刺针，观察穿刺点，若无出血，则退镜。活检组织条浸泡于10%福尔马林，送检后进行石蜡包埋及HE染色等，需要时行必要的免疫组织化学染色。组织切片由病理科医师进行病理诊断。

（三）检查后监测

患者苏醒后留观，监测患者生命体征，观察有无检查后即刻发生的腹痛、恶心等不良反应，如有发生，则应及时处理。安返病房后观察有无发生消化道出血、穿孔、腹痛、发热、恶心、呕吐等。术后3小时及次日晨常规检测血清淀粉酶，以及时发现胰腺炎。部分患者可能会在注射完荧光素钠后可出现皮肤或尿液黄染，这是正常表现，一般在24小时内就可自行消退，偶有患者可能会有皮肤瘙痒等轻微不良反应，嘱患者多饮水，可促进药物排泄。

（四）nCLE诊断标准

综合目前已完成的INSPECT、DETECT、CONTACT前瞻性研究，制订了nCLE典型图像的判读标准（表19-0-1）。

表19-0-1　EUS-nCLE显示胰腺正常结构及常见病变的图像

实质性结构	
血管	粗/细白色条带，有时呈网络状
腺泡细胞	深灰色"咖啡豆"样结构，常聚集成小叶
脂肪细胞	灰色椭圆形结构
胰腺导管上皮	细长的深灰色条带
纤维成分	极细的明亮条带，常密集平行排列
上皮样结构	
绒毛样结构	"手指样"乳头形态，带白色中心的深灰色环状结构（横断面）
囊壁（纤维）	细胞和血管少见
肿瘤细胞	形态不规则的深灰色细胞，常聚集成团
囊液成分	
炎性细胞	透亮均一的悬浮颗粒，常成簇分布
红细胞	均一的小黑颗粒
细胞或组织碎片	大小各异的亮白颗粒或大圆形悬浮颗粒

1. 正常胰腺组织（图19-0-3） 血管表现为浅色带状图形，粗细不一，内可见流动的深色颗粒，即红细胞。胰腺腺泡细胞表现为典型的深色咖啡豆样结构。脂肪细胞表现为卵圆形结构，大小约60μm。纤维组织表现为极细的浅色丛状条索结构，可相互平行或相互交错。

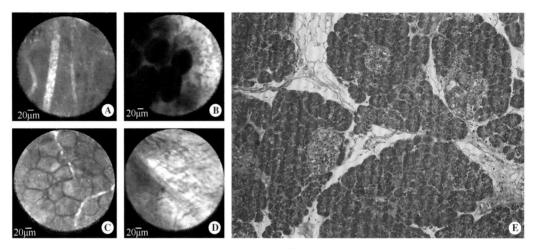

图19-0-3　正常胰腺

A～D.共聚焦图像，图A为血管，图B为腺泡细胞，图C为脂肪细胞，图D为纤维组织；E. HE染色，×400

2. 浆液性囊腺瘤（SCA）（图19-0-4） SCA特有的血管组织结构被总结为"浅表血管网"（superficial vascular network，SVN），表现为紧密连接的不同宽度的血管网络，密集而迂曲，根据血管内血细胞密度和荧光素对比度的不同，它可以表现为黑色或灰色背景上的白色血管，或清晰浅色背景上的黑色血管；它可呈现出"西瓜"形或"树状"外观，或类似蕨类植物。血管内可见密集的动态循环流动的血细胞。

病理：镜下可见囊壁或多囊的分隔内邻近较密的小血管横切面。

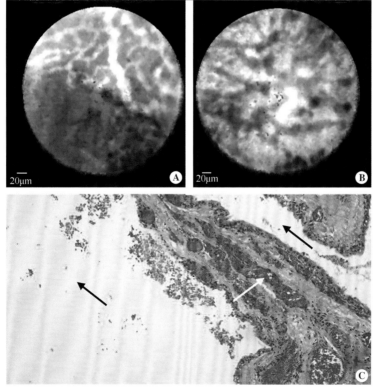

图19-0-4　浆液性囊腺瘤

A、B.浅表血管网；C.囊壁上的血管网

3. 导管内乳头状黏液性肿瘤（IPMN）（图19-0-5）
IPMN的特异性表现为手指或乳头样突起，纵截面上可见一个乳头状突起中央有浅色的血管核心，上覆柱状上皮，边缘颜色加深，有时可见两条平行的粗大条带，中间是浅色血管核心。若截取横截面，则显示为中空的暗环。一般没有浅表血管网或漂浮的明亮不均颗粒。

病理：镜下可见囊壁的柱状上皮迂曲形成的乳头状结构。

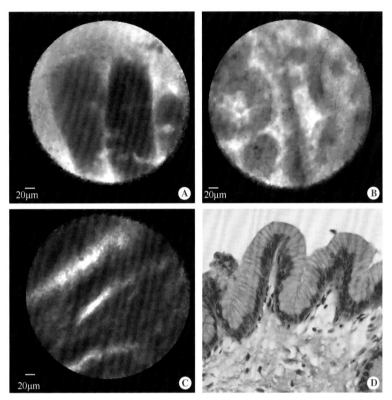

图19-0-5　导管内乳头状黏液性肿瘤
A. 手指样隆起；B. 中空的暗环；C. 平行条带中的血管；D. HE染色见乳头样结构

4. 黏液性囊性肿瘤（MCN）（图19-0-6）　MCN表现为平面拼接结构和上皮边界或带有细黑色线条的灰色条带，欠规则的粗大血管，约20μm较均匀的细胞巢（病理学的"卵巢样基质"是MCN特征），明亮的簇状颗粒。

MCN囊壁由分泌黏液的柱状上皮构成，有致密卵巢样基质，是其病理特点，可有较厚的纤维壁，有时伴乳头状突起。

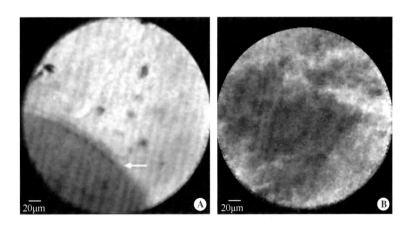

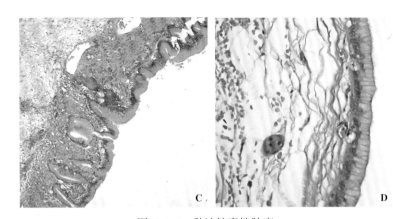

图19-0-6　黏液性囊性肿瘤

A. 细黑色线条的灰色条带；B. 均匀的细胞巢；C. 柱状上皮伴乳头样结构；D. 柱状上皮及囊壁下见粗大血管

5. 胰腺假性囊肿（PC）（图19-0-7） 胰腺假性囊肿表现为视野中深色背景上满布白色或灰色颗粒，分布不均，大小不等，形态各异。

病理：镜下可见囊腔和没有上皮组织的"囊壁"。

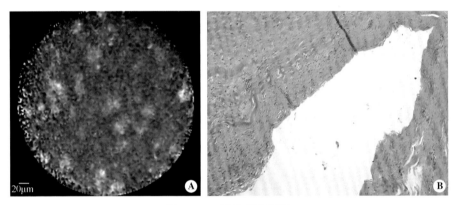

图19-0-7　胰腺假性囊肿

A. 大小不一的白色或灰色颗粒；B. 没有上皮组织的"囊壁"

6. 胰腺导管腺癌（PDAC）（图19-0-8） nCLE下见深色细胞聚集体形成的暗团块，细胞团块间有白色纤维带。

病理标本见肿瘤细胞巢和周围密集的纤维组织。

7. 胰腺实性假乳头肿瘤（SPT）和胰腺神经内分泌肿瘤（pNET）（图19-0-9） SPT在nCLE下可见假乳头结构，由细胞团围绕小血管组成。pNET在nCLE下可见肿瘤细胞排列成实心的巢状或小梁、腺样结构。小梁表现为不规则的带状结构，肿瘤细胞巢周围有薄壁血管间质，可伴有纤维化。

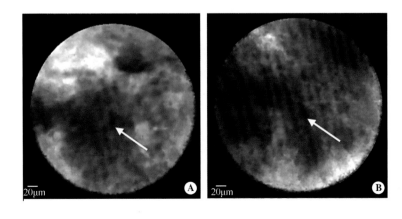

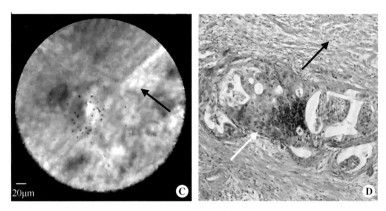

图 19-0-8 胰腺导管腺癌

A、B. nCLE 下见深色细胞聚集体形成的暗团块（白箭头）；C. nCLE 下见白色纤维带（黑箭头）；D. 病理标本（HE 染色）见肿瘤细胞巢（白箭头）和周围纤维组织（黑箭头）

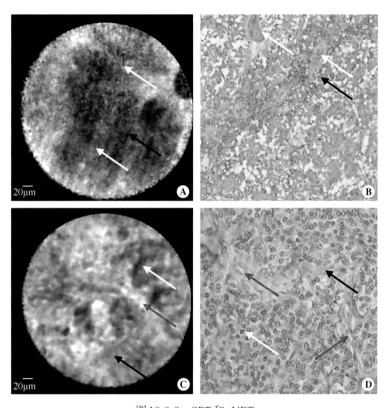

图 19-0-9 SPT 和 pNET

A. SPT 在 nCLE 下见假乳头结构，由细胞团围绕小血管组成；B. SPT 在镜下见细胞（黑箭头）围绕小血管（白箭头）形成假乳头的横断面；C. pNET 在 nCLE 下见细胞巢（白箭头）之间有血管（红箭头）和纤维结构（黑箭头）；D. pNET 在镜下见上述的对应组织

四、临床应用及展望

2011 年，Konda 等完成了首个 nCLE 用于胰腺占位性病变的临床研究，提出 nCLE 镜下见绒毛样结构可提示 IPMN。2013 年 Konda 等进一步开展了INSPECT 试验，研究了黏液性 PCL（IPMN、MCN）在 nCLE 下的表现，以此为标准诊断黏液性 PCL 的特异度和阳性预测值均高达 100%，但敏感度、阴

性预测值不高。2015 年，Nakai 等开展了 DETECT研究，结合了 SpyGlass 光纤探头与 nCLE 进行检查，总结了 IPMN、MCN、SCA 的特异性表现，并得出结合 SpyGlass 和 nCLE 时敏感度可达 100%。同年，Napoléon 等在 CONTACT 研究中提出了 SCA的诊断标准。次年，该团队又提出了 MCN 的 nCLE表现和胰腺假性囊肿、胰腺神经内分泌肿瘤的特征。Krishna 等提出应辅以 EUS-FNA 组织学、囊液

分析帮助鉴别。

EUS-nCLE由长海医院金震东最早引入国内，复旦大学附属华山医院钟良等率先开展了nCLE应用于胰腺囊性及实性病变诊断的相关研究。尽管如此，目前国内外发表的临床研究中样本量均较少，且样本中取得手术病理的患者数量更少，nCLE在PCL的诊断价值尚需大样本临床研究证明。

nCLE在胰腺实性肿瘤中的研究比较滞后，Giovannini等已经做了探索性研究，对实性肿瘤目前尚无公认的诊断标准。原因可能在于EUS-FNA技术已经获得了较高的诊断效率，nCLE未能进一步提高诊断准确率。

EUS-nCLE作为一种新型诊断工具，仍处于研究探索和完善阶段。尚待解决的问题之一是荧光剂，目前临床上普遍应用的是荧光素钠，但是荧光素钠无法进入细胞核，因此只能从血管、细胞大小和形态方面进行诊断，无法从细胞器水平进行判断。动物实验中曾使用吖啶黄作为荧光剂，但其具有致癌作用而无法进行静脉注射，目前仅有在黏膜表面局部喷洒的临床报道。nCLE另一问题在于图像成像质量，现有技术只能将光信号转化为灰度信号，对比度受到了限制，如有新的荧光剂或不同波长激光的应用，将有可能改善成像质量。高昂的价格也是目前限制其在临床广泛应用的主要因素，特别是在总体医疗支出仍较低的我国，如果有更多的国内公司投身于这一领域的研究，打破国外公司的垄断及技术壁垒，nCLE技术将造福更多的患者。

（狄　扬　钟　良）

参 考 文 献

狄扬，郝思介，徐蔚佳，等，2017，内镜超声引导下细针型共聚焦显微内镜检查在胰腺肿瘤诊断中的初步应用. 中华消化内镜杂志，34（8）：549-553.

徐灿，王东，陈洁，等，2015. 内镜超声穿刺引导下的激光共聚焦显微内镜在胰腺囊性疾病中的应用. 中华消化内镜杂志，32（4）：253-254.

Chin YK，Wu CCH，Tan DMY，et al，2021. The role of needle-based confocal laser endomicroscopy in the evaluation of pancreatic cystic lesions：a systematic review. Clin Endosc. 54（1）：38-47.

Giovannini M，Caillol F，Monges G，et al，2016. Endoscopic ultrasound-guided needle-based confocal laser endomicroscopy in solid pancreatic masses. Endoscopy，48（10）：892-898.

Kovacevic B，Antonelli G，Klausen P，et al，2021. EUS-guidedbiopsy versus confocal laser endomicroscopy in patients with pancreatic cystic lesions：A systematic review and meta-analysis. Endosc Ultrasound，10（4）：270-279.

Krishna SG，Lee JH，2016，Appraisal of needle-based confocal laser endomicroscopy in the diagnosis of pancreatic cysts. World J Gastroenterol，22（4）：1701-1710.

Nakai Y，Iwashita T，Park DH，et al，2015. Diagnosis of pancreatic cysts：EUS-guided，through-the-needle confocal laser-induced endomicroscopy and cystoscopy trial：DETECT study. Gastrointest Endosc，81（5）：1204-1214.

Napoléon B，Lemaistre AI，Pujol B，et al，2015. A novel approach to the diagnosis of pancreatic serous cystadenoma：needle-based confocal laser endomicroscopy. Endoscopy，47（1）：26-32.

第二十章
超声内镜引导直视内镜检查术

随着内镜技术的突飞猛进，尤其是内镜逆行胰胆管造影（ERCP）、EUS-FNA、激光共聚焦等技术的日益成熟，内镜器械不断更新，人们对消化道腔内的观察也越来越精细。然而对胰胆管疾病的诊治，尤其对不明原因胰胆管狭窄的诊断及胰腺囊性病灶病变性质的鉴别，仍然是目前消化系统疾病诊治中的一个难题，也是临床医生经常面临的困境。在胰腺囊性疾病的诊治中，通常使用CT、MRI及EUS等影像学检查，其中EUS-FNA的使用最为常见，能通过FNA细针穿刺后抽吸囊液进行细胞学检查。然而单独使用EUS进行形态学检测，无法鉴别病灶的性质，细针穿刺后行细胞学检查的诊断敏感度较低，通常不足50%，诊断效率无法满足临床需求，尤其在较小的囊性病灶中，敏感度更差。新近出现的超声内镜引导直视内镜检查术能够克服上述不足，其专用的活检钳和直视内镜光导纤维可通过超声内镜19G的穿刺针孔道，实现在EUS实时引导下对囊性病灶的囊腔进行直视观察，鉴别囊性病灶的良恶性，并必要时取囊壁组织行组织病理学检查，同时抽吸囊液行细胞学检查，可显著提高诊断的准确性，明确病灶性质，进而准确制订治疗方案。

超声内镜引导直视内镜检查系统主要由主机系统和相关附件组成。作为可单人操作的内镜系统，其通常能够在胰胆管内引导治疗器械、提供腔内视图，也能够顺利通过EUS-FNA中19G穿刺针孔道，对胰腺囊性病灶的囊腔进行直视下观察。其优势主要体现在对胰腺囊性病灶囊内壁表面直视观察及获取囊壁组织或可疑病灶行组织病理学检查。Chen等在2007年就首次报道证实了直视内镜系统的腔内可视性、引导进入及活检的可行性。

Hammerle等在一项大样本研究中进一步证实了其可行性及安全性。

一、主 要 器 械

超声内镜引导直视内镜检查术主要的器械包括常规的EUS-FNA检查系统及直视内镜检查系统。EUS主要采用线阵扫描型EUS，其优点在于能清楚显示囊性病灶位置、病灶内血管及消化管壁与病灶间血管分布情况。穿刺针采用普通型19G的EUS-FNA穿刺针，便于直视内镜系统通过穿刺针孔道进入囊性病灶内部。直视内镜系统在设计之初的目的是使其成为一种单人操作的胆管及胰管内镜系统，主要由主机系统和相关附件组成。前者包括主机、摄像机、注水泵、显示器及光源等组件，类似于常用的内镜系统。后者主要包括可反复使用的光纤维可视探头、一次性使用活检钳、一次性使用传送导管和光动力治疗组件等（图20-0-1）。传送导管由操作手柄和导管组成，其主要功能是为其他检查和治疗器械提供进入病灶的通路，通常一次性使用。直视内镜系统使用专门的一次性活检钳（图20-0-2），直径通常为0.8mm，长220cm。操作通过19G常规穿刺针，在EUS引导下实时观察并控制活检钳的位置、张开、关闭及与囊壁的接触。这种活检钳在临床前试验中对目标部位的模拟活检成功率达100%。

二、适应证、禁忌证及并发症

超声内镜引导直视内镜检查术主要运用于经CT或EUS检查发现胰腺有囊性病灶而未能明确诊断其性质，或者检查发现囊内有可疑病变时。

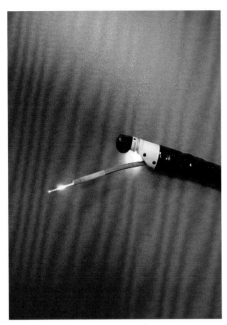

图 20-0-1　直视内镜系统附件

超声内镜头端的特写，可看到已插入的直视内镜、传送导管和光纤探头（引自 Mainor R. Antillon，et al，2009. Gastrointestinal endoscopy.）

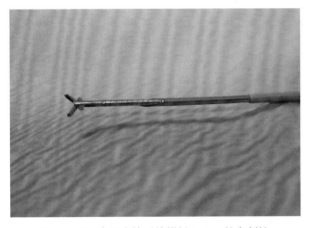

图 20-0-2　直视内镜活检钳插入 19G 的穿刺针

引自 Jose R. Aparicio，et al，2010. Gastrointestinal endoscopy.

（一）适应证

此检查可用于胰腺囊性病灶性质的鉴别。

（二）禁忌证

1. 常规内镜检查禁忌证　①心肺功能不全者；②已知或怀疑内脏器官穿孔者；③未禁食患者或消化道梗阻者；④不能配合者；⑤凝血功能障碍者。

2. 相对禁忌证

（1）EUS 或 MRI 显示囊性病灶内存在明显分隔者。

（2）胰腺囊性病灶与主胰管贯通者。

（三）并发症

当前超声内镜引导直视内镜检查术并未被临床广泛应用，相关研究也较少，有关并发症的报道较少，主要包括感染、出血、穿孔、急性胰腺炎、一过性腹痛等。研究指出，超声内镜引导直视内镜检查术的总体并发症发生率类似于 EUS-FNA，并未因直视内镜检查而增加额外的并发症，也极少因该检查而造成需外科手术干预的情况。由于在 EUS-FNA 操作中本身存在感染风险，因此在行超声内镜引导直视内镜检查术时可在术前静脉使用广谱抗生素以预防感染，并在术后继续口服抗生素 3～4 天。术中消化道穿孔的发生通常与术者的内镜操作经验相关，虽然发生率较低，但对于有危险因素的患者，应当慎重。急性胰腺炎的发生率较低，通常发生于囊性病灶与主胰管有贯通或有急慢性胰腺炎病史的患者，因此在术前影像学检查或 EUS 扫查时应当注意是否存在上述情况。术中对囊液进行冲洗并抽吸干净后不排除术后复发的可能，因此在术后需进行定期影像学复查。术后一过性腹痛不需要特殊处理，可自行好转。Aparicio 等在一项队列研究中对 2 例胰腺囊性疾病患者进行了超声内镜引导直视内镜检查，其中 1 例在对囊壁取活检后约 1 个月出现急性胰腺炎，住院进一步治疗后痊愈。

三、操作过程

（一）术前准备

患者在术前应常规检测凝血功能、心电图等检查，排除手术禁忌。术前禁食水 4～6 小时。由于术中需要进行穿刺，故需在术前停用华法林等抗凝药物 3～5 天；停用氯吡格雷等抗血小板药物 1 周以上；若患者是血栓事件高危患者，建议采用低分子量肝素注射进行桥接治疗。为预防感染，术前当天预防性静脉应用广谱抗生素。操作者在术前应当通过多种影像学资料明确囊性病灶位置，明确穿刺针部位及其毗邻器官情况，明确囊性病灶内有无血管，囊肿是否与主胰管相通，原则上选择穿刺路径最短，避开血管的位置。术前应确认相关器械处于正常备用状态，由于部分器械属一次性使用且易损坏，故应准备好备用品。

（二）术中操作

患者取左侧卧位，可根据病灶部位与穿刺进针方向调整患者体位。患者采取静脉麻醉，若不能静脉麻醉，可静脉注射镇静药物确保操作顺利进行。在患者及操作者准备完毕后进镜先行常规EUS全面扫查，仔细扫查病灶，清楚显示病灶及其邻近器官和周围血管，并测量病灶大小，计算最大可穿刺深度及最小应穿刺深度。避开血管，选择最佳穿刺点，使用19G的EUS-FNA穿刺针进行穿刺。若穿刺针进出镜身困难，不要使用暴力，可能是由镜身不直造成，取直镜身后重新插入穿刺针。穿刺成功后将囊液吸出，并反复冲洗吸引干净，然后注入少量生理盐水，通过穿刺针孔道插入直视内镜光纤探头，扫查囊腔内壁，重点检查在EUS下表现不规则或有疑问的部位，插入专用的直视内镜活检钳，钳取囊壁组织行组织病理学检查。撤出活检钳后再次吸出囊内液体，并连同囊液送检行细胞学检查，并检查囊液内CEA、淀粉酶。直视内镜光纤探头直视检查可反复多次进行，以确保观察全面并排除出血可能。

直视内镜系统在使用过程中应当尽量避免使用抬钳器，以免损伤传送导管和光纤摄像头。若管腔内出现组织碎片、血迹或细小结石，可通过两个冲洗孔道冲洗管腔。活检孔道的末端也可接注射器，辅助冲洗。该系统在使用过程中应准备一套备用设备，以免意外损坏时影响疾病诊疗。

（三）术后处理

超声内镜引导直视内镜检查术后处理同EUS-FNA，应予以禁食，应用抗生素预防感染。术后应当注意评估患者所有可能的并发症。

四、临床应用价值及注意事项

超声内镜引导直视内镜检查术在胰腺疾病中的应用主要体现在对胰腺囊性疾病的诊治，为胰腺囊性病灶诊断提供了新思路。在超声内镜的引导下通过直视内镜系统对病灶囊壁内血管、囊内分隔、乳头状突起进行直视观察，有助于鉴别胰腺囊性病变的性质（图20-0-3～图20-0-6）。尤其经CT、超声内镜等影像学检查无法明确诊断的胰腺囊性病变，或超声内镜检查发现囊内有可疑病变时，在超声内镜引导下使用直视内镜系统对胰腺囊性病灶腔内进行检查并活检有极大的临床应用价值，有利于更准确地从囊性病灶腔内了解胰腺囊性病变。尽管活检钳获取的组织较小、量少，但也足够用于组织学诊断。由于活检钳较小，并无引起额外并发症的报道。

Antillon等对胰腺囊性疾病患者行EUS-FNA后使直视内镜进入囊腔内，通过直视观察及病理活检进一步确诊。Aparicio等在一项队列研究中对2例胰腺囊性疾病患者进行了超声内镜引导直视内镜检查，指出通过该技术获取胰腺囊性病灶的囊壁进行组织病理学检查是可行的，在胰腺囊性疾病诊治中具有独特优势。

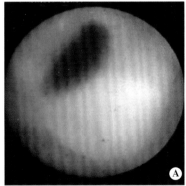
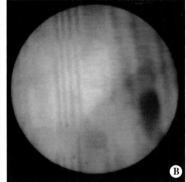

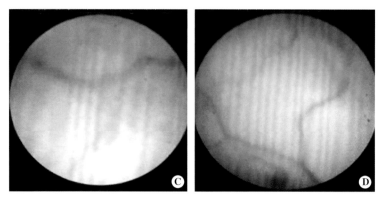

图 20-0-3　直视内镜下浆液性囊腺瘤的特征

引自 Ningli Chai，et al，2017. Gastrointestinal endoscopy.

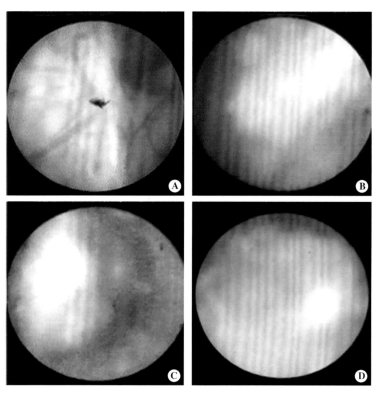

图 20-0-4　直视内镜下黏液性囊腺瘤的特征

引自 Ningli Chai，et al，2017. Gastrointestinal endoscopy.

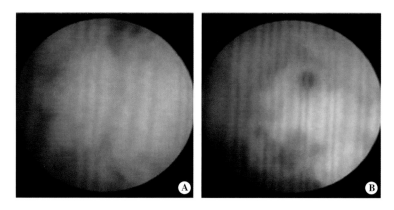

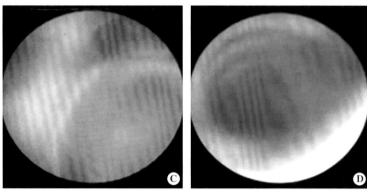

图20-0-5　直视内镜下导管内乳头状黏液性肿瘤的特征

引自 Enqiang Linghu，et al，2009. Gastrointestinal endoscopy.

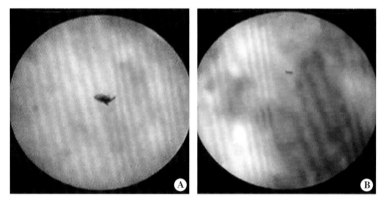

图20-0-6　直视内镜下胰腺假性囊肿的特征

引自 Ningli Chai，et al，2017. Gastrointestinal endoscopy.

Cheng Du等比较EUS-FNA和EUS-FNA与直视内镜相结合对胰腺囊性病变的诊断价值，研究发现直视内镜组的准确率高于EUS-FNA组，但两组之间没有显著差异。当经验丰富的内镜医生行EUS或EUS-FNA时，超声内镜引导直视内镜检查术并不会增加胰腺囊性病变的诊断价值。

当前困扰该系统临床应用的主要问题仍然是成像质量不佳等缺陷。由于它是通过光导纤维传导图像，所以图像质量相对于电子内镜稍差，而且随着操作的进行会造成光导纤维损坏，成像质量进一步下降。直视内镜系统另外一个常见的问题是其视角不够宽、操作时间长及吸引功能不佳，操作者在反复调整光纤摄像头位置时，会进一步损坏光纤摄像头。此外，由于19G穿刺针柔韧性不足，尤其对于胰钩突部的病变，穿刺较困难，要尽量取直内镜。当前有关EUS穿刺引导下的直视内镜研究样本量较小，缺乏与外科手术标本病理学诊断的对比。

在操作过程中也应当注意如下问题：①在直视内镜系统准备过程中应极为小心，避免损伤光纤；②尽量不使用抬钳器；③如穿刺部位局部出血，用镜身压迫可对小量出血加以止血。

总之，尽管目前EUS穿刺引导下的直视内镜系统存在成像质量欠佳等不足，但该系统的目的在于直视观察囊壁表面血管、分隔、乳头样结构，有无可比拟的优越性。随着器械的不断改进，上述不足将会被逐渐克服，我们相信其在胰腺囊性疾病的诊疗中将会发挥举足轻重的作用。

（蒋　斐）

参考文献

Antillon MR，Tiwari P，Bartalos CR，et al，2009. Taking Spy Glass outside the GI tract lumen in conjunction with EUS to assist in the diagnosis of a pancreatic cystic lesion（with video）. Gastrointest Endosc，69（3 Pt 1）：591-593.

Aparicio JR，Martinez J，Niveiro M，et al，2010. Direct intracystic biopsy and pancreatic cystoscopy through a 19-gauge needle EUS（with videos）. Gastrointest Endosc，72（6）：1285-1288.

Brugge WR，Lewandrowski K，Lee-Lewandrowski E，et al，2004. Diagnosis of pancreatic cystic neoplasms：a report of the cooperative pancreatic cyst study. Gastroenterology，126（5）：1330-1336.

Chai N，Feng J，Guo Y，et al，2017. Preliminary study of single-operator cholangioscopy for diagnosing pancreatic cystic lesions. Gastrointest Endosc，86（1）：208-218.

Chen YK，2007. Preclinical characterization of the spy-glass peroral cholangiopancreatoscopy system for direct access，visualization，and biopsy. Gastrointest Endosc，65（2）：303-311.

Du C，Chai N，Linghu E，et al，2020. Diagnostic value of Spy Glass for pancreatic cystic lesions：comparison of EUS-guided fine-needle aspiration and EUS-guided fine-needle aspiration combined with SpyGlass. Surg Endosc，36（2）：904-910.

Hammerle CW，Haider S，Chung M，et al，2012. Endoscopic retrograde cholangiopancreatography complications in the era of cholangioscopy：is there an increased risk. Dig Liver Dis，44（9）：754-758.

一、引　言

20世纪90年代，人工智能（artificial intelligence，AI）辅助的超声内镜诊断已逐步应用于临床。由于超声内镜受限于其超声成像的固有特点，成像效果受到晃动、伪影、气泡、充水不良等因素的干扰，导致成像效果差，对内镜医师要求较高，检查效果非常依赖内镜医师的操作水平和诊疗经验。此外，超声内镜图像诊断难度大，对于初学者来说，存在病变定位困难、定性诊断困难、学习周期长等诸多问题，从而限制了超声内镜检查的广泛开展。随着超声内镜在临床更广泛应用，以及人工智能技术不断发展。越来越多的研究者正在研究如何将人工智能技术更好地用来辅助超声内镜对相关消化道疾病进行诊断。

二、人工智能的定义和目标

（一）人工智能的定义

人工智能是利用数字计算机或由数字计算机控制的机器，模拟、延伸和扩展人类的智能，感知环境、获取知识，并使用知识获得最佳结果的理论、方法、技术和应用系统。简而言之，人工智能就是研究者通过设计创造相关算法，在不需要人工辅助的情况下处理相关数据并得出对应结论的一种新技术。

（二）人工智能的目标

人工智能作为计算机科学的一个分支，早在20世纪50年代已经出现。它的两个主要目标如下：①通过在计算机上建模研究人类智能；②借助计算机技术解决复杂问题。

三、人工智能算法

医学成像是现代医疗保健的重要工具。然而，医学图像的解读可能具有挑战性，即使受过训练的专业人员也可能错过微妙的异常。为了应对这一挑战，正在开发人工智能算法以帮助解释医学图像。人工智能算法可以比人类更快、更准确地分析图像，并帮助医生做出更准确的诊断。下文是常用的医学图像辅助诊断的人工智能算法。

卷积神经网络（convolutional neural network，CNN）：是一类深度学习算法，在医学图像分析中取得了显著的成功。CNN使用层的分层结构从图像中提取特征，每一层都学习输入数据日益复杂的表示。CNN可以经过训练对图像进行分类，分割感兴趣的区域，甚至检测特定的特征，如肿瘤或病变。基于CNN的医学图像分析算法的一个例子是DeepLesion。DeepLesion是一个框架，它使用CNN检测和定位CT扫描中的病变。单次扫描可检测10 000个病灶，检测准确率超过90%。

循环神经网络（recurrent neural network，RNN）：是另一种深度学习算法，可用于医学图像分析。RNN非常适合序列数据，如时间序列或序列图像。在医学成像中，RNN可用于分析视频序列或多帧图像，其中前一帧的信息对当前帧的分析很重要。基于RNN的医学图像分析算法的一个例子是卷积LSTM网络（ConvLSTM）。ConvLSTM是一种将CNN的空间处理与RNN的时间处理相结合的深度学习架构。它已被用于医学影像中的视频分割和疾病诊断。

支持向量机（support vector machine，SVM）：是一种机器学习算法，可用于医学图像分析。SVM是二分类器，它学习两类数据之间的决策边界。在医学成像中，SVM可以被训练用来区分健康和病变组织，或检测特定的特征，如肿瘤或病变。基于 SVM 的医学图像分析算法的一个例子是具有径向基函数的支持向量机分类器（SVM-RBF）。该算法已应用于乳腺 X 射线摄影图像的乳腺癌诊断。SVM-RBF 对恶性肿瘤的检测准确率达 83.2%。

随机森林（random forest，RF）：是一种被广泛应用于医学图像分析的机器学习算法。随机森林是决策树的集合，它们一起工作对数据进行分类。在医学影像中，随机森林可用于感兴趣区的分割或特定特征的检测，如肿瘤或病变。

四、人工智能在超声内镜诊断消化道疾病中的应用

（一）胰腺病变

人工智能在超声内镜的诊断领域首先被应用于癌症。既往已经有多项人工智能在胰腺导管腺癌诊断中的研究被报道。例如，Zhang 等使用机器学习中的 SVM 算法区分胰腺导管腺癌和正常组织，结合超声内镜图像确定了 29 个特征，然后建立预测模型并进行反复训练，最终得到了 99.07% 的分类准确率，97.98% 的灵敏度。Das 等回顾性纳入胰腺 EUS-FNA 穿刺后的健康者 22 名，慢性胰腺炎患者 12 名和胰腺癌患者 22 名。基于超声内镜图像中提取的 11 个特征，使用机器算法进行训练，旨在区分胰腺癌、慢性胰腺炎及正常胰腺组织，最终该模型的诊断敏感度为 93%、特异度为 92%。由此研究者提出，人工智能辅助超声内镜诊断在鉴别慢性胰腺炎与胰腺癌方面的性能特点与 EUS-FNA 相当，并且未来可以实现无创诊断。

Săftoiu 等前瞻性纳入超声内镜检查发现胰腺结节的患者，包括 112 例胰腺癌和 55 例慢性胰腺炎患者的超声内镜图像数据，使用深度学习中的 CNN 算法，对胰腺导管腺癌和局灶性慢性胰腺炎进行鉴别诊断。在此研究中通过深度学习建立模型，研究结果显示模型鉴别诊断敏感度为 94.64%，特异度为 94.44%，阳性预测值为 97.24%，阴性预测值为 89.47%。

Kuwahara 等使用人工智能中较前沿的深度卷积生成对抗网络（DCGAN）算法对 933 例有超声内镜图像的胰腺病变患者进行了回顾性研究，此

研究结果显示，该深度学习模型在图像和患者水平上均具有约 90% 的准确率。使用 DCGAN 算法可以改善因输入数据集导致的不平衡，最终使深度学习算法结合超声内镜图像产生的该诊断模型显著提高了肿瘤诊断的准确率。另外，Tonozuka 等开发了使用超声内镜图像的 CNN 的原始 CAD 系统，并报道了其胰腺假性囊肿（PC）检测能力，并且使用来自慢性胰腺炎（CP）和坏死性胰腺炎（NP）患者的对照图像作为初步研究以分析 EUS-CNN 算法模型是否能够正确识别胰腺肿块，CNN 算法共输入 139 例患者，包括 76 例 PC、34 例 CP 和 29 例 NP 患者，共对 88 320 张图像进行训练，并且进行十倍交叉验证和独立检验。最终其敏感度为 92.4%、特异度为 84.1%。

众所周知，导管内乳头状黏液性肿瘤（IPMN）是胰腺癌的前兆病变。因此，早发现、早诊断 IPMN 并且预测其是否具有较大的向恶性肿瘤转变的风险至关重要。在本领域中，Takamichi Kuwahara 等报道了他们使用超声内镜 IPMN 相关图像作为深度学习算法输入数据的 206 例经过外科手术后确认病理情况的 IPMN 患者。根据切除后的病理诊断，将这些 IPMN 患者区分为良性 IPMN（IPMN 病理显示低、中级别发育不良）和恶性 IPMN（IPMN 病理显示高级别发育不良和浸润性癌）。而后，通过深度学习建模，根据超声内镜 IPMN 图像对其进行预测，并与病理结果进行比较。最终结果为恶性 IPMN 的敏感度、特异度和准确率分别为 95.7%、92.6% 和 94.0%，远远超过了人类诊断的准确率（56.0%）。该项研究揭示，与人类诊断和常规超声内镜特征相比，基于深度学习的人工智能算法可能是一种更准确和客观的诊断 IPMN 恶性肿瘤的方法。

（二）胃肠道间质瘤

Xintian Yang 等研究人员设计一种基于病理组织学证实的胃肠道间质瘤（GIST）或胃肠道平滑肌瘤（GIL）患者的超声内镜图像的人工智能系统。该研究中的人工智能系统是使用来自 752 例 GIST 或 GIL 参与患者的 10439 张超声内镜图像开发的。最后将该人工智能系统应用于一项多中心前瞻性诊断试验，从临床的层面探讨内镜医师与人工智能系统联合诊断是否能够区分 GIST 和 GIL。最终结果发现：前瞻性试验中，508 例连续受试

者中132例受试者经组织学诊断（36例GIST、44例GIL和52例其他类型的SEL）。通过联合诊断（人工智能辅助超声内镜医师），超声内镜医师诊断80例GIST或GIL患者的准确率从73.8%上升至88.8%，诊断总准确率有明显提升。

Yoon Ho Kim等研究人员也开发了一个卷积神经网络（CNN）辅助诊断系统，用来分析GIST的超声内镜图像，从而将医师较难判断的GIST与良性肿瘤（如平滑肌瘤和神经鞘瘤）区分开。首先筛选胃GIST、平滑肌瘤和神经鞘瘤的超声内镜图像，这些病变已通过手术或内镜切除和（或）EUS-FNB得到组织并进行病理学证实，排除模糊及质量差的图像。该研究最终构建的CNN系统区分GIST与非GIST肿瘤的敏感度、特异度、阳性预测值、阴性预测值和准确率分别为79.0%、78.0%、76.3%、80.5%和78.5%，而其区分平滑肌瘤和神经鞘瘤的敏感度、特异度、阳性预测值、阴性预测值和准确率分别为89.3%、80.6%、82.1%、88.4%和85.0%。根据获得的数据，研究者认为其所设计的CNN系统在超声内镜图像上诊断GIST显示出高准确性，可以辅助目前临床实践中GIST的超声内镜诊断。

Keiko Hirai等研究人员收集了12家医院病理证实的上消化道上皮下病变的超声内镜图像，包括GIST、平滑肌瘤、神经鞘瘤、神经内分泌瘤及异位胰腺等。而后又采用随机抽样方法将这些获取的图像按照4：1的比例分成训练数据集（该数据集用来开发和训练所设计的人工智能算法系统）和测试数据集（该数据集用来对人工智能系统进行测试）。该研究从631个病例中共收集了16 110张图像用于两个数据集。最终结果展示出人工智能系统对GIST、平滑肌瘤、神经鞘瘤、神经内分泌瘤和异位胰腺五种类型分类的准确率为86.1%，明显高于所有内镜医师。同时该研究中所设计的人工智能系统鉴别GIST和非GIST的敏感度、特异度和准确率分别为98.8%、67.6%和89.3%，同样也高于内镜医师。

（三）早期食管癌

Liang Wang等研究人员通过对比常规内镜检查与人工智能算法联合超声内镜检查，比较内镜和超声图像的实时诊断特点，结合内镜检测与病理结果，从而评价人工智能算法联合超声内镜对早期食管癌及癌前病变的诊断价值。通过筛选，选择符合标准的80例患者，并随机分为三组：两组基于人工智能算法的结合超声内镜图像的内镜检查组，其中按照算法不同分为级联区域-卷积神经网络（cascade region-convolutional neural network model algorithm group，Cascade RCNN）模型算法组和传统卷积神经网络模型算法组，以及单纯使用超声内镜检查组（对照组）。该研究表明，超声图像的人工智能算法是有效的，检测性能优于内镜检测，检测时间也显著缩短，为超声内镜鉴别诊断早期上消化道癌或其他消化道肿瘤提供了参考依据。Gao-Shuang Liu等同样开发了一种卷积神经网络算法系统用于自动识别食管病变的浸润深度和起源。该研究总共收集1670幅超声内镜图像，用于训练和验证卷积神经网络系统。经测试该卷积神经网络系统的总体准确率为82.49%，敏感度为80.23%，特异度为90.56%。该研究首次通过深度学习识别食管超声内镜图像，开发了一种卷积神经网络算法，能够自动识别食管黏膜下肿瘤的浸润深度和病变起源，并对此类肿瘤进行分类，从而达到良好的准确性。

Mate Knabe等研究人员开发了一种人工智能系统辅助超声内镜对Barrett食管相关食管腺癌进行分期。共选择了来自577例Barrett腺癌患者的1020张图像（每名患者最少一张，最多三张），用于卷积神经网络的训练和内部验证。总共选择了821张图像训练模型，最终使用了199张图像对模型进行验证。最终结果显示开发的人工智能模型识别Barrett黏膜良性病变、Barrett黏膜原位癌、早期Barrett食管进展癌及晚期Barrett进展癌的准确率、敏感度和特异度都较高。总体诊断的准确率为73%。

（四）肝脏和胆道疾病

Liwen Yao等研究人员构建了一个称为BP MASTER的基于深度学习的系统，用于超声内镜中实时识别和胆管标注。该研究中的系统集成了4个基于深度学习中的深度卷积神经网络（deep convolutional neural network，DCNN）算法模型，这些模型的主要作用如下：①对超声探头所在的位置进行定位，并为医师提供相应的操作说明；

②标注胆管并为超声内镜医师提供胆管直径测量。该系统可以识别胆管扫描的标准位置，提醒超声内镜医生错过的部分，并指导医生进行相应的操作。同时该系统还可以高精度分割胆管，自动测量胆管直径，简化超声内镜医生的操作，并有助于评价扩张和狭窄的胆管。

Jae Hee Cho的研究团队开发了ResNeT50结构的人工智能辅助超声内镜诊断系统。使用了1039张超声内镜图像（其中包括836张胆囊息肉和203张胆囊结石的超声内镜图像）的队列对人工智能进行培训、内部确认和测试。最后使用83例患者的外部验证队列验证了诊断性能，并与专业的超声内镜医师的诊断性能进行了比较。该研究发现超声内镜联合人工智能诊断肿瘤或非肿瘤性胆囊息肉的准确率（65.3%）介于中级超声内镜医师（66.7%）和专家超声内镜医师（77.5%）的准确率之间。说明该研究团队新开发的超声内镜联合人工智能诊断模型在诊断肿瘤性胆囊息肉和胆囊腺癌方面表现出良好的性能，且与超声内镜医师相当。

Marya等研究人员开发了一种新的基于超声内镜的卷积神经网络模型来识别和分类肝脏局灶性病变（FLL）。该研究首先回顾了一个前瞻性超声内镜数据库，数据库中包括通过超声内镜可视化和采样的FLL病例。从中提取肝实质和FLL的相关静态图像和视频。然后随机分配患者数据，用于CNN模型训练和测试。最终模型创建后，进行分析以评估该基于超声内镜图像的CNN模型自主识别FLL的能力，以及该CNN模型鉴别良恶性FLL的能力。该研究共使用了来自256例患者的总计210 685张超声内镜图像来训练、验证和测试CNN模型。通过分析该基于超声内镜的CNN模型成功地自主定位了92.0%超声内镜数据集中的FLL。当评价从视频或医师捕获的图像中提取的任何随机静止图像时，该人工智能模型对恶性FLL分类的敏感度为90%，特异度为71%。而用该模型评估全长视频数据集时，其对恶性FLL分类的敏感度为100%，特异度为80%。但超声内镜检查的一个缺陷是无法获得肝脏右叶的完整评价，因此肝脏右叶的FLL可能并未充分可视化。总而言之，该研究证明了基于超声内镜的CNN模型训练识别和分类FLL的准确性、简单性和快速性。

五、展望和存在挑战

随着近年来人工智能技术的飞速发展，以人工智能算法为基础的人工智能辅助超声内镜图像诊断技术展现出蓬勃的生命力，解放了临床超声内镜医师的部分繁重诊断工作，并已经在肝脏胆道良恶性疾病、早期食管癌、胰腺良恶性疾病及胃肠道间质瘤的鉴别中被报道具有重要意义。随着人工智能相关算法和介入性超声技术的发展，人工智能的未来方向除了利用各种超声检查手段进一步协助准确鉴别病灶性质外，还可进一步整合各项检查手段，给出治疗策略，并有望通过人工智能精确引导或进行超声内镜下各项介入治疗。

目前，人工智能在超声内镜中的应用仍处于早期阶段，要充分发挥其潜力，必须解决几个挑战。其中一个主要挑战是需要大量高质量的训练数据。开发用于超声内镜诊断的人工智能算法需要大量带有注释的超声内镜图像和临床数据的数据集，获取这些数据集耗时且成本高。另一个挑战是人工智能算法中可能存在过拟合和偏差。当人工智能算法在一个太小或太同质的数据集上训练时，就会发生过拟合，因此，它在新数据上的表现很差。当人工智能算法在不代表目标人群的数据集上进行训练时，就会出现偏差，因此可能会产生不准确或不公平的结果。为了应对这些挑战，未来的研究应专注于开发大型、多样化的超声内镜图像和临床数据集，以及开发更强大和透明的人工智能算法。另外需要注意的是，有关人工智能协助诊断或预测临床结果的前瞻性研究非常少，对于以用户为中心的算法更加寥寥。必须进行严格的论证研究并在真实环境中反复验证，才能将人工智能技术无缝嵌入临床诊疗环节，实现人工智能与人工流程的完美结合。

一个更加严峻的问题是如何建立完善的人工智能医疗事故问责制。人工智能技术无疑将改变传统的医患关系，这种变化的内在原因是医生个人责任感的潜在转变。例如，在消化道肿瘤性质预测问题方面，人工智能所致的误判会让患者接受不必要的手术，或延误诊治时机。而问责的源头则是多方的——医生、提供软件平台的供应商、构建算法的开发人员或训练数据的来源。建立完善的追责制度是消化内镜人工智能临床应用的重要环节，但如何划分责任仍有待明确。

（张德宇 蒋 斐）

参考文献

Alqahtani SA，Ausloos F，Park JS，et al，2022. The Role of endoscopic ultrasound in hepatology. Gut Liver，17（2）：204-216.

Cho BJ，Bang CS，Lee JJ，et al，2020. Prediction of Submucosal Invasion for Gastric Neoplasms in Endoscopic Images Using Deep-Learning. J Clin Med，9（6）：1858.

Faulx AL，Kothari S，Acosta RD，et al，2017. The role of endoscopy in subepithelial lesions of the GI tract. Gastrointest Endosc，85（6）：1117-1132.

Frenkel V，2008. Ultrasound mediated delivery of drugs and genes to solid tumors. Adv Drug Deliv Rev，60（10）：1193-1208.

Fujii-Lau LL，Abu Dayyeh BK，Bruno MJ，et al，2015. EUS-derived criteria for distinguishing benign from malignant metastatic solid hepatic masses. Gastrointest Endosc，81（5）：1188-96. e1-7.

Giovannini M，2009. Contrast-enhanced endoscopic ultrasound and elastosonoendoscopy. Best Pract Res Clin Gastroenterol，23（5）：767-779.

Harima H，Kaino S，Shinoda S，et al，2015. Differential diagnosis of benign and malignant branch duct intraductal papillary mucinous neoplasm using contrast-enhanced endoscopic ultrasonography. World J Gastroenterol，21（20）：6252-6260.

Hirai K，Kuwahara T，Furukawa K，et al，2022. Artificial intelligence-based diagnosis of upper gastrointestinal subepithelial lesions on endoscopic ultrasonography images. Gastric Cancer，25（2）：382-391.

Hosny A，Parmar C，Quackenbush J，et al，2018. Artificial intelligence in radiology. Nat Rev Cancer，18（8）：500-510.

Hou X，Jin Z，Xu C，et al，2015. Contrast-enhanced harmonic endoscopic ultrasound-guided fine-needle aspiration in the diagnosis of solid pancreatic lesions：a retrospective study. PLoS One，10（3）：e0121236.

Imazu H，Kanazawa K，Mori N，et al，2012. Novel quantitative perfusion analysis with contrast-enhanced harmonic EUS for differentiation of autoimmune pancreatitis from pancreatic carcinoma. Scand J Gastroenterol，47（7）：853-860.

Jang SI，Kim YJ，Kim EJ，et al，2021. Diagnostic performance of endoscopic ultrasound-artificial intelligence using deep learning analysis of gallbladder polypoid lesions. J Gastroenterol Hepatol，36（12）：3548-3555.

Kim YH，Kim GH，Kim KB，et al，2020. Application of a convolutional neural network in the diagnosis of gastric mesenchymal tumors on endoscopic ultrasonography images. J Clin Med，9（10）：3162.

Knabe M，Welsch L，Blasberg T，et al，2022. Artificial intelligence-assisted staging in Barrett's carcinoma. Endoscopy，54（12）：1191-1197.

Kuwahara T，Hara K，Mizuno N，et al，2021. Current status of artificial intelligence analysis for endoscopic ultrasonography. Dig Endosc，33（2）：298-305.

Lagergren J，Smyth E，Cunningham D，2017. Oesophageal cancer. Lancet（London，England），390（10110）：2383-2396.

Liu GS，Huang PY，Wen ML，et al，2022. Application of endoscopic ultrasonography for detecting esophageal lesions based on convolutional neural network. World J Gastroenterol，28（22）：2457-2467.

Marya NB，Powers PD，Fujii-Lau L，et al，2021. Application of artificial intelligence using a novel EUS-based convolutional neural network model to identify and distinguish benign and malignant hepatic masses. Gastrointest Endosc，93（5）：1121-1130. e1.

Minoda Y，Ihara E，Komori K，et al，2020. Efficacy of endoscopic ultrasound with artificial intelligence for the diagnosis of gastrointestinal stromal tumors. J Gastroenterol，55（12）：1119-1126.

Mori Y，Kudo SE，Mohmed HEN，et al，2019. Artificial intelligence and upper gastrointestinal endoscopy：Current status and future perspective. Dig Endosc，31（4）：378-388.

Shen YT，Chen L，Yue WW，et al，2021. Artificial intelligence in ultrasound. Eur J Radiol，139：109717.

Smyth EC，Lagergren J，Fitzgerald RC，et al，2017. Oesophageal cancer. Nat Rev Dis Primers，3：17048.

Sugimoto M，Takagi T，Hikichi T，et al，2015. Conventional versus contrast-enhanced harmonic endoscopic ultrasonography-guided fine-needle aspiration for diagnosis of solid pancreatic lesions：A prospective randomized trial. Pancreatology，15（5）：538-541.

Teh JL，Shabbir A，Yuen S，et al，2020. Recent advances in diagnostic upper endoscopy. World J Gastroenterol，26（4）：433-447.

Thakkar S，Kaul V，2020. Endoscopic Ultrasound Staging of Esophageal Cancer. Gastroenterol Hepatol，16（1）：14-20.

Thosani N，Singh H，Kapadia A，et al，2012. Diagnostic accuracy of EUS in differentiating mucosal versus submucosal invasion of superficial esophageal cancers：a systematic review and meta-analysis. Gastrointest Endosc，75（2）：242-253.

Wang L，Song H，Wang M，et al，2021. Utilization of Ultrasonic Image Characteristics Combined with Endoscopic Detection on the Basis of Artificial Intelligence Algorithm in Diagnosis of Early Upper Gastrointestinal Cancer. J Healthc Eng，2021：2773022.

Yamamoto N，Kato H，Tomoda T，et al，2016. Contrast-enhanced harmonic endoscopic ultrasonography with time-intensity curve analysis for intraductal papillary mucinous neoplasms of the pancreas. Endoscopy，48（1）：26-34.

Yamashita R，Nishio M，Do RKG，et al，2018. Convolutional neural networks：an overview and application in radiology. Insights Imaging，9（4）：611-629.

Yang X，Wang H，Dong Q，et al，2022. An artificial intelligence system for distinguishing between gastrointestinal stromal tumors and leiomyomas using endoscopic ultrasonography. Endoscopy，54（3）：251-261.

Yao L，Zhang J，Liu J，et al，2021. A deep learning-based system for bile duct annotation and station recognition in linear endoscopic ultrasound. E Bio Medicine，65：103238.

第二十二章
超声内镜诊疗操作护理

超声内镜（EUS）自诞生之日起发展至今，已成为胰、胆疾病重要的诊疗手段。近年来超声内镜引导细针穿刺抽吸术（EUS-FNA）、ERCP结合的管腔内超声检查术（intraductal ultrasonography, IDUS）将诊断提高到组织学及细胞学水平。EUS引导下治疗，如腹腔神经丛阻滞术、金标植入术、胰腺假性囊肿胃内置管引流术等，已成为胰腺疾病重要治疗手段。EUS诊疗操作不仅要求操作医生具备相当娴熟的内镜操作水平，同时还需要掌握超声影像学及解剖学等相关知识。一名专业内镜护士除了需要做好术前相关准备之外，术中配合技巧和术后护理也是决定超声诊疗技术成功与否的关键。

第一节 上消化道超声内镜检查护理

一、术前准备

（一）患者准备

1. 患者空腹8小时以上，年老体弱及行胃大部切除者应适当延长禁食水时间。上午检查者于前一日晚餐后禁食水，当日免早餐。下午检查者早上可进流质饮食，中午禁食水。幽门梗阻者应禁食2～3天，必要时进行胃肠减压或催吐。

2. 询问患者过敏史、用药史及既往史，评估是否存在高血压、前列腺肥大、心律失常及服用抗凝药物等情况。有无活动义齿，如有，嘱其取下，避免误咽。

3. 向患者讲解检查过程及检查过程中可能存在的风险，并签署知情同意书；同时做好心理护理，缓解其紧张情绪以取得配合；讲解检查过程中配合

要点，如插镜时做吞咽动作，遇恶心可深呼吸。

4. 协助患者取左侧卧位，头下垫一治疗巾，解开衣领，宽松裤带；左手自然放平，右手扶住弯盘，双腿半屈，保持腹部肌肉放松。

（二）术前用药

1. 去泡剂及咽部麻醉 检查前15～30分钟口服去泡剂及去黏液剂，去除存在上消化道内的空气泡沫及黏液。因黏液及泡沫会掩盖病变，影响内镜观察，泡沫中气体又可反射声波干扰超声成像，因此超声内镜检查对被检消化道清洁度要求更高。由于泡沫多系随唾液吞入消化道所致，故检查时嘱患者不要吞咽，避免带入新的泡沫。未行全身麻醉超声内镜检查术患者，为使检查顺利，通常对咽部进行局部麻醉，可采用喷雾法和麻醉糊剂吞服法，术前使用。

2. 解痉药与麻醉药 为解除胃肠道痉挛，减少胃肠道蠕动，确保超声内镜检查顺利进行，检查前可使用解痉药，但使用前须排除患有青光眼及前列腺肥大等疾病。超声内镜检查较普通上消化道内镜检查存在着操作时间长、内镜外径粗等特点，故推荐无痛苦检查，目前临床上常用的方法为静脉内注射丙泊酚注射液，因其起效快、作用时间短且副作用小而被广泛应用。行无痛苦超声内镜检查者，必须进行详细的术前评估，把握好适应证。

（三）器械准备

1. 超声内镜 将超声内镜与主机、注水瓶、吸引器连接好，注水瓶内装适量灭菌注射用水。检查内镜角度控制旋钮，注气、注水及吸引是否正常。用拭镜纸擦拭镜面，使内镜图像清晰，观察图像是否有条纹及色差等异常情况，确保各方面均正常后将内镜垂直悬挂后备用。

2. 超声内镜附件　主要为活检钳。使用前检查活检钳开启是否顺利，钳杯外表面是否光滑及咬合面是否对齐。根据超声内镜活检钳道的规格选择合适的活检钳直径。

3. 注水泵　使用前检查各线路连接是否准确，确认无误后接通电源，贮水瓶中装入适量无气水，注意动作轻柔，避免剧烈晃动水瓶，以免产生气泡。水温要冷热适宜，以免患者感到不适。拧紧贮水瓶盖，以防注水时漏气，在体外试验性注水，确保注水泵正常工作。

4. 水囊的安装和调试　安装水囊前，应仔细检查水囊有无破损、膨胀及变色、橡胶老化现象，将水囊置于专用推送器中，使其大孔径一端橡皮圈翻折覆盖于推送器边缘，卡住其凹槽内，将水囊推送器套于超声内镜前端，使翻折橡皮圈卡在超声内镜前端的大凹槽内，拔出推送器，将水囊小孔径一端橡皮圈卡到超声内镜前端小凹槽内（图22-1-1，图22-1-2）。安装完毕后，向水囊内注无气水，直径以3cm为限，如发现水囊边缘渗水，可调整水囊位置，如有漏水，应重新更换，水囊注水后如发现明显偏心状态，用手指指腹轻轻按压校正；同时注意水囊内有无气泡存在，若有气泡存在，将超声内镜头端朝下，反复吸引、注水将囊内气泡吸尽（图22-1-3）。

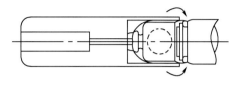

图22-1-2　超声内镜水囊的正确安装方法

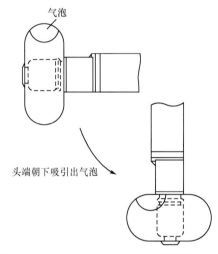

图22-1-3　超声内镜水囊中气泡的排除方法

5. 超声系统准备　检查超声系统线路，确保连接正常，开启电源并启动超声，观察超声画面是否清晰，探头运转是否正常。检查前输入受检患者一般资料，如姓名、年龄、检查号。

6. 其他物品准备　吸痰管、冲洗用水、冲洗注射器及心电监护仪等。常规配备急救物品与药品。

7. 超声微探头连接与调试

（1）使用微探头须用2.8mm以上活检钳道胃镜。

（2）在活检钳道口安装微探头专用注水接口及阀门。

（3）连接超声驱动装置，将微探头末端连接部上标志性固定栓向上，平直地插入超声驱动装置，如使用三维超声探头，安装时应向顺时针方向旋转拧紧。

（4）将超声微探头置于无气水中，开启超声

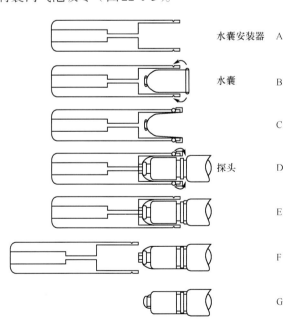

图22-1-1　超声内镜水囊的安装过程

（图中标注：水囊安装器 A、水囊 B、C、探头 D、E、F、G）

装置，观察超声波波形是否正常。若发现探头前端有气泡，轻轻捏住探头前端，将探头向下轻轻甩动，排除气泡。

二、术中配合

在超声内镜检查时，2名以上助手配合为宜，一名助手位于患者头侧，负责扶住患者头部及固定内镜咬口，以防咬口脱落而咬损内镜，同时观察患者生命体征及检查过程中患者的反应，如有分泌物，嘱其顺嘴角流出并及时吸尽。另一名助手位于操作医生旁边，负责注水、活检及操作超声主机面板，同时负责及时添加内镜注水瓶及注水泵中的水。

（一）超声内镜插入配合

超声内镜顺利通过咽喉部到达受检部位附近是检查成功的关键。因超声内镜前端硬性部长、外径粗，因而插入较普通胃镜困难。为确保插入成功，当插镜至咽喉部时，协助患者轻抬下颌，使咽部与食管呈一直线便于插入。同时可嘱受检者做吞咽动作。

（二）浸泡法检查的配合

浸泡法检查是向腔内注入无气水，将超声探头置于水中靠近病变进行探查。此法常适用于胃底、胃体、胃窦及胃邻近器官检查。

1. 当操作者发现病灶后，将注水管连接于内镜活检阀门处，用注水泵向受检部位注水，量以超声探头与受检部位之间无空气为宜，此时超声屏幕上可清晰显示受检部位超声图像。若检查过程中超声图像呈环形强回声图像，提示超声探头已露出水面，可调整探头位置或继续注水。

2. 浸泡法检查时，为使病变完全浸泡于水中获得满意图像，必要时可协助患者变换体位，根据不同病变部位可采用头低位、头高位、仰卧位或俯卧位，改变体位时应暂时停止注水。

3. 一次注水量不超过500ml，以免注水过多患者恶心、呕吐后将水误吸入肺内，引起肺部感染。注水过程中密切注意患者有无呛咳及不适，及时吸尽分泌物及呕吐物。

4. 检查完毕，提醒操作者尽量将水吸尽，以防术后因注水过多患者出现腹痛、腹胀。

（三）胆胰疾病检查配合

胆胰疾病检查时需将超声内镜探头插入十二指肠球部甚至降段，因该区肠腔狭小弯曲角度较大，因而患者反应大，恶心、呕吐明显，此时嘱患者深呼吸，按压其合谷穴，以减轻症状，同时及时处理呕吐物，注意观察内镜咬口有无脱落，防止咬损内镜。

（四）微型超声探头检查配合

微型超声探头一般适用于直径＜10mm的微小隆起性上消化道病变。

1. 发现病变后，用注水泵向受检部位注入无气水，使病变浸没于水中，如遇受检部位存水困难，可选择注水镜进行检查，实现边注水边行超声检查。

2. 助手手持超声内镜探头前端，并递交给操作医生，操作者通过活检钳道阀门轻轻插入，为避免探头受折，插入时禁止用力过猛，避免内镜镜身与微型超声探头弯曲半径过小。

（五）操作超声主机面板

超声主机面板是充分发挥超声内镜检查的重要部件，在检查配合中助手需要熟练掌握操作面板中各个按键的作用。

（六）其他

其他还包括采集保存图像、打印照片或录像。

三、术后护理

（一）患者护理

检查结束后取下内镜咬口，清除患者口腔内分泌物，协助患者下床，并交代术后注意事项。术后因患者咽喉部麻醉作用尚未消退，嘱其勿咽唾液，以防呛咳，2小时后才可进食。咽喉部擦伤疼痛明显及术后有腹胀不适者，宜进食冷及清淡半流食1天，必要时给予药物辅助治疗。无痛患者术后通常有头晕等症状，需在复苏室进行监护，待完全清醒后且有人陪伴下才能离开，以防发生意外。

（二）内镜处理

检查结束后，应立即对内镜进行再处理。

（三）附件处理

超声内镜检查中，附件是发生交叉感染的潜在来源，因此对于一次性使用的物品，术毕应立即毁形、丢弃。对于其他物品如注水瓶、注水泵等，于检查结束后应执行相关再处理流程。

（四）超声内镜及微型超声探头保管

诊查结束后的超声内镜及微型超声探头应充分干燥后存放于内镜储存房间及内镜专用储镜柜中，该环境应是清洁、干燥、通风好，温湿度适宜，避免高温、阳光直射、潮湿的地方。内镜应垂直悬挂保存，放松内镜弯角钮，取下活检阀门、吸引阀门及先端部等部件。微型探头宜采用悬挂式保存，悬挂时动作应轻柔，避免探头过度摇晃导致损坏。

第二节　下消化道超声内镜检查护理

一、术前准备

（一）清洁肠道

下消化道腔内超声检查主要是指结肠镜下的超声内镜检查术，术前准备的关键是做好肠道准备。肠道清洁干净与否可直接影响检查结果。如果受检部位位于直肠，一般行灌肠术即可，如果受检部位位于直肠以上，则需要服用泻剂进行肠道准备。患者检查前2日开始进少渣半流食，前1日进流食。检查前口服泻剂清洁肠道，目前临床上常用的肠道准备的泻剂有硫酸镁、复方聚乙二醇电解质散、磷酸盐类等。可采用2L单次复方聚乙二醇电解质方案，常规用法：在结肠镜超声检查前4～6小时开始服用，2小时内服完。排便前

患者感到腹胀，可暂缓服用，待症状消除后再继续服用，直至排出清水便。如排便性状达不到上述要求，可加服PEG溶液或清水，总量一般不超过4L。

（二）术前用药

结肠超声检查通常会引起受检者腹胀、腹痛，必要时术前适当给予解痉药。

（三）患者准备

检查前患者更换肠镜检查裤，取左侧卧位，两腿弯曲，臀部区域检查床上垫治疗巾，避免污染床单。

（四）器械准备

除结肠镜外，超声微探头、注水泵、超声系统准备同上消化道超声内镜检查。

二、术中配合

（1）直肠指检。

（2）左手拇指、示指分开肛周皮肤，显露肛门，右手持镜将镜头侧放于肛门口，用示指将镜头轻轻压入肛门内，观察视野进镜。

（3）单人插镜法只需操作者一人操作即可，助手负责于内镜上涂润滑油，协助患者变换体位。当内镜通过乙状结肠、结肠左曲、结肠右曲困难时协助按压患者腹部，顶住镜身使其不结袢。同时应观察患者反应。双人插镜法，根据操作者指令进镜或退镜。当发现病变行超声探查时，一名助手负责固定内镜、变换体位，观察患者有无腹痛、腹胀，另一名助手负责注水、递给操作者微型超声探头及进行超声面板操作。

三、术后护理

询问患者有无腹胀、腹痛情况，如腹胀明显，再行内镜下排气，协助患者下床更换裤子，交代注意事项。如腹痛较长时间未缓解，则建议留院继续观察。内镜和微型超声探头术后处置同上消化道超声内镜检查。

第三节　胆管和胰管内超声检查护理

胆胰管腔内超声（IDUS）是将微型超声探头插入胆管或胰管内检查，需要在ERCP检查的基础上进行，操作均需在X线辅助下进行。

一、术前准备

（一）患者准备

（1）签署检查知情同意书，向患者及其家属说明检查目的、检查过程及可能存在的并发症。取得患者及其家属同意后方可进行检查。

（2）检查前禁食8小时以上，年老体弱及行胃大部切除者应适当延长禁食水时间。术前口服去泡剂及进行咽喉部麻醉，取下义齿及身上金属物件，如为系扣上衣，检查前需解开纽扣。

（3）右前臂留置静脉针，便于术前及术中静脉内给药。

（二）器械准备

（1）由于管腔内超声探头直径较粗，宜选用3.2mm以上活检钳道的超声内镜。使用前常规检查内镜图像是否清晰，角度钮转动是否灵活，抬钳器关节是否灵活及内镜注气、注水和吸引功能是否良好。

（2）微型超声探头最好选用头端可以沿导丝插入的微探头，如此不易损坏探头，且易通过十二指肠乳头及狭窄性病变。使用前连接超声驱动器，开启超声主机并启动超声，检查微探头运行是否正常，图像是否清晰。

（三）常用内镜附件

常用内镜附件包括切开刀、导丝、造影导管等插管附件，准备条件同ERCP诊疗术。必要时备高频电发生器。

（四）其他物品

其他物品：心电监护仪、吸氧管、吸痰管。造影剂，以非离子型造影剂更理想，使用前用生理盐水1∶1稀释后抽入注射器后备用。消毒中单用于存放打开包装后的微探头、导管、导丝及高频电刀。

二、操作配合

（一）患者体位和术前给药

嘱患者取俯卧位，头偏向右侧，右肩垫一软枕，右腿弯曲。咬上内镜咬口，进镜时助手以一手固定以防止患者恶心时牙垫脱出咬损内镜。连接监护仪、吸氧管。因静脉内给药，药效作用快，故摆好患者体位后，在静脉内注药前务必先咬住内镜咬口，常规静脉注射药物有解痉药、镇静剂等。

（二）插管配合

术者将导管插入胰胆管后，在X线监视下缓慢推注造影剂，推注速度不宜过快，在X线监视下见主胰管和1~2级胰管显影即可，不宜使胰实质显影，否则术后易发生胰腺炎。胆管显影时注射造影剂量不宜多，否则影响病变观察。

（三）探头插入和超声探查配合

确认导管在胰胆管内，将导丝留置于胆胰管内，行胰管腔内超声检查时将导丝最好置于胰尾部；行胆管内腔内超声检查时将导丝插入病变上方超过狭窄处。沿导丝插入超声微探头，一手轻扶微探头前端，一手轻拉导丝，并将导丝尾部呈圆形盘曲。不能使探头打折，通过活检阀门时用力不能过猛；探头通过活检钳道露出内镜前端，此时轻拉导丝，给予一定张力，使探头顺利插入胰胆管。在X线监视下确认微探头位置，分别在病灶处及病灶远端、近端进行探查，根据操作者指令助手操作键盘、采集图像、留取照片。

三、术后护理

（一）器械处置

检查结束后退出导丝与微探头，关闭超声主机，从驱动器上拔下探头盖上防水盖，即刻清洗、消毒。内镜从患者体腔内退出后，擦净内镜插入部表面黏液，再行处理。

（二）患者护理

取下内镜咬口、吸氧管，吸净口腔内分泌物，将患者转移至平车上，在复苏室内监护，待完全清醒，生命体征稳定后才可送入病房。告知患者及其家属术后禁食、禁水24小时以上。

第四节　超声内镜引导下治疗护理

超声内镜引导下治疗主要有细针穿刺活检术、药物注射治疗（腹腔神经丛阻滞术、瘤体内注射重组溶瘤病毒等）、肿瘤内植入术（金标、放射性碘粒子）、胰腺囊肿穿刺置管引流、胆管穿刺置管引流及胰管穿刺置管引流。

一、术前准备

（一）患者准备

患者术前准备同上消化道超声内镜检查术。

（二）术前用药

由于超声内镜引导下治疗操作时间长，常规宜在全身麻醉下进行，减少患者痛苦，确保手术顺利进行。如有麻醉禁忌，可在严密监视下静脉内注射镇静剂，避免患者因不能忍受而治疗中断。

（三）器械准备

1. 超声内镜　穿刺用超声内镜，活检钳道要求3.7mm以上。术前检查内镜性能，安装水囊。

2. 穿刺针　常用穿刺针的规格一般为19～25G，部件分把手、外鞘管、针芯及穿刺针四部分。操作前检查穿刺针的性能，各部位连接是否紧密，操作是否顺滑，穿刺针头端是否尖锐，确保针头无垢、无锈、无弯曲。在确保穿刺针各部件性能良好的同时，务必拧紧把手部固定螺丝，以防误操作而损伤内镜钳道。另抽取负压备用。

3. 支架　超声内镜引导胰腺囊肿胃壁引流支架有塑料及金属自膨式两种。塑料支架通常选双头猪尾形塑料支架；金属自膨式支架宜选用双头蘑菇式以防支架移位。

4. 注射用药物　阻滞剂有无水乙醇、布比卡因；肿瘤内注射药物为重组溶瘤病毒等。

5. 其他物品　包括尺寸为0.035in或0.025in导丝、扩张探条、扩张水囊、6～10Fr囊肿切开刀、支架推送器、造影剂、消毒中单、灭菌手套、一次性无菌手术衣等。

二、操作配合

超声内镜引导下操作包括细针穿刺活检术、药物注射治疗、肿瘤内植入术及胰腺假性囊肿穿刺置管引流、胆管穿刺置管引流及胰管穿刺置管引流。具体操作护理配合如下。

（一）细针穿刺活检术

（1）操作者插镜至病变附近，超声清楚显示病灶及消化道层次关系。

（2）护士协助操作者测量病灶大小，并计算出最大可穿刺深度及最小应穿刺深度，遵医嘱选择规格适宜的穿刺针。

（3）助手协助取下内镜活检阀门，并将穿刺针缓慢由活检钳道插入，待针鞘完全插入后将末端固定于内镜活检管道入口处。

（4）协助开启超声多普勒及彩色血流图，了解病灶周围血流分布及病变与胃肠壁间有无血管横跨。

（5）操作者选择离消化道壁最近的穿刺路径，同时应避开血管。

（6）确定好穿刺路径后，助手将针芯向外退出0.5mm，以利于穿刺进针。

（7）操作者将靶组织调整至视野中央或稍靠近镜头前方，穿刺针与胃肠壁呈锐角进入为宜。

（8）穿刺时一般无须将镜身前端水囊充盈，以直接接触法显示病灶即可。

（9）显示穿刺针头端，观察非穿刺时针道的回声情况，并将穿刺点周围气体吸尽。

（10）超声探头贴紧穿刺部位，计算好穿刺针伸出的距离并固定，快速将穿刺针刺入病灶。

（11）助手将针芯先往里推到底后拔出，并接上负压。也有学者主张不接负压，利用助手针芯缓慢退出时产生的微负压吸取病灶组织。

（12）操作者将针芯来回在靶组织内做提插运

动数次后助手关闭负压，针芯退回至鞘内后，取出穿刺针。

（13）助手负责处理标本，如组织条送病理学检查，组织液送细胞学检查。

（14）术中助手应时刻观察患者神态及生命体征，如有异常，应及时通知操作者。

（二）药物注射治疗

目前临床上开展的超声内镜引导药物注射治疗主要有超声内镜引导腹腔神经丛毁损术（EUS-CPN）及瘤体内注射重组溶瘤病毒两种。EUS-CPN是指将神经阻滞药物注射到腹腔神经节区域，可有效缓解胰腺癌引起的剧烈腹痛。EUS-CPN特别适于治疗晚期胰腺癌的腹痛，是晚期胰腺癌安全、高效、经济的镇痛方案。瘤体内注射重组溶瘤病毒主要应用于中晚期胰腺癌的抗肿瘤治疗。溶瘤病毒通过多种机制杀灭肿瘤，包括直接溶解、细胞融合、释放毒性蛋白及诱导抗肿瘤免疫，最终导致肿瘤细胞溶解和死亡。两种操作方法类似，护理配合基本相同，故合并阐述。

（1）准备好注射所需药物。EUS-CPN阻滞剂一般为无水乙醇和布比卡因注射液，遵医嘱抽取适量备用；重组溶瘤病毒稀释后抽取备用。两组操作均需备生理盐水用于冲洗针道。

（2）操作者经超声探查到目标组织后，确定穿刺部位。EUS-CPN为确定腹腔神经节位置，瘤体内注射溶瘤病毒须确定要注射的肿瘤体。

（3）护士协助测量穿刺的深度，遵医嘱选择规格适宜的穿刺针，药物注射治疗一般选择22G穿刺针即可。

（4）助手协助取下内镜活检阀门，并将穿刺针缓慢由活检钳道插入，待针鞘完全插入后将末端固定于内镜活检管道入口处。

（5）协助开启超声多普勒及彩色血流图，了解靶器官周围血流分布及病变与胃肠壁间有无血管横跨。

（6）操作者选择离消化道壁最近的穿刺路径，同时应避开血管。

（7）穿刺过程同EUS-FNB。

（8）穿刺至靶器官后，助手将针芯先往里推到底后拔出，常规连接并打开负压，观察连接处是否有新鲜血液流出，如有，则判定穿刺针头端位于血管内，应重新选择穿刺点进行穿刺；如无，则判定穿刺针头端位于靶器官内，随即关闭并取下负压。

（9）助手将抽取好的药物缓慢推注，同时观察患者反应。

（10）将药物完全推注完毕后，助手继续推注适量生理盐水以确保所有药物均已进入靶组织。退出穿刺针，结束操作。

（11）术后，护士应密切观察患者生命体征。

（三）肿瘤内植入术

目前临床上超声内镜引导下的肿瘤内植入术主要为放射性碘粒子植入术和金标植入术。作为放射治疗肿瘤方法的一种，超声内镜引导下，将发出低能量γ射线的碘粒子直接植入肿瘤组织内，对肿瘤组织进行持续性、最大程度毁灭性杀伤。而肿瘤内金标植入，则有助于射波刀治疗肿瘤，对肿瘤组织精确定位。两者从操作上来讲完全一致，故合并阐述。

（1）因碘粒子具有放射性，因此在操作前术者需穿戴防辐射装备。

（2）操作者经超声探查到肿瘤组织后，确定穿刺部位。

（3）护士协助测量穿刺的深度，因金标和放射性碘粒子直径均较粗，需选择19G以上规格穿刺针。

（4）助手协助取下内镜活检阀门，并将穿刺针缓慢由活检钳道插入，待针鞘完全插入后将末端固定于内镜活检钳道入口处。

（5）协助开启超声多普勒及彩色血流图，了解靶器官周围血流分布及病变与胃肠壁间有无血管横跨。

（6）操作者选择离消化道壁最近的穿刺路径，同时应避开血管。

（7）穿刺过程同EUS-FNB。

（8）穿刺至肿瘤组织后，助手将针芯先往里推到底后拔出，常规连接并打开负压，观察连接处是否有新鲜血液流出，如有，则判定穿刺针头端位于血管内，应重新选择穿刺点进行穿刺；如无，则判定穿刺针头端位于肿瘤组织内，随即关闭并取下负压。

（9）肿瘤内植入术需2名助手。一名助手负责将事先安置于释放器内的金标或碘粒子释放至针道内，另一名助手利用针芯，将金标或碘粒子推送至肿瘤内后，退出针芯，等待下一颗植入，如此周而复始直至将所有金标或碘粒子植入。一般金标只需植入1～2颗，碘粒子需均匀植入于肿瘤体内，具体数目及计算方法请参阅相关章节。

（10）术后，护士应密切观察患者生命体征。

（四）胰腺假性囊肿穿刺置管引流

超声内镜引导胰腺假性囊肿穿刺置管引流术相较于外科手术，具有手术时间短、住院费用低、患者痛苦小及效果立竿见影等优点，近年来已成为治疗胰腺假性囊肿主要方法之一。

（1）物品准备：除19G穿刺针外，另需备0.035in导丝，扩张水囊，囊肿切开刀，支架推送器，造影剂，消毒中单，灭菌手套，一次性无菌手术衣等。

（2）为确保手术成功，有条件的医院可在X线辅助下进行操作，操作者及助手需穿戴防辐射装备。

（3）操作者经超声探查到囊肿后，确定穿刺部位。

（4）助手协助取下内镜活检阀门，并将穿刺针缓慢由活检钳道插入，待针鞘完全插入后将末端固定于内镜活检管道入口处。

（5）协助开启超声多普勒及彩色血流图，了解囊肿周围血流分布及病变与胃肠壁间有无血管横跨。

（6）操作者选择离消化道壁最近的穿刺路径，同时应避开血管。

（7）操作者将穿刺针刺入囊肿后，助手退出针芯并连接负压，如负压注射器内瞬间可见大量液体被吸出即证明穿刺成功。关闭负压并取下。

（8）沿穿刺针置入导丝，X线下可见导丝盘曲于囊肿内，以盘3圈为宜，以防操作不慎致使导丝滑出。

（9）将穿刺针退回至针鞘内，X线引导下退出穿刺针，但保留导丝。

（10）助手沿导丝插入囊肿切开刀，连接高频电发生器后切开胃壁及囊肿壁，建立囊腔与胃腔的隧道。保留导丝退出囊肿切开刀。

（11）隧道建立后，囊液会大量涌入胃腔，为防止患者反流误吸，应随时吸尽胃腔内囊液。

（12）如置入金属自膨式支架，则沿导丝插入自膨式支架，在X线引导下使支架两端分别位于囊腔和胃腔内，缓慢释放支架，防止支架移位，待完全释放完毕后退出导丝及支架推送器。如置入双猪尾塑料支架，隧道需行水囊扩张。扩张完毕将装有双猪尾支架的支架推送器沿导丝插入，在X线下见推送器内芯进入囊肿内后，松开内芯和推送管旋钮，术者将支架推入囊肿内，助手应拉住内芯，支架放置适当后。拔出导丝及推送器，可见有囊液流出。

（五）胆管穿刺置管引流

内镜逆行胰胆管造影（ERCP）是目前解决胆道梗阻的首选治疗方法，当ERCP失败或胃肠道梗阻或外科手术后解剖变异或先天畸形等造成无法行常规十二指肠乳头插管时，可考虑行超声内镜引导胆管引流术（EUS-BD）解除胆道梗阻。

（1）物品准备：线阵扫描型超声内镜（扫描方向与穿刺道平行，可以清楚显示进针方向；具有彩色多普勒功能，可判断穿刺路径有无血管通过），19G穿刺针，导丝[0.035in黄斑马导丝或0.025in的Jagwire导丝（Boston）或Visiglide导丝（Olympus）]，扩张器，支架（塑料支架、全覆膜自膨式金属支架、LAMS支架及带热烧灼新型直头全覆膜和半覆膜金属支架），高频电发生器，ERCP所需的附件，无菌手套，无菌中单，X线透视机及ERCP/EUS器械设备等。

（2）操作者使用线阵扫描型超声内镜显示胆总管，找到最近的穿刺点，助手协助取下内镜活检阀门，并将穿刺针缓慢由活检钳道插入，待针鞘完全插入后将末端固定于内镜活检管道入口处。

（3）在实时超声监测下将19G穿刺针穿刺扩张胆管，注意避开血管。

（4）拔出针芯，接注射器抽吸，如见胆汁流出，则可确定穿刺针进入胆管内，注射造影剂显示胆道并了解狭窄情况。

（5）将导丝经穿刺针送入胆管内，当导丝头端通过穿刺针尖端处，助手用力要均匀，缓慢退出穿刺针，防止穿刺针和导丝成角将导丝外皮切割，现多选用无涂层Visiglide（Olympus）导丝。

（6）用胆道扩张探条、扩张球囊或6Fr管型囊肿切开刀经导丝行机械或电切扩张穿刺针道。

（7）经导丝在X线透视下放入支架，放置支架时助手拉导丝和操作者送支架的速度保持一致，在支架通过穿刺点窦道时，操作者要保持穿刺镜先端靠近穿刺点，使支架顺利进入胆管，将塑料支架或覆膜金属支架放于胆管与胃或十二指肠之间。

（8）拍片确定支架位置。

（六）胰管穿刺置管引流

超声内镜引导胰管引流术（EUS-PDD）是一种有效的解除胰管梗阻的新方法，适用于壶腹周围慢性炎症改变、胰管完全梗阻、胰管扭曲、胰管断裂、手术致解剖结构改变或胃、十二指肠梗阻等的原因导致ERCP失败，不能解决胰管梗阻者。

（1）物品准备：同EUS-BD；彩色多普勒穿刺型超声内镜。

（2）操作者仔细进行超声内镜扫查确认胰管位置、选择最佳穿刺点，以穿刺点与胰管之间距离最短、穿刺路径中无血管、穿刺路径与胰管纵轴之间的夹角较大从而方便针道扩张及置入器械为原则选择最佳穿刺点、设计穿刺路径。

（3）开启多普勒功能避开血管，助手协助取下内镜活检阀门，并将穿刺针缓慢由活检钳道插入，待针鞘完全插入后将末端固定于内镜活检管道入口处。

（4）在超声内镜引导下将19G穿刺针穿刺入胰管内，拔除针芯，回抽出胰液以确认针尖在胰管内，注入造影剂行胰管造影，了解胰管的全长、扩张程度及狭窄部位。

（5）通过穿刺针置入导丝至扩张胰管。

（6）用扩张探条、扩张球囊或6Fr管型囊肿切开刀经导丝行机械或电切扩张穿刺针道。

（7）经导丝在X线透视下放入支架，将塑料支架或覆膜金属支架放于胰管与胃腔或十二指肠腔或空肠腔之间。

（8）拍片确定支架位置。

三、术后护理

术后予以静脉输液、吸氧，同时监测患者生命体征，观察患者有无腹痛、腹胀等症状。交代注意事项，嘱患者卧床休息，禁食、禁水24小时以上，待完全清醒生命体征平稳后送入病房。

（刘　翠）

参 考 文 献

陈建民，任建林，2007. 介入性超声内镜技术的研究进展. 世界华人消化杂志，15（30）：3229-3232.

陈洁，2007. 超声内镜用于胰腺占位诊断及胰腺癌p53基因治疗临床研究. 上海：第二军医大学.

江月萍，2008. 超声内镜引导下放射性（125）I粒子组织间植入联合化疗治疗中晚期胰腺癌：前瞻性随机对照研究. 上海：第二军医大学.

金震东，2008. EUS在消化系疾病诊治中的应用进展. 中国消化内镜，（9）：35-40.

金震东，2009. 超声内镜在消化系疾病诊治中的应用进展. 胃肠病学和肝病学杂志，18（1）：5-9.

金震东，江月萍，2007. 超声内镜引导下125I粒子组织间种植治疗胰腺癌的临床应用. 中国消化内镜，（8）：48-52.

蒯榕，杨大明，陶琨，等，2015. 内镜超声引导下细针穿刺抽吸术诊断上消化道隆起性病灶的价值. 外科研究与新技术，（4）：226-229.

刘娟娟，2014. 超声内镜引导下经胃穿刺引流治疗胰腺假性囊肿. 天津：天津医科大学.

司为锁，2014. 超声内镜对275例上消化道隆起性病变的临床应用分析. 芜湖：皖南医学院.

肖斌，2011. 基因重组溶瘤腺病毒治疗中晚期胰腺癌的实验及临床研究. 上海：第二军医大学.

叶晓芬，金震东，李兆申，2001. 超声内镜引导下胰腺穿刺活检的现状. 世界华人消化杂志. 9（3）：333-335.

张文颖，吴红玉，郭杰芳，等，2013. 内镜超声探头引导下乙醇瘤内注射治疗胰腺癌的实验研究. 中华消化内镜杂志，30（4）：4.

超声内镜报告的书写原则是准确、全面和系统地将病变及相关组织情况描述清楚。报告可以采用手写方式，也可以选用电脑格式化报告。手写报告能将病变情况详细、有针对性地描述出来，但存在随意性大、描述不全面和不确切的缺点。电脑格式化报告是将专家的医学思想、知识及临床经验抽象成描述模板，详细地表述出来，供作报告时调用。这样检查者完成检查后既可根据诊断印象选择相应的报告模板，选取相应关键词快速制作报告，又可选择采集的图像打印成图文并茂的报告。避免了手写报告潦草、不规范和遗漏的问题，而且方便今后资料检索。以内镜图文报告软件系统为基础的格式化内镜诊疗报告被越来越多的医师认同和采用。不管是手写还是电脑格式化的报告都应包括病变本身的描述、邻近组织器官的变化及关系、远处相关组织器官的情况。

第一节 超声内镜诊断报告的书写

消化道超声内镜诊断报告描述一般分为内镜描述和超声描述。内镜描述的主要内容与普通内镜描述基本相同，一般位于超声内镜报告的开始。超声描述包括病变的形状、大小、边界、回声（高低和是否均匀）及病变的起源，还要包括病变与周围组织的关系，对于恶性病变，还要包括局部淋巴结情况。弹性成像依据肿块与周围组织间不同的变形性及代表组织不同软硬度的弹性超声红色、绿色、蓝色的不同色彩变化，可快速了解病变与周围组织之间软硬的相对变化。

一、食 管

（一）结构特点和报告要求

食管及胃肠道壁的组织结构有共同的特点，均由黏膜层、黏膜下层、固有肌层和外膜组成。黏膜层由上皮、固有膜和黏膜肌层组成。黏膜上皮为复层扁平上皮；黏膜下层主要由疏松结缔组织组成；除食管中段以上是骨骼肌外，肌层均由平滑肌组成；外膜由结缔组织构成。

在超声内镜图像上，食管可分为上段、中段和下段。上段除了显示食管壁本身外，超声可显示的周围结构很少。中段可显示主动脉、奇静脉、左右支气管和隆突下淋巴结等结构。报告中应描述食管病变及其与周围组织的关系。

（二）病种举例

1. 食管黏膜下肿物（平滑肌瘤）

（1）胃镜所见：食管距门齿（　　）cm，前壁（后壁、左侧壁、右侧壁）可见一（　　）cm×（　　）cm黏膜下隆起，表面光滑，（有、无）溃疡形成，（有、无）黏膜桥。

（2）超声所见：（微型超声探头、环扫超声内镜）观察病变起源于（黏膜肌层、黏膜下层、固有肌层），边界（清晰、不清晰），包膜（完整、不完整），呈（低回声、等回声），内部回声（均匀、不均匀），（可见、不可见）内部（有、无）回声区，病变呈（椭圆形、梭形、类圆形、不规则形），（以腔内隆起为主、以腔外隆起为主），横断面大小（　　）cm×（　　）cm，壁外（可见、未见）淋巴结。

2. 进展期食管癌

（1）胃镜所见：食管距门齿（　　）cm，左侧壁（右侧壁、前壁、后壁、四壁）可见新生物生长，约（　　　）cm×（　　　）cm，表面黏膜（糜烂、充血水肿、有溃疡、覆白苔），底部（平滑、充血水肿），局部管腔狭窄，病变占管腔（1/2、全）周。

（2）超声所见：（微型超声探头、环扫超声内镜）观察病变处（管壁明显增厚、壁内见一占位），截面大小约（　　　）cm×（　　　）cm，病变呈（低回声、混杂回声）改变，内部回声（均匀、不均匀），边界（清晰、不清晰），病变累及（固有肌层、外膜、外膜外），病变处管壁结构（清晰、不清晰），病灶周围淋巴结无肿大（肿大、多个肿大），最大约（　　　）cm×（　　　）cm。

二、贲　门

（一）结构特点和报告要求

贲门连接胃和食管，结构层次与胃相同，在组织学上分为4层：黏膜层（m）、黏膜下层（sm）、固有肌层（pm）和浆膜层（s）。超声显示出高-低-高-低-高回声的5个管壁层次。报告中应描述贲门病变及其与周围组织的关系。

（二）病种举例

进展期贲门癌：

（1）胃镜所见：贲门左侧壁（右侧壁、前壁、后壁）可见一（　　　）cm×（　　　）cm的新生物，呈（菜花样、隆起型、溃疡型、不规则形），大小约（　　　）cm×（　　　）cm，表面黏膜（糜烂、充血、覆白苔），周围黏膜（规则、不规则、呈堤状隆起），病变侵犯食管下段（胃底部、胃体上部）。

（2）超声所见：（微型超声探头、环扫超声内镜）观察病变处，病变呈（低回声、等回声、混杂回声）改变，内部回声（均匀、不均匀），病变处（胃壁结构破坏，回声带分辨不清）（结构尚存在，黏膜下层明显增厚），病变累及（黏膜层、黏膜下层、肌层、浆膜层、浆膜外），病灶周围淋巴结无肿大（肿大、多个肿大），最大约（　　　）cm×（　　　）cm，病变侵犯肝脏（胰腺），胃壁周围（可见、未见）液性暗区。

三、胃

（一）结构特点和报告要求

胃壁在组织学上分为4层：黏膜层（m）、黏膜下层（sm）、固有肌层（pm）和浆膜层（s）。胃黏膜上皮为单层柱状上皮，并排列成胃腺。其下为薄层的平滑肌，称为黏膜肌层。黏膜下层内含疏松结缔组织、血管、淋巴管和神经等；固有肌层由内斜、中环和外纵三层平滑肌组成；浆膜层由疏松结缔组织及表面被覆的脏腹膜组成。在浆膜层与固有肌层之间常还有一脂肪层，称为浆膜下层。当超声频率为5～20MHz时，胃壁可显示出高-低-高-低-高回声的5个胃壁层次。

中等充盈的胃大部分位于左季肋区，小部分位于腹上区。贲门和幽门的位置较固定。贲门位于第11胸椎左侧，距正中线约2.5cm处。幽门在第1腰椎右侧，距正中线2cm处。胃大弯的位置随胃充盈的情况而异，其下缘最低点可降至脐或脐以下平面。胃前壁右侧部被肝左叶遮盖。胃底部紧邻膈和脾。前壁左下方在剑突下方左、右肋弓之间下直接与腹前壁接触，是胃的触诊部位。胃后壁隔网膜囊与众多器官相邻接，由下向上依次是横结肠、胰、左肾和肾上腺、脾等。这些器官构成胃床。

胃的完整超声内镜检查应具有5个标准部位。第1部位内镜顶端位于胃窦并接近幽门，此时可显示胆囊和肝脏；稍回撤内镜并反转镜身直到能显示胃体，即为第2部位；第3部位是将内镜回撤至胃窦体交界处；第4部位为内镜再回撤至胃体中部，此时超声能显示胃体四壁和肝的左右叶，以及后方的胰体尾部；第5部位内镜的顶端位于胃的贲门，此时可显示食管壁、腹主动脉、脾和肝左叶。报告中应描述胃病变及其与周围组织的关系。

（二）病种举例

1. 胃未见明显异常

（1）胃镜所见：胃、十二指肠未见明显异常。

（2）超声所见：胃壁五层结构正常，未见壁外器官压迫胃壁。壁外亦未见肿大淋巴结。

2. 胃黏膜下隆起（间质瘤）

（1）胃镜所见：胃底（体上部、体中部、体下部、角、窦前壁、后壁、大弯侧、小弯侧）可见一（半圆形、哑铃形、不规则形）黏膜下隆起，大小约（　　　）cm×（　　　）cm，表面黏膜（有、无）溃疡形成，（有、无）黏膜桥。

（2）超声所见：（微型超声探头、环扫超声内镜）观察隆起性病变，病变起源于（黏膜肌层、黏膜下层、固有肌层），边界（清晰、不清晰），包膜（完整、不完整），呈（低回声、等回声），内部回声（均匀、不均匀），（可见、不可见）内部（有、无）回声区，病变呈（椭圆形、梭形、类圆形、不规则形），（以腔内隆起为主、以腔外隆起为主），横断面为（　　　）cm×（　　　）cm，壁外（可见、未见）淋巴结。

四、十二指肠

（一）结构特点和报告要求

十二指肠是小肠的起始部分，长20～25cm（相当于12个横指）。上端续于幽门，下端终于十二指肠空肠曲。全形呈"C"字形包绕着胰头。除始末两端外绝大部分为腹膜后位，在平第1腰椎与第3腰椎之间紧贴于腹后壁。其可分为上部、降部、水平部和升部四部。

十二指肠上部的上缘有肝十二指肠韧带系于肝门，前上方与肝左叶、胆囊颈相靠近；下方与胰头相贴；前方为胆囊，故胆囊炎时其常与十二指肠上部粘连；后方有胆总管、门静脉、胃十二指肠动脉经过，与下腔静脉间仅隔以薄层的结缔组织。降部前方邻肝和横结肠，横贯肠系膜附着于其中部；后方与右肾、下腔静脉相邻，外侧缘邻近结肠右曲，内侧缘与胰头、胆总管相邻，胆总管和胰腺管斜穿肠壁汇合后开口于后内壁。水平部后面有下腔静脉、腹主动脉经过；前面有肠系膜上动、静脉跨过；上方贴胰；下方邻空肠。升部前面邻小肠袢；后面与左交感干和左腰大肌相邻；右侧为肠系膜上动、静脉和胰头；左侧有左肾及左输尿管，上方靠近胰体。

正常十二指肠壁结构与食管、胃大致相同，在超声下也表现为高、低、高、低、高的5层结构。但十二指肠的黏膜下层充满了十二指肠腺，在超声扫描时呈现高回声。

十二指肠肠腔较狭窄，超声探头无法与肠壁达到最适距离，故肠壁不在超声的焦点上，因此很难显示肠壁的5层结构，所以超声检查的目的主要是显示壁外的胆道、胰腺等。十二指肠球部位于胆囊的左后方；降部内侧邻胰头，后方与右肾及下腔静脉毗邻，前方有横结肠横跨，左后缘与胰头之间有胆总管下行。报告中应描述十二指肠病变及其与周围组织的关系。

（二）病种举例

1. 十二指肠壶腹癌

（1）胃镜所见：于十二指肠降部见乳头明显肿大，呈菜花状（半球状、结节状）。大小约（　　　）cm×（　　　）cm。

（2）超声所见：病变为低回声团块，内部回声不均匀，胆总管扩张最大直径（　　　）cm，胆管内（有、无）低回声区，肝内胆管（有、无）扩张，胰管（有、无）扩张。

2. 十二指肠平滑肌瘤

（1）胃镜所见：十二指肠球部（降部、水平部）前壁（后壁、小弯侧、大弯侧）可见一（　　　）cm×（　　　）cm（半球状、扁平状、哑铃状）隆起，表面（光滑、不光滑），（有、无）溃疡形成。

（2）超声所见：（微型超声探头、环扫超声内镜）观察病变处可见低回声团块，呈（梭形、椭圆形、哑铃形），边界（清晰、不清晰），内部回声（均匀、不均匀），向（腔内、腔外、腔内外）突出，起源于（黏膜下层、固有肌层）。

五、胆囊及胆管

（一）结构特点和报告要求

胆囊为长茄子状的囊状器官，可分为底、体和颈三部。长8～12cm，宽3～5cm，容量约为40ml，位于肝脏脏面胆囊窝内，上面借疏松结缔组织与肝相连，其余各面均有腹膜包被。胆囊下面邻接横结肠和十二指肠，因而胆囊炎时胆囊颈常与十二指肠上部粘连，左邻胃幽门部，前与腹前壁相贴。

正常的胆管显示亮的壁回声，呈现"三明治"结构（黏膜肌层、肌层、外膜），当胆管扩张时由于胆管壁水肿更易见到，胆囊也显示为"三明治"结构，尤其当胆囊处于收缩状态时。报告中应描述胆囊胆管病变及其与周围组织的关系。

（二）病种举例

1. 胆囊（占位、结石、息肉）

（1）胃镜所见：食管、胃腔通过顺利，胃底（有、无）静脉曲张，胃体（有、无）异常隆起，十二指肠管腔（有、无）狭窄，内镜（顺利、无法）通过，十二指肠（乳头未见明显异常、肿大）。

（2）超声所见：使用（纵轴超声内镜、环扫超声内镜）观察，于胆囊（底部、体部、颈部）可见（单发、多发）（规则、不规则）（低、等、高）回声病变，横截面大小约（　　　）cm×（　　　）cm，内部回声（均匀、不均匀），病变边界（清晰、不清晰），病变（有、无）蒂，（有、无）声影，胆囊壁（有、无）（均匀、不均匀）增厚，层次结构（清晰、破坏），囊腔（有、无）狭窄，病变（有、无）累及邻近肝脏，胆总管（有、无）扩张，胆总管上段直径（　　　）cm，胆总管中下段直径（　　　）cm，胆总管末端直径（　　　）cm，（　　　）组淋巴结肿大，病灶（有、无）累及血管，肝脏（　　　）段（是、否）可见（　　　）个类圆形低回声结节，肝周（有、无）游离液性暗区。

2. 胆总管结石

（1）胃镜所见：胃、十二指肠未见异常。

（2）超声所见：使用（纵轴超声内镜、环扫超声内镜）观察，胆总管（有、无）扩张，最宽处直径（　　　）cm，胆总管（上段、中段、下段）可见强回声影，数量（单发、多发），直径约（　　　）mm，后方（有、无）声影，胆总管壁（有、无）增厚，胆囊壁（有、无）增厚，内（有、无）强回声。

六、胰　　腺

（一）结构特点和报告要求

胰腺是横卧于腹后壁的蚕形腺体，右侧为头部，恰嵌于十二指肠肠袢内，中间为体部，横过第1～2腰椎的前方，左端为狭细的尾部，靠近脾门。全长12～15cm，宽3～4cm，厚1.5～2.5cm。除头部外其余部分横断面呈三角形。胰腺前面被腹后壁腹膜遮盖，隔网膜囊与胃后壁相邻，前面下部有横结肠系膜附着。后面为下腔静脉、腹主动脉、腹腔神经丛及胸导管的起始部乳糜池等结构。脾静脉行于胰腺的后方，脾动脉行于胰腺的上缘。

正常的胰腺显示均一、致密的较肝脏回声稍弱的回声。胰腺的回声由胃、十二指肠、血管即可以区分的胰周脂肪组织包绕。主胰管可以探查到，但取决于超声扫描的位置。报告中应描述胰腺病变及其与周围组织的关系。

（二）病种举例

1. 正常胰腺

（1）胃镜所见：胃、十二指肠未见明显异常。

（2）超声所见：胰腺形态规则，内部回声均匀，主胰管无扭曲、扩张，胰腺头部主胰管直径约（　　　）mm，胰腺体部主胰管直径约（　　　）mm，胰腺尾部主胰管直径约（　　　）mm，分支胰管（未见显示），主胰管内未见强回声。

2. 胰腺实性占位

（1）胃镜所见：食管、胃通过顺利，胃底（有、无）静脉曲张，胃体（有、无）异常隆起，十二指肠管腔（有、无）狭窄，内镜（顺利、无法）通过，十二指肠（乳头未见明显异常、肿大）。

（2）超声所见：使用（纵轴超声内镜、环扫超声内镜）观察，胰（头、体、头体、尾、体尾）部见（　　　）cm×（　　　）cm的肿块，病变（有、无）包膜，病变边缘（规则、不规则），病变边界（清晰、不清晰），呈（蟹足样），上游胰腺实质（有、无）萎缩，病变呈（低回声、等回声、高回声）改变，内部回声（均匀、不均匀），（有、无）强回声点，（有、无）无回声囊腔。肿块内部（有、无）富血流信号，肿块（有、无）侵犯腹腔干，（有、无）侵犯肠系膜上动脉、肝总动脉。（是、否）侵犯（肠系膜上静脉、脾静脉、门静脉）。上游胰管（有、无）扩张，直径约

（　　）cm。胆总管（有、无）（扩张、截断），直径约（　　）mm，肝内胆管（有、无）扩张，肝（　　）段可见（　　）个类圆形（低回声、中回声、中低回声）结节。胆囊（有、无）肿大。脾门（有、无）蜂窝状血流信号。（　　）组淋巴结肿大，淋巴结门结构（清晰、不可见），长径（　　）mm。肝周（有、无）游离液性暗区。超声造影显示病变（是、否）强化，强化（是、否）均匀。弹性成像以（绿色、蓝色）为主，内有少部分（　　），应变比（strain ratio）值为（　　）。

3. 壶腹癌　将微型超声探头经导丝插至胰管体部，可见胰管正常，胰管壁近乳头处似可见不规则低回声，截面约（　　）mm×（　　）mm；胆管稍扩张。

七、超声弹性成像报告

胃镜所见：胃、十二指肠未见明显异常。

超声所见：于胰腺头（体、尾）部可见一（实、囊、囊实）性团块，约（　　）cm×（　　）cm，内部回声（不均匀、均匀），边界（清晰、欠清晰），弹性成像呈（红色、绿色、红绿色、蓝色），质地稍（软、硬）。周围淋巴结（有、无）肿大，胰管（有、无）扩张，其余胰腺实质未见明显异常。

八、超声内镜声学造影报告

胃镜所见：胃、十二指肠未见明显异常。

超声所见：于胰腺头（体、尾）部可见一（实、囊、囊实）性团块，约（　　）cm×（　　）cm，内部回声（不均匀、均匀），边界（清晰、欠清晰），静脉注射超声造影剂后，病灶处相比周围组织呈现（均匀、不均匀）（无、低、高）增强表现，达峰（显著、不显著），strain ratio 值为（　　）。胰管有（无）扩张，其余胰腺实质未见明显异常。

九、超声内镜引导细针穿刺抽吸术报告

胃镜所见：胃、十二指肠未见明显异常。

超声所见：于胰腺头（体、尾）部可见一实（囊、囊实）性团块，约（　　）cm×（　　）cm，内部回声（不均匀、均匀），周围淋巴结（有、无）肿大，胰管（有、无）扩张。在实时超声内镜引导下，（有、无）现场病理指导下，避开血管，经（胃体、胃窦、十二指肠球部、十二指肠降部）选择合适穿刺途径，穿刺入（胰头、胰体、胰尾、腹腔、纵隔、盆腔）低回声病灶，在（有、无）（10ml 负压、微负压、湿抽）下，以（扇形）穿刺方式，反复抽吸（　　）次。穿刺过程（有、无）使用针芯，穿刺过程顺利，拔出穿刺针。穿刺点（有、无）渗血。共穿刺（　　）次。穿刺涂片（　　）张送病理，穿刺组织（　　）块，穿刺液（　　）ml 送病理。术中（有、无）不良反应，现场（有、无）病理指导。现场病理结果：（不足以诊断、良性、异型细胞、肿瘤性细胞、良性或其他病变、可疑恶性细胞、恶性细胞）。

第二节　超声内镜治疗报告的书写

超声内镜主要作为一项影像学诊断技术具有独特优势，但在区分良恶性病变方面没有特异性，而超声内镜引导细针穿刺抽吸术（EUS-FNA）弥补了此方面的不足。随着技术的发展，超声内镜不但可以诊断，而且可以治疗疾病。此项代表是超声内镜引导腹腔神经丛阻滞术（EUS-CPN）和胰腺囊肿穿刺引流术、放射性粒子植入术、金标植入术和瘤体内重组溶瘤病毒（H101）注射术。报告中除包括病变及其与周围组织的关系外，还要描述操作的过程。

一、胰腺囊肿穿刺置管引流报告

胃镜所见：食管、胃腔通过顺利，未见明显异常。

超声所见：在实时超声内镜引导下，对（假性囊肿、包裹性坏死）以（穿刺针型号）超声内镜专用穿刺针，避开血管，经（胃、十二指肠）选择合适穿刺途径，穿刺入（囊腔）内，拔出内

芯，吸成负压，见（清亮、浑浊、血性）囊液吸出。注入造影剂，显示囊腔。沿穿刺针置入（泥鳅、黄斑马）导丝后。将导丝于腔内盘曲数圈后，拔除穿刺针。（交换、不交换）黄斑马导丝后，置入第2根导丝。循导丝以5Fr扩张导管、7Fr扩张导管、囊肿切开刀扩张至囊腔内。沿导丝置入（金属支架、双猪尾塑料支架7Fr-10cm、双猪尾塑料支架7Fr-7cm），支架内有囊液流出。循导丝（置入）鼻囊肿引流管，见囊液流出。术中（有、无）不良反应。

二、超声内镜引导腹腔神经丛阻滞术报告

胃镜所见：胃、十二指肠未见明显异常。

超声所见：插入超声内镜，显示（腹腔干根部、腹腔神经节）。将腹腔干根部显示在屏幕的（中央、偏左），右旋探头，直至腹腔干根部消失而腹主动脉仍然显示。以（穿刺针型号）超声内镜专用穿刺针，避开血管，经（胃、十二指肠）选择合适穿刺途径后刺入针尖至（腹主动脉前方、腹腔干的侧方），回抽无血。注入布比卡因或利多卡因（　　　）ml，随后注入无水乙醇（　　　）ml，注射后针尖处可见高回声云雾。随后注入生理盐水（　　　）ml，以同样操作方法于腹主动脉另一侧进行阻滞。术中（有、无）不良反应，表现为（心律失常、血压下降）。

三、超声内镜引导金标植入术报告

胃镜所见：胃、十二指肠未见明显异常。

超声所见：于胰腺（头、体、尾）部可见一（实、囊、囊实）性团块，约（　　　）cm×（　　　）cm，内部回声（不均匀、均匀），边界（清晰、不清晰），周围淋巴结（有、无）肿大，胰管（有、无）扩张，胆总管及肝内胆管（有、无）扩张。

穿刺过程：于实时超声内镜引导下，以19G超声内镜专用穿刺针刺入胰（头、体、尾）部病灶，拔出针芯，置入金标（　　　）枚，金标超声显示呈点状高回声，穿刺进针点（无、有）渗血。

给予局部压迫，冰水反复冲洗后渗血停止。术中患者无特殊不适。

四、超声内镜引导碘-125粒子植入术报告

胃镜所见：胃、十二指肠未见明显异常。

超声所见：于胰腺（头、体、尾）部可见一（实、囊、囊实）性团块，约（　　　）cm×（　　　）cm，内部回声（不均匀、均匀），边界（清晰、不清晰），周围淋巴结（有、无）肿大，胰管（有、无）扩张，胆总管及肝内胆管（有、无）扩张。

穿刺过程：食管、胃腔通过顺利，显示（瘤体）。以（穿刺针型号）超声内镜专用穿刺针，避开血管，经（胃、十二指肠）选择合适穿刺途径后刺入，针尖至（穿刺目标）瘤体远端距边缘0.5cm处植入第1颗粒子，然后针尖每退1.0cm植入1颗粒子，直至瘤体近端边缘0.5cm处。然后更换针道后依前法继续植入，平均每个针道植入3～4颗粒子，种植时每针道纵向间隔1～1.5cm。共植入（　　　）颗粒子，术程顺利。

五、超声内镜引导胆管引流术报告

胃镜所见：胃、十二指肠未见明显异常。

超声所见：（胆总管、肝内胆管）（下、中）段明显扩张，扩张直径约（　　　）cm，胆管腔内（无、有）（低、高）回声病灶，周围（有、无）肿大淋巴结。

穿刺过程：在超声内镜引导下，以（穿刺针型号）超声内镜专用穿刺针，避开血管，经（胃、十二指肠）选择合适穿刺途径，穿刺入（肝左管、胆总管）内，拔出内芯，吸成负压，见胆汁吸出。注入造影剂，显示扩张的胆道。置入（泥鳅、黄斑马）导丝后，拔除穿刺针。（交换、不交换）黄斑马导丝后，循导丝以（扩张类型）扩张，（环形切开刀、囊肿切开刀）切开。沿导丝置入（金属支架、双猪尾塑料支架7Fr-10cm、双猪尾塑料支架7Fr-7cm）于（肝左管、胆总管），支架内有胆汁流出。术中（有、无）不良反应。

附： 海军军医大学附属长海医院部分超声内镜诊疗报告单（图23-2-1，图23-2-2）

 上海长海医院消化内镜中心

无痛超声胃镜诊疗报告单

内镜型号：

姓名：×××　　　性别：×　　　　　年龄：××岁　　　科别：××

ID：××××××　　住院号：×××××　　床号：××床　　病区：××

内镜所见：

胃镜所见：距门齿30cm见一黏膜下隆起灶，大小约0.8cm×0.8cm，表面光滑；

超声所见：食管病灶处可见0.6cm×0.5cm低回声区，起源于固有肌层，呈椭圆形，向腔内外突出，以腔外为主，边界清楚，内部回声均匀。

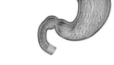

内镜诊断： 食管黏膜下隆起，考虑平滑肌瘤可能

报告医师： 金震东（手签）

镇静/麻醉用药： ×××　　　　　　　　　　**报告日期：** ××××年××月××日

麻醉医师： ×××

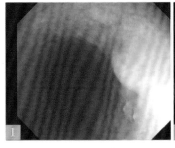 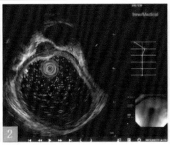 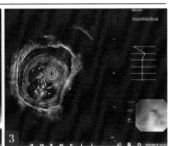

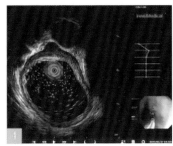 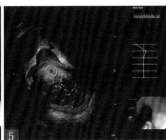 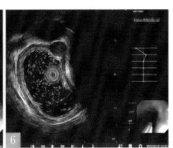

温馨提示： 有活检的门诊患者请于10个工作日后，通过手机终端关注长海医院微信公众号查看病理报告或至门诊大厅及各楼层墙壁触摸式自助打印机上打印。如需报销请至门诊1楼报告查询中心。

图23-2-1　食管平滑肌瘤报告

上海长海医院消化内镜中心

X线下无痛超声胃镜介入诊疗报告单

内镜型号：

| 姓名：×××　　性别：× | 年龄：××岁 | 科别：×× |

ID：××××××　住院号：×××××　　床号：××床　　病区：××

内镜所见： 使用纵轴超声内镜通过胃进行检查，肝内B3胆管明显扩张，直径约0.7cm。选择B3胆管为穿刺点，应用多普勒超声避开血管，应用波科19G穿刺针穿刺至肝左管，移除针芯，注射器回抽可见胆汁，注入造影剂，肝左管显影，胆管扩张。插入奥林巴斯导丝，导丝深入肝右管，循导丝置入烧灼刀，烧灼胃壁，进入左胆管，循导丝置入波科8cm覆膜金属支架，支架扩张良好，循导丝以COOK推送器置入COOK7Fr长7cm双猪尾塑料支架，塑料支架位置不良，遂拔除。

内镜诊断： EUS-BD（HGS）
胆管狭窄
*经内镜胆道支架置入术

镇静/麻醉用药： 详见麻醉记录单
麻醉医师： ××

报告医师：金震东（手签）
操作助手：王凯旋（手签）
报告日期：××××年××月××日

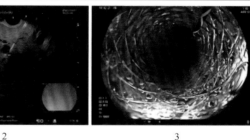

1　　　　　　　　　2　　　　　　　　　3

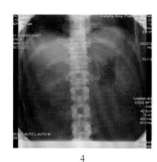
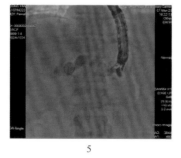
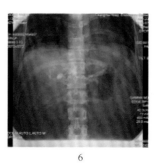

4　　　　　　　　　5　　　　　　　　　6

图23-2-2　X线下超声胃镜介入诊疗报告

（高　杰　金震东）

参 考 文 献

金震东，2022. 消化超声内镜技术进展. 中华胃肠内镜电子杂志，9（1）：1.

周葛雨嘉，孙思予，胡金龙，等，2021. 超声内镜引导下胰腺疾病诊断与治疗的研究进展. 医学综述，27（3）：586-591.

Khan Z，Hayat U，Moraveji S，et al，2021. EUS-guided pancreatic ductal intervention：A comprehensive literature review. Endosc Ultrasound，10（2）：98-102.

Naga YSE，Dhindsa BS，Deliwala S，et al，2023. Single-incision needle-knife biopsy for the diagnosis of GI subepithelial tumors：a systematic review and meta-analysis. Gastrointest Endosc，97（4）：640-645.

Siddiqui UD，Levy MJ，2018. EUS-guided transluminal interventions. Gastroenterology，154（7）：1911-1924.

Sundaram S，Dhir V，2021. EUS-guided biliary drainage for malignant hilar biliary obstruction：A concise review. Endosc Ultrasound，10（3）：154-160.

第二十四章 超声内镜检查的常用超声术语

第一节 基本原理

1. 超声（ultrasound） 又称超声波（ultrasonic wave），是指频率高于人耳可听声频率范围（20～20000Hz）的声波。

2. 声速（velocity of sound） 是指声波在介质中传播的速度，通常以"C"表示，单位为米/秒（m/s）。

3. 声特性阻抗（acoustic characteristic impedance） 在平面行进波的声场内的某一点的有效声压（P）与通过该点的有效质点速度（V）的比值。

4. 超声波功率（ultrasonic power） 在单位时间内，从探头发射出的总能量。单位可表示为"J/s"或"W"。

5. 超声波频率（ultrasonic frequency） 超声波每秒振动的次数，称为频率。

6. 声透射（acoustic transmission） 声波穿过介质的界面或介质层，从一个介质传播至另一个介质的现象。

7. 声反射（acoustic reflection） 声波从一种介质传播到另一种介质时，由于两种介质的声阻抗不同，一部分声能从界面处反射，回到原介质，形成反射。

8. 声折射（acoustic refraction） 因介质中声速的空间变化而引起声传播方向的改变。在声束穿过声阻抗不同的界面时，因两种介质的弹性和密度不同导致声速不同而方向折转。

9. 声衍射（acoustic diffraction） 声波传播时遇到的障碍物尺寸与声波相近时，其可绕过此障碍物向前传播。

10. 声散射（acoustic scattering） 声波传播时遇到小于波长的粒子时，向四周辐射声波的现象，称为散射。

11. 声吸收（acoustic absorption） 声波通过介质传播或反射过程中，声能因介质的特性而耗失的过程。声能转换为热能等，由吸收产生的热大部分通过传导向其他部位转移。超声吸收与黏滞性、频率和距离三者成正比。

12. 声衰减（acoustic attenuation） 声波在介质中传播时，因波束发散、吸收、反射、散射等因素，声能量在传播中减少的现象。软组织中的声衰减随组织厚度而增加，其衰减量是衰减系数（dB/cm）与通路长度（cm）的乘积。

13. 混响（reverberation） 声源停止后，声波多次反射或散射而使回声延续的现象。

14. 声源（sound source） 发射声能的振动体。

15. 声束（acoustic beam） 具有方向性的成束声波，即根据声的指向性，集中在某方向发射的声波束。

16. 声场（sound field，acoustic field） 在介质中有声波存在或通过的区域，或声波从其来源向外扩散时的几何学描绘。

17. 近场（near field） 在换能器与焦点之间的范围，自由场中声源附近声压和质点速度不相同的声场，从发射、接收换能器的中央发出的声波，从其起端发出的声波在近距离因径路长短的不同而相互干涉，形成复杂的声场范围，又称近距离干涉带（fresnel zone）。

18. 远场（far field） 焦点以远和无干涉效应的声场，自由场中，离声源远处瞬时声压与瞬时质点速度相同的声场。在远场中的声波离声源呈球面发散波，即声源在某点产生的声压与该点至声源中心的距离成反比。

19. 声波（sound wave） 弹性介质中传播的压力、应力、质点位移、质点速度等的变化或几种变化的综合。它在实质上就是传声介质质点所产生的一系列力学状态的传播过程。

20. 纵波（longitudinal wave） 介质中质点

（粒子）沿着声波传播方向运动的波。在超声诊断与治疗中目前研究与应用的主要是纵波传播方式。

21. 横波（transverse wave） 介质中的质点（粒子）都垂直于传播方向而运动的波。人体骨骼中，不但传播纵波，还传播横波。

22. 频谱（spectrum，spectra） 频谱图是在二维B型超声图像的基础上，通过取样线上可调的取样容积区内的血流流速的谱图。图中零基线将图分为上、下两部分，分别代表流速的正、负方向。纵轴坐标为流速值（cm/s），横坐标则为时间值。

23. 带宽（band width） 在一个超声脉冲中所包含的频率范围。

24. 声能（sound energy） 声波在介质中传播时，介质质点（粒子）将发生稀疏或密集，使有声波传播的质点获得动能和位能，这部分能量称声能。

25. 传声介质（sound bearing medium） 能够传递声波的物质，也称传声媒质。由于声波是机械波，具有弹性的物质包括各种气体、液体和固体，都可作为传声介质。

26. 波长（wave length） 一周期性波在均匀介质中，其两个最近等相位质点之间的距离，该两点的相位差恰为一个周期。即声波在传播中两个相邻的周期的质点之间的长度。波长（mm）=声速（mm/μs）/频率（MHz）。

27. 声窗（acoustic window） 即超声窗或透声窗。在一种不易透声的环境中，有一处具有透声介质，超声可通过该介质到达深部，该处称为声窗。

28. 耦合介质（coupling medium） 放入探头和检测对象之间，为使超声波传递良好的介质，即耦合剂。

29. 聚焦（focus） 可选择聚焦区数目，以取得观察区清晰图像。

30. 深度（depth） 在可能的深度范围内增加或减小深度，图像出现增大或缩小变化。

31. 深度增益补偿（depth gain compensation，DGC） 分别调节某一深度回波信号的强度。

32. 动态范围（dynamic range） 调节图像的对比分辨力，压缩或扩大灰阶显示范围。

第二节 成 像 方 式

1. 回声（echo） 为反射的超声脉冲，即从声源发射经介质界面反射至接收器的声波。

2. 多普勒效应（Doppler effect） 根据在声源（探头）和观察目标（反射体）之间的声传播距离，因目标随时间而运动，导致声音频率改变的现象。

3. 彩色多普勒（color Doppler） 彩色多普勒血流成像（color Doppler flow imaging，CDFI）是在多点选通式多普勒技术的基础上发展起来的一种超声成像方式，即在显示二维图像的同时，叠加了血流的信息。

4. 脉冲式多普勒（pulsed Doppler） 是由探头作为声源发射出一组超声脉冲波后，在选择性的时间延迟后即作为接收器接收反射的回声信号，并利用其频移成分组成灰阶频谱。

5. 连续性多普勒（continuous Doppler） 是使用双晶片探头，一个晶片连续发射脉冲波，另一个晶片连续接收反射的回声，因不受时间延迟的限制，故理论上连续多普勒的脉冲重复频率为无穷大，最大流速可测值取决于多普勒频移值的大小而无理论的限制性。

6. 彩色能量图（color power angio，CPA） 原理是基于在单位面积内血流中红细胞所通过的数量（密度）及其产生的散射的多普勒信号振幅的大小来决定的，因而它所显示的彩色血流基本上不受血流方向、流速大小及声束入射角的影响。其在检测血流方面较CDFI更为敏感。

7. 三维成像（three-dimensional imaging） 是由一系列二维图像叠合而成的。将三维图像数据以投影图或透视图表现在二维平面上。

8. 弹性成像（elastography） 是对组织施加一个内部（包括自身的）或外部的动态或者静态/准静态的激励，在弹性力学、生物力学等物理规律作用下组织将产生一个响应，如位移应变、速度的分布产生一定改变。利用超声成像方法，结合数字信号处理或数字图像处理技术，可以估计出组织内部的相应情况，从而间接或直接反映组织内部的弹性模量等力学属性的差异。

9. 介入性超声（interventional ultrasound） 在

实时超声监视和指引下，确定器官、管腔或病灶部位，进针方向、距离、途径和行程，进行各种诊断或治疗，如细针抽吸细胞学检查、活组织检查、穿刺抽液、引流、插管、消融治疗等，包括借助各种内镜、导管的超声体内检测和术中超声检测。

10. 凸阵探头（convex array probe） 是多阵元探头的一种，其阵元排列成凸弧形，工作时依次发射和接收超声，所获图像为方形和扇形的结合。

11. 环阵探头（phased annular array probe; annular phased array） 即环形相控阵探头，由一系列同心的圆环形晶（元）体组成，可使声束宽度变狭，从而提高了全程的横向分辨力。

12. 多频探头（multi-frequency probe，MFP） 可发射和接收多种不同中心频率的超声探头。其中心频率的频带较宽，包括2.5～6MHz、5～10MHz。每一种探头具有多种（5种）频率变换功能（包括二维和多普勒），如中心频率为5MHz的探头，其变频范围可为3～9MHz，以适应使用同一探头探测不同深度的病变。

13. 分辨力（resolution） 又称"分辨本领"，指超声仪器能够分辨两个非常靠近而有一点间距的点目标的能力，通常用可分辨的两目标间的最小距离来表示，也可用在单位距离内可分辨的点数来表示，后者为前者的倒数，称为分辨率。

14. 轴向分辨力（axial resolution） 又称纵向（longitudinal）分辨力，指沿超声束轴方向上不同深度超声仪可区分的两个点目标的最小距离。

15. 横向分辨力（transverse resolution） 又称侧向（lateral）分辨力，指在与声束轴相交且垂直于声束扫描平面的相同深度直线方向上，可区分两个点目标的最小距离。

16. 组织定征（tissue characterization） 指对组织结构的特征进行判别和确定，类似定量、定性判别。超声组织定征是指探讨组织声学特性与超声表现之间相互关系的基础和临床研究。除超声成像研究其形态、波幅和质地分析或运动（M型相关分析、多普勒信号分析）以外，对超声信号、各种声学参数（声速、衰减、散射等）的组织特性进行判别和确定。从多少有点主观的判定向量化发展，使之更科学、准确和标准化。

第三节 图像伪像

1. 图像伪像（artifact） 又称伪像、伪影、假像、假目标信号。超声成像中可出现多种形式的伪差。其成因多与超声的物理特性有关，部分与仪器设计性能及调节和人体生理或病理等情况有关。其可影响分析导致误诊，识别图像伪差可减少分析错误。

2. 增益控制伪像（gain control artifact） 是增益调节不当所致的伪像。

3. 回声缺损伪像（echo drop-out artifact） 在界面与声束之间角度甚小或两者接近平行时，回声不能返回至声源处，从而导致图像上边缘回声缺损的伪像。

4. 振铃伪像（ringing artifact） 声束传播途中，声能在平薄界面与薄层气体之间来回多次反射，从而导致的多层次结构伪像。

5. 多途径反射伪差（artifact from multipath reflection） 当声束非垂直入射到界面，反射波束偏离声束方向遇到另一不在声束传播方向上的界面，再次产生反射返回探头时，在示波屏上显示的位置与目标实际所处的空间位置是不一致的伪差。在临床上可通过改变探测角度与部位减少此伪差，当声束与界面垂直入射时，此伪差可消失而被鉴别。

6. 声束聚焦效应伪差（artifact from sound beam-focus effect） 由于超声波束聚集，在焦区附近回声较强，分辨力好，而非焦区回声弱所造成的伪差。如在显示肝声像图中，肝浅部和深部回声较弱，而中部肝实质反射致密、较强，偶尔与某些小血管合在一起，易误认为强回声占位。

7. 旁瓣效应伪差（artifact from side-lobe effect） 旁瓣与主瓣同时检测物体，两者回声相互重叠所形成的伪差。旁瓣传播途径较主瓣长，能量又小，故可对同一界面产生在主瓣回声图形的两侧具有淡的浅拱形延长线。在囊性结构邻近有肠道气体时，后者的旁瓣弥散性光点可映入无回声区而误认为实质性病变。

8. 折射效应伪差（artifact from refraction effect） 又称折射或偏转伪差。声束通过多层声速不等的介质时可产生多次偏转而形成一折线，但在声像图显示屏上总以直线线条上排列由折线段上所获得的回声信息，从而造成图像扭曲失真的伪差或侧壁声影。如在圆球形病灶检查中，第二介质声速大于第一介质，或第二介质声速虽小于第一介质，但其周围有一薄层纤维性包膜，其声速大于第一介质时，入射声束发生折射使其下方组织"失照明"，可产生假声影，见于胆囊两侧边角的下方等。此种现象又称幻影伪差（ghost artifact）。

9. 透镜效应伪差（artifact from lens effect）　又称折射重影效应。人体内某些部位的组织在声束扫查时起到了声透镜的作用而引起的声像图伪差。

10. 测距伪差（artifact from measuring distance）是声速差异、折射、仪器及探头等各种原因造成超声成像诊断仪用距离测量时的伪差。纵向测距伪差取决于介质声速与软组织平均声速（1540m/s）之间的差值大小。横向测距伪差大多由折射造成，但也与界面之间声速变化有关。同时，测距伪差还与仪器、探头及目标物是否斜位等有关。

11. 镜面效应伪差（artifact from mirror effect）又称"镜像伪差"，是表面光滑的强反射大界面如较大的胃间质瘤，作为一镜面反射器，使声束反射产生镜面像（虚像）的伪差。

12. 绕射效应伪差（artifact from diffraction effect）　是因超声的衍射效应，声束可绕过较小的界面，致使目标物失去其应有特征造成判断的伪差。如直径小于2mm的结石可失去声影而漏诊。

13. 闪斑效应（flash spot）　图像上呈现的闪烁斑点，常妨碍观察并混入停帧图内。原因较多，如回声与入射声的相位干涉、离轴声场起伏、散射质点、回声声束与回声振幅变化等。

14. 衰减伪像（attenuation artifact）　是声波在介质中传播时，因波束发散、吸收、反射、散射等因素，声能在传播中减少而形成的伪像。

15. 多重反射（multiple reflection）　声速传播过程中，如果通过两个声反射较强的界面时，声速可在两个反射界面之间反复来回传播，在超声图像上显示为逐渐减弱的等距离反射信号，即多次反射伪像。

16. 声影（acoustic shadow，AS）　在超声波传播途径内，因反射体对超声的反射、折射、吸收导致声能衰减，使其后方呈一回声缺少的条状暗区。

17. 侧壁声影（lateral acoustic shadow）　声束发生折射或全反射造成其侧壁或边缘下方组织无

声束照射而产生的声影。

18. 混响伪像（reverberation artifact）　声束扫查体内平滑大界面时，部分能量返回探头表面之后，又从探头的平滑面再次反射第2次进入体内，为多次反射的一种，多见于膀胱前壁、胆囊底、大囊肿前壁，可被误诊为壁的增厚、分泌物或肿瘤等。

19. 后方回声增强（posterior echo enhan-cement）声束通过组织的声衰减特别小的区域时，其后方因补偿过高，造成较同等深度的组织回声更强的现象。

20. 部分容积效应（partial volume effect）　病灶尺寸小于声束束宽，或虽然大于束宽，但部分处于声束内，则病灶回声与正常组织的回声重叠，产生部分容积效应，多见于小型液性病灶。

第四节　超声特征

1. 管征或双管征（tube sign or double tube sign）胆囊蛔虫时，胆囊内可见管状结构，中间为管状无回声，管壁为无声影的强光带，活虫可进行游走性、无方向性的"之"字形运动；在胆道内的活虫运动较少而缓慢，呈颤动样，与胆道壁共同形成双管征。肝内胆管扩张或胆胰管内塑料支架也可呈管征。

2. 浮雕征（relief sign）　又称线环征，见于肝内强回声型血管瘤，瘤体周边见线环样强回声而有浮雕感的声像特征。

3. 双层回声（double layer echo）　又称双边征、双边影、双壁征，是双层强回声之间有一层弱回声区的声像特征。

4. 靶环征（target sign）　病灶中央呈较强回声团，周围为较宽的弱回声环，类似靶环的声像特征。

5. 牛眼征（bull eye sign）　多见于转移性肝癌，如乳腺癌、肺癌及结肠腺癌的肝转移，与靶环征表现近似，周边均为环状低回声，但不同的是其中间高回声团的中央因坏死液化而显示为暗区，形似牛眼，常为多发性。

6. 裂缝征（crevice sign）　在肝血管瘤（＜3cm）强回声病灶中的透声带恰如裂缝的声像特征。

7. 胰管贯穿征（penetrating pancreatic duct sign）

在胰腺局限性低回声肿物内可显示出贯穿的胰管声像特征。

8. 黏膜桥层征（bridge layer sign of mucosa）见于胃肿瘤。肿块起自黏膜下层，将黏膜层抬起，黏膜层保持完整；或肿块面向黏膜方向有三层结构，黏膜浅层、黏膜深层及黏膜下层，即第1、2、3层。

9. 浆膜桥层征（bridge layer sign of Serous membrance）见于胃肿瘤。正常胃壁的第5层浆膜层保持完整，肿块向外隆起，表示肿瘤在胃壁内。操作方法：必须使超声声波束与正常胃壁、肿瘤之间部位保持垂直。

10. 胆泥（biliary sludge）胆囊内胆汁性淤积物，无声影、移动慢。

11. 小溪征（small stream sign）见于各种原因引起的肠腔狭窄，尤指晚期十二指肠肿瘤突入肠内，表面高低不平，残留狭窄的腔腺，经胃窦超声检查并注水时，可见含有气泡的液体缓缓流过，犹如溪水流淌。

12. 黏液层中断征（mucous-layer's discontinuity sign）胃黏膜层分泌不溶性黏液形成保护胃黏膜的屏障。胃癌时癌细胞浸润破坏了黏液细胞，使之分泌减少或不分泌，导致黏液层中断，此征多见于胃体癌、胃窦癌（胃底癌显示率低），对胃占位性病变诊断和鉴别诊断有意义。

13. 胆囊内的彗星尾征（comet tail sign in the gallbladder）形成原因：①多层结晶体结构的颗粒状物质（胆栓或结石）内部的多重反射；②声波在颗粒状物质与其前方液体界面之间的多次反射；③两者兼有。临床意义：①壁间此征提示慢性胆囊炎、胆囊腺肌增生症、罗阿窦扩张及窦内胆栓或结石；②附壁彗星尾征提示胆固醇息肉；③游离彗星尾征提示小颗粒状物（小结石、胆栓等）。

14. 母子囊征（mother's & son's cyst sign）又称囊中囊征（cyst in cyst sign），指在肝内大囊肿内含有小囊肿（母子囊）或子囊内还有更小的囊（孙囊）的征象，为肝包虫病的特征。

15. 多囊征（multiple cyst sign）见于多囊病（多囊肝、多囊肾、多囊性卵巢）及肝包虫病等，在囊瘤内见多个甚至大量囊肿。

16. 肝静脉"消失"征（hepatic vein "disappear" sign）见于重度肝硬化时，肝静脉因肝内纤维组织不规则收缩而极度变细，以致难以确认或不能显示。

17. 挖空征（excavation sign）见于较大的胆囊结石，为病灶显著衰减所致，前部回声强而亮，向后弱而暗，近后壁处则呈无回声暗区，似被"挖空"。

18. 半月征（semimoon sign）胃肠道病变的声像表现之一。在空腹情况下，管壁局部增厚，如弯形的半月状。

19. 戒指征（ring sign）又称指环征，意义同上，在胃肠道管腔充水或积液时所见，有时亦指晕环征或声晕征，后者见于肝细胞癌病灶的周围暗环。

20. 马蹄征（horseshoe sign）胃肠道病变的声像，增厚管壁呈马蹄状，病变范围较半月征增大。

21. 面包圈征（bread-ring sign）胃肠道管壁全周性增厚，管腔较小的声像表现。

22. 火山口征（volcanic crater sign）又称弹坑征（shell crater sign）或双峰征（double peak sign），胃肠道管壁增厚，周围隆起，中心凹陷，形似火山口或弹坑的声像，见于消化道溃疡，或肿瘤伴有溃疡时如溃疡型贲门癌、溃疡型胃癌。

23. 喇叭口征（bell's sign）指贲门-胃连接部的声像表现。在左肋下斜切时，其可见于肝左叶与腹主动脉之间，"管"长"口"大，贲门-胃前后壁在饮水时分开。"喇叭口"不对称，不连续，并有低回声肿块则见于贲门癌，此时饮水则开放受限，管壁僵硬，可见液体滞留、反流、分流或喷射。

24. 桑蚕征（mulberry silkworm sign）重症胰腺炎时，胰腺弥漫性肿大，边缘模糊，外形似肥大桑蚕的声像特征。

25. 蛋壳征（shell sign）胆囊内充满结石时，超声显像显示恰似声影直接来自胆囊壁以致胆囊壁形似蛋壳的声像。

26. 变色龙征（chameleon sign）为肝海绵状血管瘤的超声特征之一，指随体位改变，血管瘤内的声像图也发生改变的现象。

27. 盈亏征（wax&wane sign）为肝海绵状血管瘤的超声特征之一，指血管瘤内部声像随时间变化而可见其呈月亮盈亏样变化现象。

第五节　指　　数

1. 阻力指数（resistance index，RI）　为计算动脉血流速度的指标，用于反映末梢血管床的阻力，即在多普勒超声流速曲线上收缩期时间峰值流速（V_{tp}）与舒张末期流速（V_{ed}）之间的差值，再与收缩期时间峰值流速（V_{tp}）的比值。

2. 搏动指数（pulsatility index，PI）　在多普勒超声流速曲线上，收缩期最高血流速度即时间峰值流速（V_{tl}）与舒张末期流速之间的差值，再与时间平均流速的比值。

3. 机械指数（mechanical index，MI）　最新超声剂量参数之一，MI为决定声功率指标，有关对人体的超声波的机械作用的指标。

（蒋天安　蒋　斐）

参考文献

姜玉新，王志刚，2010. 医学超声影像学. 北京：人民卫生出版社：11-13.

李治安，2003. 临床超声影像学. 北京：人民卫生出版社：3-102.

令狐恩强，2021. 消化内镜学名词. 北京：科学出版社：34-36.

穆玉明，2015. 临床超声医学实践. 北京：人民卫生出版社：1-3.

徐智章，2001. 现代腹部超声诊断学. 北京：科学出版社：823-825.

第二篇
超声内镜诊断

第二十五章

食 管

第一节 食管超声检查技术

一、术前准备

术前处理及体位与普通胃镜检查相同，但超声内镜检查时间比一般胃镜检查时间更长，因此需要在术前做好患者的思想工作。为消除食管及胃内气泡，术前需要让患者服用去泡剂，并进行充分的咽喉部表面麻醉。

二、超声内镜的选择

对于进展期食管恶性病变及较大的良性病变，可使用常规的环扫或扇扫超声内镜。当病变较表浅、黏膜下占位较小或存在病变使食管腔狭窄时，可使用微型超声探头。微型超声探头频率高，穿透力弱，对局部层次分辨率更高，但对较大病灶的外侧边缘及深部情况常显示不清，难以判断是否存在纵隔淋巴结转移及病变是否侵犯纵隔其他结构。

三、超声内镜检查方法

常用检查方法有三种：①接触法，即将超声探头直接接触食管壁进行扫描，为避免食管内气体影响，应在扫描时不断抽吸，使食管壁与探头充分接触；②水囊法，即将超声内镜插入食管后，向探头外的水囊注入5～8ml脱气水再进行扫描；③充盈法，即直接在食管内注入脱气水100～200ml，将超声探头浸泡在水中进行扫描。近年来，临床上也有利用新研发的水溶性凝胶作为超声介质进行扫查，通过内镜注入凝胶代替脱气水充盈食管腔，由于凝胶流动性较低，可相对

降低管腔充盈的难度，并降低反流误吸风险。临床上可以将水囊法及充盈法联合应用以达到最满意效果。如果选择进行全身麻醉下进行检查，应尽量选择水囊法或接触法，以免发生注入水的反流及误吸。

（一）环扫及扇扫超声内镜的操作

通常先插镜至胃腔观察腹腔淋巴结情况，然后退至食管腔，边退镜边观察食管壁内病变、壁外占位及纵隔淋巴结情况。如果使用前斜视超声内镜，当内镜先端离左侧壁及后壁病变太近时，反而无法观察清楚。此时可适当退镜，再一次明确病变位置后，将超声内镜靠近，充分吸引食管内的空气，通过充盈法或水囊法注水，再开始进行超声观察。对浅表病变或1cm左右的食管局灶性病变，主要通过充盈法进行超声扫描，不适宜使用水囊法，因为水囊充盈过大时可能压迫食管壁，使浅表病变及管壁结构显示不清，此时常用的超声频率为10MHz或12MHz。对于较大的食管病变，可通过水囊法，并应用5MHz或7.5MHz频率进行扫查以显示病变全貌。为了解淋巴结的情况，也可使用5MHz或7.5MHz频率扫描，注意此时应扫描从贲门到颈部的食管全长，这是因为食管癌发生淋巴结转移时可出现"跳跃式"现象。7.5MHz频率的焦点距离是30mm，12MHz频率的焦点距离是20mm，临床应用中应根据目标病变的情况合理选择不同的扫查频率，以达到局部层次和整体病变情况显示的平衡。对于食管中下段病变联合应用充盈法及水囊法常能清晰地显示食管壁的层次，获得满意的超声图像；对于食管上段病变使用充盈法容易导致患者误吸，因此应以水囊法为主。如果病变层次显示不清，确实需要向管腔内注入水或凝胶介质时，应注意注入速度不可太快，以免液体溢出导致患者误吸。

（二）微型超声探头的操作

首选具有2.8mm以上活检孔道并带有附送水功能的直视内镜。内镜观察到食管病变后，先插镜至胃窦，一边退镜一边充分吸引胃内气体。吸尽胃腔内气体后，向胃底注入少量脱气水，然后继续退镜吸引食管腔内的空气并注入脱气水或凝胶介质。待食管腔充分充盈，并且病变完全浸没在水或介质中后，插入超声探头，通过内镜确认超声探头的位置，保持超声探头和病灶距离1～2cm进行超声观察。食管蠕动可能导致脱气水很快排空，此时可持续追加注水保持食管管腔充盈。如使用无附送水功能的内镜，可以在活检孔道上连接附属的"T"形管，通过钳道向食管腔内注入脱气水，或直接从钳道内注入凝胶介质。使用无附送水功能的内镜，在插入超声探头后，追加注水较为困难，此时可利用患者恶心反流进入食管腔的液体进行扫查，但反流的液体中常含有较多气泡和其他杂质，可能影响病变观察。亦可以选择使用双孔道治疗内镜，一个孔道插入超声探头，一个孔道注入脱气水或凝胶介质，也可以更容易地显示病变，但可能增加患者的不适。有时需要患者变换体位使病变更充分地浸没于水中，以利于病变观察。此外，也可以采用探头的水囊外套管，向外套管中充水后进行检查。

（戎 龙）

第二节 适应证、禁忌证及并发症

一、适 应 证

EUS检查适用于所有食管局限性病变，尤其对食管癌的浸润深度及分期、食管黏膜下肿瘤的鉴别诊断特别有价值。主要用于以下几个方面。

（1）用于食管癌的诊断；判断已确诊癌灶侵犯深度、周围淋巴结有无转移、与周围器官的关系（术前肿瘤TNM分期）；手术和（或）放化疗后复发情况的诊断；放化疗的疗效评估。

（2）用于食管静脉曲张及孤立性静脉瘤的诊断，以及曲张静脉内镜治疗疗效的判断。

（3）用于食管黏膜下肿瘤的诊断及性质判断，鉴别食管息肉、脂肪瘤、囊肿、神经内分泌肿瘤及间质瘤、平滑肌瘤等间质来源的肿瘤。

（4）用于食管壁外压迫的起源和性质的判断。

（5）用于巴雷特（Barrett）食管的诊断。

（6）用于贲门失弛缓症的诊断。

（7）用于食管狭窄的鉴别诊断。

（8）用于食管良性狭窄程度的判断。

二、禁 忌 证

（一）绝对禁忌证

（1）严重心肺疾病：如重度心功能不全、重度高血压、严重肺功能不全、急性肺炎等。

（2）食管腐蚀性烧伤的急性期，此时检查极易造成穿孔。

（3）严重的精神疾病患者。

（二）相对禁忌证

（1）一般心肺疾病。

（2）急性上呼吸道感染。

（3）严重的食管静脉曲张。

（4）重度食管、脊柱及胸廓畸形。

三、并 发 症

1. 食管穿孔，尤其是患者食管入口或食管上段存在咽下部憩室（Zenker憩室）时。

2. 食管黏膜损伤、贲门黏膜撕裂等原因导致的消化道大出血。

3. 心、脑血管意外。

4. 咽喉部损伤、梨状窝穿孔。

5. 注水造成误吸，尤其是应用微型超声探头进行较表浅部位的检查时。

第三节 正常食管声像图

食管由黏膜层、黏膜下层、固有肌层和外膜构成。食管黏膜上皮为复层扁平上皮，黏膜下层主要由疏松结缔组织构成，固有肌层除食管中段以上是骨骼肌外，其他均由平滑肌组成。平滑肌分为两层：内环肌和外纵肌，外膜由结缔组织构成。

正常食管管壁的厚度约为3mm，全长较均匀一致。若将正常食管浸泡于脱气水中进行超声扫描，可观察到5层结构：第1层为薄的高回声层，相当于表浅黏膜层；第2层为低回声层，相当于黏膜肌层；第3层为高回声层，相当于黏膜下层；第4层为较厚的低回声层，相当于固有肌层；第5层为最外侧的高回声层，相当于外膜层（图25-3-1）。高频探头（15、20、25MHz）在最佳扫描条件下可产生正常食管管壁的9层结构：第1层为黏膜界面回声，第2层为黏膜层，第3层为黏膜固有层与黏膜肌层界限，第4层为黏膜肌层，第5层为黏膜下层，第6层为固有肌层的内环肌，第7层为肌间结缔组织，第8层为固有肌层的外纵肌，第9层为外膜下层及外膜层（图25-3-2）。

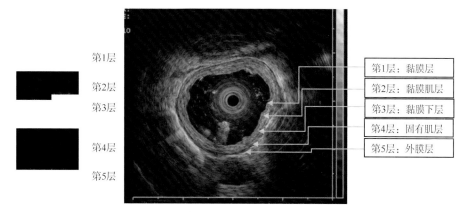

第1层
第2层
第3层
第4层
第5层

第1层：黏膜层
第2层：黏膜肌层
第3层：黏膜下层
第4层：固有肌层
第5层：外膜层

图25-3-1 超声扫描中正常食管管壁的5层结构

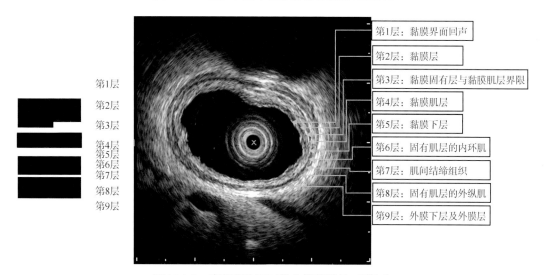

第1层
第2层
第3层
第4层
第5层
第6层
第7层
第8层
第9层

第1层：黏膜界面回声
第2层：黏膜层
第3层：黏膜固有层与黏膜肌层界限
第4层：黏膜肌层
第5层：黏膜下层
第6层：固有肌层的内环肌
第7层：肌间结缔组织
第8层：固有肌层的外纵肌
第9层：外膜下层及外膜层

图25-3-2 高频探头下正常食管管壁的9层结构

如果超声探头水囊扩张对食管壁压迫较显著，导致管壁变薄，有时只能见到3层回声：第1层高回声相当于水囊壁、黏膜及黏膜下层，第2层低回声相当于固有肌层，第3层高回声为外膜。

第四节 食 管 炎

食管炎是指各种原因导致的食管黏膜损伤，引起食管黏膜的炎症。病因包括胃和十二指肠内容物反流、药物、感染、物理因素及某些全身性疾病如胶原病等。其中反流性食管炎最为常见，典型的临床症状有反酸、烧心、胸痛等，其他症状还包括胸闷、压迫感、嗳气、吞咽困难、恶心、呕吐和上腹痛等，有时也可无症状。

一、声像图特征

食管炎不是EUS检查的主要适应证，其声像图无特征性改变，有时可见黏膜层缺损造成的管壁正常结构中断及炎症周围肿胀造成的黏膜层明显增厚等改变，但这些改变不是特征性的。一些壁内生长的肿瘤及壁外肿瘤向壁内浸润时，食管黏膜表面也表现为肿胀、充血及溃疡等炎症类似表现，此时进行EUS扫查可以帮助鉴别，但最终诊断仍需活检病理。

二、诊断和鉴别诊断

食管炎的常用诊断方法主要有胃镜、食管钡餐造影、CT及放射性核素显像、24 h 食管pH 监测、食管胆汁反流测定、食管测压，其中胃镜是首选方法，胃镜结合病理组织活检可判断食管炎的程度和范围，并可与食管癌相鉴别。

三、影像学比较

（一）内镜

食管炎程度的内镜分级方法不一，目前应用较普遍的为Los Angeles分级（表25-4-1）及我国于1999年制订的烟台分级（表25-4-2）。

表25-4-1 反流性食管炎内镜分级（Los Angeles分级）

0 级	黏膜无损害
A 级	黏膜损害的长径不超过5mm
B 级	至少1处黏膜损害，直径在5mm以上，但无融合
C 级	至少1处有两条以上黏膜皱襞的融合性黏膜损伤，但非全周性黏膜损伤
D 级	全周性黏膜损伤

表25-4-2 反流性食管炎内镜分级（烟台分级）

0 级	正常（可有组织学改变）
Ⅰ 级	点状或条状发红、糜烂，无融合现象
Ⅱ 级	有条状发红、糜烂，并有融合，但非全周性
Ⅲ 级	病变广泛，发红、糜烂融合成全周性，或存在溃疡

（二）食管钡餐造影

食管钡餐造影对轻度食管炎诊断不敏感，重度食管炎患者中可见食管黏膜粗乱，壁缘粗糙呈毛刺状，可见树枝状的线样龛影，可有管壁僵硬、管腔狭窄，与正常段食管界限不清并呈逐渐过渡。

（三）CT

CT可显示食管壁增厚，呈均匀性环状增厚，可存在管腔狭窄。CT对食管炎并发症的显示及与食管癌的鉴别诊断有一定价值。

（四）胃食管反流证据的检查

24h食管pH监测、食管胆汁反流测定、食管测压是可以提供反流证据、提示发病原因的检查，可以为临床诊断和个体化治疗提供依据。

四、临床评价

胃镜结合组织活检仍是食管炎诊断的首选方法，反流性食管炎内镜下图像与早期食管癌内镜下所见黏膜的改变有许多相似之处，如局部黏膜充血、水肿、发红，与正常黏膜分界不清，或糜烂、白斑、小溃疡，失去正常光泽，触之易出血等。内镜下碘染色可以帮助有效鉴别病变的性质，但最终诊断依据仍是内镜下活检病理。另外超声内镜对食管炎的鉴别诊断也有一定的价值，尤其对于合并明显隆起的病变更为适用。

第五节　巴雷特食管

2022年，美国胃肠病学会（ACG）发布了更新的巴雷特（Barrett）食管临床诊治指南：内镜下见橘红色黏膜从食管胃结合部（EGJ）突入食管侧≥1cm，活检证实有肠上皮化生（IM）时应诊断Barrett食管。内镜疑诊Barrett食管时应至少随机取活检8块，以尽量提高IM的检出率。突入食管侧片段较短（1～2cm）的患者可能无法取8块活检，此时也应至少环食管周每1cm取活检4块，舌状Barrett食管每1cm取活检1块（图25-5-1）。强调活检数量是因为研究发现Barrett食管发生食管腺癌（EAC）的风险与IM有关，而IM的检出率与取材量呈正相关。内镜疑诊为Barrett食管，但组织学未提示IM的患者，应在1～2年内复查内镜以进一步筛查Barrett食管，超过25%的病例会在复查时检出IM。突入食管侧长度＜1cm的患者不诊断Barrett食管，其原因是不同观察者之间可能存在诊断差异，并且此类患者发生EAC的风险极低。Barrett食管的不同阶段与癌变的关系存在差异：无异型增生者癌变率为每年0.2%～0.5%，轻度异型增生（LGD）为每年0.7%，重度异型增生（HGD）可达每年7%。但大于90%的Barrett食管患者最终并非死于EAC。

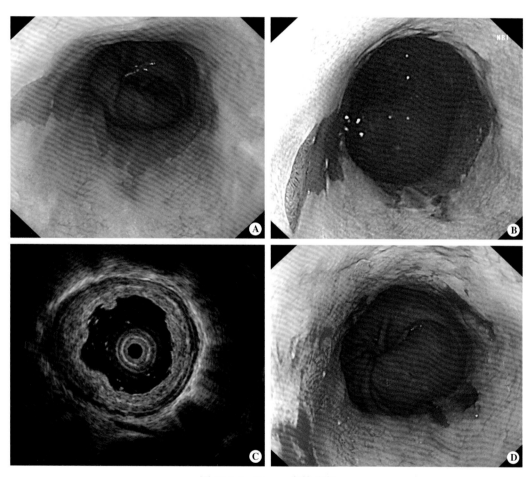

图25-5-1　Barrett食管诊断

A. 距门齿36～39cm的食管全周黏膜呈橘红色，舌状，食管胃鳞柱状上皮交界线距门齿约36cm，交界线上移3cm；B. NBI模式下观察病变；C. EUS提示病变处黏膜层增厚，黏膜下层尚连续、完整；D. 内镜下多点活检，病理提示胃黏膜组织呈慢性炎症伴肠化，符合Barrett食管

一、声像图特征

有研究显示，Barrett食管发生癌变的风险是正常人群的30～150倍，因此对于Barrett食管患者，早期发现癌变、早期治疗至关重要。EUS能发现食管壁内的连续性中断与局灶轻度增厚，所以对早期诊断癌变可能有帮助。声像图显示食管壁局灶性增厚，并且以黏膜的第2层低回声层比第1层高回声层更厚为诊断标准（图25-5-1）。有时EUS显示黏膜局灶性增厚，但活检病理为阴性时，应定期复查EUS。如果局部病变持续增大，可以建议患者进行诊断性内镜切除，或进行超声内镜引导细针穿刺抽吸术/活检术（EUS-FNA/EUS-FNB），可能有助于明确诊断。

二、诊断与治疗

Barrett食管的主要诊断方法：胃镜（包括超声内镜）、食管钡餐造影及放射性核素显像。其中最常用并且最可靠的方法仍是内镜下活检。经常需与本病鉴别的疾病主要有反流性食管炎、食管癌及食管裂孔疝。

对于病理诊断存在LGD的Barrett食管患者，应对其内镜监测或内镜治疗的获益及风险进行讨论。如果患者决定进行内镜监测，首年应每6个月复查胃镜，1年后可延长至每年复查胃镜。对于存在HGD或黏膜内癌（IMC）T1a期的Barrett食管患者，首选内镜切除所有可见的病变，并对剩余Barrett食管黏膜进行内镜下射频消融术。对于T1b期EAC，应先进行多学科讨论，首选外科手术切除，但对于转移相对低危的SM1期患者（分化好、<2cm、无淋巴脉管浸润），也可考虑进行内镜下切除治疗。

三、影像学比较

（一）内镜

内镜典型表现为EGJ近端出现橘红色柱状上皮，即食管胃鳞柱上皮交界线（SCJ）与EGJ分离。Barrett食管的长度测量应从EGJ开始向上至SCJ。色素内镜有助于对灶状肠化生及异型增生进行定位，并能指导活检。内镜下可伴有食管炎性改变，可见浅表溃疡、糜烂、坏死假膜形成，也可合并溃疡和狭窄等。

（二）食管钡餐造影

食管钡餐造影可表现为食管下段局限性狭窄、管壁僵硬，局部腔内黏膜皱襞呈粗乱网状，有粗细不一的裂隙沟纹。食管钡餐造影发现与该病关系密切的食管裂孔疝的能力明显优于内镜。

（三）放射性核素显像

Barrett食管是指胃黏膜覆盖于食管下段，以柱状上皮取代鳞状上皮。胃黏膜细胞由具有分泌胃蛋白酶、胃酸和黏液功能的主细胞、壁细胞和黏液腺细胞所组成，这些细胞摄取$^{99m}TcO_4$后，可将其分布在食管的胃黏膜细胞上，故可在γ射线扫描后成像。此法由Berguist等1973年首次应用成功，证实了Barrett食管的存在。

四、临床评价

Barrett食管的诊断最常用并且最可靠的方法是内镜下多点活检。Barrett食管基础上可能发生Barrett腺癌，EUS检查时Barrett腺癌可表现为食管壁局灶性低回声增厚，EUS扫查可显示出病变所累及的食管壁层次，提供T分期的诊断信息。环扫及扇扫超声内镜同时还可以对病灶外的淋巴结情况进行扫查，提供N分期诊断信息。但在临床实际应用中可能存在对病变分期过诊断的情况。因此，临床上应结合内镜及内镜下活检、EUS及其他影像学检查综合判断病变的情况（图25-5-2~图25-5-4）。

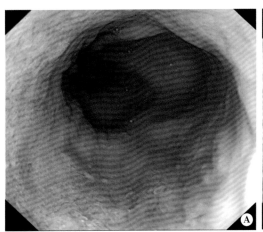
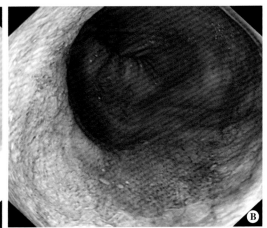

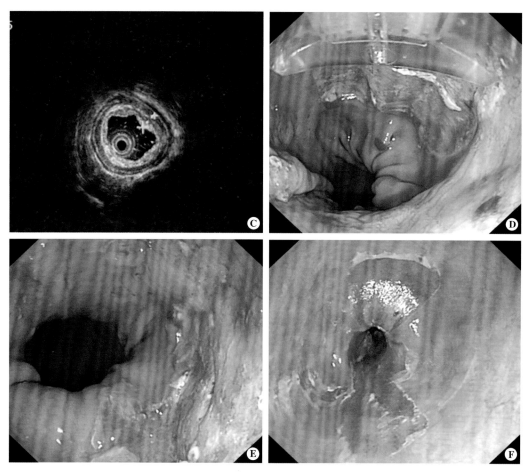

图25-5-2　Barrett食管内镜表现及EUS综合判断评估并RFA治疗

A. 距门齿33～36cm食管全周黏膜呈橘红色，SCJ距门齿约36cm，交界线上移3cm；B. 靛胭脂染色进一步观察病变；C. EUS示病变处黏膜层增厚，黏膜下层尚连续、完整；D. 内镜下HALO 90射频消融治疗（RFA）；E、F. RFA治疗后图

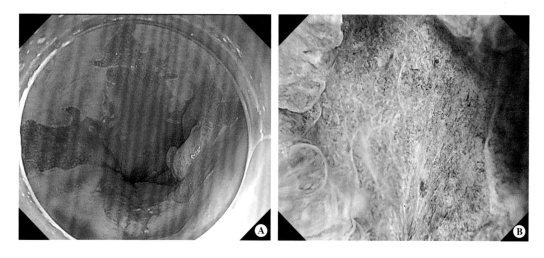

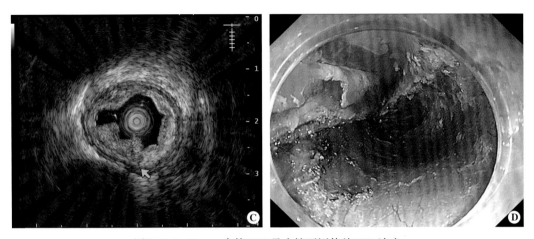

图 25-5-3　Barrett 食管 EUS 及内镜下评估并 ESD 治疗

A. 距门齿 36～40cm 食管四壁至交界线黏膜可见蛇状红区，距门齿约 39cm 3 点钟位可见 Ⅱa+Ⅱc 型病变；B. NBI+放大内镜观察可见边界线及凹陷内部不规则微血管结构；C. EUS 示病变处食管壁低回声增厚，主要以食管壁黏膜层增厚为主，病变处黏膜下层尚清晰；D. 行 ESD，术后病理示鳞状上皮及柱状上皮黏膜，伴肠上皮化生，符合 Barrett 食管，局部癌变，癌变为中分化腺癌，范围 1.4cm×1.0cm，局限于黏膜肌层。基底切缘及黏膜侧切缘未见癌及不典型增生

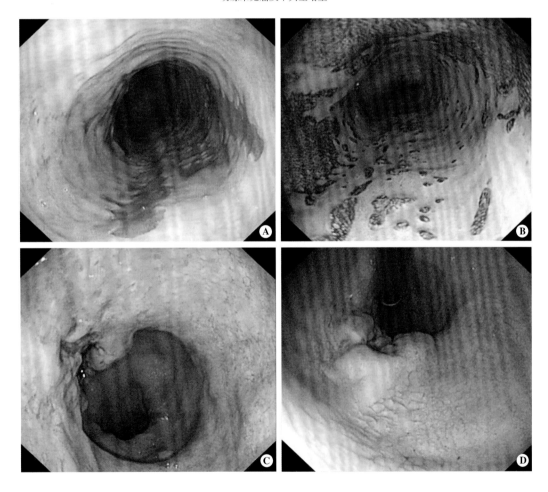

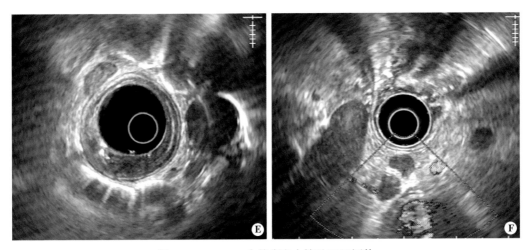

图25-5-4　Barrett食管癌变内镜及EUS评估

A. 食管下段长约5cm的蛇状黏膜红区，相互融合，活检病理胃黏膜组织慢性炎，伴肠上皮化生及轻度不典型增生，符合Barrett食管；B. 碘染色后图像；C. 局部可见溃疡形成，活检病理提示分化差的腺癌，另见Barrett食管改变；D. 翻转位观察病变；E. EUS图像显示病变主要位于黏膜层和黏膜下层，部分病变侵及固有肌层，病变周围可见淋巴结；F. 胃左区淋巴结肿大，考虑为转移

第六节　食管息肉

食管息肉属食管良性肿瘤中的上皮性肿瘤，在食管良性肿瘤中发病率仅次于平滑肌瘤，居于第二位。在病理检查中，典型的食管息肉由纤维血管组织构成，表面覆盖食管的鳞状上皮组织，有时可见合并溃疡、糜烂等。息肉中的纤维组织可较为疏松，也可为致密的胶原纤维，并可含有较为丰富的脂肪组织。食管息肉可表现为多种病理类型，主要包括纤维瘤、纤维血管性息肉、腺瘤性息肉等。食管的息肉样恶性肿瘤在临床上十分罕见，其主要病理学特征是在良性息肉的顶端可以找到鳞癌细胞。

一、声像图特征

声像图表现为起源于食管黏膜层的低回声或中等回声结节，突向腔内，边界清晰（图25-6-1，图25-6-2）。弹性成像和超声造影可能对于病理类型的鉴别有一定的意义。有研究显示，纤维血管性息肉在超声造影中可表现为持续时间较长的均匀强化，其强化程度可与大血管相当。

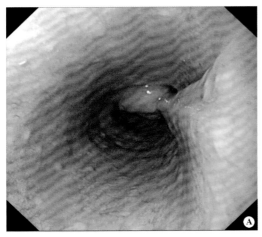
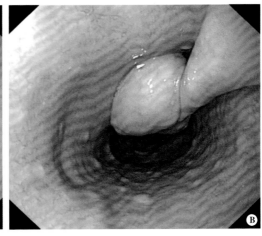

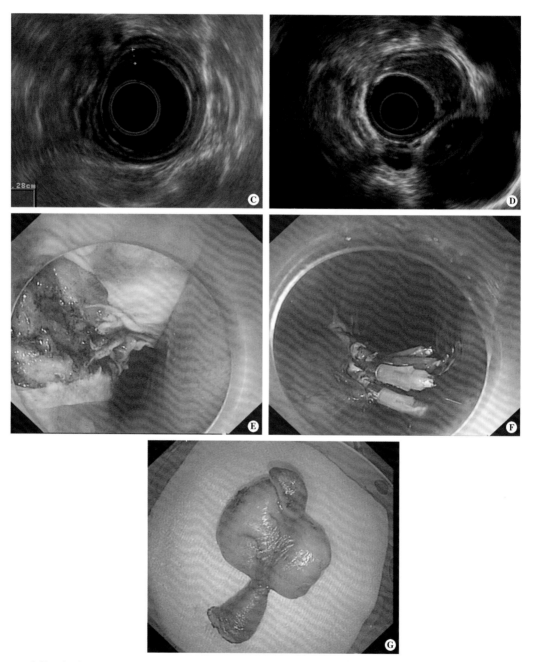

图25-6-1　A. 食管距门齿约25cm处3点钟位可见一长蒂息肉样肿物，肿物蒂部显示清晰；B. 肿物头端突入食管腔，病变表面黏膜粗糙，活检病理示黏膜慢性炎；C. EUS提示肿物蒂部起源于黏膜层；D. EUS提示肿物头端局限于黏膜层；E. 内镜下剥离术后创面；F. 钛夹封闭创面；G. 切除后标本，术后病理示食管黏膜固有层-黏膜下层纤维瘤，免疫组化结果显示：CD117（－）、CD34（－）、Desmin（2+）、Ki-67（＜1%+）、S100（1+）、SMA（3+）、DOG1（－）

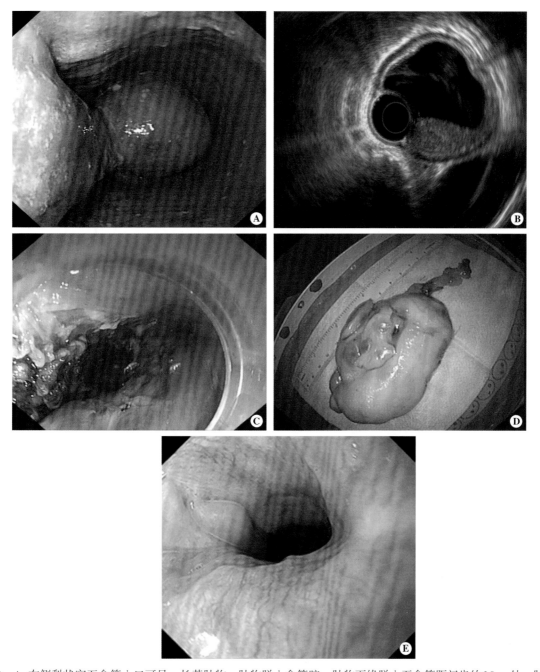

图25-6-2 A. 右侧梨状窝至食管入口可见一长蒂肿物，肿物脱入食管腔，肿物下缘脱入至食管距门齿约35cm处，肿物表面黏膜充血、粗糙，黏膜尚完整，肿物处食管腔狭窄，内镜通过困难，但尚可通过；B. EUS提示病变起源于黏膜层，主体呈混合回声，以无回声区为主；C. ESD术后创面；D. ESD术后标本，病理为低度恶性肌纤维母细胞瘤，肿瘤累及黏膜层-黏膜下层；E. 术后1年复查，手术局部黏膜呈瘢痕样改变

二、诊 断

食管息肉的诊断主要依靠胃镜检查和内镜下活检，临床上常将食管平滑肌瘤、食管乳头状瘤等误诊为息肉。当鉴别诊断有困难时，可借助EUS检查，息肉和乳头状瘤（图25-6-3）为黏膜病变，而平滑肌瘤起源于黏膜肌层或固有肌层。其他诊断方法还包括食管钡餐造影、CT、MRI等。

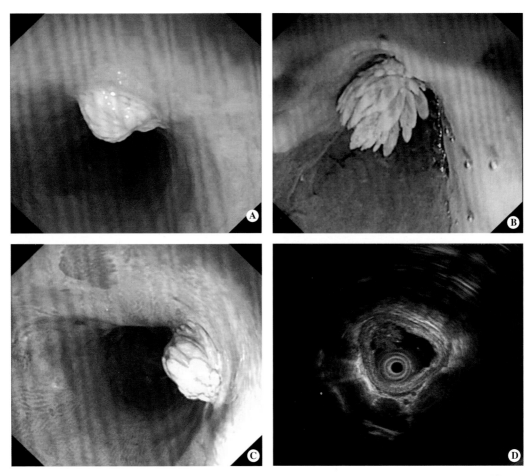

图25-6-3　A.食管距门齿27cm 2～3点钟位可见大小0.6cm×0.6cm的息肉样病变，呈桑葚样改变；B.NBI模式下观察病变；
C.碘染色阴性；D.EUS示病变位于黏膜层。内镜下切除，术后病理示食管鳞状上皮乳头状瘤

三、影像学比较

（一）内镜

内镜常表现为边界清晰的肿瘤，为圆形或半球形隆起，可呈分叶状、乳头状或蕈状，表面黏膜光滑，有时也可表现为广基的半球形息肉或有蒂息肉（图25-6-4）。起初多为直径不足1cm的黏膜肿瘤，生长缓慢。在其生长过程中，因受食管肌肉的顺序性收缩（蠕动）的塑形作用或铸型作用的影响，其外形逐渐呈圆柱状或长条状，有时有细而长的蒂，因此可在食管腔内上下滑动。息肉的蒂多在环咽肌水平（图25-6-1，图25-6-2），有时患者因胃食管反流可将息肉从食管腔内呕至下咽部、口腔或口腔外，之后又能将其吞入食管腔内。如果息肉呕至咽喉部后不能还纳，可能会导致窒息。随着食管息肉的逐渐增大，有的食管腔明显扩张，可能误诊为贲门失弛缓症或贲门痉挛。食管息肉本身多不会造成食管腔的梗阻。

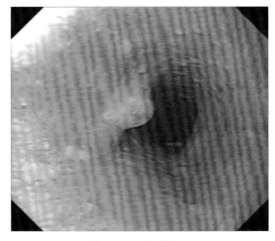

图25-6-4　食管息肉
胃镜下显示边界比较清晰的半球形隆起

（二）食管钡餐造影

造影可见食管腔内有充盈缺损，表面黏膜光整，可随吞咽或呼吸上下移动。低张气钡双重造影可清晰显示息肉的长蒂。长蒂的息肉可因体位

不同或检查时间不同而有位置改变。

（三）CT

体积小的息肉CT检查通常难以显示，体积较大的息肉表现为局部食管腔扩大，食管壁呈局限性肿块样增厚，密度多均匀。增强扫描后息肉有明显强化，边缘清晰，有助于诊断。

四、临床评价

食管息肉的诊断仍以胃镜检查及内镜下组织活检为主。EUS的价值在于其可获得食管病变高分辨率的影像、判断息肉累及的层次，并在与黏膜下肿物的鉴别诊断中具有重要作用。弹性成像和超声造影可能对食管息肉的病理类型鉴别有一定的意义。

（戎　龙）

第七节　食管黏膜下病变

消化管道一大类来自黏膜层以下（非黏膜组织）的胃肠道异常，伸展至胃肠道壁的组织或结构内，通常把这些病变通称为黏膜下病变（submucosal lesion）。食管黏膜下病变包括平滑肌瘤、间质瘤、脂肪瘤、颗粒细胞瘤和淋巴瘤等肿瘤性病变，其他非肿瘤性病变如食管囊肿、食管结核及食管静脉瘤等也被称作黏膜下病变，有时后者在内镜下可表现为表面光滑的隆起性病变，与黏膜下肿瘤（submucosal tumor，SMT）很难鉴别。近年来，内镜超声分辨率不断提高，有些黏膜层的病变，由于上皮层结构完整，故将黏膜下病变称为上皮下病变（subepithelial lesion），但目前临床上仍习惯于将它们统称为黏膜下病变。

食管平滑肌瘤是最常见的黏膜下肿瘤，其发病约占食管良性肿瘤的52.1%～83.3%。多见于青壮年，肿瘤生长缓慢，早期可无任何临床症状，部分患者可有吞咽不适、咽部异物感和胸骨后疼痛等症状，但很少有吞咽困难。且全身症状少，病程多在1～5年以上。近年来由于分子生物学和免疫组织化学技术的发展，胃肠道间质瘤（gastrointestinal stromal tumor，GIST）的诊断逐渐增多。间质瘤是起源于胃肠肌壁间质的非上皮性、非淋巴造血组织、非一般性血管脂肪组织的、以梭形细胞为主要成分的间叶性肿瘤，可发生于全消化道，其中60%～70%发生于胃，20%～30%发生于小肠，不到10%分布在食管、结肠、直肠，也可发生在胃肠道外包括网膜、肠系膜和后腹膜等。根据生物学生长特征和组织学特征将间质瘤分为良性和恶性。从狭义的诊断意义上看，食管间质瘤需要CD34和CD117免疫组化染色阳性才能诊断，而满足以上标准的食管间质瘤少见，仅占同期食管间叶源性肿瘤的12.5%～25%。由于光镜或超声内镜下不能区分同属胃肠间叶源性的平滑肌瘤，故近年来内镜下（包括超声内镜）诊断的食管间质瘤也包括了平滑肌瘤等间叶性肿瘤。

一、声像图特征

（一）食管平滑肌瘤

超声影像学表现为来源于第2层和第4层的低回声，即相当于黏膜肌层和固有肌层的块影，呈梭形或椭圆形，病灶边缘清晰，对周围组织无侵袭，周围淋巴结无转移，多有完整包膜（图25-7-1）。它们可以是腔内型（图25-7-2）或腔外型生长，或为两种生长形式的混合（图25-7-3）。

（二）食管平滑肌肉瘤

食管平滑肌肉瘤少见，与良性平滑肌瘤鉴别困难。肿瘤体积一般较大，长径多超过5～6cm。超声检查为不均质低回声包块，内有组织液化所致的低回声区甚至无回声区（图25-7-4）。形态不规则，黏膜可受累。对于声像图上显示的不均质低回声包块，尤其是界限不清、形态不整、瘤体内有组织液化所致的低回声区，甚至无回声区，且有周围组织受侵及淋巴结转移等，应考虑食管平滑肌肉瘤的可能，必要时在EUS引导下穿刺活检。CT扫描肿块密度不均匀，可有坏死液化。增强扫描肿块不均匀强化。MRI扫描肿块内信号不均，可见长T_1及T_2液化坏死信号。侵犯纵隔可致食管周围脂肪线消失和纵隔内淋巴结肿大。

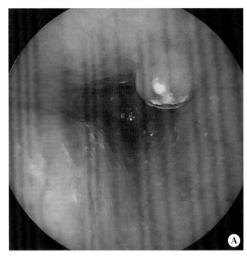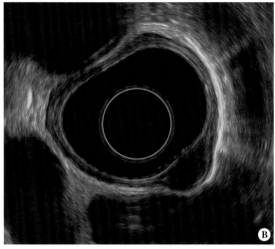

图25-7-1　腔内型食管平滑肌瘤（1）

A. 食管距门齿32cm见一直径约1.0cm黏膜下隆起，隆起处表面黏膜光滑、完整；B. EUS示食管壁内低回声占位，内部回声均匀，边界清，形态规则，来源于黏膜肌层

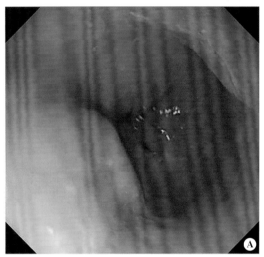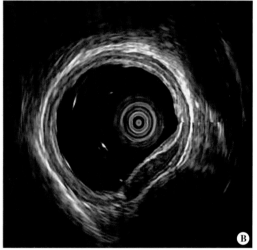

图25-7-2　腔内型食管平滑肌瘤（2）

A. 食管下段可见一大小约1.0cm×0.5cm黏膜下隆起，表面黏膜光滑、完整，质中。B. EUS示食管壁内低回声占位，内部回声均匀，边界清，形态规则，来源于固有肌层浅层

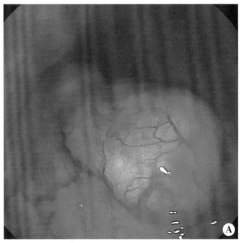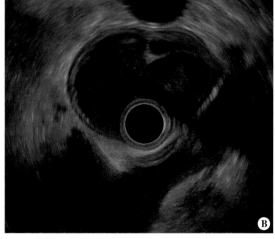

图25-7-3　混合型食管平滑肌瘤

A. 胃镜示食管距门齿30～35cm见巨大黏膜下隆起，隆起处表面黏膜光滑、完整，质偏硬，较固定；B. EUS示食管壁内低回声占位，占管腔2/3周，内部回声不均匀，可见高回声分隔样结构，形态不规则，边界清，病变来源于黏膜肌层，下部向腔外生长，与固有肌层分界不清

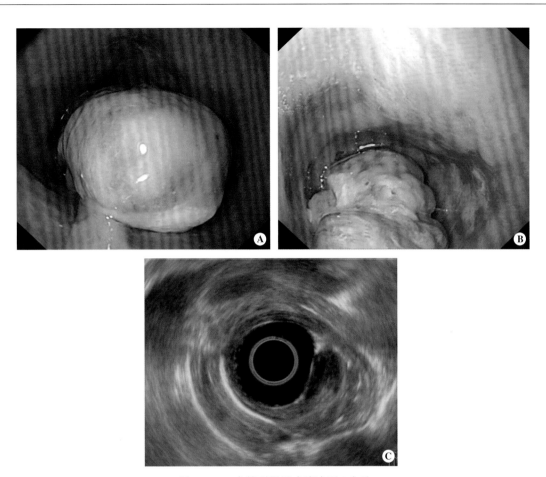

图25-7-4　食管平滑肌肉瘤术后9个月

A、B. 食管距门齿30～35cm至吻合口处可见不规则隆起性肿物；C. EUS示病变处食管壁内混合回声占位，伴有高回声影及无回声区，病变主要位于黏膜层和黏膜下层

外科术后病理：食管平滑肌肉瘤。肿瘤位于食管下段黏膜及黏膜下层。免疫组化结果：CD117（－）、CD34（－）、Desmin（－）、S100（1＋）、SMA（2＋）、actin（－）、DOG1（－）、Ki-67（＋50%）。

（三）食管囊肿

食管囊肿较少见，可发生于任何年龄，男性多见。临床分为3型：食管重复畸形囊肿、食管包涵囊肿、食管潴留囊肿。其中前两种是先天性的，一般认为是胚胎期脱落的前肠细胞在食管内壁生长而形成。食管潴留囊肿一般为后天形成，与慢性食管炎有关，为食管腺管阻塞后分泌液聚集而形成，一般源于食管的黏膜层或黏膜下层，形成囊肿后向管腔突出表面覆盖正常或接近正常的食管黏膜，多位于食管上段。先天性食管囊肿，在儿童多见，但有25%～30%至成人时才被发现，多为单发，以中下段多见。如果囊肿较大可产生不同的压迫症状，出现咳嗽，呼吸困难，肺炎，支气管扩张等症状，有

的因囊肿发生溃疡引起出血，有的溃疡穿孔可与气管和支气管形成瘘管。压迫食管可出现吞咽困难及呕血等症状，破入纵隔会产生纵隔炎等并发症。超声表现为圆形或椭圆形无回声病变，多位于黏膜下层，多数形态规则，囊壁光滑，边界清晰，内透声清，其后方回声增强，不侵及管壁结构（图25-7-5，图25-7-6）。有时从超声内镜图像上对于食管囊肿与食管平滑肌瘤很难鉴别，一般来说，前者为无回声结构，后者为低回声结构，前者因起源于黏膜下层，其深层的包膜位于固有肌层的低回声区，所以整体观察外包膜呈低回声，而平滑肌瘤深层的包膜大多位于高回声的外膜层，所以显得包膜呈高回声。X线食管钡餐造影表现为局限性充盈缺损，钡餐多由缺损两侧分流或偏流而下，肿块上方食管腔被撑开，食管壁无破坏征象，常表现为黏膜外病变对管腔的压迫。CT值一般在15～30HU，边缘锐利光滑，与食管无明确分界，增强扫描肿块内无强化，边缘可有环状强化。

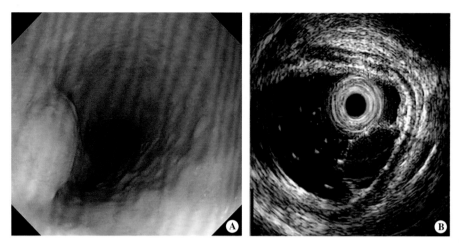

图25-7-5 食管囊肿

A. 内镜示距门齿约28cm处食管局限性隆起，隆起处表面黏膜光滑、完整、透亮；B. EUS示食管壁内无回声占位，截面大小约7.3mm×4.5mm，边界清晰，病变主要位于食管壁的黏膜下层，考虑为食管壁内囊肿

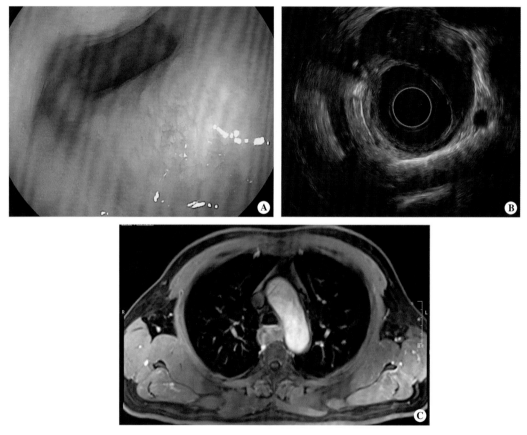

图25-7-6 食管源性囊肿

A. 内镜示距门齿23～27cm食管壁局限性隆起，环食管1/2周，隆起处表面黏膜光滑、完整。B. EUS示纵隔内低近无回声占位，截面大小约32mm×16mm，内部回声不均匀，局部散在稍高回声絮状影，来源于食管黏膜下层或固有肌层浅层可能性大，囊肿？C. 纵隔MRI示食管胸腔内段局限性管壁增厚，边缘规则，信号尚均匀，T_1WI呈等信号，T_2WI压脂稍高信号，增强扫描后强化不明显，病灶紧贴气管后壁。考虑食管中段复杂囊肿机会大。

术后病理：食管源性囊肿（先天性）

（四）食管血管瘤

食管血管瘤是一种罕见的食管良性肿瘤，按组织结构可分为毛细血管瘤、海绵状血管瘤、混合型血管瘤、静脉血管瘤、淋巴管瘤、肉芽肿型血管瘤和血管球瘤。本病临床上多无症状，偶尔有间歇性出血，少数可出现致命性大出血。内镜下表现为局部黏膜呈结节状隆起，黏膜下可见紫

蓝色包块，表面光滑。超声表现起源于黏膜下层的无回声结构，边界清晰，与食管囊肿的鉴别可

应用彩色多普勒进行（图25-7-7～图25-7-9）。CT增强扫描呈明显强化。

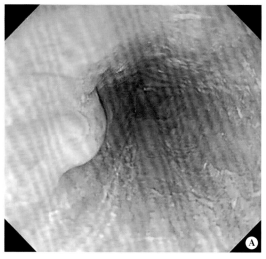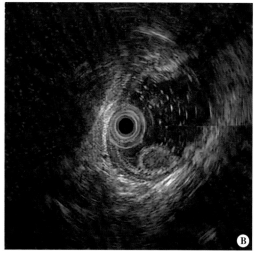

图25-7-7　食管血管瘤（1）

A. 食管距门齿约35cm 9点钟位可见一大小约为0.6cm×0.4cm的半球形隆起，隆起处宽基无活动性，隆起处表面黏膜光滑、完整，质软。B. EUS示隆起处食管壁内可见一大小约为5.5mm×4.1mm的中等偏低回声占位，回声不均匀，边界尚清晰，病变内部可见低回声区，病变主要位于食管壁的黏膜层

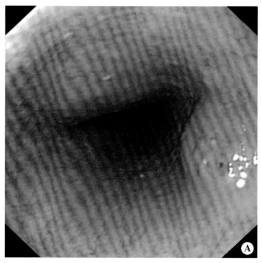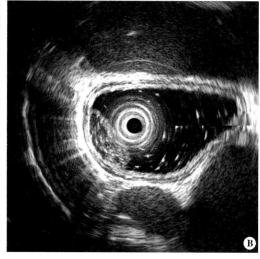

图25-7-8　食管血管瘤（2）

A. 食管距门齿28～30cm的1～3点钟位可见一大小约为1.0cm×0.8cm的半球形隆起，隆起处宽基无活动性，隆起处表面黏膜光滑、完整，质软，表面呈暗蓝色；B. EUS示隆起处食管壁内中等偏低回声占位，回声不均匀，边界尚清晰，病变主要位于食管壁的黏膜层，考虑为血管瘤，病变内部伴有高回声影，血管瘤机化后改变？内镜随访中

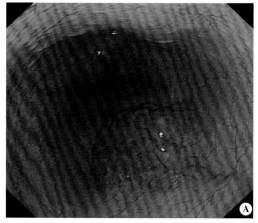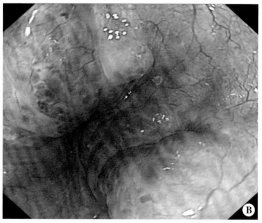

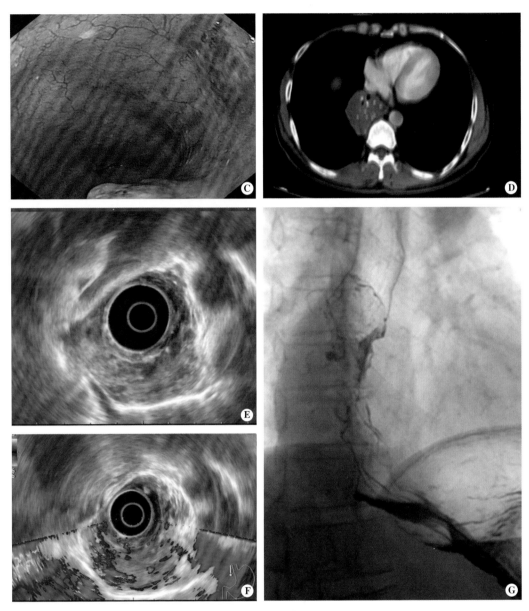

图 25-7-9　食管血管瘤（3）

A～C. 食管距门齿 32～38cm 近全周可见一隆起性病变，病变表面黏膜尚完整，病变呈紫蓝色，似呈囊性，病变食管腔偏心性狭窄，内镜通过困难但尚可通过；D. CT 示食管胸中下段管壁明显不均匀增厚，长约 8.4cm，较厚处约 4.0cm，软组织内多发散在粗颗粒状钙化；E. EUS 示病变处可见一中等偏低回声占位，病变回声欠均匀，病变边界欠清晰，病变主要位于食管壁的固有肌层，病变侵透食管壁的外膜；F. 彩色多普勒示病变内部可见丰富血流信号；G. 上消化道造影示食管中下段可见长约 8.5cm 黏膜破坏及不规则充盈缺损，并见不规则龛影，局部管腔狭窄，造影剂通过受阻

（五）食管脂肪瘤

食管脂肪瘤罕见，超声表现为密集高回声，位于黏膜下层（图 25-7-10）。X 线检查管腔内显示圆形充盈缺损，边缘光滑锐利。周围黏膜正常，食管一般无狭窄。CT 扫描有特征性改变，食管壁局限性增厚，呈肿块状。肿块密度减低，低于邻近正常食管壁，CT 值为 40～80HU，为负的脂肪密度，与正常食管壁分界清晰。MRI 检查示肿块呈高信号，用脂肪抑制序列可与其他良性肿瘤相鉴别。

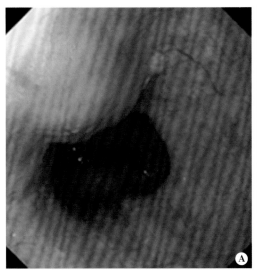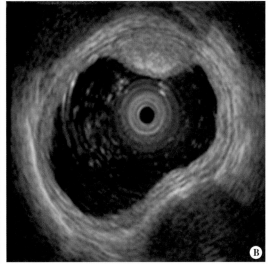

图25-7-10　食管脂肪瘤

A. 食管距门齿36～38cm的10～12点钟位局限性隆起，隆起处表面黏膜光滑、完整，质硬；B. EUS示隆起处食管壁内可见高回声占位，回声均匀，
边界清晰，病变主要位于食管的黏膜下层

（六）食管神经源性肿瘤

食管神经源性肿瘤分为来源于周围神经的神经纤维瘤（neurofibroma）和神经鞘瘤（neurolemmoma）。神经纤维瘤多发生于后纵隔，而发生于食管者罕见。来源于交感神经的是节细胞神经瘤，而从副交感神经节发生的肿瘤又分为无分泌功能的副交感神经节瘤和分泌儿茶酚胺的嗜铬细胞瘤。临床上无明显症状，少数可有吞咽不适。超声内镜表现为起源于第三、四层内的低回声肿物，内部回声不均，边界不规则（图25-7-11）。影像学上肿瘤多发生于食管下段，X线钡餐造影示食管一侧壁见圆形、椭圆形充盈缺损，边缘光滑。局部黏膜皱襞变平，食管壁柔软，钡餐通过缓慢。本病可合并其他部位的神经源性肿瘤。食管神经鞘膜瘤源于神经纤维的施万细胞，发生于食管者罕见，食管钡餐造影腔内充盈缺损，边缘光滑锐利，食管壁柔软，与平滑肌瘤难以鉴别，单凭影像学检查定性不易。CT、MRI检查发现食管良性肿瘤腔内肿块体积较大者可发生囊性变。

（七）食管颗粒细胞瘤

食管颗粒细胞瘤是一种少见的食管黏膜下肿瘤，起病隐匿，起病早期常无明显临床症状，在胃镜下表现为食管黏膜下隆起，与常见的食管平滑肌瘤、食管间质瘤等黏膜下肿瘤的表现无明显

区别，在常规检查中极易漏诊和误诊。患者主要表现为吞咽困难和胸骨后疼痛，多发生于食管下段（占44.7%），上段和中段发生率分别为34%和21.3%。肿瘤为黏膜下结节，呈黄色斑块或丘状隆起，也可凸入食管腔内，瘤体较小，文献统计小于1cm者占16.3%，少数环绕食管生长，可致食管狭窄。该肿瘤绝大多数为良性，少数为恶性，可发生转移或复发，常需进行病理检查才能确诊。超声表现为黏膜下层低回声，边界光滑清晰的肿物（图25-7-12）。

二、诊　　断

食管黏膜下病变常与以下疾病相鉴别诊断。

（一）蕈伞型食管癌

食管癌患者临床上有进行性吞咽困难的症状。病变的范围常较平滑肌瘤广泛。食管黏膜破坏，管腔狭窄，管壁僵硬，扩张受限。超声检查示肿块与周围组织分界不清，呈内部不均的低回声包块，形态不规则，黏膜层可受累（图25-7-13）。晚期癌肿可与周围组织分界不清，或局部淋巴结肿大。X线钡餐造影显示食管一侧壁见圆形、椭圆形充盈缺损，边缘不光滑，CT、MRI扫描，食管癌在管腔外形成软组织肿块，病变易侵犯纵隔及邻近器官，常见纵隔淋巴结转移。

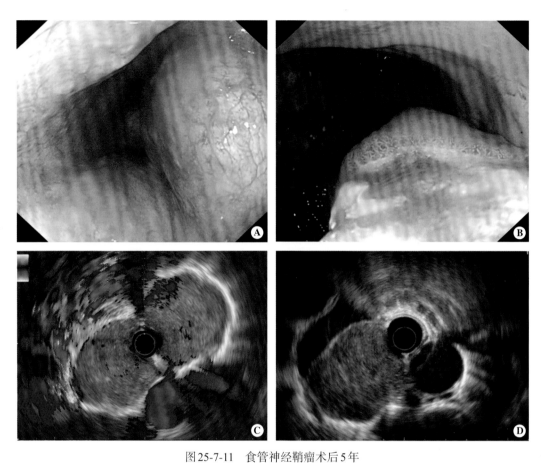

图25-7-11　食管神经鞘瘤术后5年

A、B. 食管距门齿25～45cm至贲门处可见局限性隆起，隆起处表面黏膜充血、粗糙但尚完整；C、D. 超声内镜检查示：隆起处食管至贲门壁内可见低回声占位，病变回声欠均匀，累及食管壁全层，结合病史，考虑病变复发

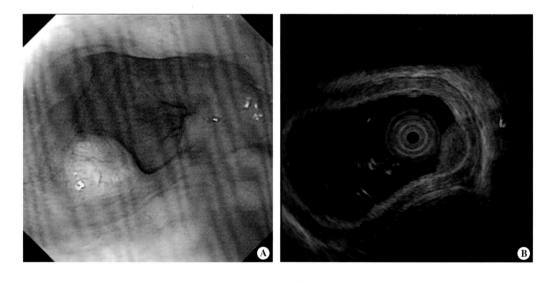

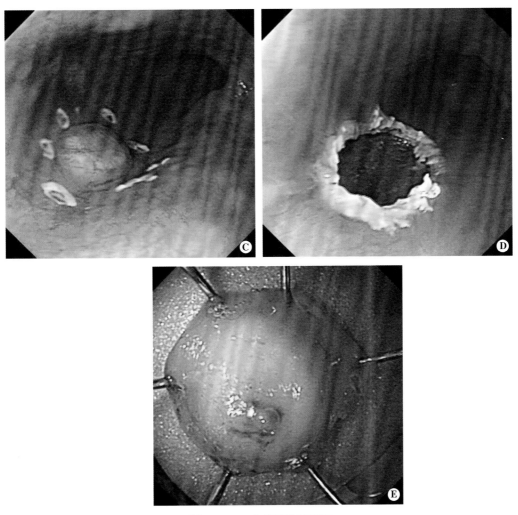

图25-7-12　食管颗粒细胞瘤

A. 食管距门齿33cm的7点钟位见局限隆起性病变，表面黏膜尚完整，质硬；B. EUS示中等偏低回声占位，位于食管壁的黏膜层；C. 内镜下标记；
D. 内镜下切除后创面；E. 内镜下切除术后标本，术后病理示食管颗粒细胞瘤，位于黏膜固有层-黏膜下层，表面鳞状上皮呈慢性炎，伴基底细胞增
生。黏膜侧切缘及基底切缘未见肿瘤。免疫组化结果显示：S100（3+）

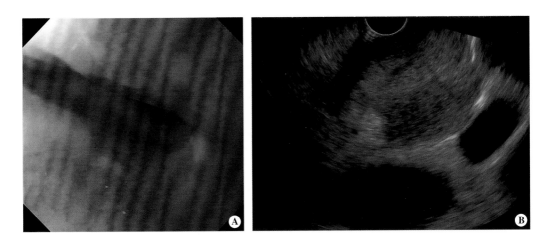

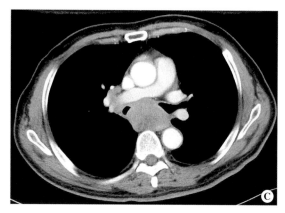

图25-7-13 蕈伞型食管癌

A. 食管距门齿30~34cm处见黏膜隆起，表面黏膜尚光滑、完整；B. EUS示隆起处低回声占位，截面大小约4cm×2.5cm，内部回声不均匀，边界不清，食管壁正常结构融合消失；C. 胸部增强CT提示气管隆突下食管间见软组织团块。该病例进行了超声内镜引导下细针穿刺抽吸术，病理提示游离非角化型鳞状细胞癌组织

（二）主动脉瘤或主动脉压迫

食管走行于胸主动脉的前方，二者关系密切，当主动脉瘤的膨大重叠于食管行径上或主动脉压迫食管壁形成隆起，超声可出现类似平滑肌瘤的特点，但超声多普勒检查可显示瘤体内有较丰富的血流信号，多呈涡流状，脉冲多普勒显示为动脉频谱（图25-7-14，图25-7-15）。将超声探头置于隆起的边缘扫描，较容易区分壁内占位或壁外压迫。钡餐透视下食管壁局部弧形受压，与平滑肌瘤鉴别困难。但压迹多表浅，与食管交角呈钝角相连。局部黏膜皱不变平消失，而为受压推移。透视下缩小光圈，可见主动脉的规律性搏动。CT扫描食管受压的局部为瘤样扩张的主动脉，MRI则显示特征性的血管流空信号。

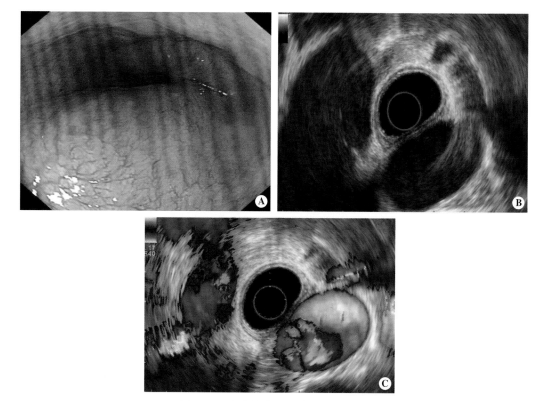

图25-7-14 食管胸主动脉压迹EUS图

A. 距门齿26~32cm于3~9点钟位食管外压性隆起，表面黏膜完整；B. EUS示隆起处食管壁外可见胸主动脉，但食管壁内及壁外未见明确占位；C. 彩色多普勒显示胸主动脉

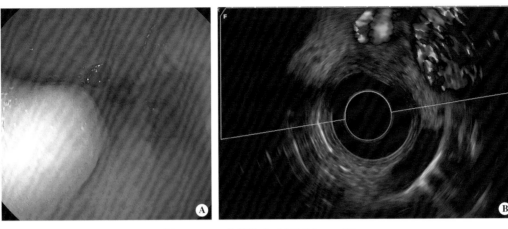

图25-7-15　食管胸主动脉压迹 EUS 图

A. 食管距门齿 30cm 处见直径约 1.0cm 黏膜下降起，表面黏膜完整；B. EUS 示隆起处食管壁层次尚清晰，壁外可见类圆形血管影，内见分隔，分隔一侧多普勒见血流信号，另一侧呈中等回声影。胸腹主动脉 CTA 提示主动脉弓、降主动脉起始部见不规则结节状突起影，大小约 12mm×10mm，考虑主动脉弓降部假性动脉瘤

（三）纵隔淋巴结肿大

虽然其回声与平滑肌瘤相似，但纵隔淋巴结肿大压迫食管，肿大的淋巴位于食管壁外，不侵及食管壁的层次结构，因此二者鉴别并不困难（图25-7-16）。

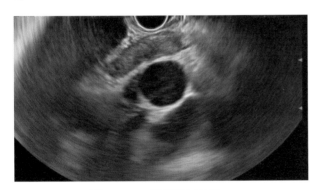

图25-7-16　纵隔淋巴结肿大

（四）食管胃静脉曲张

食管胃静脉曲张亦被看成是黏膜下病变的一种类型，在超声内镜显示为蜂窝状无回声结构（图25-7-17）。超声内镜既能显示食管黏膜内和黏膜下曲张静脉，又能发现食管壁周围及胃底的曲张静脉，根据其回声区的大小能判断静脉曲张的程度。常规超声胃镜因先端探头较粗，且探头周围的水囊会压迫曲张的静脉，因此常规超声胃镜在诊断静脉曲张有一定的局限性。微型超声探头检测食管静脉曲张，克服了超声内镜在检测食管静脉曲张方面的局限性。文献报道，微型超声探头检测食管静脉曲张的敏感度为94%。它在显示

食管和胃底静脉时不会对静脉产生压迫，而且其超声频率较高，能清晰地显示曲张静脉。因此，微型超声探头适用于检测食管和胃底静脉曲张，更适用于门静脉高压患者治疗前后食管和胃底静脉的检测，评价经颈静脉-肝内门脉分流术、食管静脉硬化治疗及药物治疗效果，预测门静脉高压

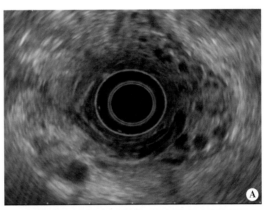

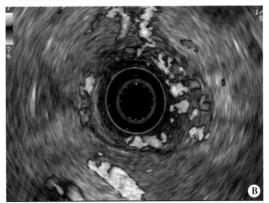

图25-7-17　食管下段至胃底静脉曲张

A. EUS 示食管壁内多发管状无回声结构，主要位于黏膜层；B. 彩色多普勒示血流丰富

患者静脉曲张破裂出血和再出血的发生率。超声内镜也用于静脉曲张硬化剂注射治疗或内镜下结扎术后疗效的评估。X线钡餐造影示食管四壁呈蚯蚓状充盈缺损，一直向下延伸至贲门（图25-7-18）。

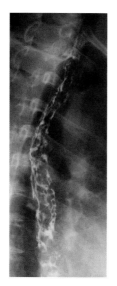

图25-7-18　食管静脉曲张X线钡餐造影图

（五）食管结核

食管结核少见，多数食管结核是继发于邻近器官尤其是纵隔、肺门淋巴结和肺结核，结核杆菌直接波及食管或经淋巴逆流至食管黏膜下层。这也是食管结核多见于食管中段的原因。

内镜下表现为隆起型、溃疡型及混合型。其中隆起型易误诊为平滑肌瘤，多数溃疡型及混合型患者主诉为吞咽困难但症状有所缓解，其症状缓解的原因可能是由于随着机体对结核杆菌的变态性反应，病变内部形成干酪样坏死，并伴有坏死物的溢出，这一临床特征有助于食管结核的诊断。组织病理学检查是诊断食管结核的金标准，活检发现干酪样坏死及涂片找到结核杆菌是确诊的可靠依据，然而对于食管结核病变而言，内镜活检诊断如仅发现肉芽肿性炎、朗汉斯巨细胞，而无干酪样坏死则需要排除其他能引起肉芽肿性炎的病变，如克罗恩病、真菌感染及梅毒等。但是内镜活检取材有限而且伴有病变的发展变化，活检病理诊断为炎症者较多，溃疡型病变活检阳性率相对较高，有文献报道可达72.2%。笔者认为内镜活检原则：内镜形态为溃疡型或混合型，建议活检；对于溃疡底较深且伴有分泌物者，内镜怀疑有食管纵隔瘘者为活检的禁忌证；内镜分型为隆起型，食管表面黏膜完整者为活检禁忌证。钡餐造影多表现为充盈缺损、狭窄、溃疡及窦道改变，但缺乏特异性。

超声内镜主要表现为食管壁内和（或）壁外低回声占位，相互融合，内部可见高回声影（纤维化及钙化所致），壁外占位多为纵隔肿大的淋巴结（图25-7-19，图25-7-20）。

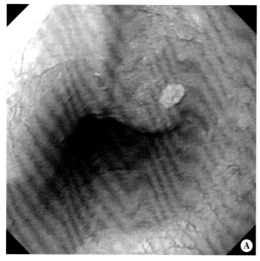
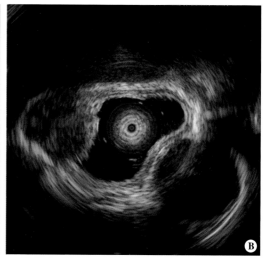

图25-7-19　食管结核-隆起型

A. 内镜示食管局限性隆起，表面黏膜粗糙但尚完整（未破溃）；B. EUS示病变处食管壁内可见低回声占位，主要位于食管壁的固有肌层，部分层次与食管外膜关系密切，内部可见高回声影。术中所见：肿瘤位于食管胸下段，呈黑色，有脓性坏死物，侵透肌层，未侵透黏膜。术后病理：纤维、平滑肌中见灶状坏死及大量炎性细胞浸润与类上皮细胞聚集，不除外结核

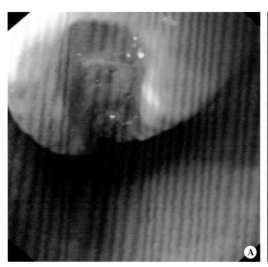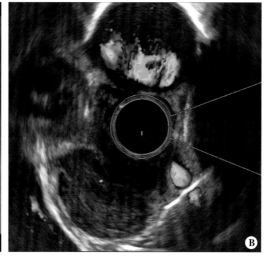

图25-7-20　食管结核-溃疡型

A. 内镜发现食管中段不规则溃疡，周围黏膜光滑，活检病理示食管鳞状上皮黏膜组织呈肉芽肿性炎，坏死不明确；B. EUS示食管壁增厚，食管壁外见低回声结节且内部可见高回声影，增厚的食管壁与食管壁外低回声结节相互融合，考虑为纵隔淋巴结结核累及食管壁

三、影像学比较

（一）X线

食管平滑肌瘤多发生于食管下段，其次为中段，很少见于上段。食管钡餐造影切线位观察，食管腔内可见偏心性半圆形、半椭圆形或分叶状充盈缺损，边缘光滑锐利，可出现双边征象，与正常食管壁分界清晰。

（二）CT

食管平滑肌瘤CT平扫表现为食管壁的局限性增厚，形成偏心性圆形或卵圆形软组织肿块，边缘光滑。密度均匀一致，可有小点状钙化，CT显示小钙化灶明显优于X线。肿瘤如发生坏死囊变，肿块中心可见片状低密度区。肿块相应的食管腔弧形受压变窄。口服造影剂后，食管腔内充盈高密度造影剂，显示更加清晰。肿块外缘纵隔脂肪线清晰显示，增强扫描食管肿块为均匀性强化，强化程度与食管壁一致，或稍低于正常食管壁，可显示肿瘤包膜。食管周围脂肪层清晰，仅有受压移位，纵隔内无肿大淋巴结，在薄层扫描后的重建图像上，肿块全貌为椭圆形。仿真内镜可见肿块突入食管腔内，食管腔偏心性狭窄。

（三）MRI

常规行SE序列横轴立位T_1WI或T_2WI扫描，斜位、矢状位T_1WI或T_2WI扫描。食管平滑肌瘤表现为食管壁偏心性增厚，呈肿块样压迫食管腔。T_1WI肿块呈等信号或略低信号，接近正常食管壁信号。T_2WI肿块呈高信号或中高信号，信号质地不均，与正常食管壁有较清晰的界限，注入Gd-DTPA增强扫描对诊断有一定的帮助，肿块有强化，持续时间较长。但有时因正常的食管壁也同时发生强化，故界限可不明确，纵隔内一般无肿大淋巴结。

（蔡明琰）

第八节　食　管　癌

早期食管癌是指癌浸润局限于黏膜层和黏膜下层，同时无淋巴结转移。表浅食管癌是指癌浸润局限于黏膜层和黏膜下层，有或无淋巴结转移。表浅食管癌的术后组织学范畴包含两类病变：癌前病变和浸润性癌，即食管鳞状上皮不典型增生、原位癌（pTis）、局限于黏膜层和黏膜下层的浸润性癌（pT1）；淋巴结有或无转移（N_1/N_0）。早期食管癌和表浅食管癌的区别在于有无淋巴结转移。我国中、晚期食管癌的病理分型：髓质型、蕈伞型、溃疡型、缩窄型、腔内型和未定型。其中髓质型占中、晚期食管癌的1/2以上；蕈伞型约占中、晚期食管癌的1/6～1/5；溃疡型及缩窄型各占中、晚期食管癌的 1/10左右；腔内型比较少见；少数中、晚期食管癌不能归入上述各型者，称为未定型。我国尚沿用此类分型。进展期食管癌的病理及内镜分型（巴黎分型，2002年）：①1型，隆起型；②2型，局限溃疡型；③3型，浸润溃疡型；④4型，浸润型；⑤5型，未定型，包括5a型（未治疗）和5b型（治疗后）。

近年来随着内镜技术的不断发展，食管癌的诊断已不再困难，由于微创治疗技术（如内镜下黏膜切除术等）的发展和对不必要开胸探查术（开胸后发现肿瘤无法切除而关胸的手术）危害性认识的进一步加深，临床迫切需要一种无创的检查技术来判断肿瘤是否是早期，是否适合微创治疗，肿瘤与邻近重要器官和结构的关系，有无受累及手术能否切除。近20年来出现并不断发展的EUS技术正好能满足这一需要，使食管癌治疗方法决策更加科学化和个体化。

一、声像图特征

早期表浅癌浸润深度的EUS判断标准：黏膜内癌表现为黏膜层和（或）黏膜肌层增厚，黏膜下层清晰、连续、完整且形态规整（图25-8-1）；黏膜下癌可表现为黏膜肌层和黏膜下层层次紊乱、分界消失，黏膜下层增厚、中断，黏膜下层内较小的低回声影（图25-8-2，图25-8-3）。

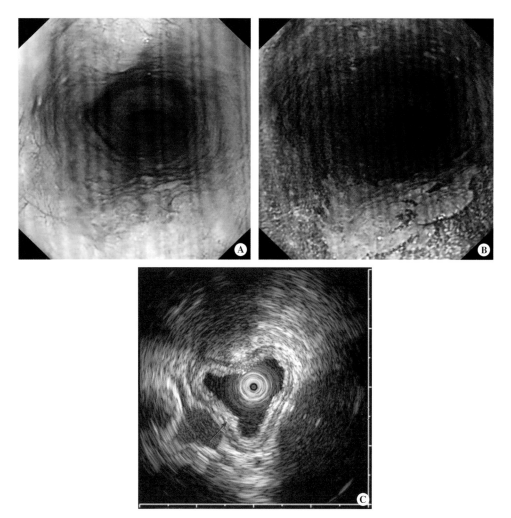

图25-8-1　食管黏膜内癌

A. 食管黏膜粗糙、糜烂且呈颗粒样改变；B. 碘染色后呈阳性，活检示鳞状细胞癌；C. EUS示食管壁增厚，以黏膜层增厚为主（箭头）。内镜下黏膜切除术后病理示食管早期浸润性鳞状细胞癌，部分呈黏膜内浸润癌，癌旁黏膜呈重度不典型增生/原位癌改变，侧切缘及基底切缘净

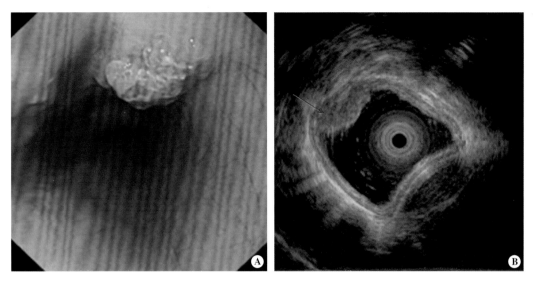

图25-8-2　食管黏膜下癌（1）

A. 食管浅表隆起型病变，活检病理示鳞状细胞癌；B. EUS示食管黏膜层内低回声占位，病变主要位于黏膜层，部分层次病变累及黏膜下层（箭头）。内镜下黏膜切除术后病理食管低分化鳞状细胞癌，肿瘤侵至黏膜下层，基底切缘未见异常

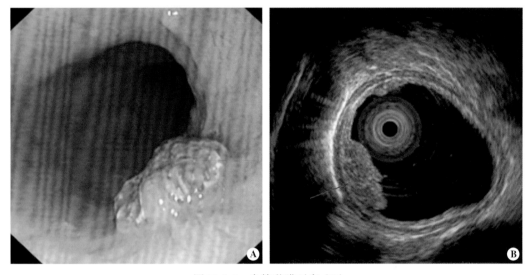

图25-8-3　食管黏膜下癌（2）

A. 食管浅表隆起型病变，活检病理示鳞状细胞癌；B. EUS示食管壁内低回声占位，病变局限于黏膜层，与黏膜下层分界不清晰（箭头）。外科术后病理示食管中分化鳞状细胞癌，病变局限于黏膜下层，上下切缘未见异常

进展期食管癌EUS表现：①食管壁内低回声占位，回声不均匀，边界不清，部分可表现为混合性回声。②食管壁增厚，结构消失、层次紊乱、回声减低。T2期EUS征象：病变侵及固有肌层，但外膜尚完整（图25-8-4）。T3期EUS征象：食管外膜中断（图25-8-5，图25-8-6）。T4期EUS征象：病变向食管腔外生长，与邻近结构间无明确分界，侵及胸膜、心包或膈肌及其他邻近结构，如主动脉（图25-8-7）、椎前筋膜（图25-8-7）、气管（图25-8-8）等，邻近正常解剖结构消失、不规则或呈锯齿状且管壁僵硬。

超声内镜对于单个淋巴结是否转移的判断并不绝对可靠，不同文献的报道差异较大，发生率在33%～98%。既往恶性淋巴结的判断标准：直径＞10mm、椭圆形、边界清晰、内部结构呈低回声的淋巴结判定为转移的淋巴结（图25-8-9，图25-8-10）。但有研究进一步表明，采用更多细节的标准组合有可能获得更好的诊断准确性，如有研究应用7个标准判断淋巴结的转移情况，准确性达75.1%，标准：短径＞5.5mm，圆形，低回声，边界是否光滑，是否为病变旁淋巴结，超声内镜下发现淋巴结数＞2个，超声内镜诊断是否为T3/4分期。

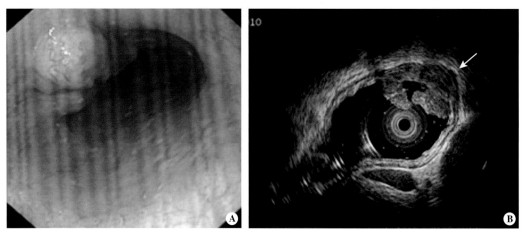

图 25-8-4　进展期食管癌（1）

A. 食管隆起型肿物，中央凹陷形成溃疡，活检病理示鳞状细胞癌；B. 小探头超声内镜：食管壁内低回声占位，病变主要位于食管壁的黏膜层及黏膜下层，部分层次病变累及食管壁的固有肌层（箭头），食管外膜尚完整

术后病理：食管髓质型基底细胞样鳞状细胞癌，肿瘤侵袭达深肌层，靠近纤维膜

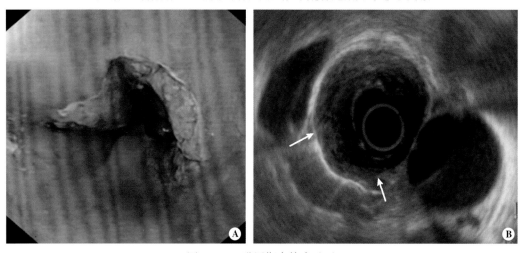

图 25-8-5　进展期食管癌（2）

A. 食管溃疡型肿物，活检病理示食管鳞状细胞癌；B. EUS 示食管壁内低回声占位，病变主要位于食管壁的固有肌层，部分层次侵透食管壁的外膜（箭头）

术后病理：食管高分化鳞状细胞癌，肿瘤侵袭达纤维膜

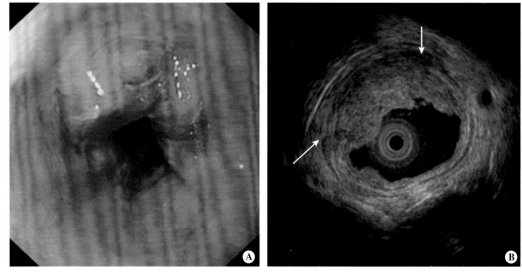

图 25-8-6　进展期食管癌（3）

A. 食管溃疡型肿物，活检病理示食管鳞状细胞癌；B. EUS 示食管壁内低回声占位，病变主要位于食管壁的固有肌层，部分层次侵透食管壁的外膜（箭头）

术后病理：食管髓质型中低分化鳞状细胞癌，可见脉管瘤栓，肿瘤侵透肌层达纤维膜

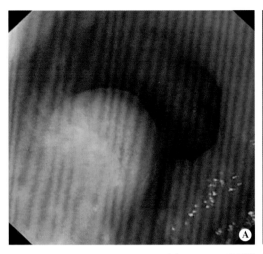
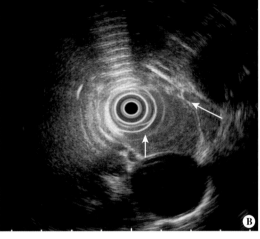

图25-8-7 进展期食管癌侵犯主动脉瘤

A. 食管隆起型肿物，活检病理示食管鳞状细胞癌；B. EUS示食管壁内低回声占位，病变主要位于食管壁的固有肌层，侵透食管壁的外膜，部分层次病变包绕主动脉关系密切

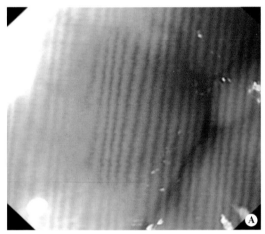
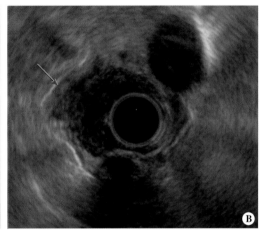

图25-8-8 进展期食管癌侵犯气管

A. 内镜示食管入口肿胀、隆起，表面黏膜粗糙、糜烂且局部可见溃疡，活检病理示食管鳞状细胞癌；B. EUS示食管壁内低回声占位，病变主要位于食管壁的固有肌层，部分层次侵透食管外膜，病变与气管膜部关系密切、分界不清晰（箭头）

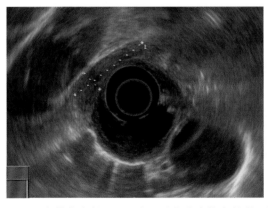
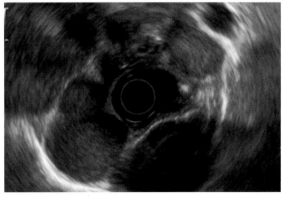

图25-8-9 食管癌病例，EUS发现肿物为食管旁的淋巴结，呈扁平状，大小2.53cm×0.66cm，内部回声高于肿物，边界欠清，倾向良性淋巴结

图25-8-10 食管癌病例，EUS发现双侧气管食管沟淋巴结，圆形，多发，直径＞1cm，低回声，边界清晰，考虑为转移性淋巴结

二、诊　断

（一）诊断方式与目的

食管癌的EUS诊断通常包含两种模式：一种是内镜加病理检查已确诊食管癌，通过EUS检查明确肿瘤的T分期及食管和胃贲门附近有无转移的淋巴结；另一种是内镜下怀疑，但常规方法活检未能证实食管癌诊断，行EUS检查帮助判断病变的囊/实性、血管和非血管及病变厚度等，以选取合适的特殊活检方法，如大块黏膜切除、挖凿样活检或EUS引导细针穿刺抽吸术（即EUS-FNA）等，获得病理诊断，同时也明确了肿瘤的T分期及食管和胃贲门附近有无转移的淋巴结。

（二）食管癌EUS的TNM分期

2017 AJCC第八版TNM分期对食管癌分期如下（图25-8-11）：

原发肿瘤（primary tumor，T）

Tis：重度不典型增生；

T1：肿瘤侵犯黏膜固有层、黏膜肌层或黏膜下层；

T1a：侵犯黏膜固有层或黏膜肌层；

T1b：侵犯黏膜下层；

T2：肿瘤侵犯食管肌层；

T3：肿瘤侵犯食管纤维膜；

T4：肿瘤侵犯食管周围结构；

T4a：侵犯胸膜、心包或膈肌；

T4b：侵犯其他邻近结构如主动脉、椎体、气管。

区域淋巴结（regional lymph nodes，N）

Nx：区域淋巴结转移不能确定；

N0：无区域淋巴结转移；

N1：1～2枚区域淋巴结转移；

N2：3～6枚区域淋巴结转移；

N3：≥7枚区域淋巴结转移。

注：必须将转移淋巴结数目与清扫淋巴结总数一并记录。

远处转移（distant metastasis，M）

M0：无远处转移；

M1：有远处转移。

对于食管癌，目前超声内镜环扫（水囊法）及微型超声探头检查可进行互相补充，微型超声探头可以明确地显示食管黏膜层及黏膜下层的病变，但是对于病变与周围组织的关系，周围淋巴结的情况无法显示，而超声内镜则可以弥补这一点。简言之，对于早期食管癌或癌前病变即Tis和T1期肿瘤可由微型超声探头进行检查，而T2、T3、T4期肿瘤则可进行超声内镜环扫的检查。

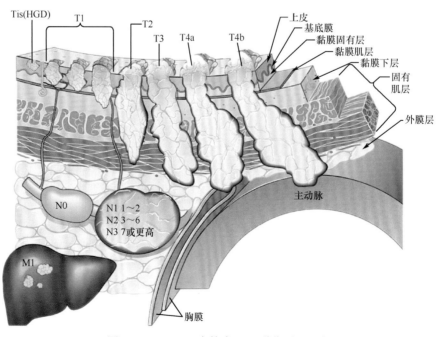

图25-8-11　AJCC食管癌TNM分期（2017）

（三）超声内镜对放疗效果的评价

食管癌患者对相同治疗方法如放疗或放化疗存在不同的敏感性，综合治疗能提高部分患者生存率，同时也存在综合治疗毒副作用高的特点。据多篇文献报道，对局部晚期食管癌经过术前的放疗或放化疗，有15%～43%的患者获得病理完全缓解，获得完全缓解的生存率明显高于其他组患者。现代影像学技术可以预测放疗或放化疗不同的反应，有助于临床医生找到更为合理、不良反应更小的治疗方案。

Westerterp等系统地回顾了应用CT、超声内镜检查和FDG-PET预测食管癌新辅助治疗敏感性的研究，得出CT、超声内镜检查、PET的准确性分别为54%（95%CI 31%～77%）、86%（95%CI 80%～93%）、85%（95%CI 77%～93%）。CT的整体准确性显著低于超声内镜检查（P=0.003）及PET（P=0.006），超声内镜检查与PET的整体准确性相当（P=0.84）。虽然认为食管造影在放疗前和放疗中变化可预测放疗疗效，但因无统一量化标准，故临床上推广存在一定困难。由于PET检查较昂贵，在临床上难以得到广泛应用。超声内镜检查发展了40年，在欧美国家是治疗前分期常规检查手段之一。超声内镜检查对食管癌术前T分期准确性达85%，对N分期准确性达75%～80%，比CT高40%左右。Chak等用超声内镜检查了59例接受新辅助治疗（顺铂或卡铂＋氟尿嘧啶化疗联合同期50Gy放疗）的食管癌病例，新辅助治疗前后肿瘤最大横截面积的变化与手术病理检测的金标准进行比较，其结果显示评价为缓解组（肿瘤横截面积缩小≥50%者定义为缓解组）和稳定组（肿瘤横截面积缩小＜50%者定义为稳定组）的中位生存期分别为17.6个月和14.5个月（P＜0.05）。该研究结果进一步显示其除了治疗前准确分期作用外，同时还可以用来预测新辅助治疗反应程度和评价综合治疗预后。Ota等报道了62例接受术前同步放化疗的患者，用超声内镜检查治疗前、后肿瘤最大厚度变化，根据标准将厚度缩小≤30%定义为稳定或进展，将缩小＞30%定义为部分缓解，无肿瘤残存定义为完全缓解（图25-8-12，图25-8-13）。该研究结果显示3组间最大厚度缩小百分比存在显著性差异（11.5%±21.0% vs. 48.2%±17.0% vs. 74.9%±21.1%，P＜0.05）。根据术后病理变化准确预测了94%的敏感组和80%的非敏感组。中国医学科学院肿瘤医院研究结果显示，肿瘤最大径缩小50%以上（缓解组）的患者预后要比缩小50%以下（稳定组）的患者预后好（P=0.016），超声内镜与病理标本的金标准比较预测放疗或化疗反应准确度为83.3%，敏感度为100%。

另外，多位学者报道超声内镜检查也存在一定局限性，如不能正确分辨新辅助治疗后是肿瘤残存还是放化疗后纤维化或坏死组织，不能像治疗前那样评价术前新辅助治疗后肿瘤浸润深度和淋巴结转移情况。同时超声内镜检查对操作者要求较高。然而，随着超声内镜检查普及和三维超声内镜在临床上的广泛使用，以上的问题应该能得到进一步解决，并且超声内镜检查在食管癌诊断、治疗和评价预后方面将发挥更大作用。

1. 病变缓解（图25-8-12）

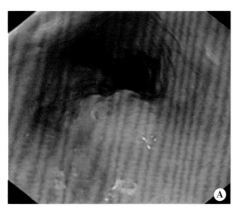
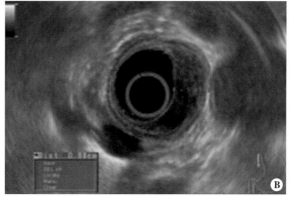

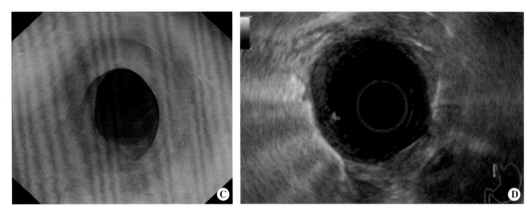

图25-8-12　EUS对放疗效果评价（1）

A. 放疗前：食管隆起型肿物；B. EUS示病变主要位于食管的固有肌层，侵透外膜，病变厚度约为0.88cm；C. 放疗后：内镜下原肿物处食管黏膜呈瘢痕样改变；D.EUS示瘢痕处食管壁全层增厚，最厚处约为0.40cm，但未见明确占位，考虑放疗后改变，较放疗前明显好转

2. 病变残留（图25-8-13）

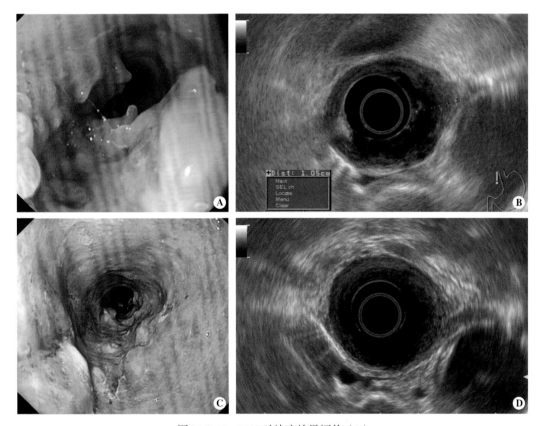

图25-8-13　EUS对放疗效果评价（2）

A. 放疗前：食管溃疡型肿物；B. EUS示病变主要位于食管的固有肌层，侵透食管外膜，病变处厚度约为1.05cm；C. 放疗后：内镜下仍可见食管溃疡性病变；D. EUS示病变处食管壁全层增厚，最厚处约为0.98cm，部分层次增厚区域内仍可见一低回声占位，考虑为病变残留，但较放疗前好转

（四）鉴别诊断

本章中其他各节所述病变的声像图特征与本节有关食管癌的声像图特征即是鉴别诊断的要点，值得指出的是某些炎性病变的声像图改变与食管癌难以鉴别，需结合病史、内镜及其他检查所见加以鉴别。

三、影像学比较

对于食管癌的诊断各种影像学检查各有优势和侧重，一个完整的诊断应采用多种检查手段联合应用。食管气钡双重造影具有简单、无痛及病灶定位准确的特点，但微小病变的发现需要医生具有较高的检查技术和丰富的经验，不能取活检进行病理检查是其最大的不足。内镜检查直观、易于发现微小病变，可以取活检进行病理检查，但检查有一定痛苦。CT可以发现食管大的占位性病变，并可以观察食管周围及纵隔内有无肿大的淋巴结，观察病变与重要结构（如主动脉）的关系及有无侵犯等，但不能活检，目前也无法显示微小病变。不论是食管气钡双重造影、内镜检查还是CT检查均不能明确提供病灶的浸润深度及其与周围重要器官和结构的关系，而这些正是EUS检查的优点。

四、临床评价

食管癌诊断的金标准是病理检查，单凭EUS检查是不能诊断食管癌的，EUS检查能提供病灶的浸润深度及其与周围重要器官和结构的关系，有助于在非手术条件下判断肿瘤病变的T分期和N分期，尤其是T分期，也可在EUS引导下行EUS-FNA来获得肿瘤的病理诊断和淋巴结转移的确切证据，文献报道EUS对食管癌T分期的准确性达85%～95%，EUS+EUS-FNA对食管癌N分期的准确性达85%。EUS是目前判断肿瘤T分期最好的非手术方法，能为食管癌治疗方案的选择提供重要的依据，由于设备扫查深度和部分淋巴结隐藏在气管等含气结构的后面，使EUS不能显示这些部位的病变，从而影响了N分期的准确性，需结合其他影像学检查来提高肿瘤N分期判断的准确性。对于食管癌患者的EUS检查，应常规将超声探头置入胃底进行扫描，以检查腹腔动脉轴周围有无肿大淋巴结。

第九节　食管外压性隆起

食管邻近结构和器官的异常，可导致整个食管行径改变或食管局部的推压、牵拉和移位。外在因素所致的食管变化原因很多，可有颈部病变、纵隔病变、脊椎病变、肺及胸部病变、心血管系统病变等。临床常见的为纵隔病变和心血管系统病变（或压迫）。在纵隔病变中，又以纵隔肿瘤和纵隔淋巴结肿大多见。

一、声像图表现

食管外压性隆起声像图的改变取决于外压组织、器官、病变的性质。多数外压性隆起在超声胃镜下食管壁的结构完整性无改变（图25-9-1～图25-9-4），X线钡餐下最常见的大血管压迫如主动脉弓、胸主动脉的硬化、迂曲、扩张很容易辨认，但少数恶性肿瘤与食管壁分界不清。纵隔实质性肿瘤表现为低回声肿物，内部回声均匀，CT扫描表现为食管旁软组织肿物，MR表现为食管旁高信号肿物。肺和胸膜病变引起的食管外压性隆起可借助胸部X线片、CT或MR予以鉴别。

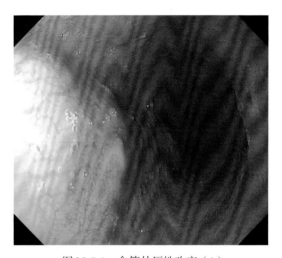

图25-9-1　食管外压性改变（1）

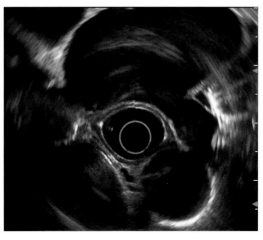

图25-9-2　EUS示降主动脉外压

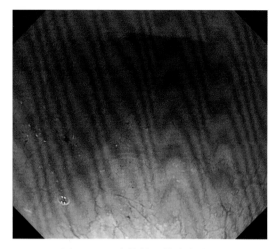

图25-9-3　食管外压性改变（2）

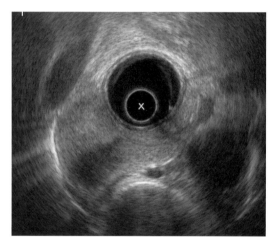

图25-9-4　EUS示纵隔肿物外压性改变

二、诊　　断

造成食管外压、牵拉等改变的原因不同，其临床症状不同，但其引起食管本身的症状几乎相似，主要表现为食管受压早期可无任何症状，随着病变的进展表现为进行性、持续性吞咽困难，食后阻塞感、异物感，以及疼痛不适感等。部分患者因上消化道不适行钡餐检查偶尔发现食管移位或存在压迹，或在胃镜下发现球形、半球形隆起，多无桥形皱襞，边界清晰，隆起处的表现黏膜色泽与周围一致，但食管黏膜光滑无破坏。

三、影像学比较

（一）X线表现

根据发病部位及病变大小、性质的不同，被

压迫和推移的食管外形亦不同，但一般都能表现出明显的边缘光滑的外向性压迹，而食管的蠕动、柔软度、黏膜皱襞均正常。牵拉移位也与邻近组织器官的病变相伴随，只要认真地了解病史，采取多轴位透视、摄片及一些有关的特殊检查，如血管造影，诊断不难确定。

（二）CT和MR表现

对食管造影比较困难者，或需鉴别纵隔等部位肿块、脊椎病变及大血管病变者，辅以CT或MR能更明确食管外压和移位的原因。CT可显示纵隔内有无肿块、血管有无异常、脊椎有无破坏及伴发肿物，增强CT能进一步明确诊断。MR则无需造影剂即可显示心血管是否异常，MR的三维图像更能显示食管外压和移位的立体解剖关系，便于明确病变。

四、临床评价

EUS能清晰显示食管壁五层结构，更能显示邻近组织或器官的结构，可鉴别肿块是起源于食管本身还是食管外病变，并能近距离对外压性病变进行实时超声检查，鉴别外压性病变属于实质性肿块、囊性病变还是血管性病变，并确定病变大小和边界。三维超声内镜还能测量外压性病变体积和周围组织关系。

对性质难定的实质性肿块或肿大淋巴结，可行EUS-FNA获得组织病理学诊断依据（图25-9-5，图25-9-6）。EUS-FNA诊断的敏感度及特异度均较高，且安全性好，是一项值得推广的技术。Sudhoff

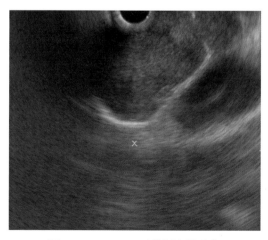

图25-9-5　EUS显示纵隔实性肿物

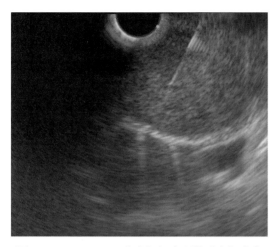

图25-9-6　EUS-FNA获取组织病理提示小细胞癌

等报道对101例上消化道及纵隔病变进行EUS-FNA检查，其诊断敏感度为78%，特异度为100%，阳性预测值为100%，阴性预测值为81%，未发生严重并发症。因此，EUS-FNA有助于食管外压性病变的定性诊断。

（贺　舜　王贵齐）

第十节　食管狭窄

一、概述与分类

食管狭窄（esophageal stricture，ES）是指由于多种原因导致的食管管腔变细、狭窄，内镜下评估狭窄部的直径＜1cm，或常规型号镜身（直径约1cm）不能通过，常伴有不同程度的吞咽困难。食管狭窄按成因分为先天性和后天性两种。

先天性食管狭窄（congenital esophageal stenosis，CES）是一种罕见的先天性食管壁结构畸形，由于在食管发育过程中，气管、食管隔膜基底部或食管侧嵴过度增生致食管腔有不同程度的狭窄，而食管壁本身组织结构可能是正常的，通常在婴儿喂养后出现吞咽困难而被发现诊断。CES组织学分型：肌层肥厚（fibromuscular hypertrophy，FMH）、气管支气管残留（tracheobronchial remnants，TBR）

和蹼型狭窄（membranous diaphragm，MD）三型。本病的治疗方法与组织学类型关系密切，但既往组织学类型的诊断主要依靠食管病变段切除后的病理学检查，所以在病理诊断前可能已经过多次扩张治疗，随着EUS的广泛应用，术前诊断TBR型成为可能，并显著降低了CES扩张时穿孔的发生率。

后天性食管狭窄多继发于各种食管疾病及手术创伤，分为炎性食管狭窄和肿瘤性食管狭窄两类，炎性食管狭窄可发生于食管大面积病变内镜黏膜下剥离术（ESD）术后、外科术后吻合口狭窄及化学腐蚀、放射性等损伤时，尤其是大面积早期食管癌ESD术后，狭窄发生率为56%～76%，而全环周病变术后狭窄率则高达100%，外科术后吻合口狭窄的发生率为0.5%～16%。狭窄引起的吞咽困难等不适症状会极大地降低患者的生活质量。

二、EUS声像图特征

在儿童中，EUS可见正常食管壁为7层结构（图25-10-1）。第1层高回声层、第2层低回声层和第3层高回声层分别对应于浅表黏膜、黏膜肌层和黏膜下层。固有肌层由3层（第4～6层）组成，其中第4层（低回声）、第5层（高回声）和第6层（低回声）分别对应于环形平滑肌、肌间结缔组织和纵向平滑肌。第7层高回声层对应于外膜。

FMH型食管壁的纤维性或肌层肥厚，特别是内环肌层肥厚，超声探头显示在食管狭窄部位的固有肌层增厚。TBR型食管壁内含有能分泌黏液的腺体或软骨，透明软骨在超声上通常为低回声区，因此TBR型EUS图像表现为食管壁中含有低回声灶的软骨组织（图25-10-2）。蹼型狭窄表现为食管腔内蹼状隔膜。

炎性狭窄超声图像表现为食管壁增厚，但各管壁层次未见明确占位及结构破坏。肿瘤性狭窄的超声图像表现为两类：一类是食管壁内低回声占位，另一类是食管壁外恶性占位压迫或累及食管壁形成的管腔狭窄。

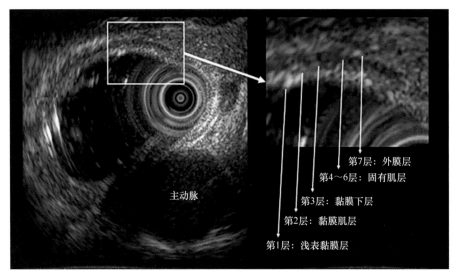

图 25-10-1 EUS 显示的儿童正常食管壁为 7 层结构

第7层：外膜层
第4～6层：固有肌层
第3层：黏膜下层
第2层：黏膜肌层
第1层：浅表黏膜层
主动脉

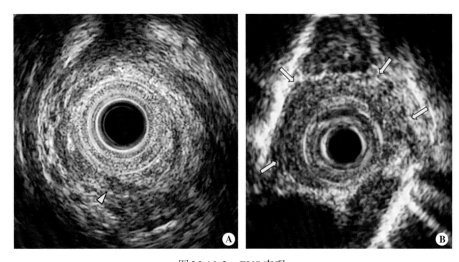

图 25-10-2 EUS 表现

A. EUS 示食管壁肌层的局部厚度和低回声病变（无尾箭头），低回声病变评估为软骨成分，诊断为 TBR 型；B. EUS 示肌层显著增厚（长箭头）而无低回声病变，诊断为 FMH 型

食管良性肿瘤中最常见的是食管平滑肌瘤，可发生于食管的各个部位，以食管下段多见，病程较长，无特异的临床症状与体征。其内镜表现常为一隆起型肿物，表面覆盖光滑、完整的黏膜，偶尔在中央由于没有充分的血供而形成溃疡，触及肿物有滑动感。EUS 特征为边界清晰的均匀低回声，偶呈无回声病变，少数患者有不均匀回声和不规则边缘，表面黏膜层正常，其通常位于食管壁肌层。平滑肌瘤可压迫但不侵犯周围组织。若伴有不均匀回声、边缘不清晰或不规则的黏膜下肿瘤多考虑为平滑肌肉瘤。

由于 EUS 通过微型高频率探头在食管腔内对病灶进行扫描，因此可较准确地判断食管癌在壁内的浸润深度、是否侵及食管周围器官、显示病变周围肿大的淋巴结、区分浅表型与非浅表型食管癌及预测手术切除可能性等。食管癌 EUS 特征：局限性或弥漫性（环状）壁增厚，伴有以低回声或不均质回声为主的边缘不规则的影像改变，肿瘤穿透食管壁或进入周围脂肪组织可显示壁层结构破坏。对肿瘤浸润深度（T）分期判断的准确率达 85%，优于 CT（20%）。但由于 EUS 探头的频率不同，其穿透探测的范围有限，且对淋巴结受累情况进行定性较为困难。在 EUS 扫描时，中间若存在干扰超声的结构，或食管腔内病变段严重狭窄而探头不能通过时，均影响其诊断的准确率。因此，EUS 仅用于食管癌的 TN 分期，而针对远处转移（即M期），如肝、腹膜或腹膜后、肺和其他部位转移，由于超声穿透深度的限制而不易被发现。

三、影像学检查

影像学检查方法主要包括传统的X线钡餐造影和CT/MRI检查。

1. X线检查　先天性狭窄可表现为食管局部狭窄，并能明确病变段的位置、管径、长度，同时了解食管壁是否存在溃疡、憩室等。①FMH型：多位于食管中下段，长度不一，可见狭窄处食管腔突然变窄，但表面黏膜尚光滑，呈部分或完全性梗阻。②TBR型：常处于食管下段或末端，一般距贲门5cm之内，多为单一部位狭窄，其上方食管扩张。③MD型：可发生于食管上、下端，X线及内镜可见明显的食管蹼，呈"台阶样"改变。

食管炎性狭窄的患者X线钡餐造影可见食管狭窄、黏膜消失、管壁僵硬等。食管平滑肌瘤的X线钡餐造影显示突向管腔内的光滑圆形的附壁性充盈缺损，表面无溃疡，局部管腔扩张度正常。疑为食管癌的患者进行X线钡餐造影检查，可观察食管的蠕动状况、管壁舒张度、食管黏膜改变、食管充盈缺损和梗阻程度。它是一种既简便又实用且容易被接受的常规检查方法，同时对病变的定位定性诊断有较大帮助。①早期食管癌的X线征象：黏膜不光滑、局部黏膜增粗或中断；有时可见单个或多个充盈缺损、大小不等的龛影；局部管壁僵硬、不能扩张、蠕动消失。②晚期征象：不规则的肿块病灶、不规则狭窄、黏膜皱襞明显破坏与充盈缺损、食管外形突然成角、食管近端有扩张和钡餐潴留等。食管良性病变则表现为黏膜光滑、对称均匀的狭窄、不成角或外压。X线钡餐检查对隆起性病灶较凹陷性病变更易发现。但钡餐造影检查不能对食管癌进行分期，特别是局部浸润的范围、是否有局部淋巴结转移及远处转移。另外，胸部X线检查可显示肺部转移灶、气管移位、瘘、穿孔、吸入性肺炎等肺部病变；食管腔梗阻部位的上方有气液平面；胸腔积液或纵隔肿块提示有纵隔肿瘤扩展。

2. CT/MRI　①CT检查可清晰地显示食管壁与邻近或周围器官（如纵隔、气管、支气管、心包、肝脏等）的关系，并可测量食管壁的厚度。正常食管厚度不超过5mm，若食管壁厚度＞5mm，常提示有局部病变的可能。发生食管癌时，管壁呈环形或不规则增厚。②CT检查还可充分显示食管癌病灶大小、肿瘤外侵范围及程度，对肿瘤的分类、分期及术前判断手术切除的可能性、预后的评估均有帮助。③CT是发现食管癌转移的最佳影像学方法，肿瘤可引起气管支气管的移位、变形，若同时伴有管腔狭窄、管壁肿胀，特别是呈不规则形时，应高度怀疑恶性病变。但CT扫描所见并不能鉴别正常体积的淋巴结有无转移，肿大的淋巴结是否由炎症或肿瘤转移所致，对直径＜1cm的转移淋巴结更易遗漏。MRI对食管癌的诊断价值与CT相仿。

食管平滑肌瘤的CT征象为突入腔内或腔外的软组织密度的圆形肿块，有时呈新月状，表面光滑，内部密度均匀，管壁局灶性增厚，体积较大的肿块可使周围组织受压、移位。MRI多呈中等T_1和T_2的肌肉信号，边缘光整的肿块影。

四、临床诊断

CES是一种罕见的畸形，患儿有出生后进乳呛咳、吸乳缓慢和溢乳等表现，并随年龄增长而逐渐出现食管梗阻症状，小儿常伴有生长缓慢和发育迟缓，年龄越小，吸入性肺炎的发生率越高。CES分为3种类型，即TBR型、FMH型和MD型，据报道发生率分别为30%、54%和16%。治疗方案包括内镜下扩张和手术切除，对于FMH型和MD型多通过内镜治疗，而TBR型由于内镜下扩张的穿孔率高而常通过手术处理，因此进行正常的病因诊断对治疗策略的选择尤为重要。上消化道造影和内镜检查是诊断先天性食管狭窄的临床常规检查，在食管造影上，TBR型表现为突然变窄，而FMH型表现为锥形变窄（图25-10-3），但透视造影检查并不总是呈现上述典型表现。食管壁软骨经EUS观察多呈现为低回声区，据此可诊断为TBR型，而FMH型可见肌层局灶或弥漫性增厚而不含软骨，因此，应用EUS检查可进一步对TBR型和FMH型食管狭窄进行鉴别诊断，有助于确定适当的治疗策略。

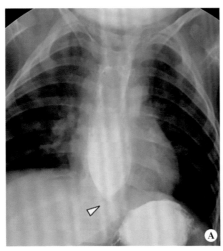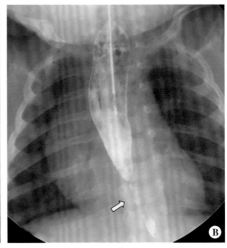

图25-10-3 食管造影

A. 狭窄部位突然变窄（无尾箭头）；B. 狭窄部位逐渐变窄（长箭头）

食管炎性狭窄患者多有化学灼伤史（吞服强碱、强酸、某些药物等），常于吞服后立即发生严重的灼伤及不同程度的胸痛、吞咽困难、呕吐与流涎；由瘢痕狭窄所致吞咽困难，多有明确的诱因。内镜能在直视下判断食管狭窄的部位、范围及严重程度，而EUS则可以测量狭窄部位的食管壁厚度及分层情况，从而进一步指导食管炎性狭窄的内镜治疗。

对于因食管恶性肿瘤引起的梗阻性狭窄经白光内镜及组织病理学检查即容易做出诊断，但是有些食管狭窄是由食管壁外病变累及食管壁引起的，如纤维性甲状腺炎累及食管壁、食管壁外淋巴结转移累及或压迫食管壁、纵隔恶性肿瘤累及食管壁等，或者向食管腔外浸润生长的食管癌，内镜下所见食管壁黏膜光滑、完整，采用超声微探头通过狭窄段扫查或者线阵式EUS在狭窄近端进行扫查，当狭窄性质难以确定时，可以通过EUS-FNA/FNB穿刺可疑的组织或淋巴结，进行组织病理学和细胞学检查从而对病变进行确诊。

五、EUS应用评价

在先天性食管狭窄患儿中，对于FMH型和TBR型采用超声微探头可准确地探查食管狭窄的部位，同时与食管造影相比较，EUS可以更好地反映出食管壁结构异常即肌层的变化和软骨成分的存在，有利于对狭窄的类型做出正确的判断，以利于治疗方案的选择。

对于炎性及肿瘤性食管狭窄，X线钡餐造影能明确狭窄的部位、长度及有无充盈缺损，胃镜能明确狭窄的部位、程度，镜下观察食管黏膜并进行病理活检，二者对于诊断炎性及肿瘤性狭窄有较高的价值，但无法明确黏膜下病变的性质，且对于严重狭窄胃镜无法通过者的诊断价值亦有限。CT及MRI可以发现食管较大的占位性病变，同时观察食管周围及纵隔内有无病灶及肿大淋巴结、病变与重要结构（如主动脉）的关系及有无侵犯等，但不能行组织活检明确病变性质，也无法显示细小病变。EUS与前述诊断方法相比，既能观察病变表面、探查浸润深度、明确黏膜下病变的来源及性质，又能明确与周围重要器官和结构的关系，对于食管狭窄性病变的鉴别诊断有重要价值。

六、治疗进展

目前内镜治疗仍然是食管良恶性狭窄的首选处理策略，主要包括内镜下球囊/探条扩张、扩张联合局部药物注射、切开、支架置入等，其中内镜下扩张治疗是针对食管良性狭窄的一线治疗方法。

食管良性狭窄的病因较多，主要包括长期胃食管反流、放射治疗、吞服腐蚀性物质、外科吻合术、内镜下切除术、嗜酸细胞性食管炎等，在进行食管狭窄治疗前明确病因有助于制订针对性有效的治疗策略和评估食管扩张所造成的穿孔风险。当怀疑患者为复杂性狭窄时，即狭窄长度≥

2cm、成角度的、不规则的，或者是管腔严重狭窄的，如放射治疗后或吞服腐蚀性物质后所引起者，这一类狭窄治疗难度更大，且相较于普通性狭窄其更容易演变为复发性或难治性狭窄，术前需完善食管造影检查以明确食管狭窄的位置、长度、数量、食管管腔直径，从而有助于制订相应的治疗策略，并能告知患者扩张的预期风险。

目前临床上用于治疗难治性食管狭窄的常用方法，其长期疗效欠佳。单纯使用内镜下扩张术治疗难治性狭窄常需要数十次的扩张才能控制食管狭窄，患者痛苦大，发生并发症风险高，且医疗花费巨大。类固醇激素可以抑制炎症反应，阻碍胶原沉积并增加其局部分解，从而起到预防狭窄的作用。已有研究表明，联合食管局部创面注射激素可以延长扩张后症状缓解时间、减少扩张后狭窄复发和再扩张次数。内镜下切开治疗采用针刀或IT刀对食管狭窄处多点进行放射状切开，切开深度以达到固有肌层表面或切开底部位于狭窄两端黏膜连线构成的平面上为宜，多项研究表明内镜下切开术治疗难治性食管狭窄是安全的，且可以在术后短期内显著缓解患者吞咽困难等临床症状，但是其远期疗效尚需进一步研究。另外，应用于治疗难治性食管狭窄的支架有全覆膜金属支架、塑料支架和可降解支架，但没有证据表明哪种支架效果更好，现有证据仅提示支架治疗难治性食管狭窄的长期效果有限。

自从内镜下扩张术用于治疗食管良性狭窄以来，尽管提出了很多不同的治疗方案，但在完全性或长节段狭窄时，可能会因为上述治疗器械进入不了狭窄段而无法成功施展，因此其仍然是临床的巨大挑战。国内外学者一直在不断探索新的方法，如EUS引导下完全性食管狭窄再通术。2021年的一篇病例报道表明，一位34岁、长期有未控制的胃食管反流病（GERD）病史的男性患者，就诊时存在完全性食管狭窄（图25-10-4），且由于严重营养不良已通过手术放置了胃造瘘管，决定尝试在EUS引导下放置LAMS。最初的纵扫EUS没有显示能够进行安全再通的管腔（图25-10-5），通过胃造瘘管注入大量无气水扩张胃腔从而显示目标管腔（图25-10-6），使用19G穿刺针在EUS引

导下穿刺进入目标管腔，0.0125in（1in=2.5cm）的导丝进入胃腔（图25-10-7），在导丝引导下置入LAMS重建食管管腔（图25-10-8），而后使用经内镜食管球囊扩张器将LAMS扩张至10mm。术后4周，患者能够进食软食，体重显著增加。因此，对于完全性食管狭窄患者使用EUS引导的LAMS置入再通是一种有效且安全的选择，避免更具侵入性的外科干预措施。

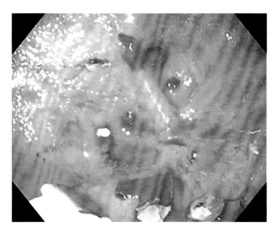

图25-10-4　胃镜显示距门齿35cm处食管完全性狭窄

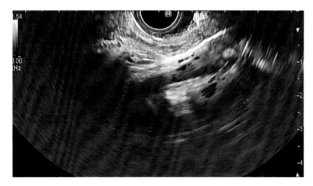

图25-10-5　通过胃造瘘管注水之前的EUS显示在放置金属支架时，没有清晰的路径指向目标管腔

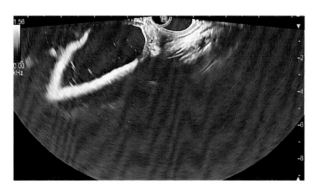

图25-10-6　通过胃造瘘管注入大量无气水后的EUS声像图

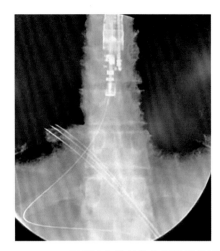

图25-10-7　19G穿刺针和导丝进入胃腔后的透视图

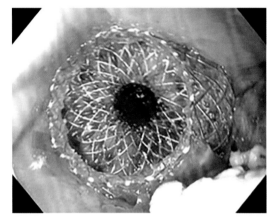

图25-10-8　置入金属支架后重建食管管腔的再通

2017年的一篇文献中也使用了EUS引导下穿刺方法治疗4例完全性胃肠道狭窄的患者，最终有3例（75%）取得了技术和临床成功，唯一的失败病例发生在长节段狭窄（>3cm）的患者，又尝试了内镜交会技术，但终因导致并发症气胸而中止操作。

笔者所在单位在临床诊治中曾遇到一位长节段、完全性食管腐蚀性狭窄的年轻患者，常见的内镜下治疗方案均无法成功实施，笔者团队借鉴处理良性胆胰管狭窄中的导丝引导下囊肿切开刀策略联合微探头EUS能够实时评估管壁的优势，

衍生了EUS联合导丝引导下肌切开术方案。白光胃镜显示距门齿26cm处食管狭窄，直径仅0.2cm（图25-10-9），消化道碘水造影示狭窄段累及范围约为4.5cm（图25-10-10），EUS显示狭窄处食管壁结构未见明显破坏，肌层及黏膜下层明显增厚，内部回声均匀，最厚处约0.8cm（图25-10-11）；术中先将黄斑马导丝通过狭窄段，囊肿针刀沿导丝送至狭窄上缘，自狭窄上缘逐步向下、反复多次、纵行切开至肌层；术中微探头EUS反复评估狭窄段食管壁厚度，指导纵行切开方向及深度，避免切开过度造成穿孔。患者在历经4个月的诊疗过程中，分多次进行了EUS联合导丝引导部分肌切开术，并且在治疗中加用了小剂量激素口服和黏膜下注射曲安奈德，患者最终食管腔内径达1.2cm，胃镜可通过（图25-10-12）。此患者属于长节段的难治性食管良性狭窄，术前EUS用于评估狭窄的长度和厚度，以便于更准确地治疗；手术使用了能穿过导丝的囊肿针刀，从而更准确地控制针刀切开的方向和深度；同时治疗过程中通过小探头EUS动态评估切口深度，以免切口过深造成穿孔，即降低并发症的风险。因此，我们认为EUS联合导丝引导下肌切开术是一种安全有效的治疗难治性食管良性狭窄的方法。

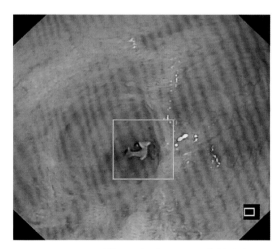

图25-10-9　胃镜示距门齿26cm处食管狭窄

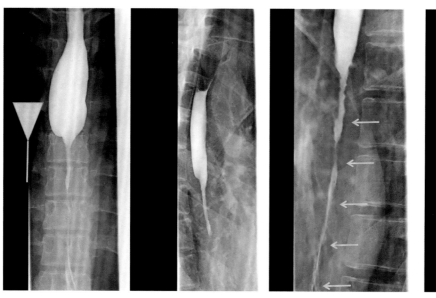

图25-10-10　消化道碘水造影示碘水通过食管中下段局部困难，可见造影剂呈细线样通过，病变段食管管壁毛糙，管腔明显狭窄，累及范围约为4.5cm，考虑炎性病变可能

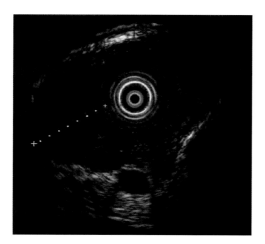

图25-10-11　EUS显示狭窄处食管壁结构未见明显破坏，肌层及黏膜下层明显增厚，内部回声均匀，最厚处约0.8cm

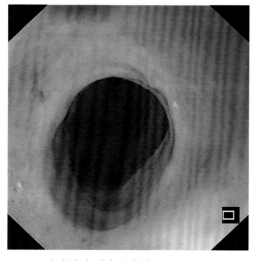

图25-10-12　患者多次手术后食管腔内径达1.2cm，胃镜顺利通过

目前EUS越来越多地参与到了食管狭窄的内镜治疗方案中，但多仅限于个案报道或单中心小样本研究，长期疗效仍有待进一步确定。

第十一节　贲门失弛缓症

贲门失弛缓症（achalasia，AC）是食管动力异常疾病之一，主要特征是食管下括约肌（lower esophageal sphincter，LES）松弛障碍及食管体部缺乏推进性蠕动，导致食管功能性梗阻，临床上有吞咽困难、反食、胸部不适或非心源性胸痛，可伴有体重减轻、营养不良、吸入性因素引起的呼吸道症状等表现。本病占食管疾病的4.2%，发病率（1～5）/10万，患病率（7～32）/10万，发病高峰年龄为30～60岁。目前贲门失弛缓症的发病机制尚未明确，可能与神经源性病变、病毒感染、食管平滑肌病变、精神情绪等因素有关。

一、声像图特征

1989年，Deviere等首先将EUS应用于贲门失弛缓症的诊断。与正常人相比，贲门失弛缓症患者在EUS下可见食管下段管腔扩张，狭窄部位食管壁的固有肌层和黏膜下肌层明显增厚。需要注意的是解释超声内镜图像时应谨慎，超声探头与靶器官组织的位置关系会影响测量结果。EUS的优势在于鉴别食管狭窄是否由食管壁内肿瘤、食管壁外组织外压导致。对于贲门癌黏膜下浸润引起食管下端增厚狭窄，EUS也可明确鉴别。当狭窄造成标准EUS无法通过时，可改用小探头超声。

二、诊　断

根据典型临床表现和钡餐造影时食管下段"鸟嘴样"改变的典型征象（图25-11-1）需考虑本病。在病程早期食管扩张不明显时，X线和内镜检查可能会漏诊，可结合食管测压进一步明确诊断。

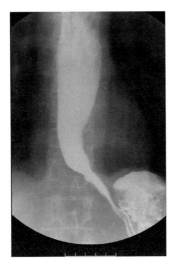

图25-11-1　下段食管"鸟嘴样"改变

在鉴别诊断方面，有些疾病也可出现类似贲门失弛缓症的表现，若恶性细胞浸润食管肌层神经丛或肿瘤累及食管下段，可引起继发性贲门失弛缓症。此外，淀粉样变性、锥虫病、慢性特发性假性肠梗阻、迷走神经切断术后、多发性神经内分泌肿瘤、嗜酸细胞性食管炎、系统性硬化、阿片类药物等也可引起类似贲门失弛缓症的表现。

三、影像学检查

（一）X线钡餐检查

食管重度扩张时，胸部X线片上可显示纵隔增宽，当食管内有大量食物或气体时，可见液-气平面。食管钡餐造影是食管排空的简单、客观评估方法。食管钡餐造影可见吞咽功能正常，食管体部尤其是远侧扩张明显，有时与近段正常食管形成鲜明对比，严重者呈乙状弯曲。轻症患者食管体部扩张可能不明显，但LES并不随吞咽出现松弛，而是呈间断性开放，可见少许造影剂从食管流入胃内，典型的影像学表现为远段食管壁光滑、管径变细呈"鸟嘴状"。食管钡餐造影的诊断敏感度（80%）和特异度（86%）较好。

（二）食管内镜检查

食管内镜检查可见食管腔内唾液、食物潴留，体部管腔扩张或弯曲变形，可伴憩室样膨出，无张力；有时可观察到食管体部呈多个同步环形收缩。LES区持续关闭，进镜有阻力。食管黏膜可正常，有时可见食管黏膜充血、糜烂，亦可见合并念珠菌感染。内镜有助于鉴别食管癌等引起吞咽困难的疾病。

（三）食管测压

最重要的特点是吞咽后LES松弛障碍，常伴有LES区压力升高，LES长度可大于正常。高分辨率测压（high-resolution manometry，HRM）是一项评估食管动力的新技术，与传统测压方法相比，HRM测压通道更多，排列更密集，可显示食管全段、部分咽部及胃内压力，可获得更全面、细致、准确的结果。HRM是贲门失弛缓症诊断的金标准。根据HRM制订的芝加哥标准可以将贲门失弛缓症分为3个亚型，Ⅰ型表现为食管无效动力，Ⅱ型表现为食管体部失蠕动，但有间歇性食管增压；Ⅲ型表现为食管体部痉挛收缩。

（四）功能性管腔成像探头

功能性管腔成像探头（functional lumen imaging probe，FLIP）可实时测量食管胃结合部的膨胀指数（distensibility index，DI），即最小横截面积与扩张压的比值。FLIP和食管钡餐一样都是HRM检查的重要补充。

四、EUS应用评价

EUS可以清晰地显示食管壁的分层结构和厚度，在各类食管疾病的诊断和治疗中应用广泛，这对黏膜下病变有独特的诊断价值，可鉴别由静脉肿瘤、神经纤维瘤、瘢痕狭窄、系统性硬化、结节病或恶性肿瘤引起的假性 AC 或继发性 AC，降低误诊和误治的可能性（图 25-11-2）。经口内镜肌切开术（POEM）前后也可以通过 EUS 评估确定所需的固有肌层断裂程度，术前 EUS 能够测量食管肌层厚度，特别是内环肌的厚度，以预测 POEM 的复杂程度，术后 EUS 可评估治疗效果。2015 年的一项研究表明，EUS 可指导术前、术中、术后评估 POEM 的治疗效果。例如，EUS 显示患者固有肌层厚度不均匀，可能促使黏膜下隧道的形成，并在超声探头识别的最大厚度处切割固有肌层，这种个性化的 POEM 手术能够减少术后并发症，提高手术安全性。因此，EUS 不仅提供 AC 的识别和诊断信息，而且有助于术前和术后评估 POEM 的治疗效果。

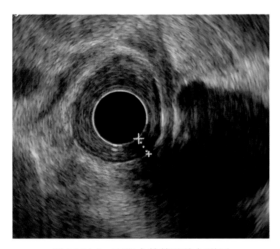

图 25-11-2 下段食管管壁均匀增厚

五、治疗进展

由于食管运动功能缺陷无法逆转，食管失弛缓症患者的治疗方法侧重于缓解食管胃结合部或整个食管的梗阻，恢复食管排空，缓解症状，降低终末期疾病的风险和提高生活质量。目前的内镜、手术或药物治疗方案可根据患者情况、疾病亚型和阶段综合考虑。在 LES 中注射肉毒杆菌毒素可以通过降低 LES 压力和改善排空来缓解短期症状，但其效果通常持续时间仅数月。球囊扩张

是通过内镜下在 LES 上以硬球囊为中心的加压扩张来破坏 LES 纤维。POEM 是一种将内镜通过食管中远端水平的切口推进到食管黏膜下层，并对食管和 LES 环肌进行量身定制的肌切开术的技术。在腹腔镜或机器人 Heller 肌切开术中，环形肌纤维和纵行肌纤维都从食管胃结合部开始被切断并延伸至胃部。

EUS 目前也逐步参与到一些特殊的贲门失弛缓症患者的治疗中。Sandeep 等曾经报道了一例胃食管静脉曲张合并贲门失弛缓症的患者，由于静脉曲张出血风险高，无法实施内镜下球囊扩张或肌切开术，因此考虑使用 EUS 引导下注射肉毒杆菌毒素的方法。胃镜检查显示食管扩张，食管胃结合部（GEJ）狭窄和中度食管静脉曲张（图 25-11-3），EUS 可见食管周围多处曲张静脉（图 25-11-4），而后在 EUS 引导下，使用腹腔丛神经松解（CPN）针在 4 个部位进入 LES 注射肉毒杆菌毒素（每个部位 20U）（图 25-11-5，图 25-11-6）。CPN 针具有"喷雾效应"的额外优势，可使肉毒杆菌毒素在固有肌层内周向扩散，这种好处类似于 EUS 引导下的 CPN 直接将酒精注射到可见的腹腔神经节中。同时 EUS 引导也有助于避免注入黏膜下和食管周围侧支血管。患者无手术相关并发症发生，手术次日症状即缓解，随访 3 个月患者无复发症状。因此，当贲门失弛缓症和静脉曲张同时存在时，治疗选择是有限的，在 EUS 引导下使用 CPN 针注射肉毒杆菌毒素对此类患者是一种安全有效的选择。

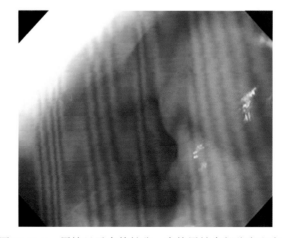

图 25-11-3 胃镜显示食管扩张，食管胃结合部狭窄和中度食管静脉曲张

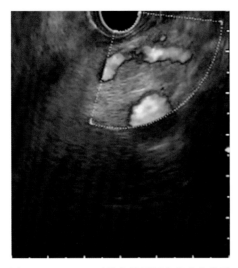

图 25-11-4　EUS 可见食管周围多处曲张静脉

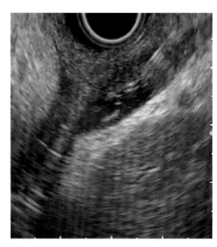

图 25-11-6　注射肉毒毒素后的 EUS 图像，注射导致侧支血管受压

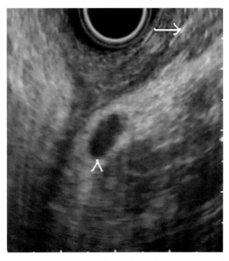

图 25-11-5　肉毒毒素注射前腹腔丛神经松解针原位注射，附近可见一粗大血管

2017 年有文献报道了一例 EUS 引导下 POEM 治疗 Heller 肌切开术后复发的贲门失弛缓症。患者为 76 岁男性，12 年前因贲门失弛缓症接受了 Heller 肌切开术和 Dor 胃底扩张术，就诊时再发吞咽困难，已 12 个月，钡餐检查显示食管扩张和贲门通过延迟。由于存在一个极端紧闭的下括约肌，阻止了探头通过，食管测压无法成功施行。通过 EUS 评估先前肌切开术的长度和位置，并消除肿瘤浸润等其他病因，EUS 显示食管后部肌肉收缩，环形和纵行肌层（＞6mm）明显增厚（图 25-11-7A），食管后壁剩余肌肉呈马蹄形（图 25-11-7B），根据这些发现，在食管后部建立隧道（图 25-11-7C）并行肌切开术（图 25-11-7D），并清楚地识别出隧道内较厚的区域。患者术后无不良事件发生，3 个月后随访恢复良好。

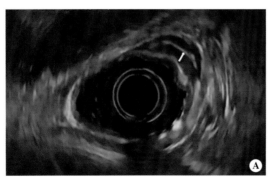

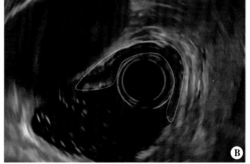

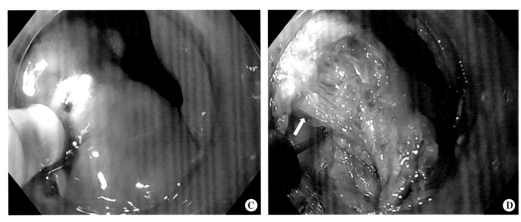

图25-11-7　贲门失弛缓症EUS表现及治疗

A. EUS示食管后部肌肉收缩，环形和纵行肌层（＞6mm）明显增厚；B. 食管后壁剩余肌肉呈马蹄形；C. 在食管后部建立隧道；D. 行肌切开术

（梅　俏）

参 考 文 献

杨英，陈炳芳，丁炎波，等，2017. 微探头超声联合内镜超声在不明原因食管狭窄性病变诊治中的应用. 中华消化内镜杂志，34（10）：740-742.

张宾宾，董岢然，2018. 先天性食管狭窄的治疗进展. 中华小儿外科杂志，39（4）：308-311.

中华医学会消化内镜学分会，中国医师协会内镜医师分会，北京医学会消化内镜学分会，2021. 中国食管良恶性狭窄内镜下防治专家共识意见（2020，北京）. 中华消化内镜杂志，38（3）：173-185.

Couchonnal E，Rivory J，Roman S，et al，2017. EUS-guided per-oral endoscopic myotomy to treat an achalasia with relapse after Heller's myotomy. Gastrointest Endosc，85（4）：849-851.

Cummings D，Wong J，Palm R，et al，2021. Diagnosis, staging and multimodal therapy of esophageal and gastric tumors. Cancers（Basel），13（3）：582.

Daniel P，Samanta J，Gulati A，et al，2020. Can high-frequency mini-probe endoscopic ultrasonography predict outcome of endoscopic dilation in patients with benign esophageal strictures? Endosc Int Open，8（10）：E1371-E1378.

Eloubeidi MA，Tamhane A，Lopes TL，et al，2009. Cervical esophageal perforations at the time of endoscopic ultrasound：a prospective evaluation of frequency，outcomes，and patient management. Am J Gastroenterol，104（1）：53-56.

Ha C，Regan J，Cetindag IB，et al，2015. Benign esophageal tumors. Surg Clin North Am，95（3）：491-514.

Hanaoka N，Ishihara R，Matsuura N，et al，2015. Esophageal EUS by filling water-soluble lubricating jelly for diagnosis of depth of invasion in superficial esophageal cancer. Gastrointestinal Endoscopy，82（1），164-165.

Lakhtakia S，Monga A，Gupta R，et al，2011. Achalasia cardia with esophageal varix managed with endoscopic ultrasound-guided botulinum toxin injection. Indian J Gastroenterol，30（6）：277-279.

Martínez-Guillén M，Gornals JB，Consiglieri CF，et al，2017. EUS-guided recanalization of complete gastrointestinal strictures. Rev Esp Enferm Dig，109（9）：643-647.

Minami H，Inoue H，Isomoto H，et al，2015. Clinical application of endoscopic ultrasonography for esophageal achalasia. Dig Endosc，27 Suppl 1：11-16.

Mulki R，Abdelfatah MM，2022. Endoscopic ultrasound-guided recanalization of a complete esophageal stricture. Endoscopy，54（4）：E156-E157.

Puri R，Bhatia S，Bansal RK，et al，2018. Endoscopic management of difficult benign biliary and pancreatic strictures using a wire-guided cystotome：experience with 25 cases. Endosc Int Open，6（7）：E797-E800.

Rana SS，Sharma R，Kishore K，et al，2020. High-frequency miniprobe endoscopic ultrasonography in the management of benign esophageal strictures. Ann Gastroenterol，33（1）：25-29.

Shaheen NJ，Falk GW，Iyer PG，et al，2022. Diagnosis and management of Barrett's esophagus：an updated ACG guideline. Am J Gastroenterol，117（4）：559-587.

Terui K，Saito T，Mitsunaga T，et al，2015. Endoscopic management for congenital esophageal stenosis：a systematic review. World J Gastrointest Endosc. 7（3）：183-191.

Tsai SJ，Lin CC，Chang CW，et al，2015. Benign esophageal lesions：endoscopic and pathologic features. World J Gastroenterol，21（4）：1091-1098.

Watanabe D，Tanaka S，Ariyoshi R，et al，2018. Muscle layer thickness affects the peroral endoscopic myotomy procedure complexity. Dis Esophagus，31（7）：1-6.

Williet N，Kassir R，Casteillo F，et al，2019. First characterization with ultrasound contrast agent of a fibrovascular polyp before its endoscopic resection：a case report（with Videos）. Clin Endosc，52（2）：186-190.

Yabe K，Matsuoka A，Nakata C，et al，2023. Mini-probe endoscopic ultrasound for the diagnosis of congenital esophageal or duodenal stenosis，J Med Ultrason，50（2）：177-185.

Zhang B，Wang Y，Liao Y，et al，2021. Advances in the diagnosis and treatment of achalasia of the cardia：a review. J Transl Int Med，9（1）：24-31.

第二十六章
纵　隔

第一节　纵隔超声内镜检查技术

纵隔是左右纵隔胸膜之间器官、结构、结缔组织的总称，上界为胸廓入口，下界为膈，前方为胸骨，后方为脊柱。解剖学常采用四分法，以胸骨角至第4胸椎下缘之间的连线为界将纵隔分为上、下纵隔，下纵隔又以心包前、后缘为界分为前、中、后纵隔。纵隔内含有众多器官及组织结构，发生的疾病复杂多样，而且纵隔位置较隐蔽，纵隔疾病的诊断一直是临床的难题之一。

纵隔疾病常用的影像学检查方法有电子计算机断层扫描（CT）、磁共振成像（MRI）、核医学影像诊断如正电子发射计算机断层成像（positron emission tomograph，PET）、体表超声、X线检查及数字减影血管造影（digital subtraction angiography，DSA）等。这些检查技术能很好地对病变进行定位，显示病变与周围组织、器官的关系，有时能为疾病的定性诊断提供一定的信息。纵隔镜一直被认为是诊断纵隔疾病的金标准，在纵隔疾病的定性诊断中发挥了重要作用，但是纵隔镜的诊断范围常局限于前纵隔及部分中纵隔。

20世纪80年代起出现的内镜超声（EUS）检查能在食管腔内对病变进行近距离的探查，清晰地显示病变的位置、与周围组织器官的关系、病变内部的细节等，为纵隔疾病的又一有效检查手段，在纵隔疾病的诊断及评估中发挥了重要作用。而且，超声内镜引导细针穿刺抽吸术（EUS-FNA）及超声内镜引导细针穿刺活检术（EUS-FNB）能够在超声实时引导下对食管周围的纵隔疾病进行穿刺，因其创伤小、风险低、花费相对于纵隔镜等定性诊断手段低，已成为纵隔疾病的重要定性诊断手段。

环扫和纵轴内镜超声均可用于纵隔的检查。环扫内镜超声常用于纵隔疾病的定位及观察病变与周围组织的关系，纵轴内镜超声常用于行EUS-FNA、EUS-FNB。

纵隔超声内镜检查受检者的准备同普通胃镜检查。

第二节　适应证、禁忌证及并发症

一、适　应　证

超声内镜已成为一项临床广泛应用的检查技术，在纵隔疾病中的适应证可分为以下几类。

（一）食管疾病

内镜超声可观察食管管壁的病变情况、周围淋巴结是否有肿大及病变与周围组织的关系等，详见本书第二十五章相关介绍。

（二）食管周围的纵隔疾病

内镜超声可观察的纵隔疾病主要位于后纵隔及部分中纵隔，常见的有神经源性肿瘤、间叶来源肿瘤、淋巴瘤、食管囊肿、支气管囊肿等。通过环扫超声内镜可以了解病变内部的情况及其与周围组织的关系。通过EUS-FNA、EUS-FNB技术可对这些疾病进行定性诊断。

（三）肺癌的诊断及分期

EUS-FNA、EUS-FNB为肺癌分期及部分肺癌诊断的常用手段，可以到达的淋巴结主要包括左侧上气管旁（2L）、左侧下气管旁（4L）、气管后（3P）、主肺动脉窗（5区）、隆突下（7区）、食管旁（8区）及下肺韧带淋巴结（9区）和双侧肺门（10R、10L）。通过对这些部位的肿大淋巴结行EUS引导下穿刺可对肺癌进行诊断或分期。除上述淋巴结外，EUS-FNA、EUS-FNB还可以通过对贴近食管的肺部病变直接进行穿刺而对肺癌做出诊断。

（四）各种原因引起的纵隔淋巴结肿大

纵隔淋巴结肿大原因复杂，诊断常较困难，EUS-FNA、EUS-FNB可对上述食管旁的肿大淋巴结进行定性诊断。

二、禁 忌 证

纵隔EUS检查的禁忌证基本与胃镜相同，主要的禁忌证如下所述。

（1）食管狭窄、明显食管静脉曲张、巨大的食管憩室、食管畸形。

（2）口腔、咽喉、食管、胃的急性炎症，特别是腐蚀性炎症。

（3）严重的心肺疾病、明显的胸主动脉瘤、脑出血和处于休克状态等危重患者。

三、并 发 症

纵隔超声内镜检查较安全，很少发生并发症，可能的并发症如下所述。

（1）器械损伤：咽部、食管、胃的擦伤，食管穿孔。

（2）出血。

（3）麻醉意外。

（4）心血管意外。

（5）吸入性肺炎、窒息（在无痛状态下）。

第三节 正常纵隔声像图

用环扫内镜超声进行检查时，先将其插至胃腔扫描到腹腔干后，旋转镜身并退镜使降主动脉位于扫查图像时钟5点钟的位置，可显示肝左叶及降主动脉（图26-3-1）；然后缓慢退镜进行扫查即依次可获得图26-3-2～图26-3-8显示的图像。若使用纵扫EUS先探查到腹腔干，然后退镜到食管下段可获得降主动脉声像图；向左逆时针旋转镜身可获得奇静脉声像图；向右顺时针旋转镜身可获得左心房和左心室声像图；稍微顺时针旋转镜身并退镜可获得左心房、肺动脉和主动脉声像图；进一步退镜可获得肺动脉和主动脉声像图；继续退镜并微微向左可获得主动脉弓和由其发出的左锁骨下动脉的声像图。

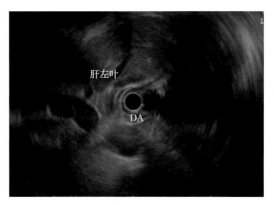

图26-3-1 环扫EUS探头位于胃底贲门处显示肝左叶及降主动脉（DA）

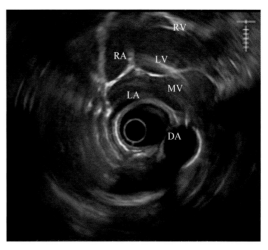

图26-3-2 环扫EUS探头位于食管下段（35～38cm），显示左心房（LA）、左心室（LV）、二尖瓣（MV）、右心室（RV）、降主动脉（DA）

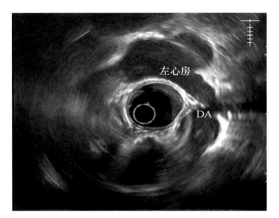

图 26-3-3　环扫 EUS 探头位于 33cm，显示左下肺静脉（红色箭头）、左心房、降主动脉（DA），此水平为 9 组淋巴结上界

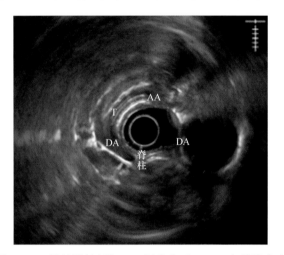

图 26-3-4　继续退镜环扫 EUS 探头位于 27cm，气管隆突水平，EUS 下左主支气管及右主支气管两侧气体聚集征象：于气管隆突水平，可见左肺动脉干。此水平为 7 组与 4L/5 组淋巴结分界，隆突下 2cm 至交界线为 8 组淋巴结区域

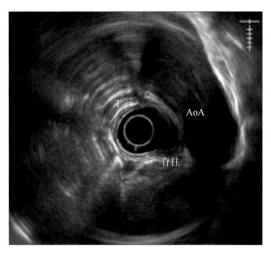

图 26-3-5　环扫 EUS 探头位于 24～25cm，显示标准性影像主动脉弓（AoA）、气管（T），此水平为 4L/5 组与 2L 组淋巴结分界

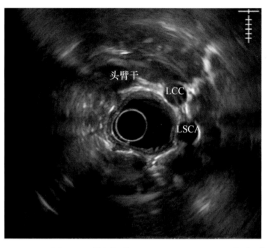

图 26-3-6　环扫 EUS 探头位于 18～20cm，显示头臂干（BCA）、头臂静脉（BCV）、左颈总动脉（LCC）、左锁骨下动脉（LSCA），此水平为 1 组淋巴结与 2L 组淋巴结的分界标志

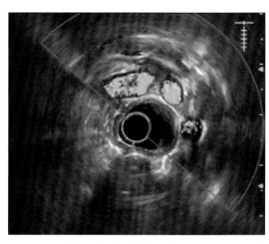

图 26-3-7　彩色多普勒显示头臂干（BCA）、头臂静脉（BCV）、左颈总动脉（LCC）、左锁骨下动脉（LSCA）

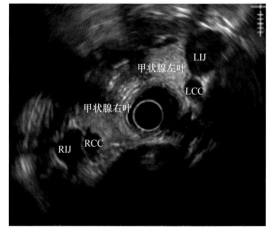

图 26-3-8　环扫 EUS 探头位于 16～18cm，显示甲状腺的左右叶、外侧的左右颈内静脉（LIJ、RIJ）、内侧的左右颈总动脉（LCC、RCC）

国际肺癌研究协会于2017年1月1日正式公布使用第8版肺癌分期系统，新的分期系统在纵隔及肺部淋巴结分区方面基本延续了第7版的内容。在EUS下纵隔淋巴结分区标志如表26-3-1所示。

表26-3-1　在EUS下纵隔淋巴结分区

淋巴结分区	定义	解剖定位		EUS定位标志	EUS对应食管距离（距门齿，cm）
1组	下颈、锁骨上、胸骨角淋巴结	上界：	环状软骨下缘	左颈内静脉或左头臂静脉水平以上的区域	16～20
		下界：	双侧锁骨、胸骨上缘，以气管作为左右分界		
2L组	气管上区旁淋巴结	上界：	肺尖和胸骨上缘，气管左缘以左	主动脉弓上缘	20～24
		下界：	主动脉弓上缘		
4L/5组	4L组：气管左外侧淋巴结和动脉韧带（动脉导管）内侧淋巴结。气管旁下区淋巴结	上界：	主动脉上缘	主动脉弓上缘至气管隆突水平（左肺动脉干上缘）	24～27
		下界：	左肺动脉干上缘		
	5组：主动脉下区淋巴结（主肺动脉窗淋巴结）	上界：	主动脉弓下缘		
		下界：	左肺动脉干上缘		
7组	隆突下淋巴结	上界：	气管隆突水平	气管隆突水平（左肺动脉干）至以下2cm范围内	27～29
		下界：	左侧是下叶支气管上缘，右侧是中间段支气管下缘		
8组	食管旁淋巴结	上界：	左侧是下叶支气管上缘，右侧是中间段支气管下缘	气管隆突水平2cm以下至食管胃交界（TGF）区域	29～40
		下界：	膈肌		
9组	下肺韧带淋巴结	上界：	下肺静脉	左下肺静脉至TGF与食管下段旁淋巴结较难区分	33～40
		下界：	膈肌		
3P组	气管后区淋巴结	上界：	胸顶	左头臂静脉至隆突水平且位于气管右侧区域，临床常称为右侧气管食管沟	20～25
		下界：	隆突水平		

注：左侧气管食管沟=4L/5组+2L组

EUS增加探头阵子的长度，导致EUS探测图像所示距门齿距离较普通内镜下所示距门齿距离长1.5～2cm。

第四节　纵隔肿瘤与其他疾病

纵隔肿瘤可发生于任何年龄，但以青年、中年多见，良性者居多。

临床上大多数纵隔肿瘤是在无症状的情况下体检时发现。当病变较大、压迫侵犯周围组织时，可有以下表现：①呼吸道症状，如胸闷、胸痛，一般发生于胸骨后或病侧胸部。咳嗽，常为气管或肺组织受压所致。咯血较少见。②恶性肿瘤侵犯骨骼或神经时，则疼痛剧烈。③神经系统症状：肿瘤压迫或侵犯神经可产生各种症状。肿瘤侵犯膈神经可引起呃逆及膈肌运动障碍；肿瘤侵犯喉返神经，可引起声音嘶哑；交感神经受累时，可发生霍纳综合征；肋间神经受侵时，可产生胸痛

或感觉异常；压迫或侵犯脊神经可引起肢体运动障碍。④感染症状：囊肿破溃或肿瘤感染影响支气管或肺组织时，可出现一系列感染症状。⑤压迫症状：上腔静脉受压或受侵常见于上纵隔肿瘤，常由恶性胸腺瘤及恶性淋巴瘤引起。气管受压时可出现不同程度的呼吸困难。食管受压时可出现吞咽困难。

纵隔肿瘤还可有一些特异性症状，胸腺瘤的患者可发生重症肌无力；畸胎瘤破入气管、支气管腔时，患者可咳出皮脂物、毛发、牙齿等；支气管囊肿破裂与支气管相通时，出现支气管胸膜瘘症状；极少数胸内甲状腺肿瘤的患者可有甲状腺功能亢进。

EUS主要可探及后纵隔及部分中纵隔病变，包括各种神经源性肿瘤（如神经鞘瘤、恶性神经

鞘瘤、神经纤维瘤、神经节细胞瘤、神经母细胞瘤、副神经节瘤等）、纤维肉瘤、淋巴瘤、食管囊肿、气管支气管囊肿、嗜铬细胞瘤、胸导管囊肿、后纵隔脓肿、纵隔大血管病变、恶性肿瘤纵隔淋巴结转移、结节病等。

一、纵隔肿瘤与其他疾病的超声内镜声像图特征

（一）神经源性肿瘤

神经源性肿瘤多位于后纵隔，种类繁多。常见神经源性肿瘤的EUS表现如下所述。

（1）神经鞘瘤（图26-4-1）：病变常呈圆形、椭圆形、哑铃状或分叶状，边缘光整，有明显的包膜回声，内呈实质性中、低回声，分布尚均匀；内有出血或坏死时，可见大小不一的单个或多个液性暗区。

（2）纤维瘤：病变常呈圆形、椭圆形或分叶状，巨大者形态不规则，边缘光整，无明显的包膜回声，内呈实质性低回声，分布较均匀。

（3）神经节细胞瘤：病变呈类圆形，包膜完整，边界清晰，内呈实质性中、低回声，分布尚均匀；内有出血或坏死时，可见不规则液性暗区。

（4）神经母细胞瘤：病变常较大，形态不规则，边缘欠清晰，内呈实质性中、低回声，分布欠均匀，常可见不规则的液性暗区或强光点。

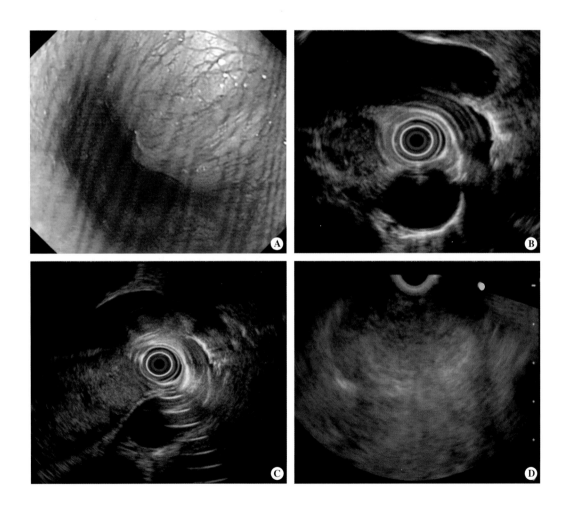

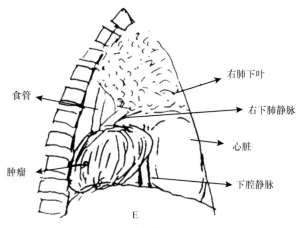

图26-4-1　神经鞘瘤

患者，男，45岁，因吞咽不顺半年入院。A. 食管距门齿35～46cm 9～5点钟位可见一局限性隆起，隆起表面静脉曲张，隆起处食管腔偏心性狭窄。B、C、D. 隆起处食管壁外可见一低回声占位，病变回声尚均匀，病变边界不清晰，病变与食管右后壁关系密切且分界不清晰。E. 手术示意图，术中见肿物与食管壁无明显分界，其前方部分与心包粘连，右下肺静脉及其远端分支明显受压向外移位

（二）恶性淋巴瘤

病变呈类圆形或不规则形，一个或多个。病变常呈低回声，分布欠均匀，较少有强回声或中强回声区，钙化较少。病变边界常较清晰，可有相互融合（图26-4-2）。

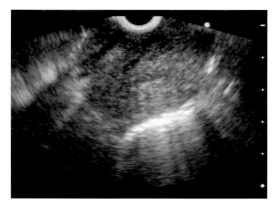

图26-4-2　恶性淋巴瘤EUS声像图

（三）淋巴结结核

淋巴结结核可分为干酪脓肿型、增殖结节型、混合型三型。干酪脓肿型超声表现：病灶呈椭圆形，长径大于横径，内为无回声暗区，暗区内透声欠佳，可见有点状回声漂浮其中，且均匀分布，边界可清晰显示，内面不光滑。增殖结节型超声表现：病灶呈卵圆形，长径大于横径，内呈低回声，分布均匀，边界清晰，后方有增强效应（图26-4-3）。混合型超声表现：病灶常呈椭圆形，形态不规则；内呈低回声为主的混合回声，低回声常位于周边，中心有不规则的液性暗区，暗区内透声欠佳。病变有钙化时，病灶内可出现强回声，后伴声影（图26-4-4）。

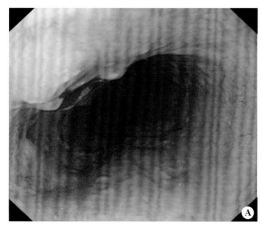

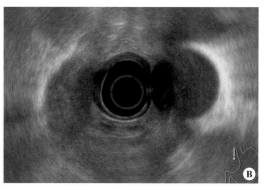

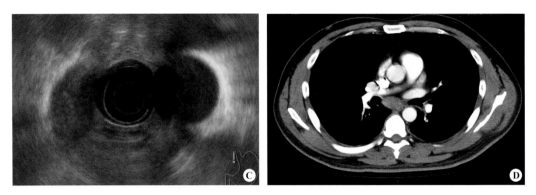

图 26-4-3 纵隔淋巴结结核——增殖为主型

A. 距门齿 30～32cm 9～12 点钟位食管隆起型病变，病变表面黏膜粗糙、糜烂、中央凹陷形成溃疡。B、C. 纵隔肿大淋巴结影，病变回声欠均匀，其内可探及中等略高回声影，部分层次病变与增厚食管壁分界不清晰且相互融合，考虑为纵隔淋巴结结核累及食管壁。D. 隆突下可见软组织结节灶，不均匀强化，大部分边界较清晰，上缘可见钙化灶，左侧与食管毗邻、无分界，考虑为淋巴结性病变可能大

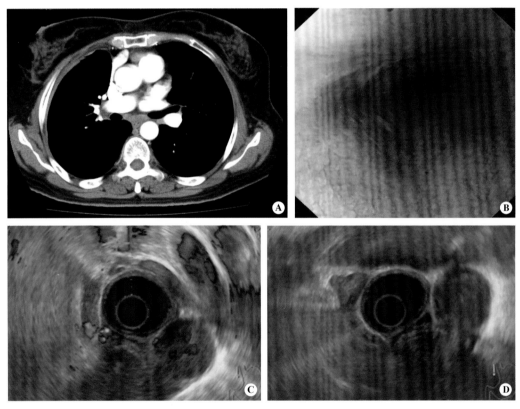

图 26-4-4 纵隔淋巴结结核愈合期

患者，女，60 岁，胸骨后不适伴进食后疼痛 2 个月来诊。A. 食管中段管壁增厚，7 区淋巴结增大；B. 食管距门齿 27～30cm 10～11 点钟位局部凹陷，凹陷处可见瘢痕样改变；C、D. 食管壁外肿大淋巴结，肿大的淋巴结内可见高回声影，部分层次肿大淋巴结与增厚的食管壁相互融合

（四）结节病

结节病累及纵隔淋巴结时，常表现为一侧或双侧纵隔、肺门淋巴结肿大，以双侧多见。病变常呈饱满的圆形或椭圆形，内呈中、低回声，病变边界多清晰，病变之间少见互相融合。

（五）恶性肿瘤纵隔淋巴结转移

病灶呈圆形或不规则形，病变多呈低回声，边界常较清晰，可见病变相互融合。

（六）支气管囊肿

支气管囊肿常见于隆突或主支气管附近（图26-4-5）。病灶常呈圆形或椭圆形，以单囊多见，囊壁多光滑呈强回声，囊内回声常较均匀，可为无回声液性暗区，也可表现为高回声。支气管囊肿合并感染时液性暗区内回声光点增多。

（七）食管囊肿

食管囊肿与支气管囊肿声像图相似（图26-4-6）。

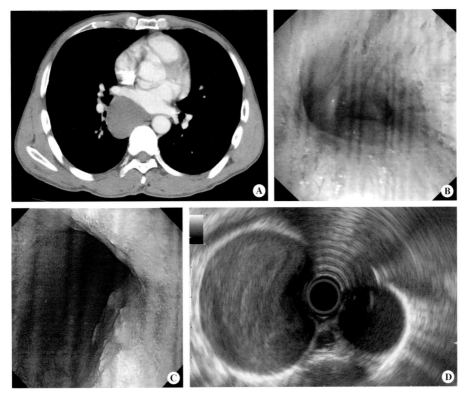

图26-4-5　支气管囊肿

患者，男，45岁，右侧背部胀痛4个月入院。A. 右后纵隔类圆形肿物，内部密度均匀，边缘清晰光滑，其上界位于隆突下，右前与中间段支气管及右下叶支气管关系密切，凸向肺野，考虑支气管囊肿可能性大。B. 右肺中间段支气管内侧壁、后壁及右肺下叶支气管开口外压性隆起，表面黏膜光滑、完整，结合影像学检查考虑为气道壁外占位；C. 食管距门齿30～35cm 11～6点钟位局限性隆起，隆起处表面黏膜粗糙但尚完整，考虑为食管壁外占位或壁内占位；D. 纵隔内中等偏低回声占位，病变回声尚均匀，病变边界尚清晰，包膜完整，考虑为良性囊肿。手术证实为支气管囊肿

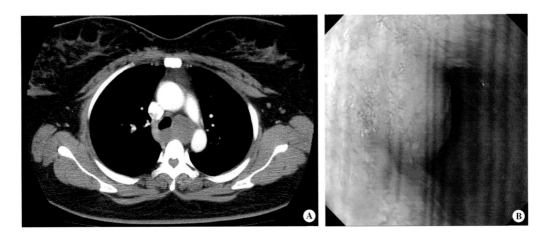

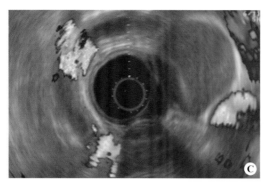
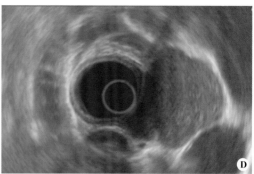

图26-4-6 食管囊肿

患者，女，36岁，进食哽咽2个月来诊。A. 左侧气管食管沟旁可见稍低密度软组织肿物，最大截面约3.0cm×3.1cm，边界清晰，考虑良性、神经节细胞瘤或先天性囊肿可能性大；B. 食管距门齿21～25cm 7～12点钟位局限性隆起，隆起表面黏膜光滑、完整；C、D. 纵隔内食管左侧壁外、主动脉及心包之间中等偏低回声占位，病变回声均匀，病变边界清晰，考虑为囊肿。最终手术诊断为食管囊肿

（八）胸骨后甲状腺病变

胸骨后甲状腺肿是指甲状腺肿物体积的50%以上位于胸廓入口以下，文献报道其发生率占纵隔肿瘤的5.7%，常发生于前上纵隔。超声内镜可以根据甲状腺的典型超声表现进行诊断，还可以辅助显示病变与周围组织的关系，协助术式的判断。单纯的甲状腺肿边界清晰，有完整包膜，回声呈细小密集、分布均匀的中等回声。胸骨后甲状腺癌可表现为实性或囊实性不均匀的中、低回声占位，其内可探及粗大钙化，边界不清，无包膜或包膜欠完整（图26-4-7）。

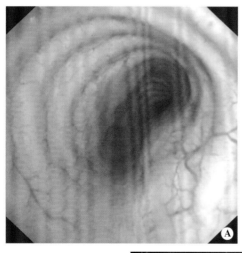
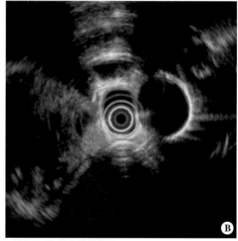
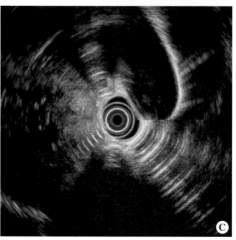

图26-4-7 胸骨后甲状腺肿

患者，女，51岁，体检发现右上纵隔肿物。A. 气管部分右侧壁及部分后壁隆起，表面血管增粗；B、C. 距门齿20～25cm食管右侧壁外囊实性不均匀低回声占位，其内可探及粗大钙化，病变边界不清晰，病变与主动脉弓关系密切。最终手术诊断为胸骨后分化好的甲状腺滤泡癌

（九）胸腺病变

胸腺来源病变常位于前上纵隔，偶尔可于中纵隔或下纵隔探及。胸腺囊肿边界清晰，内可呈无回声、低回声或中等回声，有完整包膜（图26-4-8）。

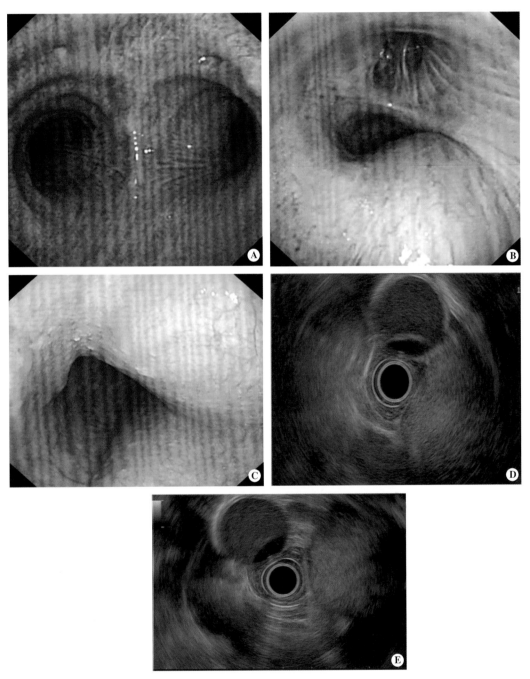

图26-4-8　胸腺囊肿

患者，男，58岁，间断性左胸痛3年，活动后显著来诊。A. 隆突明显增宽；B. 右主支气管及右肺中间段支气管内侧壁隆起，表面黏膜光滑、完整，考虑为气管壁外占位压迫；C. 食管距门齿30～35cm 11～5点钟位局限性隆起，隆起处表面黏膜光滑、完整，考虑为食管壁外占位；D、E. 纵隔内中等偏低回声占位，病变回声均匀，病变边界尚清晰，考虑为良性囊肿。最终手术证实为胸腺囊肿，囊液为黏稠黄色液体

（十）精原细胞瘤

病变形态常欠规则，边界不清晰，呈中等回声，分布不均匀，有时可见片状液性暗区。

（十一）巨大淋巴结增生症（血管滤泡性错构瘤或血管淋巴样错构瘤）

其超声表现与淋巴瘤相似。

（十二）主动脉病变

超声内镜可清晰显示转位主动脉的位置及其

与周围组织器官的关系（图26-4-9）。当主动脉弓离断时，内镜超声无法探测到主动脉弓，主动脉根部和升主动脉内径变窄。

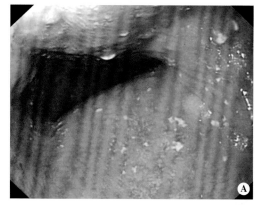
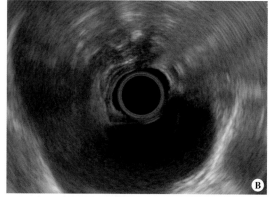
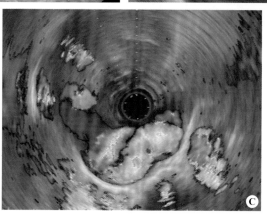

图26-4-9　主动脉弓转位

患者，男，33岁，因吞咽不适半年来诊。A. 食管距门齿22～25cm 3～8点钟位局限性隆起，隆起处表面黏膜光滑、完整，隆起处有搏动感，考虑食管壁外器官压迫；B. 隆起处食管右侧壁和后壁外可见管状无回声区，隆起处食管壁内及壁外未见明确占位；C. 彩色多普勒示该管状无回声区为血管结构，考虑为主动脉转位

（十三）纵隔感染

病灶呈柱状液性暗区，暗区内有无回声区、细弱光点、带状强回声及实性低回声等多种回声。

二、EUS-FNA在纵隔病变诊断中的价值

纵隔内组织器官多，结构复杂，解剖位置特殊，纵隔疾病病因复杂，一直是临床的诊断难题。纵隔镜曾是诊断纵隔疾病的金标准，准确率较高。但纵隔镜需要在全身麻醉下开胸进行，患者创伤

较大，并发症较多，费用较昂贵，且纵隔镜检查范围主要局限于前上纵隔，难以显示主肺动脉窗及下、后纵隔病变。自EUS-FNA出现以来，因其诊断率高，而且创伤小、风险低、花费相对于纵隔镜等定性诊断手段低，在临床上迅速得到广泛应用，在纵隔疾病的定性诊断中发挥了重要作用。

（一）EUS-FNA在纵隔肿瘤中的诊断价值

EUS-FNA可对后、下纵隔的肿瘤进行取材，并对其进行诊断（图26-4-10）。但是当纵隔疾病考虑为囊肿时，行EUS-FNA应谨慎，容易发生感染、囊肿破裂等并发症。

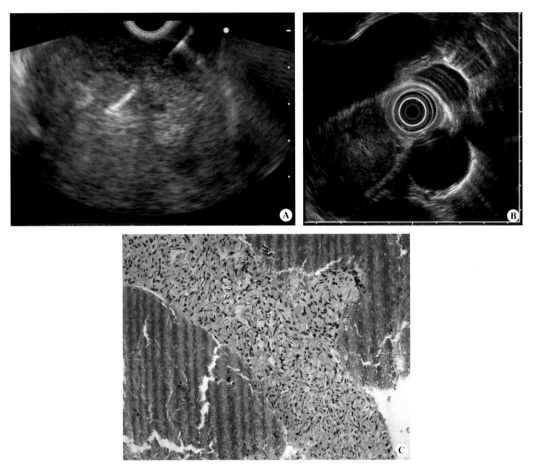

图26-4-10　EUS-FNA诊断神经源性肿瘤

患者，男，45岁，因吞咽不顺半年入院。A.食管壁外低回声占位，病变回声尚均匀，病变边界不清晰；B.肿物行EUS-FNA，穿刺针位于肿物内；
C.穿刺病理示梭形细胞肿瘤，伴有显著黏液样变性，是神经来源还是间叶来源待鉴别，结合临床倾向神经源性肿瘤。最终手术证实为神经鞘瘤

（二）EUS-FNA在肺癌诊断及分期中的应用价值

明确的病理诊断和准确的分期直接影响肺癌患者的治疗方案及预后。肺癌术前准确的N分期有时直接决定患者的治疗方案，对患者是否得到科学治疗有重要意义。CT及PET/CT等影像学诊断技术在判断淋巴结有无转移方面存在着一定的假阳性率及假阴性率。

EUS-FNA可以到达食管周围的淋巴结，可通过穿刺这些部位的肿大淋巴结对肺癌进行诊断（图26-4-11），或对已经明确诊断为肺癌患者这些部位的淋巴结进行分期。CT及PET/CT为肺癌分期的常用手段，然而，在肺癌N分期中均存在较高的假阳性率及假阴性率。文献报道，EUS-FNA在肺癌N分期中的敏感度、特异度、阴性预测值及准确性分别为92.5%、100%、94%及97%，远高于CT及PET/CT。对非小细胞肺癌患者CT阴性的淋巴结行EUS-FNA，发现11%的患者存在同侧纵隔淋巴结的转移。可见，EUS-FNA在肺癌诊断及分期方面有很高的准确性。EUS-FNA还可以通过直接穿刺贴近食管的肺部原发灶对肺癌进行诊断。

此外，由于EUS-FNA穿刺的淋巴结部位多位于纵隔，因此多用于N2及N3期肺癌患者的诊断，这对中晚期肺癌患者起着决定后续治疗的意义，可能由此而避免患者行不必要的手术治疗。

（三）EUS-FNA在其他原因引起的纵隔淋巴结肿大诊断中的应用

纵隔淋巴结肿大原因复杂，常见的有结核、淋巴瘤、结节病、恶性肿瘤纵隔淋巴结转移及其他少见原因。

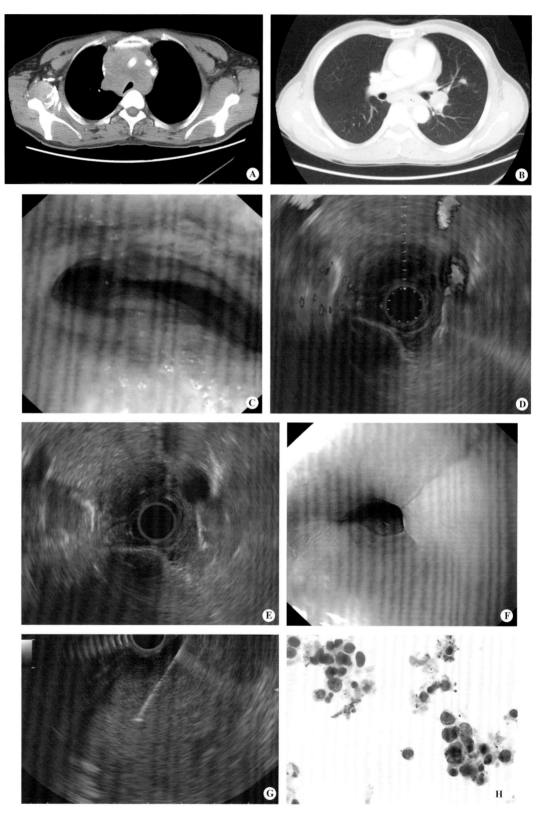

图26-4-11　EUS-FNA穿刺纵隔淋巴结诊断肺癌

患者，男，48岁，颜面部肿胀1个月来诊。A. 前中上纵隔多结节融合状不规则软组织肿物影，病变密度尚均匀，病变包绕上纵隔血管；B. 左肺上叶上舌段可见边界不光整、分叶状结节，考虑为左肺上叶癌纵隔淋巴结转移；C.气管前壁、后壁及右侧壁（隆突水平起至隆突上约为7cm）外压性隆起，表面黏膜肿胀、粗糙明显，考虑为壁外占位压迫气管壁。病变处气管腔狭窄，检查时患者呼吸困难明显，故建议 EUS-FNA 明确诊断；D、E. 纵隔低回声占位，病变回声不均匀，病变边界不清晰，病变包绕头臂动脉、左颈总动脉及左锁骨下动脉，部分层次病变与食管壁及气管关系密切、无明确分界且相互融合；F. 距门齿21～33cm食管全周局限性隆起，隆起处表面黏膜粗糙但尚完整，隆起处食管腔狭窄；G. 于纵隔低回声占位处行 EUS-FNA，穿刺针位于病变内；H. 穿刺细胞学提示小细胞癌细胞

　　单纯的纵隔淋巴结结核诊断困难，不易与淋巴瘤、结节病等相鉴别。干酪坏死型结核在EUS-FNA的穿刺物中常见典型的干酪坏死性肉芽肿性炎，较容易诊断出结核（图26-4-12）。增殖型结核EUS-FNA的穿刺物病理及细胞学常表现为淋巴结肉芽肿性炎，不易与结节病、肿瘤等相区分，常需其他诊断手段。理论上纵隔淋巴结结核行EUS-FNA存在沿穿刺口形成瘘的问题，但是如果行穿刺后及时应用有效的抗结核治疗，形成瘘口的可能性极小。

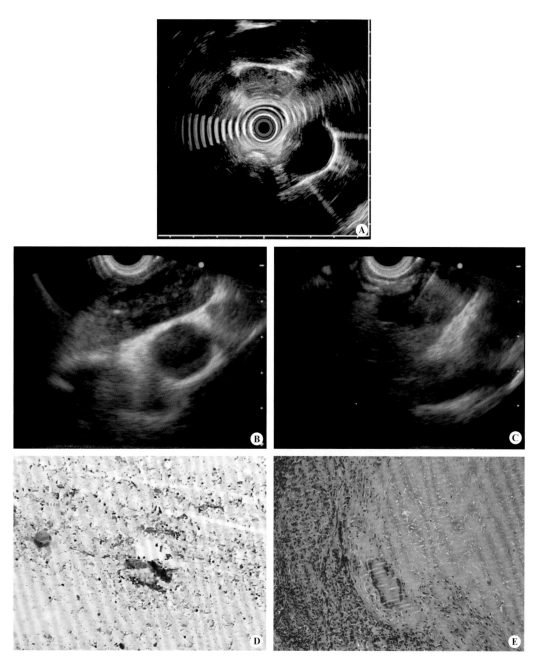

图26-4-12　EUS-FNA诊断纵隔淋巴结结核

患者，男，37岁，间断低热、发冷2个月。A、B. 纵隔多个低回声占位，病变回声不均匀，部分层次病变内可探及低回声近无回声区，病变边界尚清晰；C. 于病变处行EUS-FNA，穿刺针位于病变内；D. 穿刺细胞学见多量淋巴细胞及坏死，提示结核；E. 穿刺病理示上皮样肉芽肿性病变，伴坏死，提示结核结节病是一种慢性非干酪性肉芽肿，可累及身体各个器官，肺是最常受累的器官。文献报道，EUS-FNA对结节病诊断的敏感度为87%，通常穿刺四针可达到最大诊断率，将穿刺的组织条或细胞块送检病理学检查可提高其诊断率（图26-4-13）。然而，结节病行EUS-FNA的病理及细胞学常表现为纵隔淋巴结的非坏死性肉芽肿性炎，难与增殖型结核等其他非干酪性坏死性病变相区分，需结合其他临床检查进行鉴别。

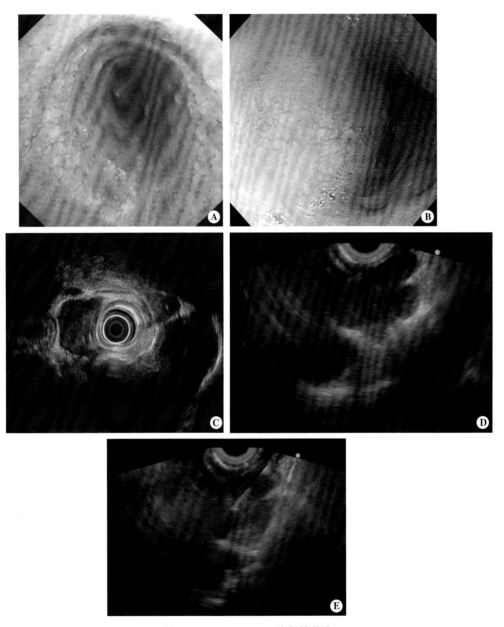

图26-4-13　EUS-FNA诊断结节病

患者，男，38岁，胸部不适2个月来诊。A. 气管右侧壁（隆突上2～6cm）隆起，隆起表面黏膜略充血；B. 食管距门齿22～30cm处局限性隆起，隆起处食管腔变形狭窄；C、D. 食管壁外多个大小不等的低回声占位，病变回声尚均匀，病变边界尚清晰，部分层次病变互相融合，考虑为纵隔肿大淋巴结；E. 于病变处行EUS-FNA，穿刺针位于病灶内。穿刺病理考虑结节病淋巴瘤可表现为单纯的纵隔淋巴结肿大，此时EUS-FNA为其有效诊断手段。文献报道，EUS-FNA对淋巴瘤诊断的敏感度和有效性均大于80%。由于淋巴瘤组织学分类复杂，对标本的要求较高，有报道认为EUS-FNA大多能够诊断霍奇金淋巴瘤或非霍奇金淋巴瘤，但分类诊断有时较困难，对高级别弥漫大B细胞淋巴瘤的诊断率最高，液基细胞学及粗针穿刺活检术更有助于淋巴瘤的分类诊断。

肺部及纵隔淋巴结为恶性肿瘤常见的转移部位（图26-4-14）。然而，有些恶性肿瘤患者由于疾病和多种治疗后身体免疫力低下，可继发结核、结节病等良性疾病（图26-4-15）或第二原发肿瘤等疾病。因此，有恶性肿瘤病史的患者发生纵隔淋巴结肿大时，明确诊断是其有效治疗的前提。EUS-FNA可使绝大多数恶性肿瘤纵隔淋巴结转移明确诊断，文献报道阳性率可达85.7%。当原发肿瘤病理诊断较为困难时，EUS-FNA穿刺物的病理及细胞学诊断也较困难，将穿刺物病理及细胞学与原发肿瘤病理进行对比有利于明确诊断。

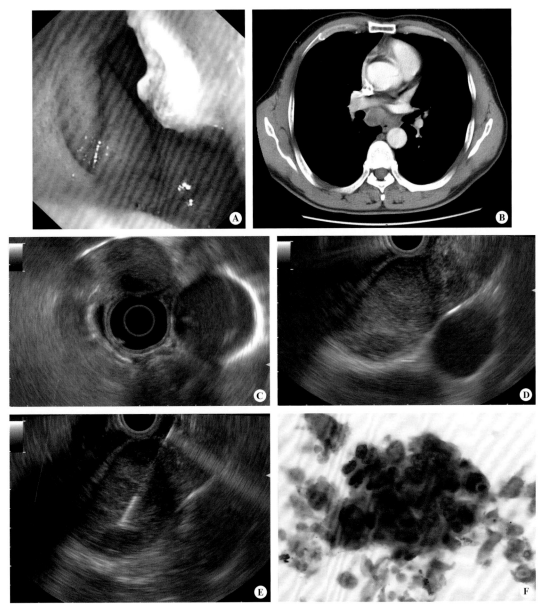

图26-4-14　EUS-FNA诊断上颌窦癌纵隔淋巴结转移

患者，男，54岁，右上牙齿持续性疼痛5个月，间断鼻塞4个月，血涕1个月来诊。A. 右侧鼻腔恶性肿物，活检为鳞癌，结合头颈部MRI诊断为上颌窦癌；B. 隆突下淋巴结肿大；C、D. 纵隔内可见一大小约为2.06cm×2.39cm的低回声占位，病变回声尚均匀，病变边界尚清晰，考虑为肿大淋巴结；E. 于病变处行EUS-FNA，穿刺针位于肿物内；F. 穿刺细胞学结果为鳞癌细胞，支持转移

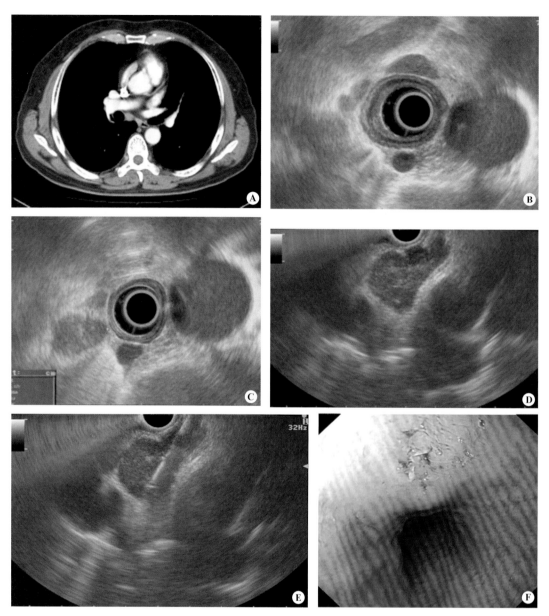

图26-4-15　EUS-FNA诊断胃癌术后纵隔淋巴结肉芽肿性疾病

患者，男，51岁，胃癌术后、化疗后1.5年，胸部CT随诊发现纵隔淋巴结肿大1周来诊。A. 纵隔7区及右肺门多发淋巴结，大者约1.8cm×2.0cm，
形态符合胃癌纵隔淋巴结转移，但胃癌单纯此处淋巴结转移较少见，建议结合病理；B～D. 纵隔内可见多个肿大淋巴结；E. 于病变处行EUS-FNA，
穿刺针位于病灶内；F. 食管壁处穿刺点。最终穿刺病理诊断为肉芽肿性淋巴结炎。随访半年后纵隔肿大淋巴结略缩小，提示为良性病变

（四）EUS-FNA穿刺标本的应用

EUS-FNA常用22G穿刺针，内径为0.6mm，穿刺标本多为细长的组织条，常被用来行细胞学检查。将穿刺物聚拢于滤纸上直接送检病理或将穿刺物聚拢于滤纸上用组织胶包埋后送检病理（图26-4-16），大多数时候可以得到有效的标本进行组织病理学检查，需要时还可进行免疫组织化学染色。EUS-FNA穿刺标本的病理及细胞学诊断需要有经验的病理医生阅读。

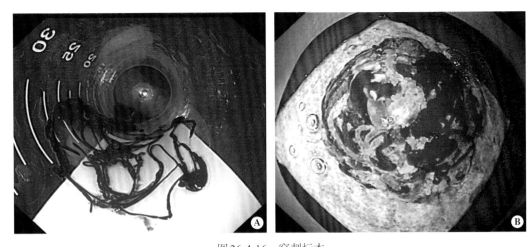

图26-4-16　穿刺标本
A. 穿刺物为细长组织条；B. 穿刺物聚拢后经组织胶包埋成为组织块

分子病理学诊断在临床上发挥了重要作用。文献报道，细针穿刺物可行*K-ras*基因的检测以辅助诊断胰腺癌，亦可行基因重排辅助诊断淋巴瘤，还可对肺癌患者的细针穿刺物进行化疗敏感相关基因异常甲基化的检测，指导治疗。

（五）超声引导下经支气管针吸活检

超声引导下经支气管针吸活检（EBUS-TBNA）是近几年来发展起来的一项新技术，它将内镜医生可观察的范围由原来的气管、支气管腔内进一步延伸至支气管壁外。2002年日本千叶大学医学部胸外科与奥林巴斯公司合作共同研发了这项技术及配套设备，并于同年成功地完成了世界上第一例纵隔淋巴结穿刺。这项技术2007年被美国胸内科医师学会（ACCP）推荐为肺癌术前淋巴结分期的重要手段。EBUS-TBNA是一种纵轴超声，其前端为凸形的超声探头，可发射与穿刺针呈一定角度的扇扫声束，可以在实时引导下进行穿刺。EBUS-TBNA可以用于肺内病变、纵隔及肺门病变的诊断，并可以进行肺癌的淋巴结分期。目前，EBUS-TBNA技术公认的适应证包括以下几个方面：①肺内肿瘤的诊断；②原发性肺癌的肺门和（或）纵隔淋巴结评估；③原因不明的肺门和（或）纵隔肿大淋巴结的诊断（图26-4-17）；④纵隔肿瘤的诊断。随着这项技术的广泛应用，现在有学者尝试将这项技术用于以下方面：①诊断方面：有文献报道EBUS-TBNA可以辅助肺动脉栓塞的诊断；还有文献报道，EBUS-TBNA可以用于感染性淋巴结肿大的病原学诊断。②在治疗方面：EBUS-TBNA可以用于巨大纵隔囊肿的穿刺放液治疗。与现有的胸内病变诊断方法相比，EBUS-TBNA具有特异性强、敏感度高、微创、安全及简便等优势。EBUS-TBNA可穿刺的纵隔及肺门淋巴结部位包括1区、2区、3P区、4区、7区、10区、11区及12区淋巴结。纵隔8区、9区、5区及6区淋巴结由于解剖位置的原因，无法行EBUS-TBNA穿刺，可考虑联合食管镜超声引导下穿刺活检来全面评估纵隔淋巴结情况。

近年来，由于具有创伤小、准确率高、只需在局部麻醉及镇静条件下即可完成、费用相对较低等优点，EUS-FNA作为肺癌诊断及肺癌N分期的常用手段已经得到公认。EUS-FNA与EBUS-TBNA联合成为"微创、安全的内科纵隔镜"，在临床上得到广泛应用。

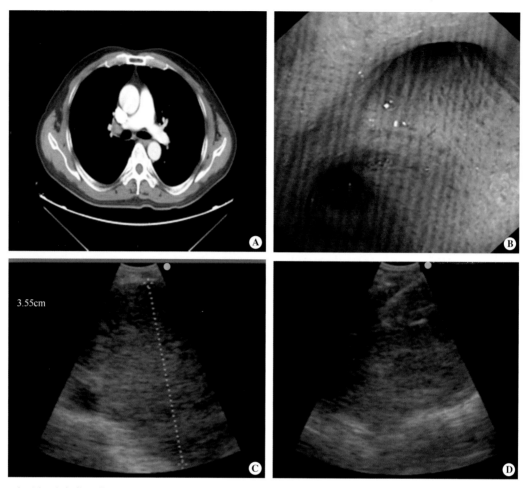

图 26-4-17　右肺门肿大淋巴结（A）；右肺上叶与中间段支气管间嵴增宽（B）；超声检查示右肺门淋巴结（C）；右肺门淋巴结穿刺中（D）

（王贵齐　贺　舜）

参 考 文 献

Detterbeck FC，Boffa DJ，Kim AW，et al，2017. The Eighth Edition Lung Cancer Stage Classification. Chest，151（1）：193-203.

Gullón JA，Villanueva MA，Sánchez-Antuña AA，et al，2021. Predictors of mediastinal staging and usefulness of pet in patients with stage IIIA（N2）or IIIB（N3）lung cancer. Clin Respir J，15（1）：42-47.

Jenssen C，Annema JT，Clementsen P，et al，2015. Ultrasound techniques in the evaluation of the mediastinum，part 2：mediastinal lymph node anatomy and diagnostic reach of ultrasound techniques，clinical work up of neoplastic and inflammatory mediastinal lymphadenopathy using ultrasound techniques and how to learn mediastinal endosonography. J Thorac Dis，7（10）：E439-458.

Mondoni M，D'Adda A，Terraneo S，et al，2015. Choose the best route：ultrasound-guided transbronchial and transesophageal needle aspiration with echobronchoscope in the diagnosis of mediastinal and pulmonary lesions. Minerva Med，106（5 Suppl 1）：13-19.

Okasha HH，El-Meligui A，Pawlak KM，et al，2021. Practical approach to linear EUS examination of the mediastinum. Endosc Ultrasound，10（6）：406-413.

Tejedor-Tejada J，Chavarría C，Burgueño-Gómez B，et al，2021. Role of endoscopic ultrasound-guided fine-needle aspiration in the diagnosis and classification of lymphomas. Rev Esp Enferm Dig，113（6）：404-410.

Wahidi MM，Herth F，Yasufuku K，et al，2016. Technical aspects of endobronchial ultrasound-guided transbronchial needle aspiration：CHEST guideline and expert panel report. Chest，149（3）：816-835.

Yoshida K，Iwashita T，Mita N，et al，2023. Efficacy of contrast-enhanced endoscopic ultrasonography for the differentiation of non-Hodgkin's lymphoma：a single-center retrospective cohort study. J Clin Med，12（5）：2054.

Zhang Y，He S，Dou L，et al，2019. Esophageal cancer N staging study with endoscopic ultrasonography. Oncol Lett，17（1）：863-870.

Zhao Y，Wang R，Wang Y，et al，2019. Application of endoscopic ultrasound-guided-fine needle aspiration combined with cyst fluid analysis for the diagnosis of mediastinal cystic lesions. Thorac Cancer，10（2）：156-162.

Zhu R，Bai Y，Zhou Y，et al，2020. EUS in the diagnosis of pathologically undiagnosed esophageal tuberculosis. BMC Gastroenterol，20（1）：291.

第二十七章
胃

第一节　胃超声内镜检查技术

1980年美国的DiMagno制造出超声内镜，由于超声内镜可在直视下找到胃的病灶并进行超声检查，其作用远胜于体表胃超声检查，因此胃病变是超声内镜检查的主要适应证之一。在1982年5月，日本的相部刚即阐明了胃壁在超声内镜下可显示5层，1983年他们又发表了第一篇关于超声内镜判断胃癌侵犯深度结构方面的文章。随着电子超声内镜、超声微探头的应用，随着弹性成像、增强造影、人工智能等技术的发展，超声内镜在胃疾病诊断中的价值已越来越得到临床医师的肯定。从20世纪90年代开始，随着曲线阵列超声内镜和外接设备的使用，超声内镜在胃疾病治疗中的作用逐渐凸显。

一、胃腔内超声解剖概要

胃是消化管最膨大的部分，是受纳食物的场所并具有分泌胃液、调和食糜的作用。成人胃的容量为1～3L。

（一）胃的分部及内镜下形态

胃上经贲门与食管相连，下经幽门连接十二指肠。胃壁可分为前后两壁及上下的小弯侧和大弯侧。贲门附近2～3cm范围称为贲门部，贲门水平以上，向左后上方膨出部分，称为胃底部或胃穹隆部。胃小弯的最低点常有较明显的转角，称为胃角切迹，胃角是内镜下最易找到的解剖标志，其一方为胃体腔，另一方为胃窦腔。胃窦部为胃角右侧至幽门的部分，其中近幽门3cm的区域，称为幽门管或幽门前区。胃底部与胃窦部之间的区域，称为胃体部，约占胃的2/3，为了病变的准确定位，又将胃体部三等分为胃体上部、胃体中

部和胃体下部，三者之间并没有明确的解剖界限。

（二）胃的形状

临床上通常将胃的形状分为四型：

（1）牛角型：全胃稍倾斜偏于横位，胃底大，幽门处狭小，胃角不明显，多见于矮胖体型者。

（2）鱼钩型：此型最常见，胃体垂直，胃角明显。

（3）无力型：胃腔上窄下宽，胃角是明显锐角，胃大弯常在髂嵴水平线以下，多见于瘦弱体型者。

（4）瀑布型：胃底向胃体的后上方弯曲，胃底膨大而胃体狭小。

由于超声内镜为前斜视，视野小且内镜直径较粗，因此在无力型胃，进十二指肠球部就较困难，而在瀑布型胃，则更易在胃底打转。

（三）胃的毗邻器官

贲门部前方是肝左外叶，其后方与腹主动脉和脊柱相邻，胃底上方为左侧横膈，外后方邻脾脏，近胃窦部小弯侧及前壁与肝左叶脏面相邻，其余部分胃前壁贴前腹壁，胃后壁隔小网膜囊与胰腺、左肾、左肾上腺、腹膜后大血管及横结肠相邻。

（四）胃的淋巴引流

胃的淋巴管的走行方向与胃主要动脉一致，一般可分为4组：第1组沿胃左动脉排列，引流由胃底至幽门上2/3部分，范围最大；第2组沿胃网膜右动脉排列，引流近大弯右侧的2/3部分，输出管到达幽门下淋巴结；第3组沿胃网膜左动脉排列，引流胃底下部及大弯左侧1/3的部分，通至脾淋巴结；第4组幽门上淋巴结，通到沿肝动脉排列的胰上右淋巴结，以上4组局部淋巴结最后都通向

腹腔淋巴结。

二、胃腔内超声检查技术

（一）仪器

目前所使用的线阵式、环形扫描超声内镜及经内镜超声微探头等均可对胃病变进行检查。根据病灶的不同情况可选用不同类型的超声内镜进行扫查。一般来说，由于环形扫描操作简单，360°旋转扫描能清晰地显示消化管壁层次，可切换的频率适合不同性质及大小的病变，因此临床上使用最为广泛。

超声微探头的扫描方式也是360°旋转扫描，至于探头的频率，7.5MHz不仅能显示胃壁病变，更适合探查胃壁外病变情况，而12MHz或者20MHz分辨力高，穿透力弱，因此胃壁病变及小病灶显示良好，而大病灶及与周围的关系常难以完整显示。

（二）检查技术

超声内镜在胃腔内扫查时，主要应用水囊法、浸泡法及将二法结合起来，由于患者取左侧卧位，胃窦及胃角小弯很难浸泡到水中，因此检查这些部位时常用水囊法，而在检查胃的其余部位时，常用浸泡加水囊法。随着超声内镜的内镜部分的改进，对胃内病变的显示已较理想，基本已消灭了盲区，因此在胃内进行检查时，首先应确定病变再进行超声检查，也可在内镜直视下同时进行超声检查。

胃的一个完整的超声内镜的检查应具有下述5个标准的部位。

（1）部位Ⅰ（图27-1-1）：此时内镜顶端位于胃窦并接近幽门，镜身紧靠大弯而镜面直视小弯，此时超声能显示完整的胃窦壁图像，这时前壁在图像的左侧，小弯在底部，后壁在右侧，而大弯在顶部。

（2）部位Ⅱ（图27-1-2）：回撤超声内镜并反转镜身直至能显示胃体，此时超声显示的胃窦与部位Ⅲ相似，在其下方为胃体，胃体的小弯紧贴胃窦的小弯，此时显示的双胃壁就是相应的胃角，胃体的大弯在最底部，胃窦的大弯在图像的顶部。

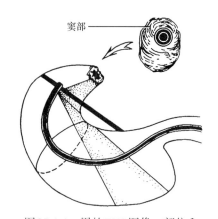

图27-1-1　胃的EUS图像：部位Ⅰ

引自 Giancarlo Caletti，et al，1992. Gastrointest Endosc Clin N Am

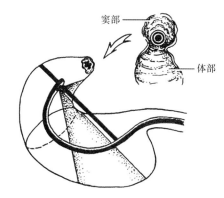

图27-1-2　胃的EUS图像：部位Ⅱ

引自 Giancarlo Caletti，et al，1992. Gastrointest Endosc Clin N Am

（3）部位Ⅲ（图27-1-3）：内镜再回撤至胃窦胃体交界处，此时显示的图像正好是部位Ⅱ的反转，胃体在图像的上方而胃窦在图像的下方，与部位Ⅱ描述的一样，胃窦的小弯与胃体的小弯紧贴，此时胃窦大弯及胃体大弯尚能显示。

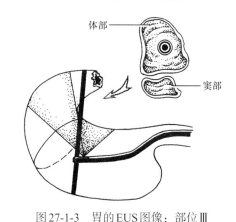

图27-1-3　胃的EUS图像：部位Ⅲ

引自 Giancarlo Caletti，et al，1992. Gastrointest Endosc Clin N Am

（4）部位Ⅳ（图27-1-4）：内镜回撤至胃体中

部，此时超声能显示胃体四壁，并能显示前方的肝左叶和右叶及后方的胰腺体尾。

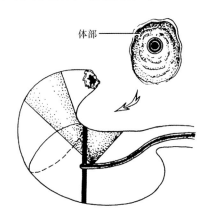

图27-1-4 胃的EUS图像：部位Ⅳ

引自Giancarlo Caletti，et al，1992. Gastrointest Endosc Clin N Am

（5）部位Ⅴ（图27-1-5）：是观察胃底的最佳位置，内镜的顶端位于胃的贲门，此时食管壁显示，当充满水时，胃底在其一侧，显示得很清晰，胃底的标志是腹主动脉和脾静脉，脾位于后方，而肝左叶位于前方。

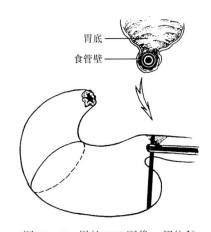

图27-1-5 胃的EUS图像：部位Ⅴ

引自Giancarlo Caletti，et al，1992. Gastrointest Endosc Clin N Am

超声内镜弹性成像技术根据组织间弹性差异，将组织的弹性值转变为颜色信号，可以更加形象地显示出组织轮廓并识别胃部的早期病变。超声内镜引导下细针穿刺术可极大地提高胃疾病的诊断准确性。人工智能具备强大的图像信息分析能力，人工智能辅助下的超声内镜检查在胃疾病的早期识别、鉴别诊断等领域拥有巨大的潜力。

近年来，由于EUS引导的治疗技术的发展，线阵扫描下胃周围解剖结构的显示非常重要，胃和十二指肠是观察腹部器官及血管结构的窗口（图27-1-6）。由于胃的较大容积和较大的解剖易变性，不像通过食管壁所显示的超声解剖结构相对固定，通过胃壁的超声定位比较困难，胃的形状与大小的差异改变了其与周围器官的关系。

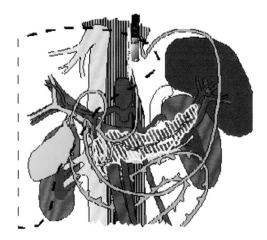

图27-1-6 胃与周围结构关系示意图

通过胃显示的超声图像，主要参照结构是腹主动脉和肠系膜的血管。检查于胃食管交界处开始，探头置于贲门，旋转超声内镜直至腹主动脉呈现纵向图像。探头沿动脉前进，可探及腹腔干以45°角从腹主动脉分出，彩超和多普勒检查可予以证实。对于EUS引导的FNA及腹腔神经丛阻滞的操作，腹腔干是非常重要的标志结构，同时可显示肠系膜上动脉以30°角从腹主动脉分出（图27-1-7A）。再往下插镜，可同时显示脾静脉与脾动脉，此时胰腺体部为横截面，胰管为一圆形的无回声（图27-1-7B）。这时稍向右旋转，并稍退镜，可探及胰腺的远侧端、左肾、脾，可见胰尾沿着脾静脉经过左肾朝向脾门。

为了更容易扫查一些特殊的部位可以让患者变换体位，右侧卧位可使胃窦显示良好，仰卧位时研究前壁更有利，而俯卧位时对后壁及胰腺的检查有用。由于在超声内镜上光学部分与超声探头在不同的、平行的平面上，因此除非能在内镜下见到，否则单用超声寻找胃内小病灶有时是很困难的。

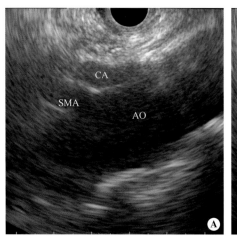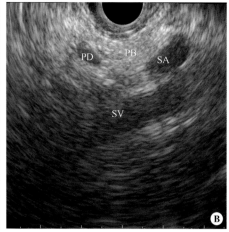

图 27-1-7　EUS 显示腹部血管

A. 图像显示了主动脉（AO）、腹腔干（CA）、肠系膜上动脉（SMA）；B. 脾动脉（SA）、脾静脉（SV）、胰体（PB）和胰管（PD）均为横断面

（三）注意事项

胃进行超声内镜检查应注意 3 个技术问题：①盲区；②焦距；③探头频率。

（1）胃窦部、胃角及小弯近贲门部均难以被水浸泡，故显示困难，即使变换体位有时帮助也不大，这些部位就是相对的盲区。有些内镜能明确显示的小的或表浅的病灶，超声却难以显示。

（2）常用的 7.5MHz 和 12MHz 超声的焦距分别为 10mm 和 15mm，在体外的研究发现，胃壁层次显示最好时探头至少距黏膜 30mm，而这个理想的距离有时很难达到，特别是在上述相对盲区检查时。这就提示我们，在显示病灶时，探头应尽量与病灶保持一定距离。

（3）目前用 7.5MHz 和 12MHz 的超声检查胃内病变似乎是比较满意的，但加大频率选择范围可提高诊断的价值。一般来说，频率低，穿透力强，适合显示大病灶及病灶周围的情况，而高频探头则对表浅的小的病灶显示比较满意。

第二节　适应证、禁忌证及并发症

一、适　应　证

超声内镜基本为无创伤性检查，因此可以说所有的胃疾病均能行超声内镜检查，但是有一些胃疾病，通过常规内镜就能解决诊断问题，而超声内镜检查也不能再提供进一步的诊断信息，所以无须进行。一方面，随着弹性成像、多普勒超声、增强造影、人工智能等超声内镜技术的发展与运用，超声内镜的应用范围越来越广；另一方面，超声内镜价格昂贵，容易损坏，这就决定了其检查适应证仍只能主要局限在以下情况：

（1）诊断明确的胃癌，进行侵犯深度及周围淋巴结转移情况的判断，进行术前 TNM 分期或者可切除性判断。术前和（或）化疗后复发的诊断及疗效评估。

（2）可疑胃溃疡的良恶性鉴别。

（3）良性溃疡的分期。

（4）对胃内隆起性病变进行诊断和鉴别诊断。

（5）对其他检查发现胃壁僵硬者，进行病因诊断。

（6）协助胃底静脉曲张诊断、复发及再出血风险的评估，指导胃底静脉曲张的临床诊治。

（7）EUS 引导下的胃肠/胃空肠吻合术协助恶性胃出口梗阻的处理。

（8）为内镜下超级微创切除术提供支持。

二、禁　忌　证

（1）严重的心肺疾病。

（2）严重的精神病患者。

（3）疑有消化道穿孔患者。

对有食管胃底静脉曲张、腐蚀性食管炎/胃炎急性期、咽部或食管狭窄、严重的上消化道出血、凝血功能障碍患者及重度脊柱、胸廓畸形患者应视为相对禁忌证。

三、并 发 症

一般情况下，超声内镜检查是安全的，但如果操作过于粗暴，操作不熟练会造成一些并发症的发生。

（1）咽、喉部、消化道黏膜损伤，消化道出血。

（2）消化道穿孔。

（3）误吸。

（4）感染。

（5）麻醉相关并发症。

第三节　正常胃声像图

胃壁在组织学上可分为4层：黏膜层（m）、黏膜下层（sm）、固有肌层（pm）和浆膜层（s）。胃的黏膜层较厚，0.3～1.5mm，正常呈玫瑰红或橘红色，胃黏膜的表面为一单层柱状上皮，并排列形成胃腺，其下有一薄层平滑肌，称为黏膜肌层，其主要功能是帮助胃腺排泌，而胃腺的表面又黏附着一层黏液。黏膜下层内含疏松结缔组织、血管、淋巴管、神经等；固有肌层由内斜、中环及外纵三层平滑肌组成；浆膜层由疏松结缔组织及表面被覆的脏腹膜组成，在浆膜层与固有肌层之间，常还有一脂肪层，称为浆膜下层。

在腔内超声下，当超声的频率为5～20MHz时，胃壁可显示出高回声→低回声→高回声→低回声→高回声五个胃壁层次，分别与组织学的对应关系如下（图27-3-1）：

第1层：高回声代表黏膜界面回声及浅表的黏膜。

第2层：低回声代表其余的黏膜层。

第3层：高回声代表黏膜下层。

第4层：低回声代表固有肌层。

第5层：高回声代表浆膜层及浆膜下层。

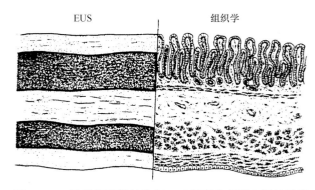

EUS　　　　组织学

图27-3-1　胃壁组织学结构与EUS下声像表现之间的对应关系

消化道各段的组织结构稍有不同：食管表面黏液较少，而胃表面黏液则较多，因此后者第1层高回声较明显；食管外膜下几乎没有脂肪组织，而胃浆膜下常有较多的脂肪组织。在胃壁各层中，以第3层高回声带最为清晰。一般来说胃底和胃体部胃壁比胃窦部薄，幽门及贲门部固有肌层最为明显（图27-3-2）。

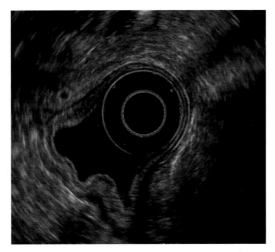

图27-3-2　正常胃壁的5层结构，第3层高回声最明显（F=7.5MHz）

一般来说胃底和胃体部胃壁比胃窦部薄，幽门及贲门部固有肌层最为明显。随着腔内超声的频率提高，分辨力提高，因此胃壁显示的层次增加，最多可达9～11层，但大多数情况下仍分为5层。

（陈　磊）

第四节　慢性胃炎

慢性胃炎（chronic gastritis）是指各种原因引起胃黏膜损伤所导致的慢性炎症，是消化系统最为常见的疾病之一，约占接受胃镜检查患者的90%。其发病主要与幽门螺杆菌感染，自身免疫，年龄，理化因素如吸烟、高盐饮食、胆汁反流、药物及全身重要器官病变等有关。根据是否存在胃黏膜固有腺体的萎缩可将慢性胃炎分为慢性非萎缩性胃炎和慢性萎缩性胃炎两型。此外，还有增生性胃病（hyperplastic gastropathy）、疣状胃炎（verrucous gastritis）和残胃炎等特殊类型的胃炎。增生性胃病的特点是因胃黏膜固有腺体增生导致皱襞肥厚粗大，可分为肥厚性胃炎、增生性高分泌性胃病（hyperplastic hypersecretory gastropathy）和卓-艾综合征（Zollinger-ellison syndrome）。疣状胃炎表现为多发圆形、椭圆形、小的、扁平或微隆起性病灶，中央可伴有凹陷或糜烂，多在胃窦部沿黏膜皱襞纵行分布排列，与幽门螺杆菌阴性、肥胖、胃食管反流病等因素相关，并常伴随着胃黏膜萎缩。

近年来在我们的临床实践和国内外的文献报道中还有一种特殊类型的胃炎，即深在性囊性胃炎（gastritis cystica profunda，GCP）。该疾病临床上较为少见，其发病原因目前尚不清楚，可能与慢性炎症、缺血、胃手术和缝线等因素有关。组织病理学上表现为黏膜肌层断裂，胃固有腺体穿过黏膜肌层进入黏膜下层并形成囊性扩张；胃体底腺增生肥大伴假幽门腺化生和炎性细胞浸润等。胃镜下表现为孤立或弥漫性肿物，类似黏膜下肿瘤，但形状不规则，黏膜表面高低不平，皱襞粗大。因特征性病理改变位于黏膜下层，普通活检常无法诊断，临床上易误诊为胃淋巴瘤、间质瘤、胃癌、胃息肉和肥厚性胃炎等疾病。

一、声像图特征

大多数轻度、中度慢性胃炎在EUS下可无明显的声像学改变，五层结构清晰显现，胃壁厚度正常，无异常回声。当胃黏膜充血水肿明显时可见胃壁第2层局部或弥漫性增厚，回声可减低或增强；当胃黏膜表层上皮变性坏死形成糜烂时可见胃壁第1层高回声厚薄不均，表面粗糙不平，出现回声中断或缺失；胃黏膜明显萎缩时可见胃壁第2层变薄，第1层回声常有粗糙不平感。增生性胃病（hyperplastic gastropathy）较为常见的内镜下表现是局部黏膜肿胀、皱襞粗大，蠕动正常，超声内镜特征为胃壁各层次结构清晰，第2层呈条状或结节状增厚、呈低回声改变，与正常黏膜之间可见过渡区域，第3层黏膜下层也可增厚，但肌层和浆膜层回声无明显改变（图27-4-1）。疣状胃炎在超声内镜下表现为胃壁第2层多发局限性明显增厚，呈结节状中低回声改变，边界清晰，第3层黏膜下层、肌层和浆膜层结构完整，厚度正常（图27-4-2）。残胃炎和吻合口炎则表现为胃壁第2层明显增厚，部分病例与黏膜下层融合或折叠成回声不均匀的肿块状；其声像学特征表现为炎性包块样改变（图27-4-3）。

深在性囊性胃炎病灶主要源于黏膜层和黏膜下层，黏膜下层通常未突破，肌层和浆膜层完整，呈低回声改变，内部回声不均匀，界限欠清，内部可见多个大小不一的无回声囊性暗区，囊性病灶后方可见增强效应，胃周无肿大淋巴结（图27-4-4）。

二、诊　　断

EUS具有内镜和超声双重功能，通过超声内镜检查同样可以确诊慢性胃炎。但是绝大多数慢性胃炎的胃壁层次结构和回声无明显改变，因此临床工作中没有必要用EUS来诊断慢性胃炎。我们认为采用EUS诊断慢性胃炎仅适用于一些特殊类型的胃炎如疣状胃炎和增生性胃病，即新悉尼分类中的隆起糜烂性胃炎和皱襞肥大性胃炎。但是这些特殊类型的胃炎目前也无统一和公认的诊断标准，它们在常规胃镜下表现为单发或多发的局部隆起伴糜烂和胃黏膜肿胀、粗大等，这些镜下改变有时难以与胃黏膜下病变、胃息肉、胃淋巴瘤和皮革胃等相鉴别。而超声内镜因同时具有超声的功能，能够了解胃壁层次结构的变化，以及不同层次的声像学特征，所以容易和上述疾病相鉴别。在EUS下疣状胃炎和增生性胃病除了表现为局部或弥漫性的黏膜层增厚外，其下各层层次清晰，结构完整，无异常回声，根据这些声像

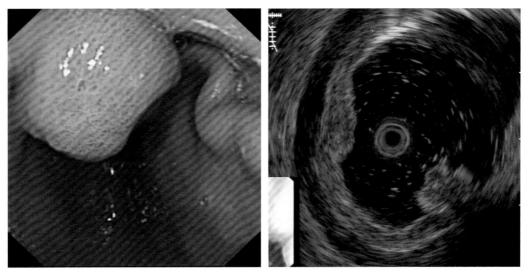

图27-4-1　胃窦前壁黏膜肿胀、隆起；EUS表现为黏膜层结节状增厚

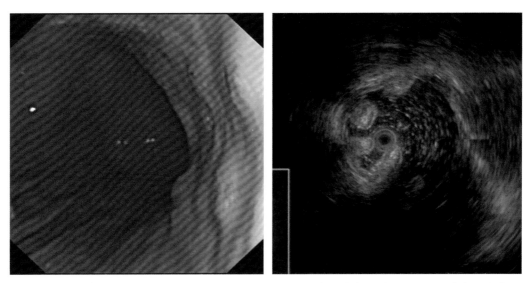

图27-4-2　胃窦及胃体多发疣状隆起，EUS下表现为胃黏膜层多发中、低回声结节状增厚，边界清晰；黏膜下层、肌层和
浆膜层结构完整，厚度正常

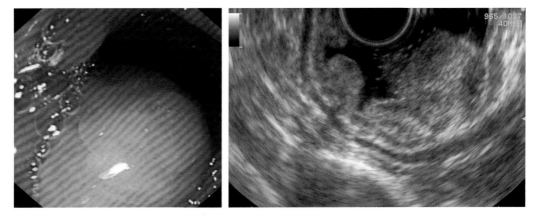

图27-4-3　毕Ⅰ式胃大部切除术后吻合口炎黏膜明显肿胀、隆起；EUS表现为黏膜层增厚，局部呈回声不均匀的肿块状

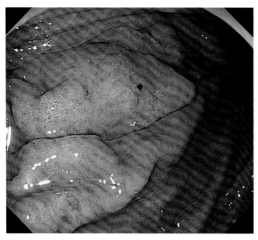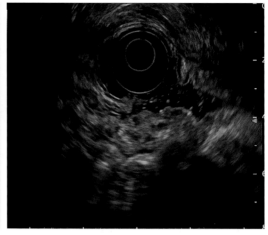

图27-4-4　胃体不规则黏膜隆起，表面黏膜未见明显异常；EUS表现为黏膜层和黏膜下层不均匀增厚，内部可见多个囊性暗区，肌层和浆膜完整

学改变就可以做出诊断。胃黏膜下病变和胃息肉则各有其相应的特征性的声像学改变；胃淋巴瘤和皮革胃所致的黏膜增厚呈浸润性，侵犯胃壁各层，可致胃壁全层增厚、融合，层次结构消失，边界不规则，呈低回声改变，甚至可发现转移的淋巴结等，通过EUS检查能对这些各具特征的疾病做出正确的鉴别诊断。应该指出的是早期胃癌或早期原发性胃淋巴瘤内镜和超声影像学均可表现为慢性胃炎样改变，特别是后者，当病理检查阴性时很容易误诊。

在深在性囊性胃炎（GCP）的诊断方面我们的临床体会：GCP的普通内镜、螺旋CT等影像学表现酷似胃淋巴瘤、胃癌和胃间质瘤，且多数内镜医师对GCP缺乏临床诊治经验，极易误诊。但该病的超声影像学具有可以与胃淋巴瘤、胃癌和胃间质瘤等相鉴别的特征性表现，因此，EUS对该病的诊断价值明显优于普通内镜、螺旋CT、PET/CT等。由于其特征性的病理改变主要位于黏膜下层，EMR可获得部分黏膜下层组织从而可以提高内镜活检的诊断率，而利用EUS的引导作用对病灶最明显处进行定位大块活检，可以明显提高诊断率。

三、影像学比较

（1）X线钡餐对慢性浅表性胃炎诊断价值有限，慢性萎缩性胃炎可见皱襞细小或消失，张力减低，但阳性率不高。对黏膜的增生、肥厚及肿胀易误认为肿瘤，对有胃黏膜粗乱者X线钡餐常易误诊为肥厚性胃炎。应用气钡双重对比造影虽可提高胃炎诊断的准确率，但因无法获得组织学信息而不能对慢性胃炎做出定性、定程度和类型的诊断。因此目前该检查仅用于胃镜检查禁忌者，且临床价值不高。

（2）体表超声检查能够显示胃壁层次、厚度及胃黏膜皱襞等，但其清晰度远不如胃镜和超声内镜，又无法得到组织学信息，故临床较少使用体表超声诊断慢性胃炎。但体表超声检查能够在生理状态下观察胃内容物的流动、反流及胃排空情况，能够为胃炎的病因诊断、胃动力状态的判断提供一些有益的信息。

（3）CT检查对慢性胃炎的诊断价值与体表超声相仿，但其不能实时地动态观察胃内容物的流动、反流及胃排空情况。与体表超声一样虽能观察胃壁结构，但对胃黏膜表象和层次的观察不如胃镜和超声胃镜，又不能获得胃黏膜的组织学信息；此外X线对人体有一定的辐射作用，所以临床上一般也不用CT检查来诊断慢性胃炎。

（4）胃镜和活组织检查是临床诊断慢性胃炎最有价值且无法替代的方法。通过胃镜检查不但能够做出确诊诊断，还能对慢性胃炎的病变范围、程度、类型和病因等做出正确的诊断。1990年8月在悉尼召开的世界胃肠病会议上，提出了新的慢性胃炎分类，称为悉尼系统分类法，包括组织分类法和内镜分类法两个部分，悉尼内镜分类法将胃炎分为7种：红斑/渗出性胃炎、平坦糜烂性胃炎、隆起糜烂性胃炎、萎缩性胃炎、出血性胃炎、反流性胃炎与皱襞肥大性胃炎。在对慢性胃炎的诊断方面其价值明显优于X线钡餐、体表超声和CT检查等。但对一些特殊类型的胃炎及少数易与胃炎混淆的其他胃病的诊断和鉴别诊断价值不如超声内镜。

四、临床评价

绝大多数慢性胃炎无须用超声内镜诊断，但对一些特殊类型的慢性胃炎如增生性胃病、部分疣状胃炎和深在性囊性胃炎等，因常规胃镜不能显示其胃壁层次结构，有时难以做出正确的诊断，易被误诊为胃黏膜下病变、胃息肉、胃淋巴瘤和皮革胃等。EUS通过显示胃壁层次结构和回声变化，对这些胃炎的诊断和鉴别诊断方面具有其独特的优势；同时，EUS引导下的定位精确活检更能提高诊断的准确性。此外，临床上还会碰上因胃周病变所造成的胃黏膜充血、水肿和肿胀等情况，如急慢性胰腺炎均会从胃壁外侧影响和造成胃壁炎症性改变，表现为不同程度的胃黏膜充血水肿，甚至误诊为肿瘤，通过EUS则能够明确胃外病因，及时诊断。所以EUS能够帮助明确临床上遇到的难题，提高对特殊类型慢性胃炎的临床诊断水平。如果有必要EUS还可以帮助评估治疗后胃壁肿胀、增厚等的变化情况，客观地评价疗效。

（陈洪潭　许国强）

第五节　胃　溃　疡

胃溃疡（gastric ulcer）主要是指发生在胃的慢性消化性溃疡，其缺损坏死超过黏膜肌层。溃疡浅者累及黏膜肌层，深者达固有肌层甚至穿透固有肌层至浆膜层。溃疡侵及血管时引起出血，穿破浆膜层时造成穿孔，反复发作的深大溃疡或

时间较久的慢性溃疡可与邻近器官的包膜形成粘连。在胃溃疡活动期，其溃疡底有典型的4层结构，即炎症渗出层、凝固性坏死层、肉芽组织层和瘢痕层；溃疡旁黏膜常呈炎症改变。在愈合期时溃疡周围黏膜充血、水肿消退，边缘上皮细胞增生覆盖溃疡面，其下黏膜层与固有肌层可在溃疡边缘吻合，肉芽组织纤维化转变为瘢痕，瘢痕收缩使周围黏膜皱襞向其集中。

胃镜检查是胃溃疡的确诊手段。超声胃镜也可用于胃溃疡的诊断，但不作为常规检查手段。超声胃镜检查除了可以获得常规胃镜检查的信息，还可以了解胃溃疡的声像学改变及其与周围器官的关系，显示溃疡病变与黏膜层、黏膜下层、固有肌层及浆膜层的关系，为判断溃疡的深度及其治疗的难易性提供更多的信息。

一、声像图特征

（一）白苔回声与溃疡回声

胃壁的正常层次结构回声在溃疡处可见连续性中断，中断处代之以白苔回声与溃疡回声。白苔回声为溃疡表面的一层高回声区，与周围黏膜的第1层高回声相连接，但由于白苔回声的形成基础是炎症渗出物与坏死组织，而非正常上皮组织，故其与正常的第1层高回声在声像图上有所不同，主要表现在回声强弱、回声厚度、均匀性和光滑度等方面（图27-5-1）。随着溃疡的愈合，白苔回声也有相应的变化，一般来说，活动期白苔回声较厚，形状不规则，边缘毛糙；愈合期白苔回声变薄，粗线状，边缘相对光滑；瘢痕期已无白苔回声，原溃疡处表面的高回声已与正常第1层高回声几乎难以区分。溃疡回声是白苔回声下的低回声区，其病理基础是白苔下的炎性组织、肉芽组织及瘢痕组织，内部回声欠均匀，边界较规整，溃疡回声的宽度一般稍大于白苔回声，厚度则视溃疡深度、炎性肉芽及瘢痕组织的厚薄而定。溃疡回声下的组织回声一般无明显改变。

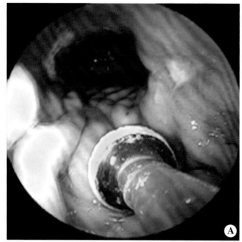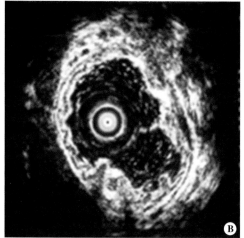

图27-5-1　胃体后壁H1期溃疡（A）；EUS示溃疡表面可见白苔回声，与周围黏膜的第1层高回声相连接（B）

（二）回声缺损与周围胃壁增厚

溃疡面较深、周围黏膜水肿隆起明显时，可显示明显的回声缺损，声像图上表现为弧形或盘状凹陷，凹陷底为白苔回声。溃疡周围的胃壁可以增厚，但其层次清晰（图27-5-2）。在溃疡面较浅，周围胃壁无明显增厚时声像图上可不显示回声缺损改变。

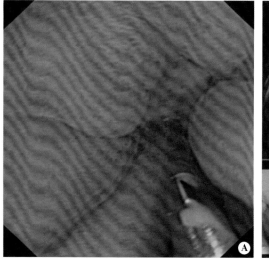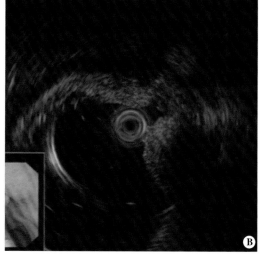

图27-5-2　胃窦前壁深溃疡，周围黏膜水肿隆起明显（A）；EUS示溃疡处明显的回声缺损，凹陷底为白苔回声，周围胃壁水肿增厚（B）

（三）溃疡深度的判断

可根据胃壁各层的回声完整性、有无中断来判断溃疡的深度（表27-5-1）。第3层回声（呈高回声的黏膜下层）与第5层回声（代表浆膜层的高回声）的变化是重要标志。第3层回声部分缺损、厚度变细提示溃疡达黏膜下层；第3层回声中断为溃疡穿透黏膜下层达肌层的标志（图27-5-3）；如第5层回声中断，溃疡回声与胃外组织相连接，则表明溃疡已穿透至胃周组织。判断溃疡深度时必须注意白苔回声、瘢痕组织的声衰减对深部组织回声的影响，避免判断过深。

表27-5-1　胃溃疡的深度判断

深度	内镜下表现
UI-Ⅰ	溃疡缺损限于黏膜层（第1层），实际上为糜烂
UI-Ⅱ	病变达黏膜下层，但该层无断裂
UI-Ⅲ	病变达固有肌层，第3层断裂
UI-Ⅳ	病变贯穿固有肌层，该层断裂

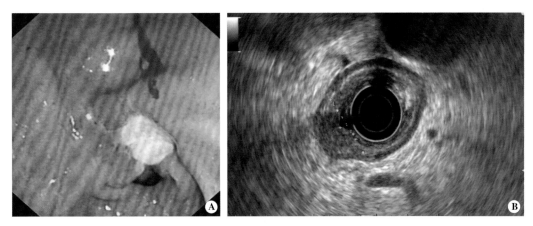

图27-5-3　幽门前区A2期溃疡（A）；EUS示溃疡处第3层回声中断，溃疡回声达固有肌层，溃疡回声宽于白苔回声，周围胃壁层次清晰（B）

（四）溃疡良、恶性的判断

溃疡处的回声强度与均匀性并无良、恶性的鉴别价值。浸润性生长是恶性溃疡的特点，因此，如发现溃疡处的低回声明显向周围胃壁或胃外组织延伸，且边界不整齐，或周围胃壁的层次结构紊乱不清，要高度怀疑恶性溃疡的可能。另外，如发现胃周淋巴结肿大、胃周腹水也支持恶性溃疡的诊断（图27-5-4）。

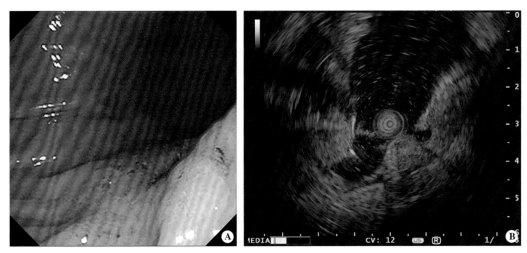

图27-5-4　胃窦体交界大弯侧后壁溃疡浸润型胃癌，胃壁僵硬（A）；溃疡处的低回声明显向周围胃壁延伸，边界不整，层次结构紊乱（B）

（五）溃疡愈合质量的判断

由于EUS能够比较准确地显示和判断溃疡性病变与胃壁各层次的关系，因此尚能估计胃溃疡治愈的难易性及预测其复发的可能性。一般来说，难治性溃疡的EUS表现多为U1-Ⅳ型深溃疡，溃疡缺损处周围可见低回声团块包绕，胃壁的构造层次在低回声团块的外侧即中断，此种低回声团块为溃疡难以愈合的重要标志。胃壁各层的厚度也是评估溃疡愈合质量的重要指标（图27-5-5）。

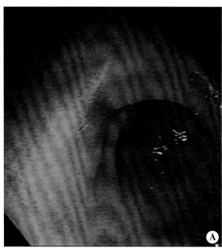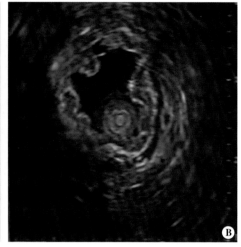

图27-5-5　胃窦愈合期溃疡，周边黏膜充血水肿（A）。胃窦前壁病灶处黏膜层缺损，周围胃壁层次结构清晰、厚度正常（B）

二、诊　　断

超声胃镜检查时除了发现常规胃镜所见的胃溃疡表象外，根据局部胃壁层次消失、胃壁回声缺损和（或）溃疡回声，伴或不伴有白苔回声与周围黏膜增厚隆起等超声影像学特征，可诊断为超声胃镜意义上的胃溃疡。在应用超声胃镜检查胃溃疡时，通过测量溃疡回声的大小面积，分析胃壁回声缺损的范围和胃壁层次结构的变化，还能够对胃溃疡的大小、深浅和分期做出正确的诊断。在愈合期和瘢痕期，超声胃镜可以通过显示胃壁5层结构的完整、光滑、分明、厚薄和缺失等征象对溃疡的愈合质量做出正确的诊断。此外，当超声胃镜检查发现低回声的溃疡灶边界不清，存在向周围胃壁浸润现象、周围胃壁层次结构消失或有胃周淋巴结肿大等征象时，应疑诊恶性溃疡的可能，但确诊仍须结合组织活检。

三、影像学比较

（1）X线钡餐检查能根据龛影、痉挛性切迹等直接或间接征象诊断胃溃疡，还能观察胃蠕动状况。但对浅小溃疡钡餐检查可能漏诊，而且该检查不能判断溃疡的深度、是否活动和愈合情况；最重要的是无法获得可以确诊的组织学信息。因此，近年来随着胃镜检查的常规、普及应用，采用X线钡餐检查来诊断胃溃疡已明显减少，仅用于少数不能和不愿接受胃镜检查的患者。

（2）体表B超与CT对胃溃疡的显示率低，浅小病灶根本无法显示，且不能进行活组织检查。从理论上讲，体表B超能根据胃壁的层次回声情况对溃疡的深度及愈合情况做出估计，但临床实践表明其准确性无法与内镜超声检查术相比，因为体表B超探头频率较低，图像受腹壁脂肪和胃内气体的干扰，对胃侧壁的显示效果常不够理想。因此，临床上通常不选用体表B超与CT检查来诊断胃溃疡，但当需要与胃癌或原发性胃淋巴瘤的疾病相鉴别或了解胃溃疡是否已浸润至浆膜外时，体表B超与CT检查具有较好的应用价值。

（3）胃镜检查是目前确诊胃溃疡的首选检查方法，溃疡在胃镜下表现为上覆白苔，边缘整齐，稍隆起，四周见黏膜皱襞集中。按胃镜下白苔及周围黏膜情况，可将胃溃疡分为3期：活动期（A），表现为苔厚，周围黏膜充血肿胀；愈合期（H），表现为薄苔，周围黏膜皱襞集中；瘢痕期（S），表现为无苔，黏膜覆盖溃疡面。其中每一期又可分为1和2两个阶段。胃镜检查不仅可对胃黏膜直接观察、摄像，还可在直视下取活组织做病理学检查，因此，胃镜检查对胃溃疡的诊断及良、恶性溃疡的鉴别诊断的准确性明显高于X线钡餐检查、体表B超、CT等检查。但是常规胃镜检查只能粗略估计溃疡的病变范围；不能准确地判断溃疡的深度；不能判断溃疡的愈合质量；对浸润型胃癌（尤其是皮革胃）和原发性胃淋巴瘤在活检阴性时易误诊为良性溃疡。

四、临床评价

超声内镜既能通过内镜直视发现溃疡，又能利用高频率的超声扫描观察病灶的大小、深度、与正常组织的边界、有无浸润性生长及周围淋巴结肿大等，对胃溃疡的诊断、良恶性的鉴别、溃疡深度及愈合情况的判断均具有重要的临床价值。在准确诊断胃溃疡及溃疡的大小、深浅和分期等方面明显优于常规胃镜，能够明显提高对胃溃疡的诊断水平，丰富胃溃疡的诊断内容。近年的研究显示，应用多普勒超声胃镜还能够预测出血性胃溃疡有否再出血的可能。应该指出的是，对于胃溃疡早期癌变的识别，以及溃疡型早期癌的定性诊断，超声胃镜并不比常规胃镜优越，活检仍是确诊的主要手段；对于一些少见的、特殊病原体所造成的溃疡，如HIV、霉菌、梅毒、结核等均需通过活检来明确诊断。目前常规胃镜检查能够对绝大多数胃溃疡做出确诊诊断，尽管超声胃镜检查能够使我们获得有关胃溃疡的更多信息，但是临床上不应将超声胃镜作为胃溃疡的常规检查手段。有选择地对部分胃溃疡患者进行超声胃镜检查有助于了解溃疡的愈合质量、及时地排查恶性溃疡，对临床制订正确的治疗方案具有重要的意义。

第六节　胃　息　肉

现代病理学的胃息肉（gastric polyp）概念是指胃黏膜局限性良性上皮性隆起病变，由上皮细胞或间质成分增生而形成。胃息肉可分成增生性息肉、腺瘤性息肉和炎性纤维性息肉三大类。增生性息肉也即炎性息肉，在胃息肉中占大多数；腺瘤性息肉属于真性肿瘤，包括管状腺瘤和绒毛状腺瘤，占胃息肉的10%～25%。炎性纤维性息肉（inflammatory fibroid polyp，IFP）曾被称为"胃肠道黏膜下肉芽肿伴嗜酸性粒细胞浸润"，目前已经证实IFP为真正的肿瘤而非感染、创伤等导致的炎症反应性病变，其发生机制与血小板源性生长因子受体α（PDGFRα）基因的激活突变有关，被归为良性间叶性肿瘤。增生性息肉多发生于胃体、胃底部，由增生的胃小凹上皮及固有腺体组成，细胞分化良好，有时伴有间质增生和排列紊乱的平滑肌束，癌变率较低，但少数较大的增生性息肉可出现异型性增生，甚至恶变。腺瘤性息肉好发于胃窦部，其中管状腺瘤虽可出现异型性增生，但恶变概率不高，而绒毛状腺瘤有很高的恶变倾向，通常直径超过2cm的息肉须警惕其恶变。无论是增生性息肉还是腺瘤性息肉可多发，也可单发，大小不等。炎性纤维性息肉绝大多数位于胃窦，大部分为单发病灶，也有少数病灶多发，被普遍认为是一种胃肠道良性病变，几乎无恶变，完整切除后罕见复发。此外，家族性大肠息肉病和加德纳（Gardner）综合征等患者也可出现胃息肉。

胃息肉的诊断主要依靠胃镜检查，超声内镜可用于了解息肉的起源和与周围胃壁结构的关系等。常规胃镜检查后认为对部分胃息肉的诊断和治疗有帮助时可选用超声内镜检查，多适合选择息肉体积较大者或与黏膜下病变难以区别者。

一、声像图特征

胃息肉在超声内镜声像图上表现为源于上皮层或黏膜层的病灶，前者可见病灶与第1层高回声相连续，第2层回声完整（图27-6-1）；后者可见病灶源于第2层，其后的第3层及以下各层回声正常、层次结构完整（图27-6-2）。病灶多为圆形和类圆形，少数可呈不规则形，无包膜但边界清晰，表面可光滑整齐，也可粗糙不平；多数呈中、低回声，也有呈为中、高回声改变，可能与息肉不同的组织结构有关，内部回声大致均匀。息肉可表现为无蒂、亚蒂和粗细长短不同蒂，蒂由上皮层和黏膜层构成，回声与上皮层和黏膜层的回声相同（图27-6-3）。炎性纤维性息肉多起源于第2层和（或）第3层，少数也可起源于固有肌层，呈低回声，内部回声欠均匀，边界尚清（图27-6-4）。

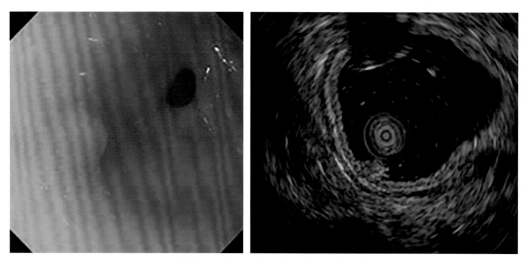

图 27-6-1　胃增生性息肉：源于第 1 层，中高回声无包膜

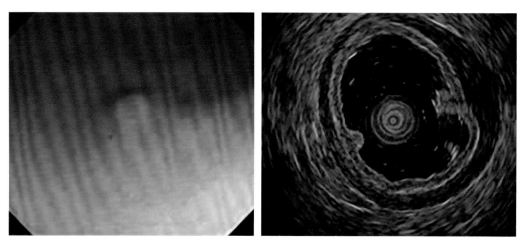

图 27-6-2　胃增生性息肉：源于第 2 层，低回声无包膜

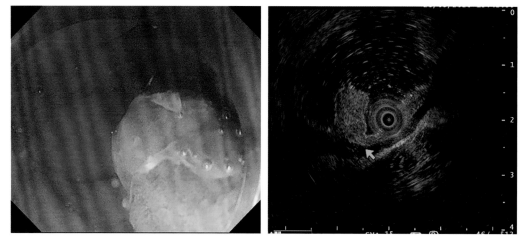

图 27-6-3　胃腺瘤性息肉：起源于黏膜层，回声与周围黏膜层相同

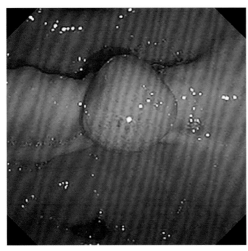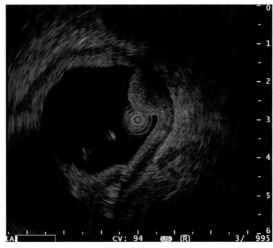

图27-6-4　胃炎性纤维性息肉：息肉源于第2、3层，中、低回声，欠均匀

二、诊　　断

　　超声内镜下发现自胃黏膜面凸起的病灶，源于第1层或第2层，边界清晰，无包膜，黏膜下层和肌层等层次结构正常，病灶呈中、低回声改变等影像学特征，即可考虑诊断为胃息肉，通过对病灶的活检还可以明确息肉的类型。因为常规胃镜通过观察突入胃腔内病灶的不同色泽和异于正常胃黏膜上皮表面结构，再结合活检同样能对绝大多数胃息肉做出确诊诊断，所以超声内镜仅适用于少数表现不典型的胃息肉的确诊诊断和鉴别，这些胃息肉因表面光整、色泽如常，与周围黏膜界限不清，在常规胃镜下有时很难与胃黏膜下病变、慢性胃炎肿大隆起的黏膜和胃癌等病变相鉴别，而通过EUS检查，根据胃息肉的声像学特征，很容易对这些表现不典型的胃息肉做出正确的诊断；并与那些易于混淆的胃内病变进行鉴别诊断。

三、影像学比较

　　（1）胃息肉X线钡餐检查时表现为胃腔内的充盈缺损，但并非是特异性表现，且该检查无法进行组织学采样，难以发现较小的病灶。因此，钡餐检查对胃息肉的诊断准确性和发现率明显低于胃镜检查，临床上仅适用于胃镜检查有禁忌证者。

　　（2）体表B超和CT对胃息肉的诊断价值相近，均表现为胃腔内肿物，局部胃壁结构完整，呈圆形、类圆形或不规则形，边界清晰。CT平扫肿瘤一般呈均匀性等密度，动脉期明显强化。B

超和CT仅能发现部分胃息肉，对较小病灶的发现率明显低于胃镜，很容易显示不清造成漏诊。两者均无法确定胃腔内肿物的确切性质，易与胃黏膜下病变等疾病相混淆，临床通常没有必要也不采用这些手段来诊断胃息肉，但CT检查仍有其意义，特别是有助于明确病灶整体情况及其与周围组织的关系，可以帮助诊断和鉴别诊断及指导治疗，在EUS诊断有疑问时或准备进行切除前推荐进行CT检查。MRI用于诊断胃息肉的资料较少，我们的临床经验体会是，MRI对胃息肉的诊断价值与CT基本相仿，其优点是无辐射副作用。其他影像学检查如上消化道造影的临床意义较小。

　　（3）常规胃镜为诊断胃息肉的首选检查方法，通过检查不但能够明确有无息肉、息肉的部位、大小、数目、形状、表面结构、色泽和蒂况，结合病灶组织学检查还能明确息肉的类型。胃息肉的内镜形态学分类常用山田福富（1966）分类法：Ⅰ型（扁平型），隆起的起始部圆滑，与周围组织无明显分界；Ⅱ型（球型），隆起的起始部较钝，但与周围组织有明显分界；Ⅲ型（亚蒂型），隆起的起始部明显变细，但未形成蒂；Ⅳ型（有蒂型），隆起有明显的蒂。表现不典型的Ⅰ型、Ⅱ型息肉容易与胃黏膜的炎性肿胀和胃黏膜下病变等相混淆，需要采用EUS检查来帮助诊断和鉴别。

四、临床评价

　　对于大多数胃息肉的诊断，EUS检查并不比常规胃镜优越，即对胃息肉诊断时无须超声的功能，通过对病灶的表象观察和活检即可做出诊断，且超声内镜在检查成本、检查过程等方面明显高于或复杂于常规胃镜，因此，超声内镜不应作为诊断胃息肉的常规手段。但对于常规内镜下表现不典型的胃息肉，超声内镜检查却有其独特诊断和鉴别诊断价值，通过检查不但能够明确诊断，还能显示息肉的起源和周围胃壁结构状况等信息，并与其他炎性肿胀和胃黏膜下病变等相鉴别。值得指出的是，炎性纤维性息肉不同于一般意义上的胃息肉，在内镜下常难以区分，超声内镜有较大的鉴别诊断价值。此外，如果较大息肉，特别是宽基、无蒂或粗蒂息肉可通过超声内镜检查更准确、详细地了解其基底部的血管分布情况，为治疗方案的制订和治疗方法的选择提供依据，对临床合理、安全地治疗大息肉具有重要的指导意义。

（许国强　陈洪潭）

第七节　胃黏膜下病变

通常将起源于胃上皮层以下的病变称为胃黏膜下病变（submucosal lesion，SML），包括胃黏膜下肿瘤（submucosal tumor，SMT）和其他非肿瘤性病变。胃黏膜下肿瘤是指来自胃壁非上皮性间叶组织的一类肿瘤，包括胃间质瘤、胃平滑肌源性肿瘤、脂肪瘤、神经源性肿瘤、纤维瘤、血管瘤、类癌、转移癌等；而非肿瘤性病变则主要指胃壁异位胰腺、胃壁静脉曲张、囊肿、血肿与脓肿等。在常规胃镜下这些病变通常表现为黏膜光整、色泽如常，通过常规黏膜活检通常不能对这类疾病做出正确的诊断。超声内镜的临床应用显著提高了对胃黏膜下病变的诊断水平和诊断质量，同时也加深了我们对这类疾病的认识。鉴于有部分所谓的黏膜下病变并非起源于黏膜下层，而是起源于黏膜层，如起源于黏膜肌层的平滑肌瘤等。因此，近年来有部分内镜超声学者倾向于将胃黏膜下病变改称为胃上皮下病变（subepithelial lesion）。临床实践表明，胃黏膜下肿瘤中最常见的是间质瘤，非肿瘤性病变中主要是异位胰腺。

胃肠道间质瘤（gastrointestinal stromal tumor，GIST）属于消化道间叶性肿瘤，起源于胃肠道的间质干细胞——Cajal细胞（intestinal cell of cajal，ICC），组织学上GIST的肿瘤细胞主要有两种形态：梭形细胞和上皮样细胞，肿瘤组织可由梭形细胞或上皮样细胞为主或由两种组织共同组成。起源于胃的GIST的70%～80%由梭形细胞构成，20%～30%以上皮样细胞为主，由梭形细胞构成的GIST在光镜下酷似平滑肌源性肿瘤，因此过去常将GIST误诊为平滑肌瘤和平滑肌肉瘤。现代病理学已经证实，GIST与平滑肌源性肿瘤具有完全不同的免疫组化表型及电镜特点，CD34和CD117是GIST特征性的免疫组化表型，通过观察病理形态学改变和联合检测肿瘤组织中CD34、CD117和DOG1的表达即可确诊是否为GIST。根据GIST的电镜及免疫组化特点可分为平滑肌分化肿瘤、神经分化肿瘤、平滑肌及神经双向分化的肿瘤、缺乏特殊分化的肿瘤（未定型间质瘤），其中以平滑肌分化肿瘤最为多见。几乎所有的GIST具有潜在恶性。GIST可发生于胃的任何部位，以胃体、胃底和贲门部多见，绝大多数单发，也可多发，可有或无包膜，与周围组织界限清晰，切面呈灰红色或灰白色，生长缓慢，大小不等，小至数毫米，大至十余厘米，肿瘤内部可发生缺血坏死及钙化，表面可形成糜烂、溃疡，常致胃腔狭窄、变形。GIST可发生于胃壁的各层组织中，包括黏膜层、黏膜下层、肌层、浆膜层及其系膜，较小的病灶表现为黏膜下、胃壁内或浆膜小结节，位于浆膜外的较大肿瘤可直接浸润胰腺或肝。

胃平滑肌瘤是起源于胃平滑肌组织的间叶型肿瘤，绝大多数起源于固有肌层，少数起源于黏膜肌层。肿瘤多呈圆形或椭圆形，也可呈分叶状，大小不一，多数无蒂，无真正包膜，较大时可有假包膜形成，质地较硬，切面呈灰白色。胃平滑肌肉瘤大部分是由良性平滑肌瘤转化而来，少数为原发恶性，体积通常比平滑肌瘤大，呈圆形或不规则结节状肿块，界限不清，呈浸润性生长，切面呈灰红色、鱼肉状，质地较平滑肌瘤软，常有出血、坏死、液化及囊性变；胃平滑肌肉瘤可向周围器官浸润，如肝、胰腺、脾及横结肠等，还可发生血道转移，但淋巴转移少见。

胃脂肪瘤是由良性脂肪组织组成的胃良性间叶性肿瘤。临床上较少见，常位于黏膜下层，大多向胃腔凸出形成无蒂的球形肿块，表面光滑，有完整包膜，触之柔软，肿瘤表面的黏膜可有糜烂或溃疡形成。胃脂肪瘤绝大多数为单发，多发者肿瘤间可以有连接束，肿瘤大小不一。肿瘤切面呈淡黄色、半透明、质地软而细腻，若脂肪细胞液化者可见液腔形成。胃脂肪瘤在组织学上由分化成熟的脂肪细胞组成，排列紧密，纤维性小梁将其分隔为大小不等的小叶。

胃神经源性肿瘤非常少见，包括神经鞘瘤及神经纤维瘤等，肿瘤多为单发，好发于胃体部，多位于黏膜下层，亦可见于胃黏膜层或浆膜层。胃神经鞘瘤生长缓慢，呈梭形或球形，境界清晰，包膜完整，切面呈灰白色，半透明。胃神经纤维瘤呈结节状，界限不清，质地较韧而有弹性，少数胃神经纤维瘤为多发性，属神经纤维瘤病，可伴有多处皮下肿块。该类肿瘤术前诊断较困难，须依靠术后病理学检查（免疫组化及电镜等方法）才能获得确诊。

胃纤维瘤也非常少见，发生在胃窦，有包膜、质硬，是由密集的成纤维细胞束构成的黏膜下肿瘤，可呈无蒂小息肉状，表面黏膜可发生糜烂、溃疡及出血等。

血管球瘤是一种来源于动、静脉吻合处血管球细胞的良性肿瘤，由圆形球细胞、血管及神经索外包平滑肌假囊构成。其多见于四肢远端，发生于胃者罕见。胃血管球瘤以位于胃窦部者为多，一般无特殊症状，肿瘤较大时可有上腹不适、腹痛等，也可因肿瘤表面发生糜烂、溃疡等而并发上消化道出血。

胃神经内分泌肿瘤（G-NET）是来源于类肠嗜铬细胞等神经内分泌细胞的肿瘤。免疫组化检查可表现为神经元特异性烯醇化酶（NSE）、突触蛋白（SYN）、嗜铬素A（CGA）、细胞角蛋白（CK）、上皮膜抗原（EMA）等表达阳性。2010年WHO将NET按照核分裂象与Ki-67指数进行了新的组织学分类：分化良好的NET（包括G1、G2）和分化差的NET（G3，即神经内分泌癌）。

胃异位胰腺是残留在胃壁内的异位正常胰腺组织，多发生在胃窦大弯侧距幽门6cm范围内，多数位于黏膜下层，也可伸展至肌层甚至浆膜层。常为单发，直径1～4cm，肉眼可见无蒂结节状隆起的中央有特征性的脐凹，有时可见分泌导管的开口。

胃壁静脉曲张多为门静脉高压症在胃的局部表现，而孤立性静脉瘤通常并无明显原因可寻。典型的胃壁静脉曲张与静脉瘤胃镜容易诊断，不典型者如盲目活检或内镜下切除可致致命性的大出血。

胃囊肿的发生率在临床上明显少于肝、肾部位的囊肿，常起源黏膜下层，囊内为潴留的液体，术前很难与淋巴管瘤相鉴别。胃壁偶可发生血肿与脓肿。

胃炎性纤维性息肉不同于一般意义上的息肉，起源于黏膜固有层，可向下突破黏膜肌层，但不侵犯固有肌层，内镜下表现为黏膜下病变的外观，中央略有凹陷呈白齿状是其特征。光镜下见黏膜下星形、纺锤形细胞围绕薄壁血管呈洋葱皮样生长，伴有以嗜酸性粒细胞为主的炎症细胞浸润。

胃黏膜下肿瘤或病变常在胃镜检查时发现病灶，少数患者也可以在体表超声、X线钡餐和CT等检查时提示，EUS能清晰地显示胃壁的5层结构，显示病灶的内部组成结构，是目前公认的诊断消化道黏膜下肿瘤或病变的适宜方法。

一、声像图特征

胃黏膜下肿瘤或病变因其不同的病变性质，在EUS下表现为不同的声像学特征，现分述如下。

（一）胃间质瘤与平滑肌源性肿瘤

胃间质瘤与平滑肌源性肿瘤具有几乎相同的声像图表现，一般均为低回声病灶，有的回声较低，接近于无回声，也有的回声稍高，呈偏低回声；内部回声均匀，偶也可出现不均匀回声或液化区（图27-7-1），病灶大小不一，多呈圆形或梭形，也可呈分叶状，边界清晰，有高回声包膜带。胃间质瘤大多数起源于固有肌层（图27-7-2），少数起源于黏膜肌层，极少数起源于黏膜下层、浆膜层及其网膜（图27-7-3）。胃平滑肌瘤与肉瘤大多数起源于固有肌层，少数起源于黏膜肌层。肿瘤较小时判断层次起源非常容易，因为这时的5层回声清晰可辨，同时可发现肿瘤边缘与起源层次的正常组织相连续（图27-7-4）。肿瘤较大时由于其压迫周围组织，很难显示与其所在层次正常组织的连续性，甚至出现断壁征（图27-7-5）。再加上内镜超声探头的频率较高，穿透力较低，常难以显示肿瘤的全貌，故较大肿瘤的起源层次判断相对不易，此时，可根据肿瘤表面有几层回声结构来判断。即若肿瘤表面只有第1层回声存在则为起源于黏膜肌层；若有3层回声存在则可定为固有肌层来源。恶性胃间质瘤或胃平滑肌肉瘤通常病灶较大，呈分叶状，表面不光整或伴有溃疡，病灶内部回声明显不均匀或有液化，病灶边缘与周围组织分界不清，邻近胃壁层次结构破坏，部分胃周邻近部位有转移灶（图27-7-6）。

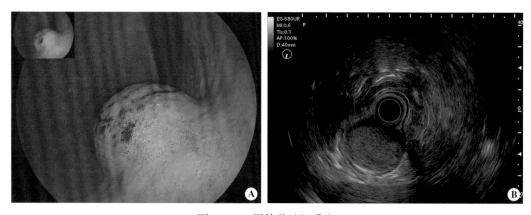

图27-7-1　胃体前壁间质瘤

EUS示起源于固有肌层浅层的偏低回声病灶，内部回声大致均匀，可见液化区

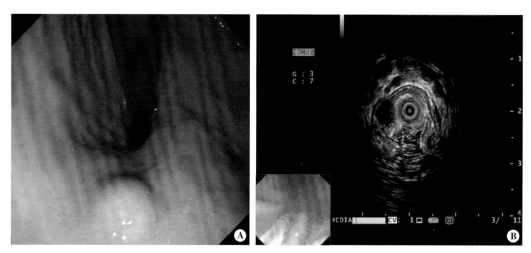

图27-7-2　胃体上部前壁间质瘤

EUS示病灶起源于固有肌层浅层

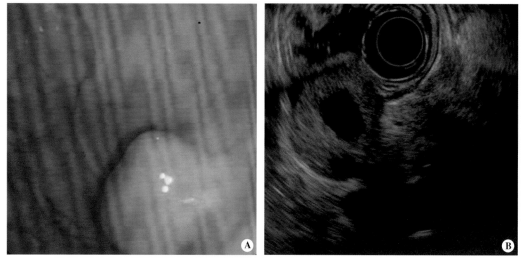

图27-7-3　胃体小弯侧间质瘤

EUS示病灶起源于浆膜层并向腔外生长

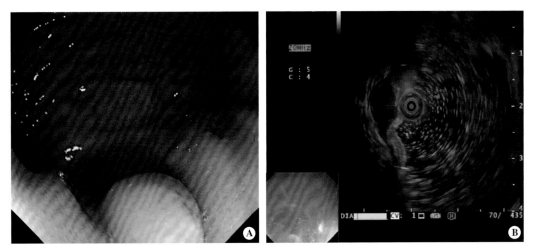

图27-7-4　EUS示起源于固有肌层的胃体平滑肌瘤，肿瘤较小，胃壁的5层回声清晰可辨，肿瘤边缘与正常固有肌层相连续

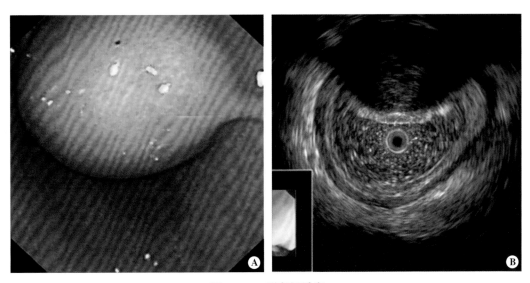

图27-7-5　胃窦间质瘤

由于瘤体较大压迫周围组织，出现断壁征

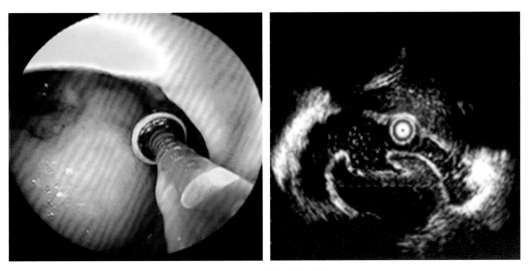

图27-7-6　恶性胃间质瘤

不均匀低回声，源于固有肌层，表面伴有溃疡，病灶边缘与周围组织分界不清，邻近胃壁层次结构破坏

（二）胃脂肪瘤

胃脂肪瘤大多数起源于黏膜下层，椭圆形或梭形，呈密集高回声团块，内部回声均匀，边界清晰、但无明显包膜带（图27-7-7）。第1、2、4、5层层次结构清晰完整，瘤体较大时病灶深部及其下方第4、5层结构可因脂肪瘤所造成的超声波的声衰减而显示欠清（图27-7-8）。

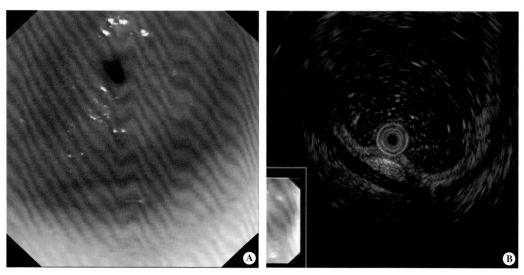

图27-7-7　胃窦大弯侧黏膜下浅隆起
EUS示病灶起源于黏膜下层，呈梭形，内含密集高回声，分布均匀，边界清晰、但无明显包膜带

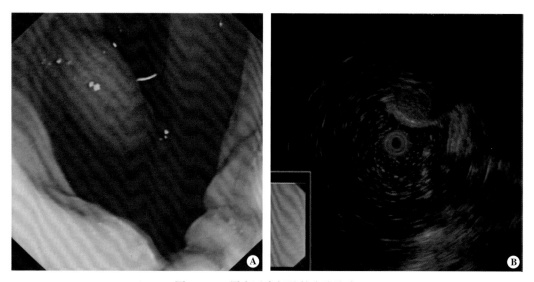

图27-7-8　胃底近贲门处较大脂肪瘤
EUS示病灶深部及其下方的第4、5层结构因声衰减而显示欠清

（三）胃异位胰腺

黏膜下层起源最为多见，少数可起源于肌层、浆膜层和黏膜层，病灶呈中等或高回声，内部回声不均匀，可见高回声斑点，散布于黏膜、黏膜下层和肌层（图27-7-9）；部分病例能见到导管样结构（类似于胰管回声），彩色多普勒血流图或能量图无血流信号，超声造影显示管腔内无强化（图27-7-10）；源于黏膜下层的病灶，其后方肌层常见明显增厚，但浆膜层完整无缺（图27-7-11）。

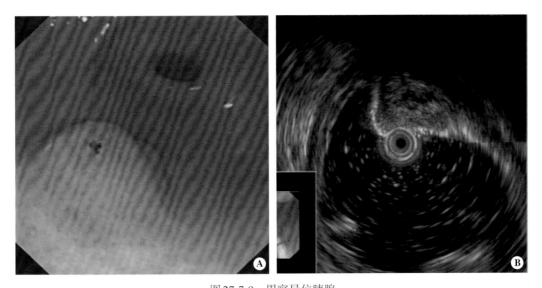

图27-7-9 胃窦异位胰腺

EUS表现为位于黏膜下层为主的中低回声区，累及固有肌层、黏膜层，内部回声不均，可见高回声斑点散布其中

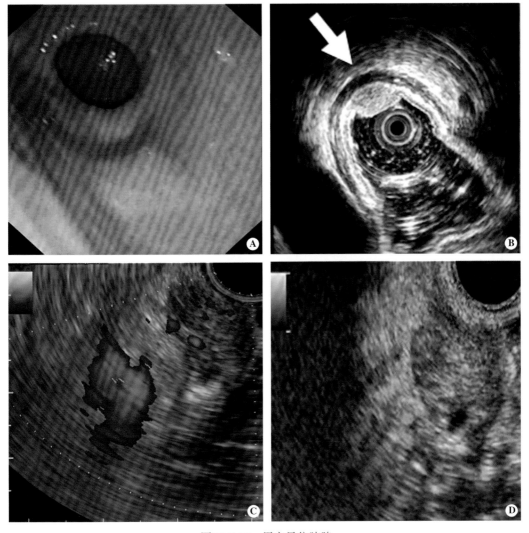

图27-7-10 胃窦异位胰腺

EUS表现为黏膜下层的中低回声区，内部可见管腔样结构，彩色多普勒能量图无血流信号，超声造影显示管腔内无强化

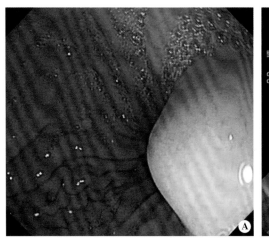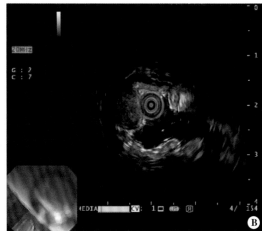

图 27-7-11　胃窦异位胰腺

EUS示源于黏膜下层的中低回声病灶，内含管腔样结构，其后方固有肌层明显增厚，但浆膜完整

（四）胃壁静脉曲张

胃壁静脉曲张在EUS声像图上显示为胃壁内的圆形或椭圆形无回声结构沿胃壁分布，多见于黏膜层和黏膜下层，用探头或水囊对其加压时无回声区可有形变。静脉瘤在声像图上表现为呈簇状分布的圆形或椭圆形无回声结构，形同蜂窝，突向胃腔内，多见于胃底，其声像图具有特征性（图27-7-12）。用彩色多普勒血流图或能量图显示时原无回声区表现为彩色血流信号充填，使用彩色多普勒血流图或能量图有利于穿壁静脉及胃外曲张静脉的发现（图27-7-13）。胃曲张静脉和静脉瘤经硬化剂治疗后，由于血栓形成，其内无回声区转变成高回声或强回声；随着血栓机化，其内回声逐渐减低。

（五）胃壁囊肿、血肿与脓肿

胃壁囊肿常位于黏膜下层，表现为圆形无回声暗区，囊壁清晰、光整，后方回声增强（图27-7-14），偶尔囊腔内可有漂浮物（图27-7-15）。胃壁血肿与脓肿的声像图表现随不同病程时期而有改变，其起源层次可因病因不同而各异。血肿早期呈不均匀的高回声区，形状不规则；血肿形成后为不均匀的低回声区或无回声区；血肿机化后回声增强，接近于周围正常组织回声。典型的脓肿为厚壁的囊性病灶，脓腔内可有斑点状高回声。

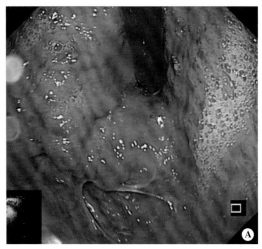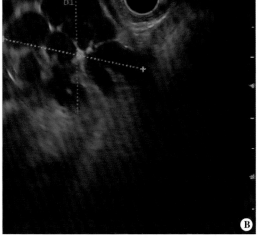

图 27-7-12　胃底静脉曲张

EUS示胃壁内的圆形或椭圆形无回声结构沿胃壁分布，探头加压处有形变

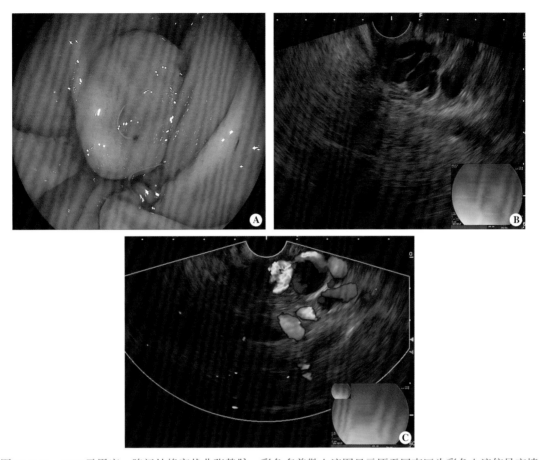

图 27-7-13　EUS 示胃底、脾门处蜂窝状曲张静脉；彩色多普勒血流图显示原无回声区为彩色血流信号充填

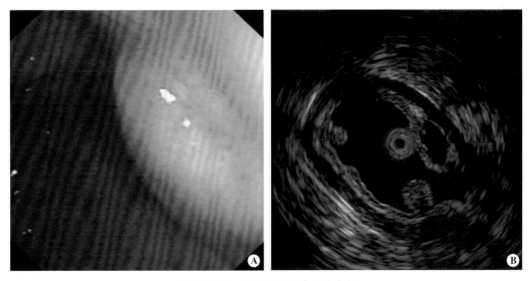

图 27-7-14　胃窦后壁黏膜下浅隆起

EUS 示囊肿常位于黏膜下层，表现为椭圆形无回声暗区，囊壁清晰、光整

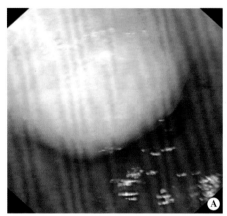
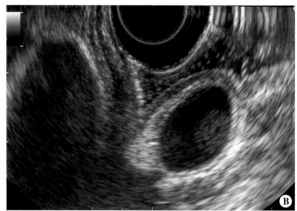

图 27-7-15　胃壁前壁囊肿

EUS 示黏膜下层椭圆形无回声暗区，囊壁清晰、光整，后方回声增强，囊腔内有团块状漂浮物

（六）胃神经内分泌肿瘤

胃神经内分泌肿瘤表现为结节状黏膜下隆起，色泽灰黄或淡黄色，触之质地相对较硬，表面可有糜烂、溃疡；病灶为中低回声结节，起源于黏膜下层，可累及黏膜层（图 27-7-16），内部回声欠均匀，内部坏死时含液化区（图 27-7-17），边界模糊但可辨，无包膜。

（七）胃神经鞘瘤及神经纤维瘤

两者均表现为低回声灶，内部回声均匀，常起源于固有肌层，边界清晰，但不形成包膜带；外形规则；周围胃壁层次结构正常（图 27-7-18）。

由于缺乏特征性表现，在声像图上极易误认为是胃间质瘤或平滑肌瘤等。

（八）胃血管瘤

病灶多为圆形，界限清楚，内部表现为均一的中等至高回声内含点状无回声；通常起源于黏膜下层，质地中软，压之易变形；周围胃壁层次结构正常。

（九）胃血管球瘤

病灶位于黏膜下层或固有肌层，呈类圆形中等偏高回声团块，形态规则，边界清晰，内部回声欠均匀（图 27-7-19）。

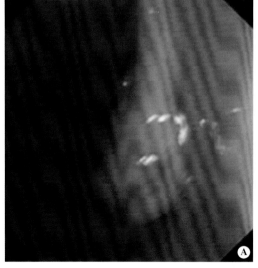
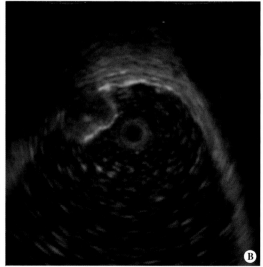

图 27-7-16　胃体神经内分泌肿瘤（G1）

EUS 示黏膜下层中低回声结节

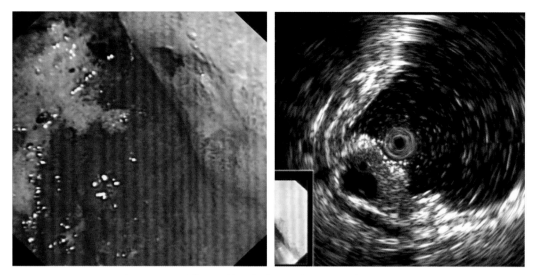

图27-7-17　胃体后壁神经内分泌肿瘤（G2），表面溃疡形成

EUS示中低回声结节，累及黏膜下层和黏膜层，内部回声不均，内含坏死液化区

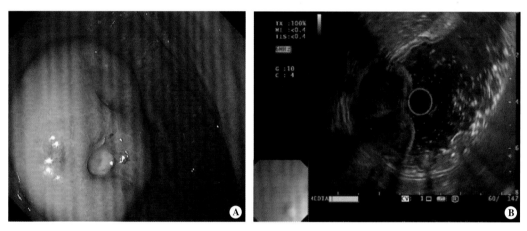

图27-7-18　胃体神经鞘瘤

EUS示固有肌层低回声病灶，内部回声欠均匀

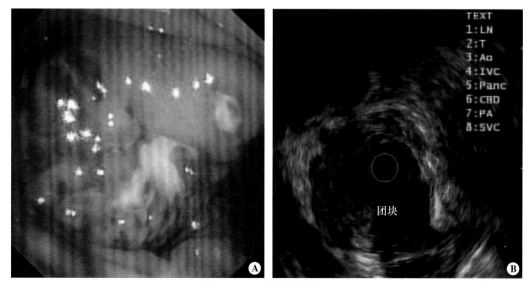

图27-7-19　胃窦血管球瘤

EUS示固有肌层椭圆形中等回声团块

（十）胃纤维瘤

超声影像学改变与胃间质瘤或平滑肌瘤等相仿，但病灶回声相对较高，表现为起源于第3层的低至中等回声病灶，内部回声欠均匀；有时可见有囊管样结构形成。外形多不规则，呈息肉样，周围胃壁层次结构正常（图27-7-20）。

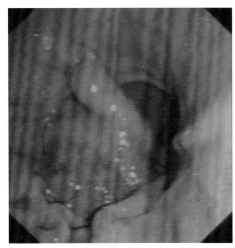
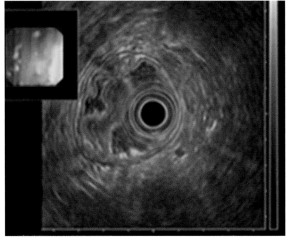

图27-7-20　胃体纤维瘤

EUS表现为起源于第3层的低至中等回声病灶

二、诊　断

EUS检查是一项新兴的检查技术，尽管已经明确了一些胃黏膜下病变的声像学特征和其优越的临床诊断价值，但目前仍无诊断该类疾病的国内外统一标准，对胃黏膜下肿瘤和病变的诊断和鉴别诊断主要是根据各种病变的内镜表象和超声影像学特点进行的。

（一）胃间质瘤、平滑肌源性肿瘤的诊断

超声内镜下发现胃黏膜下肿物，表面光整，色泽正常，质地中硬等，超声探查发现低回声病灶，内部回声均匀，边界清晰，有高回声包膜带，起源于肌层或黏膜肌层，周围胃壁层次结构正常等征象，即可初步诊断为胃间质瘤或平滑肌瘤，并可将其分成腔内型、壁内型、腔外型和混合型四类。我们的临床体会是胃平滑肌瘤的回声较胃间质瘤低。若病灶较大，表面欠光整，有溃疡或糜烂等，且超声探查发现内部回声不均匀，边界不清，周围胃壁层次结构有破坏，甚至发现肿大和转移的淋巴结，则应考虑恶性胃间质瘤或胃平滑肌肉瘤的诊断。应该指出的是尽管通过EUS，若要做出是胃间质瘤还是平滑肌瘤，是良性还是恶性的确诊诊断，还是必须依靠组织病理学检查，可通过超声内镜引导下进行穿刺检查。

（二）胃脂肪瘤的诊断

EUS下发现胃黏膜下肿物，表面光整，色泽正常，质地中等；超声扫描见胃壁内类圆形高回声灶；内部回声均匀，起源于黏膜下层，后方有声衰，周围胃壁层次结构正常等特征，可做出胃脂肪瘤的EUS诊断。

（三）胃神经鞘瘤、神经纤维瘤和胃纤维瘤的诊断

这些黏膜下肿瘤的镜下观与其他黏膜肿瘤一样，在表象上无法进行鉴别，在超声下表现为中、低回声灶，内部回声均匀，边界清晰有包膜带；多起源于黏膜下层或黏膜层，周围胃壁结构也正常，术前很难与胃间质瘤或平滑肌瘤相鉴别。对疑诊为上述肿瘤者可考虑超声内镜引导下进行穿刺检查。

（四）胃血管瘤的诊断

根据黏膜下病灶表面光整，隆起黏膜局部呈红紫色或微紫色，质地中软。超声下见病灶圆形，界限清晰，内部表现为均一的中等至高回声内含点状无回声；起源于黏膜下层，压之轻度变形；

周围胃壁层次结构正常。上述可考虑诊断为胃血管瘤。

（五）胃异位胰腺的诊断

EUS下胃局部黏膜下隆起，表面光整，色泽如常，隆起中央呈脐凹开口状，病灶呈中等或高回声，内部回声不均匀，可见高回声斑点，散布于黏膜、黏膜下层和肌层；病灶界限清晰，部分可见导管样结构，多数源于黏膜下层，其后方肌层常见明显增厚，据此可考虑诊断为胃异位胰腺。

（六）胃神经内分泌肿瘤（G-NET）的诊断

在EUS时表现为表面光整的黏膜下隆起，色泽灰黄或淡黄色，表面可见丰富的血管分布；病灶1cm以上可出现表面黏膜糜烂。病灶触之质地相对较硬，为中低回声结节，内部回声基本均匀或欠均匀，起源于黏膜下层，边界模糊但可辨，无包膜。根据以上影像学改变可初步诊断为该病，必要时可考虑深挖式活检以明确诊断。应该指出的是G-NET与结肠NET相比更易误诊，因为胃间质瘤和异位胰腺的超声影像学表现与G-NET酷似，两者均为胃常见的黏膜下病变，前者通常起源于固有肌层；后者则回声不均匀，有高强回声斑和管状结构形成等特点可以帮助鉴别。但是，两者在病灶较小时，超声影像学特征不够典型时极易误诊。

（七）胃壁静脉曲张的诊断

胃壁曲张静脉常与食管曲张静脉同时存在，可见胃底团簇状隆起，表面光整，色泽可与正常黏膜相似，也可呈微紫色，质地软；超声显示胃壁内多发圆形无回声灶，蜂窝状分布，压之变形，多起源于黏膜下层，周围胃壁层次结构正常，但可见壁内扩张的血管。根据镜下和超声的这些改变可考虑诊断胃壁静脉曲张。对于胃壁静脉曲张诊断，超声内镜远比常规胃镜发现率高，因为超声内镜可显示较小的位于黏膜下层的曲张静脉，这些曲张静脉向黏膜面隆起不明显而导致常规胃镜漏诊。

（八）胃壁囊肿、脓肿和血肿的诊断

胃囊肿表面观与其他胃黏膜下肿瘤相似，但质地中软，超声下表现为胃壁内无回声灶，呈圆形，起源于黏膜下层，后方可见增强效应，压之多无明显变形，囊肿与曲张静脉或静脉瘤的区别是多为单个囊性暗区，囊壁回声较强；探头或水囊加压后变形不明显；用彩色多普勒血流图或能量图显示时无回声区内无彩色血流信号。穿刺可见清亮或淡黄色液体。胃壁内脓肿表面黏膜虽然完整但有充血、水肿和紧张感，穿刺可见脓液。胃壁内血肿急性期呈高回声改变，不均匀，无包膜，根据不同的触发原因可发生在不同的层次；血肿机化之后病灶回声转变为中、低至无回声，病灶也逐渐变小、消失。根据超声内镜的这些变化，结合超声引导下的穿刺检查，可以做出对胃壁囊肿、脓肿和血肿的诊断。

三、鉴别诊断

超声内镜诊断胃黏膜下病变首先是确认该病变是否为胃黏膜下病变，通过检查应该能够与一些表现不典型的胃壁炎性隆起和胃息肉相区别，也能够排除胃外压性隆起的可能。其次对胃黏膜下病变的部位、数目、大小、层次起源、与周围胃壁的关系及性质做出诊断。通过检查通常能够对病灶的大小、数目、部位、层次起源和与周围胃壁的关系及病灶是液性还是实质性的等做出正确的诊断，这一功能是目前其他任何检查无法比拟的。但对于病灶性质的诊断则稍逊，内镜、超声影像表现典型的胃黏膜下肿瘤和病变超声内镜大多数能够对其性质做出正确的诊断，但并非绝对。因为，许多胃黏膜下肿瘤和病变具有相同的影像学改变，有些则表现不典型，特别是对于一些罕见的黏膜下肿瘤的性质诊断，有时只能做些客观的描述性的诊断。胃黏膜下病变的种类繁多，鉴别诊断困难，表27-7-1总结了胃黏膜下病变的EUS鉴别诊断要点。

表 27-7-1　胃黏膜下病变的 EUS 鉴别诊断要点

病变类型	好发部位	内镜表象	回声强度	内部结构	所在层次	切面形态	边界情况
间质瘤	胃体、底及贲门	球形、半球形或丘状隆起，表面光整或有溃疡	低回声	均质或不均，可含液化坏死区、钙化灶	多位于固有肌层，部分位于黏膜下层或浆膜层	圆形、椭圆形，可呈分叶状	有包膜，边界清晰、规整
平滑肌瘤	胃体、底及贲门	球形、半球形或丘状隆起，表面光整	低回声（略低于 GIST）	均质	固有肌层或黏膜肌层	圆形、椭圆形，可呈分叶状	有包膜，边界清晰、规整
异位胰腺	胃窦	丘状或扁平状隆起，表面可有开口样结构	中高回声	大多不均，实质内含斑点状、索条状高回声，可有管状或不规则状无回声暗区	黏膜下层为主，常同时累及黏膜层与固有肌层	锥形或不规则形	边界不清，尤其是深部，可与固有肌层分界不清
脂肪瘤	胃窦、胃体	丘状、扁平隆起，奶黄色外观，触之质软	高回声	均匀，病灶较大时深部可有衰减现象	黏膜下层	椭圆形或梭形	边界清晰、规整
曲张静脉	胃底、胃体	半球形、簇状或条状隆起，典型者紫蓝色，质软	无回声	均匀，注射治疗后或血栓形成时腔内高回声充填	黏膜下层、固有肌层，少数位于浆膜外	圆形、椭圆形、管状，多发者蜂窝状	有管壁，边界清晰、规整
囊肿	不定	半球状、丘状隆起	无回声	均匀，腔内可有漂浮物	黏膜下层	圆形或椭圆形	有囊壁，边界清晰、规整
神经内分泌肿瘤	不详	单发或多发的灰黄色结节状隆起	中低回声	欠均匀，内部坏死时含液化区	黏膜层、黏膜下层，可浸润至固有肌层	椭圆形	边界模糊
神经鞘瘤	胃体	半球形或丘状隆起，表面光整	低回声	均匀	固有肌层	椭圆形	边界清晰、规整
血管球瘤	胃窦	半球形隆起	中高回声	大致均匀	黏膜下层、固有肌层	椭圆形	边界清晰、规整
炎性纤维性息肉	胃窦	白齿样隆起	中低回声	均匀	黏膜层、黏膜下层	椭圆形	边界不清
血管瘤	胃窦	紫蓝色、质软的浅隆起	中等回声	中等回声区内含点状无回声	黏膜下层	椭圆形	边界清晰、规整
炎性病变	不定	黏膜肿胀隆起，表面充血、糜烂，活检后可破溃见脓液流出	中低回声	不均，内部坏死时含液化区，如有异物滞留可显示为高回声	黏膜层、黏膜下层，可累及固有肌层	不规则形	边界不清、不整

四、超声内镜下活检术

超声内镜能够对有特征性影像学改变的胃黏膜下病变的良、恶性做出经验性的准确诊断，但确诊还是需要进行组织学检查。EUS-FNA 是安全有效的组织学活检方法之一，临床上已广泛应用于胰腺病变的组织与细胞病理学诊断的活检取材。对于无法通过常规活检获得黏膜下病灶的确切病理信息时可考虑选择应用（图 27-7-21），但其活检取材成功率与病理确诊率均不够理想。在一项前瞻性多中心临床研究中，应用 19G 的粗针对 46 例胃黏膜下病变行 EUS-FNA，综合细胞学、组织学

及免疫组化结果，仅有24例（52.2%）获得了明确的病理诊断，3例（6.5%）的病理结果不够明确，

19例（41.3%）毫无诊断结果。

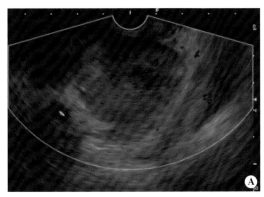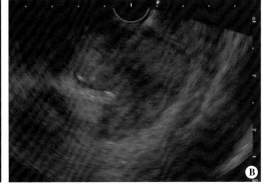

图27-7-21 胃窦黏膜下病变的EUS-FNA（19G）

五、影像学比较

1. X线钡餐检查能够发现约1cm以上的胃内肿块，但因为X线钡餐检查所得到的胃的表象信息不确切，又无法获得胃壁层次结构的信息，所以临床上不选用此方法来诊断胃黏膜下病变。

2. 与超声内镜相比，体表B超无法显示胃黏膜的表象结构，对较小病变发现率低，因此，对胃黏膜下病变的诊断准确率远不如超声内镜。值得指出的是体表B超探头频率较低，有更好的穿透力，能够更好地显示较大肿块的全貌，更容易了解肿块外侧的特点及肿块与周围组织的关系。体表B超可作为诊断病灶较大的胃黏膜下病变的辅助方法，而且具有无创、方便、廉价、无痛苦、非侵入性、可重复进行等优点。

3. CT检查诊断胃黏膜下病变的价值与体表B超相仿，但对较大病灶的显示及病灶与周围结构关系的了解更佳，增强扫描后显示病灶更加清晰，对坏死及液化区的判断更可靠，有时甚至能显示较大肿瘤的供血动脉。与超声内镜相比，CT的不足之处是不能准确判断胃黏膜下病变的层次起源，因无法显示胃黏膜的表象结构，而对于较小的病灶容易漏诊；CT也容易将一部分呈球形或类圆形的上皮性肿块误认为是黏膜下病变。在临床实际工作中，螺旋CT检查通常用于经超声内镜检查后因病灶较大而信息不全的胃黏膜下病变患者的联合、辅助诊断。

4. 常规胃镜检查能够发现绝大多数胃黏膜下病变，表现为深浅不一的圆形、半球形隆起，多数无蒂，基底宽广，常有桥形皱襞形成，边界清晰，隆起处的黏膜表面光滑，色泽与周围一致（典型的胃壁静脉曲张与静脉瘤呈蓝紫色），少数隆起处顶端黏膜有充血、出血、糜烂或溃疡。胃镜发现胃黏膜下病变容易，但确诊有困难，要明确病变的层次起源、病变性质和与周围胃壁结构的关系更困难。因为常规胃镜没有超声的功能，不能显示胃壁的层次结构，即使有经验的内镜专家也只能对部分有典型表象的胃黏膜下病变做出拟诊诊断。胃镜能够进行直视下活检是其他影像学手段所不及的最大优势，但是对于胃黏膜下病变，由于病变组织位于黏膜下，普通的活检通常取材过浅过小而不能确定诊断，因此，活检阴性并不能排除本病。深挖式活检或圈套切除活检有助于提高确诊率，但盲目地深挖或圈套切除可能导致穿孔，对不典型的胃壁曲张静脉与静脉瘤进行活检或误切可致致命性的大出血，对于外压性病变所致的假性黏膜下病变进行深挖式活检或圈套切除活检，既无价值又极危险。

六、临床评价

国内外的大量临床研究表明，超声内镜是目前诊断胃黏膜下病变的最佳方法，通过检查不但能够明确是否为真性胃黏膜下病变，还能对病变的大小、数目、部位、层次起源及与周围组织的关系等做出正确诊断；通过综合病灶的表象、大

小、部位、层次起源及回声等信息能够对多数胃黏膜下病变的性质做出准确的诊断。近年的临床研究证实，超声内镜不但对胃黏膜下病变具有极其重要的诊断价值，而且对胃黏膜下病变的治疗方案的制订也有重要的指导作用。通过超声内镜检查，对起源于黏膜下层以上的胃间质瘤、平滑肌瘤、脂肪瘤和异位胰腺等可直接进行内镜下切除治疗，而起源于固有肌层或外膜的病变需要行ESD、腹腔镜或外科手术治疗，盲目切除易导致穿孔；对起源于黏膜下层的较大囊肿可做超声内镜引导下穿刺抽液治疗；对表现不典型的胃壁静脉曲张、静脉瘤能够避免误切除和穿刺；对暂时不需、不宜或不愿手术的患者可用超声内镜进行随访观察。总之，EUS不但能够显著提高对胃黏膜下病变的诊断水平，还能显著改善对这类疾病的治疗水平和质量。

（蔡明琰）

第八节　早期胃癌

胃癌是威胁人类健康的消化系统恶性肿瘤，我国是世界上胃癌的高发地区，据世界卫生组织统计，2020年我国有47.9万例胃癌新发病例与37.4万例死亡病例，分别占全球胃癌新发病例与死亡病例的44.0%与48.6%。我国胃癌患者以进展期为主，早期胃癌占比不足30%。胃癌患者的总体5年生存率仅约35.1%，而早期胃癌经过积极治疗后的5年生存率可大于90%。因此胃癌的早期发现、早期诊断及早期治疗是提高胃癌治疗效果，延长患者生存期的关键。由于EUS能够将胃壁分为5层结构，清晰地显示胃癌侵犯的深度，因此，它是早期胃癌诊断及早期胃癌和中晚期胃癌鉴别诊断最有价值的检查手段。

一、声像图特征

消化道癌的EUS声像图呈管壁一层或多层次结构模糊、中断、增厚或消失，肿瘤多呈低回声，边界不清，边缘不规则，内部回声不均匀，呈不

规则凸出于腔外或位于管壁内。早期胃癌的EUS声像图显示为前三层以内结构模糊、中断、增厚或消失，第4层结构完整。当这些声像学改变局限于第1、2层为M型早癌，病灶造成第3层改变深度不超过1mm归为M/SM型，超过1mm归为SM型。

二、诊　　断

胃癌的早期阶段，临床上多无明显症状和体征，即使出现腹痛、腹胀、嗳气等症状，亦均无特异性。因此，早期胃癌常在普查、体检中胃镜检查发现。重视胃癌的高危对象是胃癌早期诊断的关键。符合下列第1条和第2~6条中任一条者均应列为胃癌高危人群，建议作为早期筛查对象：①年龄＞40岁，男女不限；②胃癌高发地区人群；③幽门螺杆菌感染者；④既往患有慢性萎缩性胃炎、胃溃疡、胃息肉、手术后残胃、肥厚性胃炎、恶性贫血等胃癌前疾病；⑤胃癌患者一级亲属；⑥存在胃癌其他高危因素（高盐、腌制饮食、吸烟、重度饮酒等）。

胃镜检查加病理活检是诊断早期胃癌的主要方法，色素放大内镜可提高其诊断率，EUS作为一种进一步诊断手段在判断侵犯深度及鉴别早期癌和进展期癌方面具有重要价值，同时发现胃壁周边的淋巴结和肝转移，因此在胃癌的TNM分期中具有一定价值。

EUS诊断早期胃癌的标准：黏膜癌（T1a期），即癌肿累及黏膜肌层，表现为第1、2层胃壁结构模糊、增厚、欠规则、变薄或缺损、第3层结构完整（图27-8-1）；黏膜下层癌（T1b期），即癌肿累及至黏膜下层，表现为第1~3层胃壁结构模糊、中断、增厚、变薄或缺损，第4层结构完整（图27-8-2）。

三、影像学比较

（一）胃镜检查

早期胃癌的内镜下分型依照2002年巴黎分型标准及2005年巴黎分型标准更新，可分为3型。

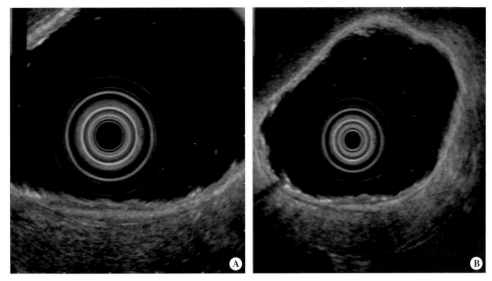

图27-8-1　T1a期胃癌（EUS），黏膜癌

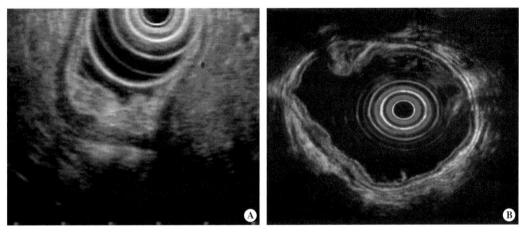

图27-8-2　T1b期胃癌（EUS），黏膜下层癌

1. 隆起型病变（0-Ⅰ） 包括蒂型（0-Ⅰp）和无蒂型（0-Ⅰs）。

2. 平坦型病变（0-Ⅱ） 包括轻微隆起型（0-Ⅱa）、平坦型（0-Ⅱb）与轻微凹陷型（0-Ⅱc）。

其中，0-Ⅰ型与0-Ⅱa型的界限为隆起高度达到2.5 mm（活检钳闭合厚度）。

3. 凹陷型病变（0-Ⅲ） 0-Ⅲ型与0-Ⅱc型的界限为凹陷深度是否达到1.2mm（活检钳张开单个钳厚度）。

同时具有轻微隆起及轻微凹陷的病灶根据隆起/凹陷比例分为0-Ⅱc+0-Ⅱa及0-Ⅱa+0-Ⅱc型。凹陷及轻微凹陷结合的病灶则根据凹陷/轻微凹陷比例分为0-Ⅲ+0-Ⅱc和0-Ⅱc+0-Ⅲ型。

由于内镜的应用，对早期胃癌的诊断水平已有了较大的提高，但在小胃癌及微小胃癌或溃疡可疑恶变病例，单靠内镜观察及直视下活检，也难免漏诊。黏膜染色法可帮助识别癌灶，判断病变的良、恶性，提高早期胃癌的确诊率，可有助于观察癌浸润境界。因此对早期胃癌的诊断有重要的价值。随着放大内镜的不断发展和完善，可以更为清晰地发现胃黏膜表面的小凹结构及微细血管等形态的改变，有利于病灶性质和范围的确定。尽管放大内镜下胃小凹和微小血管分型仍未完全统一，但小凹变小、结构紊乱、不规则或消失，以及出现大小、粗细不规则的新生血管是公认的早期胃癌比较有特征的标志。而近年来发展起来的电子染色技术——窄带成像术（narrow band imaging，NBI）对红、绿、蓝三种不同波长的光进行限定，以415nm的蓝光作为中心波长，从而限定了红光和绿光的透过深度，使光线主要集中在黏膜表层，降低光线的散射，达到增强对比的效果，使图像更为清晰。结合放大观察，有助于观察病灶范围，判断病灶性质，为活检提供准确部位，提高早期胃癌特别是微小胃癌的诊断水平。利用NBI技术初步分辨黏膜内癌和黏膜下癌也是近来的研究热点。一项纳入34项研究共7255例胃癌患者的荟萃分析发现，放大内镜联合NBI技术可较好地识别早期胃癌，其诊断敏感度、特异度、阳性似然比、阴性似然比与诊断比值比分别为0.87、0.96、10.91、0.15与82.61。

共聚焦内镜是将微型共聚焦显微镜和标准电子内镜结合形成的显微内镜，聚焦图像可与内镜图像同时生成。它使内镜放大倍数超过1000倍，能在活体中对细胞和亚细胞结构进行观察，如对隐窝结构、上皮内淋巴细胞、毛细血管和红细胞等进行高清晰度的细致观察；它还能对表层黏膜固有层进行观察，对影像的后处理还能将断面影像进行重建而显示其三维结构。通过观察细胞学形态、微血管和腺体改变及隐窝腺管开口来区分正常黏膜、慢性胃炎、肠化生及肿瘤。胃癌在共聚焦图像上表现为胃小凹、胃上皮下微血管结构的改变和出现异型细胞。

磁控胶囊胃镜通过磁场精确控制胶囊的运动来拍摄胃内黏膜的照片，可协助诊断胃内病变，适用于难以接受或耐受常规胃镜检查的患者。一项纳入9项研究共262例胃癌患者的荟萃分析显示，磁控胶囊内镜的诊断精确度可达到白光内镜的97.18%，且患者的接受程度远高于白光胃镜（96.70% vs 1.10%）。荧光内镜可依据人体组织固有荧光光谱的特征识别病变性质，有时能够发现白光内镜难以发现的隐匿性病变。

2022年《中国胃癌筛查与早诊早治指南》推荐：首选普通白光胃镜联合窄带成像放大胃镜进行筛查。对于不能接受常规内镜检查者，可考虑使用磁控胶囊胃镜。并建议医院根据实际情况灵活选择色素内镜、蓝激光成像放大内镜、荧光内镜等新型内镜成像技术。

（二）X线钡餐检查

随着胃双重对比造影技术水平的不断提高，已能显示直径介于0.5～1.0cm的小胃癌病灶，定位诊断优于CT或MRI检查，但定性诊断须结合胃镜检查。X线造影可用于评估胃癌病灶范围和术后并发症。

（三）CT检查

早期胃癌在CT图像上主要表现为胃壁增厚或病灶的异常强化，但多数早期胃癌胃壁可不增厚或增厚不明显，难以被CT发现。因此，病灶的异常强化对于CT诊断早期胃癌具有十分重要的意义。早期胃癌CT检出率较低，敏感度仅50%，不推荐其作为胃癌初诊的首选检查，但CT检查是评估胃癌术前分期的首选影像学检查手段，其优势主要在于对周围器官、腹腔器官及腹腔淋巴结的转移的判断。

四、临床评价

术前对早期胃癌浸润深度和淋巴结转移状况的准确评估，是选择合理治疗方案的关键所在。早期胃癌的淋巴结转移率波动范围较大（4.1%～35.8%），黏膜下层癌淋巴结转移的风险明显高于黏膜层癌，因此术前鉴别黏膜和黏膜下癌非常重要。黏膜癌是内镜治疗的适应证，而随着内镜下黏膜剥离术（endoscopic submucosa desection，ESD）的推广，一般认为黏膜下层上1/3以上的早期胃癌也可以接受ESD手术。

常规内镜对诊断早期胃癌的部位及大小意义较大，但判断侵犯深度较困难，更无法了解淋巴结转移情况，CT在发现周围及远处转移方面具有一定的优点，但也很难判断癌的浸润深度，上消化道钡餐发现早期胃癌的敏感度与胃镜、CT相近，但准确性低于胃镜，也很难准确判断癌的浸润深度。随着内镜技术的快速发展，在早期胃癌诊断方面，X线钡餐检查已基本上被胃镜检查所取代。理论上EUS能够比较准确地判断癌的浸润深度，随着高频小探头的临床应用，正常胃壁可进一步呈5～9层结构，能较好地显示黏膜肌层，采用高频小探头（12MHz及20MHz）虽然降低了超声的穿透距离，但是可提高对胃壁层次的分辨率，而且小探头操作性优于常规超声内镜，在胃癌的诊断方面具有较高的临床应用价值。在操作过程中，因为使用水囊法对病灶可能存在一定的挤压从而影响超声图像的判读，而水浸泡法则更能清晰地显示病灶与胃壁层次的真实关系。

EUS被认为是早期胃癌诊断及早期胃癌和进

展期胃癌鉴别诊断最有价值的检查手段。一项纳入66个研究共7747例胃癌患者的荟萃分析发现，EUS区分T1/T2期与T3/T4分期的敏感度与特异度为86%和90%，区分T1期与T2期的敏感度与特异度为85%和90%，区分T1a期与T1b期的敏感度与特异度为87%和75%。另一项纳入12个研究共2047例胃癌患者的荟萃分析发现，EUS诊断胃癌术前T1分期方面的价值优于CT。还有研究发现，EUS诊断早期胃癌浸润深度的敏感度、特异度、阳性似然比、阴性似然比与诊断比值比分别为87%、67%、2.90、0.17与18.25。但近来有学者也存在不同的观点，认为EUS对胃癌的T分期受很多因素影响，影响EUS对胃癌的浸润深度的判定的因素有很多，文献报道的准确率在64.8%～95%不等，操作者的经验水平显示是其中一个关键因素，而胃癌病变的位置、大小、形态、组织分化、是否合并溃疡，以及EUS种类等也是影响诊断准确率的重要因素。事实上，EUS对进展期胃癌的分期比对早期胃癌的分期准确，并且EUS对不同类型的早期胃癌的判断能力有所不同，对隆起型和平坦型早期胃癌的判断准确率高于凹陷型，究其原因，是由于凹陷型胃癌常伴有壁内溃疡和溃疡瘢痕，而EUS对鉴别肿瘤浸润和溃疡改变较为困难。Park等分析了236例溃疡型早期胃癌患者数据发现，EUS诊断准确率只有68.6%。虽然有学者依据溃疡纤维化常呈扇形扩展，而胃癌常呈弓形浸润提出了鉴别方法，但其价值有待进一步验证。有研究表明，EUS对分化型胃癌的诊断准确率更高，而对于未分化型病灶，常容易低估浸润深度。不仅如此，EUS对早期胃癌浸润深度的判断准确率与肿瘤长径有关。Kim等分析6084例早期胃癌患者数据后发现，肿瘤长径＞3cm时EUS容易高估浸润深度，而肿瘤长径≤2cm时EUS更易低估浸润深度。大部分研究都认为肿瘤大小（＞20mm）和EUS错误判断（高估或低估）浸润深度相关。有研究纳入了223例早期胃癌分析发现，EUS诊断≤2cm病变的准确率明显高于2～3cm或长径＞3cm的病变（OR=3.59，OR=5.47，$P<0.05$）。分析原因可能与EUS无法显示较大病灶，或探头无法准确放置于肿瘤浸润最深处有关。有文献报道，EUS对位于胃上1/3部位的胃癌的诊断准确率相对偏低，在近端胃易出现分期不足，而在远端胃更易出现分期

过度。可能与内镜探头角度受限有关，且胃底部黏膜下层相对较薄，血管密度较高，一定程度上增加了EUS诊断的难度。有研究表明，20MHz的高频小探头EUS诊断该部位T分期的准确率相对较好。EUS种类也会影响早期胃癌的诊断准确率。大多数研究认为，小探头与环扫型EUS诊断浸润深度的效果更佳。但也有研究提出不同观点，Lan等研究发现，线性EUS与环扫型EUS诊断胃癌T分期的准确率分别为90.9%与69.2%，特异度分别为90.0%与60.7%，敏感度分别为92.3%与90.9%。

Kim等纳入6084例早期胃癌患者进行回顾性分析发现，EUS诊断早期胃癌的总体准确率为89.4%。但区分T1a、T1b与T2分期的总准确率仅为66.3%。而正是由于EUS对黏膜下浸润的辨别存在一定的分期不足和分期过度的情况，ESD术前进行EUS的评价的临床价值近年来存在一定的争论。Mouri等的研究将早癌病灶局限于第1、2层为M型早癌，病灶造成第3层改变深度不超过1mm归为M/SM型，超过1mm归为SM型，病理证实99%的M型和87%的M/SM型都为黏膜内癌和SM1型黏膜下早癌，ESD术后标本的垂直切缘也未见癌细胞，结论为EUS对确定ESD的适应证准确有效。而也有学者认为，EUS诊断M型、SM1型与SM2型的准确率分别为91.6%、44.4%和77.8%，其对SM1型的准确率不足50%。这就会造成一些本该接受外科手术的患者接受了ESD治疗，对患者的预后和费用产生不良影响。一项荟萃分析显示，EUS诊断M型早期胃癌的敏感度、特异度、阳性似然比和阴性似然比分别为76%、72%、3.67和0.31；对SM型早癌的敏感度、特异度、阳性似然比和阴性似然比分别为62%、78%、2.99和0.43；对M/SM1型早癌的敏感度、特异度、阳性似然比和阴性似然比分别为90%、67%、3.14和0.12，结果表明EUS对辨别M型和SM型早期胃癌的作用没有想象中那么可靠。

由于超声波穿透性的限制，EUS对早期胃癌远处转移的检出率远远低于CT、MRI等其他影像学方法。EUS能探查到直径＞5mm的淋巴结，并根据大小、回声、形态、边界、血流等信息判断淋巴结性质，通常将圆形或类圆形、边界清晰、低回声且直径＞1cm的淋巴结判定为恶性淋巴结。既往研究表明，EUS诊断胃癌N分期的准确率为

30%～90%。一项纳入50个研究共5223例胃癌患者的荟萃分析指出，EUS诊断胃癌N分期的合并敏感度、特异度、阳性似然比、阴性似然比和诊断比值比分别为82%、68%、2.6、0.27和10。因此，EUS可用于胃癌淋巴结转移的检测。不可否认的是，EUS的特异度仍然不够，诊断淋巴结转移的准确率仍需提升。

第九节　进展期胃癌

进展期胃癌是指癌组织浸润至肌层以下者。深度超过黏膜下层，已侵入肌层者称中期，已侵及浆膜层或浆膜层外组织者称晚期。有研究表明，我国胃癌患者中，局部进展期胃癌比例大于70%。外科手术是目前治疗进展期胃癌的最有效的手段，而合理的手术方案是影响预后的关键。准确的术前分期对选择合理手术范围和辅助治疗方案、避免过度治疗或治疗不足极为重要。胃镜、CT、MRI等均是判断胃癌浸润深度和淋巴结转移范围的常用检查手段，但准确性不高。超声内镜检查不仅可直接观察病变本身，而且通过超声探头可探测肿瘤浸润深度及胃周肿大淋巴结甚至左肝的转移，有助于胃癌的诊断、临床分期及制订最佳的手术方案，并可以对胃癌术后随访、预后的判断提供重要依据。

一、声像图特征

胃癌的EUS影像学特征表现为低回声不规则的肿块，伴局部或全部胃壁结构层次的破坏。腔外组织受侵表现为管壁第5层回声带分辨不清，或低回声肿块突破第5层、高回声带侵入外周组织。胃周淋巴结转移可表现为圆形、边界清晰、均匀的低回声结构。固有肌层癌表现为第3层断裂，前4层层次结构消失，第5层清晰。浆膜层癌表现为胃壁5层结构层次消失，第5层不规则、断裂、与周围组织分界不清。Borrmann Ⅳ型胃癌（皮革胃）具有独特的EUS影像学特征，表现为大部分或全胃壁的正常胃壁5层结构弥漫性破坏、增厚，多在1cm以上，以黏膜下层为主，回声减弱。表层回声

增强，可见自表层向深层延伸的强回声带将低回声区分成团块状，第4层低回声带中混有散在的强回声斑点，增厚的胃壁层次尚可辨认。部分病例黏膜肌层已破坏，扫描仅见4层结构，因为此型胃癌的常规活检阳性率很低，EUS对其具有很高的诊断价值，确诊率达99.2%。

二、诊　　断

进展期胃癌最早出现的症状是上腹痛，常同时伴有食欲缺乏、腹胀等消化不良的症状。胃窦癌引起幽门梗阻时可有恶心呕吐，溃疡型癌有出血时可引起黑便或呕血。部分患者可在上腹部触及包块。其诊断主要依赖X线钡餐检查和胃镜加活检。超声内镜作为进一步诊断手段可对其进行较为准确的TN分期。鼓励在有条件的医院开展EUS检查，建议配备多频（5、7.5、10、12 MHz）EUS设备。

超声扫描时，癌肿组织表现为不均质的中、低回声图像，伴局部或全部正常管壁结构层次的破坏，其中肿瘤的浸润深度以破坏的最深一层为判断标准。进展期胃癌是指浸润深度达到或超过第4层，T分期为T2期以上者。其T分期诊断标准：T2期表现为第1～4层胃壁结构的病变，表现为从第4层起的不规则突向腔内的低回声肿块，或呈大面积局限性管壁增厚伴中央凹陷，伴第1～4层结构回声消失（图27-9-1，图27-9-2）；T3期表现为5层胃壁结构的破坏，回声带分层不清（图27-9-3，图27-9-4）；T4期表现为低回声肿块突破第5层、高回声带侵入外周组织等明显地向相邻器官浸润的征象（图27-9-5，图27-9-6）。淋巴结转移的判断标准为圆形或类圆形、边界清晰、低回声、直径＞1cm（图27-9-7）。N分期的标准：N1期表现为1～2个转移淋巴结；N2期表现为3～6个转移淋巴结；N3a期表现为7～15个转移淋巴结；N3b期表现为≥15个转移淋巴结。远处的淋巴结纳入M分期考虑。腹腔转移时形成腹水，在胃壁周围形成液性暗区（图27-9-8）。皮革胃判断标准为胃壁全层结构增厚（＞1cm），各层次结构尚存在，黏膜下层明显增厚（图27-9-9，图27-9-10）。

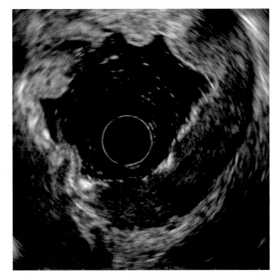

图27-9-1　T2期胃癌，侵犯固有肌层（1）（EUS）

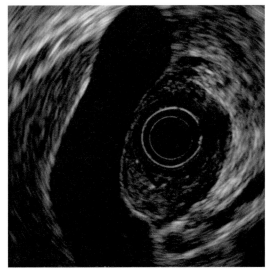

图27-9-2　T2期胃癌，侵犯固有肌层（2）（EUS）

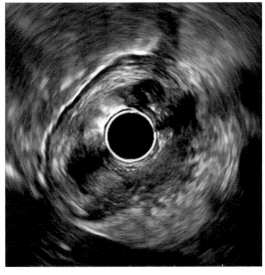

图27-9-3　T3期胃癌，侵犯浆膜层（1）（EUS）

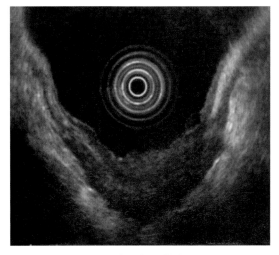

图27-9-4　T3期胃癌，侵犯浆膜层（2）（EUS）

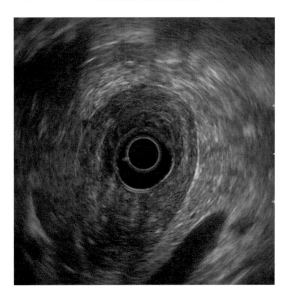

图27-9-5　T4期胃癌，侵犯周围组织（1）（EUS）

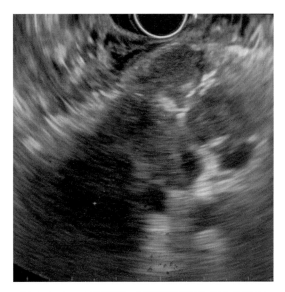

图27-9-6　T4期胃癌，侵犯周围组织（2）（EUS）

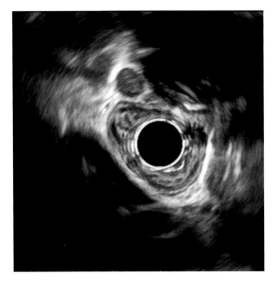

图27-9-7　淋巴结转移（EUS）

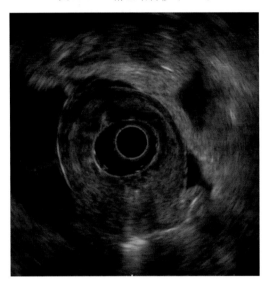

图27-9-8　腹腔转移、腹水（EUS）

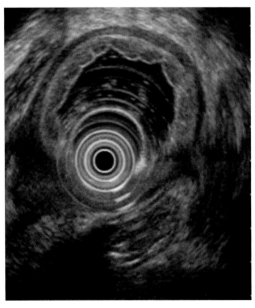

图27-9-9　Borrmann Ⅳ型胃癌（EUS）

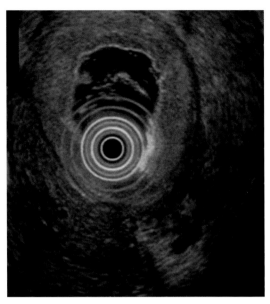

图27-9-10　Borrmann Ⅳ型胃癌（EUS）

三、影像学比较

（一）胃镜检查

进展期胃癌根据其形态学特点，按Borrmann分类法分为4型。Ⅰ型（结节隆起型）：息肉隆起样病灶的表面可呈现乳头状或菜花样，有时表面糜烂，成广基肿块，与周围界限清晰，质较脆，内镜触碰后易出血。Ⅱ型（局限溃疡型）：病灶表面凹陷，形成较大溃疡，边缘隆起，形成矮堤状或火山状，境界较清晰。Ⅲ型（浸润溃疡型）：病灶表面呈不规则溃疡，但无明显环堤向外倾斜，与周围的正常黏膜分界不清。Ⅳ型（弥漫浸润型）：常见特征为黏膜肥厚但黏膜褪色或苍白变，黏膜表面高低不平或呈大小不等的斑块或结节状改变，肥厚增生样黏膜表面出现多个表浅糜烂或溃疡；病变处黏膜表面貌似正常。但小弯明显缩短、僵直感、局部蠕动消失，充气不张，胃腔狭小。

（二）X线钡餐检查

根据X线表现，一般将进展期胃癌分为蕈伞型、溃疡型、浸润型及混合型。蕈伞型：癌肿向胃内生长形成较大肿块，表现凹凸不平，充盈相显示为分叶状的充盈缺损，黏膜相能完整地显示一菜花样的肿块影。溃疡型：溃疡龛影大，呈不规则的扁盘状。在切线位上龛影位于胃轮廓之内称为"腔内龛影"，这是溃疡型胃癌的特征之一。

"环堤征"也是溃疡型胃癌的特征。如溃疡在胃角切迹处，在切线位加压相上，此时的龛影呈半月形，与周围的"环堤"构成"半月征"。浸润型：根据病变浸润的范围分局限浸润型和弥漫浸润型。局限浸润型癌肿局限于胃的某一部位的胃壁浸润生长，造成局部胃壁增厚、僵硬、蠕动消失；弥漫浸润型癌肿浸润全胃或大部分胃壁，造成胃壁增厚、僵硬，胃腔狭窄，轮廓毛糙，蠕动波消失，形如皮革囊样，称"皮革胃"。混合型兼具上述三型的表现。X线气钡双重对比造影检查可以较好地显示病灶部位，其定位诊断功能优于常规CT或MRI检查，可协助制订手术方式与确定胃切除范围。然而，随着内镜技术的发展，X线钡餐检查的功能已经逐渐被内镜检查所取代。

（三）CT检查

我国多层螺旋CT使用广泛，国内指南推荐胃癌患者完善胸腹盆腔联合大范围扫描，在无禁忌的情况下均可选用增强扫描，并推荐采用多平面重建技术。增强CT检查是临床上最常用的胃癌术前分期手段，其对浸润深度、淋巴结转移及远处转移等具有较好的诊断价值，还可用于胃癌患者的疗效评价及随访观察。目前胃癌CT扫描主要采用低张水充盈、静脉团注造影剂后三期增强扫描技术，正常胃壁多呈现2～3层结构，分别为黏膜层、黏膜下层、肌肉-浆膜层。CT表现诊断胃癌的主要依据：胃壁增厚、软组织肿块、肿瘤区域的异常强化及胃壁多层结构的破坏。进展期胃癌通常胃壁呈明显不规则增厚或肿块形成，浆膜面亦可能有所改变。其不同类型的CT表现：①蕈伞型，肿瘤局限，向腔内生长，呈息肉状，表面可高低不平。②溃疡型，胃壁不规则增厚，向腔内隆起，并见深浅、大小不一的腔内溃疡。病灶较小者，其表现仅见浅凹，呈火山口样改变。病灶较大者，溃疡较深，边缘可见堤状隆起，常不对称。③浸润型：胃壁增厚，呈环状浸润性生长，多局限于1个胃区。于胃体部者可见胃大、小弯壁不均匀增厚；于胃窦部者可见胃窦变形狭窄，胃壁不对称增厚；病变广泛者见胃腔缩小，并向周围浸润生长。上述三型病变，增强扫描多呈不均匀强化。CT值较平扫增加30～40Hu。传统CT用于胃癌的术前分期诊断，其准确性不

高。随着螺旋CT的问世，克服了普通CT受扫描速度、呼吸伪影、后处理功能的限制性，具有较高的密度分辨力，能显示胃壁全层、周围淋巴结、邻近组织和器官，对胃癌的定位、定量和定期很有帮助。有研究表明，增强CT检查诊断胃癌cT分期的准确率为（71.5±2.7）%，诊断cN分期的准确率、敏感度与特异度分别为（66.1±2.1）%、（77.2±2.6）%与（78.3±2.5）%。

四、临床评价

术前准确分期是确定进展期胃癌外科合理治疗方案的基础。分期过高可致部分手术范围过大，给患者带来不必要的创伤和更多的并发症，影响术后康复；而分期过低则淋巴结清扫范围过小，增加术后复发率。以往，外科医师在术前通常无法确定胃癌的分期，手术方式的具体确定只能依靠术中触摸探查，凭经验来判断胃癌浸润深度及有无淋巴结的转移，由于缺乏客观统一的评判标准，且受肥胖、粘连、既往手术史等多种因素影响，常与病理学诊断有较大偏差。Ziegler等报道，在对108例患者的研究中，术中分期准确率只有56%。

常规影像学如X线钡餐、胃镜在评价胃癌时存在一些限度，钡餐不能从腔内观察病变，病变常与其他结构重叠，病灶能否显示及显示情况受钡餐质量和操作者的技术水平等因素影响；而胃镜仅能从胃腔内黏膜面观察，对胃壁、浆膜及邻近器官受累情况无诊断能力。CT在发现周围及远处转移方面具有一定的优点，但CT很难清晰显示出胃壁的5层结构，因此也很难准确判断胃癌的浸润深度。近期有一个纳入12项研究涉及1859例胃腺癌患者的荟萃分析指出，CT对胃腺癌T1、T2、T3、T4期的敏感度只有52%、59%、63%与66%。CT对胃癌N分期的诊断价值也存在较大争议，诊断准确率仍不太满意。有研究表明，能谱CT检查、CT影像组学等新技术可一定程度上提升其对胃癌的诊断水平，但其诊断价值仍需进一步确认。

一直以来，EUS都被认为是胃癌术前分期的标准诊断手段。在EUS下胃癌的浸润深度可由胃壁正常层次结构破坏程度来判定。有研究表明，在判断肿瘤侵犯深度方面，EUS区分T1～T2期

与T3～T4期胃癌的敏感度与特异度分别为86%与90%，明显优于CT、MRI等其他方法，且EUS在进展期胃癌分期方面拥有更好的表现。EUS对周围淋巴结转移的判断率也很高。一项荟萃分析显示，EUS诊断胃癌N分期的合并敏感度、特异度、阳性似然比、阴性似然比与诊断比值比分别为82%、68%、2.6、0.27与10。另一项荟萃分析显示，EUS区分胃癌N-/N+的敏感度与特异度分别为83%与67%。但是近来也有许多学者对EUS在胃癌分期中的作用和必要性提出质疑，一项大型多中心研究将胃癌术后前EUS分期结果与手术后病理结果进行对比，发现符合率出人意料的低，T分期为46.2%，N分期为66.7%，得出结论胃癌的分期需要结合其他检查。有文献报道，EUS对胃癌分期过浅的主要原因是低频超声不能发现深层的肿瘤微小浸润灶；而癌旁组织的纤维化及炎性细胞浸润可呈低回声，是分期过深的主要原因。对于普通内镜下活检困难的Borrmann Ⅳ型浸润型胃癌，EUS对其诊断具有重要意义。

接受新辅助治疗后的胃癌患者，病灶及周围组织的解剖结构会发生变化，EUS检查的诊断效能将会降低。近期一项荟萃分析评价了EUS对胃癌新辅助治疗后复发的诊断价值，结果显示，除T3期（71%）外，化疗后T期的合并敏感度均很低（29%～56%），对N分期的合并敏感度也很低（53%）。因此不推荐EUS用于胃癌新辅助治疗后的疗效评估。

小探头超声系统由于探头微小，可经内镜常规工作钳道操作，在遇有某些管腔狭窄内镜无法通过时，仍能允许超声探头通过而提高了检测的成功率。既往该系列探头的频率均为高频（包括12、15、20MHz的各类探头），其局部分辨率高但穿透率差，对进展胃癌分期的评判有一定影响，头端预置式超声探头由于是低频探头（7.5MHz），局部分辨率符合诊断需要，组织穿透率明显升高，可取得距探查部位6cm左右的高解析度图像，极大地提高了肿瘤周围转移淋巴结及周边累及器官的检出率。由于穿透深度的限制，EUS评价远处转移（M分期）的能力有限，一般认为对远处转移需结合CT、MRI、腹部B超、PET及其他检查。

近年来，有关EUS的新技术日新月异。EUS-FNA通过精确引导实施穿刺活检，通过获取组织病理学信息能够提升诊断准确度。超声内镜弹性成像（endoscopic ultrasound-elastography，EUS-E）技术利用恶性组织硬度较高的原理，通过计算机处理后使用不同的颜色显示出不同硬度的组织，从而更加明显地识别恶性病变。对比增强超声内镜（contrast-enhanced endoscopic ultrasonography，CE-EUS）通过浅静脉注射造影剂，可以更好地显示病灶的组织学信息。但是上述技术临床上尚未常规开展，临床价值仍有待进一步研究确认。

第十节　胃淋巴瘤

1961年Dawson提出原发性胃淋巴瘤的概念，是指以胃为原发部位的淋巴瘤，可以有胃引流区域的淋巴结转移。胃淋巴瘤是除胃癌以外胃内发病率最高的恶性肿瘤，占胃恶性肿瘤的2%～7%。其中，95%以上为非霍奇金淋巴瘤。病理组织学上最常见的有两种类型：低度恶性的黏膜相关淋巴组织淋巴瘤（mucosa associated lymphoid tissue lymphoma，MALToma）和高度恶性的弥漫性大B细胞淋巴瘤。其中，后者占所有原发性胃非霍奇金淋巴瘤的40%～70%，且通常与幽门螺杆菌感染有关。其他病理类型（套细胞、滤泡细胞与外周T细胞淋巴瘤）比例较少。男女比例为（1.5～1.8）：1，白色人种多于黑色人种。淋巴瘤起源于胃黏膜下层的淋巴组织，先向外侵犯浆膜，而后累及黏膜，易沿着胃的长轴蔓延，常难以确定肿瘤的界限。病变常广泛浸润胃壁，形成一大片浅溃疡，也可表现为肿块或小溃疡。淋巴结转移是最主要的转移途径，亦可直接浸润导致胰腺、网膜和血行转移。因胃淋巴瘤开始发生于黏膜下层，早期胃镜检查不易发现，而当发现时常属晚期。常规活检诊断率为60%，大块活检可提高诊断率。

一、声像图特征

典型的胃淋巴瘤的声像表现为局限性或广泛性胃壁第2、3层明显低回声增厚，范围较广，有时累及十二指肠。在其早期，可显示第2层（图27-10-1）

或第 2、3 层（图 27-10-2）低回声增厚而原有结构层次仍存在。在进展期，胃壁呈明显低回声增厚，层次结构不清晰（图 27-10-3，图 27-10-4），其声像表现与皮革胃及肥厚性胃炎相似。

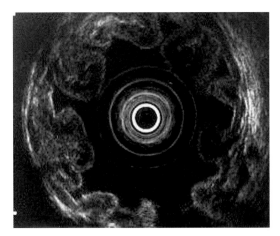

图 27-10-1　胃淋巴瘤浸及黏膜肌层（EUS）

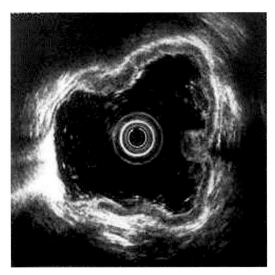

图 27-10-2　胃淋巴瘤浸及黏膜下层（EUS）

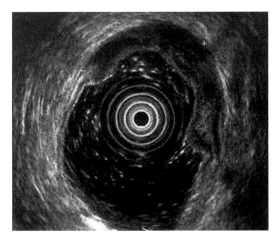

图 27-10-3　局限性胃淋巴瘤浸及浆膜（EUS）

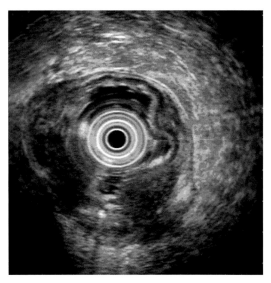

图 27-10-4　胃淋巴瘤浸及周围组织（EUS）

二、诊　断

临床主要表现为非特异性的消化道症状，最常见的是上腹部隐痛、恶心、呕吐，而上消化道出血、急性穿孔、幽门梗阻较少见。与淋巴结来源的霍奇金淋巴瘤相比，不规则发热和盗汗等表现较少。晚期可有腹部肿块、恶病质等表现。

原发性胃肠道非霍奇金淋巴瘤均按 Dawson 诊断标准诊断：①无可扪及的浅表淋巴结；②除原发病灶外无其他放射学或超声异常；③周围血象正常，如有骨髓穿刺涂片检查则更好；④手术探查证实胃肠道病变为原发性，除引流区域淋巴结外，其他腹腔淋巴结均无异常；⑤肝脾正常。

原发性胃淋巴瘤的 EUS 声像表现为病变中心处 5 层结构破坏，代之以均匀全层低回声增厚，病变边缘处原有胃壁超声 5 层结构尚可辨认，以超声第 2 层明显增厚且回声明显均匀性减低，其回声强度较皮革胃的第 2 层更低，病变与非病变之间界限清晰，胃壁外可见腹主动脉及腹腔干旁可见多发、较大圆形低回声光团。皮革胃伴周围淋巴结转移时 EUS 下表现有相似处。诊断时，医生应结合病史与临床表现及病理检查结果。目前随着 EUS-FNB 的发展，尤其是切割穿刺针的引用能获得更多的组织，使 EUS 结合细针穿刺活检成为确诊胃淋巴瘤的有效手段。EUS 对胃壁浸润深度及淋巴结转移的诊断敏感度较高，是原发性胃淋巴瘤局部分期的常用工具之一。

三、影像学比较

（一）胃镜检查

胃镜是目前最主要的诊断手段。常规胃镜下表现为片状浅溃疡同时伴有胃壁的增厚、僵硬（图27-10-5），EUS示胃壁第1、2层低回声增厚或全层增厚（图27-10-6），常规胃镜下也可表现为胃腔内巨大的隆起性黏膜下肿块（图27-10-7），EUS示隆起处局限性低回声肿物，一般侵犯第2～4层，常伴有周围胃壁第2、3层增厚（图27-10-8）。胃镜也有表现为胃黏膜局限性结节样增粗（图27-10-9），EUS示胃壁第1、2层低回声增厚或全层增厚（图27-10-10）。但由于原发性胃淋巴瘤是黏膜下层来源的病灶，组织学活检和病理诊断有一定的困难，经常需要反复进行大深度活检才能获得阳性结果。因此，原发性胃淋巴瘤术前的诊断准确率较低，而且有时易与胃癌、间质瘤等其他胃恶性肿瘤相混淆。随着内镜及免疫组织化学技术的发展，胃镜多次、多点活检，以及采用包括黏膜下层在内的大块胃黏膜，对原发性胃淋巴瘤诊断的准确率已有显著的提高。激光共聚焦内镜是一种活体组织学技术，在原发性胃淋巴瘤的诊断与鉴别诊断中具有很大优势，可作为常规活检的替代方法。

（二）X线钡餐检查

上消化道钡餐对原发性胃淋巴瘤的诊断准确率较低（15%～20%），与胃癌、胃溃疡、间质瘤等病变在影像学上不易鉴别。

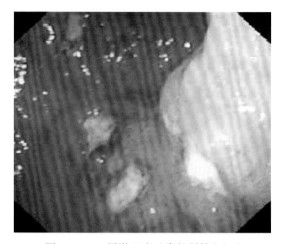

图27-10-5　胃淋巴瘤（常规胃镜）（1）

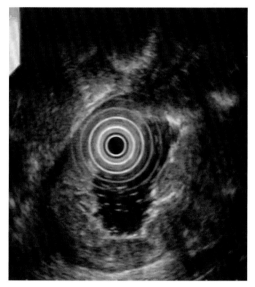

图27-10-6　胃淋巴瘤（EUS）（1）

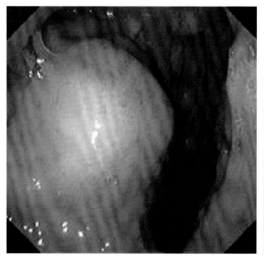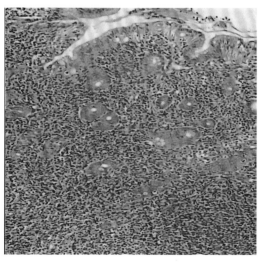

图27-10-7　胃淋巴瘤（常规胃镜及病理结果）

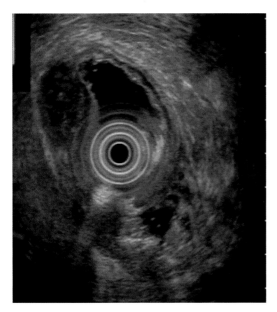

图27-10-8　胃淋巴瘤（2）（EUS）

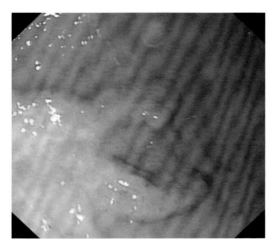

图27-10-9　胃淋巴瘤（常规胃镜）（2）

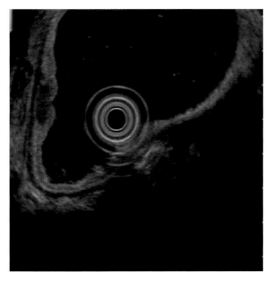

图27-10-10　胃淋巴瘤（EUS）（3）

（三）CT检查

CT扫描可以显示胃壁病变的厚度、密度、范围、与周围组织的关系及腹腔腹膜后淋巴结肿大的情况。当病变外侵和（或）有腹腔淋巴结肿大时，胃癌可能性较淋巴瘤大；而当病变厚度和侵犯周径较大时，淋巴瘤可能性较胃癌大。CT亦可了解原发性胃淋巴瘤的病灶范围，但在判断浸润深度上，其准确率比EUS稍差，EUS能准确地了解胃淋巴瘤的浸润深度。另外，CT还可以发现腹腔内其他转移病灶。近期还有研究表明，基于CT检查的放射组学模型可有效鉴别Borrmann Ⅳ型胃癌与原发性胃淋巴瘤。

四、临床评价

淋巴瘤的声像图与皮革胃及肥厚性胃炎很相似，因此，EUS很难鉴别这三种疾病，但是淋巴瘤浸润的早期EUS示胃壁第2、3层低回声增厚而原有结构层次仍存在，尤其多以第2层增厚为主，有学者认为这是与皮革胃的一个鉴别点，并且淋巴瘤的第2、3层回声相对皮革胃更低更均质，与正常组织之间的界限也相对清晰一些；一般胃癌转移淋巴结相对较小（直径小于15mm），而胃淋巴瘤早期即可见胃周较大的淋巴结（直径大于15mm）。这些鉴别点仍存在很多的争议。一项多中心前瞻性研究发现，EUS诊断原发性胃淋巴瘤不同分期的敏感度波动在67%～83%。Liu等研究发现，对于淋巴瘤受累的胃壁，EUS引导下活检的阳性率明显高于白光胃镜下活检（89.38% vs 77.93%，$P=0.002$）。对于第一次活检的阳性率，EUS也明显高于白光胃镜（$P<0.001$）。但也有研究表明，EUS-FNA诊断低级别淋巴瘤的准确率较低。EUS还可用于观察胃淋巴瘤对化疗的反应及随访，化疗有效者的胃壁结构可恢复正常。

（陈　磊）

第十一节　胃外压性隆起

胃外压性隆起是指由于胃壁外周的病灶或正

常器官组织压迫胃壁所造成的胃壁局部隆起性改变。在胃镜下表现为胃内形状、深浅不一的隆起，因胃黏膜表面形态、结构和色泽等均正常，常规胃镜难以将其与胃黏膜下病变等相鉴别，有时会因为盲目活检、穿刺或切除而导致不良后果。近年来，随着超声内镜的临床应用，对胃外压性隆起的诊断水平发生了根本性的变化。胃外压性隆起可分为病理性和生理性压迹两大类。前者包括肿大的肝脏、脾脏、胰腺、胆囊、肾脏和淋巴结，以及发生于这些器官的各种良、恶性新生物等所造成的胃外压迫；后者则主要是与胃相毗邻的正常的肝脏、脾脏、胰腺、胆囊和横结肠等器官与胃相贴压所致，多见于体形消瘦或肥胖者。X线钡餐造影、体表超声、CT、胃镜和超声内镜均可用于胃外压性隆起的诊断，但是，我们多年的临床实践表明EUS是用于外压性隆起的诊断和鉴别的最佳方法，对于拟诊病例首选EUS。

一、声像图特征

胃外压性隆起的声像图特征是胃壁局部呈弧形隆起，胃壁层次结构完整、厚薄正常，无异常回声；外压组织与胃壁浆膜贴压形成一外翻的弧形压迹，很容易与源于黏膜、黏膜下层和肌层的病变所形成的壁内隆起相鉴别，有时炎性或癌性的外压组织可与浆膜层甚至肌层相融合。不同外压组织和病灶各有其特征性的声像图：脾脏外压是胃底外压性隆起中的最常见的原因，表现为完整

的胃底胃壁层次结构和脾脏相贴压（图27-11-1）；肝大所造成的外压隆起多位于胃体-胃底交接处的前壁；而胰腺外压隆起多位于胃体-胃底交接处的后壁；脾动脉有时也会压迫胃体部胃壁形成黏膜下隆起的外观，超声内镜下非常容易鉴别，表现为隆起处胃壁外有管状无回声与之相贴压（图27-11-2）；肿大淋巴结外压为圆形、椭圆形低回声区，有完整包膜，内部回声均匀；副脾外压在形态上类似于肿大淋巴结，但其回声等同于脾脏实质（图27-11-3）；囊肿为囊壁光整的囊性暗区，后方回声增强，包括肝脏和胰腺囊肿、脓肿等（图27-11-4）；其中胰腺假性囊肿外压是临床上较为常见的胃外压隆起；以胃体-胃底交接处后壁较为常见，通常囊腔内可见中低回声的沉积物，若穿刺引流可见黄色或棕色或脓性液体；胰腺组织可见炎性回声；局部贴压的胃壁也可见增厚和红肿。胃周癌肿组织压迫和浸润多为不规则低回声实性肿块，可致局部胃壁结构破坏；根据不同器官组织和不同肿瘤可表现为不同的声像学特征。我们碰到的有胰腺神经内分泌癌、腹腔滑膜肿瘤、错构瘤、脂肪肉瘤和神经外胚层肿瘤等造成的胃外压隆起（图27-11-5）。胃窦部最常见的外压隆起是胆囊压迫，胆囊在超声内镜下特征性地表现为胃壁外侧椭圆形囊性结构，边界清晰，可追溯其与胆管相连；胆囊内有时可见结石、胆泥和息肉等（图27-11-6）。肠段外压隆起则可见层次分明的肠壁结构，动态观察有收缩和蠕动等声像及完整的胃壁声像（图27-11-7）。

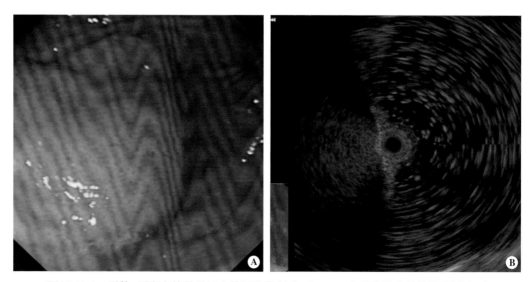

图27-11-1　胃体-胃底交接处见巨大外压性隆起（A）；EUS表现为胃壁外脾脏贴压（B）

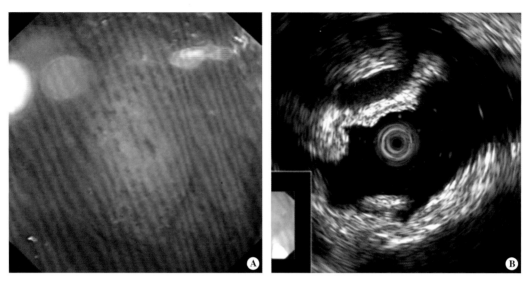

图27-11-2　胃体部见条状黏膜下隆起（A）；EUS表现为隆起处胃壁外脾动脉贴压（B）

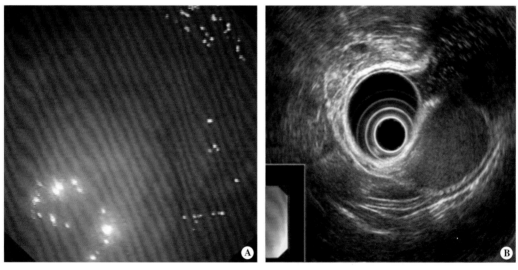

图27-11-3　胃底半球形外压性隆起（A）；EUS示胃壁外类圆形低回声区，有完整包膜，内部回声均匀，
其回声等同于脾脏实质（B）

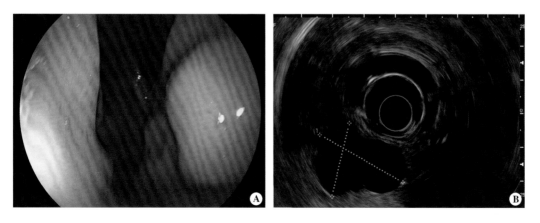

图27-11-4　胃底前壁半球形隆起（A）；EUS示胃壁外肝包膜下囊肿贴压胃壁（B）

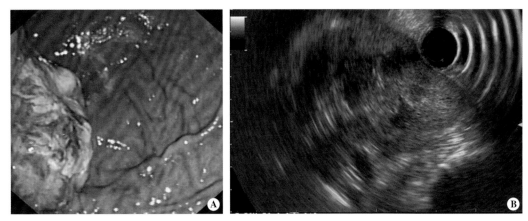

图27-11-5　胰腺尾部神经内分泌癌术后复发压迫、浸润胃体底后壁，呈巨大隆起性病变，表面溃疡（A）；EUS示胃壁外巨大不规则中低回声团块（B）

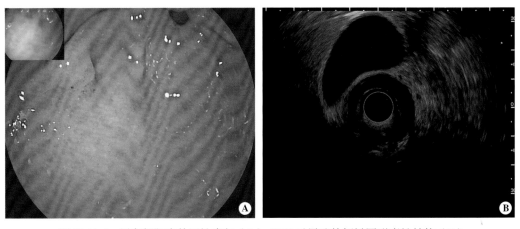

图27-11-6　胃窦部胆囊外压性隆起（A）；EUS示胃壁外侧椭圆形囊性结构（B）

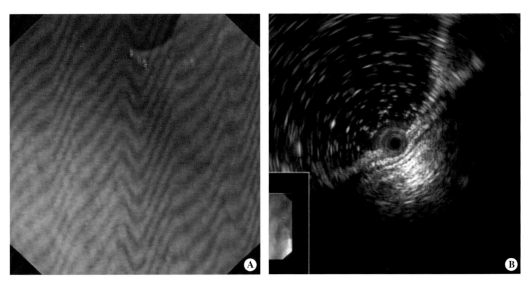

图27-11-7　胃窦部浅隆起（A）；EUS示隆起处胃壁外肠壁结构，其后境界不清（B）

二、诊　　断

　　超声内镜下发现胃腔内局部隆起，表面光整，色泽如常，有黏膜皱襞；充气时隆起明显，吸气后不明显或消失；超声探头扫描显示胃壁5层结构完整，层次分明，无异常回声，胃浆膜层和肌层有受压像，与压迫灶呈外翻弧形压迹，据此可诊断为胃外压性隆起。然后再根据隆起部位和外压组织及病灶的声像学特征对胃外压性隆起的病因做出诊断，贲门部多为肝脏和肝门部结构，胃底部隆起常为脾脏、胰腺尾部或左侧肾脏来源，胃体后壁及大弯侧主要是胰腺体部或横结肠病变所致，胃体前壁和小弯则为肝脏，胃窦小弯侧及前壁常为肝胆来源，胃窦后壁隆起多为胰腺来源。因为许多外压器官在超声下具有特征性的回声，如肝胆胰脾肾等均具有相对特征性的声像学特点，故超声内镜能够对绝大多数胃外压性隆起的病因做出正确的诊断。此外，通过超声内镜检查还能对容易与胃外压性隆起相混淆的胃黏膜下病变做出正确的鉴别诊断。对于声像学方面缺乏诊断特征或无法明确的外压性隆起，特别是怀疑肿瘤外压可能的应选择EUS-FNA以获得组织标本进行病理学检查以明确诊断。切忌盲目挖掘式活检、穿刺而造成胃穿孔、器官损伤和大出血等。

三、影像学比较

（1）X线钡餐对胃外压性隆起的诊断价值有限，不但敏感度低，而且无法与胃黏膜下肿瘤相鉴别，更不能明确外压的病灶性质，只能做出胃外压性隆起的提示。

（2）体表B超与CT对胃外压性隆起有较大价值，表现为胃壁结构完整，胃壁外肿块或器官压迫胃壁形成隆起，而且能够显示外压灶的全貌，但不易发现较小的外压灶。对胃内隆起的表面观不如胃镜直观，对胃壁层次结构的显示和与外压组织的关系的判断不如超声内镜。

（3）常规胃镜检查通常是发现胃外压性隆起的主要渠道，胃镜下发现胃腔内局部隆起，表面光整，色泽如常，隆起处仍有黏膜皱襞，呼吸时可见隆起物在胃壁下移动等表象；再结合外压性隆起的典型部位，即可拟诊为胃外压性隆起可能。由于无法显示胃壁5层结构和壁外组织，要做出确诊胃外压性隆起和何种组织外压有困难。

四、临床评价

内镜超声因具有胃腔内超声检查的功能被认为是诊断胃外压性隆起的最佳检查方法，既能准确诊断胃外压性隆起，又能明确外压灶的来源和

性质，对胃外压性隆起的正确诊断和制订科学合理的治疗方案具有极其重要的临床价值。但是对于较大的外压灶，需辅以CT或体表B超检查以了解病灶整体形态，因为高频率的超声探头对较大外压灶的外场的显示不够清晰。对于诊断不明的胃外压性隆起可考虑通过EUS-FNA获得组织标本进行病理学检查以明确诊断。

（蔡明琰）

参 考 文 献

董嘉文，毛建强，金卫利，等，2020. 口服造影剂胃超声检查对胃息肉的诊断价值. 中华医学超声杂志，17（10）：965-969.

赫捷，陈万青，李兆申，等，2022. 中国胃癌筛查与早诊早治指南（2022，北京）. 中华消化外科杂志，31（7）：827-851.

季加孚，季科，2022. 我国胃癌外科治疗相关临床研究近10年进展及未来方向. 中国实用外科杂志，42（9）：1081-1083，1091.

梁小红，柴彦军，周青，等，2019. 胃肠道炎性纤维性息肉CT表现. 中国医学影像技术，35（2）：312-314.

孟凡冬，李鹏，张澍田，2021. 早期胃癌内镜诊断的变迁. 中华消化内镜杂志，38（1）：13-17.

王健，周晓璇，2019. 胃息肉与胃间质瘤的CT鉴别诊断. 放射学实践，34（5）：501-506.

王胤奎，陕飞，应项吉，等，2020. 腹部CT增强扫描与超声胃镜应用于胃癌新辅助化疗后分期准确性的比较. 中华外科杂志，58（8）：614-618.

乌雅罕，张静，丁士刚，2021. 超声内镜评估早期胃癌浸润深度应用价值的研究进展. 中国微创外科杂志，21（12）：1099-1103.

许国强，2020. 胃肠道黏膜下病变内镜超声检查术应用. 北京：人民卫生出版社.

袁琳，李可栋，张国，等，2020. 消化道炎性纤维性息肉的临床及内镜特点分析. 现代消化及介入诊疗，25（8）：1015-1019.

张馨梅，关月，吴寒，等，2019. 胃炎性纤维性息肉的临床和内镜特点分析. 胃肠病学和肝病学杂志，28（7）：779-781.

Ajani JA，D'Amico TA，Bentrem DJ，et al，2022，Gastric cancer，version 2. NCCN clinical practice guidelines in oncology. J Natl Compr Canc Netw，20（2）：167-192.

Bai Z，Zhou Y，2021. A systematic review of primary gastric diffuse large B-cell lymphoma：clinical diagnosis，staging，treatment and prognostic factors. Leuk Res，111：106716.

Dhar J，Samanta J，2022. Role of therapeutic endoscopic ultrasound in gastrointestinal malignancy- current evidence and future directions. Clin J Gastroenterol，15（1）：11-29.

Gleeson FC，Mangan TF，Levy MJ，2008. Endoscopic ultrasound and endoscopic mucosal resection features of a non-protein losing form of Ménétrier's disease. Clin Gastroenterol Hepatol，6（5）：e24-25.

Kim SJ，Lim CH，Lee BI，2022，Accuracy of endoscopic ultrasonography for determining the depth of invasion in early gastric Cancer. Turk J Gastroenterol，33（9）：785-792.

Kővári B，Kim BH，Lauwers GY，2021. The pathology of gastric and duodenal polyps：current concepts. Histopathology，78（1）：106-124.

Lee KG，Shin CI，Kim SG，et al，2021. Can endoscopic ultrasonography（EUS）improve the accuracy of clinical T staging by computed tomography（CT）for gastric cancer?. Eur J Surg Oncol，47（8）：1969-1975.

Liu Y，Liu JQ，Yang XJ，2022. Usefulness of endoscopic ultrasound for acquiring the pathological diagnosis of gastrointestinal lymphoma. Arab J Gastroenterol，23（1）：20-25.

Sacerdotianu VM，Ungureanu BS，Iordache S，et al，2022. Diagnostic value of endoscopic ultrasound after neoadjuvant chemotherapy for gastric cancer restaging：a meta-analysis of diagnostic test. Diagnostics （Basel），12（1）：100.

Tayeb TC，Parc Y，Andre T，et al，2020. Familial adenomatous polyposis，desmoid tumors and Gardner syndrome. Bull Cancer，107（3）：352-358.

Tingyu H，Jianqiang L，Zuguang X，et al，2021. Value of staging information provided by linear-array endoscopic ultrasound for therapeutic response and prognosis prediction in gastric lymphoma. Dig Endosc，33（6）：929-938.

Tsuji N，Umehara Y，Takenaka M，et al，2019 . Verrucous antral gastritis in relation to Helicobacter pylori infection，nutrition，and gastric atrophy. Gastroenterol Rep（Oxf）8（4）：293-298.

Unal Kocabey D，Cakir E，Dirilenoglu F，et al，2018. Analysis of clinical and pathological findings in inflammatory fibroid polyps of the gastrointestinal system：A series of 69 cases. Ann Diagn Pathol，37：47-50.

Waldum H，Fossmark R，2021. Gastric polyps and gastric cancer. Int J Mol Sci，22（12）：6548.

Yacoub H，Bibani N，Sabbah M，et al，2022. Gastric polyps：a 10-year analysis of 18，496 upper endoscopies. BMC Gastroenterol，22（1）：70.

第二十八章
十二指肠

第一节　十二指肠超声内镜检查术

十二指肠为小肠首段，全长25～30cm，充盈时管腔直径约3cm，呈"C"字形环绕胰头部，可划分为球部、降部、水平部及升部。此外，胆总管、胰管汇合后，斜穿开口于十二指肠降部内侧壁的乳头。对于发生于十二指肠、肝脏、胆囊、胰腺、壶腹部、腹膜后淋巴结等病变，通过十二指肠超声内镜检查，有助于临床疾病的诊断。

十二指肠超声内镜检查术前准备与普通上消化道内镜检查相同。

一、扫描方式

（一）直接接触法

将内镜顶端的超声探头或经内镜活检通道插入的微型超声探头直接接触肠壁黏膜进行扫描。

（二）水囊法

超声内镜顶端超声探头周围安装水囊，通过内镜管道注入脱气水充盈水囊，将水囊贴紧受检部位肠壁进行扫描，或用带水囊的微型超声探头检查，在检查时经探头固定通道向固定在探头顶端的水囊注入脱气水，将水囊贴近受检部位肠壁进行检查。

（三）脱气水充盈法

通过内镜的活检管道向十二指肠腔内注入脱气水200～300ml，使肠腔充盈，将超声内镜探头或微型超声探头完全浸入水中扫查。

直接接触法只能观察肠壁周围的邻近器官，管壁由于距离超声探头太近，自身的层次和结构显示不清。水囊法及水充盈法能观察到肠壁各层结构和周围器官的影像。目前常联合使用水囊法及脱气水充盈法。超声内镜插至十二指肠内扫查部位后，充盈水囊，吸出肠腔内气体，再向十二指肠腔内注入脱气水，由于十二指肠肠腔储水困难，因此扫描过程如能持续注水，得到的声像图会更加清晰。

二、检查技术

（一）超声内镜操作要点

超声内镜为前斜视镜，插镜方法同十二指肠镜。超声内镜插至胃内后，调节弯角钮向"上"，在视野内的幽门由圆形变成半月形，此时内镜先端部正位于幽门口。推进内镜，通过幽门后有阻力突然减小的突破感。顺时针转动内镜30°～90°，即可见十二指肠上角及降部的环行皱襞。继续将内镜顺时针方向旋转，同时轻轻调节弯角钮向上继续插镜，使其越过十二指肠上曲。内镜进入十二指肠降部后，逆时针方向旋转镜身，使其恢复到正常操作位置，调节角度钮向左，沿肠管轴插入内镜，直至十二指肠乳头部位，拉直镜身。吸尽十二指肠腔内气体，先向水囊内注入脱气水，然后通过内镜活检孔向十二指肠球腔内再注入适量脱气水，即可进行超声扫描。一般先于十二指肠乳头附近部位进行扫描，然后逐步向外退出镜身，并同时进行扫查，直至十二指肠球部。球部扫查后，吸出水囊内脱气水，将超声内镜退至胃内，然后进行胃部超声检查（图28-1-1）。

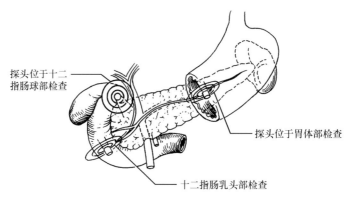

图28-1-1 十二指肠超声内镜检查顺序

（二）微型超声探头操作要点

微型超声探头检查可在内镜直视下经内镜活检孔道进行。由于十二指肠肠腔储水功能差，通常需要在扫描时不断注水，直至获得满意的图像为止，因此使用小探头对十二指肠进行超声检查时，建议选用带附送水功能的治疗内镜或双管道内镜，前者可以插入探头同时接入注水三通进行注水，后者可在一个管道内插入超声探头，另一管道内注水。

亦可采用气囊堵塞球腔注水法，具体为在内镜顶端5cm处置一气囊（类似于食管静脉曲张内镜下硬化剂治疗），检查时先将内镜插入十二指肠，找到病变部位，吸尽十二指肠腔内气体，向内镜顶端气囊内注入20~50ml气体，堵塞十二指肠球腔，然后经内镜活检孔注入200~300ml脱气水，使病灶及微型超声探头均浸入水中，然后将微型超声探头贴近病灶部位进行扫查（图28-1-2，图28-1-3）。

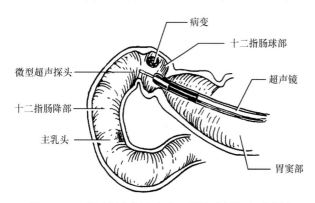

图28-1-2 微型超声探头在十二指肠球部扫查示意图
引自乾和郎，1997，消化器超音波内视镜

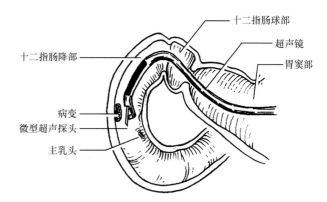

图28-1-3 微型超声探头在十二指肠降部扫查示意图
引自乾和郎，1997，消化器超音波内视镜

如果采用自身带水囊的超声微探头，操作起来更为简便。只要将探头插入检查部位，将探头固定并向水囊注入脱气水，然后将水囊贴近受检部位的肠壁进行检查即可。

第二节 适应证、禁忌证及并发症

一、适 应 证

（1）十二指肠溃疡深度及性质判断。

（2）黏膜下肿瘤的诊断与鉴别诊断，并与外压性病变相鉴别。

（3）非黏膜下肿物的诊断和鉴别诊断。

（4）十二指肠腺癌的分期。

（5）不明原因的十二指肠狭窄。

二、禁　忌　证

（1）严重心肺功能不全者。

（2）存在其他上消化道内镜检查禁忌者。

（3）十二指肠明显畸形。

三、并　发　症

与上消化道内镜检查相同，十二指肠超声检查一般是非常安全的，但如果患者存在十二指肠解剖结构异常及病变（如十二指肠憩室、溃疡、狭窄等），操作技术不熟练，未按规程操作或未能把握适应证、禁忌证等，就可能发生并发症，如肠穿孔、出血、腹膜后气肿、腹痛、感染、胆汁性腹膜炎等。

第三节　正常十二指肠声像图

一、正常十二指肠壁声像图

正常十二指肠壁结构与食管、胃壁大体相同。超声检查声像图，从腔内向腔外依次展示高回声→低回声→高回声→低回声→高回声5个环形结构。经正常十二指肠标本水槽内高分辨探头检查与组织学对照证实，从腔内向腔外显示层次如下所述。

第1层高回声环：相当于黏膜与水囊的界面层。

第2层低回声环：相当于混有Brunner腺体的黏膜固有层以外的黏膜部分。

第3层高回声环：相当于黏膜下层及混有Brunner腺体的黏膜固有层。

第4层低回声环：相当于固有肌层。

第5层高回声环：相当于浆膜层及界面反射。

检查过程中可以调整超声频率，以满足不同检查要求，7.5MHz与20MHz相比较，前者穿透力强，显示病灶与周围器官的关系及病灶周围淋巴结等情况更佳，后者穿透力较弱，但对近探头的病变、肠壁层次显示更为清晰（图28-3-1，图28-3-2）。

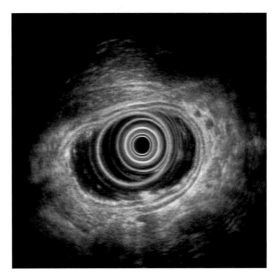

图28-3-1　正常十二指肠壁超声内镜声像图（7.5MHz）

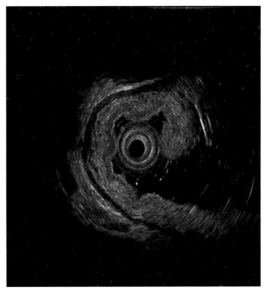

图28-3-2　正常十二指肠壁超声内镜声像图（20MHz），
显示清晰的肠壁层次结构

二、十二指肠降段周围组织正常声像图

超声内镜探头于十二指肠降段乳头附近扫查时，可以显示胆总管、主胰管、胰头部、门静脉和肠系膜上静脉等正常组织声像图（图28-3-3）。

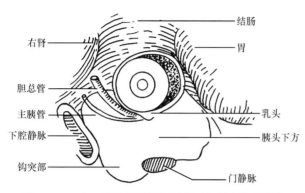

图28-3-3　十二指肠降段周围组织正常超声内镜声像
图示意图

引自，乾和郎，1997，消化器超音波内视镜

第四节　十二指肠溃疡

十二指肠溃疡是消化性溃疡的一种，溃疡多发生在球部，前壁更常见，偶见于球部以下部位，称球后溃疡。溃疡大多单发，直径一般小于1.5cm，典型的溃疡形态为圆形或椭圆形，部分为不规则形或线形，溃疡的深度既可达黏膜肌层，也可贯穿肌层，甚至达到或穿透浆膜层。

一、声像图特征

内镜直视溃疡可以分为活动期、愈合期和瘢痕期三个病期，各期在超声内镜下表现也不相同。

（一）溃疡的基本表现

在超声内镜下溃疡表现为黏膜的连续性中断，呈凹陷改变，凹陷底部常可见线样高回声区，是由溃疡底部的厚苔对超声的反射形成，称为白苔回声；白苔下的炎性组织、肉芽组织及瘢痕组织在超声下均表现为偏低回声区，称为溃疡回声。周围组织充血水肿呈低回声改变，黏膜层次模糊。随着溃疡的逐渐愈合，凹陷逐渐变浅，白苔回声减少，溃疡回声缩小，最终消失（图28-4-1，图28-4-2）。

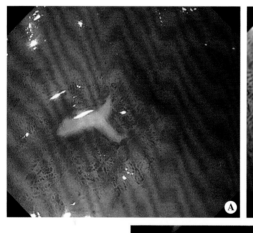
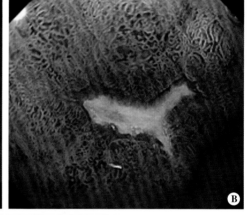
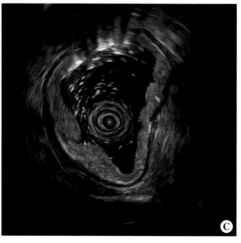

图28-4-1　十二指肠溃疡的内镜图

A. 普通白光；B. 窄光谱成像（NBI）；C. 十二指肠溃疡的EUS图。溃疡底部有白苔回声，白苔下可见偏低溃疡回声，周围组织充血水肿呈偏低回声改变，黏膜层次模糊

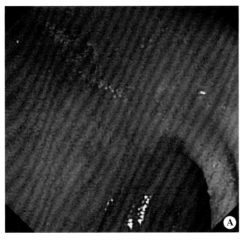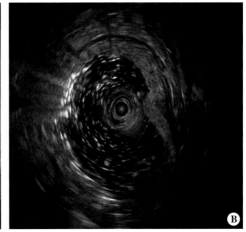

图28-4-2 十二指肠球部瘢痕期溃疡白光内镜图（A）；十二指肠球部瘢痕期溃疡EUS声像图，黏膜层连续性恢复，基底的溃疡回声缩小或消失，黏膜下层逐渐汇合（B）

（二）溃疡复发及治疗效果的判定

瘢痕期溃疡超声内镜扫描如仍可见黏膜深层溃疡回声者表明溃疡容易复发；如溃疡缺损较深，出现肌层断裂，且溃疡凹陷周围可见低回声团块包绕，肠壁的结构层次在低回声团块的外侧即中断，表明溃疡将很难愈合。

二、诊　断

在进行超声内镜检查前，内镜直视下发现溃疡，即可确诊。超声内镜声像图表现为溃疡部位黏膜凹陷缺损，基底表层常可见高或强回声的白苔回声，深处表现为低回声的溃疡回声；超声内镜可根据黏膜断裂的层次来判断溃疡的深度，同时帮助判断溃疡的复发可能及治疗效果。

三、影像学比较

（一）X线检查

钡餐-空气双重对比造影和十二指肠低张造影技术能清晰地显示溃疡病变，但在合并消化道活动出血时不宜进行。溃疡的X线征象有直接征象和间接征象两种，龛影为直接征象，是诊断本病的可靠依据，切线位时，龛影常突出于十二指肠腔轮廓以外，正位龛影则显示为圆形或椭圆形的密度增深影，由于溃疡周围组织的炎症和水肿，龛影周围可出现透亮带，适当加压时显示更清晰；因溃疡部位纤维组织增生和收缩，出现黏膜皱襞

向溃疡集中现象。此外，还可以发现局部痉挛、激惹和球部畸形等溃疡的间接征象，但后者诊断特异度较差。

（二）胃镜检查

胃镜检查诊断十二指肠溃疡的准确性优于X线检查，能够发现X线阴性浅小溃疡，不仅可明确溃疡的存在及部位，还可估计溃疡的大小、周边炎症的轻重、溃疡面上有无血管显露，必要时可以在直视下取黏膜活检进行病理检查，排除恶性溃疡的可能。对于合并活动性出血患者，内镜检查同时还可以进行内镜下止血治疗。

四、临床评价

直视内镜检查是溃疡诊断最佳方法，超声内镜对溃疡的诊断价值在于准确地显示溃疡的深度、溃疡底层血管的情况及所在部位肠壁的层次和结构，从而能够判断溃疡愈合情况，并对溃疡的复发和出血的可能性进行评估，为进一步治疗提供可靠的依据。

第五节　十二指肠良性肿瘤

十二指肠良性肿瘤非常少见，多为单发，少数可为多发。腺瘤肿瘤可进展为恶性，间质瘤具有潜在恶性的特点。

临床表现：大多数患者无临床表现，约半数

是在手术前或因考虑其他疾病而行检查时发现。主要症状有慢性或间断性腹痛、上腹不适、恶心等，较大的肿瘤可能导致肠道梗阻症状，部分因表面破溃出血，肿瘤如长在乳头附近则可出现黄疸。

根据肿瘤所在肠壁层次部位不同，可以分为黏膜下肿瘤（SMT）和非黏膜下肿瘤两大类，前者包括囊肿、小肠间质瘤或平滑肌瘤、异位胰腺、Brunner腺腺瘤、脂肪瘤、血管瘤、神经鞘瘤、纤维瘤、神经内分泌肿瘤、淋巴管瘤等，后者多为上皮来源肿瘤，包括腺瘤、炎性息肉、错构瘤等。

一、声像图特征

（一）黏膜下肿瘤

黏膜下肿瘤是指来源于黏膜层以下肠壁内组织的肿瘤，包括起源于黏膜肌层、黏膜下层和固有肌层组织的各种肿瘤。SMT以单发多见，也可多发，可发生于十二指肠各个部位，以球部及球后为多；内镜直视下表现为丘状、半球形或球形隆起，表面黏膜正常，与周围正常黏膜无明显分界，有的可以见到桥形黏膜，单凭直径内镜很难区分来源及性质，但超声内镜下不同肿瘤各有其声像图特点，结合超声内镜引导下细针穿刺大多可以获得正确的诊断。

1.间质瘤或平滑肌瘤 胃肠道间质瘤（GIST）来源于肠壁内的Cajal细胞，平滑肌瘤来源于平滑肌细胞，两者内镜及超声内镜下表现很相似，内镜直视下均表现为黏膜下隆起，肿瘤质地较硬，活检钳触及肿物可以移动（图28-5-1）。EUS下多为圆形、椭圆形低回声肿物，偶可见哑铃形，起源于肠壁的固有肌层或黏膜肌层，内部回声均匀，边界较清晰，最大直径很少超过4cm，根据生长方向及其与肠壁的关系可分为腔内型、腔外型和混合型（图28-5-1）。

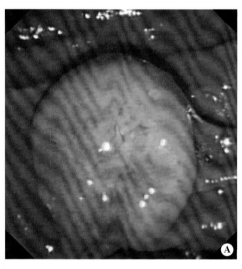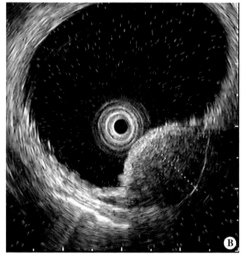

图28-5-1　十二指肠间质瘤

A. 内镜图；B. EUS声像图

消化道间质来源肿瘤中80%为GIST，具有潜在恶性的特点，占消化道恶性肿瘤的0.1%～3%，能够将它与平滑肌瘤及其他黏膜下肿瘤区分非常重要。然而，普通超声内镜鉴别非常困难，增强超声内镜（contrast-enhanced harmonic EUS，CH-EUS）能够显示病变的血管情况，Kannengiesser等研究发现，GIST多表现为高度强化，而脂肪瘤及平滑肌瘤均表现为低度强化，认为CH-EUS可以很好地鉴别间质瘤和其他良性黏膜下肿物。Fusaroli等针对51例黏膜下肿物的研究也发现，GIST和神经内分泌肿瘤（NET）的强化明显，而平滑肌瘤及脂肪瘤都表现为低强化（P=0.0007）。另外，Yuichiro Tsuji等前瞻性研究了弹性成像技术和超声内镜结合（EUS-EG）对黏膜下肿物的鉴别诊断价值，发现GIST较其他黏膜下肿瘤硬度明显增加，评分多为4～5分。但上述研究纳入病例数都比较少，其结论尚有待进一步大规模多中心研究证实。Hirai等研究表明，应用人工智能对黏膜下肿物

EUS影像进行分析得出的诊断结果的准确性明显高于EUS专家,提示人工智能应用于EUS影像诊断的时代正在来临。

目前而言,两者鉴别诊断的金标准仍然是组织病理学检查结果,尤其免疫组织化学染色结果,GIST患者c-kit(CD117)染色95%呈阳性,具有潜在恶性改变可能,但有约5%的患者为存在CD117阴性GIST,后者与平滑肌瘤的鉴别更为困难,有

赖于更多分子生物学检查,如DOG1(阳性率95%)和CD34(阳性率约70%)的表达及基因突变检测(如*KIT/PDGFRa*基因)等。

2. 囊肿 直视内镜下表现为类圆形黏膜下肿物,色泽可半透明,质地柔软,活检钳触之可以变形,EUS显示囊肿为无回声结构,边界清晰,后壁有回声增强,有的有分隔或分叶状,多位于黏膜下层(图28-5-2)。

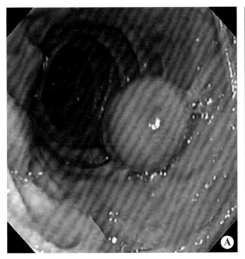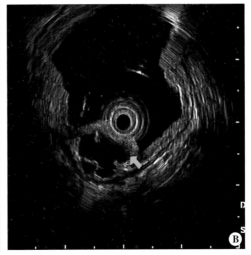

图28-5-2 十二指肠囊肿

A.内镜图;B.EUS声像图

3. 异位胰腺 直视内镜下表现为黏膜下肿物,有的中央有脐样凹陷,触之一般不可活动。EUS显示为不均匀的中等回声团块,内部可见腺管样回声结构,有的在表面可以见到腺管开口,病变

向腔内生长,通常与周围组织分界不清,多来源于黏膜下层,部分可位于肌层(图28-5-3),EUS-FNA获得病理检查经常会发现腺泡及导管结构。

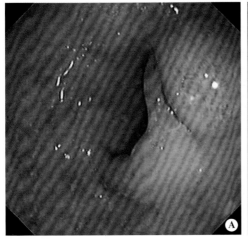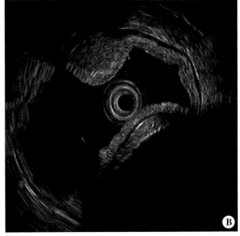

图28-5-3 十二指肠异位胰腺

A.内镜图;B.EUS声像图

4. Brunner腺腺瘤 Brunner腺是位于十二指肠球部黏膜下的腺体，十二指肠腺瘤30%～50%来源于Brunner腺。直视内镜下多表现为类圆形或分叶的黏膜下肿物，表面可见类似正常的小肠绒毛结构，EUS声像表现为类圆形中高回声团块，边界较为清晰，多回声均匀，有的内部可见腺管样结构，大多来源于黏膜下层（图28-5-4）。

5. 脂肪瘤 内镜直视下为色泽偏黄白色的黏膜下隆起，质地偏软，可呈圆形或分叶形（图28-5-5A），EUS下表现为均匀高回声肿物，后方有回声衰减现象，多起源于黏膜下层，边界清晰（图28-5-5B）。

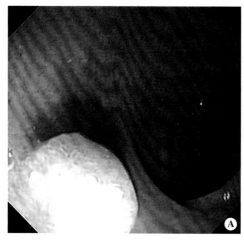
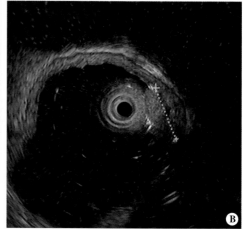

图28-5-4　十二指肠Brunner腺腺瘤

A. 内镜图；B. EUS声像图

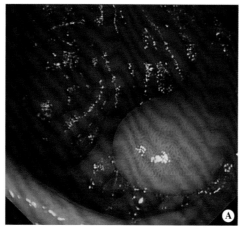
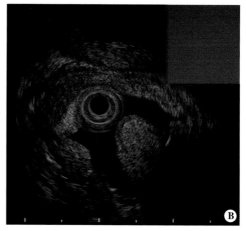

图28-5-5　十二指肠脂肪瘤

A. 内镜图；B. EUS声像图

6. 血管瘤/淋巴管瘤 发病率很低，血管瘤主要由毛细血管和薄壁的静脉组成，也有小动脉成分，组织学上可分为毛细血管瘤、海绵状血管瘤和混合性血管瘤，常并发出血。直视内镜下常表现为孤立、无包膜的肿块，一般较小、无蒂，偶呈息肉样外观，有的色泽偏蓝或呈红色，与周围黏膜分界清晰。淋巴管瘤多由大小不等的淋巴管组成，直视下为扁平黏膜下隆起，偶有息肉样外观，色泽黄白或半透明，表面黏膜常有大小不等的白色斑点（淋巴管扩张）。两者EUS下多表现为位于肠壁第2层或第3层的不规则低回声（图28-5-6），与周围分界欠清，内部可有大小不等不规则管腔样无回声，多普勒彩色超声常可见血管瘤内部较多紊乱的血流信号，CH-EUS显示为显著增强。

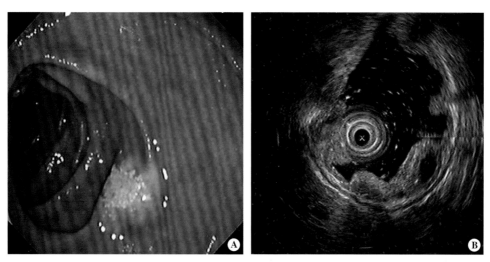

图28-5-6 十二指肠淋巴管瘤
A. 内镜图；B. EUS声像图

7. 神经源性肿瘤 起源于黏膜的神经组织，包括神经纤维瘤、神经鞘瘤等，肿瘤可以单发，也可多发，直视内镜下常表现为息肉样隆起，有的中心有凹陷（图28-5-7A），EUS下表现为起源于肠壁第2～3层的低回声团块，大小不等，大者直径可达3～5cm，内部回声较均匀，边界清晰（图28-5-7B）。诊断最终依赖于组织学检查，EUS-FNA常能获得满意的标本（图28-5-7C）。

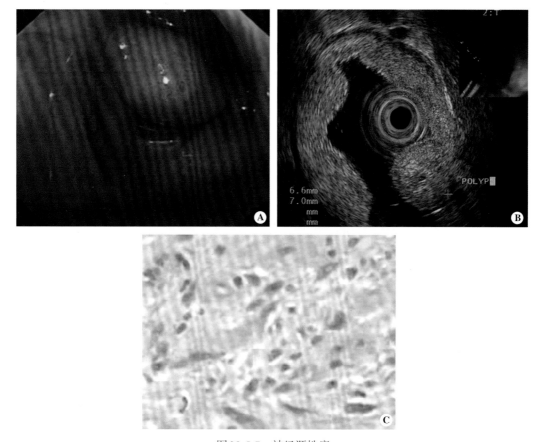

图28-5-7 神经源性瘤
A. 白光内镜图；B. 超声内镜图；C. HE染色，10×40倍，免疫组织化学，CD117（弱＋），S-100（－）

8. 神经内分泌肿瘤 为临床少见肿瘤，多位于胰腺内，也有部分位于十二指肠和胃内，多为单发，也可多发。神经内分泌肿瘤分为无功能性和有功能性，有功能性肿瘤根据产生的激素不同，又可分为胰岛素瘤、胃泌素瘤、血管活性肽瘤、生长抑素瘤等，多具有相应的临床症状。定位诊断对手术切除能否成功至关重要，EUS的敏感度可达90%以上，可以发现直径小于1cm的病变，显著优于包括腹部B超、增强CT、生长抑素受体标记的核素显像及血管造影等。EUS多表现为低回声黏膜下层肿物，边界清晰，回声均匀或不均匀，大小不等（图28-5-8）。CH-EUS多表现为明显强化，EUS-FNA可取得标本进行组织学诊断，还可以进行免疫组织化学进行分期并帮助治疗决策。

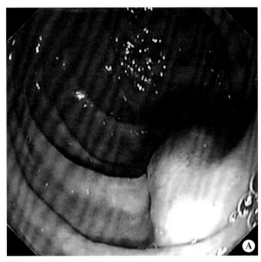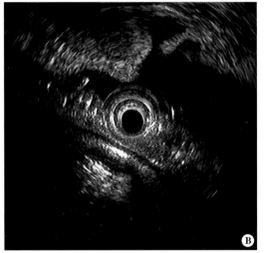

图28-5-8 十二指肠神经内分泌肿瘤

A. 内镜图；B. EUS声像图

（二）非黏膜下肿瘤/上皮来源肿瘤

1. 腺瘤 是小肠最常见的良性肿瘤，其中25%位于十二指肠。腺瘤来源于肠黏膜上皮，组织学上可分为管状腺瘤、绒毛状腺瘤和混合型腺瘤。

内镜下表现为圆形或不规则隆起，常有蒂或亚蒂，表面多不光滑，有裂沟或分叶状（图28-5-9A）。EUS下表现为起源于黏膜第1～2层的边界不清的中低回声区，回声强弱类似脾脏，内部回声均匀（图28-5-9B）。

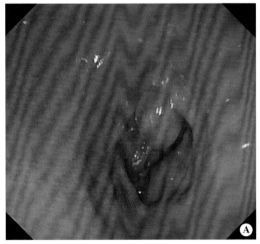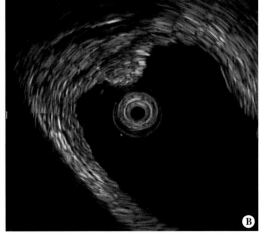

图28-5-9 十二指肠腺瘤

A. 内镜图；B. EUS声像图

2. 息肉　由反复炎症刺激引起或与遗传因素相关（各种息肉病），根据组织学类型不同，可以分为炎性息肉、错构瘤、幼年型息肉等。病变多起源于黏膜层，内镜直视下表现为大小不等的丘样、结节样、分叶状或指状隆起，表面可有充血、糜烂（图28-5-10A），有的伴有出血。EUS下表现为起源于黏膜第1、2层的实性病变，由于构成成分不同内部回声也不同，可以表现为从低回声到中高回声，一般回声均匀（图28-5-10B），较大者内部回声也可不均匀，一般边界清晰，黏膜下层完整。

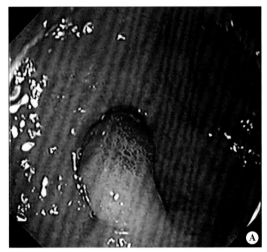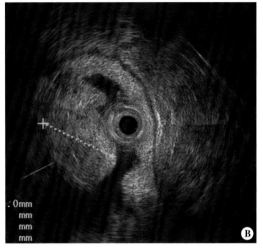

图28-5-10　十二指肠息肉

A. 内镜图；B. EUS声像图

二、诊　断

十二指肠黏膜下肿瘤尽管直视内镜很难鉴别，但不同类型的肿瘤EUS所得声像图有不同的特点，根据病变的回声强弱、是否均匀、大小、边界清晰与否及病变所在肠壁的层次，得出相应的诊断准确率可以达到80%～90%或以上，对于非典型病例，联合CH-EUS观察病变强化特点，EUS-FNA进行组织学检查可以提高诊断准确性，为黏膜下肿瘤的首选检查。对于不同非黏膜下肿瘤，超声声像图也有其不同特点，如息肉表现为黏膜层局限性增厚，根据声像图所做的诊断和病理吻合度也在80%以上（表28-5-1）。

表28-5-1　十二指肠黏膜下病变的诊断鉴别要点

肿物回声	肿物类型	来源层次	肿瘤特征
无回声	囊肿	第3层（黏膜下层）	后壁增强效应
	曲张静脉	第3层（黏膜下层）	可追踪的血管结构，多普勒显示有血流
	淋巴管瘤	第3层（黏膜下层）	常为多房或多囊性，无血流，压之易变形
	海绵状血管瘤	第3层（黏膜下层）	多囊性，有血流
低回声	间质瘤、平滑肌瘤、神经鞘瘤	第4层（固有肌层）或第2层（黏膜肌层）	边界清晰，回声均匀
	神经内分泌肿瘤	第2层（黏膜肌层）、第3层（黏膜下层）之间	内部结构呈"胡椒-盐"形态，圆形，边缘光滑，内部常见血流
	Brunner腺错构瘤	第3层（黏膜下层）	有明显边界，回声不均，内有囊状结构
	转移灶	可以在任一层	
	淋巴瘤	第2、3层（肌层及黏膜下层），有时侵及第4层（固有肌层）	无明显边界

续表

肿物回声	肿物类型	来源层次	肿瘤特征
高回声	脂肪瘤	第3层（黏膜下层）	回声均匀，后方有声衰
	纤维脂肪瘤	第3层（黏膜下层）	回声均匀
	Brunner腺腺瘤	第3层（黏膜下层）	回声较均匀，有时见腺管样结构
混杂回声	异位胰腺	第3层（黏膜下层），有时深达固有肌层	回声不均匀，可见腺管样结构，内有时胰液潴留形成囊样扩张
	恶性间叶来源肿瘤（GIST，平滑肌肉瘤）	第4层（固有肌层）或第2层（黏膜肌层）	

三、影像学比较

（一）内镜检查

内镜检查可以得到直观图像，腺瘤和息肉表现为突出于肠腔的结节状或分叶状肿块，有长蒂或亚蒂，表面可以充血、糜烂，直视下取活检可进行病理诊断。黏膜下肿物表现为突出肠腔的丘状、半圆形、扁平隆起，表面黏膜光滑，有的可见桥形皱襞。肿瘤较大时可压迫黏膜，产生糜烂和溃疡。

（二）X线钡餐检查

小的隆起病变X线可以为阴性，当肿瘤较大突出于肠腔时可见肠腔内边缘光滑、形态规则的充盈缺损，有的中心有小凹陷，显示为中心钡斑，多见于腺瘤或较大的GIST（中央有溃疡形成）；脂肪瘤等黏膜下肿物则多显示为边缘光滑的充盈缺损。

（三）CT检查

CT常能发现肠壁内或浆膜下肿物，并能在一定程度上提示肿瘤的良恶性，但小于2cm的肿瘤，普通CT通常很难发现；另外，对于消化道管壁层次的分辨能力不如EUS，不能很好地判断病变的来源。新近出现的多排螺旋CT能够区分消化道管壁为黏膜层、黏膜下层及浆膜/外膜层，对于病变的来源与生长方式有更好的判断。脂肪瘤表现为肠腔内圆形、边缘光滑、内部回声均匀的肿物，CT值与脂肪组织相似；异位胰腺位于幽门附近，表现为与胰腺实质密度相近的肿物，扁平或椭圆形，多位于黏膜下层，向腔内生长，边界欠清晰。神经内分泌肿瘤CT表现为动脉期增强明显的实性肿物，有时可以同时发现胰腺或其他组织内的病变，并能明确有无肝脏转移。对其他来源的黏膜下肿瘤，尤其是平滑肌瘤和GIST的鉴别，单凭影像学诊断仍然较为困难。

（四）其他检查

肠系膜血管造影对间质瘤/平滑肌瘤、血管瘤、神经内分泌肿瘤等血供丰富的肿瘤有一定的诊断价值，可显示肿瘤血管异常分布和肿瘤染色征象。肿瘤合并出血时，如出血量超过0.5ml/min时，血管造影可显示出血部位，并能进行栓塞止血治疗。

四、临床评价

十二指肠良性肿瘤大多没有典型症状，常于内镜或影像学检查时被发现，但对其起源、性质，内镜直视下很难准确鉴别，对黏膜下肿物尤为困难。EUS可清晰地显示病灶的起源、大小、内部回声性质、病变在肠壁内的起源等情况，对病变性质诊断的准确率达到70%～80%。超声新技术如CH-EUS和EUS-EG的应用，可进一步分析病变的血流供应及硬度，能够进一步提高诊断的准确性。如能结合EUS-FNA检查，则对胃肠道黏膜下肿瘤诊断的敏感度、特异度及准确率能够超过80%，对于平滑肌瘤和GIST的鉴别诊断而言，获得组织学标本进行免疫组织化学染色尤为重要，近年来的报道EUS-FNA对GIST诊断准确率达到83.9%，影响诊断的因素包括肿瘤的大小、部位、形状及所在肠壁的层次，随着穿刺技术的改善及组织穿刺针的应用，诊断的准确率也有进一步提高。

另外，EUS在正确诊断之外，还能指导治疗，并进行治疗后的随诊，这一点对于接受黏膜下肿瘤切除术的患者有重要的意义。

第六节　十二指肠恶性肿瘤

十二指肠恶性肿瘤（malignant neoplasm of duodenum）包括原发性和继发性两大类。原发性十二指肠恶性肿瘤是指来源于十二指肠自身组织结构的恶性肿瘤，相对较少见，国外报道尸检发现率仅为 0.02%～0.05%，约占胃肠道恶性肿瘤的 0.35%。但小肠恶性肿瘤却以十二指肠发生率最高，占全部小肠肿瘤的 41%。继发性十二指肠恶性肿瘤由邻近器官的恶性肿瘤直接侵及或远隔部位的恶性肿瘤转移至十二指肠所致，临床上相对常见。

原发性十二指肠恶性肿瘤以老年人多见，包括腺癌、间质瘤和平滑肌肉瘤、恶性神经内分泌肿瘤、淋巴瘤及类癌等，腺癌多发生于 70 岁以上老年患者，平滑肌肉瘤和类癌各种年龄都可发生，但 60 岁以上老年人多见，淋巴瘤发病年龄相对较为年轻，平均为 40 岁左右。临床表现为腹痛、上消化道出血、肠梗阻（肿瘤阻塞肠腔、肠壁浸润狭窄及蠕动受限导致）、肿瘤侵犯或阻塞胆总管开口部或因转移淋巴结压迫胆管引起梗阻性黄疸，晚期则可引起消瘦、贫血等消耗症状，有的患者腹部可触及质硬包块。

一、声像图特征

（一）腺癌

小肠腺癌最常发生于十二指肠乳头周围，该部位腺癌又称壶腹癌，主要表现为消化道出血和肠梗阻，累及乳头胆管开口则可发生梗阻性黄疸，累及胰管开口可以出现胰腺炎。内镜下早期癌表现为黏膜形态、质地或色泽改变，有时可伴有糜烂、浅表溃疡及自发出血，大体形态按照巴黎分型可以分为隆起型、平坦型或凹陷型，平坦型又可分为浅表隆起、平坦型或浅表凹陷型，进展期则呈明显的溃疡或结节息肉样肿物，质地脆，易出血（图 28-6-1A，图 28-6-2A）。EUS 观察多呈现为低回声病变，边界不清，内部回声不均，病变部位正常肠壁结构层次消失，因肿瘤浸润深度不同，累及肠壁层次深浅也相应不同（图 28-6-1B，

图 28-6-2B）。有的病变周围可见转移淋巴结，特点为圆形、低回声、边界清晰，长径多在 1cm 以上，不能确定性质的肿大淋巴结 EUS-FNA 常可帮助明确诊断。

根据病变浸润深度、周围器官侵犯情况、有无转移淋巴结等，EUS 还可以对腺癌进行分期，T 分期依据肿瘤侵犯十二指肠壁的程度及累及胰腺和周围组织情况，其分期标准如下：Tx 期，原发肿瘤无法分期；T1 期，肿瘤局限于壶腹或 Oddi 括约肌（图 28-6-1）；T2 期，肿瘤侵犯十二指肠壁（图 28-6-2）；T3 期，肿瘤侵犯胰腺（图 28-6-3）；T4 期，肿瘤侵犯胰周软组织或其他邻近器官或结构。N 分期取决于区域淋巴结（胰周淋巴结，包括沿肝动脉、腹腔干及幽门部周围淋巴结）转移情况，N0 期为无淋巴结转移，N1 期为有淋巴结转移。Trikudanathanr 等对 422 例患者 14 项研究进行的荟萃分析结果提示，EUS 对 T1 期诊断的敏感度和特异度分别为 77% 和 78%，对 T4 期的敏感度和特异度分别为 84% 和 74%，总的敏感度和特异度分别为 70% 和 74%。Artifon 等研究发现，EUS 对壶腹癌 T 分期和 N 分期诊断的准确性分别达到 74.1% 和 81.4%，优于 CT 分期（分别为 51.8% 和 55.5%）。另外，对于周围血管的浸润，Puli 等的荟萃分析结果表明，对胰腺癌及壶腹周围癌血管侵犯的诊断，EUS 的敏感度为 73%，特异度为 90.2%，阳性预测值为 9.1，阴性预测值为 0.3。

（二）恶性淋巴瘤

淋巴瘤发病率占小肠肿瘤的第二位，多见于中老年男性。主要临床表现为腹泻、腹痛、体重减轻等。肿瘤沿黏膜下广泛浸润生长，内镜下常见多发病灶，病变肠壁增厚变硬失去弹性，呈皮革状，表面暗红色或灰白色，黏膜常见多个结节样隆起，有时肠壁高度浸润增厚可形成较大的肿块，也可因肠壁浸润增厚、僵硬而引起肠腔狭窄。EUS 下表现为肠壁显著增厚，以第 2、3 层（黏膜肌层及黏膜下层）最明显，有时会累及固有肌层，呈低回声改变，厚薄不均，边界不清，内部回声可均匀或不均匀，局部十二指肠壁正常结构层次消失（图 28-6-4）。

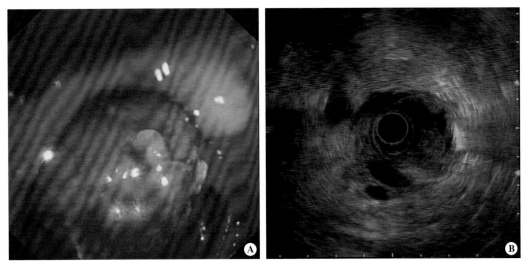

图 28-6-1　壶腹癌

A. 内镜图；B. EUS示肿瘤局限于壶腹

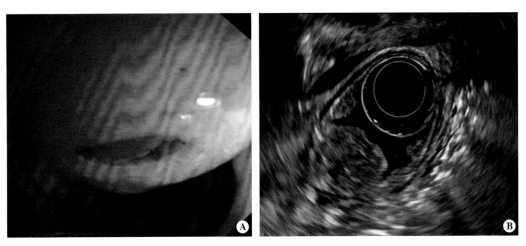

图 28-6-2　十二指肠乳头肿大

A. 内镜图；B. EUS示肿瘤侵犯十二指肠肠壁

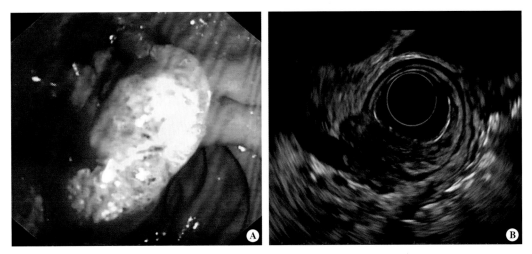

图 28-6-3　十二指肠乳头肿大伴溃烂

A. 内镜图；B. EUS示肿瘤侵犯胆总管下段

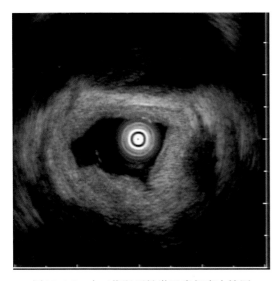

图28-6-4 十二指肠恶性淋巴瘤超声内镜图

（三）高风险GIST和平滑肌肉瘤

GIST来源于间质卡哈尔（Cajal）细胞，95%为CD117阳性，平滑肌肉瘤起源于肠壁黏膜肌层或肌层的平滑肌细胞，可由良性平滑肌瘤演变而来，CD117为阴性。GIST与平滑肌肉瘤的鉴别有赖于病理组织进行分子生物学检查，如CD117、DOG1（阳性率95%）和CD34（阳性率约70%）及基因突变检测（如KIT/PDGFRa基因）。GIST具有潜在恶性特点，其复发及转移风险及预后判断依赖于形态部位及组织学检查，其独立预后因素为细胞有丝分裂指数、肿瘤大小、发病部位及肿瘤是否破裂等，有丝分裂数大于5/50HPF，直径大于5cm为高风险GIST，位于小肠及有破裂者复发转移风险较高。

GIST和平滑肌瘤/肉瘤（图28-6-5）在内镜和EUS表现相似，鉴别非常困难。病变多表现为单发的肿物，偶见多发。内镜下呈现为圆形或椭圆形肿物，表面呈暗红色，可带有结节状隆起，瘤体较硬，表面常有溃疡。EUS表现为起源于肠壁固有肌层（多见）或黏膜肌层的低回声肿物，高风险GIST的声像特点：直径一般大于2cm，边缘不规则，内部回声不均，常有囊性变（图28-6-5，图28-6-6）。不同研究报道EUS诊断的敏感度在80%～100%不等，多普勒超声检查能显示肿瘤内血流情况，对于GIST良恶性的鉴别有更大意义。Săftoiu等的研究发现，83.3%的恶性GIST内存在明显的血管或血流信号，而良性患者这一比例只有28.6%。Sakamoto等研究表明，CH-EUS有助于诊断高风险，表现为不规则的血管及不均匀增强，其诊断高风险GIST的敏感度、特异度及准确度分别为100%、63%和83%，而EUS-FNA诊断的敏感度、特异度及准确度分别为63%、92%和83%。超声内镜下细针活检术能够取得标本进行病理及免疫组织化学诊断（图28-6-6），但是由于细针穿刺活检所得标本有限，对于确诊GIST准确性不如其他黏膜下肿瘤，不同报道准确性在60%～80%，近年来，随着现场病理细胞学的发展应用、新的组织活检针和细胞团技术的应用，能够获得足够标本进行免疫组织化学研究，诊断准确性能够提高到80%以上。

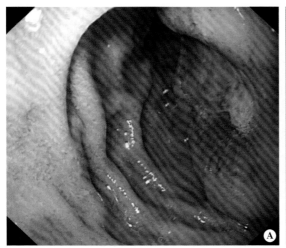
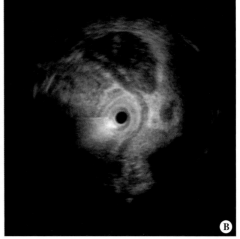

图28-6-5 十二指肠平滑肌肉瘤

A. 内镜图；B. EUS声像图

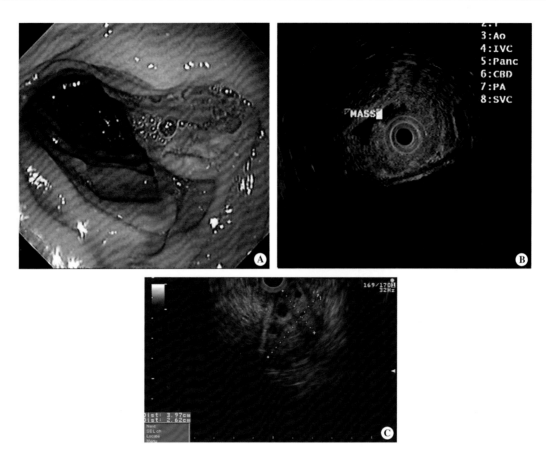

图28-6-6　十二指肠高风险间质瘤

A. 内镜图，顶部溃疡；B. 超声微探头图；C. 纵轴EUS声像图

（四）类癌

类癌是一种能产生小分子多肽类或肽类激素的肿瘤，之前又称为APUD瘤，为少见肿瘤，患者临床可有类癌综合征表现，尤其伴有肝转移之后，现在也将它归入神经内分泌肿瘤。内镜下表现为微黄色结节黏膜下肿物，边缘清晰，质地较硬，直径一般小于2cm（图28-6-7A）。超声内镜多表现为位于黏膜下层肿物，部分位于黏膜肌层，呈椭圆形或梭形，多呈低回声，边界较为清晰，当出现浸润时局部肠壁各层结构不清，并可侵及浆膜及周围组织（图28-6-7B）。类癌为低度恶性肿瘤，瘤体直径小于1cm者恶性程度很低，大于2cm者，病灶常有邻近器官浸润、肝转移及淋巴结受累。

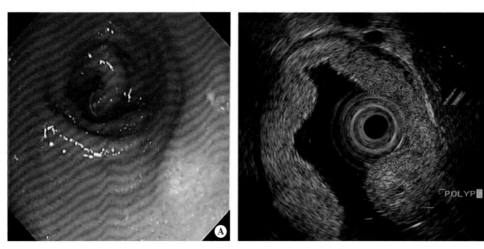

图28-6-7　十二指肠类癌

A. 内镜图；B. EUS声像图

（五）转移癌

原发于胰腺、胃、胆管、右肾和结肠肝曲的恶性肿瘤都可通过直接浸润、淋巴转移及血行转移到十二指肠，其中以胰腺癌更为多见。EUS既可以显示肠壁内病变，也能够对十二指肠邻近器官进行扫查，了解原发灶及局部淋巴结转移的情况。胰腺癌常侵犯十二指肠降部和水平部，内镜

直视下表现为结节状肿块，表面充血糜烂，也可见溃疡。EUS下表现为局部肠壁增厚，各层结构消失，肿块边界不整，呈不均匀低回声，与胰腺界限不清（图28-6-8）。胃癌很少直接浸润到十二指肠，多经淋巴管扩散到十二指肠，内镜下表现为十二指肠黏膜变白，也可为息肉样肿块，周边黏膜相对正常。EUS下表现为不规则低回声肿物，局部肠壁正常结构层次消失。

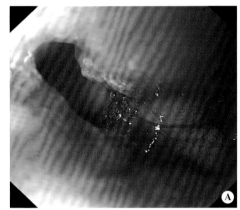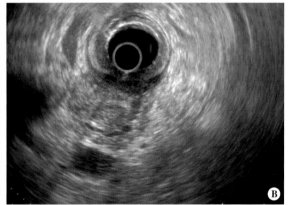

图28-6-8 十二指肠转移癌

A. 内镜图；B. EUS声像图

二、诊　　断

十二指肠腺癌EUS下表现为低回声病灶，呈浸润生长，浸润深度不同，肠壁正常结构可以部分或全部消失，周围可有淋巴结肿大，亦可侵犯周围器官，如胰腺和周围血管等。十二指肠腺癌需与十二指肠良性狭窄相鉴别，后者病因可能为非特异性炎症、克罗恩病、血管炎及结核等，直视内镜表现可能与腺癌类似，EUS也表现为肠壁各层结构不清，黏膜层明显增厚，回声不均，但一般不侵及周围器官。恶性淋巴瘤为肠壁第2、3层（黏膜肌层及黏膜下层）为主的增厚呈低回声，边界不清，厚薄不均。高风险GIST/平滑肌肉瘤多起源于第4层（固有肌层），边界较为清晰，边缘不规则，内部呈不均匀低回声，可以有无回声及高回声区。类癌表现为位于肠壁第2层或第3层的肿物，边界清晰，内部回声均匀，多呈低回声。典型的声像图获得诊断的准确性在80%左右，CH-EUS及弹性成像技术的应用，能够进一步提高诊断率，如能结合临床特点、活检或穿刺组织病理

及免疫组化检查，可以对十二指肠恶性肿瘤进行鉴别诊断。

三、影像学比较

（一）内镜检查

常见内镜下表现为腔内的息肉状、菜花状或黏膜下肿物，凹凸不平的结节状隆起，表面可有溃疡，局部肠壁僵硬、肠腔狭窄。单凭直视内镜很难对病变的良恶性及性质做出诊断，来源于上皮或累及黏膜层的病变活检国内报道内镜检查确诊率可达85.3%，黏膜下层或深部病变进行局部深挖可以提高诊断的正确率，但结果不如EUS-FNA。近年来随着内镜下黏膜下剥离术（endoscopic submucosal dissection，ESD）的开展和临床应用，对黏膜下肿瘤有学者开始应用类似技术，进行黏膜切开活检或表层黏膜切除活检，获得组织的成功率可以达到80%以上，然而对于腔外生长的肿瘤，应用会受到限制。

对于十二指肠非壶腹部的浅表及早期肿瘤，

Noritaka Matsuda的最新研究发现，白光内镜下根据黏膜表面形态及病变周围黏膜皱襞的走行变化判断肿瘤的深度甚至可优于EUS。

（二）X线钡餐检查

X线钡餐检查对十二指肠恶性肿瘤的诊断有较大价值，准确率一般为50%左右，十二指肠低张造影准确率可达80%以上。主要表现为病变局部肠壁僵硬、肠腔不规则狭窄伴近侧肠段扩张，局部肠壁黏膜破坏，表现为边缘不规则，还有充盈缺损伴龛影等。有时可见十二指肠环扩大，肠壁内缘破坏，降段或水平段向前移位，肠腔不规则狭窄，酷似胰头癌表现。而GIST与平滑肌瘤可表现为充盈缺损，有时可显示窦道或钡餐充盈的空腔，肠腔呈动脉瘤样扩张，亦可出现狭窄。恶性淋巴瘤病变范围较大，病灶可多发，常伴有胃和小肠的病灶或消化道外器官受累表现。然而，各种病变的X线表现可以重合，有时鉴别很困难。

（三）CT与MRI

腹部CT与MRI可准确地显示肠壁肿物的大小，与周围器官关系，淋巴结转移情况，了解病灶手术切除的可能性，结合增强扫描能对病变的性质进行判断。高分辨的螺旋CT还可以进行肠道、胆道或血管的重建，进一步提高诊断的准确性。腺癌的特征性表现为向外生长或肠壁内的肿块，多位于十二指肠腔内乳头附近，在降段肠壁向内侧部突出呈圆形、分叶状或菜花状软组织阴影，以圆形为多见，中心可有坏死。同时，CT与MRI可以很好地展示病变对周围组织血管侵犯情况，有无肝脏转移、远处器官转移及周围淋巴结受累情况，提供较为准确的肿瘤TNM分期，以为治疗决策及评估预后提供依据。然而，邻近器官如胰腺的恶性肿瘤也可侵犯十二指肠，造成肠壁增厚、肠腔狭窄和变形，有时很难单凭CT与MRI进行鉴别。

（四）血管造影

选择性肠系膜上动脉造影能显示肿瘤血管异常分布和肿瘤染色征象，在合并出血时能确定出血部位并进行栓塞止血治疗。

四、临床评价

EUS探头的分辨率高，可以准确定位肿瘤在肠壁内起源部位，并结合声像图特点来诊断十二指肠恶性肿瘤。Will等对183例乳头病变的研究证实，EUS鉴别肿瘤病变和炎症的准确率可达82%，对于良性病变的诊断敏感度为92.3%，特异度相对较低，为75.3%；如能与病理检查结合，确诊率可达95%以上。Roberts等研究发现，对壶腹病变诊断准确性，EUS组较非EUS组有显著提高（93% vs 78%），其中低度异型增生分别为93%和72%，重度异型增生分别为50%和20%，腺癌组分别为100%和96%。

另外，EUS检查对肿瘤分期判断，尤其是T分期具有较高的准确度，Ridtitid等的研究比较了EUS和ERCP对壶腹癌胆管内及局部浸润诊断准确度，发现EUS的敏感度和特异度分别为80%和93%，与ERCP没有显著性差异（分别为83%和93%），EUS局部分期的准确度为90%，能够帮助确定疾病治疗方式、手术切除的可能性及预后。也有研究表明，在化疗前后可以通过EUS检查，根据肿瘤大小变化、周围淋巴结的反应来确定化疗方案的效果。

类癌及间质瘤的生物学行为与其大小、部位密切相关，EUS可准确测量其大小及肠壁及周围器官的受累情况，淋巴瘤EUS有其相对独特的声像学特点，CH-EUS和EG-EUS有助于对病变性质进行鉴别诊断，而EUS-FNA能够获得标本进行细胞学及组织学检查，对于非黏膜上皮来源/受累的肿瘤具有重要的诊断和鉴别诊断价值，对于指导治疗、评估预后有重要意义。

（姚　方　张筱茵）

参考文献

郭俊渊，2001. 现代腹部影像诊断学. 北京：科学出版社：263-287.

金震东，2000. 现代腔内超声学. 北京：科学出版社：211-217.

Akahoshi K，Oya M，Koga T，et al，2018. Current clinical management of gastrointestinal stromal tumor. World J Gastroenterol，24（26）：2806-2817.

Alvarez-Sánchez MV，Napoléon B，2014. Contrast-enhanced harmonic endoscopic ultrasound imaging：Basic principles，present situation and future perspectives. World J Gastroenterol，20（42）：15549-15563.

Apel D，Jakobs R，Spiethoff A，et al，2005. Follow-up after endoscopic snare resection of duodenal adenomas. Endoscopy，37（5）：444-448.

Attwell A，Sams S，Fukami N，et al，2015. Diagnosis of ectopic pancreas by endoscopic ultrasound with fine-needle aspiration. World J Gastroenterol，21（8）：2367-2373.

Deprez PH，Moons LMG，O'Toole D，et al，2022. Endoscopic management of subepithelial lesions including neuroendocrine neoplasms：European Society of Gastrointestinal Endoscopy（ESGE）Guideline. Endoscopy，54（4）：412-429.

Hirai K，Kuwahara T，Furukawa K，et al，2022. Artificial intelligence-based diagnosis of upper gastrointestinal subepithelial lesions on endoscopic ultrasonography images. Gastric Cancer，25（2）：382-391.

Okasha HH，Naguib M，El Nady M，et al，2017. Role of endoscopic ultrasound and endoscopic-ultrasound-guided fine-needle aspiration in endoscopic biopsy negative gastrointestinal lesions. Endosc Ultrasound. 6（3）：156-161.

Iabichino G，Di Leo M，Arena M，et al，2022. Diagnosis, treatment, and current concepts in the endoscopic management of gastroenteropancreatic neuroendocrine neoplasms. World J Gastroenterol，28（34）：4943-4958.

Ikehara H，Li Z，Watari J，et al，2015. Histological diagnosis of gastric submucosal tumors：A pilot study of endoscopic ultrasonography-guided fine-needle aspiration biopsy vs mucosal cutting biopsy. World J Gastrointest Endosc，7（14）：1142-1149.

Matsuda N，Hirose T，Kakushima N，et al，2022. Comparison of endoscopic ultrasonography and conventional endoscopy for prediction of tumor depth in superficial nonampullary duodenal epithelial tumors. Digestion，103（4）：319-328.

Ridtitid W，Schmidt SE，Al-Haddad MA，et al，2015. Performance characteristics of EUS for locoregional evaluation of ampullary lesions. Gastrointest Endosc，81（2）：380-385.

Sepe PS，Moparty B，Pitman MB，et al，2009. EUS-guided FNA for the diagnosis of GI stromal cell tumors：sensitivity and cytologic yield. Gastrointest Endosc，70（2）：254-261.

Tamura T，Yamashita Y，Ueda K，et al，2017. Rapid on-site evaluation by endosonographers during endoscopic ultrasonography-guided fine-needle aspiration for diagnosis of gastrointestinal stromal tumors. Clin Endosc，50（4）：372-378.

Trikudanathan G，Njei B，Shaukat A，et al，2014. Staging accuracy of ampullary tumors by endoscopic ultrasound：Meta-analysis and systematic. Dig Endosc，26（5）：617-626.

Wang S，Sun S，Liu X，et al，2020. Endoscopic diagnosis of gastrointestinal melanoma. Scand J Gastroenterol，55（3）：330-337.

第二十九章
十二指肠壶腹部

第一节　十二指肠壶腹部超声内镜检查术

十二指肠壶腹又称Vater壶腹、十二指肠乳头，是由胆管和胰管合流的共同通道，以及包绕其周围的奥迪（Oddi）括约肌及十二指肠黏膜的乳头状隆起组成（图29-1-1）。主要功能为调节胆汁和胰液的分泌。

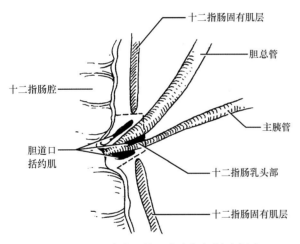

图29-1-1　正常十二指肠壶腹部解剖示意图

引自广冈芳树，1997.消化器超音波内视镜

一、超声内镜操作要点

壶腹部超声内镜检查术同十二指肠部分，先观察十二指肠乳头部，由于大多超声内镜前方探头较长，而且多为斜视镜，因此内镜观察有一定难度，但不影响超声检查。若要更清晰地显示壶腹部结构，常用混合方法，即水囊少量注水，同时腔内灌注一定量无气水，避免空气影响的同时充分展开十二指肠腔，以利于病变的充分显露及与周围正常结构之间的比对。超声扫查需明确正常壶腹部结构有无破坏及壶腹区有无异常回声团块，同时也要观察病变与胆管和胰管的关系、胆总管/主胰管有无扩张、内部有无异常回声、胰腺实质有无改变及区域淋巴结有无肿大。

二、微型超声探头操作要点

十二指肠乳头部病变微型超声探头扫查，需将微探头深插入胆管/胰管再逐渐退至十二指肠乳头部进行检查，多与ERCP同时进行。十二指肠镜进入十二指肠降段后，找到十二指肠乳头，行选择性胆管/胰管插管，成功后于胆管/胰管内留置导丝，导丝引导下插入微探头，对胆管或胰管进行扫查（图29-1-2，图29-1-3），边扫查边逐渐将探头退至壶腹部，插入过程中尽量避免使用抬钳器，以免损坏超声探头。若乳头部明显狭窄，插入微探头困难时，可行十二指肠乳头括约肌切开或扩张，再进行插入。

少数十二指肠乳头明显狭窄、经乳头插管困难而肝内胆管明显扩张患者可先行经皮经肝胆道引流术（PTCD），置入内径14～16F的PTCD引流管，经引流管插入微探头至乳头部进行扫查。检查前先经PTCD引流管注入生理盐水稀释后的造影剂，显示胆道，并充盈十二指肠腔，然后经PTCD引流管插入微探头（图29-1-4，图29-1-5）。乳头

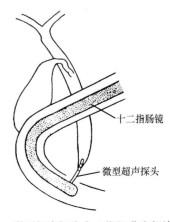

图29-1-2　微型超声探头十二指肠乳头部检查示意图

引自乾和郎，1997.消化器超声波内视镜

狭窄患者可先行经皮经肝胆道镜检查，扩张后再插入微探头进行扫查。

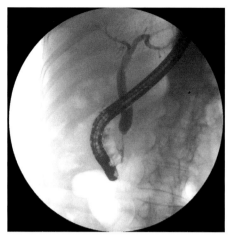

图29-1-3　微型超声探头通过十二指肠镜插入十二指肠乳头

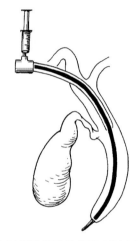

图29-1-4　经皮经肝胆道引流管微型超声探头检查示意图

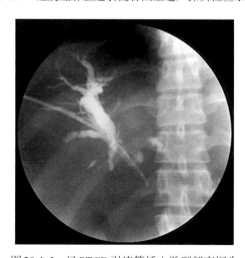

图29-1-5　经PTCD引流管插入微型超声探头

第二节　适应证、禁忌证及并发症

一、适　应　证

（1）肝内外胆管扩张或狭窄。

（2）胰管扩张或狭窄。

（3）十二指肠乳头病变。

（4）任何疑似壶腹部病变。

十二指肠乳头开口能插入2mm导管者，即可行经十二指肠乳头微探头检查，肝内外胆管明显扩张者可经PTCD微型超声探头检查。

二、禁　忌　证

（1）心肺功能严重不全。

（2）存在其他内镜检查禁忌。

（3）十二指肠明显畸形、狭窄。

（4）月经期（可能出现凝血障碍）。

（5）妊娠期（避免X线损伤）。

（6）有出血倾向或腹水患者避免PTCD下微型超声探头检查。

所有禁忌证应综合考虑患者接受检查的风险及获益。

三、并　发　症

超声内镜是相对较为安全的检查，并发症同上消化道内镜检查和ERCP。若操作技术不熟练、未按规程操作或适应证掌握不严格，则并发症发生概率明显增加。主要并发症有出血、穿孔、腹膜后气肿、腹痛感染、胆汁性腹膜炎等。穿孔发生率最高，后果也最严重，通常是因为十二指肠狭窄或憩室的存在，故需谨慎操作，检查后退镜前仔细观察，发现穿孔及时处理，在内镜下用组织夹夹闭通常能获得较好的治疗效果。

第三节　正常十二指肠壶腹部声像图

正常十二指肠壶腹部超声显示为圆形、层状、低回声结构，周围十二指肠壁可分为5层。第1层：高回声，相当于黏膜层及界面波；第2层：低回声，相当于黏膜肌层；第3层：高回声，相当于黏膜下层；第4层：低回声，相当于固有肌层；第5层：高回声，相当于浆膜层。

正常十二指肠乳头声像图表现为十二指肠壁结节状突起，内有胆管及胰管的共同通道通过（图29-3-1），常规EUS较难显示乳头部位分层结构，亦较难将Oddi括约肌与其他组织明确分开。常于高回声界面波下见低回声区，但未突破十二指肠壁第4层低回声的固有肌层。为清晰显示十二指肠乳头部位细微结构，常需微型超声探头检查。微型超声探头经内镜或PTCD引流管插至共通管进行扫查，可清晰显示Oddi括约肌。根据微探头声波穿透深度不同，可见不同的组织结构（图29-3-2）。较浅部位进行扫查时，于探头近十二指肠腔侧可见高回声—低回声—高回声—低回声—高回声5层结构。从微型超声探头向外依次代表共同通道管壁、Oddi括约肌、黏膜下层、黏膜层及界面波。于探头近肠壁侧则可见高回声的共同通道管壁、低回声的Oddi括约肌、高回声的黏膜下层、低回声的十二指肠固有肌层及胰腺实质（图29-3-3）。于共通管中央进行扫查时，探头近十二指肠腔侧同样可见

上述5层结构，但于探头近肠壁侧则可见十二指肠固有肌层中断，代之以胰腺实质回声（图29-3-4）。于胆总管下端进行扫查时，可见胆管壁高回声、低回声的胆总管周围Oddi括约肌、高回声的界面波及低回声的胰腺实质回声（图29-3-5）。

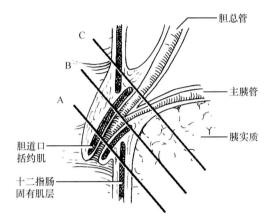

图29-3-2　十二指肠壶腹不同部位微型超声探头检查示意图
引自乾和郎，1997. 消化器超声波内视镜

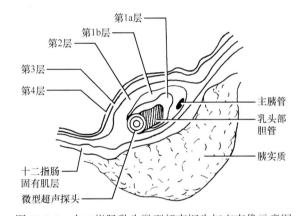

图29-3-3　十二指肠乳头微型超声探头扫查声像示意图
十二指肠乳头部5层结构、十二指肠固有肌层及胰腺实质（引自乾和郎，1997. 消化器超声波内视镜）

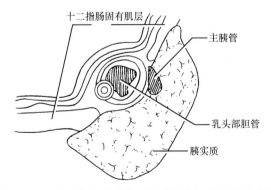

图29-3-4　十二指肠乳头微型超声探头扫查声像示意图
十二指肠固有肌层中断，并同时显示主胰管（引自乾和郎，1997. 消化器超声波内视镜）

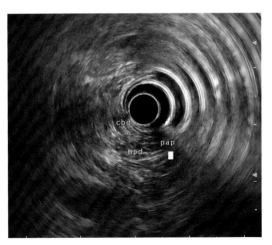

图29-3-1　正常十二指肠乳头（pap），显示胆总管（cbd）、主胰管（mpd）

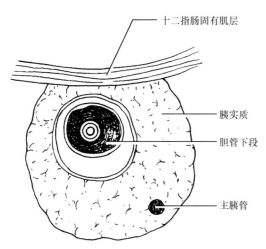

图29-3-5　十二指肠乳头微型超声探头扫查声像示意图

胆总管下段被胰腺实质包绕，此时显示的主胰管距胆总管较远（引自乾和郎，1997.消化器超声波内视镜）

第四节　十二指肠壶腹部腺瘤

一、声像图特征

EUS诊断十二指肠壶腹部腺瘤的作用远不及其作为壶腹癌术前分期诊断方法的重要性高，但它可清晰展示十二指肠壶腹部结构，从而有利于病变来源的判断。十二指肠壶腹部腺瘤进行EUS通常显示为边界较为清晰的中等及低回声，一般病变位于黏膜层，黏膜下层完整（图29-4-1，图29-4-2），如果病变呈低回声且侵及黏膜下层常表明病变有浸润（图29-4-3），对于鉴别恶性表现有一定作用；更重要的是超声可很好地观察病变是否侵及胆管或胰管（图29-4-4），其对病变浸润深度的判断也有利于决

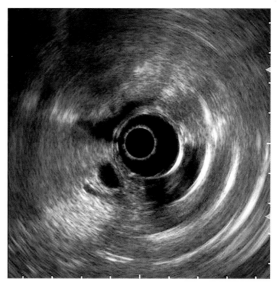

图29-4-2　十二指肠壶腹部腺瘤（2）

病变呈低回声，位于黏膜层

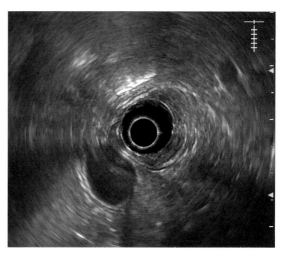

图29-4-3　十二指肠壶腹部占位

病变呈低回声，病变侵及黏膜下层，固有肌层完整

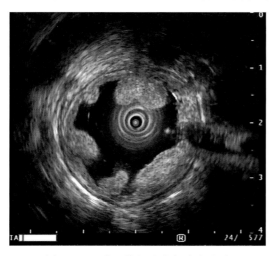

图29-4-1　十二指肠壶腹部腺瘤（1）

病变呈中等回声，局限于黏膜层

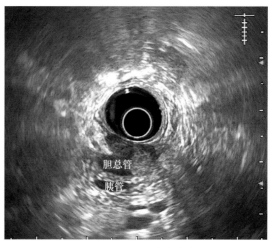

图29-4-4　壶腹腺瘤癌变

病变侵及胆管，上方胆管扩张

定能否进行肿瘤的内镜切除。胆管内超声（IDUS）可显示肿瘤是否侵入胆总管、管壁是否受到破坏。

二、诊　断

十二指肠壶腹部良性肿瘤极少发生，在壶腹部肿瘤中比例不足10%。腺瘤是十二指肠壶腹部最常见的良性病变，最多见的良性肿瘤是绒毛状腺瘤、绒毛管状腺瘤，其他少见的病变包括血管瘤、间质瘤、脂肪瘤、淋巴管瘤和神经内分泌肿瘤等。壶腹部腺瘤虽然是良性病变，但却有可能进展为壶腹癌。

壶腹部腺瘤可散在发生，也可见于家族性腺瘤性息肉病、MUTYH相关息肉病等腺瘤性息肉病综合征患者。家族性腺瘤息肉病一般同时伴十二指肠腺瘤样息肉，数量多且有潜在恶性可能，好发者多为40岁以上，大多为70岁左右，相反，家族性腺瘤息肉病的发病年龄则比较年轻。

壶腹部腺瘤症状没有特异性，主要表现为因肿块压迫胆管、胰管造成梗阻的症状，50%～70%表现为无痛性黄疸，或黄疸伴有上腹闷痛、不适，有时可以出现胆管炎，约25%的患者可以继发胆总管结石，少数患者可以出现急性胰腺炎、缺血性贫血或消化道出血等。

诊断壶腹部腺瘤需依靠内镜、影像学和组织病理学检查，需要排除恶性可能，通常需要肿瘤完全切除后完整病理学检查才可明确。

三、影像学比较

目前可用于诊断壶腹部腺瘤的手段包括腹部超声、CT、ERCP、MRI/MRCP、EUS等。

（一）腹部超声和CT

经腹部超声和CT可以显示由于腺瘤梗阻造成的胆管/胰管扩张，了解胆管/胰管有无结石等其他造成扩张的原因，CT除可以发现较大的壶腹病变之外，更重要的是展示有无壶腹周围器官占位性病变，以利于梗阻性黄疸的鉴别诊断。CT评估壶腹周围区域病变的敏感度高于超声，但位于十二指肠腔内、小的壶腹肿瘤敏感度不高，有报道总体准确度仅为20%。但CT在评估转移性病变（最常为周围淋巴结、肝脏、腹膜、肺和骨）方面存在明显优势。

（二）十二指肠镜及ERCP

十二指肠镜及ERCP可以全面了解壶腹部病变，十二指肠镜直视观察黏膜有无隆起，是否有溃疡，同时进行胆管和胰管造影了解胆管、胰管受压情况，还可在X线指引下进行乳头部、共同通道、胆管或胰管的壶腹内段活检/细胞刷刷检，同时支架置入能进行胆管/胰管引流。ERCP同时插入微探头超声检查可以清晰展示壶腹部结构特点。对于怀疑壶腹部腺瘤患者首选十二指肠镜检查，合并胆管/胰管梗阻、肿瘤向壶腹内生长要考虑同时进行ERCP。

由于15%～60%腺瘤恶变呈局灶性，因此，壶腹腺瘤的活检阴性，并不能完全排除癌变的可能。内镜下表现为乳头区黏膜饱满僵硬、溃疡形成，或黏膜下注射后抬举征阴性者应警惕恶性可能。

（三）MRI和MRCP

MRI和CT一样，可以展示较大的壶腹部肿瘤及伴随的胆管/胰管扩张、除外其他占位并了解有无转移，同时进行MRCP可以很好地显示胆管/胰管形态结构细节特点，而且为无创检查，是了解胰胆管病变的首选检查之一，缺点是不能进行活检和治疗。

（四）EUS

EUS对于壶腹部腺瘤检查非常重要，尤其是较大壶腹部腺瘤（≥2cm）、向壶腹内生长或有恶性可能的患者，能够判断病变来源、大小、深度及胆管/胰管受累情况，指导后续治疗（内镜/外科切除），除直视下活检外，EUS-FNA对十二指肠镜/ERCP活检诊断困难患者有重要价值。对于向肠腔内生长且较小的乳头腺瘤，胆管/胰管受累可能性很小，未治疗前必须进行EUS检查。

四、临床评价

CT或经腹部超声简便易行，显示小的壶腹部的病变较为困难，但对胆管/胰管的鉴别诊断有意义。MRI及MRCP简便无创，能很好地展示胆管/

胰管形态结构，也能对鉴别诊断提供必要信息，是胆管/胰管疾病的首选检查。ERCP可直视观察十二指肠壶腹部形态，必要的胆管/胰管造影能展示壶腹病变对其影响，通过活检、细胞刷刷检获得组织和细胞学检查结果，支架置入引流胆汁/胰液解决梗阻，对于壶腹肿瘤尤其合并胆管和胰管梗阻患者有重要价值。EUS可以很好地显示壶腹部、十二指肠及邻近的胰腺结构，准确展示肿瘤与胆管/胰管的关系，必要时还可以行EUS-FNA获得组织学和细胞学证据，对于指导壶腹部肿瘤的治疗有重要意义。

第五节　壶　腹　癌

十二指肠主乳头黏膜，以及十二指肠壁内被Oddi括约肌包绕的胆管、胰管及共同通道所发生的癌均称为壶腹癌，或十二指肠乳头癌。有时壶腹、末端胆管及壶腹邻近组织包括胰头这些来源不同的肿瘤，由于其所在的特殊解剖部位，有着相同的临床表现，即便手术时也难以将其截然分开，故常归为一个类型，统称为壶腹周围癌，最终鉴别有赖于病理。本节论述的仅为单纯壶腹癌。

一、声像图特征

（一）EUS声像图基本特征

壶腹癌大体组织表现为密集的癌组织形成的肿瘤，其EUS可能的表现有以下方面：

（1）壶腹区边界清晰的低回声/不均匀中等回声占位（图29-5-1）。

（2）乳头局部乃至周围肠壁的一层或多层结构层次不清、消失、扭曲、中断或增厚（图29-5-2）。

（3）不规则的低回声突入十二指肠腔内/外或位于肠壁内形成类圆形肿块。

（4）低回声病变累及胆管、胰管，胰腺和周围淋巴结亦可受累。

（5）上方胆管扩张，胰管扩张（图29-5-3）。

（二）微型超声探头声像图特征及分级

微型超声探头观察壶腹癌常表现为不规则低回声区包绕共通通道/胆管形成环形肿块，局部一层或多层正常结构层次消失、扭曲、中断或增厚。根据肿瘤组织与Oddi括约肌及十二指肠壁固有肌层的关系，可以将十二指肠乳头癌浸润深度分为4级（图29-5-4～图29-5-8）。

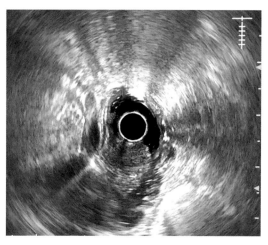

图29-5-1　壶腹癌，突入肠腔的中-低回声肿块

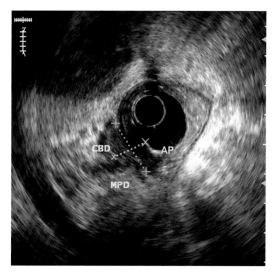

图29-5-2　壶腹癌，局部肠壁层次结构不清，呈低回声改变，胆管胰管无扩张

CBD. 胆总管；MPD. 主胰管；AP. 壶腹部

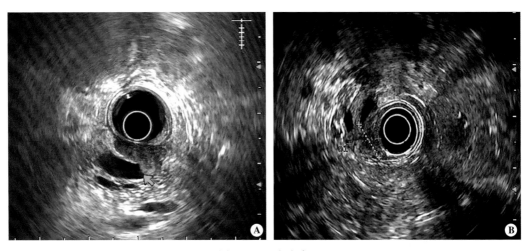

图 29-5-3　壶腹癌

A. EUS 声像图示侵入胆总管，胆管扩张；B. EUS 声像图示累及胰腺，胆管胰管扩张

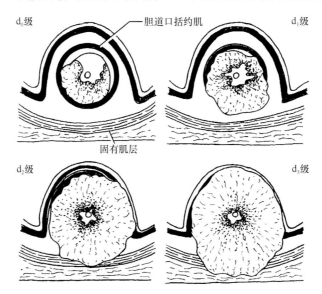

图 29-5-4　壶腹癌浸润深度微型超声探头分级示意图

d_0级：肿瘤局限于相当于 Oddi 括约肌低回声带以内；d_1级：肿瘤突破相当于 Oddi 括约肌的低回声带，但未侵犯相当于十二指肠固有肌层的低回声带；d_2级：肿瘤侵犯十二指肠固有肌层，但未超过相当于该层的低回声；d_3级：肿瘤超过相当于十二指肠固有肌层的低回声带

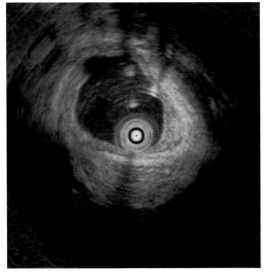

图 29-5-5　壶腹癌，微型超声探头分型 d_0 级

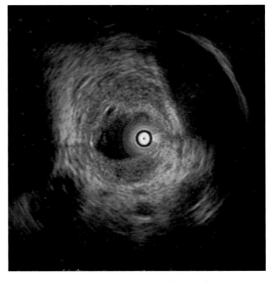

图 29-5-6　壶腹癌，微型超声探头分型 d_1 级

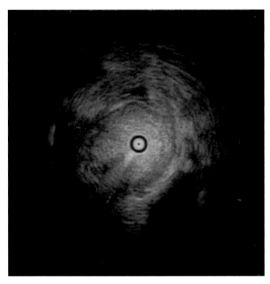

图 29-5-7　壶腹癌，微型超声探头分型 d_2 级

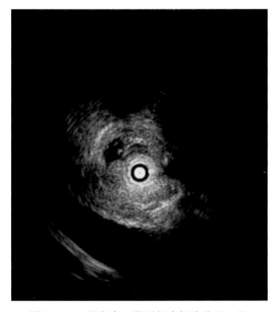

图 29-5-8　壶腹癌，微型超声探头分型 d_3 级

（三）壶腹癌超声内镜分期

分期需要明确病变的局部浸润深度、胰腺实质是否受累及淋巴结有无转移。

1. 根据壶腹癌的浸润深度的 T 分期

T1a 期：肿瘤局限于 Vater 壶腹或 Oddi 括约肌以内（图 29-5-9）。

T1b 期：肿瘤超出 Oddi 括约肌和（或）侵及十二指肠黏膜下（图 29-5-10）。

T2 期：肿瘤侵及十二指肠固有肌层（图 29-5-11）。

T3a 期：肿瘤侵及胰腺（＜0.5cm）（图 29-5-12）。

T3b 期：肿瘤侵及胰腺（＞0.5cm），或者胰腺周围软组织/十二指肠浆膜，无腹腔动脉和肠系膜上动脉侵袭（图 29-5-13）。

T4 期：肿瘤侵及腹腔动脉、肠系膜上动脉和（或）肝总动脉，无论肿瘤大小（图 29-5-14）。

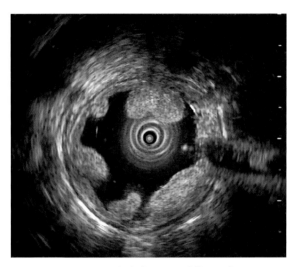

图 29-5-9　壶腹癌，EUS 分期 T1a 期

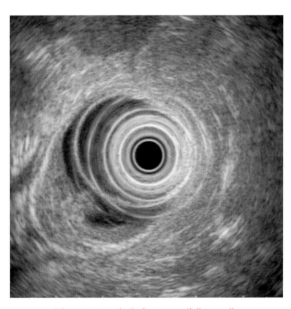

图 29-5-10　壶腹癌，EUS 分期 T1b 期

2. 判断有无胰腺浸润

$Panc_0$：壶腹癌未浸润胰腺实质。

Panc₁：壶腹癌已浸润胰腺实质。

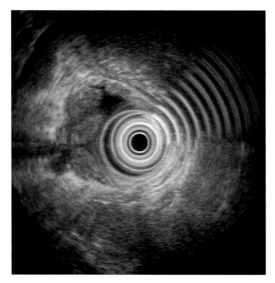

图 29-5-11　壶腹癌，EUS 分期 T2 期

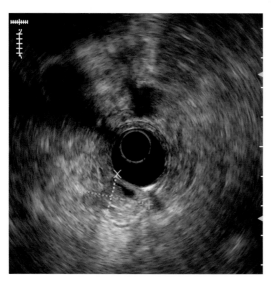

图 29-5-12　壶腹癌，EUS 分期 T3a 期

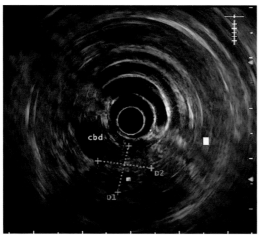

图 29-5-13　壶腹癌，EUS 分期 T3b 期

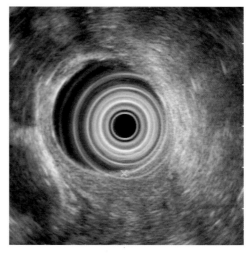

图 29-5-14　壶腹癌，EUS 分期 T4 期

3. 判断有无淋巴结转移　正常淋巴结常小于 3mm，且回声强度及肠旁邻边的脂肪或纤维组织相似，一般在超声图像上很难发现。EUS 能发现直径为 3～5mm 及以上肿大的淋巴结，但对转移性淋巴结与炎症反应肿大的小淋巴结鉴别较困难。有研究表明，如果将十二指肠胰腺区域的所有可见淋巴结均判断为转移性（无论其大小和位置），则 EUS 的敏感度和特异度分别为 69% 和 38%。但也有研究报道了 EUS 评估淋巴结转移的敏感度低至 21%。根据 EUS 检查及术后组织病理结果对比研究，大多学者认为转移性淋巴结多为圆形、类圆形、短轴半径≥10mm，呈低回声改变、黑洞样或回声值与肿瘤组织相似，边界清晰，内部回声均匀或不均匀。而非特异性炎症肿大的淋巴结，常呈高回声改变，边界回声模糊，内部回声均匀（图 29-5-15，图 29-5-16）。

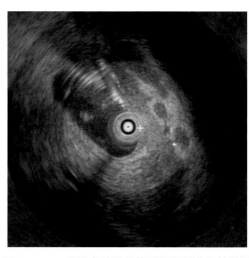

图 29-5-15　壶腹癌并胆总管下段周围淋巴结转移

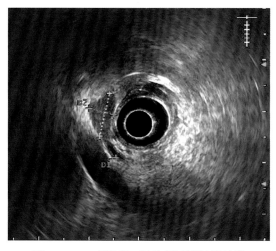

图29-5-16 壶腹癌，胰头周围淋巴结转移

4. TNM分期 美国抗癌联盟关于肿瘤分期第8版（2017）对壶腹癌进行术前的TNM分期，见表29-5-1，EUS对于T分期判断有重要意义。

二、诊断和鉴别诊断

黄疸、消化道出血是壶腹癌的最常见症状，黄疸由胆总管下端受到侵犯或受压所致，占80%左右，伴有深黄色尿及陶土样粪便，常为进行性加重，可以有轻微波动，早期与十二指肠乳头周围炎症消退有关，晚期与侵入胆总管下端的肿瘤溃烂脱落导致黄疸暂时减轻有关。肿瘤充血、糜烂、溃疡可以出现不同的上消化道出血症状，部分患者可以有贫血，晚期可出现肠梗阻症状。早期症状隐匿，一旦出现临床症状，短期内常出现消瘦，伴有食欲缺乏、衰弱、乏力。

壶腹癌位于胆、胰管汇合处，影响胆、胰液的排出，从而出现3种病理形态：第一、形成局部肿块，位于胆管腔内、十二指肠壁，肿瘤可侵犯十二指肠壁和胰头；第二、胆管扩张；第三、胰管扩张。出现相应临床症状后，腹部超声及影像学检查常能发现较大肿物及引起的胆管/胰管扩张，十二指肠镜可以观察肿物形态并直视下活检，通常可以确诊。EUS显示起源于十二指肠乳头黏膜层的低回声肿物，伴乳头部正常结构层次破坏，胰腺实质是否受累、胆管及胰管有无扩张，结合影像学检查可以进行准确分期。ERCP进行胰胆管

显像同时，还能进行胆管/胰管内微型探头超声检查、局部活检/细胞刷刷检，有梗阻性黄疸患者还能同时置入支架引流。

鉴别需要考虑壶腹部腺瘤和其他良性肿瘤，以及胆管末端癌、胰头癌等其他壶腹周围癌，十二指肠镜直视观察加活检、腹部影像学检查结合EUS/EUS-FNA、必要时行ERCP/活检，通常可以有效鉴别。

三、影像学比较

与壶腹腺瘤一样，目前诊断手段包括腹部超声、CT、ERCP、MRI/MRCP、EUS等多种技术，各有其特点。

（一）腹部B超

腹部B超简便易行，无创，费用便宜。黄疸患者首选腹部超声检查，了解肝内外胆管扩张情况，还可以了解有无胆囊结石、胆管结石，并进行鉴别。但受肠气干扰，腹部超声有时很难显示胆总管下段、胰头、壶腹，有报道显示腹部超声对壶腹癌诊断的准确率不足10%。

（二）十二指肠镜和ERCP

十二指肠镜直接观察壶腹部形态，壶腹癌多表现为菜花状、局限性隆起，表面有充血、糜烂乃至溃疡，部分向内生长病变可以表现为壶腹部明显隆起，表面光滑。胆管和胰管插管造影可了解病变累及范围，微探头超声检查可以展示壶腹部结构特点，肠腔内生长浸润病变直视下活检，壶腹部隆起明显而表面黏膜光滑者可乳头括约肌部分切开后活检，胆胰管受累者X线指引下行活检/细胞刷刷检（图29-5-17），能获得病理诊断证据。有黄疸或胆管炎、胰腺炎患者同时进行支架引流能够缓解症状，为手术创造条件，或作为晚期姑息性治疗的方法之一。此外，ERCP同时还能进行胆管内微型探头超声检查，Tio等报道术前微探头超声检查的32例壶腹癌患者中，浸润深度诊断的正确率为87.5%，其中d_0期为100%，d_1期为92.3%，d_2期为100%，d_3期为75%，对淋巴结转移诊断的敏感度为66.7%，特异度为91.3%。

表29-5-1 美国癌症联合委员会（AJCC）关于壶腹癌TNM分期（第8版，2017）

原发部位分期（T）

Tx	原发肿瘤无法评估
T0	无原发肿瘤证据

原发部位分期（T）

Tis	原位癌
T1	
T1a	肿瘤局限于Vater壶腹或Oddi括约肌
T1b	肿瘤超出Oddi括约肌和（或）侵及十二指肠黏膜下
T2	肿瘤侵及十二指肠固有肌层
T3	
T3a	肿瘤侵及胰腺（＜0.5cm）
T3b	肿瘤侵及胰腺＞0.5cm，或者胰腺周围软组织/十二指肠浆膜，无腹腔动脉和肠系膜上动脉侵袭
T4	肿瘤侵及腹腔动脉、肠系膜上动脉和（或）肝总动脉，无论肿瘤大小

区域性淋巴结转移（N）

Nx	区域淋巴结不能评价
N0	无区域淋巴结转移
N1	1～3个区域淋巴结转移
N2	4个以上区域淋巴结转移

远处转移（M）

M0	无远处转移
M1	有远处转移

临床分期

分期	T	N	M
0	Tis	N0	M0
ⅠA期	T1a	N0	M0
ⅠB期	T1b	N0	M0
ⅠB期	T2	N0	M0
ⅡA期	T3a	N0	M0
ⅡB期	T3b	N0	M0
ⅢA期	T1a	N1	M0
ⅢA期	T1b	N1	M0
ⅢA期	T2	N1	M0
ⅢA期	T3a	N1	M0
ⅢA期	T3b	N1	M0
ⅢB期	T4	Any N	M0
ⅢB期	Any T	N2	M0
Ⅳ期	Any T	Any N	M1

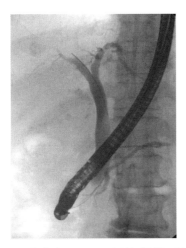

图29-5-17 壶腹癌，ERCP示引起胆管、胰管扩张

（三）CT

CT可显示扩张的胰管、胆管及胰头部占位，尤其通过饮水和造影剂后使十二指肠肠腔扩张，可以显示十二指肠肠壁、肿大的壶腹和胰头，但对较小病变的诊断仍较困难。目前多层螺旋CT（multi detector computed tomography，MDCT）因其扫描速度快、空间和密度分辨率更高，成为诊断壶腹癌的重要CT技术，并且通过多平面重建、曲面重建等三维后处理技术可以更直观和立体地显示病灶及其周围结构，提高病灶检出率和诊断准确率。有研究报道，MDCT曲面重建技术对胆总管扩张的定位准确率为100%，定性诊断准确率为89.7%。能谱CT技术不仅可以反映病变的解剖结构，还可以反映病变的功能特征，为壶腹癌的诊断与鉴别诊断提供了新的方向。此外，CT可显示壶腹部以外器官的情况，并利于远处器官有无转移的诊断（图29-5-18），对于鉴别诊断和病变分期有重要价值。

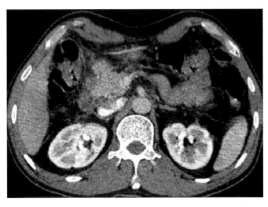

图29-5-18 壶腹癌，CT示十二指肠乳头部肿块

（四）MRI和MRCP

MRI可展示较大的壶腹部肿瘤及伴随的胆管/胰管扩张、除外其他占位，并了解有无转移，有利于鉴别诊断及分期，对肝脏转移灶的识别优于CT。MRCP能直观地显示胆管/胰管形态结构细节特点，扩张或狭窄发生的部位，有无明显充盈缺损等（图29-5-19），无创伤，是了解胰胆管病变的首选检查之一。

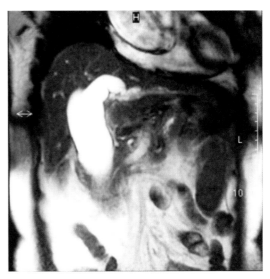

图29-5-19 壶腹癌，MRCP示引起胆管、胰管扩张

（五）EUS

EUS对于壶腹癌检查非常重要，除了可以直接观察到乳头部的肿瘤并能取活体组织外，还可扫查显示肿瘤的声像、胆总管或主胰管受累及继发扩张等、胰腺实质受累、周围淋巴结肿大，因此诊断准确率高，达90%～100%，对于直径<20mm的乳头癌的显示率也达到了90%。EUS可以进行直视活检，必要时行EUS-FNA获得病理组织行病理诊断，这对于十二指肠镜/ERCP活检诊断困难患者、壶腹周围癌的鉴别有重要价值。分期诊断中T分期EUS评估准确性较高，多项研究报道准确率为70%～90%；而N分期的准确性不如T分期。有研究报道，以发现胰头及十二指肠周围直径超过1cm的淋巴结为转移淋巴结标准，EUS判断淋巴结转移的敏感度和特异度分别为67%和96%。然而，也有其他研究报道了EUS评估淋巴结转移的敏感度低至21%。EUS还能够诊断病变是否累及邻近血管及器官。

四、临床评价

　　腹部超声经济简便，能明确是否存在胆管/胰管梗阻，但仅有15%的壶腹癌患者能发现异常病灶。常规CT在大多数医院可以进行，有报道显示，20%的患者可直接由CT诊断壶腹病变，但大多数患者的CT仅提示了胆管、胰管扩张等非直接征象，与常规CT相比，螺旋CT诊断的阳性率较高（16% vs. 30%）。有研究报道，腹部B超、CT对于乳头癌的直接显示率分别只有28%、33%，对直径<20mm的病变显示率更低。然而，CT能对全身进行系统扫描，对肿瘤分期有重要价值。MRI对于肝脏小转移灶的辨识优于常规CT，MRCP能很好地显示胆管/胰管系统病变的细节，而且属于无创检查技术，对于壶腹癌引起的梗阻性黄疸诊断、鉴别诊断、分期也有重要意义。EUS尽管有创，但可以直视观察病变，超声扫查能清晰地显示十二指肠壁、壶腹部及胰腺、胆管和邻近血管结构，还能发现周围肿大淋巴结，必要时进行直视活检及EUS-FNA，对于诊断及T/N分期、鉴别诊断有重要价值，但无法评估远处转移。十二指肠能直接观察病变并进行活检，ERCP胆管/胰管造影了解病变范围，还可进行微探头胆管内超声检查，胆管/胰管内活检或细胞刷刷检，能同时引流、诊断和治疗兼顾，但ERCP创伤性较大，应保留为梗阻性黄疸或胰腺炎需要进行胆管/胰管引流患者或其他检查手段不能获得明确诊断者施行，有报道显示，ERCP同时进行胆管内微型探头超声检查对壶腹癌的诊断正确率明显高于EUS和CT（100% vs. 59.3% vs. 29.6%），IDUS与EUS对壶腹癌的诊断敏感度和特异度比较为100% vs. 62.5%和75% vs. 50%。另有研究表明，IDUS总的准确率显著高于EUS（89% vs. 56%）。

　　综上所述，壶腹癌的诊断需要根据病情综合多种检查技术进行，腹部超声、CT、MRCP、MRI、EUS可在不同层次，直接或间接显示病变累及范围、周围器官受累情况、区域淋巴结转移等，而内镜检查（EUS、十二指肠镜和ERCP）除直接观察壶腹形态，超声扫查病变及邻近器官之外，更重要的是可获得必需的病理学证据。EUS与IDUS对壶腹癌术前T分期的评价意义重大，有利于精准治疗，避免不必要的外科手术。

（姚　方）

参 考 文 献

令狐恩强，程留芳，王向东，等，2003. 胆管腔内超声检查对十二指肠乳头癌分期价值的初步探讨. 中华消化内镜杂志，20（2）：113-114.

韦炜，余永强，李小虎，等，2015. 双能量能谱CT成像对壶腹周围癌诊断价值. 放射学实践，30（10）：1026-1030.

张齐联，年卫东，张兰波，1996. 超声内镜对壶腹癌及肝外胆管癌术前分期诊断. 中华消化内镜杂志，13（1）：7-10.

周占文，2016. 多层螺旋CT曲面重建技术在临床胆总管扩张诊断中的使用价值分析. 肝胆外科杂志，24（4）：282-284，297.

Irie H, Honda H, Shinozaki K, et al, 2002. MR imaging of ampullary carcinomas. J Comput Assist Tomogr, 26（5）: 711-717.

Pavlovic-Markovic A, Dragasevic S, Krstic M, et al, 2019. Assessment of duodenal adenomas and strategies for curative therapy. Dig Dis, 37（5）: 374-380.

Peng CY, Lv Y, Shen SS, et al, 2019. The impact of endoscopic ultrasound in preoperative evaluation for ampullary adenomas. J Dig Dis, 20（5）: 248-255.

Rivadeneira DE, Pochapin M, Grobmyer SR, et al, 2003. Comparison of linear array endoscopic ultrasound and helical computed tomography for the staging of periampullary malignancies. Ann Surg Oncol, 10（8）: 890-897.

Shemesh E, Nass S, Czerniak A, 1989. Endoscopic sphincterotomy and endoscopic fulguration in the management of adenoma of the papilla of Vater. Surg Gynecol Obstet, 169（5）: 445-448.

Shoup M, Hodul P, Aranha GV, et al, 2000. Defining a role for endoscopic ultrasound in staging periampullary tumors. Am J Surg, 179（6）: 453-456.

Skordilis P, Mouzas IA, Dimoulios PD, et al, 2002. Is endosonography an effective method for detection and local staging of the ampullary carcinoma? A prospective study. BMC Surg, 2: 1.

Tio TL, Sie LH, Kallimanis G, et al, 1996. Staging of ampullary and pancreatic carcinoma: comparison between endosonography and surgery. Gastrointest Endosc, 44（6）: 706-713.

Yamaguchi K, Enjoji M, 1991. Adenoma of the ampulla of Vater: putative precancerous lesion. Gut, 32（12）: 1558-1561.

Ye X, Wang L, Jin Z. 2022. Diagnostic accuracy of endoscopic ultrasound and intraductal ultrasonography for assessment of ampullary tumors: a meta-analysis. Scand J Gastroenterol, 57（10）: 1158-1168.

第一节　结肠超声内镜检查技术

一、仪器及性能

结肠超声内镜（EUS）检查技术常用的仪器有超声结肠镜及微型超声探头，其性能在前面章节中已介绍，在此不再赘述。

超声结肠镜经不断改进，性能及灵活性已接近普通内镜，对结肠疾病的诊断能力已达到上消化道EUS的水平。线阵EUS因其为斜视镜，在肠道中操作困难，可能会引起潜在风险，除了直肠部位之外，一般不推荐常规使用。环扫EUS因其操作简单，360°旋转扫描能清晰显示消化管壁层次，可以切换不同频率，适合不同性质及大小的病变，目前临床应用较为广泛。

微型超声探头（miniprobe ultrasonography，m-EUS）的超声频率为7.5～30MHz，其主要优点为可通过常规结肠镜的活检孔道插入，于内镜观察的同时，可灵活进退探头以捕捉病变部位，在内镜确认病变部位的同时即可进行超声探查，使用时如使用活检钳一样便捷，而且容易通过内镜不能通过的狭窄部位，对肠道病变诊断具有较好的临床价值。高频微型探头以很高的分辨率观察肠壁结构，对比较小的、平坦性病变，如早期癌或其他表浅型壁内病变的诊断性评估有较高的价值，同时可评估这类病变是否能应用内镜进行治疗。然而，m-EUS也存在着频率高、穿透浅、对大的肿瘤及肠壁外病变评估困难、无多普勒血流模式、容易损坏等问题。

二、术前准备

检查前15～30分钟可肌内注射丁溴东莨菪碱（20mg）或山莨菪碱（654-2，10～20mg），以避免肠蠕动造成的干扰，另可静脉注射镇静药（地西泮5～10mg，咪达唑仑3～5mg）。对于比较紧张的患者给予快速短效麻醉药丙泊酚，以2.5mg/kg于20～50秒内静脉注射，待患者意识消失后开始检查。后者一般要求有麻醉科医生的协助，并连接心电监护，建立静脉通路。余术前肠道准备同普通肠镜检查。

三、扫描方式

（一）直接接触扫描法

不需要安装超声内镜水囊，将内镜及探头直接接触肠壁黏膜进行扫描，对于大病变和肠壁外病变效果较好。如果要扫查肠壁的病变，可以配合水充盈法，向腔内注入脱气水300～500ml，使病变和探头完全浸入水中，然后进行扫查。目前大多数医院习惯采用该方法，简单高效，图像清晰，对于特殊的病变可以酌情采用水囊法。

（二）水囊法

于内镜顶端超声探头的周围固定一个橡皮囊，通过内镜的固定管道孔注入脱气水3～5ml，使水囊紧贴肠壁黏膜扫描，以显示肠壁的层次及肠壁外器官。

（三）水囊法+水充盈法

通过内镜的固定管道插至检查部位后，先抽净肠腔内空气，再向腔内注入脱气水300～500ml，使已充水的水囊完全浸入水中。水囊法及水充盈法能观察到肠壁各层结构和周围器官的影像。水囊法的缺点是需要额外的时间和费用，水囊多次使用后会出现漏水漏气等问题。

四、检查技术

内镜插入方法，与普通结肠镜相同。插入时受检者左侧卧位，插至脾曲部，使内镜变直后，改为仰卧位。在回盲部和升结肠扫描时，体位略偏左前斜位。探头尽可能插入足够深度后，抽尽空气，注入脱气水，可将橡皮水囊内充入一定量脱气水，边退镜边实时超声扫描。为获得最佳的EUS图像，必须将病灶完全浸入脱气水中，此时可根据病灶的位置调整患者的体位。另外，尽可能地把换能器保持在肠腔中心，与病灶平行，使结肠各层得到良好的聚焦。水囊有助于换能器与肠壁保持适当距离，能与肠壁保持垂直而得到最清晰影像。检查时，应注意观察肠壁各层结构的回声层，它的增厚或破坏通常表示有病变的存在。通常水囊可把病变不平滑的表面压得稍稍平整些，因而深层边界更为重要。为了解病变的全貌，应将换能器慢慢地在病变前后移动以观察到病变的深层边界。若肠腔狭窄，水囊起不到把换能器与病变适当隔开的作用，病变和换能器可靠得很近，在焦点范围以内，此种情况下所得影像通常不清晰。另外，勿将结肠半月瓣当作病变，稍进镜或退镜可区分黏膜病变与皱襞。对正常肠腔周围结构的识别有助于判定方位（图30-1-1，图30-1-2）：于直肠部可见前列腺、精囊、膀胱、阴道、子宫；于乙状结肠部可见膀胱底部、左侧卵巢、髂内血管；于结肠脾曲部可见脾、左肾及胃底体部；于横结肠上方可见胃，后方可见胰腺；结肠肝曲部可见肝、胆囊；升结肠后方可见右肾。男性的前列腺及精囊和女性的阴道及膀胱为最易识别的界线及结构。一般将前列腺或阴道在屏幕上定在6点钟位置，依靠此来迅速地确定病变的方位。对可疑部位可反复探查。检查完毕退镜前应将水囊抽空后再退出。

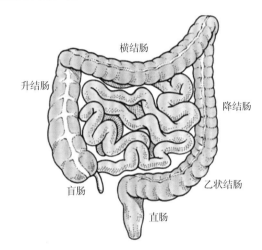

图30-1-1 大肠解剖示意图

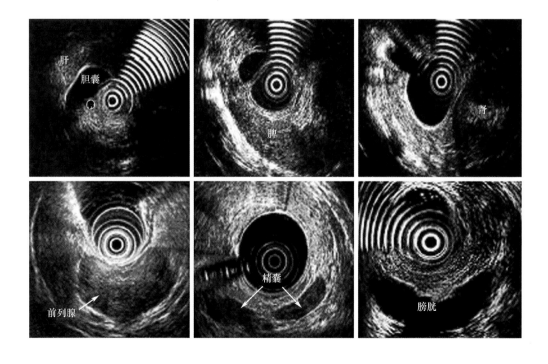

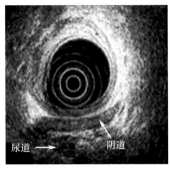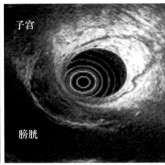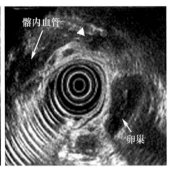

图30-1-2 大肠周边器官超声图像

为了获得不同部位及不同切面的图像，一般可通过以下4种方式控制探头进行扫描。

（1）通过调节内镜的角度旋转钮改变内镜头端和超声探头的方向。

（2）旋转内镜镜身的长轴。

（3）通过插镜或退镜改变探头的位置。

（4）改变患者体位。

实际操作中最常用和有效的方式为旋转内镜的角度旋钮，可获得横切、纵切和矢状3个断面的扫描图像。

综上所述，结肠EUS检查时应注意的主要因素：选择合适的EUS类型和扫查频率，保持适度的焦距范围、采用水充盈法或水囊法，通过调整内镜及体位变换获得最佳的图像。

第二节 适应证、禁忌证及并发症

一、适 应 证

超声结肠镜主要的适应证：

（1）结直肠肿瘤的诊断、术前分期和随访。

（2）黏膜下肿瘤的诊断及鉴别诊断。

（3）炎症性肠病的诊断和鉴别诊断。

（4）可疑肠外病变（如腹腔、盆腔包块）的诊断与治疗。

二、禁 忌 证

禁忌证同普通结肠镜检查。例如：

（1）有严重心肺功能不全者。

（2）急剧恶化的结肠炎症，特别是已处于结肠高度扩张、腹膜炎及可疑肠穿孔征象时。

（3）近期内做过肠道手术或腹部及盆腔放射治疗者。

（4）精神失常或主观上不能配合者。

（5）妊娠期及月经期。

（6）其他无法耐受EUS检查的情况等。

需要特别强调的是上述列出的适应证和禁忌证是相对的，临床医生和内镜医生需要结合患者的临床资料综合分析，在决定患者是否应该行EUS检查前，我们应当评估患者是否能够从EUS检查中获益，该获益是否大于潜在的风险。如果患者无法从EUS检查中获益或者其中的风险明显高于获益，我们应该推荐其他的替代方案。

三、并 发 症

并发症同普通结肠镜检查，本项检查一般是安全的，但如果操作技术不熟练，操作手法野蛮暴力，未按规范流程操作或未能把握适应证和禁忌证，就有可能发生并发症。主要并发症：肠穿孔、出血、肠系膜（主要是乙状结肠系膜）撕裂、浆膜撕裂、腹膜后气肿、结肠黏膜下气肿、腹膜炎及一过性菌血症等。

第三节 正常结肠声像图

正常结肠壁断层结构与食管、胃壁大体相同。超声检查图像有高回声—低回声—高回声—低回声—高回声5个回声环（图30-3-1）。经正常结肠标本水槽内高分辨探查与组织学对照证实，从腔内向腔外依次如下所述。

第1层高回声环：为黏膜界面及浅表的黏膜层（mucosal layer，m）；

第2层低回声环：相当于黏膜肌层（muscularis mucosa，mm）；

第3层高回声环：相当于黏膜下层（submucosal layer，sm）；

第4层低回声环：相当于固有肌层（muscularis propria，mp）；

第5层强回声环：相当于浆膜下层及浆膜层（serosal layer，s）。

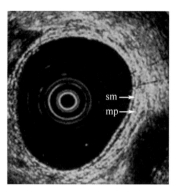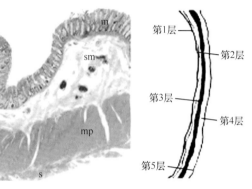

图30-3-1　正常结肠壁EUS及组织学图像

从腔内侧始，第1、2层为界面与黏膜层（m），第3层为黏膜下层（sm），第4层为固有肌层（mp），第5层为浆膜下层及浆膜层（s）

在管壁各层中以第3层高回声带（sm）在超声图像上最清晰，最易于识别，又将此层称为中央回声层，作为管壁层次的定位标志。在体外用EUS探测切除结肠壁时，发现在黏膜层（m）低回声带内出现一条很薄的高回声带，相当于黏膜肌层的界面回声。在回盲瓣，第3层高回声层即黏膜下层（sm），呈肥厚表现。在固有肌层（mp）有时还有另一条较薄的高回声带而将其分为两部分，它们分别与内环肌、外纵肌及两者之间的结缔组织相对应。一般来说，黏膜下层（sm）和固有肌层（mp）是重点观察的层次。结肠5层结构的厚度随着肠壁脂肪含量的多少而变化，正常结肠壁厚度大约为2.75mm，炎症性肠病和淋巴瘤等常表现为管壁异常增厚，可以在EUS图像下进行鉴别。需要注意的是，管壁厚薄与层次易受探头压力影响，检查扫描时务必轻巧、灵活，否则容易引起伪像和误判。我们在扫查病变时特别需要与周边正常的肠道结构进行比较，可以帮助操作者判断病变的起源，回声特点，管壁有无增厚，管壁结构有无破坏等重要信息。

（郭　文　李　跃）

第四节　溃疡性结肠炎

溃疡性结肠炎（ulcerative colitis，UC）是以持续或反复发作的腹泻、黏液脓血便、腹痛和里急后重等为主要临床症状的疾病，常伴有关节、皮肤、眼、口、肝、胆等肠外表现。EUS根据回声特点和病变起源变化，垂直评估UC肠壁炎症深度和肠壁的总厚度（total wall thickness，TWT），在UC的诊治中具有重要的临床价值，对治疗方案的制订及更换、病情及疗效评估、判断预后及是否外科手术治疗有临床指导意义，并提供重要的客观依据。

一、肠道伸展程度

肠道伸展程度可以间接判断炎症波及肠壁的深度。EUS检查前，肠道内注入脱气水观察肠道伸展情况，可视为间接判断炎症程度的辅助诊断。①轻度炎症：肠壁伸展良好，提示第2层增厚；②中度炎症：肠壁伸展轻度受限，提示第3层增厚；③重度炎症：肠壁伸展度受限，提示溃疡形成，第3层增厚，溃疡周围第3层或溃疡基底部组织增厚。

二、炎症波及程度与特征

（1）TWT测量：EUS引导垂直测量UC炎症肠壁的最厚区域和最薄区域，取平均数值，按EUS图像上的比例尺在图像软件下进行放大矫正后测量TWT（图30-4-1）。

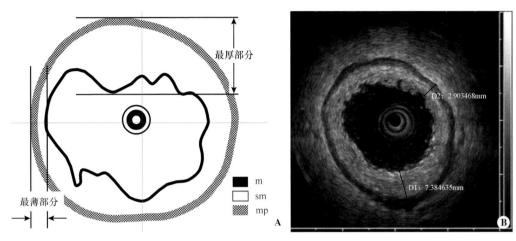

图30-4-1　TWT测量方法

TWT测量结果：UC-m的TWT为2.730±0.566mm，UC-sm的TWT为4.298±0.533mm，UC-sm deep的TWT为5.761±0.735mm，UC-mp的TWT为5.279±1.428mm，UC-se的TWT为6.457±1.771mm。Daǧli等TWT的评判标准：正常TWT＜3.2mm，静止期TWT为3.2～5.5mm，活动期TWT＞5.5mm，并根据UC的病理表现，其肠壁厚度随病变炎症活动程度的加重而增厚

（2）EUS观察UC，根据肠壁炎症波及深度可采用Shimizu分型或Tsuga分型。Shimizu分型可分为6型：Ⅰ型，形似正常肠壁5层结构，肠壁活动度存在；Ⅱ型，第2层增厚，肠壁活动度存在；Ⅲ型，Ⅲa型仅为第3层增厚，Ⅲb型同时出现第2、3层增厚，界限稍清晰，肠壁活动度受限；Ⅳ型，第2层与第3层增厚明显，界限清晰程度介于Ⅲb型和Ⅴ型之间，肠壁活动度中度受限；Ⅴ型，第1～3层结构界限不清晰，仅描绘出肠壁第3层结构，第4层亦增厚，肠壁活动度中至重度受限（图30-4-2）。

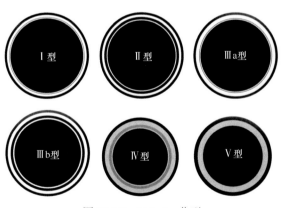

图30-4-2　Shimizu分型

Tsuga分型可分为4型：Ⅰ型，肠壁厚度（–），m-sm分界清晰，sm-mp分界清晰；Ⅱ型，肠壁厚度（＋），m-sm分界清晰，sm-mp分界清晰；Ⅲa型，肠壁厚度（＋），m-sm分界不规则，sm-mp分界清晰；Ⅲb型肠壁厚度（＋），m-sm分界不规则，sm-mp分界不规则；Ⅳa型，肠壁厚度（＋），m-sm分界模糊，sm-mp分界清晰；Ⅳb型，肠壁厚度（＋），m-sm分界模糊，sm-mp分界不规则

三、EUS与白光内镜比较

目前传统UC评分系统包括内镜下严重程度指数（ulcerative colitis endoscopic index of severity，UCEIS）评分、Mayo内镜评分（Mayo endoscopic score，MES）等。近年新增一些新型的内镜评分，如改良Mayo内镜评分（modified Mayo endoscopic score，MMES）、多伦多IBD整体内镜报告（Toronto IBD global endoscopic reporting，TIGER）评分等，但仍需进一步观察验证其评分效果。UCEIS评分包括血管模式、出血、糜烂和溃疡，分值0～8分，在0～3分（血管模式为0～2分）的范围内对每项进行量化。Mayo内镜评分较为简便，易于临床应用，分值0～3分，见表30-4-1。

表 30-4-1 UC 内镜与 EUS 的特点

UCEIS 评分	Mayo 内镜评分	内镜特征	超声特征	白光内镜图像	超声内镜图像
1～3	1	黏膜红斑，血管纹理减少，黏膜轻度脆性	5 层结构存在，局部第 1 层缺损，肠壁未见明显增厚，TWT 3.756±1.322mm		
4～6	2	黏膜明显红斑，血管纹理消失，黏膜脆性及糜烂	第 1 层缺损，第 2 层增厚明显，边界尚清晰，TWT 4.673±1.235mm		
7～8	3	黏膜溃疡，可自发性出血	第 1 层缺损，第 2、3 层增厚明显，边界不清，TWT 5.903±1.551mm		

Yoshizawa等研究比较了UC术后病理和EUS测量判断炎症垂直方向浸润深度符合率高达90%，若以炎症侵及固有肌层为手术指征，其敏感度为63%、其特异度为74%。Brian等对UC的EUS与内镜及组织学评分进行了相关性分析，认为EUS检测指标与内镜及组织学评分均呈显著正相关，与内镜及病理组织学结果相符。因此，EUS通过判断UC肠壁总厚度即炎症浸润深度和炎症累及层次，可对UC的预后及判断病情转归提供一定的理论依据。

四、EUS与放大肠镜检查比较

放大肠镜检查是判断炎症累及深度的重要检查手段之一，通过高倍率放大观察腺开口形态改变，结合EUS/MS检查能提高诊断UC炎症累及范围和深度的准确性。放大观察采用Matts Ⅰ～Ⅳ级分类标准，与EUS比较如下所述。

Matts Ⅰ级（正常黏膜）：炎症局限于黏膜层内，腺开口规则，肠壁5层结构接近正常（相当于Shimizu Ⅰ型）。

Matts Ⅱ级（缓解期黏膜）：①轻度异常的炎症深度为黏膜层或黏膜肌层，小肠绒毛状结构，高倍放大呈小黄斑改变，肠壁5层结构接近正常或第2层增厚（相当于Shimizu Ⅰ或Ⅱ型）；②异常的炎症深度在黏膜肌层，小肠绒毛状结构，肠壁第2层明显增厚（相当于Shimizu Ⅱ型）。

Matts Ⅲ级（中度活动性黏膜）：炎症深度在黏膜下层，珊瑚礁状结构，肠壁5层结构清晰，部分第2层缺损（相当于Shimizu Ⅲ型）。

Matts Ⅳ级（重度活动性黏膜）：炎症深度在固有肌层，非残存或残存黏膜，第1～3层增厚和结构不清晰，部分第3层缺损（相当Shimizu Ⅳ型），第1～4层结构不清晰和第4层缺损（相当Shimizu Ⅴ型）。

（徐 灿 吕顺莉）

第五节 克罗恩病

克罗恩病（Crohn's disease，CD）是一种原因不明的非特异性慢性炎症性疾病，可累及从食管到肛门的消化道任何部分，但病变多见于末端回肠及邻近结肠，病变分布特点呈不对称性和节段性，非干酪样肉芽肿为CD的特征性改变，内镜下可见病变分布呈节段性增殖样外观，有纵行和匍行性溃疡交错呈鹅卵石样，溃疡周围黏膜相对正常。临床上对CD的诊断和鉴别诊断仍存在一定的困难，结合EUS检查可进一步了解肠壁炎症累及深度和纤维化程度等改变，对CD的诊治及预后起到一定的临床指导意义。

一、EUS特征

EUS显示第1、2层无明显增厚，界限较为清晰。第3、4层增厚，尤其第3层增厚最明显，第4层增厚不均匀，病变最厚区域与非病变最薄区域之间厚度差异较大。正常肠壁厚度：黏膜层为0.5±0.2mm、黏膜下层为0.8±0.4mm、固有肌层为0.6±0.3mm，组织厚度超过一定范围（黏膜层＞3.6倍、黏膜下层＞2倍、固有肌层＞2.2倍）诊断为CD。CD炎症波及黏膜下层，黏膜下层增厚与局部组织水肿、淋巴管扩张、淋巴细胞聚集、非干酪样坏死肉芽肿增生和纤维组织增生有关。纵行溃疡或不规则溃疡的肠壁缺损，缺损深度与溃疡深度成正比。铺路石改变的隆起部位为较均匀高回声，隆起基部和周围伴少量不规则低回声。此外，炎症病变不仅有肠壁改变，还可见肠系膜外侧的脂肪变化，并且病变周围还可见淋巴结的肿大。病理诊断非干酪样类上皮细胞肉芽肿可明确诊断CD，但术前活检病理检出率为33.9%，多次复查活检病理检出率为42.1%，活动期病变25%和正常部位8.3%，瘢痕期6.9%，术后病理检出率为62.5%。因此，内镜结合EUS检查判断肠壁炎症深度和纤维化程度等改变，对CD明确诊断、评价治疗效果及预后判断可提供理论依据。EUS与白光内镜比较见表30-5-1。

二、肛周病变

CD肛周病变可在CD之前存在，也可在肠道病变发生后出现。肛周病变分原发性（肛裂、溃破水肿性痔疮、腔隙溃疡、侵袭性溃疡形成），继

表30-5-1 CD内镜与EUS的特点

名称	内镜特征	超声特征	白光内镜图像	超声内镜图像
口疮样溃疡（阿弗他变或糜烂）	直径2～3mm类圆形水肿样小隆起，中央浅凹陷，周围红晕，呈散在型、密集型或环行改变	第1、2层轻度增厚，局部缺损，第3、4层呈不对称性增厚，尤其第3层增厚为高低回声，界限较清晰		
铺路石（卵石征或鹅卵石征）	纵行排列的结节状改变，结节之间纵行溃疡	全层不规则增厚，第3、4层呈增厚最明显，黏膜下层伴有少量低回声，第1层与第2层之间界限呈非连续性		
纵行溃疡	沿肠腔长轴方向大于4～5cm的溃疡	溃疡断层改变，活动期溃疡为黏膜下层浅层至深层，偶尔固有肌层缺损		

续表

名称	内镜特征	超声特征	白光内镜图像	超声内镜图像
假性息肉	散在多发性假性息肉，可混杂在溃疡边缘或卵石征之中	第1～3层之间可见高低不规则回声，其中高回声表现为椭圆形改变，表面增生向肠腔内突出		
狭窄	肠壁纤维化后引起肠道狭窄，局部肉芽肿形成，肠腔狭窄多呈环状，狭窄口周围溃疡形成	黏膜下层明显增厚于固有肌层，第1～3层结构界限不清楚		
纵行溃疡瘢痕	纵行溃疡瘢痕形成	第1、2层边界清晰，局部稍偏侧性增厚		

发性（皮赘、肛门-直肠狭窄、肛周脓肿、瘘管、肛门-阴道瘘/直肠-阴道瘘和癌肿）和伴随病变（痔疮、肛周脓肿、瘘管、皮赘和隐窝炎）。CD患者是否有肛门症状，应常规做问诊、肛周视诊、肛周触诊、指诊、肛门镜和大肠镜检查，了解肛门、肛管和直肠状态；接近肛管的直肠病变，应倒转大肠镜观察病变。

EUS描述CD合并肛周病变时应根据临床需要，选择不同超声频率，有助于诊断与鉴别诊断。选择高频率（20MHz）主要观察脓腔大小、内部和范围等；选择低频率（7.5～12MHz）主要确定脓腔对肠壁的影响程度、脓腔边缘与括约肌之间的关系。目的是明确脓腔的性质，避免手术损伤。特别对复杂性肛周脓肿，选择不同频率超声检查，有助于确定脓肿-瘘管-括约肌之间的解剖关系（图30-5-1，图30-5-2）。①直肠肛周脓肿的急性期脓肿未形成时，病变呈不规则梭形改变为较高低回声，边界不清晰；脓肿形成后，病变呈椭圆形改变为低回声，伴大小不等斑点状高回声，边界较清晰，脓腔壁厚薄不均匀；脓肿破溃或切开引流时，脓腔消失，局部呈较低高回声，有时回声受气体干扰；慢性期病变区域呈较低高回声或较高低回声改变。②肛瘘的直肠壁周围见梭状或管状的较高低回声区域，线状瘘管的低回声延伸至脓腔内（图30-5-3，图30-5-4）；急性期多见低回声或无回声，慢性期多见低回声伴不规则斑点状较低高回声和（或）高回声；通过观察瘘管走行方向和位置，为手术治疗提供客观依据；三维-EUS对判断肛瘘内口位置及瘘管的走向有很大帮助，还可精确显示瘘管与肛门括约肌的关系，以致其成为选择术中是否保留括约肌的重要因素；对肛瘘患者术前行三维-EUS检查可显著提高治愈率，降低复发率（图30-5-5，图30-5-6）。③痔疮的第3层增厚内伴多个扩张的血管（图30-5-7，图30-5-8）。

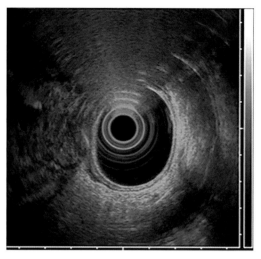

图30-5-1　肛周脓肿（1）

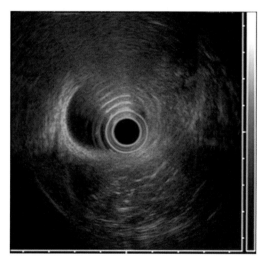

图30-5-2　肛周脓肿（2）

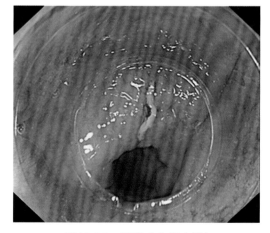

图30-5-3　肛瘘（白光内镜）

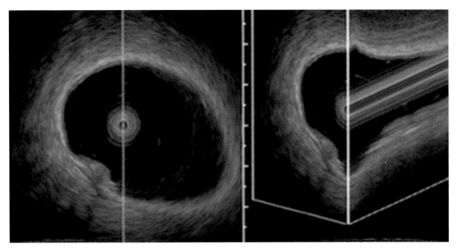

图 30-5-4　肛瘘（EUS）

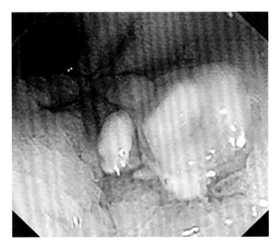

图 30-5-5　白光内镜示肛瘘

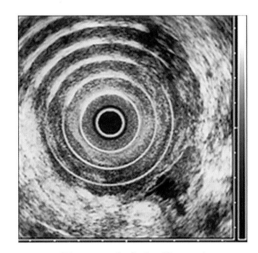

图 30-5-6　肛瘘（三维 -EUS）

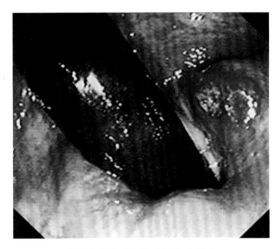

图 30-5-7　痔疮（白光内镜）

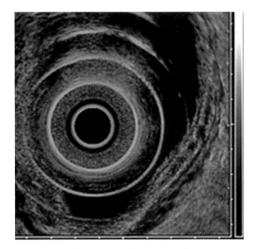

图 30-5-8　痔疮（EUS）

三、UC与CD的EUS鉴别（表30-5-2）

表30-5-2　UC与CD的EUS鉴别

UC	CD
病变在黏膜层及黏膜下层，呈连续垂直方向改变	病变为全层炎症改变，以黏膜下层为主
不同程度黏膜增厚，呈连续、对称改变，不累及固有肌层	可见溃疡处管壁黏膜层缺失，其旁管壁增厚，层次结构清晰，黏膜下层增厚明显
可见病理性肿大淋巴结	可见扩张血管数目增多

四、炎症性肠病的癌变问题

有研究显示，炎症性肠病（IBD）发病年龄越早，发生炎症相关性结直肠癌（colitis-associated colorectal cancer，CAC）风险越大，在15岁前即诊断的患者其累计危险度为40%，而15~39岁诊断的患者累计危险度为25%。IBD早期诊断的CAC患病风险增加，以及诊断年龄较大的患者CAC患病风险也增加。与同年龄段普通人群相比，CD患者结直肠癌（CRC）发生风险增加2~3倍，UC患者CRC发生风险增加4~10倍。而IBD-CRC的发病模式不同于散发性结直肠癌的模式，应为"炎症-不典型增生-癌变"。

由于炎症活动时背景黏膜大多存在不同程度充血、水肿、糜烂、溃疡及瘢痕病变，白光内镜判断形态改变和放大内镜观察腺开口改变来明确癌变存在一定的困难，显著降低了异型增生及CRC的检出率。而EUS对炎症背景下局限于黏膜及黏膜下浸润的CRC可进行判断：黏膜层癌，隆起部分第2层增厚，增厚的黏膜肌层为界限清晰的低回声，第3层结构完整；黏膜下层癌的第2层呈不规则低回声，第3层增厚；肌层癌的第3层分布不均匀点状低回声；浆膜层癌的第3层结构存在，仅见黏膜层局限病变。但EUS对黏膜及黏膜下浸润的CRC判断准确率欠佳，对于黏膜下层是否有浸润的假阳性率相对较高，如内镜活检阴性的恶性病变，进行EUS引导下深挖取检的敏感度可达90%。

（吕顺莉　徐　灿）

第六节　肠　结　核

肠结核（interstinal tuberculosis，ITB）是在全身抵抗力低下，结核分枝杆菌侵犯肠壁而引起的慢性特异性肠道感染性疾病。

一、病理变化

典型ITB的表现：①溃疡型（ulcerative form）（60%）；②增殖型（hypertrophic form）（10%）；③溃疡肥厚型（ulcerohypertrophic form）（30%）。

二、大体观察

黑丸根据肠结核在不同时期的改变，将活动性肠结核分类如下（图30-6-1）：

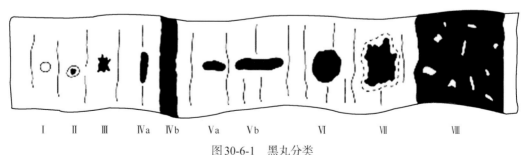

图30-6-1　黑丸分类

Ⅰ型：初期病变表现为粟粒至芝麻大小的结核结节。

Ⅱ型：结核结节坏死，表面出血凹陷，坏死物通过破坏的黏膜向肠腔内排出，小溃疡形成。

Ⅲ型：在Ⅱ型小溃疡大小的基础上，形似赤豆和扁桃体大小溃疡。

Ⅳ型：溃疡朝肠管横轴方向延伸，发展成轮状与带状溃疡。Ⅳa溃疡直径小于2cm，Ⅳb溃疡直径大于2cm。

Ⅴ型：溃疡朝肠管纵轴方向延伸，Ⅴa溃疡直径小于2cm，Ⅴb溃疡直径大于2cm，但不少于5cm。

Ⅵ型：圆形与椭圆形溃疡，大于扁桃体。

Ⅶ型：不规则溃疡，大于扁桃体。

Ⅷ型：溃疡与溃疡之间相互融合，形成面积广的溃疡。

三、内镜形态分析

内镜下鉴别ITB、CD、UC之间不典型形态改变是非常困难的，特别是ITB和CD的鉴别诊断已成难题。尽管这两种疾病的形态学和免疫病理学十分相似，但两者的自然病程还是不同的。

（一）白光内镜下鉴别

1. 典型的ITB溃疡 伴有干酪性坏死和溃疡形成的肉芽肿，垂直于肠管的长轴，呈环状分布，局部伴有明显的局灶腹膜纤维化，并继发粘连、皱缩、肠梗阻及穿孔等（图30-6-2）。

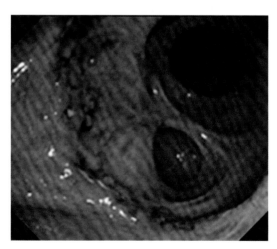

图30-6-2 ITB环状溃疡

2. 典型的CD溃疡 透壁性水肿，伴继发纤维化，结节性和滤泡性淋巴细胞浸润，上皮样细胞肉芽肿及瘘管形成。CD很少单独出现溃疡，在溃疡周围见炎性隆起或糜烂、不规则溃疡和铺路石征等。纵行溃疡发生部位，大肠的结肠系膜带侧见1条或数条溃疡，典型病变为2～3条纵行溃疡

长而宽幅，边界清晰，周围伴水肿状发红，保持黏膜表面光泽或透见血管纹理。肠道黏膜重度炎症，再次复发病变，出现铺路石征或炎症性息肉，伴肠道狭小或变形，缓解期时见线状溃疡瘢痕，周围多见皱襞集中（图30-6-3）。

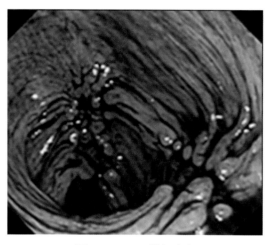

图30-6-3 CD纵行溃疡

3. 典型的UC溃疡 UC发生纵行溃疡与缺血有关。发生部位同缺血性肠炎（ischemic colitis，IC），多见于左半结肠，可累及全结肠。重度UC的纵行溃疡，黏膜脱落，覆薄白苔，周围发红伴水肿样改变。活动期纵行溃疡，溃疡周围黏膜水肿，发红明显部分糜烂，伴大小不等炎症性息肉。UC纵行溃疡病因有两种，一种为UC合并IC，纵行溃疡周围伴炎症性息肉，与结肠带有关；另一种为UC与肠管微血管有关，纵行溃疡周围炎症性息肉，与结肠带无关。UC在溃疡以外的黏膜伴炎症性变化，与其他病变之间存在一定的差异（图30-6-4）。

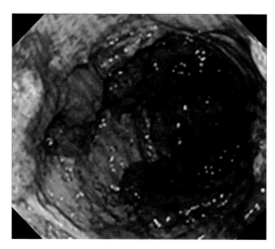

图30-6-4 UC纵行溃疡

（二）二维超声内镜（2D-endoscopic ultrasonography，2D-EUS）鉴别

1. ITB溃疡 白光内镜示溃疡呈环状分布，中央和边缘见大小不等结节（图30-6-5）；EUS示部分第1、2层结构消失，局部缺损达黏膜下层，有偏心性增厚倾向，回声为弥漫均匀的较高回声（图30-6-6），与肠道大的、致密的和融合的干酪样肉芽肿和抗酸杆菌染色阳性有关。增厚的病理基础是结核杆菌聚集在肠管壁的淋巴组织形成上皮样结节，继而发生细胞浸润和淋巴增生，同时与局灶腹膜纤维化、粘连和皱缩有关。或者白光内镜示溃疡呈半环状分布，边缘大小不等结节（图30-6-7）；EUS见缺损，第1～3层结构消失，非缺损区域有偏心性增厚，回声均匀（图30-6-8）。

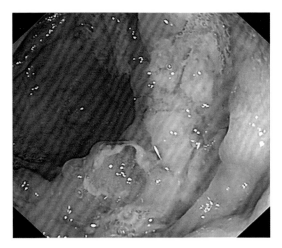

图30-6-7 白光内镜示ITB溃疡（2）

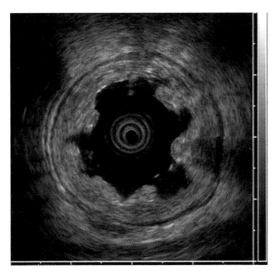

图30-6-8 EUS示ITB溃疡（2）

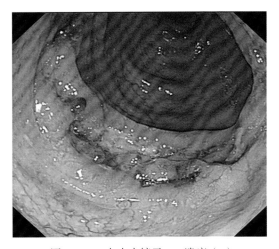

图30-6-5 白光内镜示ITB溃疡（1）

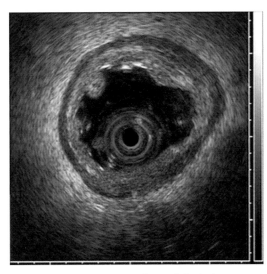

图30-6-6 EUS示ITB溃疡（1）

2. CD溃疡 白光内镜示溃疡呈纵行排列，周围出现铺路石样改变（图30-6-9）；EUS示第1、2层结构存在，局部缺损达黏膜下层，黏膜下层为同心性增厚，回声为弥漫均匀性减低，与肠道和肠系膜淋巴结内小的、分散的和松散的非干酪性肉芽肿有关。增厚的病理基础是裂隙状溃疡、非干酪样肉芽肿、黏膜下层淋巴细胞聚集（图30-6-10）。

3. UC溃疡 白光内镜示溃疡呈不规则改变（图30-6-11）；EUS示第1、2层结构消失，伴深浅不一缺损，最深达黏膜下层，黏膜下层为同心性增厚，回声较均匀，增厚的病理基础是固有膜全层弥漫性炎症、隐窝脓肿、隐窝结构明显异常、杯状细胞减少（图30-6-12）。

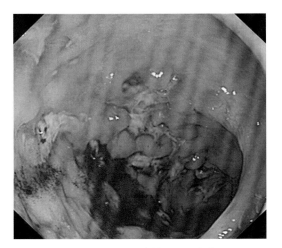

图30-6-9　白光内镜示CD溃疡

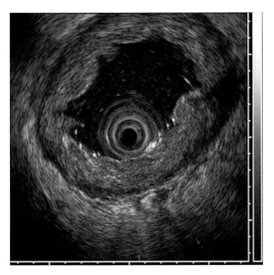

图30-6-10　EUS示CD溃疡

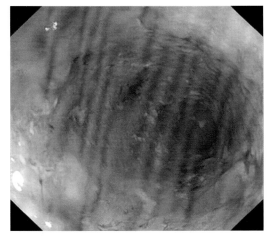

图30-6-11　白光内镜示UC溃疡

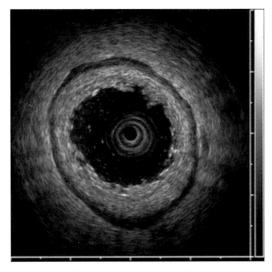

图30-6-12　EUS示UC溃疡

（三）三维超声内镜（three-dimensional endoscopic ultrasonography，3D-EUS）鉴别

尽管2D-EUS在消化道疾病诊断已日趋成熟，但仅提供平面图像，难以对病变构筑起立体成像。3D-EUS采用螺旋扫描方式，螺旋扫描最小间隔0.25mm，最大移动距离40mm，获取160幅图片由计算机分析并重建成3D-EUS成像。3D-EUS成像是在1次扫描后完全显示病变，2D-EUS操作时必须仔细地移动超声探头后获取影像学资料，只能系列扫描后回放选取较好的图像做最后诊断。相比之下，3D-EUS只需1次扫描便获取病变及其周围组织的图像进行实时分析和综合评估，如双平面重建（dual-plane reconstruction，DPR）、斜投影图像（oblique projection image，OPI）是实时提取肠腔内选择观察模式的表面构筑图像（surface rendering image，SRI）（图30-6-13）。

3D-EUS适合提高评估肿瘤浸润深度、炎症波及深度和范围、肠腔整体同心性或偏心性增厚的精确性，使肠腔病变的体积和长度测量成为可能。

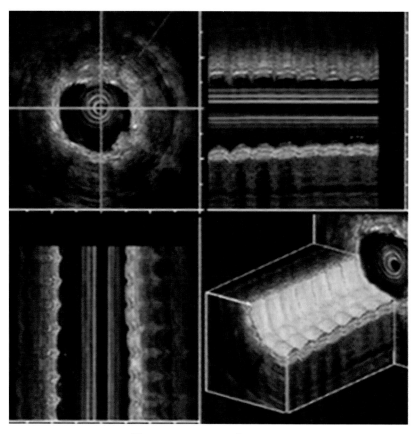

图 30-6-13 2D-EUS 和 3D-EUS

1. ITB 溃疡 由于肠腔局灶腹膜纤维化、粘连和皱缩，局部肠段被粘连牵拉。2D-EUS 取横断切面图像，难以判断整体形态改变。如果横断切面在非腹膜纤维化、粘连和皱缩区域处，则以同心性增厚为主；如果横断切面在腹膜纤维化、粘连和皱缩处，则以偏心性增厚为主。白光内镜表现为环状溃疡；3D-EUS 能提供清晰的立体图像，同时测定肠壁增厚是否对称，为偏心性增厚、同心性增厚与偏心性增厚共存的判断提供可靠的信息（图 30-6-14，图 30-6-15）。

2. CD 溃疡 肠管增厚、质硬。肠系膜增厚、水肿挛缩，肠管固定在一个位置，肠壁各层增厚，肠腔狭窄。增厚部分与组织水肿、淋巴管扩张、淋巴细胞聚集、非干酪样坏死肉芽肿增生和纤维组织增生有关。白光内镜表现为纵行溃疡，周围铺路石样改变；3D-EUS 对肠壁黏膜下层的显像亦有助于对 IBD 的鉴别。CD 黏膜下组织多见于同心性增厚（图 30-6-16，图 30-6-17）。

3. UC 溃疡 UC 的炎症始于直肠，向近端延伸一段距离后，突然终止，受累与未受累的肠段黏膜之间界限清晰。UC 大多限于黏膜和黏膜下层，暴发性病变时才波及固有肌层。增厚的黏膜和黏膜下层有中性粒细胞，腺窝腔内中性粒细胞汇集，固有层中淋巴细胞汇集，伴浆细胞、肥大细胞和嗜酸性粒细胞浸润。EUS 垂直评估 UC 肠壁炎症深度和 TWT 具有重要的临床价值。UC 活动期，炎症波及程度为轻度时，肠壁 5 层结构存在，局部第 1 层缺损；炎症波及程度为中度时，第 1 层

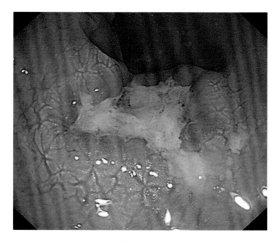

图 30-6-14 白光内镜示 ITB 溃疡

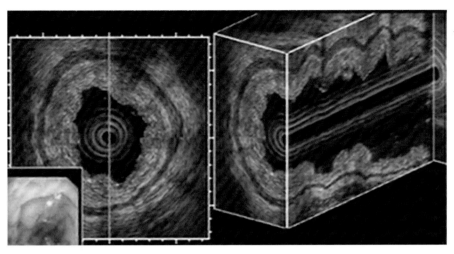

图30-6-15 3D-EUS示ITB溃疡

缺损，第2层增厚明显，边界尚清晰；炎症波及程度为重度时，第1层缺损面积增大，第2、3层增厚明显，边界不清晰。UC缓解期，大部分5层结构恢复正常。3D-EUS示不论炎症波及程度即能做出治疗前后的正确评估，治疗前肠腔呈排列规则的同心性增厚改变（图30-6-18，图30-6-19），受累肠段黏膜下层增厚，未受累的肠段黏膜下层未见异常改变，其界限清晰；治疗后肠腔5层结构开始恢复至正常组织结构，局部黏膜肌层增厚，受累肠段黏膜下层增厚明显改善，整个肠腔呈排列规则的同心性改变（图30-6-20，图30-6-21）。

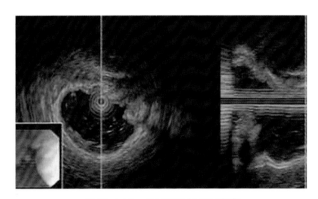

图30-6-17 3D-EUS示CD溃疡

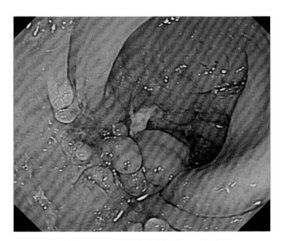

图30-6-16 白光内镜示CD溃疡

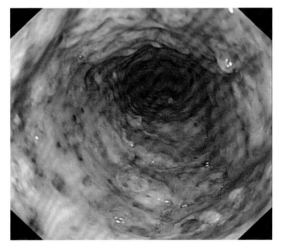

图30-6-18 UC溃疡（治疗前，白光内镜）

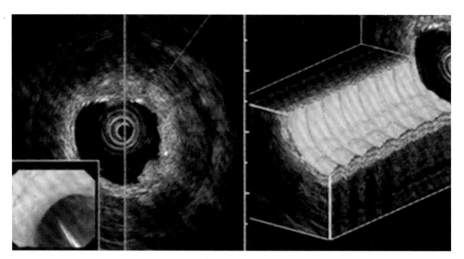

图30-6-19 UC溃疡（治疗前，3D-EUS）

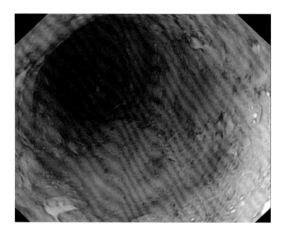

图30-6-20 UC溃疡（治疗后，白光内镜）

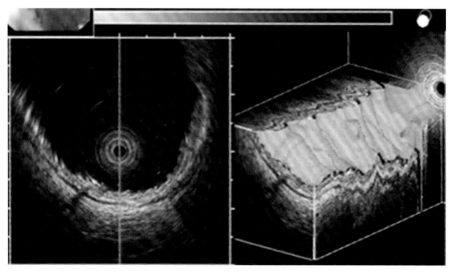

图30-6-21 UC溃疡（治疗后，3D-EUS）

第七节 结直肠息肉

结直肠息肉（colorectal polyp）是来源于结肠黏膜上皮局限性隆起的赘生物。其外形及大小不尽相同，可从半透明的难以辨认的小突起至直径30～50mm，甚至更大的有蒂或无蒂大息肉不等。大多数的息肉是单个的，约20%为多发的，也可形成息肉病，与其他病变并存时可构成特殊的息肉病综合征。文献报道结直肠息肉的发生率为10%～66%不等，造成如此悬殊的结果可能与受检对象、年龄、性别、地理环境及检查方法不同有关。在南方医科大学南方医院消化内镜中心就诊的病例中，结肠息肉的检出率大约为16.4%，但在无症状人群普查中，检出率则不足5%。随着我国经济发展和生活方式的西方化，结直肠息肉的发病率和检出率逐年升高。临床上常无症状，大多数是在肠镜检查时发现，部分病例可有便血、排便习惯改变、腹胀、腹痛、腹泻、便秘等表现。结肠息肉的分类方法很多，目前较为广泛应用的是Paris形态学分类和Morsan组织学分类，Paris形态学分类包括Ⅰ型（隆起型）、Ⅱ型（浅表型）、Ⅲ型（凹陷型），Morsan组织学分类把结肠息肉分为肿瘤性（腺瘤）、错构瘤性（幼年性息肉）、炎症性和增生性四类。Paris形态学分类对于内镜下评估浸润深度和有无内镜治疗指征具有很强的临床价值，而Morsan组织学分类将结肠息肉的病理性质明确区分，对指导结肠癌的防治有重要意义。Morson报道腺瘤恶变的各项指标中以腺瘤大小最为重要，直径＜10mm者恶变率不足10%，10～20mm者恶变率为10%，直径＞20mm者恶变率为50%。

一、声像图特征

结直肠息肉EUS声像图特征为乳头状、丘状或指状中位回声（回声水平低于第3层而高于第4层管壁的回声）团块，由黏膜层向肠腔内隆起。轮廓清晰整齐，可见蒂征。若息肉为分叶状，则光团的表面常不规则，呈分叶状回声区。病灶区域肠壁各层结构清晰完整，无黏膜下层浸润破坏征象。病灶内部的回声结构对息肉的类型有一定的鉴别意义。若息肉发生癌变，则回声会变低，黏膜下层会出现中断或破坏，如果浸润至固有肌层，则固有肌层会发生明显增厚伴有低回声浸润改变。

二、诊断与鉴别诊断

（一）腺瘤

腺瘤（adenoma）是由肠黏膜上皮发生的良性肿瘤，属最常见的一类结肠息肉。腺瘤以细胞的不典型增生（即异型增生）为特征，具有恶变潜能，属于癌前病变，因此对腺瘤的诊断具有重要的临床意义。根据其组织学特征和生物学行为的不同可将其分为腺管状、绒毛状和混合性腺瘤三类。管状腺瘤较多见，约占85%，多有蒂，蒂由正常黏膜或黏膜下层组成；组织学由密集的分枝状腺管组成。此型的癌变率为1%～5%，5%～9%有淋巴结转移。绒毛状腺瘤较少见，多为广基无蒂或亚蒂；组织学表现为上皮呈细乳头样生长，中心为血管结缔组织，腺体成分较少。其癌变发生率较管状腺瘤大10倍以上，高达30%。混合型腺瘤以有蒂和亚蒂为多，组织学特征为以管状腺瘤为基础，混有绒毛状腺瘤成分。EUS声像图显示腺瘤的内部回声多不均匀，为高、低回声混杂存在，形态可不规则，表面凹凸不平，呈分叶状及指状突起，尤以绒毛状腺瘤为甚（图30-7-1）。腺瘤癌变时，常于病灶中出现片状不规则的更低回声区，可始于瘤体的顶部、侧边黏膜表面向深部伸展，也可始于基底部直接向深部浸润，黏膜下层及其下层可见浸润断裂征象（图30-7-2）。若癌变的低回声区仅限于黏膜层内，黏膜下层未见浸润征象时，EUS较难以判断，尤其难以与绒毛状腺瘤相鉴别。彩色多普勒超声内镜（ECDUS）具有彩色多普勒超声功能，可以检测到息肉内部及蒂部血管病变、血流流量及流速，对肿瘤良恶性鉴别有重要意义。

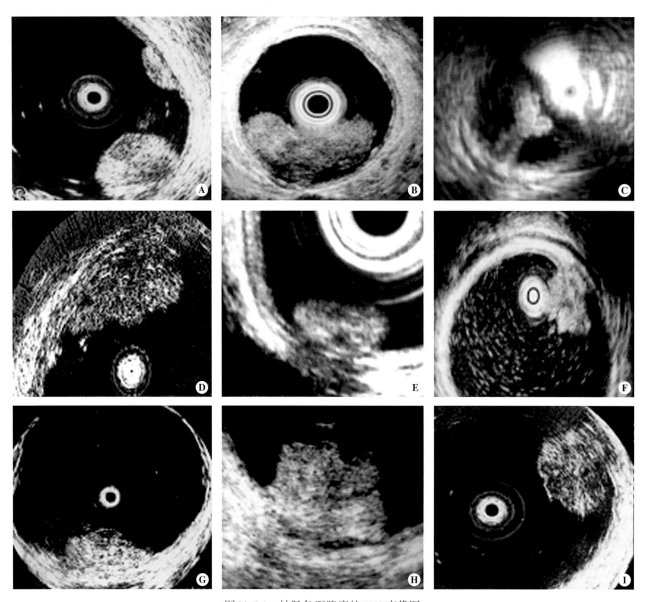

图30-7-1 结肠各型腺瘤的EUS声像图

A～C. 管状腺瘤；D～F. 绒毛状腺瘤；G～I. 管状绒毛状腺瘤；EUS示内部回声高低混杂，但黏膜下层以下层次清晰完整，无浸润征

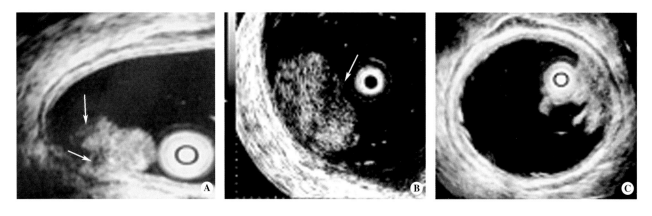

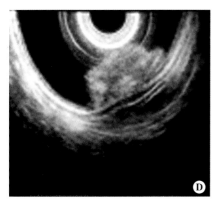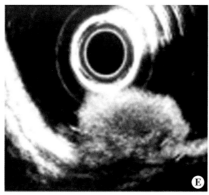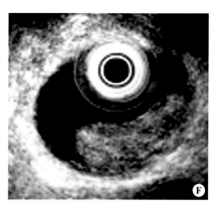

图30-7-2 各类结肠腺瘤癌变EUS声像图

不规则低回声区局限于瘤体侧面（A）、顶部（B），黏膜下层正常，癌变局限于黏膜层内。低回声位于底部使黏膜下层变薄（C）、不清而固有肌层增厚（D、E），癌变浸入黏膜下层。黏膜下层断裂，mp大部分不清晰，癌变浸入固有肌层（F）

（二）幼年性息肉

幼年性息肉（juvenile polyp）为肠黏膜错构瘤性病变，多发生于儿童，也可见于成人。息肉大多有细长蒂，无蒂者少见。组织学上表现为分化好而大小不规则的腺体，部分腺管囊性扩张，切面可见多个小囊，囊内充满胶冻状黏液。单个的

幼年性息肉一般没有癌变的倾向，但有个别癌变的报道。南方医科大学南方医院在514例幼年性息肉中，发现6例合并腺瘤，其中1个腺瘤呈现重度不典型增生，同时还发现2例幼年性息肉癌变。EUS呈黏膜起源的不均匀中位回声肿物，突向管腔，内部有不规则或圆形无回声的囊状结构且血管分布不均（图30-7-3）。

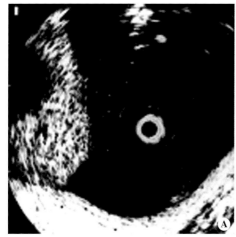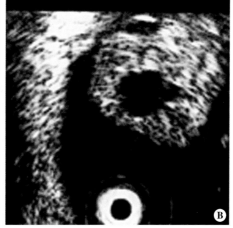

图30-7-3 结肠幼年性息肉EUS声像图

EUS示长蒂稍强回声瘤体伸入管腔，内部有网、囊状物回声区。A、B为同一病例，B于病灶的头端探测

（三）炎性息肉

炎性息肉（inflammatory polyp）是肠黏膜长期慢性炎症引起的息肉样肉芽肿，多见于溃疡性结肠炎、克罗恩病、慢性血吸虫病、阿米巴肠炎、缺血性肠病及肠结核等炎症性肠道病变中。由于炎症的损伤使肠黏膜发生溃疡，上皮破坏，继之

上皮再生修复，纤维组织增生，增生的纤维组织与残存的岛状黏膜构成息肉，即假息肉，常为多发性，多数较小。组织学为纤维肉芽组织。病变能否癌变，意见尚不一致，有学者认为，在炎症性息肉的基础上，先发生腺瘤，再演变成癌。EUS声像图显示常为多个病灶，形态多样，体积较小，内部回声偏低而不均匀（图30-7-4）。

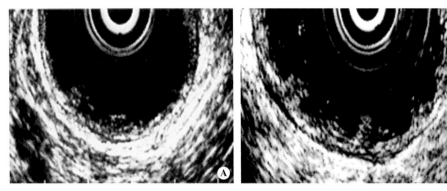

图30-7-4　结肠炎性息肉EUS声像图

EUS示多发稍低回声、不均质凸起。A. 克罗恩病例；B. 溃疡性结肠炎病例的"丝状息肉"

（四）增生性息肉

增生性息肉（hyperplastic polyp）为肠黏膜化生性病变，很常见，尤其多见于中老年人。内镜下肠黏膜呈小丘状隆起，直径多在2～5mm。组织学变化主要为黏膜增厚，由增大而规则的腺体组成，腺上皮细胞无异型性。EUS声像图呈小丘状隆起，轮廓规则，表面光滑，内部回声偏高而均匀（图30-7-5）。此种息肉属于非肿瘤性，一般不发生癌变，但体积较大的息肉可出现不典型增生，即含有腺瘤性成分，形成增生性和腺瘤性息肉共同构成的锯齿样腺体，谓之锯齿状腺瘤（serrated adenoma，SA），少数有发生癌变的报道。

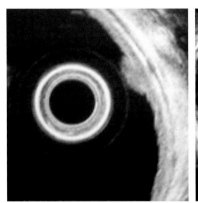
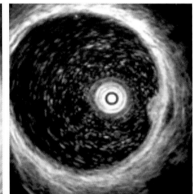
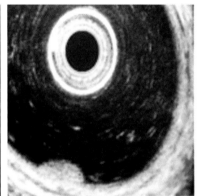

图30-7-5　结肠增生性息肉EUS声像图

EUS示增生性息肉回声偏高而均匀，多呈小丘状

（五）侧向发育型肿瘤

侧向发育型肿瘤（laterally spreading tumor，LST）的概念于1993年由日本学者工藤进英首先提出，是指起源于大肠黏膜的一类平坦隆起型病变，这类病变主要沿黏膜表面呈侧向浅表扩散，而非垂直生长，故称为LST。南方医科大学南方医院最早在国内报道了LST的内镜形态并开展了相关的内镜下治疗。根据其表面形态可分为颗粒型（granular type，LST-G）和非颗粒型（non-granular type，LST-NG）两大类型，每类又分为两种亚型；颗粒型可分为颗粒均一型（LST-G-H）和结节混合型（LST-G-M）；而非颗粒型又分为扁平隆起型（LST-NG-F）和假凹陷型（LST-NG-PD）。各型的形态特征如图30-7-6所示。

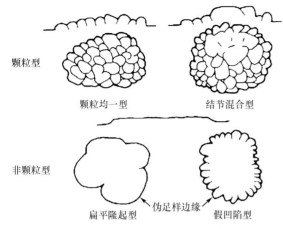

颗粒型
颗粒均一型　结节混合型

非颗粒型
扁平隆起型　伪足样边缘　假凹陷型

图30-7-6　LST内镜分型外观示意图

LST的病变形态和发生发展有一定的特殊性，不同于一般的腺瘤，因此日本学者将之单独列为一类肿瘤进行研究。据日本的一些大宗研究报道，LST与大肠癌的关系密切。文献报道，LST合并大肠癌的发生率从8.4%～52.5%不等，已有动态观察表明，LST可以在3年内发展为进展期大肠癌。工藤总结了428例LST患者，发现早期大肠癌（黏膜下层癌）患者36例，以结节混合型及假凹陷型发生率高，分别为20%及16%。近期研究报道显示，与颗粒型LST相比，非颗粒型LST（77%）易发生于右半结肠，并且为侵入性肿瘤的可能性更

大。与同等大小的结肠息肉相比，LST的恶性率较低。LST的组织学分型、凹陷及直径大于50mm都提示其可能为浸润性癌。2000年4月至2002年3月南方医科大学南方医院内镜中心共行全结肠镜检查5735例，发现LST患者46例共47个病变（其中1例患者同时检出2个LST病变，分别位于乙状结肠及降结肠），总检出率为0.80%。47个LST病变中颗粒均一型病变有25个（53.2%），结节混合型病变有12个（25.5%），扁平隆起型病变有8个（17.0%），假凹陷型病变有2个（4.3%）。病变分布：直肠22个（46.8%），乙状结肠10个（21.3%），降结肠7个（14.9%），横结肠4个（8.5%），升结肠2个（4.3%），盲肠2个（4.3%），以左半结肠发生率高，占83.0%，其中直肠发生率最高。47个病变中，病变大小以10～29mm直径为主，有32例（68.1%），30～39mm有9例（19.1%），40mm以 上有6例（12.8%），最大为68mm×85mm。组织学上多为各型腺瘤，增生性息肉1例，另有4例黏膜内癌，2例黏膜下层癌，2例锯齿状肿瘤。EUS声像图显示为黏膜层起源成簇的颗粒样或结节状中位回声肿物，沿黏膜层扩展，表面凹凸不平，其黏膜下层多清晰完整（图30-7-7）。癌变时，病灶中出现片状不规则的低回声区向深部浸润，可达黏膜下层。

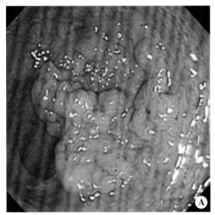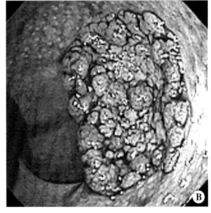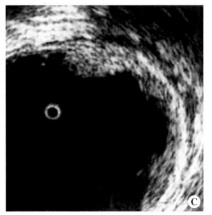

图30-7-7　结肠LST病变

A.内镜下呈结节混合型；B.靛胭脂染色示Ⅳ型pit；C.EUS示沿黏膜层增厚，不平，回声稍强呈结节状伸展，黏膜下层清晰完整。EMR切除术后病理为绒毛状腺瘤

（六）结肠黏膜下拉长性息肉

结肠黏膜下拉长性息肉（colonic mucosubmucosal elongated polyp，CMSEP）为一种新的临床病例，是由Matake等在1998年首次提出的。

CMSEP发病率低，只占内镜切除息肉的0.39%，目前国内外关于其EUS特点只有少量的报道。患者一般有血便（或隐血试验阳性）、稀便、腹痛、腹泻、便秘等一般消化系统疾病症状。组织学检查：病变大体为长鼓槌状，由正常肠上皮黏膜覆

盖；镜下主要特点为病变由黏膜和黏膜下层构成，不含固有肌层。黏膜层无不典型增生，黏膜下层有轻度慢性炎症细胞浸润，并伴有水肿和纤维化。EUS声像显示病灶只有3层回声，并且每层显像都很完整，黏膜下层可见内部有不规则或圆形无回声的小囊状结构。可见EUS声像与组织学诊断具有高度一致性（图30-7-8）。

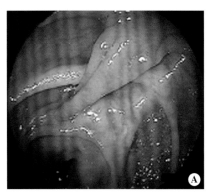 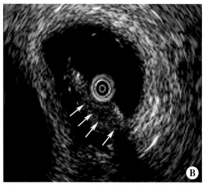 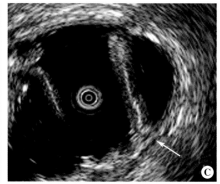

图30-7-8 结肠黏膜下拉长型息肉的内镜下及超声下图像特征

A. CMSEP为长鼓槌状，被覆正常肠黏膜上皮；B. 黏膜下层可见内部有不规则或圆形无回声的小囊状结构（箭头）；C. 只有3层回声结构，无固有肌层（箭头）

多数结肠息肉无特殊症状，诊断主要依靠临床检查。内镜检查是发现和确诊结肠息肉的最重要手段，EUS不作为结肠息肉常规检查及诊断手段。结肠息肉在内镜下表现为局部隆起性病灶，如有蒂的息肉诊断上一般无困难，但宽基无蒂的病灶首先须确定其为肠壁内还是管壁外的病变，是黏膜还是黏膜下病变，这些辨别有时在内镜下存在一定的难度。此时建议的鉴别手段即为EUS。EUS能清晰地显示肠壁的层次结构，清晰分辨病变位于管壁内与管壁外压隆起，以及病变局限于管壁黏膜层（息肉）还是黏膜下层以下层次（黏膜下肿瘤）。

内镜发现息肉，最终的诊断还是需要病理学证据，息肉切除后需要常规送病理学检查，以了解息肉的性质、类型及有无癌变等。

三、影像学比较

（一）内镜检查

1. 普通结肠镜 传统结肠镜可直视下观察结肠黏膜的微细病变，进行活检和息肉切除等介入治疗，是目前诊治结肠息肉的主要方法。但文献报道仍有10%～15%的患者不能完成整个大肠的检查，且由于肠袢弯曲迂回，有病灶的肠段在退镜观察时易滑脱，或肠道准备不当影响观察，有10%～20%的病变漏诊。内镜检查息肉表现为黏膜隆起性肿物或表面结节颗粒状隆起。根据蒂部情况可分为有蒂、无蒂、亚蒂息肉。不同类型的息肉，内镜下有一些形态特征，腺瘤外观呈淡红色，借此可与呈灰白色露滴状的增生性息肉相鉴别，但即使是有经验的内镜医生对腺瘤的确诊亦不超过70%，对于直径＜5mm的微小腺瘤或＞5mm的增生性息肉，鉴别则更为困难。结肠镜下管状腺瘤形态呈球形或梨形，多数有蒂，表面光滑，可有浅裂沟，明显充血、发红，部分有点状出血斑；绒毛状腺瘤体积较大，常呈绒球状、花坛状或菜花状，表面有细长绒毛或结节状突起，颜色苍白或发黄，质软而脆，易出血，表面常伴糜烂或附有大量黏液；混合型腺瘤以有蒂和亚蒂多见，表面不光滑，有纵深裂沟呈分叶状，伴许多较绒毛粗大的乳头状突起。幼年性息肉多有细长蒂，表面常伴有糜烂和浅溃疡，明显充血呈暗红色，易出血；但多数息肉内镜形态不典型，需组织学进行分型。

2. 染色放大内镜 随着染色法的应用和放大电子内镜的开发，小息肉和微小病灶的检出率进一步提高。采用0.4%靛胭脂内镜下喷洒可将病变的范围及表面形态清晰地显示出来，然后采用放大电子肠镜对大肠黏膜腺管开口形态（pit pattern）进行评价。开口形态分类对于判断肿瘤性、非肿瘤性病变及早期癌具有重要意义，也是近年来内镜下大肠肿瘤诊断方法的重要进展之一。通过放大内镜观察开口形态可以大致预测病理组织学诊断及早期大肠癌的浸润深度。根据日本学者工藤的分类，将大肠黏膜腺管开口形态分为5型（图30-7-9）：Ⅰ型，为圆形，是正常黏膜的腺管开口，亦可见于炎性息肉或黏膜下肿瘤；Ⅱ型，呈星芒状或乳头状，开口较正常腺管开口大，组织学表现为增生性病变；工藤等报道认为诊断符合率可达100%，但在放大内镜下有时区别Ⅰ型或Ⅱ型开口会出现误差，其原因绝大部分在于内镜医生对

于腺管开口的诊断经验；另外，真正能准确判定开口类型还需实体显微镜下观察确认；ⅢL型，呈管状或类圆形，较正常腺管开口大，病理组织学为腺瘤，多为隆起样病变；Ⅲs型，呈管状或类圆形，比正常腺管开口小，多发生于凹陷型肿瘤，即Ⅱc病变，病理组织学为腺瘤或早期大肠癌；Ⅳ型，呈分支状、脑回状或沟纹状。病理组织学为绒毛状腺瘤；VA型，腺管开口排列不规则，不对称，大小不均，也称为无定形征（amorphous sign）（+），绝大部分为早期癌；VN型：腺管开口消失或无结构（non-structure），该型皆为浸润癌。

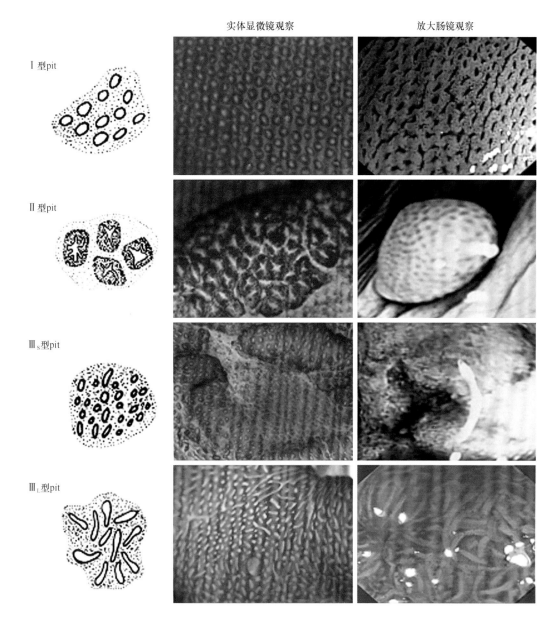

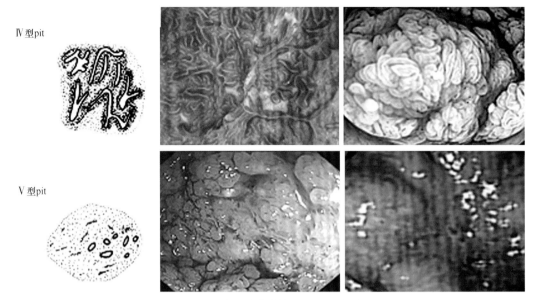

IV型pit

V型pit

图30-7-9　大肠黏膜腺管开口（pit）分型

LST的诊断与治疗不同于隆起型肿瘤，有其特殊性，常规的肠镜检查极易漏诊，必须采用黏膜染色及放大内镜仔细观察。LST的腺管开口形态以ⅢL型和Ⅳ型为主，如表现为Ⅴ型则应高度警惕黏膜下层癌的发生。值得注意的是假凹陷型LST，可能具有高度恶性潜能。南方医科大学南方医院检出的47个LST病变的腺管开口形态为ⅢL型10例，其中8例为管状绒毛状腺瘤；Ⅳ型28个（59.6%），远高于普通腺瘤（1%～10%），其中16例为绒毛状腺瘤，1例黏膜层癌；ⅤA型5例，2例为黏膜层癌，2例为黏膜下层癌，另一例为管状绒毛状腺瘤；提示Ⅳ型腺管开口也应引起高度重视。

3. 电子染色内镜　近年来各种新技术应运而生，其中临床最易推广者当属电子染色内镜，其代表为奥林巴斯公司的窄带显像技术（narrow band imaging，NBI）与富士公司的蓝激光成像技术（blue laser imaging，BLI）。它们都能够显著地提高毛细血管形态的对比度和清晰地对浅表赘生物表面微血管形态改变及腺管结构进行可视化分析，并且具有染色内镜图像效果，因此称为"电子染色"。

NBI内镜利用观察光的吸收和发散特性与波长的关系，对观察光进行窄带化处理，所提供的图像强调黏膜血管形态及表面结构，增强黏膜表面的血管和其他结构的可见度（图30-7-10），不仅在腺管开口形态评价上可以获得与内镜下染色等同的视觉效果，还可以评价黏膜表面血管形态。目前血管分型标准多参考日本学者佐野宁的分型方法，其与工藤进英的腺管开口分型标准有良好的对应关系（图30-7-11）。南方医科大学南方医院消化内镜中心对302例患者进行的NBI内镜与染色技术诊断大肠肿瘤的对比研究显示，在观察腺管开口形态方面，NBI优视率（86.4%）可达到染色内镜（83.7%）相似的效果，优于普通内镜（66.7%），染色内镜病变检出率为90.5%（133/147），NBI内镜病变检出率为98.6%（145/147），NBI观察肿瘤性或非肿瘤的判断符合率为91.8%，染色内镜为82.3%。

（二）X线造影检查

X线造影检查有一定的诊断价值，但漏诊率较高，有时不能对病变准确地分类和定性（图30-7-12，图30-7-13）。

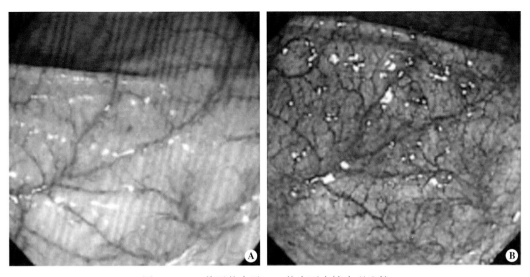

图30-7-10　普通状态及NBI状态下内镜表现比较

A. 普通状态下血管呈红色，表浅及深层血管不易于区分；B. NBI状态下表浅的小血管呈褐色，深层的血管呈绿色，黏膜表面结构比普通状态下显示清晰

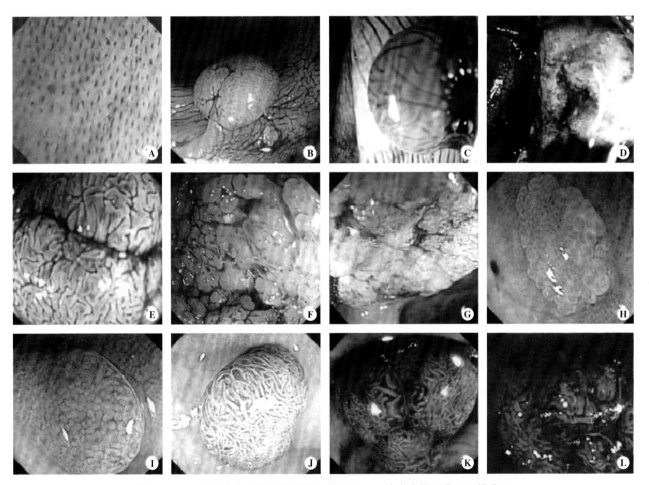

图30-7-11　染色放大内镜下腺管开口分型和NBI放大内镜下典型血管分型

A. Ⅰ型；B. Ⅱ型；C. Ⅲ$_L$型；D. Ⅲ$_S$型；E. Ⅳ型；F. V$_i$型；G. V$_n$型；H. NBI下放大观察可见腺管开口Ⅱ型，血管呈浅褐色，无树枝状血管网，血管为Ⅰm（−）型；I.腺管开口Ⅱ型，有深褐色的树枝状血管网，血管为Ⅰm（＋）型；J.腺管开口为Ⅲ$_L$型，有深褐色的树枝状血管网，血管为Ⅱm（＋）型；K.腺管开口为Ⅳ型，有深褐色的树枝状血管网及深绿色血管，血管为Ⅱm（＋）型；L.腺管开口为Ⅴ型，有深褐色的树枝状血管网及许多深绿色血管，部分血管网破坏，血管为Ⅲ型

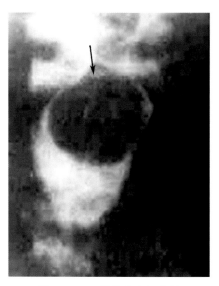

图30-7-12　结肠息肉钡灌肠

边界光滑的充盈缺损

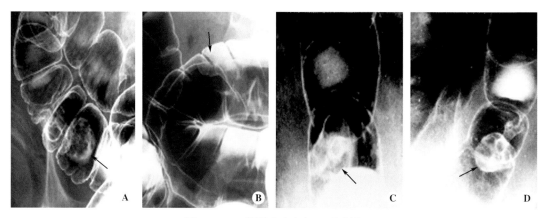

图30-7-13　结肠息肉气钡双重造影

无蒂息肉：A. 正面观呈环状影；B. 斜位"礼帽征"

有蒂息肉：C. 正面观呈"靶征"；D. 侧位可见蒂部

（三）B超

结肠内容物与气体的存在，使得腹部超声探查结肠肿瘤受到一定的限制（图30-7-14），一般认为它对肠道疾病的诊断误诊、漏诊率极高。因此，单纯应用B超检查肠道病变，目前尚不是满意的手段。

（四）CT及CT结肠造影

随着螺旋CT（spiral CT，SCT）、多层螺旋CT（multislice spiral CT，MSCT）的问世及广泛应用，CT扫描速度显著提高，加之图像后处理软件的不断开发和完善，胃肠道螺旋CT检查已有很大的进展。CT结肠造影（CT colonography，CTC）是一种新的、非侵入性的结肠病变检查方法，为结肠息肉的诊断提供了新的研究方法。在理想条件下（包括无呼吸、无移动、无肠道蠕动，肠腔内无残留粪便，达到最大充气状态等）结肠CTC可发现直径为3mm的小隆起性病变。

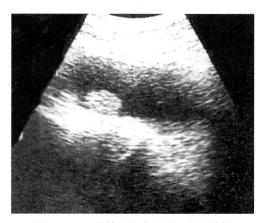

图30-7-14　升结肠息肉经腹B超声像图

超声显像剂灌肠法检查：稍强回声光团凸入管腔，其附壁黏膜层完整光滑

CTC是在结肠充气螺旋CT薄层扫描后，应用软件功能获得高质量的各种后处理图像：多平面及曲面断面重建图像（multiplanar reconstruction，MPR）、三维表面遮盖显示（3D-shaded surface display，3D-SSD）、透明显示（Raysum）及仿真内镜（virtual endoscopy，VE）等二维平面和三维立体图像，以此对肠道结构改变做出判断的检查技术。CTVC（CT virtual colonoscopy）观察到的结肠息肉与电子肠镜基本相似，可显示息肉的腔内三维结构。结肠息肉在CTVC上显示为圆形或卵圆形向腔内突起的肿物，基底与肠壁黏膜相连，边界清晰、形态光整、表面光滑（图30-7-15）。国外文献报道，直径＞10mm的息肉CTC显示率为100%；直径5～9mm的息肉CTC显示率为78%；直径＜5mm的息肉CTC显示率为11%～28%。

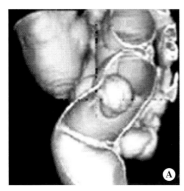
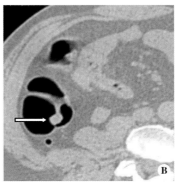
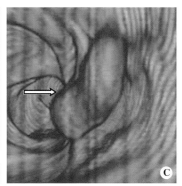

图30-7-15　结肠息肉CTC图像

A. 结肠息肉患者SSD cutoff图像；B、C. 分别为另一结肠息肉患者Axial-CT及仿真内镜图像，均显示出结肠腔内有蒂息肉（箭头）

四、临床评价

EUS应用于肠息肉检查的主要价值：①鉴别黏膜下肿瘤，EUS显示息肉病变位于肠黏膜层内，而黏膜下肿瘤位于黏膜层以下。②评估息肉癌变及浸润深度。③初步判断息肉的类型。④用于息肉切除后的随访检查。结直肠息肉，尤其是带宽蒂息肉，由于蒂内有丰富的血管，摘除后常易引起大出血，ECDUS可清晰显示这种血管，摘除前先行尼龙绳套扎，可预防术后出血。

随着放大内镜和染色内镜的发展及诊断体系的建立，总体来说，EUS在结直肠息肉诊断中的地位在不断下降。EUS在结直肠息肉浸润深度的诊断中依然重要，尤其是在困难病变的诊断中，EUS联合放大内镜和染色内镜可以提高诊断的准确性。发现结肠息肉后目前比较推荐的处理流程如下图所示（图30-7-16）：先在白光内镜下充分暴露观察其内镜下的形态，息肉的颜色，是否有蒂，表面有无凹陷或结节，周边黏膜有无隆起，是否合并鸡皮样改变或者裙边征等，需重点关注无蒂平坦型病变，因其癌变率较高，容易发生深层浸润。白光内镜观察后初步判断其危险度及浸润深度，然后通过NBI或者BLI观察其JNET分型，对于有蒂或者Type 2A型病变，可以直接行内镜下切除术，对于Type 2B型或Type 3型的病变需要进一步行靛胭紫或结晶紫染色，观察其表面黏膜腺管开口形态，如果是非常典型的深层浸润肿瘤可以考虑直接行外科手术，而对于性质和浸润深度无法明确的病变，EUS检查仍然是目前适宜的方式，可以为病变评估和治疗决策提供额外的信息。

对于直肠平坦型息肉，特别是对于复杂病变，EUS操作简单，诊断准确性高，无论是术前检查还是术后的随访，都具有重要意义，不仅对于治疗方式的选择有指导意义，还可以判断有无局部恶变、浸润深度及是否发生淋巴结转移。

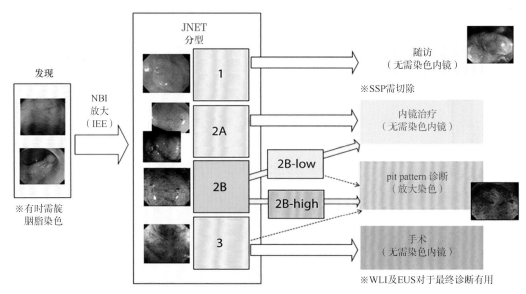

NBI. 窄带成像；IEE. 图像增强内镜；SSP. 无蒂锯齿状息肉；WLI. 白光内镜；EUS. 超声内镜

图30-7-16　结直肠息肉处理流程图

引自 Gastrointest Endosc，2017. 86：700-709

第八节　结肠黏膜下肿瘤

黏膜下肿瘤（submucosal tumors，SMT）是临床上对位于胃肠道黏膜层以下的各种肿瘤的统称，一般多源于管壁非上皮性间叶组织，以良性多见。大多数SMT不引起症状，常在内镜或X线检查时偶然发现。但当瘤体生长到一定体积时，可导致局部黏膜溃烂、出血，以及发生管腔梗阻等并发症。SMT内镜下表现都极其相似，多为表面光滑的隆起性病变，表面覆盖正常黏膜，内镜下常规活检难以取得肿瘤组织，且难以与管腔外正常组织和病变对管壁的压迫鉴别。EUS能清晰地显示消化道管壁的层次结构，准确地区分消化道壁内占位病变与壁外压迫，准确地判断肿瘤的实际大小、位置、管壁的起源层次及性质（实性或液性）。根据起源层次及超声影像学特点，EUS在一定程度上可以明确诊断SMT，是目前诊断消化道SMT的适宜方法。

一、声像图特征

在消化道管壁的5层结构中，SMT多位于第3层（黏膜下层）及其以下层次。EUS示管壁内局限性边界清晰的异常回声光团，即为肿瘤像。根据肿瘤与管壁层次及其回声特征（表30-8-1）可对其组织学结构做出一定的判断。

表30-8-1　结肠各种SMT的EUS声像特征及起源层次

病名	EUS 层次	声像特征
类癌	第1、2层和（或）第3层	均质较低回声光团
平滑肌瘤	第2层或第4层	均质低回声光团
颗粒细胞瘤	第2层和（或）第3层	均质较低回声光团
脂肪瘤	第3层	密集高回声光团，常呈息肉样外形
囊肿	第3层	无回声结构，具可压缩性、圆形或卵圆形
淋巴管瘤	第3层	无回声结构，内有蜂窝样网状分隔
肠气囊肿病	第3层或第5层	多发线状或不规则均质高回声伴声影
间质瘤	第4层	低回声光团（边界不规则，内部花斑样不均质回声，无回声区等提示恶性病变）
转移瘤	第1～5层	不均质低回声光团

二、诊断与鉴别诊断

内镜及X线钡灌肠检查是发现SMT的常用方法，但对病变的类型与性质不能确诊。SMT的部位较深、表面黏膜滑动，常规内镜下活检因取材过浅，常取不到病变组织，故活检病理学诊断的价值也十分有限，常需内镜下原位反复深凿活检或黏膜剥离切除活检明确诊断。EUS对SMT的诊断有独到之处，首先可精确地鉴别SMT与管壁外的压迫，其准确率达90%以上。消化管壁内肿瘤的起源及位置必与管壁5层结构中的某一层有关，壁外压迫则发生在消化管管壁第5层高回声结构的外侧，显示管壁的5层结构完整及其壁外的肿物或器官压迫消化管壁。其次根据肿瘤起源层次及其回声特征可进一步推断其组织学类型。因此，对可疑SMT，EUS应作为首选的检查方法。

结肠SMT主要有下列几种。

（一）脂肪瘤

脂肪瘤（lipoma）为结肠内最常见的非上皮性良性肿瘤，约占全部胃肠道脂肪瘤的65%左右。分布部位以盲肠、升结肠较多，多为单发。内镜下为黏膜下丘状隆起突入肠腔，可呈分叶状，部分呈有蒂状，表面平坦呈浅黄色，可见透亮血管，质软，压之可出现凹痕。少数可伴有坏死、炎症、囊性变或出血，偶见钙化，周围有包膜形成。

EUS声像特点：密集的高回声或较高回声光团常呈息肉样外形突入管腔内，其回声水平与管壁第3层（黏膜下层）相同或稍低于黏膜下层；约90%的病灶位于肠壁的第3层，个别位于浆膜下；边界整齐、清晰，内部回声大多均匀，不均匀者约占17%；有时其后方可见声影，声影明显时将其后方管壁的层次结构完全阻隔（图30-8-1）。临床上诊断明确的结肠脂肪瘤可定期随访，如有消化道梗阻等症状，可行内镜下脂肪瘤切除术或开窗术。

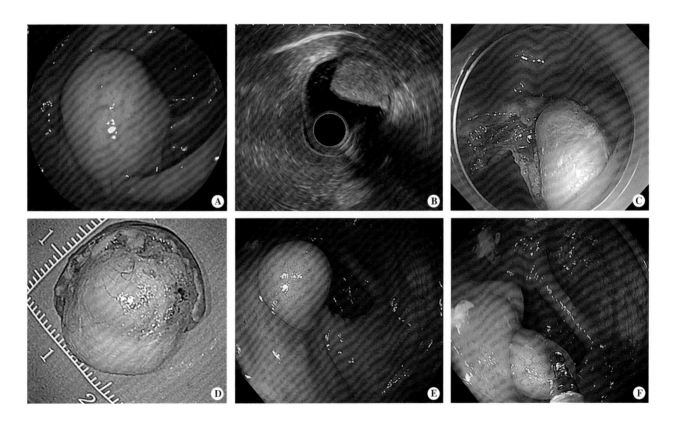

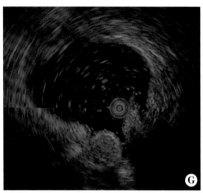
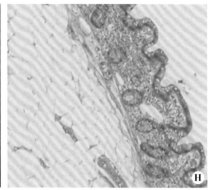

图30-8-1　白光内镜下提示淡黄色隆起（A），EUS提示黏膜下层高回声光团，边界清晰（B），内镜下开窗或ESD切除（C），标本呈淡黄色改变（D）；内镜下质地较软，活检钳触之软垫征阳性，EUS提示黏膜下层高回声光团，边界清晰，行脂肪瘤开窗术后标本提示脂肪瘤（E～H）

（二）神经内分泌肿瘤

神经内分泌肿瘤（neuroendocrine tumors）既往也称作类癌（carcinoid），是一种少见的、生长缓慢的上皮细胞肿瘤，具有恶变倾向，但较少发生转移。其起源于肠黏膜隐窝深部Kuluchisty细胞（或嗜铬细胞），这些细胞属于APUD细胞（amine precursor uptake decarboxylation cell），故称为神经内分泌肿瘤。本瘤为低度恶性，多呈局限性浸润性生长。病变因多从黏膜层的下部发生，早期即延伸至黏膜下，易归属于SMT。结肠神经内分泌肿瘤好发于直肠和阑尾等处，临床上多数无症状，偶在内镜检查时发现。肿瘤较大时可出现腹痛、腹泻、排便习惯改变及血便等，有时可扪及腹块。也有首先发现转移瘤的病例，如颈部淋巴结、肝及肺转移等。少数患者可出现皮肤潮红、腹泻、发作性哮喘、心脏瓣膜病变等类癌综合征的表现。肠镜检查时一般呈淡黄色息肉样改变或广基/亚蒂型淡黄色黏膜下肿瘤突出肠腔，表面多有正常黏膜覆盖，质地硬，边界清晰，直径多在1～2cm，少数瘤体较大者可出现溃疡，形成脐样外观。

EUS声像特点：表现为从第2层（黏膜深层）隆起，压迫或伸入第3层（黏膜下层）内的低或较低回声，回声水平与第4层（固有肌层）相同或稍高于固有肌层；边界清晰、外形光滑、内部回声均匀（图30-8-2）。如发现病变侵入第4层或区域淋巴结肿大，提示病变具有恶性行为。

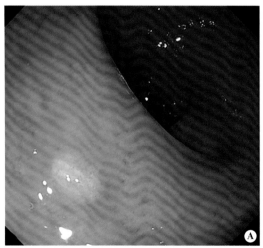
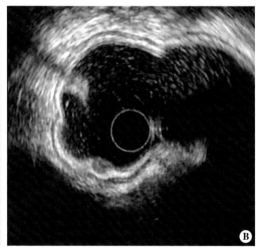

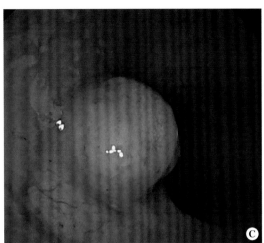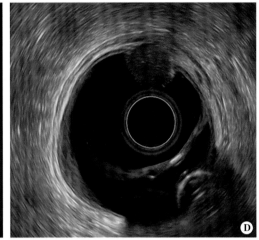

图30-8-2　EUS提示管壁内低回声实性光团，可位于黏膜层（A、B）；体积大者也可浸润至黏膜下层（C、D）

　　EUS诊断评价：欧洲神经内分泌肿瘤诊治指南指出，EUS在术前对类癌的大小、深度、淋巴结转移可进行详尽准确地评估，可指导手术方式的选择。对于直肠神经内分泌肿瘤：①直径＜1cm的肿物，如果不伴有固有肌层浸润且肿瘤增殖分期处于G1期或G2期时，可行内镜下肿物切除术，切除不彻底的G1期患者需每年复查1次，切除不彻底的G2期患者应接受经肛门肿物切除术；如果伴有固有肌层浸润或肿瘤增殖分期处于G3期时，可行经肛门肿物切除术，切除不彻底的需转为经腹肿物切除术。②直径为1～2cm的肿物，如果不伴有固有肌层浸润，同时没有淋巴结转移的证据且肿瘤增殖分期处于G1期或G2期时，可行经肛门肿物切除术（G1期患者行内镜下肿物切除术），切除不彻底的患者可行第2次经肛门肿物切除术或转为经腹肿物切除术；如果伴有固有肌层浸润或有淋巴结转移或肿瘤分期为G2 T3/T4、G3时，可根据肿物与齿状线的距离分别选择经腹肿物切除术＋全直肠系膜切除术或者腹会阴联合肿物切除术，如果术后仍有淋巴结转移灶，需考虑辅助药物治疗。③直径＞2cm的肿物，如果没有远处器官转移，治疗方案同直径为1～2cm且伴有固有肌层浸润的患者；如果已发生远处器官转移，可行局部消融或肽受体放射性核素疗法（peptide receptor radionuclide therapy，PRRT），为减轻肠梗阻症状，亦可选择经腹肿物切除术＋末端结肠造瘘术。对于结肠类癌：处理方式可参照结肠腺癌。直径＜2cm的肿物，可行内镜下息肉切除术或EMR，如果切除不彻底或者肿瘤增殖分期处于G3期，需外科手术切除部分肠管。直径＞2cm的肿物（通常伴有固有肌层浸润），局部肠管连同周围淋巴引流系统应当一并切除。

　　笔者所在中心在治疗方面的一些经验：对于长径＜1cm的直肠神经内分泌肿瘤，如无局部和远处转移，推荐行内镜下完整切除，至于具体的术式目前指南尚无明确推荐，笔者所在中心习惯采用改良的透明帽辅助的内镜下黏膜切除术（modified cap-assisted endoscopic mucosal resection，mEMR-C）（图30-8-3），笔者团队发表的随机对照临床研究表明，对于长径≤10mm的直肠神经内分泌肿瘤，mEMR-C在病理学完整切除率方面不劣于内镜黏膜下剥离术（Endoscopic submucosal dissection，ESD），且mEMR-C在缩短手术时间和降低住院费用方面具有明显优势，值得广泛推广与应用。而对于直径在1～2cm的肿瘤，易发生转移，需要谨慎评估，如无内镜下治疗禁忌，在有经验的中心可行ESD或全层切除术（endoscopic full-thickness resection，EFTR），术后需要仔细对切除标本进行病理组织学评估，必要时追加后续治疗。对于长径＞2cm的肿瘤，易发生转移，多数已侵犯肌层或伴有淋巴结转移，需要多学科团队规范诊疗。

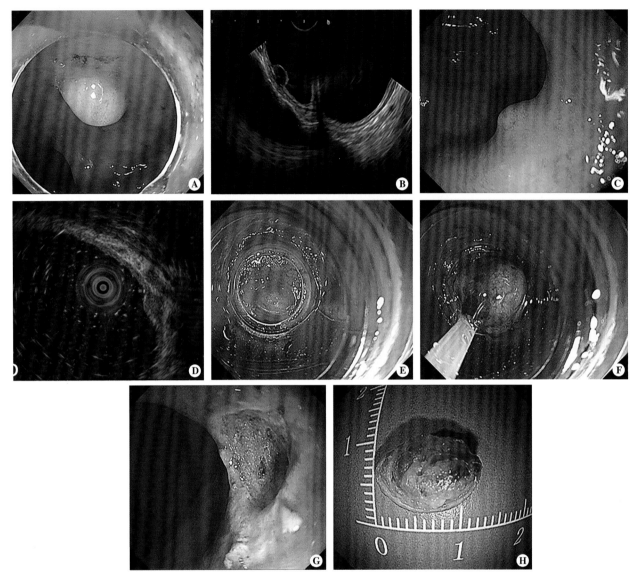

图30-8-3 内镜下多表现为淡黄色黏膜下隆起或息肉样改变，EUS下为黏膜深层起源的均质低回声结节影，边界清晰，一般局限于黏膜层及黏膜下层（A～D）。笔者所在中心采用的改良的透明帽辅助的内镜下黏膜切除术，简单便捷，安全有效（E～H）

（三）淋巴管瘤

淋巴管瘤（lymphangioma）十分少见，多发生于中老年人。大肠淋巴管瘤好发于直肠，其次为降结肠、横结肠。病变多为单发，一般无蒂，少数有蒂。一般呈圆形，常中心凹陷或边缘见几个小凹陷，表面黏膜光滑、完整，颜色同周围黏膜或苍白、淡黄，质软，易压缩，有囊性感。活检钳触之有波动感，体位改变时，较大肿块会变形，由于囊肿深处于黏膜下层，活检不易获得该组织，当表面黏膜伸展变薄时，活检可使之破裂。组织学由多数薄壁淋巴管组成。

EUS声像特点：表现为黏膜下层内有独特的间壁结构，甚至呈蜂窝样网状分隔结构的囊状病灶，边界清晰（图30-8-4）。

（四）胃肠间质瘤

胃肠间质瘤（GIST）是一种具有恶性潜能的消化道最常见的间叶性肿瘤。以往常被误诊为平滑肌肿瘤及神经源性肿瘤，随着免疫组织化学、电镜及分子生物学技术的发展，发现原先诊断为平滑肌瘤、神经鞘膜瘤者大多无明确的肌性或神经分化，而是表达C-kit蛋白（CD117），细胞富于梭形、上皮样、偶有多形性，1983年由Mazur和Clark首先提出了GIST的概念。现经研究证实，多数胃肠道原发性非上皮性梭形细胞肿瘤是不同于平滑肌及神经源性肿瘤的一组肿瘤，GIST是一类独立的来源于胃肠道原始间叶组织（可能是Cajal细胞）的非定向分化的肿瘤，部分可伴有平滑肌和（或）神经鞘细胞的不完全分化。它具有特殊的组织学、免疫表型和分子遗传学特点。该肿瘤多发生于胃（60%～70%），其次为小肠（25%～35%），发生于结肠、直肠和阑尾的很少（＜5%），极少发生在食管（2%～3%），也有发生在肠系膜和网膜的个别病例。结肠GIST好发于乙状结肠和横结肠，一般为单发。主要临床表现为肿块、便血及肠腔狭

窄致肠梗阻等。根据肿瘤主体位置可分为腔内型、壁内型、腔内-腔外型（哑铃型）、腔外型和腹内胃肠道外型。大多数肿瘤呈膨胀性生长，为境界清晰的孤立性圆形或椭圆形肿块，偶尔呈分叶状或多发性。内镜下表现为丘状突起，多为广基，有蒂者极少；表面黏膜光滑，多完整，顶部呈伸展状态，基部与正常黏膜无明显界限，可见桥形皱襞；质硬，活检时表面黏膜滑动，难以取到肿瘤组织；一般无溃疡形成。若肿瘤较大或有表面溃烂者，应高度可疑恶变。

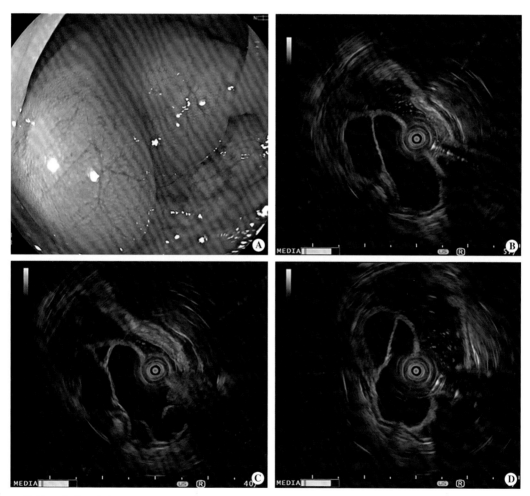

图30-8-4　乙状结肠黏膜下隆起，呈透明状，EUS声像特点：表现为黏膜下层内有独特的间壁结构，甚至呈蜂窝样网状分隔结构的囊状病灶，边界清晰

一般组织学检查不能确诊，确诊须依据免疫组织化学法检查。GIST表现为vimentin（＋）、CD34（＋）、CD117（＋）和（或）actin（＋）、S-100（＋），其中绝大多数GIST患者CD117免疫组织化学染色呈强阳性，是GIST与其他GIMT的主要鉴别点，CD34抗体也是一个比较敏感的免疫组织化

学标志物，而SMA、S-100阳性率偏低。胃肠道的真性平滑肌瘤及神经鞘膜瘤CD117、CD34绝大多数是阴性，平滑肌瘤SMA弥漫强阳性，神经鞘膜瘤瘤细胞S-100蛋白弥漫性强阳性，瘤细胞外周可见淋巴细胞袖套及生发中心。经超声内镜引导下细针穿刺活检术前可确诊，活检标本的免疫组织

化学表现为CD34（＋）和CD117（＋），并且可进行CD117的基因突变分析，以帮助诊断和判断预后（图30-8-5）。

GIST的良、恶性是临床和病理学医师最为关心的问题。然而，其病理学诊断通常与生物学行为不一致。文献报道仅3%～38%的GIST有恶性的组织学特征，但却有68%的肿瘤出现临床转移。因此，在判断GIST的良、恶性时，不能只依靠病理组织学诊断，尚需根据临床表现（肿块生长迅速、体重下降）及肿瘤发生的部位、大小、有无邻近器官的侵犯或腹腔内播散等来做出综合判断。目前临床多采用Lewin等提出的良恶性判别标准。①肯定恶性指标：a. 转移（组织学证实）；b. 浸润邻近器官。②潜在恶性指标：a. 肿瘤，胃部肿瘤长径＞55mm，肠肿瘤长径＞40mm；b. 核分裂象：胃部核分裂象＞5/50HPF，肠部核分裂象≥1/50HPF；c. 肿瘤坏死；d. 核异型

性明显；e. 细胞丰富；f. 上皮样细胞呈巢或腺泡状。良性GIST无任何恶性指标；潜在恶性GIST仅有一项潜在恶性指标；恶性GIST有一项肯定恶性指标或两项潜在恶性指标。另外，免疫表型与GIST的生物学行为之间尚未证实存在必然的联系，良、恶性的GIST免疫表型基本相同。因此，目前免疫表型特征并不作为GIST良、恶性的判断指标。

EUS声像特点：在正常肠壁的第4层（固有肌层）或第2层（黏膜下层）内见低回声光团，回声水平类似固有肌层（图30-8-5）；良性GIST形态一般多为卵圆形，可呈分叶状，极个别有蒂，边缘光整；无液性暗区和边缘浸润；恶性GIST多表现为回声不均匀的团块，边缘不清，可见周围黏膜层及浆膜层的浸润。恶性GIST的EUS诊断准确率为78%。平滑肌瘤EUS扫描图像亦是低回声团块，回声均匀或不均匀，但回声较正常固有肌层回声稍低，GIST则较固有肌层稍高。

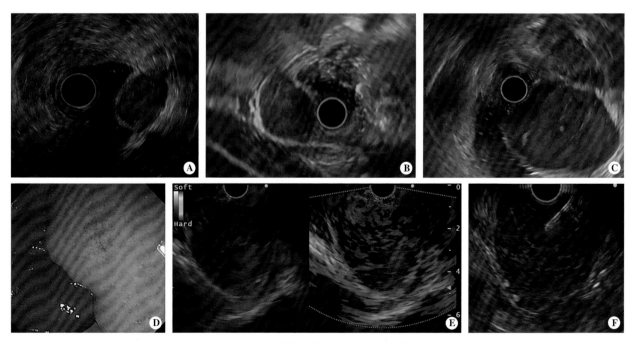

图30-8-5　肠道不同部位和大小的间质瘤

EUS声像特点：在正常肠壁的第4层（固有肌层）内见低回声光团，呈内生型，外生型或混合生长方式（A～C）。对于诊断不明确或者不典型的直肠间质瘤可行EUS-FNA，明确诊断和危险度分级（D～F）

EUS诊断价值评价：对于判断GIST的良恶性有着不可替代的优势，不规则的腔外边界、无回声的囊性间隙及恶性型淋巴结声像图是恶性或临界性GIST的表现，具备其中两项，即可为恶性或临界性GIST，而肿瘤长径小于30mm，边界规则，回声均匀，通常为良性GIST。Palzzo对56例

GIST病例的研究表明，以具备上述恶性或临界性标准中的两项为标准判断恶性或临界性GIST，其特异度达100%，但敏感度仅23%；而以具备良性标准中的三项为标准判断良性GIST，其特异度达100%，敏感度仅37%。另有学者提出分叶征在GIST影像学表现上亦为高度恶性的指标。Ando

等对23例GIST患者的EUS-FNA检查表明，单用EUS定性准确性仅为78%，而经EUS-FNA诊断准确性可升至91%。尤其对于GIST作为一种侵袭性肿瘤，许多学者认为没有真正的良性者，所谓"良性"多有恶性潜在倾向，及早通过EUS-FNA确诊，更有助于及早采取有效治疗措施，改善患者的预后。

（五）囊肿

结肠囊肿（cysts）可能是由胚胎发育过程中肠道发育异常所致，即囊肿型结肠重复，或是一种已消退的炎症过程的结果。

EUS声像特点：肠壁第3层（黏膜下层）内见圆形或类圆形可压缩的无回声结构（图30-8-6）。炎症性囊肿的囊壁为单一的高回声层。结肠重复是一种先天性肠道畸形，可分为囊肿型和管状型。一般囊肿型位于肠系膜侧，不与肠腔相通，壁内有发育完整的肠壁肌层并有黏膜覆盖和肠系膜血管供应。重复畸形囊肿的囊壁因黏膜下层及肌层的存在声像上为3或5层结构。

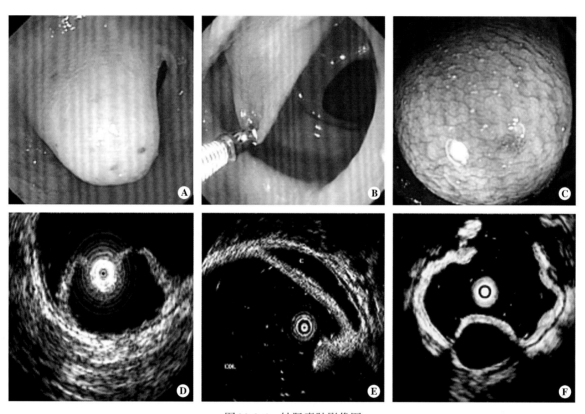

图30-8-6　结肠囊肿影像图

病例1：结肠重复畸形囊肿，内镜下见类圆形隆起（A），钳挟质软、变形（B），靛胭脂染色 I 型腺管开口形态（C），EUS示管壁黏膜下层无回声光团，管壁为多层结构（D）。病例2、病例3：炎性囊肿，均为黏膜下层单壁的无回声结构（E、F）

（六）肠气囊肿症

肠气囊肿症（pneumatosis cystoides intestinalis，PCI）又称肠壁囊样积气症、Duvernoy综合征，是一种非常少见的消化道疾病，其特点为肠壁黏膜下或浆膜下存在许多气囊。患者可出现不同的临床表现，一般有腹胀、腹痛、腹泻、便秘、黏液便、血便，甚至可出现大便失禁。但即使并发肠穿孔或肠坏死，免疫受损的患者临床检查可正常。病变多发生于空肠、回肠，亦可发生于直肠、结肠、肠系膜、大网膜、肝胃韧带和其他部位。肠镜检查见肠道黏膜面多个半球形隆起；表面光滑，透明或半透明，如葡萄状，分布不定；压之有弹性，夹破囊壁后可见气泡溢出，随之隆起部位塌陷至消失。

EUS声像特点：在增厚的肠壁第3层（黏膜下层）或第5层（ss，浆膜下）中可见多发和固定的线状或不规则形高回声区伴声影，边界清晰，阻断周边正常的黏膜肌层并有良好的对比性。

（七）颗粒细胞瘤

颗粒细胞瘤（granular cell tumor，GCT）是一种不常见的肿瘤。在临床和组织学上都被认为是良性病变，但有个别恶性GCT的病例报道。它可出现在人体各部位，在消化道较少见。它在消化道的分布主要以食管为多，其次是大肠和胃。据Takeyama等回顾了日本10年间的文献报道，肠道GCT患者共44例，男女比率为3∶1，平均年龄为48.2±10.5岁，其中分布于横结肠、升结肠及盲肠的病例占71.8%，其余见于肛管直肠部及乙状结肠。GCT通常无症状，少数有腹痛（22.7%）及便血（6.8%）表现，常于肠镜、钡灌肠检查或尸解时意外发现，外形呈单发的小结节状SMT外观，质硬表面略呈黄色或黄白色，个别呈黄红色，通常长径<20mm。很少病例内镜下能做出正确的诊断，即使是基于内镜活检做出的诊断，这些病例中也只有50%能获得确切的诊断。诊断上须与类癌及大肠癌相鉴别。而对于带黄色的半球形SMT，表面有红色征的大肠病变，须要鉴别GCT的可能。

EUS声像特点：为位于管壁黏膜及黏膜下层内的均质低回声肿物（图30-8-7）。很难通过EUS将GCT与类癌相鉴别，明确诊断须依赖于整瘤摘除后病理检查。GCT的病理组织学检查可见瘤细胞排列成巢，细胞呈圆形或多角形，胞质丰富，含有明显的嗜酸性颗粒。

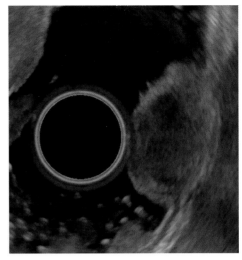

图30-8-7　GCT的EUS声像特点：为位于管壁黏膜及黏膜下层内的均质低回声肿物。术后病理提示GCT

（八）黏膜下转移瘤

癌症转移到肠道的黏膜下虽不常见，但确实存在。白光内镜下一般来说呈现黏膜下肿瘤或隆起型改变，淋巴瘤也可呈黏膜下肿块的类型出现。

EUS声像特点：一般表现为不均质的低回声光团，可侵及管壁任何一层或全层（图30-8-8）。

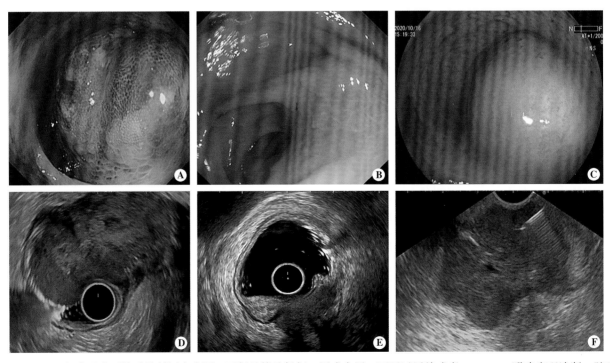

图30-8-8　一般表现为不均质的低回声光团，可侵及管壁任何一层或全层，可通过活检或者EUS-FNA明确病理诊断。肺癌转移至直肠（A、D），阑尾杯状细胞癌转移至直肠（B、E），卵巢癌转移至直肠（C、F）

三、影像学比较

（一）内镜检查

内镜下SMT呈球形或半球形隆起，基底广阔，表面光滑平坦，常有光滑的黏膜覆盖，典型的肿瘤在内镜下具有一些独特的内镜特征，需要在白光内镜下仔细观察。可先用活检钳触碰肿瘤，神经内分泌肿瘤、间质瘤及淋巴瘤质地硬可活动。脂肪瘤、囊肿、气囊肿及淋巴管瘤质地较软，活检钳碰触时可见黏膜下凹，松开后可回缩（即软垫征阳性），脂肪瘤表面黏膜透黄色，而后三者表面黏膜有透明感。囊肿常单发，淋巴管瘤可多发但多为2～3个病灶，气囊肿常为多达10～100个多发病灶，体积较小。神经内分泌肿瘤表面通常有脐样凹陷，呈淡黄色改变；淋巴瘤无蒂有多发

倾向，表面发白，有脐或脐凹样较低平隆起。脂肪瘤和囊肿均质地柔软，靛胭脂染色后见SMT表现为Ⅰ型腺管开口（图30-8-6C），一些凸起性病灶表现为Ⅱ型腺管开口，为增生活跃的结果。内镜检查是发现黏膜下肿瘤常用方法，但对病变的类型与性质不能确诊，内镜下有时不易与外压性病变相鉴别，在白光内镜的基础上行EUS检查是目前最佳的诊断方式。

（二）X线检查

X线气钡造影检查对于腔内病变及黏膜情况显示较好，但对黏膜下及管壁外压性病变检出能力和肿瘤性质的判断不高。SMT钡餐灌肠检查共同征象：可见钡餐至瘤区有分流现象，充盈相有类圆形轮廓光滑的充盈缺损（图30-8-9）。结肠PCI的X线检查具有诊断意义。

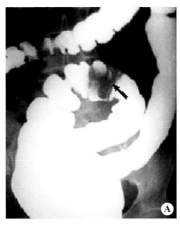
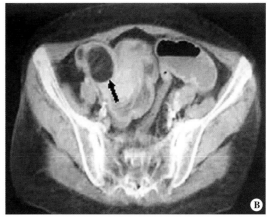

图30-8-9　结肠脂肪瘤

A. 钡灌肠见乙状结肠一个具有明显射线可透性的低密度肿块，以及由局部溃疡引起的分叶及表面不规则。B. CT示乙状结肠内一椭圆形肿物，呈特征性脂肪密度，其近端肠管扩张，可见套入其中的肠管及系膜影像

（三）血管造影检查

血管造影用于诊断胃肠道肿瘤已经较少，但由于GIST多富有血供，同时患者又常以黑便来就诊，血管造影可清晰地显示肿瘤的供血动脉，肿瘤的大小、范围及明确的部位（图30-8-10），不受病变为腔内或腔外的限制，亦为GIST检查的重要方法。但是它属于有创检查，同时技术较复杂，费用也较高，不能作为常规使用。

（四）CT与MRI

脂肪瘤CT扫描很有价值，可显示突出腔内肿块（图30-8-9B），而多体位扫描可更清晰地显示

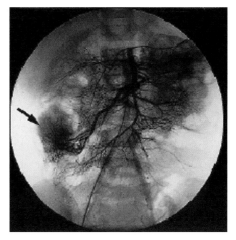

图30-8-10　升结肠恶性间质瘤DSA图像

动脉造影显示升结肠肿瘤供血动脉明显增粗，整个肿瘤呈乱发或蜘蛛网状

肿块位置与胃肠壁的关系及获得重要的CT值，测量肿块CT值，对肿瘤定性有非常重要价值。囊性淋巴管瘤为单个或多个薄壁不规则的囊性占位，有沿腔隙生长的特性，对周围组织压迫轻，边缘清晰或不清晰，增强扫描不强化，有时可见钙化。GIST的CT所见为多数肿瘤平扫，密度不均，中心可见片状低密度，周边可见点状钙化。增强扫描大部分病例呈不均匀强化，中心坏死区无强化，周边及实质部分表现为中度或明显强化。与邻近结构粘连或直接侵犯周边器官者肿块边界不清。GIST的CT图像根据肿瘤大小不同而有差别。小肿瘤一般边界清晰，密度均匀；较大的肿瘤一般边界不清，且密度不均匀，直径大于6cm的肿瘤一般常见肿瘤中心的坏死或出血，但中心积气和钙化很少见。GIST的MR信号表现复杂。良性实体肿瘤T_1WI信号与肌肉相似，T_2WI呈均匀等信号或略高信号，境界清晰；恶性者，不论T_1WI或T_2WI信号表现均不一致，这主要是由于瘤体内坏死、囊变和出血。可以是T_1WI不均匀等信号，T_2WI不均匀等高混杂信号或低信号；也可以是T_1WI、T_2WI均呈现不均匀等低或高低混杂信号，这主要取决于瘤内出血处于什么时间。明显增强的T_2WI高信号视为高度怀疑GIST的MRI特征性影像。GIST的结肠PCI的CT、MRI等检查可显示肠黏膜下、浆膜下及系膜的多个气囊泡，准确性高，而且可以通过观察肠壁影像的变化及肠系膜血管中是否有栓塞来判定肠壁的血运情况，但需要医生对此有明确的认识，否则与多发性息肉、脂肪瘤等相混淆。

CT尤其是螺旋CT检查，快速、方便、易行，基本无创伤，密度分辨率最高，可以三维重建及行CTC检查，能直接显示肿瘤本身的大小、形态、密度、内部结构、边界，对邻近结构的侵犯亦显示得相当清晰，同时还可观察其他部位的转移灶，有利于肿瘤的诊断、分期及鉴别诊断。MRI检查，对显示瘤内坏死、囊变、出血及周围邻近器官的受累情况有一定的价值。

四、临床评价

EUS是目前公认的诊断消化道SMT的最佳方法。它能准确判断SMT的起源，确定其类型，明确其性质，在临床消化道外器官或病变的压迫方面更具有其他仪器不可替代的优势。国内外文献报道，EUS对SMT的诊断符合率达95%以上。根据SMT与管壁层次的关系，EUS可判断其起源层次及生长方式。

然而，根据大小、形状和声学表现来判断良恶性，其结果不令人满意，EUS下诊断结肠SMT的准确性也无法达到100%，因此临床上需要结合患者的临床资料、实验室检查及影像学检查综合进行诊断和治疗。而EUS引导下的穿刺活检（EUS-FNA/EUS-FNB）对判断SMT的组织学特征可起决定性作用，尤其是对于术前诊断不明确的结肠SMT，EUS-FNB可以取得足够的组织学标本以做出最后的组织学诊断，帮助临床医生做出正确的治疗决策。需要强调的是并不是所有的SMT都需要切除，若要切除是选择内镜还是外科手术，这些关键的决策需要根据患者症状、病变的部位、良恶性等综合信息来决定，而EUS及EUS-FNB在这些方面可以为临床医生提供非常有价值的诊疗信息。

第九节　结　肠　癌

结肠癌（colonic carcinoma）是常见的消化道恶性肿瘤之一，EUS检查融合了内镜检查的直观和超声声像可以检视肠壁、肠腔外、周围器官病变的优点，能确定癌灶起源、浸润深度，还可显示毗邻器官和淋巴结有无转移，是目前进行术前TN分期的最佳方法。

一、声像图特征

（一）声像图基本特征

结肠癌大体上是密集的癌组织形成的肿瘤，EUS声像图表现：不规则的低回声或中位回声（低于管壁第3层，高于第2、4层回声值）肿块突入肠腔内外或位于肠壁内形成环形、半环形肿块；正常的肠壁层次结构破坏，表现为肠壁的一层或多层层次结构不清、断裂消失或增厚。腔外组织受侵表现为管壁第5层回声带分辨不清，或低回声肿块突破第5层高回声带侵入外周组织。癌周淋巴结转移多表现为圆形、边界清晰的低回声结节，而良性肿大的淋巴结多为椭圆形、边界模糊的稍高回声结节。

（二）判断结肠癌的浸润深度

EUS可显示黏膜面及黏膜以下各层组织的变化，据此可判断癌的浸润深度，是其他各种检查方法难以做到的。EUS对结肠癌浸润深度的判断如图30-9-1所示。

1. 黏膜内癌（m癌） 病变局限在第1、2层内，第3层以下看不到异常改变。表现：第1层不平或隆起突出，第2层低回声带中可见点状回声或中位回声肿块（图30-9-2）。

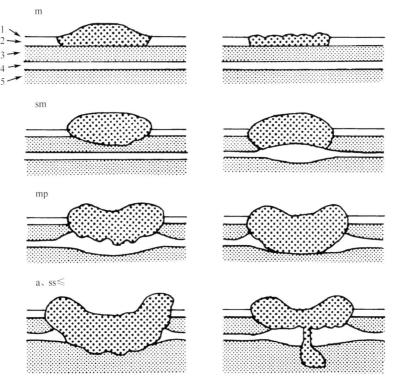

图30-9-1 EUS判别结肠癌壁内浸润深度示意图

第1、2层代表界面和黏膜层，第3层高回声为黏膜下层，第4层低回声为固有肌层，第5层强回声带为外膜层（m为黏膜层，sm为黏膜下层，mp为固有肌层，a、ss为外膜）

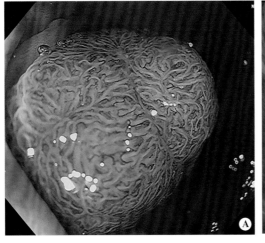

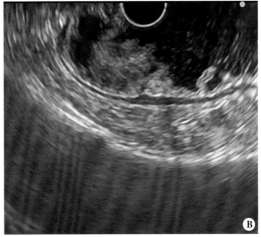

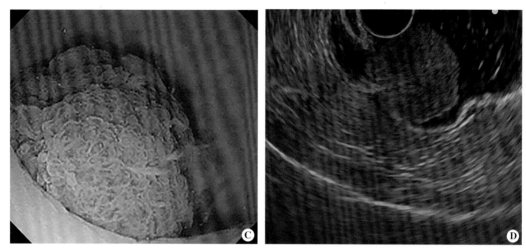

图30-9-2　黏膜内癌

2. 黏膜下层癌　肿瘤破坏管壁第1、2层,使其断裂并向下浸润达黏膜下层,可见第3层强回声带出现不整、薄层化及断裂破坏声像。有时病变下层的固有肌层可伴肥厚,于第4层显示出增厚(图30-9-3)。此时,与固有肌层浸润的病变的鉴别是困难的。黏膜下层癌在第4层的肥厚部显示和近旁非病变部第4层有同样均质的超低回声,且第4层内腔的线平滑可成为鉴别点。这种固有肌层局限性肥厚,同病变致使固有肌层的伸展受到阻碍有关。有蒂性病变是黏膜下层进入到蒂内所致,这表明癌细胞浸润到该部位,然而诊断黏膜下层浸润仍是极困难的。因此需要综合运用白光内镜/染色内镜/超声内镜等多种手段综合判断,尽可能提高诊断的准确性。

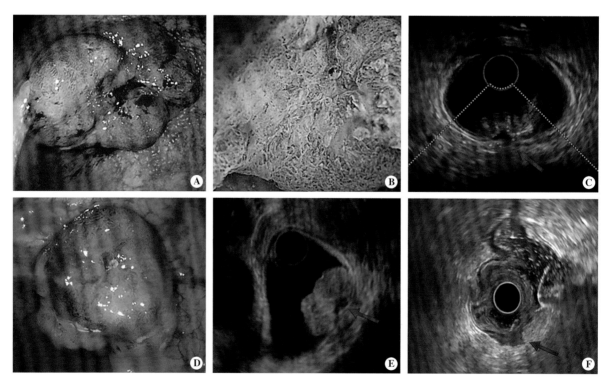

图30-9-3　肿瘤破坏管壁第1、2层,使其断裂并向下浸润达黏膜下层,可见第3层强回声带出现不整、薄层化及断裂,可伴有第4层增厚

乙状结肠肿物,表面明显发红,冲洗后有出血倾向(A),NBI观察JNET分型3型(B),EUS提示黏膜下层模糊中断(C),行腹腔镜手术,病理证实黏膜下层浸润癌。直肠隆起型肿物(D),EUS可见病变黏膜下层欠完整,伴有固有肌层增厚及低回声改变(E),行ESD治疗,术后病理证实黏膜下层浸润癌,3个月后复查EUS,提示浆膜下层锯齿样改变(F),考虑肿瘤残留,追加外科手术

3. 固有肌层癌 第3层中断，第4层不齐、断裂，可见低回声肿块影，而第5层未见变化。第5层显示光滑，这是与浸润深部病变的鉴别点（图30-9-4）。

4. 浆膜层癌 癌浸润达浆膜，但还没有浸润到其他器官。此时管壁全层被破坏，表现为第3、4层中断，第5层的不整及中断（图30-9-5），但与邻近器官的边界呈对比鲜明的图像。当癌浸润其他器官时，邻近器官的边界不清。然而用EUS鉴别浆膜层癌和浆膜外邻近组织癌有时是较困难的。

Borrmann IV型结肠癌声像图独具特点，EUS显示管壁全层弥漫性增厚，呈环形浸润，累及肠管全周时肠腔呈管状狭窄，层次结构可消失，代之以低回声光带（图30-9-6）。

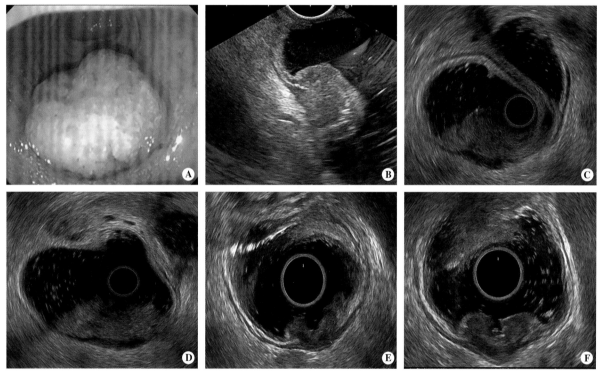

图30-9-4 白光下可见隆起型肿物呈现明显的紧满感，表面有凹陷（A），EUS提示黏膜下层中断，固有肌层可见低回声肿块影（B）。固有肌层与黏膜下层边界消失，可见低回声改变，而浆膜层清晰光滑，无明显变化（C～F）

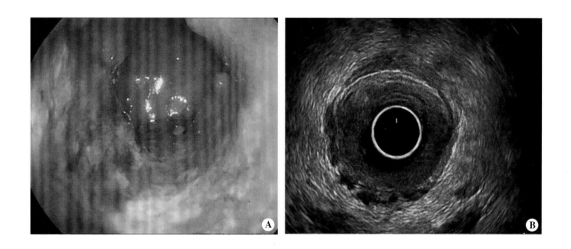

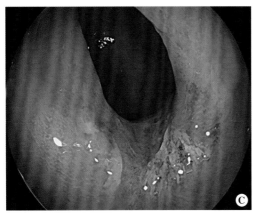
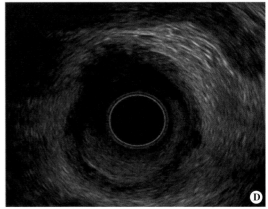

图30-9-5　直肠癌治疗前，EUS提示浆膜层不整齐，呈锯齿样改变（A、B），综合治疗后再次复查可见白光和EUS下病变均明显缩小/降期

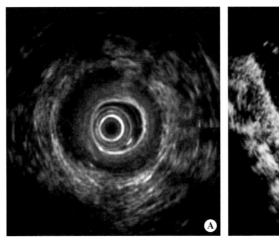
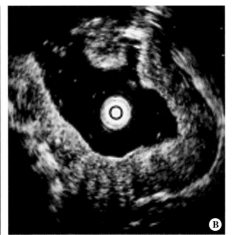

图30-9-6　Borrmann Ⅳ型结肠癌EUS声像图

EUS示管壁全层弥漫性增厚，呈环形浸润累及肠管全周，病理示印戒细胞癌

综合文献报道，802例结肠癌术前EUS检查浸润深度的诊断正确率为84.2%，其中黏膜内癌为76.4%，黏膜下层癌为72.7%，固有肌层癌为66.7%，浆膜层癌为94.9%。分析误判病例的原因如下所述。

（1）对肠壁各层的微小浸润，用EUS诊断困难；

（2）有蒂型癌对确认基层浸润的病例鉴别困难；

（3）黏膜下层癌固有肌层伴有肥厚；

（4）对固有肌层破坏样浸润的病例需进一步诊断；

（5）由于弯曲部位等处的病变不能捕捉到全部图像而误诊。

提高诊断率的方法是尽可能获得与病变垂直的超声扫描图像，以及清晰显示并识别病变近旁的正常肠壁与5层结构。

（三）判断结肠癌淋巴结转移

正常淋巴结常小于3mm，其回声类型与肠旁邻近的脂肪或纤维组织相似，一般在超声图像上不被发现。EUS能发现直径3～5mm以上肿大的淋巴结，但对转移性淋巴结与炎症反应肿大的淋巴结的鉴别较困难。根据体内外EUS检查与术后组织学对比研究，多数学者认为转移性淋巴结多为圆形、类圆形、短轴半径≥10mm，呈低回声改变，黑洞样或回声值与肿瘤组织相似；边界清晰，内部回声均质或不均质。而非特异性炎症肿大的淋巴结，常呈稍高回声改变，边界回声模糊，内部回声均匀（图30-9-7）。

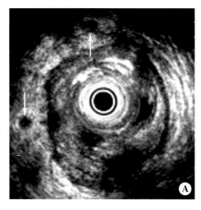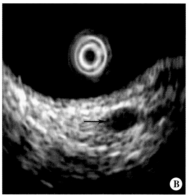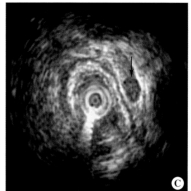

图30-9-7　结肠旁淋巴结EUS声像图

A.升结肠癌旁多发转移性淋巴结；B.同一例患者术后半年复查，见肠旁转移性淋巴结；C.溃疡性结肠炎患者横结肠旁炎性肿大淋巴结

Hulsmans等对22例直肠癌旁43个肿大淋巴结进行体外EUS检查及与组织学对比研究，对多组超声影像参数进行多元分析，结果显示：不均质性，短轴直径、脐反射等参数有助于良恶性淋巴结的鉴别。研究表明，回声的非均质性与转移性淋巴结密切相关，具有独立的鉴别价值。恶性浸润的淋巴结内正常结构被破坏，病理检查见此类淋巴结内坏死量累及达淋巴结的40%，而炎症时正常结构不被破坏。不均质性被限定为淋巴结内不规则的分界区域，其回声低于周围脂肪，并与周围脂肪不延续。该参数敏感度为60%，特异度为100%。淋巴结的大小亦是一重要参数。淋巴结短轴直径有较高的鉴别价值，短轴直径＞9.0mm的淋巴结特异度达99%，而在病理检查时可见小的淋巴结也常发生转移，且由于反应性增生的淋巴结也可超过10mm。因此，以大小来判断转移有明显的局限性，有18%～32%的淋巴结EUS不能准确识别。脐反射是良性淋巴结的强烈指征，阴性预测值为100%。其组织学基础是淋巴结内脂肪及髓质淋巴窦向结门集中，该参数用于淋巴结的判断具有很高的敏感度（100%），但特异度低（40%）。Hulsmans认为回声密度对转移淋巴结的判断不是一个很好的指标，该指标受淋巴结内组织结构、换能器频率、探测距离、覆盖组织的厚度等多因素影响。亦有学者认为，肠周围淋巴结转移少于30%时，回声可无变化。ECDUS对良恶性淋巴结的判断也有重要价值，研究表明淋巴结内发现彩色血流信号是恶性淋巴结的特征之一。

综合文献资料，802例结肠癌累及淋巴结的超声和组织学结果比较，EUS诊断淋巴结受累的敏感度为80.1%；特异度为72.0%；阳性预测值为65.2%；阴性预测值为88.0%；准确性为74.4%。由于EUS较高的超声频率，其分辨率明显优于体表超声，可以显示更小的病灶，技术熟练的EUS医师可以对直径小于5mm的病变进行EUS-FNA，这是目前任何其他影像学技术指导下穿刺难以实现的，可提高诊断准确率。Sasaki对22例病变位于或邻近结肠肠壁的患者行EUS-FNA，结果有21例（95.5%）获得了足够用于检测评估的组织，EUS-FNA检测恶性和良性肿块的总检出率为95.5%。近年来有学者采用EUS下的切割针（trucut needle），可以在EUS引导下对病变进行切割活检，显著提高了取材质量，可以取得完整的组织条，进行组织学诊断。

（四）结肠癌的超声内镜诊断分期

随着EUS检查的开展，TNM分期已在结肠肿瘤中得以应用，根据术前EUS超声分期和术后切除标本的组织学分期比较，使用TNM分类法初步分为：

T：原发瘤浸润深度。

T1：肿瘤限于黏膜（T1a）和黏膜下层（T1b），此期肿瘤不破坏中层界面。

T2：肿瘤限于固有肌层，此期肿瘤不破坏外层界面。

T3：肿瘤浸润浆膜下层。

T4：肿瘤浸润或突破浆膜层（T4a），或累及邻近器官（T4b）。

N：淋巴结转移状况。

N0：无局部淋巴结转移。

N1：有1～3个结肠旁淋巴结转移。

N2：有4个或4个以上的结肠旁淋巴结转移。

N3：沿血管干淋巴结发生转移。

M：远处转移状况。

M0：无远处转移。

M1：远处转移（肝转移、腹膜播散）。

外科病理中经常用的结直肠癌分期为Dukes分期，TNM分期不仅与Dukes分期之间有很好的相关性，而且前者对评价肿瘤的浸润深度更为细致，更好地与手术方法和预后联系。癌浸润深度未穿出肌层者为Dukes A期，相当于T1和T2；癌肿穿出肌层并侵入浆膜、浆膜外或直肠周围组织者为Dukes B期，相当于T3、T4期；有淋巴结转移时为Dukes C期，相当于N1～N3期，有远处器官转移时为Dukes D期，相当于M1期。无论是TNM分期还是Dukes分期均需要对淋巴结情况进行精确评价，EUS检查不仅能发现肿大的淋巴结，应用EUS引导下的细针穿刺尚能对肿大的淋巴结较精确地进行定性。

研究表明，EUS对结肠癌T1～T4分期的诊断准确率达83%、83%、93%和71%，对N分期诊断准确率为77%，敏感度为77%，特异度为76%。微型探头为结肠超声提供了方便，文献报道，微型探头EUS（m-EUS）对结肠癌T分期总的准确性为85%～94%，N分期总的准确性为77～90%。业已证实，m-EUS能够准确区分结肠T1、T2及T3期病变，但由于高频探头的穿透力有限，m-EUS准确区分T3与T4期病变的能力较低。对肝脏、腹膜等远隔部位的转移，由于EUS的穿透深度有限，因此难以做出正确判断，必须与CT、MRI配合应用。

EUS对结肠癌过度分期多于分期不足，主要问题：①难以鉴别炎性或肿瘤浸润组织，部分T2或T3期肿瘤分期偏高；②由于伪像等各种干扰因素的存在，较难根据肠壁的层次变化和边缘不规则等现象区分癌肿是否仅侵犯至结肠系膜或已到达游离腹膜腔；③肿瘤的微小浸润，不能被EUS所检测，造成分期偏低。进一步提高EUS的分辨率是提高其诊断率的关键，此外，随着计算机技术的发展，三维EUS影像对于病变的深度和广度及其与周围器官、结构之间的相互关系呈现得更为清晰。

（五）超声内镜对结肠癌放化疗后的分期

为了判断疗效，对于接受了放化疗的结肠癌需进行重新分期，超声肠镜的检查结果是重要的判断依据之一，在治疗后应进行超声肠镜定期复查。但由于放化疗后局部出现的炎性反应和纤维组织增生难以与恶性组织区别，因此可能造成分期过度，据文献报道，总体T分期准确率仅30%左右，其中约60%者为过度分期，主要误诊者多属于T0～T2期，准确率仅为15%，T3～T4期患者诊断准确率则较高。EUS对N分期的诊断准确率则较高，约80%，但对N1期的诊断敏感度低，仅31%，可能原因为放化疗后转移淋巴结缩小，多数直径小于5mm，且回声增强，部分可与周围脂肪组织接近，在EUS下不易发现；另外如上所述，EUS视野有限，无法探及远处组织从而发现较远的转移淋巴结。对于超声肠镜技术在结肠癌放化疗疗效判断中的应用仍需不断改进并积累临床经验。

（六）EUS对结肠癌术后复发的诊断

结肠癌有1/3～1/2的患者在术后两年内复发。在复发病例中约1/3均在手术部位或吻合区域，可表现为吻合口腔内肿块，也可表现为吻合口肠腔内浸润或肠壁外的复发肿块。普通内镜只能发现腔内复发，CT、MRI只能显示肠壁外复发，且术后组织解剖结构变化、胃肠造成的伪差使CT等其他影像学检查很难做出准确的判断。EUS对发现以上几类复发均可奏效，且此时其检查敏感度高达95%，特异度仍有80%。

术后患者肠吻合口上下的肠壁有5层组织可见，吻合口处只有3层，内外两层均为高回声，中间为相对较厚的低回声。全壁厚3～6mm，吻合口光滑。术后局部复发时，吻合口处可显示结节性低回声或形成不规则增厚大于7mm以上（图30-9-8）。EUS假阳性与术后纤维瘢痕有关。EUS引导下细针穿刺活检可提高诊断率。Hünerbein等应用三维EUS随访观察163例直肠癌术后患者，发现28例直肠旁病变，并用三维EUS引导下细针穿刺活检对26例（93%）患者做出准确诊断。EUS对复发疾病的诊断可提供重要的预后信息，有利于对患者治疗的抉择。

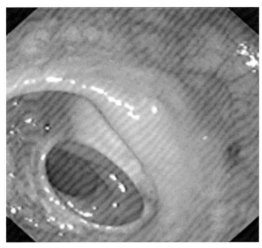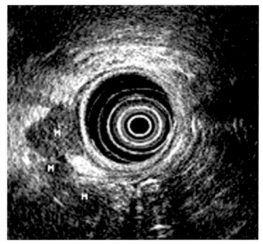

图30-9-8　结肠癌术后复发EUS声像图

乙状结肠癌术后7个月内镜复查示吻合口旁黏膜隆起，但表面光滑。EUS显示肠旁多发不规则低回声光团，其一从浆膜外侧始浸润破坏管壁

二、诊断与鉴别诊断

结肠癌的确诊目前仍主要依赖肠镜及病理组织学检查。EUS为一种重要的术前分期及进一步鉴别诊断的手段。临床上本病应与下列疾病相鉴别。

（一）结肠腺瘤

结肠腺瘤为肠黏膜良性上皮性肿瘤。EUS表现为肠壁黏膜层的球形隆起，可有蒂，轮廓清晰整齐，内部为高、低回声混杂存在，黏膜下层以下结构正常。由于该病不破坏黏膜下层以下结构，易于与进展期结肠癌相鉴别，但与T1期早期癌鉴别常较困难，须依赖于内镜整瘤切除活检。一般来说，腺瘤回声偏高，如于腺瘤病灶中出现片状不规则的低回声区，常提示癌变的可能（图30-7-2，图30-9-2A，图30-9-2B）。

（二）结肠恶性间质瘤

本病虽在结肠非上皮性恶性肿瘤中最常见，但总的来说是非常少见的。胃肠道恶性间质瘤的发生频度依次为胃、小肠、直肠、结肠。肿瘤发生于肠壁固有肌层，可向肠腔内或肠腔外生长。肿物较大，直径多大于4.0cm。肿瘤中心部因血管很少，易发生退行性变或炎性坏死，形成不规则囊腔及出血。较早期时，表面黏膜完整，以后可以形成溃疡及出血。临床表现多不明显，可有腹块、便血、贫血、疼痛，有时发生肠梗阻，易发生肝脏和周围淋巴结转移。EUS超声表现为与肠壁固有肌层延续较

大的低回声肿物，外形规则或不规则，边缘可凹凸不平并可向周围组织浸润，内部回声不均匀，肿瘤内出现坏死液化无回声区或点片状强回声。

（三）结肠恶性淋巴瘤

结肠恶性淋巴瘤为来源于淋巴组织的恶性肿瘤，以回盲部多见。大体病理分为环型、息肉型及溃疡型。环型肿瘤可很大，引起肠腔中心性环状狭窄。息肉型常是多发的，呈大小不等的肿块突入腔内。临床最常见的表现为腹块与腹痛，可因肠道功能紊乱而出现腹泻或腹泻便秘交替，消瘦及发热。EUS表现为肠壁的环形增厚或形成肿块，呈典型均质的弥漫性低回声，透声性较好，伴肠壁正常层次结构的破坏（图30-9-9）。

（四）肠结核

该病是由于结核杆菌感染引起的肠道慢性炎症，大多继发于肺结核，好发于回盲部，其次是升结肠，直肠和乙状结肠虽亦可受累但很少见。主要临床表现为腹痛、腹泻、发热和体重下降。大体病变形态分为溃疡型、增殖型及混合型3种。内镜表现常呈多样性，诊断较难，最常见为溃疡。溃疡多呈环形、边缘隆起、界限不分明。一些病例中可见炎症性假息肉和增生性结节，严重时呈较大团块，类似于结肠癌。混合型病例常见肠腔呈短环状狭窄。EUS可表现为肠壁环形增厚，层次结构仍可分辨，黏膜层增厚及回声增强，黏膜下层变薄、模糊或缺失，活动性溃疡炎症处管壁

浆膜层不规则，呈锯齿状，可见低回声影伸出壁外（图30-9-10）。

以上疾病依靠声像图鉴别有时较为困难，最后确诊需要依靠内镜活检和病理。

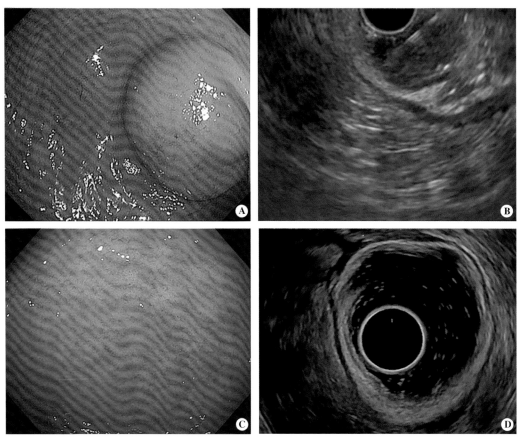

图30-9-9 直肠可见黏膜下隆起，EUS表现为肠壁的环形增厚或形成肿块，EUS-FNA术后病理提示套样淋巴瘤（A、B）。治疗后再次复查肠镜及EUS，肿瘤明显好转，原病灶处未发现明显异常（C、D）

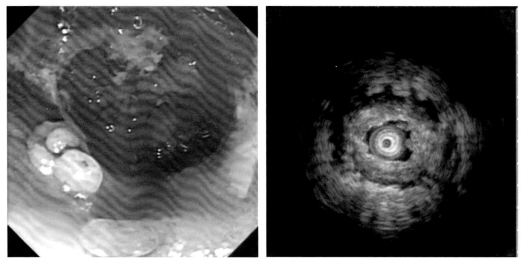

图30-9-10 肠结核

三、影像学比较

（一）内镜检查

内镜检查是目前诊断结肠癌最基础的手段之一。结肠早期癌局限于黏膜和黏膜下层，若癌肿侵及固有肌层及以下者为中、晚期癌。随着黏膜染色和放大内镜的应用，检测结肠直径小于1～2mm的超微小病变已成为可能。早期大肠癌的诊断近年来国外进展迅速，其诊断方法以全新的诊断方式为早期大肠癌的诊治提供了新途径及新视野。

早期结肠癌目前分为隆起型和表面型（图

30-9-11），在内镜下外观呈现黏膜隆起、糜烂或凹陷性病变。Ⅰ型为息肉隆起型，又可分为有蒂型（Ⅰp）、亚蒂型（Ⅰsp）及无蒂型（Ⅰs），此型多为黏膜内癌，息肉早期癌变多属于该型。Ⅱ型为表面型，Ⅱa型为表面隆起型，黏膜轻度隆起或呈分币状，此型多为黏膜下层癌。Ⅱb型为表面平坦型，黏膜轻度发红或褪色，无黏膜隆起或凹陷，该型较少见，内镜下也不容易诊断。Ⅱc型为表面凹陷型，黏膜呈浅表糜烂或溃疡，若黏膜在隆起的基础上伴溃疡者称Ⅱa+Ⅱc型，大体如小盘状，边缘隆起，中心凹陷，此型仅见于黏膜下层癌。对可疑病变采用色素染色，可突出黏膜病变。

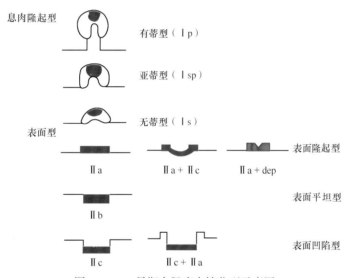

图30-9-11　早期大肠癌内镜分型示意图

以往在大肠腺瘤-癌变学说指导下，人们将早期发现大肠癌的注意力主要放在息肉癌变上，对凹陷型早期大肠癌发现甚少。近年来，日本学者采用放大内镜及实体显微镜对凹陷型及扁平型大肠病变进行了深入研究。根据组织学表现，凹陷型肿瘤目前被认为较隆起型的恶性程度高，且黏膜下浸润率最高，因此，对Ⅱc型病变应高度重视。在临床内镜检查中应采用黏膜染色技术及放大内镜观察以早期发现这类病变。Ⅱc型病变在肠镜下主要表现：黏膜发红、苍白、血管网消失，易出血、黏膜无名沟中断、病变周围白斑中央凹陷、表面凹凸不整、肠壁轻度变形等。肠镜下如发现上述征象，必须应用充气和吸气方法来观察是否存在吸气变形。黏膜内癌或仅有轻度黏膜下浸润癌在气体量减少时，病

变周围的正常黏膜增高，同时凹陷部更加明显；当病变明显地浸润到黏膜下层时，病变固定且变硬，吸气变形消失；而良性病变在吸气时，病变和周围黏膜同时增高并且没有明显的形态改变。观察气体量对病变的改变后，采用0.4%靛胭脂进行黏膜染色，然后采用放大肠镜判断黏膜腺管开口的类型。Ⅲs型腺管开口是凹陷型癌的基本形态。据工藤统计，Ⅲs型有28.3%是黏膜内癌，1.4%是黏膜下层癌，其他70.3%是腺瘤。Ⅴ型是黏膜下层癌及进展期癌的基本类型。

近年发现部分早期结肠癌表现为LST，假凹陷型LST具有高度恶性潜能。当LST直径达20mm、Ⅴ型腺管开口形态时，应高度警惕黏膜下层癌的发生（图30-9-12）。

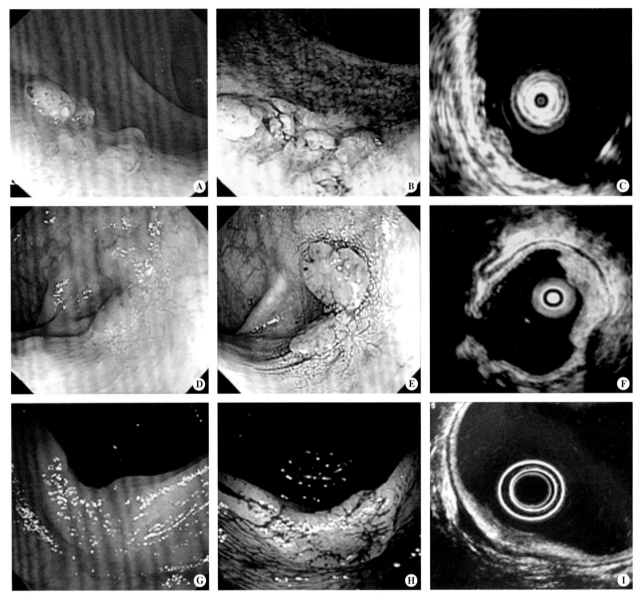

图 30-9-12　结肠 LST 病变与结肠癌

病例 1：A. 内镜下为结节混合型 LST 病变；B. 靛胭脂染色后见 Ⅴ 型腺管开口，提示早期癌；C. EUS 示稍强回声的结节沿黏膜内层伸展增厚，黏膜下层清晰完整，无浸润征象。EMR 术后病理为管状绒毛状腺瘤。病例 2：D. 内镜下为扁平隆起型病变；E. 染色后见 Ⅳ + Ⅴ_A 型腺管开口，提示为早期癌；F. EUS 示黏膜层呈不均质稍低回声增厚，侵及黏膜下层，提示黏膜下层癌。EMR 术后病理为高分化腺癌，黏膜下层浸润。病例 3：G. 内镜下为假凹陷型病变；H. 染色后见 Ⅲ_L + Ⅴ_A 型腺管开口，提示早期癌。I. EUS 示黏膜层呈不均质稍低回声增厚，中央浅凹陷，侵及黏膜下层，提示黏膜下层癌。EMR 术后病理为低分化腺癌，黏膜下层浸润

　　对于早期结直肠癌浸润深度的评估，需要综合运用白光内镜、染色内镜、EUS 等多种手段综合判断（图 30-9-13），尤其是对于合并巨大结节和凹陷的病变，结节和凹陷处通常存在黏膜下层深层浸润的可能，EUS 扫查时需要特别关注这些区域下方的黏膜下层是否清晰完整。

　　进展期结肠癌形态多样，以黏膜隆起型肿物、溃疡、肠壁僵硬、狭窄为基本表现。内镜下多按 Borrmann 分类，与胃癌的分类基本相似。Borrmann Ⅰ 型肿瘤向肠腔内生长，常呈菜花样。Borrmann Ⅱ 型癌以形成较大溃疡为特征，周边呈结节状围堤，望之如火山口状。Borrmann Ⅲ 型癌最常见，癌肿向肠壁浸润致隆起性肿瘤境界欠清晰，表面形成溃疡。Borrmann Ⅳ 型癌细胞向肠壁各层弥漫浸润使肠壁增厚，如呈环形浸润累及肠管全周则肠腔呈管状狭窄。

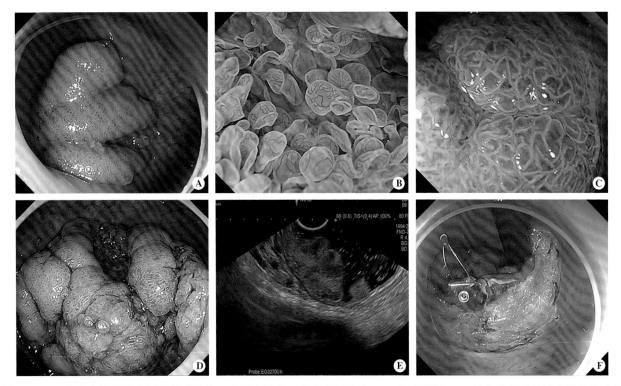

图30-9-13　白光内镜提示直肠隆起型肿物，表面有结节，中央有凹陷（A、D），凹陷处NBI放大观察可见绒毛状及小叶状结构，结节处NBI观察JNET分型2A型（B、C），靛胭紫染色观察表面黏膜腺管开口结构为Ⅳ型，EUS扫查黏膜下层清晰完整，未见中断及浸润征象（E），行ESD完整切除病变，对于较大病变可采用圈套器牵引的方式，提高手术效率（F），术后病理提示管状绒毛状腺瘤，局部黏膜内癌

（二）X线检查

　　钡餐灌肠是诊断结肠癌重要方法之一。X线主要表现为钡餐充盈缺损或肠壁增厚、僵硬，局部肠腔变窄，边缘不规则等（图30-9-14）。该项检查的诊断准确性可达90%以上，但假阴性率高（20%～60%），少数人因固形粪便而出现假阳性。气钡双对比造影是用高密度的钡餐和低密度的气体共同在腔内形成影像，足量的气体可使肠腔充分扩张，使钡餐均匀涂布在黏膜上，可显示黏膜面的细微结构和微小异常，诊断符合率达92.8%，假阴性低，仅为2%～18%，为结肠癌主要的X线检查方法。双对比造影的局限性在于不能辨认肿瘤的浸润深度、向腔外生长的肿瘤、侵犯相邻组织、淋巴结转移等改变，因而难以对肿瘤术前做出准确的临床分期，而且由于结肠癌好发部位的乙状结肠的解剖结构弯曲且长、位置深，造成钡餐的重叠，而使显影不佳。

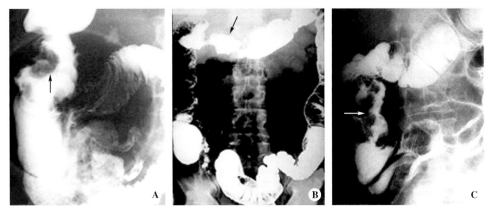

图30-9-14　结肠癌钡灌肠X线图像

A.息肉型：偏于肠壁一侧的充盈缺损；B.溃疡型：充盈缺损上出现较大的不规则龛影；C.浸润型：肠腔环形狭窄，呈不规则苹果核征

（三）B超

结肠是空腔器官，含有混杂的气体及肠内容物，由于超声波的声学特性，使得在经腹B超检查的成像过程中易产生伪像或难以成像。当肠道清洁得好，且肿块足够大时，结肠肿瘤的显示率仍达90%以上。结肠癌的声像图大多显示为假肾征、靶环征及团块征（图30-9-15A，图30-9-15B），应用超声显像剂灌肠法B超检查：肠腔表现为无回声，肠壁的结构及肿块影被突出地表现出来（图30-9-15C）。

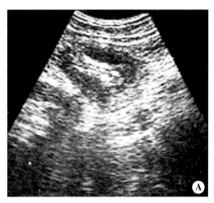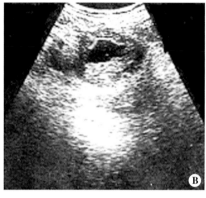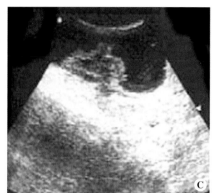

图30-9-15　结肠癌经腹B超声像图

A.结肠癌的假肾征；B.结肠癌的靶环征；C.超声显像剂灌肠法B超检查，显示肠腔内肿块影

（四）结肠CT及CT三维成像技术

CT检查可显示肠癌累及肠壁向腔内和腔外生长的范围，邻近的解剖关系及有无转移等，而被用于结肠癌诊断及分期。由于粪便的存在和结肠的不完全性扩张，CT对结肠黏膜表面异常和小于1cm的病灶难以发现。当肿瘤向壁外生长，浸润到邻近结构使肠壁外侧轮廓模糊时，CT有助于做出诊断。结肠癌的CT影像表现：肠腔内偏心性分叶状肿块、环形或半环形肠壁增厚、僵硬、肠腔狭窄和不规则、肠壁异常强化、肿瘤侵犯周围器官、淋巴结转移及远处转移等（图30-9-16）。CT不能直接显示肿瘤壁内浸润深度，对肠壁增厚情况及相邻于远处器官浸润的分析成为CT分期的基础。结肠癌远处转移以肝脏为最多，占75%，其次为肺、肾上腺等。CT可较好地显示转移灶的情况。在结肠癌术前分期中，T1～T3期的CT表现缺乏特征，正确诊断率仅53%，CT对局限于肠壁内的T1～T3期肿瘤诊断有限。大肠癌T4期的判断准确性高，敏感度可达94%。综合文献报道，CT对结肠癌术前T分期的敏感度为75.5%，特异度为58.3%，阳性预测值为67.8%，阴性预测值为68.5%，准确性为67.8%，而EUS则分别为86.8%、70.3%、84.8%、77.5%和86.3%。CT对淋巴结缺乏组织特异性，淋巴结转移的CT诊断常依据大小来判断，一般以＞10mm者判断为转移淋巴结。不少以淋巴结大小作为诊断标准的研究显示，CT对转移淋巴结检出的敏感度为22%～73%不等。Fukuya首次系统地总结了螺旋CT增强扫描对腹部淋巴结转移瘤的检出情况，结果显示，淋巴结转移率5mm以下的检出率为5.1%，5～9mm的检出率为22.7%，10～14mm的检出率为23%，14mm以上的检出率为82.6%。CT对5mm以下的淋巴结难以显示。有癌转移的淋巴结短轴与长轴之比＞0.7，且密度较高，＞9mm的转移淋巴结的CT值一般＞100HU。在考虑大小、密度、形态等因素基础上，对≥5mm转移淋巴结，CT与EUS的检出敏感度分别为36.0%、61.3%；特异度为81.5%、80.8%；阳性预测值为52.3%、64.8%；阴性预测值为70.0%、78.8%；准确性为63.7%、70.7%。此外，因直肠周脂肪间隙内不会发生淋巴结增生，所以在此区域出现卵圆形和圆形结节时，不管其大小均应考虑为恶性淋巴结肿大。

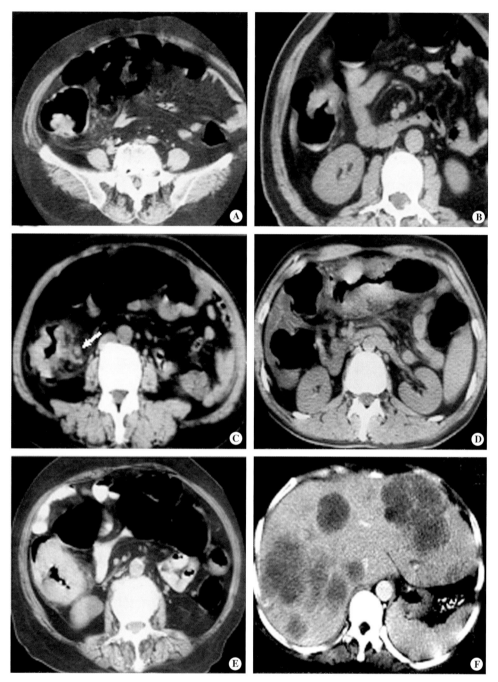

图30-9-16 结肠癌充气CT影像图

A. 升结肠Borrmann Ⅰ型癌；B. 升结肠Borrmann Ⅱ型癌；C. 升结肠Borrmann Ⅲ型癌伴肠旁淋巴结转移（箭头）；D、E. Borrmann Ⅳ型癌；F. 结肠癌肝转移

近年来结肠的CT三维重建技术（主要包括多平面容积再现、CT仿真内镜、表面遮盖显示和透明法）得到了迅速发展，可有效地提高结肠CT的不足，有效地显示肿瘤的形态、大小和部位，确定其浸润的范围、淋巴结转移和远处转移及发现较小而隐蔽的病灶等（图30-9-17），但它仍不能清晰地显示肠壁的层次结构，不能精确评价癌肿管壁浸润深度，尤其是对早期癌浸润的判别。

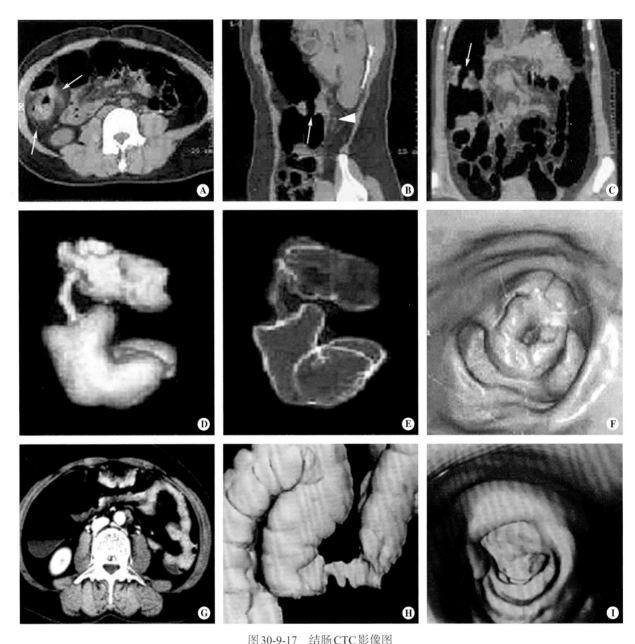

图30-9-17　结肠CTC影像图

A～C. MPR成像（横断面、矢状面及曲面重建）显示管壁环形增厚（箭头）及壁外侵犯（箭头）；D～F. 浸润型结肠癌3D-SSD、4D-Raysurn及
CTVC成像；G. 充气螺旋CT显示横结肠肿块；H. 3D-SSD+伪彩成像；I. CTVC+伪彩成像

（五）MRI及MR仿真内镜成像

MR因成像时间长、易受呼吸运动及胃肠蠕动的影响，较少用于腹部检查。正常结肠黏膜在T_1WI呈低信号，T_2WI呈稍高信号；肌层及浆膜层在T_1WI、T_2WI均呈低信号；而FFE/T_1WI序列，在浆膜层及浆膜层与邻近脂肪间隙显示上有独到之处，对于判断病变浸润深度有很大的帮助。SPIR序列上，肠外脂肪被抑制，肠腔与肠外器官的分界更为清晰，减少了磁敏感性伪影，突出了肌层的信号变化，也有利于病变浸润程度的判断。

目前，已见MR仿真结肠镜及利用腔内线圈（endocavitary coil）直接行磁共振内镜（MR endoscopy）的实验及初步临床应用研究的报道，三维MR仿真内镜成像（MRVE）不但较为可靠地显示肿块、管腔内表面及黏膜皱襞的整体形态与毗邻关系（图30-9-18B），且可结合其源影像及其所做的其他多种后处理影像得到颇为全面的诊断信息。与CTVE相比，因MRI可进行冠状面扫描和直接提供三维的容积数据，故MRVE成像时间较短，且可在一次扫描中得到较大范围管道结构原始图像，比CTVE更有优势；在显示高度狭窄段近端的肠管有无病变方面更有其独到之处。MRVE的检查质量除受胃肠道准备、造影剂运用的低张效果影响外，还取决于资源影像和导航重建技巧。另外，MRIVE仅能显示组织结构或病变的外观形态，而不具备显示信号强度的能力，所以特异度不高，不能对管腔内颜色变化及细节进行观察，仅局限于占位病变、狭窄、阻塞、受压等改变的观察，无法进行活检，图像质量也受诸多因素影响。MRI对结肠肿瘤的应用刚刚开始，其临床应用价值尚需进一步研究证实。

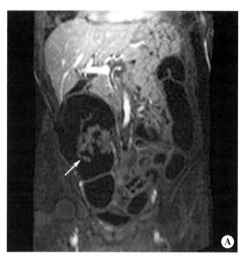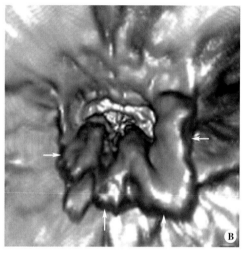

图30-9-18 结肠癌MRI及MRVC影像图

A. 水灌肠后MRI冠状面图像显示升结肠肿块；B. MRVC成像显示腔内肿块

（六）正电子发射断层显像

FDG-PET检查对结肠癌最重要的意义是发现早期复发及转移（图30-9-19），其对结肠癌术后复发判别的敏感度为95%，特异度为98%，精确性为96%，较EUS、CT更敏感；在结肠癌肝转移灶的检出率为94%，而MRI为83%；被认为是目前评价可疑复发或转移的效价比最好的诊断方法。PET的缺点主要是价格昂贵、对设备材料有较高要求，很难在基层医院广泛应用。

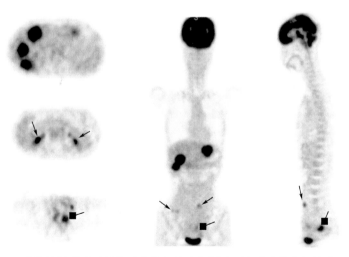

图30-9-19 乙状结肠癌术后复发（方箭）伴多发肝及下腹壁（箭头）转移PET影

四、临床评价

随着PET/CT等影像学的发展与进步，不可否认的是EUS用于结直肠癌的TNM分期总体是在逐步减少的，EUS对于结肠癌的意义：①进行结肠癌术前分期，对治疗方案的抉择和预后的判断提供有价值的信息；②超声指导下对原发肿瘤或肿大淋巴结活检；③鉴别肠道其他良性疾病；④预测病情发展程度；⑤评价治疗效果；⑥监测术后复发。结肠癌根据其浸润深度可分为早期癌和中晚期癌，这种分期与内镜下肿瘤的大小及形态无关，而结肠癌术前诊断分期对决策治疗方案有重要意义。依据术前TNM分期，可选择不同的手术方式：①T1 N0期：推荐局部切除、电切，其中对于黏膜内癌和黏膜下轻度浸润癌（sm1）可以行黏膜剥离切除（EMR）或黏膜下剥离切除（ESD），而对黏膜下高度浸润癌（sm2、sm3）则为手术适应证；②T1 N1，T2期：需行肠切除治疗；③T3 N0期：需行根治性切除；④T3 N1期，T4期：晚期，行姑息性切除或辅助治疗。

应用EMR或ESD前，须确定肿瘤有无浸润到黏膜下层，这对选择治疗方案极为重要，而绝大多数文献报道认为EUS能为此提供帮助。一项荟萃分析报道了EUS对于诊断T0期直肠癌的敏感度为97.3%（95%CI 93.7%～99.1%），特异度为96.3%（95%CI 95.3%～97.2%），阳性似然比为21.9（95%CI 16.3～29.7），阴性似然比为0.08（95%CI 0.04～0.15），认为EUS是诊断早期肠癌的一项重要检查手段。Lu等回顾性分析了158例接受了EUS检查的胃肠道隆起型病变患者的临床数据，其中有138例在EUS显示病变尚未侵及黏膜肌层后行ESD/EMR。与术后病理结果比较，EUS的诊断准确率达97.8%（135/138）。Mukae等分析了714例早期结直肠癌患者的EUS图像，其中624例EUS可分辨出病变浸润深度，EUS对于区分内镜下可切除癌（肿瘤分期为Tis与T1a）及需外科手术切除癌（肿瘤分期为T1b）的诊断准确率为89%。此外，应用彩色多普勒功能检查病变处有无较大血管通过，对于提高治疗的安全性有重要价值。在EUS广泛应用的今天，行EMR或ESD治疗前进行EUS评估对于治疗决策大有裨益。

EUS可提供关于它向周围浸润的无与伦比的图像，这对其诊断和分期均很有用。但是对这一疾病的研究很少，须进一步研究以明确早期应用EUS对减少结直肠癌患者死亡率的作用。Michael等的一项队列研究显示EUS-FNA比CT更容易发现伴有髂淋巴结转移的直肠癌，这类患者需要扩大放疗范围、扩大淋巴结清扫区域甚至放弃手术，这对于指导直肠癌的治疗方案具有重要意义。

EUS操作简单、准确率高、安全、经济、重复性好，因此是一种很有价值的检查方法。微型超声探头操作更是极为方便，且具有较高的频率，分辨力高，更能清晰地显示管壁的层次结构，扫描时采用腔内水充盈法，可保持隆起性病灶的自然状态，故对壁内较小病灶的观察更具优势；但因其穿透力的限制对较大病灶深层、壁外的浸润及外周淋巴结的判断能力受限，此时宜选择环扫EUS进行检查。随着内镜手术、腹腔镜手术及结直肠癌辅助放化疗的广泛开展，EUS可以为结直肠癌的综合治疗提供额外的具有指导价值的诊断信息。

第十节　结肠壁外压性病变

结肠壁外压性病变常在常规结肠镜或X线钡餐造影检查时发现，表现为宽基隆起性病变，常被误认为是黏膜下肿瘤，因其表面覆盖正常肠黏膜，常规活检也不能获得有价值的诊断材料。这类病变可分为两种类型：大多数为单纯性外压无浸润型，少数为外压伴浸润型。前者常为结肠周边毗邻的增大（有时甚至是正常的）器官，如肝右叶、胆囊、胰腺、脾、肾脏、前列腺、子宫或弯曲扩张的腹部血管；腹腔内良性占位病变，如囊肿、脓肿等；以及未发生浸润前的恶性肿瘤，如胰腺癌、转移性淋巴结、卵巢癌、前列腺癌等。后者主要为具有浸润性的病变，如子宫内膜异位症及恶性肿瘤。EUS能够清晰地显示肠壁的层次结构及经肠壁获得肠周邻近组织、器官的图像，使其对黏膜下肿瘤和肠外压性隆起具有常规内镜不可比拟的独特的诊断和鉴别诊断价值，是目前诊断该类疾病的最佳方法。

一、声像图特征

EUS对结肠壁外压性病变的诊断鉴别主要依赖于对以下管腔外变化的观察（图30-10-1）：

①病变与肠壁层次结构无关；②病变随呼吸运动而不受肠壁的约束；③病变的主体位于管腔外区域。结肠隆起部位与外压灶的种类相关联。

良性病灶及多数恶性肿瘤仅造成结肠单纯性外压，其所压结肠壁结构均正常。EUS显示隆起处管壁的5层结构完整及其壁外器官的特征性声像图，如肝、脾、前列腺呈实质性均匀的等回声图像（图30-10-2）；肝脏内见脉管征，有时可见其内部囊肿（图30-10-2A）；前列腺内有时可见钙化的强回声影伴声影（图30-10-2B）；胆囊为横结肠肝曲部局限的囊性无回声结构，其强回声壁与浆膜层高回声带相连，有时可见胆囊底部胆汁淤滞之沉积影及强回声结石影（图30-10-2C）；腹部血管为有搏动的管状无回声结构，调整探头的方向，切面可拉长显示为长条形切面，高频探头还可见其内部血流的光点（图30-10-2D）。

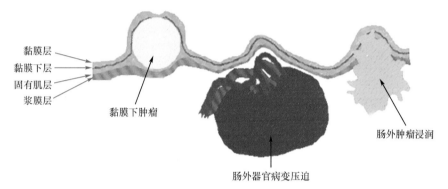

图30-10-1　结肠壁外压性病变鉴别示意图

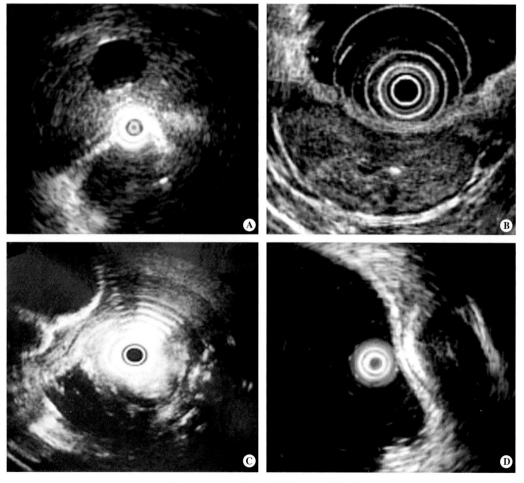

图30-10-2　大肠外压器官EUS声像图

A.结肠肝曲外见肝脏及其内部囊肿；B.直肠外前列腺钙化；C.结肠肝曲外见胆囊多发结石；D.乙状结肠腔外血管压迹

胰腺假性囊肿或囊腺瘤、囊腺癌（图 30-10-3A）压迫时肠壁的完整性均无损，表现为胰腺内或胰腺周围的圆形或不规则形无回声病灶，其后方伴增强效应。假性囊肿的壁薄光滑，一般透声良好，部分可见絮状回声或组织碎屑沉积。囊性肿瘤的壁厚，部分囊壁有钙化，囊腔常为多房性，可见乳头状或不规则实性低回声光团突入囊腔内。脓肿压迫时肠壁完整，其旁见不规则的不均质低水平混合回声包块。阑尾脓肿病灶位于回盲部，其典型超声表现：①不规则、混合性回声团块，团块边界不清，壁厚，内壁不规则、毛糙；②团块内可见一个或多个片状无回声区，无回声区内透

声差，可见点状和短条状强回声（图 30-10-3B）。阑尾脓肿非典型超声表现：①团块内见强回声光团，后方伴声影，提示有阑尾粪石存在；②团块内短条状强回声，后方伴彗星尾征，提示为产气杆菌感染或阑尾穿孔时有气体进入；③团块周围或前方可见片状或似网格状强回声，为大网膜包裹所致；④盲肠和部分升结肠肠壁增厚，肠管扩张，蠕动减弱，易并发局部腹膜炎，肠麻痹征象。腹盆腔内良恶性肿瘤 EUS 显示为原发器官内不均质低回声光团，如膀胱癌、子宫肌瘤、宫颈癌、前列腺癌等（图 30-10-3C～图 30-10-3F），转移瘤则既往多有腹部癌肿（如结肠癌、胃癌等）病史。

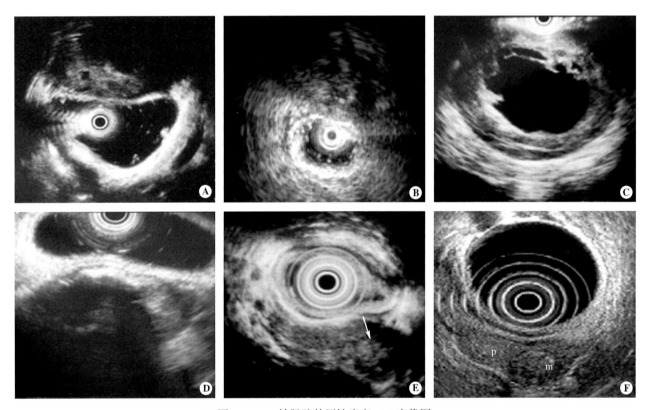

图 30-10-3　结肠腔外压性病变 EUS 声像图

A. 横结肠腔外胰腺囊腺癌；B. 盲肠旁见腔外阑尾脓肿；C. 乙状结肠腔外膀胱癌（浸润型）；D. 乙状结肠腔外子宫肌瘤伴钙化；E. 直肠腔外宫颈癌；

F. 直肠腔外前列腺癌；p. 前列腺；m. 肿块

结肠外压伴浸润型病灶主要有两类病变：子宫内膜异位症（EM）及部分恶性肿瘤。EUS 显示肠壁自浆膜层始向内侧层面破坏、断裂，但黏膜层多完整，病灶主体位于管壁外侧区域。子宫内膜异位症 12%～35% 浸润肠道，以直肠、乙状结肠、盲肠、阑尾、回肠为多见，尤其是乙状结肠、直肠，异位的内膜组织常位于结肠、直肠的浆膜层、肌层、黏膜下层，而黏膜极少受侵。EUS

显示为不规则的低回声肿块从外部浸润粘连或附着在肠壁第 5 层（浆膜层），或于固有肌层内呈现圆形、卵圆形或纺锤形不均质低回声光团，内部可有高回声斑点、斑片影，肿块大小随月经周期而变化（图 30-10-4A～图 30-10-4C）。左侧卵巢癌、膀胱癌、肝右叶癌有时可呈不均质低回声光团分别压迫乙状结肠和结肠肝曲，肠壁多数较完整，少数可见肠壁层次的断裂征（图 30-10-5）。

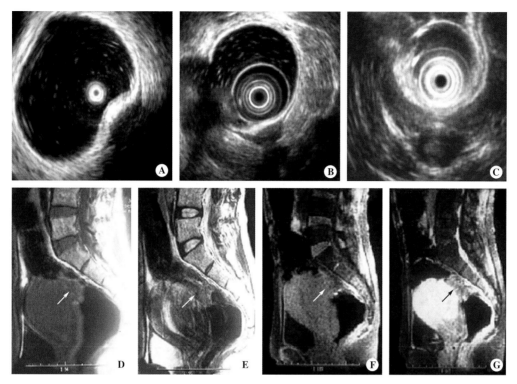

图30-10-4　结肠子宫内膜异位症影像学图像

病例1：乙状结肠EM，A.12MHz微型探头探查乙状结肠固有肌层层内纺锤形低回声，远场不清；B.CS频率EUS探测，见乙状结肠腔外低回声光团突破浆膜层伸入固有肌层；C.子宫体后壁腺肌瘤。病例2：直肠乙状结肠移行部EM的MRI扫描，D.T$_2$WI示肠壁内边界不清的低信号区域中夹杂局灶性斑点状高信号；E.T$_2$WI上相应部位为局限性低信号；F.钆-动态增强扫描早期无强化；G.增强晚期强化

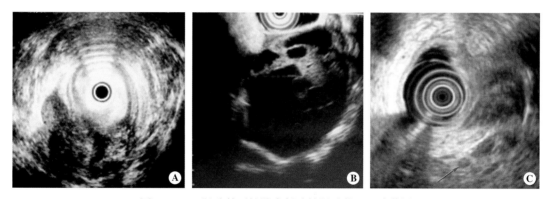

图30-10-5　肠腔外恶性肿瘤侵及结肠壁的EUS声像图

A.膀胱癌浸润破坏乙状结肠；B.左侧卵巢癌浸润乙状结肠；C.胃癌转移浸润破坏乙状结肠管壁伴管壁外淋巴结转移（箭头）

二、诊断与鉴别诊断

　　结肠周围毗邻器官及其肿瘤在某种条件下均可产生对结肠不同程度的压迫，从而在进行影像学检查时出现胃内隆起灶的征象。常规结肠镜和钡餐造影检查较难鉴别该隆起灶的性质，而EUS独特的声学特点，结合隆起型病变于结肠的部位及病史可明确诊断。EUS对结肠外压性隆起的诊断准确率达100%，其对外压灶的完全显示率高于微型超声探头，且结肠隆起的部位与外压灶的种类相关联。回盲部肠壁外侧的低水平混合回声光团，结合患者有右下腹痛及发热，麦氏点压痛等急性阑尾炎或慢性阑尾炎急性发作病史，可明确阑尾脓肿的诊断。横结肠外侧见薄壁囊肿，结合胰腺炎或胰腺外伤史，考虑为胰腺假性囊肿；对于无胰腺炎或外伤史而出现的上腹部厚壁、多房性囊性肿物，要考虑胰腺囊腺瘤或囊腺癌。子宫内膜异位症是妇科常见病，主要发生于盆腔腹膜和生殖器官，累及肠道者占3%～37%，常见于直肠及乙状结肠（占71%），其次为阑尾（占17%）

及末端回肠（占7%），偶见于盲肠、肛门。肠道EM症状多样，早期误诊率高。患者可有周期性腹泻、便血、下腹痉挛性疼痛，亦可无周期性表现。肠镜可见黏膜正常，腔内隆起病变成环形狭窄，活检多为黏膜慢性炎症，腹腔镜检查有助于诊断。EUS观察肠道肿块位于黏膜外或月经期后肿块缩小，确诊需病理检查，EUS-FNA/EUS-FNB有较高的诊断价值，Hara等报道EUS-FNA对结肠壁内低回声肿块的诊断准确率为90%，有利于决定手术方案。

三、影像学比较

结肠外压性病变常于结肠镜或钡餐检查时意外发现，因结肠镜或钡餐造影的长处均为病变外表形态及黏膜相的观察，故对于均表现为隆起型病变外型而黏膜面正常的外压性病变不能判断病变的类型及性质（实性或囊性），无法与黏膜下肿瘤相鉴别。南方医院对26例结肠外压性隆起行EUS检查诊断率为100%，明显高于肠镜（43.75%）检查。CT及MRI可显示病变性质、部位、大小及外形轮廓，尤其适用于肝、胰腺、脾脏、肾脏及卵巢等器官肿瘤性病变的诊断及鉴别诊断，在整体形态的观测上优于受高频穿透力限制的EUS，而术前EUS有助于估计肿瘤是否侵犯结肠壁及其侵犯程度。有报道EUS对83%的患者的肿瘤浸润深度做出了正确的术前诊断。钡灌肠双对比造影对于EM的诊断有价值，过半数病例表现有黏膜下息肉样结节或肿块及局部黏膜皱缩，结合病史可以做出诊断，但与浸润型结肠癌、结肠的转移性肿瘤、盆腔内某些炎性病变鉴别困难。MRI可确认EM内的血液成分，显示T_1WI上在边界不清的低信号区域中夹杂局灶性斑点状高信号，相应部位在T_2WI上为局限性低信号，增强扫描后晚期可强化（图30-10-4D～图30-10-4G），有助于EM的诊断。CT、MRI对于与黏膜下肿瘤的鉴别及正常器官性外压病变的鉴别价值不如EUS。

四、临床评价

EUS具有内镜及B超两大影像学检查的优点，能在直视下及良好声场中对结肠隆起灶进行超声检查，清晰地显示肠壁的层次结构，以及隆起性病变存在部位、大小、深度及与肠壁层次结构的关系，较准确地判断其起源的组织结构，或是壁外压迫向腔内隆起，因而是诊断结肠隆起性病灶的最佳手段。EUS对结肠外压性隆起的诊断有以下特点：①诊断准确性好，无论是何种类型的外压灶，也无论外压隆起所处结肠内的部位，EUS均能显示并做出正确诊断，其诊断率可达100%。②探头的高频率特性，具有7.5MHz及12.0MHz等可自由变频的EUS探头，既能显示外压性隆起的全部结构，又能清晰地显示肠壁的层次结构，根据所显示外压灶的种类，使其近场及远场均得以显示。③定性与定量化诊断，EUS对典型的结肠外压性隆起诊断较容易，如器官压迫，但是对于不典型的肝脏和胰腺的实质性肿瘤、EM等实性包块压迫在鉴别其良恶性时常较困难，EUS-FNA/EUS-FNB有助于其鉴别诊断。④微型探头对于结肠病变的检查在操作上极为方便，且可保持肠道及病变的自然形态，但因其频率较高，通常大于12.0MHz，仅能显示病灶压迫肠壁旁的部分图像，而难以显示其远场的图像，故对可疑外压性隆起者宜选用EUS，而非微型超声探头。鉴于EUS穿透力的限制，在EUS显示出结肠外压灶后，建议再行CT或MRI，以明确外压灶的整体形态，对肝脏和胰腺占位及子宫内膜异位症则更有价值。

（郭　文　李　跃）

参 考 文 献

多田正大，芳野纯治，山雄健次.1992.消化器超音波内视镜检查法.东京：医学书院：102.

郭文，张亚历，张振书，等.2001.内镜超声检查对大肠隆起性病变的诊断价值.中华超声影像学杂志，10（7）：396.

郭旭，王向东，令狐恩强，等.2014.小探头超声内镜在直肠光滑隆起型病变诊疗中的价值.胃肠病学和肝病学杂志，（4）：471-473.

金震东，李兆申.2017.消化超声内镜学.3版.北京：科学出版社.

宋孝美，于劲，史立伟，等.2023.炎症性肠病内镜评分的临床应用及评价.中华炎性肠病杂志（中英文），7（1）：2-7.

姜泊，刘思德，智发朝，等.2002.大肠侧向发育型肿瘤25例诊治报告.南方医科大学学报，22（2）：189-191.

姜泊，智发朝，刘思德，等.2003.采用腺管开口分型和内镜黏膜切除术诊治大肠肿瘤.中华医学杂志，83（4）：294.

张琴，吴开春.2016.中国炎症性肠病癌变监测.医学新知杂志，26（4）：235-242.

丁藤进英.1998.侧方発育型腫瘍（Laterally spreading tumor；LST）について.早期大肠癌，2（5）：477.

寺井毅，今井靖，二瓶英人，等. 1998. LST の臨床的意義（3）臨床病理學的檢討かうみたその特殊性. 早期大腸癌，2（5）：505.

Ahuja NK，Sauer BG，Wang AY，et al，2015. Performance of endoscopic ultrasound in staging rectal adenocarcinoma appropriate for primary surgical resection. Clin Gastroenterol Hepatol，13（2）：339-344.

Akahoshi K，Matsumoto M，Kimura M，et al，2005. Colonic muco-submucosal elongated polyp：diagnosis with endoscopic ultrasound. Br J Radiol，78（929）：419-421.

Caplin M，Sundin A，Nillson O，et al，2012. ENETS consensus guidelines for the management of patients with digestive neuroendocrine neoplasms：colorectal neuroendocrine neoplasms. Neuroendocrinology，95（2）：88-97.

Chen HT，Xu GQ，Teng XD，et al，2014. Diagnostic accuracy of endoscopic ultrasonography for rectal neuroendocrine neoplasms. World J Gastroenterol，20（30）：10470-10477.

Chourmouzi D，Sinakos E，Papalavrentios L，et al，2009. Gastrointestinal stromal tumors：a pictorial review. J Gastrointestin Liver Dis，18（3）：379-383.

Gall TM，Markar SR，Jackson D，et al，2014. Mini-probe ultrasonography for the staging of colon cancer：a systematic review and meta-analysis. Colorectal Dis，16（1）：O1-O8.

Kijima S，Sasaki T，Nagata K，et al，2014. Preoperative evaluation of colorectal cancer using CT colonography，MRI，and PET/CT. World J Gastroenterol，20（45）：16964-16975.

Knight CS，Eloubeidi MA，Crowe R，et al，2013. Utility of endoscopic ultrasound-guided fine-needle aspiration in the diagnosis and staging of colorectal carcinoma. Diagn Cytopathol，41（12）：1031-1037.

Laurens ST，Oyen WJ，2015. Impact of fluorodeoxyglucose PET/computed tomography on the management of patients with colorectal cancer. PET Clin，10（3）：345-360.

Li L，Chen S，Wang K，et al，2015. Diagnostic value of endorectal ultrasound in preoperative assessment of lymph node involvement in colorectal cancer：a meta-analysis. Asian Pac J Cancer Prev，16（8）：3485-3491.

Lu J，Zhang Y，Zheng Y，et al，2014. Eus combined with ESD or EMR for the diagnosis and treatment of protruding gastrointestinal lesions. Hepatogastroenterology，61（135）：1979-1983.

Makino T，Kanmura S，Sasaki F，et al，2015. Preoperative classification of submucosal fibrosis in colorectal laterally spreading tumors by endoscopic ultrasonography. Endosc Int Open，3（4）：E363-E367.

Paspulati RM，Partovi S，Herrmann KA，et al，2015. Comparison of hybrid FDG PET/MRI compared with PET/CT in colorectal cancer staging and restaging：a pilot study. Abdom Imaging，40（6）：1415-1425.

Petersen RK，Hess S，Alavi A，et al，2014. Clinical impact of FDG-PET/CT on colorectal cancer staging and treatment strategy. Am J Nucl Med Mol Imaging，4（5）：471-482.

Pickhardt PJ，Hassan C，Laghi A，et al，2008. Clinical management of small（6- to 9-mm）polyps detected at screening CT colonography：a cost-effectiveness analysis. AJR Am J Roentgenol，191（5）：1509-1516.

Pickhardt PJ，Kim DH，2009. Colorectal cancer screening with CT colonography：key concepts regarding polyp prevalence，size，histology，morphology，and natural history. AJR Am J Roentgenol，193（1）：40-46.

Pohl J，May A，Rabenstein T，et al，2007. Computed virtual chromoendoscopy：a new tool for enhancing tissue surface structures. Endoscopy，39（1）：80-83.

Roushan N，Ebrahimi Daryani N，Azizi Z，et al，2019. Differentiation of Crohn's disease and ulcerative colitis using intestinal wall thickness of the colon：a diagnostic accuracy study of endoscopic ultrasonography. Med J Islam Repub Iran，33：57.

Sasaki Y，Niwa Y，Hirooka Y，et al，2005. The use of endoscopic ultrasound-guided fine-needle aspiration for investigation of submucosal and extrinsic masses of the colon and rectum. Endoscopy，37（2）：154-160.

Shen B，2007. Endoscopic，imaging and histologic evaluation of Crohn's Disease and ulcerative colitis. Am J Gastroenterol，102（s1）：41-45.

Shimura T，Ebi M，Yamada T，et al，2014. Magnifying chromoendoscopy and endoscopic ultrasonography measure invasion depth of early stage colorectal cancer with equal accuracy on the basis of a prospective trial. Clin Gastroenterol Hepatol，12（4）：662-668.

Sosna J，Sella T，Sy O，et al，2008. Critical analysis of the performance of double-contrast barium enema for detecting colorectal polyps ≥ 6 mm in the era of CT colonography. AJR Am J Roentgenol，190（2）：374-385.

Tan YN，Li XF，Li JJ，et al，2014. The accuracy of computed tomography in the pretreatment staging of colorectal cancer. Hepatogastroenterology，61（133）：1207-1212.

Uraoka T，Saito Y，Matsuda T，et al，2006. Endoscopic indications for endoscopic mucosal resection of laterally spreading tumours in the colorectum. Gut，55（11）：1592-1597.

Vavricka SR，Brun L，Ballabeni P，et al，2011. Frequency and risk factors for extraintestinal manifestations in the Swiss inflammatory bowel disease cohort. Am J Gastroenterol，106（1）：110-119.

Waage JER，Bach SP，Pfeffer F，et al，2015. Combined endorectal ultrasonography and strain elastography for the staging of early rectal cancer. Colorectal Disease，17（1）：50-56.

Yan BM，Feagan B，Teriaky A，et al，2017. Reliability of EUS indices to detect inflammation in ulcerative colitis. Gastrointest Endosc，86（6）：1079-1087.

Yoshizawa S，Kobayashi K，Katsumata T，et al，2007. Clinical usefulness of EUS for active ulcerative colitis. Gastrointest Endosc，65（2）：253-260.

Zhang M，Zhang H，Zhu Q，et al，2021. Bowel ultrasound enhances predictive value based on clinical indicators：a scoring system for moderate-to-severe endoscopic activities in patients with ulcerative colitis. Therap Adv Gastroenterol，14：17562848211030050.

Zhou PH，Yao LQ，Qin XY，2009. Endoscopic submucosal dissection for colorectal epithelial neoplasm. Surg Endosc，23（7）：1546-1551.

第三十一章
直 肠

直肠腔内超声检查（endorectal ultrasound，ERUS）广泛应用于多种肛管直肠良恶性疾病的诊断。近年来，随着以三维成像为代表的新技术应用到临床，ERUS的适应证逐渐扩大，准确率获得明显提高，逐渐成为一种不可或缺的检查方法。本章将介绍近年来ERUS的新进展，主要介绍三维直肠腔内超声检查（three-dimentional endorectal ultrasound，3D-ERUS）的应用，并以临床常见的肛管直肠瘘和肛管直肠肿瘤为代表进行重点阐述。

第一节　ERUS技术

一、仪器的种类

（一）3D-ERUS

3D-ERUS是该领域近年来的重大进展，其中最常用的技术是采用360°旋转的肛管直肠腔内高频探头，频率6～16MHz，焦距2.8～6.2cm。通过探头一端的双晶超声换能器沿探头远端向近端移动，约55秒后可形成长6cm的三维图像，横轴微切面厚度为0.2mm。该立方体可以随意旋转和切割，同时可以进行多视野（4～6个视野）的同时评估，或者对半透明的暗区进行低亮度高对比度的调整，以显示所感兴趣区域的三维高分辨率的数字图像（图31-1-1）。运用该探头，借助270mm长的操作手柄，探头长度足以全部涵盖整个直肠。并且此探头还可以通过200mm×20mm的直肠镜，并通过直肠镜引导探头进入乙状结肠。该检查方法是发生于远端乙状结肠和直肠及周围系膜、肛门括约肌、坐骨直肠窝和骨盆直肠窝等处盆底疾病的首选影像学检查方法。

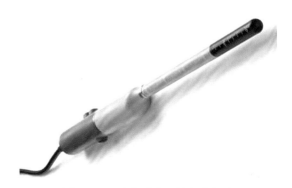

图31-1-1　直肠腔内三维超声探头

（二）经直肠腔内双平面探头检查技术

超宽频经直肠腔内双平面探头（凸阵面发射频率5～9MHz，线阵面发射频率5～12MHz）较3D-ERUS探头粗，且较短，长度仅为15cm左右，对直肠疾病有较多限制，但是由于其可以进行多普勒血流检查，可以细致观察肿瘤及周边组织血供情况，更结合现代超声声学造影技术，因此可以作为3D-ERUS的有力补充（图31-1-2）。

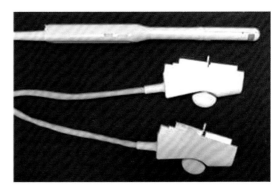

图31-1-2　经直肠腔内双平面探头

（三）超声内镜检查技术

纤维超声结肠镜或电视超声结肠镜的探头频率为7.5MHz、12MHz、20MHz。探头呈旋转式位于顶端直径1.3cm，探头斜面4.2cm（图31-1-3）。超声内镜检查技术适用于结直肠疾病，主要用于观察肠壁的结构。

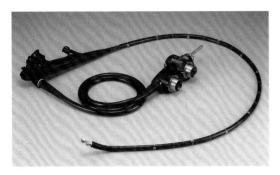

图31-1-3 超声内镜探头

二、检查方法

（一）检查前准备

患者进行结直肠超声检查前需清洁灌肠，取左侧卧位，双手抱膝。

（二）检查步骤

（1）常规直肠指诊，明确病灶大致部位及范围并确定有无直肠狭窄。

（2）向肛管内注入10ml耦合剂，高位肛瘘或者肿瘤患者可酌情注入20ml，原则以驱除肛管及直肠内气体为准。

（3）用直肠腔内探头由肛管进入直肠病灶至近心端稍上方，向水囊内注入纯净水，并反复抽吸，以求尽多除去水囊内的气泡。注水多少原则以最大限度地去除水囊和肠壁之间的气体为准，水囊壁和肠壁之间建议存留少许耦合剂，以减少水囊对肠壁病灶的压力。

（4）以近心端为探头成像顶端做第一次三维成像扫查及存图。

（5）然后可根据患者及病变情况重复扫查。

（6）如为肛瘘患者需要先用线阵探头置于肛周外口处扫查，排除肛周皮下病灶，并初步确定其后方瘘管走行方向；根据第一次三维成像快速确定是否存在内口，并记录；如肛瘘患者具有外口，可由外口常压推注10%的过氧化氢0.1～3.0ml，再做第二次三维成像及存图；最后通过外口行过氧化氢高压注入，并做第三次三维成像及存图。

（三）检查注意事项

1. 探头频率的选择 使用高频率探头进行肠壁情况探查，一般选择10～16MHz，对于肠周围软组织检查，或者肠壁较大肿物时，多选择6～12MHz，频率越高分辨率越高，但是远场显示越差；反之，频率越低，远场显示越好，但是，分辨率下降。两者应该配合使用。

2. 对于肛瘘尤其是高位瘘管及内口显示应注意以下几点

（1）操作医师的经验，超声检查的可靠性与检查者熟练程度密切相关，此项工作需要经验积累，甚至有研究组建议腔内超声操作者的诊断病例数应以250例作为最低标准。

（2）球囊内水的压力，压力过大可能导致内口闭塞，造影剂无法到达内口，造成内口的漏诊。

（3）由于灌肠不彻底，或者耦合剂注入过快带入气泡，致使球囊与直肠壁间存在粪便及气体的干扰，造成图像后方形成声影及混响效应，影响其后方组织的成像。

（4）超声造影剂过氧化氢过量，会因为过量气体到达肛管和直肠内妨碍声能的传播，产生的声影会影响其后方组织的成像，从而影响继发瘘管的显示。

（5）Santoro 和 Fortling研究体会，利用过氧化氢造影，获取容积成像时，调节仪器应在低亮度、高对比度的条件，可较容易见到瘘管走行进入较黑暗的腔道中。

3. 对于肛管直肠癌的诊断，除了上述第（1）、（3）点外，还应该注意以下几点

（1）球囊压力过高，压迫肿瘤，可导致分期增加。

（2）对于肿瘤表面存在溃疡面时，应用注射器注入5～10ml耦合剂，并用手指推送至溃疡处，反复按摩，可减少溃疡面粪便及气体残留，使远场分期更准确。

（3）对于直肠及肛管的较大肿瘤，如果经直肠腔内探头无法通过时，可选用端扫式直肠探头观察。由于此种检查方法的声束平行于肠壁，所以会导致分期不准确。对于女性患者，可选择经阴道检查的方法。

第二节 ERUS的适应证、禁忌证及并发症

一、适应证

（1）怀疑肛管直肠或盆腔病变者。

（2）盆底占位性病变需明确其与肠壁及其周围括约肌的关系，并可于直肠腔内超声引导下行盆底病变组织的定位活检。

（3）直肠肛管肿瘤需进一步明确肿瘤部位及分期（肿瘤下极距肛缘距离、肿瘤大小、环周定位、侵犯深度、系膜淋巴结大小数量等）。

（4）脓肿者，需明确有无瘘管形成，并确定是否存在内口及其位置；肛瘘者，需明确肛瘘类型（瘘管走行、继发瘘管情况、瘘管与括约肌关系及内口位置等）。

（5）外伤、产伤等导致的括约肌撕裂，可明确撕裂括约肌的深度和宽度；外伤所致肛周异物残留可明确异物类型及部位。

（6）可评估直肠功能性病变，如肛管直肠前凸、直肠脱垂、直肠套叠等。

（7）直肠肛管疾病的术后的随访观察，评价疗效。

（8）未婚女性的妇科检查。

二、禁忌证

无绝对禁忌证，多为相对禁忌证。

（1）急性腹膜炎有可疑穿孔者。

（2）急性憩室炎。

（3）妊娠期。

（4）近期有心肌梗死、心力衰竭和肺梗死者。

（5）不能合作或肠道准备不良的患者。

三、并发症

由于ERUS为无创性检查，所以发生下述并发症者极为罕见。

（1）肠穿孔。

（2）肠出血。

（3）肠绞痛。

第三节 正常直肠声像图

经过三维计算机重建及存图后，对三维成像后处理，可以对所取得的图像进行任意切面的观察。但是，一般而言，我们还是按照直肠的走行方向，把图像分为纵切面和横切面。纵切面还包括直肠的冠状切面和矢状切面。

（一）矢状切面

此切面为直肠的前后走行方向上的长轴切面，由前向后，男性为前列腺的零位图像、外括约肌浅部、高回声的直肠周围脂肪层、低回声的直肠固有肌层、高回声的黏膜下层、低回声的黏膜层、高回声的黏膜表面，直肠后方为外括约肌的深部和耻骨直肠肌；女性除了直肠前方为宫颈（阴道）、会阴体外，后方与男性相同。

（二）冠状切面

此切面为直肠左右方向上的长轴切面，由内向外分别为直肠黏膜层、黏膜下层、固有肌层、骨盆直肠窝。

（三）水平切面

此切面分为垂直直肠肛管的短轴切面。

1. 肛管水平切面 肛管可以有耻骨直肠肌下缘和内括约肌下缘两个水平面，将肛管分为上中下三段。

上段肛管由前向后，男性为前列腺、直肠下段和肛管、肛提肌；女性为子宫颈、直肠下段和肛管、肛提肌；上部分两侧均为骨盆直肠窝。

中段肛管由前向后，男性为前列腺尖部、前列腺后脂肪组织、外括约肌浅部、肛管；女性为阴道、会阴体、肛管；中部两侧均为外括约肌浅部及坐骨直肠窝。

下段肛管由外向内为外括约肌、皮下组织、肛管皮肤。

2. 直肠水平切面 直肠壁与结肠壁相同，肠壁由3条高回声与两条低回声相间，由直肠腔内向外依次排列。

第1层：呈高回声，为黏膜表面，即黏膜层与表面黏液交界的反射界面。

第2层：呈低回声，为黏膜层。

第3层：呈高回声，为黏膜下层，是5层结构中回声最明显的一层。

第4层：呈低回声，为固有肌层，该层向下形成内括约肌。

第5层：呈高回声，为直肠周围脂肪层。

随着探头频率的增高，肠壁组织结构的图像就越清晰，5.0MHz显示肠壁呈5层；7.5MHz可分辨出肠壁的内环肌层和外纵肌层；20MHz能分辨出黏膜肌层（图31-3-1）。

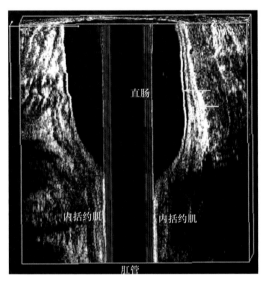

图31-3-1　正常冠状切面肠壁结构

上下两个箭头之间从肠腔内向外依次为上述第1～5层的肠壁结构。高回声：黏膜表面；低回声：黏膜层；高回声：黏膜下层；低回声：固有肌层；高回声：直肠周围脂肪层

第四节　直肠、肛管炎性病变

一、肛管直肠瘘

ERUS对肛管和直肠的整体成像，对于广泛的炎症感染分期诊断是有帮助的，如它可以显示脓腔的边界、有无内口、瘘管进入肛管的走行方向等。同时，它还具备检查过程迅速，图像可进行后处理和分析等特点。坐骨直肠脓肿位于盆腔深部的侧面，需要调整聚焦深度，以显示侧面的病灶，当患者出现富尼埃（Fournier）坏疽伴有纤维增生和广泛的括约肌糜烂时，超声检查可能难以做出坐骨直肠脓肿的判断。

（一）诊断标准

对于肛瘘患者采用以Parks分类原则为标准，对电脑采集的三维图像资料做全方位多切面的研究。Parks提出的分类原则如下所述。

（1）括约肌间型：瘘管在括约肌间隙延伸，末端部分在外括约肌和皮下组织表面，外口在肛门周围，继发瘘管及邻近窦道可辨认，瘘管有直的、弯的和马蹄形的（图31-4-1）。

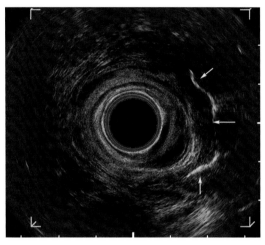

图31-4-1　右侧"C"形两线为造影后瘘管回声

（2）经括约肌型：瘘管穿越外、内括约肌，根据穿越外括约肌的位置，瘘管可分为高位、中位和低位（图31-4-2）。

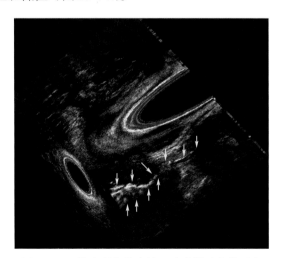

图31-4-2　箭头所指的白线，为造影后瘘管回声

（3）括约肌外型：瘘管位于坐骨直肠窝（括约肌侧面），内口在直肠内，局部肠壁溃破（图31-4-3）。

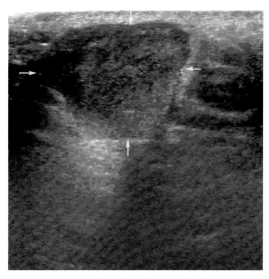

图31-4-3　箭头所示为坐骨直肠窝脓肿

（4）括约肌上型：瘘管穿过坐骨直肠间隙、肛提肌、内括约肌进入直肠，形成内口（图31-4-4）。

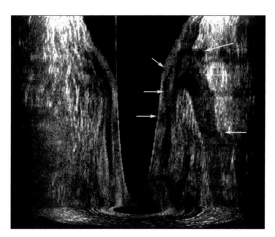

图31-4-4　箭头所示为经过耻骨直肠肌上缘，进入骨盆直肠窝的瘘管

（二）检查注意事项

（1）肛管直肠超声有可能确定复杂瘘的全部特征（原发和继发瘘管、内口及邻近脓腔），制订完善的手术方案，以预防其复发及大便失禁。事实上，复发的原因常是由于对继发瘘（20%～30%）和内口（32%～53%）没有准确判断。

（2）三维图像可以获得整个瘘管的图像（图31-4-5），能精确地判断瘘管与括约肌的关系等，并可以定位内口的位置、内口与肛缘及继发瘘管的关系等。斜切面，又可以了解不同深度瘘管的情况。另外，由于三维探头频率可高达16MHz，聚焦距离6.2cm，故可同时得到二维实时显示的图像。

（3）如果外口是开放的，可利用过氧化氢溶液增强造影，即经细聚乙烯导管将其注入外口，寻找内口和确定继发瘘管等，尤其对已有纤维化的病灶效果更好。内瘘口在图像上表现为内括约肌和皮下组织的局部连续中断，使用过氧化氢前，瘘管呈低回声，使用过氧化氢后，变成高回声区，并可清晰地观察到其经过皮下组织横穿内括约肌朝向腔内探头走行（图31-4-6）。该检查分两个步骤：第一步10%的过氧化氢0.1～3.0ml常压推注；第二步用高压注入。典型的瘘管图像：在造影过程中，由低回声区变成高回声区，这是过氧化氢在接触组织后产生气泡的结果。使用超声造影时要注意造影剂的剂量，因为过量的气体到达肛管和直肠内会妨碍声能的传播，产生的混响效应会影响其后方组织的成像。Santoro和Fortling研究体会，利用过氧化氢造影，获取容积成像时，调节仪器显示于低亮度、高对比度的条件，可较容易

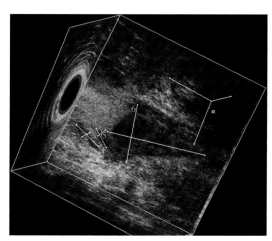

图31-4-5　线条5和线条6所交叉的范围为括约肌间的脓腔范围，线条2和线条4为脓腔下方的瘘管内径和长度

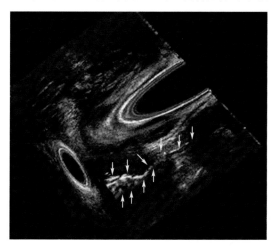

图31-4-6　箭头所示为造影后瘘管的走行

见到瘘管走行进入较黑暗的腔道中。根据 Parks 提出的分类原则术前超声应评估对括约肌切除的范围，计算损伤括约肌占其总长度的百分比例，测量结果对制订手术方案和防止术后大便失禁有重要作用。

二、肛管直肠-阴道瘘

超声能显示瘘管和与其相关的肛管或直肠，评估括约肌的解剖结构特点，帮助改进手术方案，以防止术后复发和肛门失禁。确定阴道瘘可通过注射过氧化氢溶液造影，尤其对于存在纤维化的瘘管，因其穿过会阴体，故辨认瘘管时常需造影。探头也可进行阴道内扫描，以确定病变部位等。

三、慢性溃疡性直肠炎

此种疾病有时很难与直肠恶性肿瘤相鉴别，因为其溃疡边缘常呈潜掘性，通常仅深及黏膜下层，偶尔深达甚至穿透肌层。黏膜下层与肌层也因充血、水肿而增厚，而直肠周围脂肪层多无变化。典型超声声像图表现为黏膜层明显增厚，一般厚度＞1.5mm，内括约肌或者固有肌层回声略增强、增厚，病灶边界不清，溃疡处表现如同恶性肿瘤（图31-4-7）。

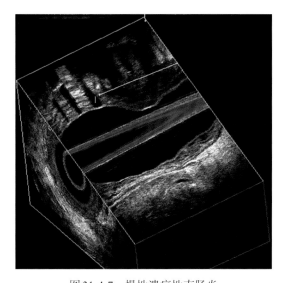

图31-4-7　慢性溃疡性直肠炎
线条1所示部分为溃疡性直肠炎的黏膜及黏膜下层弥漫性增厚

四、直肠克罗恩病

克罗恩病为一种非特异性炎症，最常累及回肠末端，有时累及结肠及直肠。病变累及直肠时，可形成由直肠隐窝到直肠周围组织的瘘管，亦可形成肛周脓肿和瘘管，此种超声声像图与肛瘘及肛周脓肿的超声声像图一致（图31-4-8）。

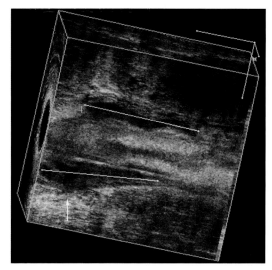

图31-4-8　直肠克罗恩病伴脓肿形成
黄线所标记的均为直肠壁间脓肿，箭头所示位置为脓肿突破肠壁进入坐骨直肠窝

五、深在性囊性结肠炎

本病是一种良性疾病，以结肠或直肠黏膜下出现含有囊性组织为特征。声像图表现为局部直肠黏膜层和黏膜肌层被中断，代替以小囊状无回声，但是固有肌层连续性好，边界清晰，回声正常。

六、直肠血吸虫病

血吸虫卵在肠壁上的沉积，易引起直肠、乙状结肠和降结肠为主的病变。病变主要累及黏膜肌层和黏膜下层。当黏膜表面粗糙不平，呈颗粒状形成血吸虫肉芽肿时，超声检查需与直肠癌相鉴别。由于血吸虫卵可累及肠壁各层，肉芽肿的形成和结缔组织增生，致使肠壁5层结构增厚，分界不清晰，突入肠腔内的结节，呈鼠齿状，黏膜面似蜂窝状。

七、直肠孤立性溃疡

直肠孤立性溃疡位于低位直肠，并且多见于青年患者。超声图像显示，病变处肠壁肌层增厚，通常表现为某一象限的低回声图像，偶尔也可见侵犯直肠环周，如侵犯内括约肌，则内括约肌也会出现增厚表现。

第五节　直肠内异物存留及直肠肛管损伤

一般认为，误咽的异物如鸡骨和鱼刺，或者胆石、粪石、导管等可停留在肛门直肠交界处；尿路结石、阴道环或手术器械及纱布等可能侵蚀直肠；某些与其他原因有关的异物被人为地插入直肠；有些异物嵌入直肠壁，有些则粘在肛管皮肤上，而且这些异物引发了一系列的临床症状称为直肠内异物。排便过程中突然出现剧烈疼痛应怀疑有穿透性异物，一般情况下它们多停留在肛门直肠交界处或之上。其他症状取决于异物的大小和形态、在原位的停留时间及有无感染、穿孔等。当怀疑患者存在直肠异物时多需要做腹部和胸部X线检查以排除直肠穿孔。如果直肠指诊触及异物位于肛管皮肤或者直肠黏膜下，可在局部麻醉下，用直肠牵开器扩张肛门，取出异物；如不能触及异物，患者通常需要住院；肠蠕动常可将异物推至直肠中段，随后可进行上述的常规操作。但乙状结肠镜或直肠镜去除异物是极少能成功的，而且乙状结肠镜检查导致将异物推至近侧位置，从而延迟异物的取出。直肠腔内超声并不能作为常规的直肠异物诊断的手段，因为其不仅存在着如上述结肠镜和直肠镜的弊端，还有由于不能直视下观察肠腔内的情况，造成异物对肠壁的进一步损害，甚至穿孔。因此，在做直肠腔内超声之前，直肠指诊是必须要进行的操作，在直肠腔通畅的情况下再进行检查是非常重要的（图31-5-1）。

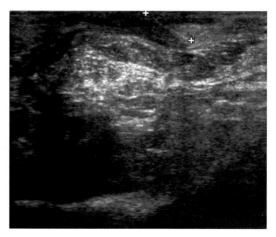

图 31-5-1　肛管直肠异物

两个"+"号之间的为嵌入直肠内括约肌和外括约肌的鱼刺

肛周、肛门、直肠或阴道手术者，可伴有肛管括约肌损伤，造成肛门失禁，肛管直肠内超声可以清晰地分辨黏膜层、黏膜下层、括约肌内层、括约肌和外括约肌。同时，亦可显示括约肌周围组织，呈低回声环状结构。随着年龄的增长括约肌厚度增加，女性较男性厚。外括约肌结构比较复杂，超声表现为环线状结构，老年人肛管内括约肌纤维成分减少，胶原组织增生，肌体积增大，括约肌肥厚，肛管超声为粗糙不平整结构图像。分娩困难特别是产钳分娩者尤易损伤括约肌。Burnett等报道62例产后排便失禁与18例正常顺产妇女肛管超声结果：失禁组90%表现为肛管括约肌损伤图像，损伤部位多在右前象限，65%有内括约肌损伤，损伤位置同外括约肌，内、外括约肌同时受累者占60%，44%会阴体破裂。对照组18例顺产妇女肛管括约肌图像正常。肛管扩张行肛门手术，因操作不当致大便失禁的也有报道。Speakman用肛管超声随访了扩肛对括约肌的影响，在12例扩肛后失禁者中，有11例显示内括约肌损伤图像，其中10例损伤程度尤重，内括约肌碎裂。3例伴有外括约肌损伤。以上发现提示扩肛不当将对内括约肌结构产生影响，也会累及外括约肌，应引起重视。

第六节　直肠肛管肿瘤

3D-ERUS进行直肠肿瘤的分期有助于确定适宜的治疗方案，以防止复发并保留括约肌功能。并对局部肿瘤的分期起重要作用，其能有效地显示肿瘤浸润的深度（敏感度为69%～96%）和直肠周围淋巴结转移（敏感度为64%～83%）。3D-ERUS的可靠性与检查者熟练程度有关，此项工作需要经验积累。

一、检查适应证

（1）确定肿瘤浸润直肠壁、括约肌和直肠旁淋巴结转移的程度。

（2）评估放疗前后肿瘤浸润程度变化。

（3）发现直肠壁或直肠旁淋巴结的早期复发肿瘤。

（4）发现直肠外的肿瘤，并确定其与直肠壁的关系。

（5）放疗术后残留肿瘤病灶或早期复发可疑病灶的定位活检，可疑淋巴结的定位和活检。

多平面三维超声检查方法能帮助检查者在多个平面观察病灶的深度并分期、测量，可确定肿瘤下缘至括约肌上缘的距离，测量数据记录后可进行放疗前后的比较。手术切除病灶时考虑保留还是不保留括约肌与肿瘤发生部位的不同和括约肌分布部位的不同（肌肉束分布是不对称的，且存在性别差异）有重要关系。另外，三维超声检查方法安全，图像可以实时观察和根据情况进行后处理分析。

（一）肛管及肛周恶性肿瘤

肛管及肛周恶性肿瘤占所有结直肠恶性肿瘤的1%～2%，发病率约为0.6/10万。最常见的发病年龄是50～70岁。肛管恶性肿瘤以女性患者居多（5∶1），而男性则以肛周恶性肿瘤多见（4∶1）。诊断依靠细致的临床检查、危险因素评估、直肠指诊及组织病理学检查。直肠指诊可以明确肿瘤位置、长度及环周侵犯范围，并可判断肿瘤和邻近结构的关系。但是直肠指诊的主观性强，而经肛管直肠腔内超声检查则可弥补这一缺点，其具有重要的价值。

（1）经肛管直肠腔内超声可判断肿瘤侵犯括约肌、邻近组织和直肠的程度，并可以了解淋巴结转移情况。同时，该检查也是评估放化疗对肿瘤治疗效果的最重要检查方法之一。根据1987年，由国际抗癌联盟（UICC）提出的分期标准，在

uT1期及小于4cm的uT2期肿瘤中94.5%的病例可获得满意的治疗效果，因此一般认为这类肿瘤只需放疗即可。而对于大于4cm的uT2期肿瘤，或T3～T4期病变，则需要同时进行放化疗。另有学者偏爱TNM分期（1985年修订），TNM分期仅根据肿瘤侵犯深度进行分期。

（2）诊断标准所示的各期肿瘤的超声影像特征

uT1期：位于上皮下组织的增厚低回声区，内括约肌完整（图31-6-1）。

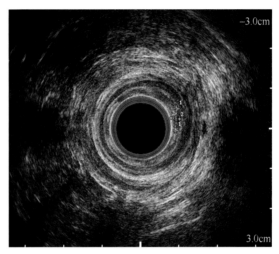

图31-6-1　uT1期肿瘤
线条1、线条2包括范围内为肿瘤

uT2a期：肿瘤侵犯内括约肌，表现为低回声区并伴随有受侵肌层断裂或增厚（图31-6-2）。

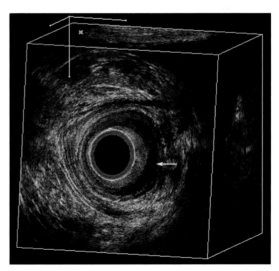

图31-6-2　uT2a期肿瘤
箭头所示为肿瘤组织，局部内括约肌受侵

uT2b期：低回声区域累及内括约肌全层，并侵及外括约肌和耻骨直肠肌（图31-6-3）。

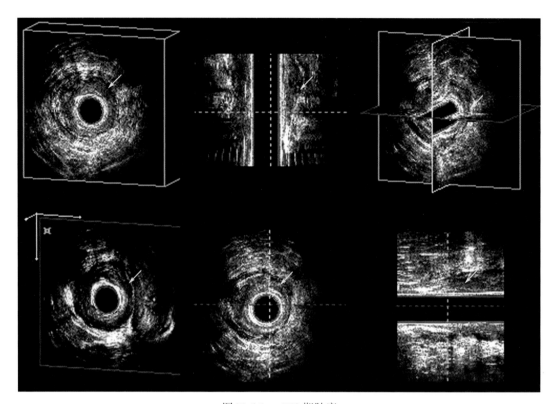

图 31-6-3 uT2b 期肿瘤

箭头所示为肿瘤组织，侵及外括约肌

uT3 期：低回声区域累及内括约肌全层，并侵及肛周脂肪组织（图 31-6-4）。

uT4 期：邻近器官受侵（图 31-6-5）。

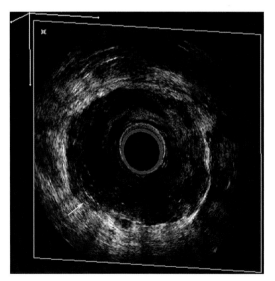

图 31-6-4 uT3 期肿瘤

箭头所示肛管癌侵犯周围脂肪层

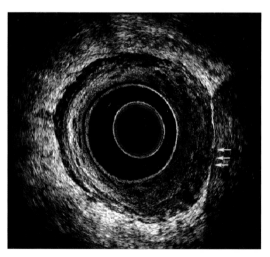

图 31-6-5 uT4 期肿瘤

箭头所示为肛管癌侵犯宫颈包膜

如果肿瘤侵及直肠远端，应同时进行直肠腔

内超声检查，在腔内探头的球囊内注入适量纯净水，清晰地观察受侵肠壁各层。

（3）肛管直肠周围淋巴结情况：肛管直肠周围的脂肪组织中的淋巴结多位于肿瘤远端及近端。因此，直肠腔内探头应进行病灶近端淋巴结的检查，以求全面评估肿瘤。以下超声图像特征有助于判断淋巴结炎症或转移。

淋巴结为圆形，边界不规则，呈现肿瘤样回声者，提示转移性淋巴结可能性大（此外，应注意淋巴结越大，发生转移的可能性越大，图31-6-6）。

淋巴结为卵圆形，边界规则，伴有中心高回声区，则提示淋巴结炎症可能性大。

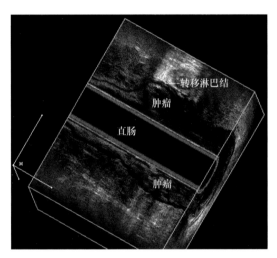

图31-6-6 转移淋巴结

（二）直肠癌

1985年Hildebrandt和Feifel建议用超声扫描方法对直肠癌进行分期，分期根据TNM法：

uT0期：非浸润性病灶，肿瘤局限于黏膜层和黏膜肌层（图31-6-7）。

uT1期：肿瘤侵犯黏膜下层（图31-6-8）。

uT2期：侵犯固有肌层，即环形层和纵行肌层（图31-6-9）。

uT3期：侵犯直肠周围脂肪（图31-6-10）。

uT4期：侵犯相邻器官（图31-6-11）。

N0期：不伴淋巴结转移。

N1期：伴有淋巴结转移。

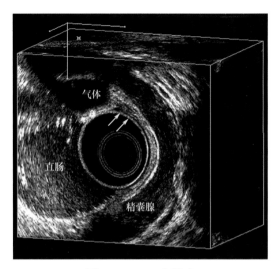

图31-6-7 uT0期肿瘤

箭头所示为位于黏膜层内的肿瘤

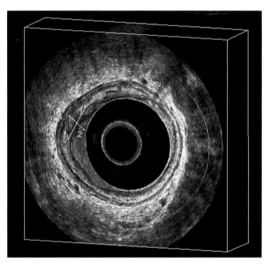

图31-6-8 uT1期肿瘤

线条1、线条2所包含的区域，为肿瘤组织

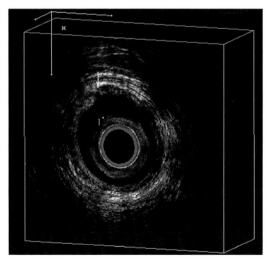

图31-6-9 uT2期肿瘤

箭头所示为肿瘤侵犯的直肠固有肌层部分

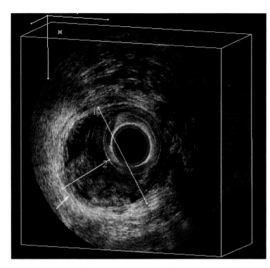

图31-6-10 uT3期肿瘤
箭头所示为受肿瘤侵犯的肛提肌

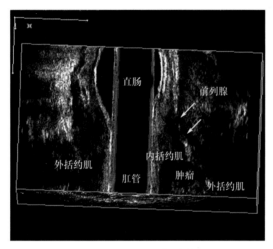

图31-6-11 uT4期肿瘤
箭头所示为肿瘤侵犯前列腺后叶下缘

（三）放化疗后的肛管直肠肿瘤

通常于放化疗后6~8周开始行超声复查，然后定期或视具体情况确定复查时间，直至发现肿瘤已完全治愈为止。在此过程中，患者可能还需要接受直肠指检。放疗结束约4个月后，因放疗所致水肿、炎症及纤维化才可完全消退。较早期的肿瘤在放疗结束后第一次随访检查时可表现为肿瘤完全消失，在原肿瘤位置呈现正常的肠壁各层次清晰的解剖结构。超声亦可能发现体积减小的病灶，或边界不清的略低回声区域。这些略低回声区域可能是放化疗作用所致（水肿、炎症和纤维化），亦可能是残留病变的表现。如果进一步随访发现上述区域体积逐渐缩小，甚至消失至组织结构及直肠壁各层清晰可见时，则表明肿瘤已治愈。

（1）若肿瘤残留，B超可发现清晰的低回声区域，进一步随访可发现病变持续存在或逐渐增大和（或）组织结构分层不清，邻近器官结构受侵。当随访怀疑肿瘤残留时，应进行切除活检以明确诊断。这时，超声检查有助于选择合适的活检部位，降低括约肌的损伤程度。放疗后4~5个月，水肿及纤维化完全消退，此时原肿瘤区域任何异常声像图改变均提示肿瘤复发。在随访期间定期进行超声检查有助于早期诊断无临床症状的复发灶。

（2）若肿瘤经放化疗后完全消失，则开始需每6个月进行随访（或者更加频繁），两年后改为每年1次直至第5年。最合理的扫描模式是三维肛管直肠腔内超声，由于三维超声可以多平面分析图像，精确测量肿瘤环周和纵向侵犯程度，并可对不确定病例进行实时成像分析。Christensen等比较了二维及三维模式，发现三维超声可进行多平面分析并可以实时成像，所以对病变分期更为准确。

（3）在难以确定深部病变的情况下，进行超声引导下的针刺活检，以避免假阴性和副损伤。

（四）肛管直肠良性肿瘤的三维超声判定

1. 直肠腺瘤 起源于黏膜层的良性肿瘤特征是黏膜肌层增厚，黏膜下层完整（图31-6-12）。

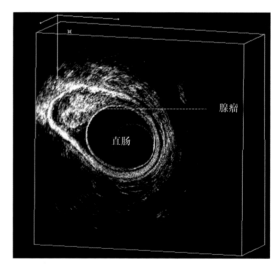

图31-6-12 直肠良性肿瘤

2. 直肠脂肪瘤 大肠脂肪瘤发病率仅次于腺瘤，为0.2%。病变多位于黏膜下层，有的在浆膜下，80%呈单发，多发少见，偶见弥漫性脂肪瘤。瘤体呈相对低回声、多数呈结节样、球形、椭圆形甚至分叶状，带蒂；有的不形成瘤结节，壁呈梭形增厚，探头加压时局部肠壁柔软、瘤体有弹性（图31-6-13）。

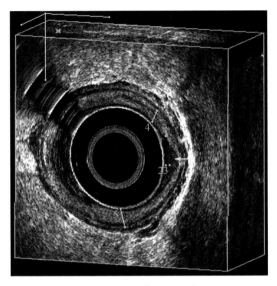

图31-6-13　直肠脂肪瘤

箭头所示为肿瘤组织

3. 直肠纤维瘤　凡有结缔组织的部位均可发生纤维瘤，常见直肠炎症纤维性息肉，瘤体较大时可并发肠套叠。肿瘤多起源于黏膜下层，附着于直肠壁上，呈相对低回声，多为广基，少数有蒂。广基的多为硬性纤维瘤。突入肠腔的肿块清晰，位于肠壁间的肿块边界不清晰，但内部回声均匀。

4. 直肠平滑肌瘤　发生于直肠下段，起源于肠壁固有肌层，少数在黏膜肌层，常见肿块较大，呈球形，黏膜面完整，边界清晰，内部回声低或中等，中央可有坏死液化区。与间质瘤鉴别困难。平滑肌肉瘤发病率占大肠恶性肿瘤的0.5%，而直肠平滑肌瘤中，肉瘤发病率较高。

5. 直肠血管瘤　大肠血管瘤多见于直肠，病理分为毛细血管瘤、海绵状血管瘤、多发性静脉扩张、多发性血管瘤（血管瘤病）。直肠多见海绵状血管瘤。局限型：一般在黏膜下生长；弥散型：浸润生长，可浸入各层肠壁组织。有海绵状血管瘤的肠段肠壁增厚，弹性减弱，肠黏膜上有乳头状隆起，隆起物呈液性暗区，与正常肠壁分界清晰。

6. 子宫内膜异位症　对于子宫内膜异位浸润直肠及肛管的壁及周围组织，三维直肠超声可以提供最详尽的信息。三维模式可以精确地测量病变的纵向长度及病变与括约肌的距离。病变表现为低回声区域，边界不清晰，内回声不均匀。最常见于直肠周围脂肪组织，并可浸润至直肠壁的肌层或括约肌层，甚至深达黏膜层（图31-6-14）。

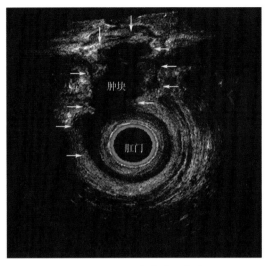

图31-6-14　子宫内膜异位症

（五）骶骨前肿瘤

直肠周围肿瘤大部分位于直肠后间隙，病因较多，约1/2是先天性的，2/3是囊性的。年轻女性多见，婴幼儿少见。畸胎瘤是儿科最常见的骶骨前肿瘤。肛管直肠超声可以获得病变的范围、侵犯直肠肛管的程度和与括约肌的关系等重要信息。超声图像表现为囊实性的区域，通常有比较清晰的边界（图31-6-15）。

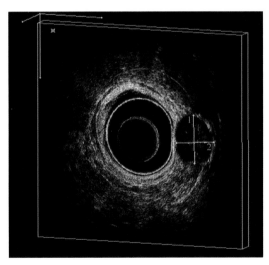

图31-6-15　骶骨前肿瘤

线条1、线条2分别代表肿瘤的左右径和深度

（六）盆底特殊疾病的诊断

三维经直肠超声可以诊断并评估一些特殊的盆底疾病，如尿瘘、生殖膈撕裂、阴茎根部病变、会阴体撕裂、会阴部复发肿瘤、盆腔肉瘤、盆底肌功能失调等。

（七）超声对肿瘤分期的局限性

为了获得优质的直肠壁层次或直肠周围组织的图像，必须事先对患者进行温肥皂水灌肠，或者开塞露两支清洁肛管和直肠；再向直肠肛管内注入10～30ml耦合剂，最后把探头置入肿瘤处，并向探头的水囊内注入纯净水开始检查。以下因素会影响超声分期的精确度。

（1）较大的病灶会产生声衰减，如后方出现声影，导致分期困难。

（2）太小的病灶，如果探头周围水囊压迫，病灶会被压陷，导致分期过高。

（3）如果溃疡型病灶的表面存有空气或粪便残留，会妨碍探头和病灶间声能的传播，导致远场图像无法显示。

（4）严重的感染病灶，局部组织增厚常导致超声分期过高。对于较小的原发病灶和肿瘤复发早期的病灶，超声有时难以鉴别。

（5）无论肿瘤分期如何，肿瘤引起肠腔狭窄时，对超声检查是一个难题，即使探头勉强通过肿瘤，由于水囊无法充分扩张，也难以获得清晰的超声图像；由于探头压迫，也会导致分期过高。

（6）肿瘤相对于肛管的位置也会影响图像，如果肿瘤位置位于直肠上1/3或直肠乙状结肠交界处，会导致超声声束难以垂直肠壁，从而导致图像质量下降，影响分期准确度；或者由于肠腔太宽，球囊无法伸展到肠壁，而导致气体过多地存在于球囊与病灶之间，甚至肠腔无法完全展开，而出现黏膜折叠，使图像质量进一步下降。

（八）超声检查对淋巴结分期的局限性

（1）由于腔内探头准备不充分，或直肠腔内残渣，均会产生声影和混响伪像，影响超声对直肠周围组织的评估。

（2）位于骨盆侧壁的淋巴结难以显示，原因是其深度常已超出探头的显示范围。

（3）仅依据淋巴结形态及大小判断淋巴结转移具有一定的局限性。

（九）CT检查

早期癌肠壁不增厚或增厚不明显，CT一般不能发现，因此对早期诊断价值不大。中晚期癌表现多样化，肠壁增厚，肠腔内偏心性分叶状肿块，环形或半环形肠壁增厚，肠腔狭窄、僵硬，软组织肿块，还可表现为肠套叠、不全性肠梗阻等，肿瘤向周围直接侵犯表现为浆膜面粗糙、模糊及周围条索状影，直接侵犯周围器官，局部和后腹膜淋巴结肿大，肝转移等。CT具有同时显示肠腔内外情况的特点，能直观地反映肿瘤的大体形态、浸润范围和远处转移情况，但是CT对于肿瘤分期还是逊色于直肠腔内超声。

（十）MRI检查

MRI可能是评估直肠下段和肛门肿瘤的最佳手段。MRI可评估肿瘤的局部侵犯情况、肛门括约肌受浸润情况和放化疗后复发情况。此外，增强MRI还可以鉴别肿瘤复发和放疗后反应。MRI有望成为评估肛门肿瘤治疗效果和会阴部复发的标准检查手段。

（十一）仿真结肠镜

CT仿真结肠镜（CT virtual colonoscopy，CTVC）是近年来开发的结、直肠检查技术，它将螺旋CT技术和先进的影像软件技术相结合，产生出结肠的三维和二维图像。三维图像以薄层螺旋CT扫描数据为资源，采用Navigator软件对结、直肠内表面具有相同像素值的部分进行立体重建，显示其腔内结构。二维图像即将结、直肠沿纵轴切开后，从横轴面、矢状面和冠状面观察的外部图像。三维内部图像和二维外部图像相结合，互相补充，有助于检测结、直肠病变。该方法相对简单、安全，患者无痛苦，易耐受，但是其只能对较大的病变才有较高的显示率。Cotton等报道对径线＞6mm的病变其显示率为39%，对径线＞6mm的病变其显示率为55%而普通肠镜的显示率为95%～100%。因此这项技术在直肠癌诊断中的确切价值还需要进一步评价。

二、临床评价

　　直肠腔内超声和内镜超声均是直肠癌术前检查和术后监测的最佳方法，它们对直肠癌的分期准确率高于其他检查，如果结合腹部超声、阴道超声，诊断范围扩大；结合CT、MRI对淋巴结转移的识别更宏观、准确。超声对黏膜微小病变或术后吻合口疑有复发者，需结合组织学检查鉴别。

　　欧洲医学和生物学超声学会联合会（EFSUMB）胃肠道最新的指南指出TRUS三维重建提高了二维超声的成像分辨率，能够多平面显示直肠和直肠周围的解剖结构。因此与常规TRUS、CT和MRI相比，T和N分期的评估准确率更高。研究表明，3D-TRUS对T分期的准确率为T1期97.1%，T2期94.3%，T3期95.7%和T4期98.5%。在确定淋巴结转移方面，诊断准确率达87.3%。同时，其体积测量可用于评估放疗和化疗后的肿瘤反应。

　　应用ERUS判断肿瘤分期还可减轻患者经济负担，Harewood等报道直肠ERUS与腹部CT联合检查对于近端直肠癌具有最优的价效比。对肿瘤的复发判定可行肿瘤标志物、钡餐灌肠、CT、结肠镜检查等，Giovannimini等对21例术后结直肠癌患者随访，结果显示ERUS检查诊断结直肠癌复发的敏感度、特异度、准确度分别为94%、67%、90%。尽管对于直肠癌术后多长时间进行EUS检查还无定论，但多数学者认为直肠癌术后2年内每隔6个月进行一次直肠ERUS可以有效监测肿瘤的局部复发。

（王　颢）

参 考 文 献

李剑，杨力，王颢，等，2010. 超声诊断罕见直肠异物一例. 中华医学超声杂志（电子版），7（12）：26.

李悦扬，姜脉涛，杨秀华，2023. 经直肠超声多模态在直肠癌诊疗中的研究进展. 现代肿瘤医学，31（10）：1931-1935.

Feng Y，Peng C，Zhu Y，et al，2020. Biplane transrectal ultrasonography plus ultrasonic elastosonography and contrast enhanced ultrasonography in T staging of rectal cancer. BMC Cancer，20（1）：862-867.

Keller DS，Berho M，Perez RO，et al，2020. The multidisciplinary management of rectal cancer. Nat Rev Gastroenterol Hepatol，17（7）：414-429.

Kolev NY，Tonev AY，Ignatov VL，et al，2014. The role of 3 D endorectal ultrasound in rectal cancer：our experience. Int Surg，99（2）：106-111.

Li JC，Liu SY，Lo AW，et al，2010. The learning curve for endorectal ultrasonography in rectal cancer staging. Surg Endosc，24（12）：3054-3059.

Loft MK，Pedersen MRV，Grimm P，et al，2022. Intra-and interobserver variability of shear wave elastography in rectal cancer. Cancers（Basel），14（11）：2633.

Mor I，Hull T，Hammel J，et al，2010. Rectal endosonography：just how good are we at its interpretation? Int J Colorectal Dis，25（1）：87-90.

Murad-Regadas SM，Regadas FS，Rodrigues LV，et al，2011. Anatomic characteristics of anal fistula on three-dimensional anorectal ultrasonography. Dis Colon Rectum，54（4）：460-466.

Murad-Regadas SM，Regadas FS，Rodrigues LV，et al，2009. Role of three-dimensional anorectal ultrasonography in the assessment of rectal cancer after neoadjuvant radiochemotherapy：preliminary results. Surg Endosc，23（6）：1286-1291.

Murad-Regadas SM，Regadas FS，Rodrigues LV，et al，2010. Role of three-dimensional anorectal ultrasonography in the assessment of anterior transsphincteric fistula. Dis Colon Rectum，53（7）：1035-1040.

Nuernberg D，Saftoiu A，Barreiros AP，et al，2019. EFSUMB recommendations for gastrointestinal ultrasound part 3：endorectal，endoanal and perineal ultrasound. Ultrasound Int Open，5（1）：E34-E51.

Saftoiu A，Gheonea DI，2009. Tridimensional（3D）endoscopic ultrasound-a pictorial review. J Gastrointestin Liver Dis，18（4）：501-505.

Sahai AV，James PD，Levy MJ，et al，2020. Evidence-based recommendations for establishing and implementing an EUS program：R ecommendations for sustainable success and improved clinical outcomes across the continuum of care. Endosc Ultrasound，9（1）：1-5.

Santoro GA，Fortling B，2007. The advantages of volume rendering in three-dimensional endosonography of the anorectum. Dis Colon Rectum，50（3）：359-368.

第三十二章
胆　　囊

第一节　胆囊超声内镜检查技术

一、胆囊腔内超声检查技术

超声检查在胆囊疾病的诊断中有非常重要的价值。胆囊贴近体表和肝，超声检查非常便捷，而且作为一个囊性器官，在超声影像上具有良好的对比度。经腹壁的超声是临床检查胆囊最重要、最常用的方法。但是经腹部超声检查胆囊也容易受到很多因素的影响，如腹部脂肪和肠腔内的气体。超声内镜通过进入消化道管腔，贴近胆囊探查，可以避免传统超声的缺点，对胆囊颈部和底部等传统超声不容易获得良好图像的部位都可以很好地探查。超声内镜已经成为胆囊临床影像学检查中非常重要的补充手段。

目前临床应用于胆囊检查的超声内镜主要技术有普通超声内镜、腔内超声和超声腹腔镜。胆囊超声内镜检查的术前准备与常规超声内镜相同。

二、胆囊的超声内镜解剖

（一）环扫超声内镜下胆囊的解剖

常规超声内镜检查胆囊时为了得到良好的图像，需要探头贴近胆囊或有水作为透声介质。此时需要反复抽吸胃或十二指肠腔内气体，并且向水囊注入无气水，或者向腔内注入适量无气水。通过探头的前进和后退，配合大小螺旋，移动探头，完整地扫查胆囊。检查过程中可将超声内镜插至胃窦部观察到胆囊，在十二指肠球部或十二指肠降部内侧壁可探查邻近的胆囊与胆总管下段的病变。无论是纵轴（linear）还是环扫（radical）超声内镜，都可以良好地显示胆囊的图像。但是二者在图像的理解和特点上也有差异。

环扫超声内镜可以比较容易地显示经胆囊的长轴断面，尤其在360°环扫的超声内镜，显示效果良好。需要注意的是在十二指肠和胃窦部，当镜身沿大弯侧弯曲进镜的时候，胆囊颈部位于超声图像的右侧，底部位于左侧，而当取直镜身，镜身贴近小弯侧时，颈部位于左侧，底部位于右侧。具体的检查方法如下。

将探头插入十二指肠球部，然后略往回拉探头，使探头与十二指肠肠壁接触又不致滑出幽门即可显示图32-1-1A和图32-1-1B。继续推进内镜，沿着大弯侧推进，进入十二指肠球部，小心调整位置，大部分患者即可显示图32-1-1C和图32-1-1D，可见图的上方为胆囊颈部，右方为胆囊底部，左侧及下方可见门静脉。在此基础上继续将探头插入，使之位于十二指肠球部远端，即可显示图32-1-1E和图32-1-1F，可见图的左上方为胆囊颈部，上方为胆囊体部，右上方为胆囊底部，下方为胆总管，并在胆囊颈与胆总管间见胆囊管。

（二）纵轴超声内镜下胆囊的解剖

检查时常需将探头插入十二指肠球部，此时镜身沿大弯侧，逆钟向（向左）旋转镜身，调节大小螺旋，可以贴近胆囊，显示胆囊颈部，此时胆囊颈部位于图像左侧，底部位于右侧。

（三）微型超声探头置入胆管至胆囊的导入方法

经皮胆囊内超声是先经皮经肝胆管穿刺引流，然后分次用扩张导管将引流通道扩大，再将微型超声探头沿引流通道插入胆管至胆囊。经胆道镜活检钳道将微型超声探头插至胆管，然后插入胆囊。

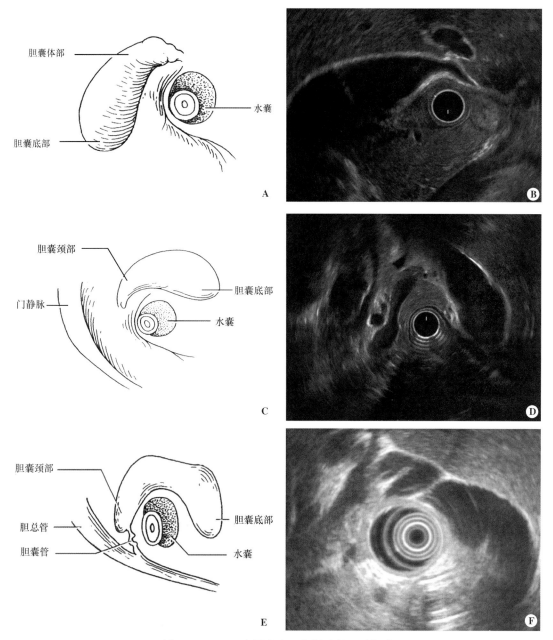

图32-1-1 EUS在胃窦十二指肠球部显示胆囊

A、B. EUS在胃窦部显示胆囊；C、D. EUS在十二指肠球部显示胆囊；E、F. EUS在十二指肠球部显示胆囊，可见胆囊螺旋瓣及胆囊管（图A、图C、图E引自广冈芳树，1997.消化器超音波内视镜）

经乳头胆囊内超声是按逆行胰胆管造影检查技术经切开或扩张后的十二指肠乳头将微型超声探头插入胆总管，然后插入胆囊。该方法最为常用。

微型超声探头对胆囊的检查均为直接接触探察，它能清晰显示胆囊壁的厚度和完整性，显示胆囊病变及其与胆囊壁的关系，有助于胆囊疾病的诊断和鉴别诊断。

第二节 胆囊结石

胆囊结石是临床常见疾病。大部分胆囊结石患者没有临床症状，少部分有非特异性消化不良的症状，常在进食油腻食物后加重，发作时可出现右上腹部绞痛，并向后背部放射。胆囊结石的化学成分主要有胆固醇、胆色素和碳酸钙，大部分胆囊结石都是混合型结石。

一、声像图特征

（一）典型表现

（1）胆囊腔内出现强回声光团，光团可因结石的形状、结构和其声学特征的不同，而呈现不同的回声形态。硬而光滑的结石是新月形强回声，软而松散的结石则为圆形强回声，堆积的多发小结石呈现片状强回声光带，泥沙样结石为颗粒状紧贴胆囊壁的强回声带（图32-2-1）。不典型表现为结石回声不强但仍有声影。

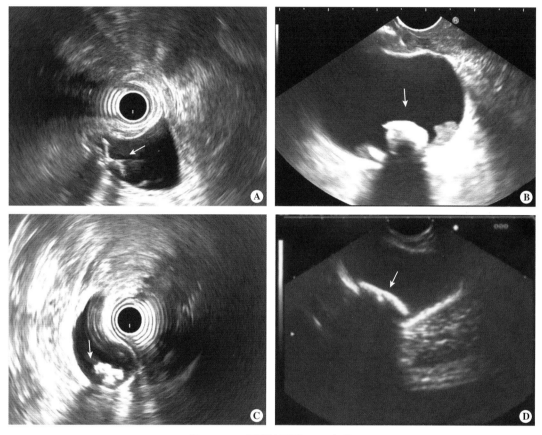

图32-2-1　胆囊结石的EUS表现

胆囊内强回声光团（箭头），后方伴声影，A、C为环扫EUS，B、D为纵轴EUS图像

（2）后方伴有声影，结石后方的无回声暗带即是声影，声影边缘整齐锐利，内部无杂乱的多重反射回声，故称"干净"声影，对结石的诊断具有很强的特异性。

（3）变换体位时结石在胆囊腔内依重力方向移动，但也可有少许患者和嵌顿于胆囊颈部的结石不发生移动，易出现胆囊扩张或胆囊内充满黏液。

（二）非典型表现

（1）有时胆囊已萎缩，胆囊腔内无明显液性暗区，囊壁常显示不清，此时仅能在胆囊区显示有强回声光团或弧形光带，后方伴声影。胆囊收缩可导致变换体位时结石移动受限，此时声像图表现为胆囊内结石堆积。

（2）充满型胆囊结石：胆囊失去正常的轮廓和形态，囊腔内液性暗区消失，胆囊前壁呈弧形或半月形强回声，后伴片状声影，胆囊后壁不能显示。亦可表现为囊壁结石声影三合征（wall-echo-shadow，壁-强回声-声影，WES征），表现为两层强回声弧形回声，后方伴有声影。近端强回声为胆囊壁回声，远端为结石，二者之间有胆汁的低回声。这一特征对胆囊结石诊断有重要价值，准确率可达96%。典型胆囊结石患者，脂餐后也可呈现充满型胆囊结石表现。

（3）胆囊壁内结石：增厚的胆囊壁内可见单发或多发的数毫米大小的强回声光斑。

二、诊 断

对于2mm以上的结石因其已具有典型的结石声像图特征，即胆囊内见强回声团，后方伴声影，一般可做出正确的诊断。EUS对小于2mm的结石诊断敏感度也较高。微胆石（microlithiasis）在EUS显示为直径0.5～2mm的高回声信号，后方无明显声影。EUS也可用于胆泥的诊断，表现为随体位移动的略低回声光团，不伴声影。

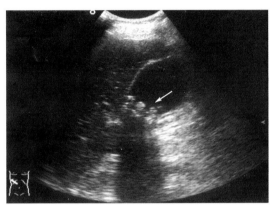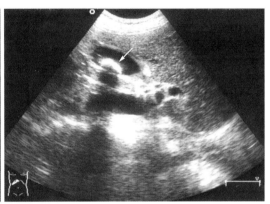

图32-2-2 胆囊结石US表现：胆囊内强回声光团（箭头），后方伴声影

大部分胆囊结石可以通过普通腹部超声发现，但是有时胆囊颈部的结石容易与毗邻的肠腔内容物和气体相混淆，超声内镜通过在消化道腔内探查，对这种结石可以比较容易地诊断。另外，由于超声内镜能够贴近胆囊，而且分辨率高，很多研究认为其对于临床表现符合胆囊源性腹痛，而腹部超声正常的患者的鉴别诊断有重要价值，可以有助于发现胆道微结石。这对于原因不明的急性胰腺炎患者的病因学诊断也具有一定的价值。有许多报道显示，EUS对胆囊结石诊断的敏感度和特异度均较腹部超声高，尤其是对于直径小于2mm的微胆石。

（二）X线

X线检查也有助于确诊本病。10%～20%的结石因含钙盐较多，不能透过X线，故在普通平片摄影即可显出暗影（阳性结石）。若平片检查无阳性发现，可进一步用不透X线的含碘造影剂口服进行X线胆囊造影术，以衬透出透光的结石阴影（阴性结石）。

三、影像学比较

（一）超声检查

腹部超声检查是临床诊断胆囊结石的首选影像学检查方法，检查胆囊结石方便而无损伤（图32-2-2），很多无症状者多在超声体检时发现。腹部超声检查时患者可随意变换体位，较EUS更容易发现结石随体位移动的特性。缺点是肠道气体反射常可形成"不清洁"的声影，干扰对结石的判断。

（三）CT及MR

CT不作为胆囊结石的常规检查手段。结石的CT表现与结石的化学成分有关，胆固醇含量多者密度低，胆红素和含钙量多者密度高。依胆石的化学成分不同在CT上表现为低密度、等密度、略高或高密度、环形高密度影（图32-2-3）。MR在胆囊结石的诊断和鉴别诊断方面也具有重要的意义。

国外有报道，腹腔镜胆囊切除术后腹痛仍然反复发作的患者，其余影像学检查无阳性发现，行EUS检查可发现残余胆囊腔内小结石形成（图32-2-4）。

四、临床评价

虽然腹部超声对结石具有很高的分辨率，但还是经常会发生假阴性和假阳性的诊断结果，对于腹壁脂肪较厚的肥胖患者及伴有消化不良肠腔积气较多而影响观察难以确诊的病例应结合EUS、CT等检查，以辅助鉴别诊断。

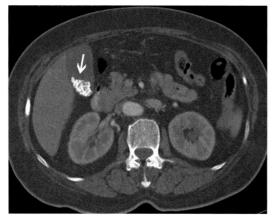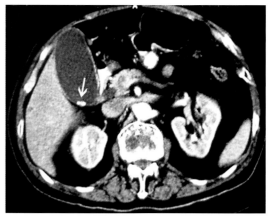

图 32-2-3　胆囊结石 CT 表现：胆囊内高密度影（箭头）

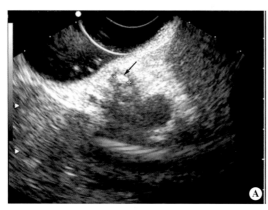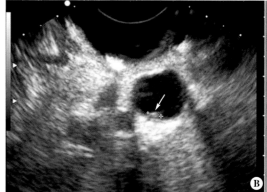

图 32-2-4　残余胆囊腔内结石

A. 纵轴 EUS 检查显示腹腔内 2cm 大小的囊状结构即残余胆囊，箭头所指为残余结石；B. 纵轴 EUS 经十二指肠检查显示小的残余胆囊腔内大小约 2mm 的结石

第三节　急性胆囊炎

急性胆囊炎（acute cholecystitis）是一种常见疾病，各种原因导致的胆囊流出不畅，继发感染是急性胆囊炎的主要原因，胆囊结石嵌顿是最常见的病因。另外胆囊颈部与体部交界处的 Hartmann 袋，易形成结石嵌顿，同时胆囊管本身细而弯曲，是引发胆囊炎的重要解剖因素。

根据其病因，急性胆囊炎有两种不同的分类方法，按是否由于胆石梗阻引起分类：①急性结石性胆囊炎，②急性非结石性胆囊炎；按炎症改变程度分类：①急性单纯性胆囊炎，②急性化脓性胆囊炎，③急性坏死性胆囊炎。

一、声像图特征

急性胆囊炎 EUS 声像图表现与腹部超声相似，但 EUS 显示胆囊炎性病变更清晰，不受腹壁、肠道气体等的干扰。

急性胆囊炎的超声影像学表现有很多，常见表现如下所述。

（1）胆囊体积增大，呈现为张力饱满的形态。

（2）胆囊壁弥漫性增厚（图 32-3-1），常呈对称性增厚，并累及整个胆囊壁。在强回声带间出现连续或间断的弱回声带，形成胆囊壁的"双边影"或"双壁征"表现，为浆膜下水肿、出血和炎性细胞浸润等改变所致。某些患者胆囊壁可表现为局部增厚或均匀高回声。

（3）胆囊腔内可见稀疏或密集的点状或絮状回声，后无声影，可随体位移动，在胆囊炎初期或恢复期可形成沉积层或低回声团块状改变（图 32-3-2）。

（4）多伴有胆囊结石，且常嵌顿于胆囊颈管部。

（5）胆囊床周围可见无回声带，若有胆囊穿孔有时可发现囊壁的缺损部位。

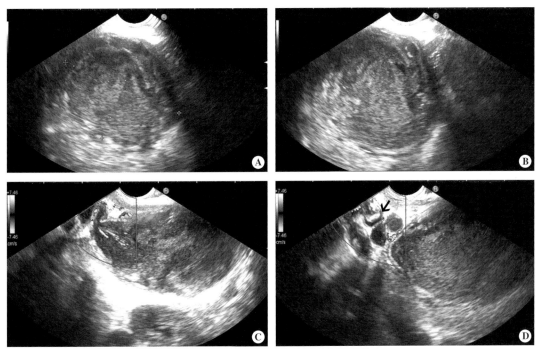

图 32-3-1　急性胆囊炎一例

EUS示胆囊壁明显增厚，回声不均，各层次结构不清，胆囊腔内絮状回声，箭头所示为胆囊管内结石（D）

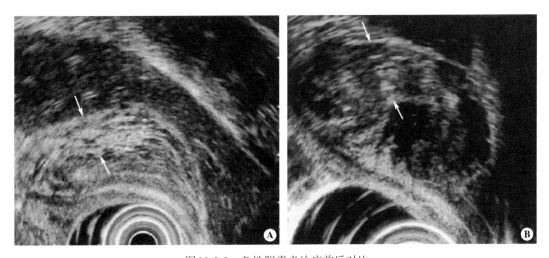

图 32-3-2　急性胆囊炎治疗前后对比

A. 治疗前，EUS示患者胆囊壁显著增厚，层次结构不清，囊腔内满布絮状回声；B. 治疗5天后，EUS示胆囊壁厚度减小，层次结构较前清晰，囊腔内形成沉积层

急性胆囊炎的超声表现虽然没有特异性，但是多种表现相结合，诊断的特异度仍然可以达到80%以上，而且超声对于判断急性胆囊炎的病因和评估是否符合腹腔镜胆囊切除的条件也有很大的价值。

二、诊　断

根据病史及典型声像图特点一般可做出明确诊断，诊断时需与引起胆囊形态、回声改变的其他疾病相鉴别。

（一）胆道梗阻性疾病

胆囊管或胆总管因结石、肿瘤等原因引起的梗阻可导致胆囊体积增大，甚至积液，但其囊壁纤细光滑，胆囊床周围回声正常，并可见引起梗阻的结石或肿瘤征象。

（二）慢性胆囊炎

慢性胆囊炎可引起胆囊壁增厚，胆囊腔可明显增大。尤其当慢性胆囊炎急性发作时，两者鉴别较困难，需详细询问病史，并结合声像图表现予以鉴别。

（三）胆汁内异常回声

长期禁食、大量饮酒、肝炎等可引起胆汁排泄障碍，使大量胆汁淤积于胆囊腔内，出现沉积状物或团块回声，结合病史易于鉴别。

（四）全身性疾病

肝病、右心衰竭、肾病、低蛋白血症、多发性骨髓瘤、腹水等胆囊外疾病均可使胆囊壁增厚，回声增强，或呈双边形，结合这些疾病所特有的临床表现和异常的辅助检查结果，以及无其他支持胆囊炎的声像图表现，则易于鉴别诊断。

三、影像学比较

（一）腹部超声

腹部超声是急性胆囊炎快速、简便、易行的非创伤性检查手段，可测定胆囊大小、囊壁厚度、结石和积气等征象。超声墨菲征阳性，即探头按压胆囊底部，嘱患者深吸气时，患者触痛加剧并被迫屏气，对急性胆囊炎的诊断有很高的特异性。但肥胖患者腹壁脂肪层较厚，且急性胆囊炎常伴有消化不良症状，肠道积气较明显，这些都不利于检查，而EUS可排除上述问题的干扰，清晰显示胆囊炎性病变。

（二）CT及MR

急性胆囊炎有并发症而不能确诊的患者必须行CT或MR检查，可显示胆囊肿大、囊壁增厚超过4mm以上、胆囊周围及胆囊窝常有液体的积聚、胆管梗阻和周围淋巴结肿大等征象，增强扫描见胆囊壁明显强化且持续时间长，尤其对并发穿孔和脓肿形成价值最大，但费用较贵。胆囊穿孔可见胆囊窝部呈液平脓肿，如胆囊壁或胆囊内显示有气泡，提示"气肿性胆囊炎"，患者胆囊通常已坏疽。增强扫描时，炎性胆囊壁密度明显增强。口服造影剂后扫描若见胆囊呈现与肠道等密度的高密度影，则可诊断为并发胆囊内瘘。

四、临床评价

EUS可清晰显示胆囊壁结构，炎症较轻时显示三层，严重炎症时为多层，诊断更为准确，由于其有一定的创伤性，临床上不作为诊断急性胆囊炎的首选，在诊断困难，需鉴别诊断时可考虑应用。

第四节　慢性胆囊炎

在临床上，慢性胆囊炎（chronic cholecystitis）约90%伴有胆囊结石，由于结石的刺激及阻塞于胆囊管，使胆囊中胆汁淤积而形成慢性炎症。非结石性慢性胆囊炎可为急性胆囊炎迁延所致，也可因存在先天解剖因素或慢性胰腺炎等使胆囊不易排空所致。由于长期炎症刺激，胆囊壁肌层增生纤维化，是慢性胆囊炎的主要病理表现。

一、声像图特征

（1）胆囊壁增厚，明显者可大于5mm，回声增强，边缘粗糙，急性发作时可呈双重影（图32-4-1）。

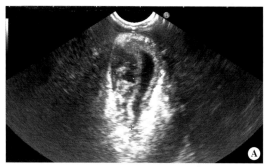 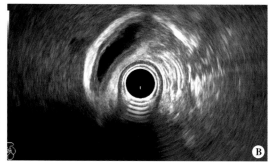

图32-4-1　慢性胆囊炎

A. EUS显示胆囊壁增厚，壁增厚形成不规则回声，易误诊为胆囊癌；B. EUS则清晰地显示胆囊底部胆囊壁的三层结构

（2）胆囊外形初期无明显异常，炎症严重时可增大，长期反复发作者显著缩小，甚至呈瘢痕状。

（3）胆囊腔内回声可为中等或弱的沉积性回声团，并可伴有结石和声影，胆囊萎缩时胆囊内无回声区消失，仅在胆囊区见较高回声的弧形光带。

（4）进食脂肪餐后，显示胆囊功能不全或无功能。

二、诊　　断

慢性胆囊炎无典型的症状和体征，EUS虽可显示有胆囊壁的增厚、胆囊增大或萎缩、胆囊腔内的沉积性回声或结石等表现，但只有在除外易与慢性胆囊炎相混淆的疾病后，才具有较高的准确性。

（一）胆囊腺肌瘤

胆囊腺肌瘤（adenomyomatosis of the gallbladder）是以胆囊腺体和肌层慢性增生为主的良性病变，囊壁可呈弥漫性、阶段性、局限性增厚，声像图特征为病灶局部囊壁第2层增厚明显（图32-4-2，图32-4-3），显示为一层较厚的相对低回声和一高回声核心，腺体低回声层内可见蜂窝状小的无回声区，即所谓的"壁间憩室"，是由扩张呈囊状的Rokitansky-Ashoff窦深入肌层所致。进食脂肪餐后显示胆囊功能亢进。

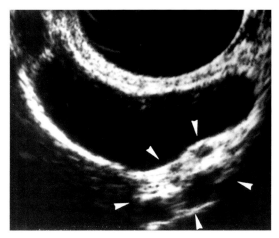

图32-4-2　胆囊腺肌瘤

EUS示胆囊壁局限性增厚达20mm，表面光滑，内含多个囊腔样结构（壁间憩室）

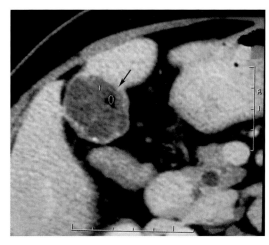

图32-4-3　胆囊腺肌瘤CT表现，显示胆囊壁局限性增厚

（二）厚壁型胆囊癌

慢性胆囊炎呈慢性增殖性改变时，胆囊壁明显增厚，但其连续性完整。胆囊癌时胆囊壁增厚十分显著，呈现不规则状向腔内生长，并常造成胆囊壁结构紊乱，连续性中断，以胆囊颈部、体部明显，如有肝实质或肝门部受侵犯则可明确诊断。

（三）其他

还有很多全身疾病可能导致胆囊壁增厚，如低蛋白血症、腹水、肝硬化、心力衰竭等。

腹部超声不能准确地鉴别良性疾病胆囊壁增厚与恶性疾病胆囊壁增厚。EUS可以贴近胆囊壁，超声频率高，不仅可以清晰地分辨出胆囊壁的两层结构，而且更加精确地表现出胆囊壁内回声的模式与结构。因此在胆囊壁增厚性疾病的鉴别诊断中有重要意义，原因不明的胆囊壁增厚是胆囊EUS的重要指征。一般认为，在EUS声像图上，慢性胆囊炎表现为轻至中度的囊壁增厚，壁的分层尚清晰，胆囊的内壁相对比较光滑，这些表现根据炎症的轻重也有不同。胆囊腺肌瘤囊壁呈中至重度的低回声增厚，内有被Rokitansky-Ashoff窦包绕的低回声区域。胆囊癌典型表现为壁显著增厚，回声低且不均质，尤其是内壁不规则，常伴有壁正常结构破坏。有国外文献报道认为，胆囊壁＞10mm可作为判断恶性肿瘤性胆囊壁增厚的标准。

三、影像学比较

（一）腹部超声

腹部超声可测定胆囊的大小、胆石的存在及囊壁的厚度（图32-4-4），尤其对结石的诊断准确可靠。对脂肪饮食不能耐受、腹胀及反复发作的餐后上腹部胀痛不适的患者，经腹部超声检查显示胆囊结石、囊壁增厚、胆囊萎缩者可确诊为慢性胆囊炎。

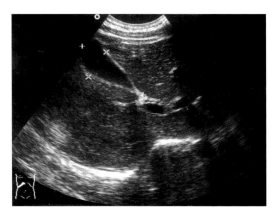

图32-4-4　慢性胆囊炎超声表现：胆囊壁增厚，毛糙

（二）CT

CT诊断慢性胆囊炎的准确性有一定限度。胆囊壁增厚是主要征象，一般认为在胆囊充盈良好情况下胆囊壁厚度超过3mm时才有诊断意义，如同时见到胆囊结石则诊断可成立。胆囊缩小，黏膜萎缩，壁内可有少量钙化影像，如胆囊壁钙化形如瓷罐，则诊断较为可靠，并可与早期胆囊癌相鉴别。生理积聚法造影胆囊不显影，在排除其他不显影的因素后，对慢性胆囊炎有诊断意义。

四、临床评价

腹部超声是慢性胆囊炎首选的辅助检查方法，EUS显示病变更加清晰、准确，必要时可行CT等检查协助诊断。EUS检查可排除腹壁脂肪及肠腔气体对检查的干扰，近距离地观察胆囊，清晰显示胆囊病变，对胆囊壁增厚性疾病的鉴别诊断有很重要的意义。

第五节　胆囊良性肿瘤

胆囊良性肿瘤（benign tumors of the gallbladder）可分为假性肿瘤及真性肿瘤两大类。在假性肿瘤中有息肉（胆固醇性、炎症性）、增生性、异位组织（如胃、肠黏膜、胰、肝、肾上腺、甲状腺等）及其他（如肉芽肿性炎症、寄生虫感染等），其中以胆固醇性息肉最多见。在真性肿瘤中以来自上皮细胞的腺瘤为主，少见的有良性混合性肿瘤；由中胚层发展而来的有血管瘤、脂肪瘤、平滑肌瘤及肌母细胞瘤等。

一、胆囊息肉

EUS对胆囊息肉的诊断率较US高，但是对胆囊底部病变的检查效果较差，对腹部超声诊断困难的病例，应用EUS非常有效。

（一）炎性息肉

胆囊炎性息肉属于反应性病变，是由炎症直接刺激所引起的肉芽肿。

EUS声像图显示胆囊炎性息肉常见于胆囊底部和颈部，起源于胆囊壁的黏膜层，可以单发也可多发，一般呈类圆形或乳头状实性低回声，无蒂，无声影，不随体位改变而发生移动；病变大小在3～5mm，很少超过10mm；常伴有胆囊壁的毛糙、增厚等慢性胆囊炎的改变。

（二）胆固醇性息肉

胆囊胆固醇性息肉是最为常见的胆囊隆起性病变，为胆固醇结晶沉积于胆囊壁黏膜所致。若能肯定诊断，并非切除胆囊的指征，可长期随访观察。

胆固醇性息肉附着于胆囊黏膜层，回声比炎性息肉稍强，其EUS扫描的表现有以下特点：胆囊腔内可见自囊壁向腔内隆起的乳头状、圆球形或桑葚状强回声或等回声，与胆囊壁及肝实质相比，显示强回声，但无声影是其一重要特点（图32-5-1）；好发于胆囊体部、颈部，常为多发性，大小在10mm以下，以2～3mm多见；隆起的基底常有变细的颈部，病变内部结构呈颗粒状（均一的点状高回声集合），胆囊壁三层结构清晰。胆囊大小、形态一般正常，胆囊壁可有轻度增厚，并可合并结石。胆固醇性息肉病理学表现为微血管稀少且分布不均，其谐波增强EUS（CEH-EUS）的特点为造影剂注射14秒后开始增强且为不均匀增强。

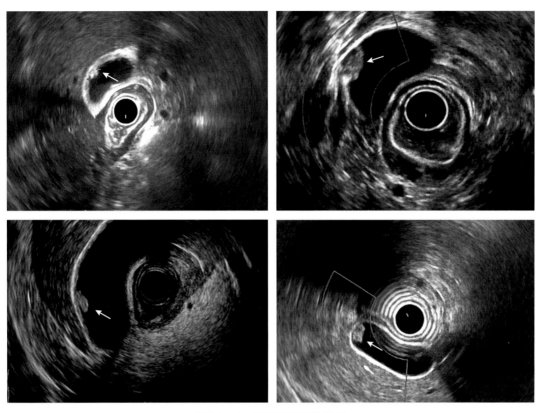

图 32-5-1　胆囊胆固醇性息肉

根据临床症状和体征很难做出胆囊息肉正确的诊断，主要依赖影像学检查。腹部超声检出率为95%～98%，可列为首选（图32-5-2），CT检出率为40%～80%，低于腹部超声检查。胆囊息肉的典型超声表现为较小的（≤10mm）无声影异常回声带蒂肿物，对于较大者（≥10mm）US鉴别良、恶性较困难。EUS对于胆囊息肉样病变鉴别诊断的准确性约为97%，高于US（76%），需与胆泥、胆囊黏膜皱襞、胆囊腺肌瘤等相鉴别，确诊有赖于病理检查。

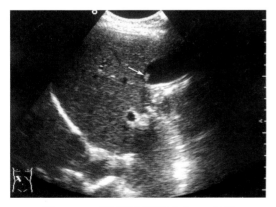

图 32-5-2　胆囊胆固醇性息肉US表现

Choi等利用EUS积分的方法对直径在5～15mm的胆囊息肉样病变进行鉴别诊断（表32-5-1）。

有学者推荐对直径小于5mm的胆囊息肉样病变，首先考虑用腹部超声行3个月的随访，如在此期间病变大小无明显变化，将随访间期延长至6个月，这也适用于EUS积分≤5分的胆囊息肉样病变患者（直径5～15mm）。

表 32-5-1　EUS积分表

项目	图像特征	分值（分）
胆囊壁层次结构	层次清晰，结构完整	0
	结构完整性消失	6
病变内部回声特征	高回声光点	0
	均一的高回声	1
	均一的等回声	2
	不均一的等回声	5
病变形态	非分叶状	0
	分叶状	4
是否有蒂	有蒂	0
	无蒂	3
病变数量	多发	0
	单发	2

注：积分≥6分，则真性肿瘤可能性大；积分＜6分，则良性病变可能性大。

二、胆囊腺瘤

胆囊腺瘤在胆囊肿瘤中最常见，占23%～28%。大小及部位不一，有蒂者占4/5以上，可呈平滑的圆形（非乳头状腺瘤）或绒毛状（乳头状腺瘤）。25%～68%伴有胆囊结石，56%～75%伴有胆囊炎，肿瘤可能自行脱落而漂浮在胆囊腔内。胆囊良性肿瘤本身大多无症状，常于胆囊X线造影、胆囊手术或尸体检验时偶然发现，EUS对胆囊腺瘤的检出率较高。

（一）声像图特征

（1）胆囊腔内可见自囊壁向内隆起的圆形或乳头状高回声或中等回声肿块，起源于黏膜层，内部回声均匀（图32-5-3）。

（2）肿块表面包膜不光滑，可呈桑葚状或分叶状，基底宽大，也可见蒂，但局部胆囊壁结构多无异常（图32-5-4）。

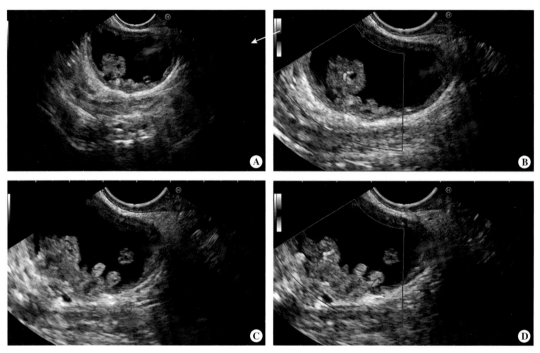

图 32-5-3　胆囊腺瘤 EUS 表现
彩色多普勒成像显示腺瘤内有血流回声（箭头），手术病理证实

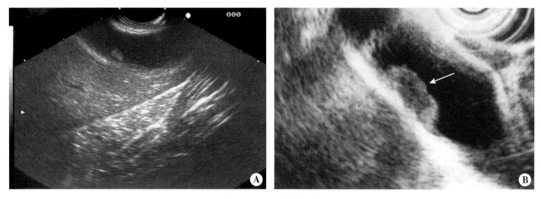

图 32-5-4　胆囊腺瘤
A. EUS示胆囊体部带蒂肿物；B. 显示直径约14mm，表面不光滑，内部回声略低，呈较均一的颗粒状，胆囊壁结构完整。行胆囊切除术，术后病理示胆囊腺瘤

（3）肿块后方无声影，特别是不随体位移动，可与非肿瘤性疾病相鉴别。

（4）肿块体积较小，多在15mm以内。一般认为10mm以上者有恶变倾向，宜随访或早日手术。

（5）胆囊腺瘤病理学表现为微血管均匀分布，CEH-EUS特点是在造影剂注射20秒后开始增强表现为均匀增强。

（二）诊断

EUS检查对胆囊腺瘤有较高的显示率，但要对其做出正确的定性诊断尚有一定的困难，应与息肉、结石、胆泥及腺癌等相鉴别。息肉体积多在10mm以内，基底多细窄，带蒂者有漂浮感。结石、胆泥具有移动性的特征可资鉴别。胆囊癌与胆囊壁关系极为密切，紧密相连和（或）有胆囊壁的连续性被破坏。

（三）影像学比较

有学者建议，对于胆囊的息肉性病变，应采取这样的诊断策略。腹部超声是胆囊息肉筛查和随访的最佳手段。腹部超声显示小于5mm，内有强回声光斑的病变应诊断为胆固醇息肉，如果是多个息肉，内有囊性部位的病变应考虑为胆囊腺肌瘤。除此以外的胆囊息肉性病变都应该进一步行胆囊EUS检查，如果胆囊EUS也没有证实存在上述特征性改变，应该考虑息肉有胆囊腺瘤甚至胆囊癌的可能，并且应该考虑手术的必要。胆固醇息肉与胆囊腺瘤无论是在US还是EUS的影像学特点上都有相似的形态特点和回声反射性，为鉴别带来了困难。CEH-EUS可在增强模式方面对胆固醇息肉与胆囊腺瘤的鉴别提供有效的帮助。另外，对于诊断为胆固醇息肉和胆囊腺肌瘤的患者应该进行随访，如果随访中发现形态和大小改变也应该进一步进行EUS检查。

CT检出率低于腹部超声，其影像学特点与US及EUS相似。X线胆囊造影是一项有用的诊断方法，显示大小不等的充盈缺损，但检出率受胆囊功能不良、病变过小或胆囊内结石等因素的影响而较低，如果在胆囊造影条件下行CT检查，显像则更清晰。选择性胆囊动脉造影根据影像学上羽毛状浓染像、动脉的狭窄或闭塞等特点可区别良恶性病变。

（四）临床评价

总之，胆囊腺瘤的影像学表现缺少特异性，病变大小仅仅是鉴别诊断的初步标准。对于腹部超声诊断困难的病例，可进一步行EUS或选择性胆囊动脉造影，但最终的确诊仍然要依靠组织病理学检查。

第六节　胆囊恶性肿瘤

在胆囊恶性肿瘤中胆囊癌（carcinoma of the gallbladder）占首位，原发性胆囊癌（primary gallbladder carcinoma，PGC）较少见，大多数为腺癌，约占90%，其余还有鳞癌和未分化癌。腺癌又可分为乳头状、浸润型和黏液型等。约70%的胆囊癌合并有胆囊结石。早期胆囊癌是指仅侵犯黏膜层的病变，侵犯至肌层以外的均为进展期胆囊癌。胆囊癌的临床表现多没有特异性，常有右上腹痛、厌食、消瘦等。

一、声像图特征

胆囊癌于EUS中显示一个乳头状不规则高回声或低回声的团块，侵入囊壁并破坏其三层结构，通常存在不均匀的回声区，可以随肿瘤的进展状况浸润或通过胆囊壁进入毗邻的肝脏。有国外文献报道，EUS示团块内低回声，可作为恶性肿瘤的一个预测因素。EUS对胆囊癌的诊断及其浸润深度和肝脏、胆道的浸润情况都有一定的价值。

根据病变的回声特点及邻近胆囊壁的层次结构可分为以下4型（表32-6-1，图32-6-1）。

（一）Ⅰ型（原位癌）

为早期胆囊癌的表现，病变局限于黏膜层，没有周围上皮组织的侵犯，均由腺瘤恶变而来。典型者囊腔内可见10～25mm大小的乳头状团块自囊壁突出，团块常呈中等回声，表面不平整呈小结节状，有细蒂与胆囊壁相连，邻近胆囊壁结构正常。

（二）Ⅱ型

病变侵犯黏膜层至浆膜下层。胆囊腔内可见

基底宽大，边缘不整齐的蕈伞形肿块（少数可有细的蒂），多呈弱回声或中等回声，常为多发，可融合成一片。局部胆囊壁增厚，外层高回声层结构完整，肿块周边常有胆泥沉着形成的点状高回声。

（三）Ⅲ型

癌组织侵及或超过浆膜下层。病变回声及形态同Ⅱ型，但局部胆囊壁外层高回声结构不完整，胆囊壁呈现不均匀性增厚，可以是局限性或弥漫性，常以颈部或体部最为显著。内壁粗糙不规则，可致胆囊腔不均匀狭窄。

（四）Ⅳ型

癌组织侵犯超过浆膜层。整个胆囊壁全层正常结构消失，为肿瘤组织所替代。

胆囊癌除上述直接征象外，还有一些间接征象，如胆囊癌可直接浸润致周围肝组织或在肝内形成转移灶。位于胆囊颈部的肿瘤或肿瘤压迫胆囊管、肝外胆管及在肝门部淋巴管转移时，可致肝内胆管扩张，亦可有不同淋巴结转移，致胆管扩张或胰腺侵犯等征象，这些都有助于对胆囊癌做出正确的超声诊断。

表 32-6-1　胆囊癌的 EUS 分型

类型	病变形态	表面状态	胆囊壁外层高回声层
Ⅰ型	有蒂型	呈结节状	完整
Ⅱ型	广基型隆起或胆囊壁增厚	不规则	完整
Ⅲ型	广基型隆起或胆囊壁增厚	不规则	不规则
Ⅳ型	广基型隆起或胆囊壁增厚	不规则	破坏

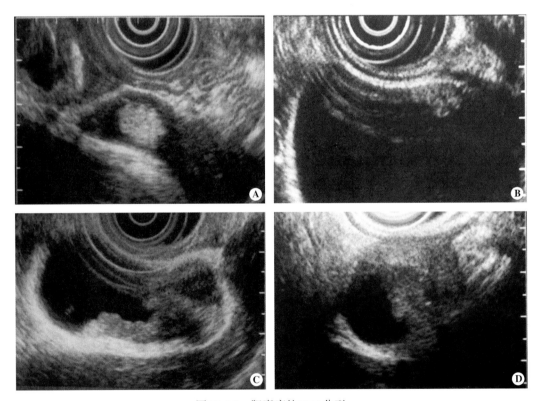

图 32-6-1　胆囊癌的 EUS 分型

A. Ⅰ型胆囊癌：EUS 显示胆囊腔内乳头形肿物，肿瘤表面呈结节状，有细蒂与壁相连，邻近胆囊壁结构基本正常；B. Ⅱ型胆囊癌：EUS 显示向腔内突出的基底较宽的隆起，表面不规则，外层高回声层胆囊壁结构较完整；C. Ⅲ型胆囊癌：EUS 显示 EUS 向腔内突出的广基型隆起，表面不规则，胆囊壁局限性增厚，内壁粗糙，胆囊腔狭窄，邻近胆囊壁外层高回声层不规则；D. Ⅳ型胆囊癌：EUS 显示胆囊形态失常，腔内可见巨大广基型肿物，表面不规则，胆囊壁不规则增厚，外层高回声层破坏，为肿瘤组织所代替［引自 Fujita N, Noda Y, Kobayashi G, et al. 1999. Gastrointest Endosc, 50（5）：659-663］

二、诊 断

国际UICC曾对胆囊癌进行T分期，EUS胆囊分型与T分期相对应。术前应用EUS进行准确的T分期，有利于选择适宜的手术方式。（表32-6-2）

表32-6-2 胆囊癌EUS分型与UICC分期的对应

EUS 分型	UICC 的 T 分期
Ⅰ型	Tis（-1）
Ⅱ型	T1～T2
Ⅲ型	T2
Ⅳ型	T3～T4

胆囊癌的临床表现无特异性，早期症状多为伴发的结石所引起（图32-6-2），晚期可引起梗阻性黄疸而就诊。EUS对胆囊癌的诊断有着极为重要的价值。早期胆囊癌的诊断率EUS明显高于腹部超声，中晚期胆囊癌一般易于做出准确诊断。

（一）慢性胆囊炎

厚壁型胆囊癌有时与慢性胆囊炎不易鉴别。胆囊癌的胆囊壁增厚且不均匀，内部有低回声、不规则，胆囊壁层次常不清晰；胆囊炎者壁可明显增厚，但其内膜光滑、连续，胆囊壁结构连续完整，无浸润征象，且胆囊壁增厚程度不如胆囊癌。此外胆囊癌的胆囊壁增厚在CEH-EUS上特点为不均匀增强，而胆囊炎增厚的壁为均匀增强。

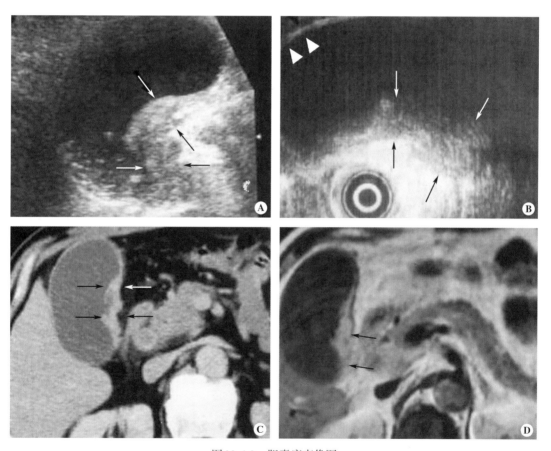

图32-6-2 胆囊癌声像图

A. US 显示局部胆囊壁不规则增厚，多层结构消失；B. EUS 显示局部胆囊壁中一层明显增厚，其余胆囊壁可见正常的多层结构存在；C. 增强CT 示增厚的胆囊壁中层，可见强化信号层；D. MR 示T1 期胆囊壁不规则增厚，可清晰地显示癌肿侵犯征象

（二）胆囊良性隆起型病变

胆囊良性隆起型病变如息肉、肉芽肿及腺瘤等，直径多在10mm以内，而胆囊癌大多数超过20mm；病变的形态特征，对胆囊壁有无浸润性改变等均有助于对病变良恶性的鉴别。胆囊癌可侵犯黏膜层、肌层，甚至全层，特别是早期或小病灶不易与其他息肉样病变鉴别，主要观察低回声

病变有无形成壁结构中断或破坏，病变形态是否规则，内部回声是否均匀。胆囊腺瘤内微血管分布均匀，CEH-EUS示均匀增强。胆囊癌内微血管多为不规则分布，CEH-EUS特点为不均匀增强，且常出现灌注缺损。

（三）毗邻器官的病变

实块型胆囊癌需与肝脏、横结肠肿瘤相鉴别。肝脏肿瘤与胆囊床有明显分界，并可推挤胆囊移位，结肠肿瘤含有气体回声，并可有较大的活动度。而实块型胆囊癌则位于胆囊窝内，肝中裂由门静脉右支根部指向肝门部的胆囊床的强回声仍然存在或在肿块内见结石回声，均说明肿块来自胆囊。

三、影像学比较

（一）腹部超声

腹部超声仍是目前最常用的检查方法，可用于普查及随访，可见胆囊壁不规则增厚和胆囊内位置固定的不伴声影的回声团块，诊断率为50%～90%，应作为首选。结合彩色多普勒检查可显示肿瘤内部血供，根据病变中血流状况区别胆囊良恶性病变。但腹部超声易受到肥胖和胃肠气体的干扰，而且胆囊癌浸润型多见，常无肿块，易漏诊。腹部超声在肿物良恶性的鉴别方面不如EUS敏感，且腹部超声在胆囊恶性肿瘤的分期及相关淋巴结的诊断具有局限性。其在早癌的诊断率亦低于EUS。

（二）CT

CT及MR在发现胆囊的小病变方面不如US敏感，但在定性方面优于US（图32-6-2，图32-6-3）。CT检查不受肋骨、皮下脂肪和胃肠道气体的影响，而且可以增强及薄层扫描，是主要诊断方法之一。CT示胆囊增大或缩小，囊壁不规则增厚，腔内见不规则充盈缺损，增强CT扫描一般为多血供病变。当邻近肝组织出现低密度区（带），则为直接侵袭肝的征象。同时有肝总管远侧肝内、外胆管扩张和钙化等伴随影像，可出现肝门淋巴结增大、腹水、肝内转移灶等晚期肿瘤改变。

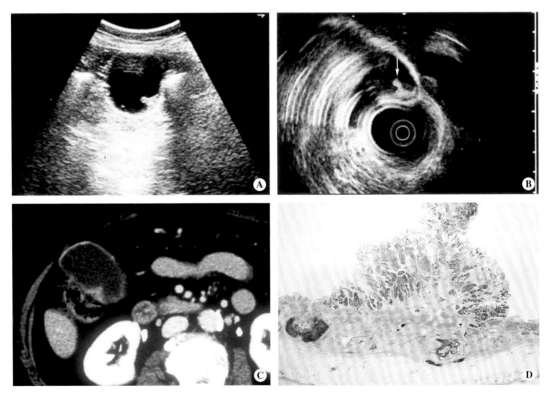

图32-6-3 胆囊癌

A. US显示胆囊腔内15mm隆起性病变；B. EUS显示胆囊壁低回声的第2层增厚，伴胆囊腔内息肉样病变；C. CT增强扫描可清晰显示胆囊内息肉样病变；D. 组织学（×100）示胆囊腺癌

（三）腹部平片

腹部X线检查可发现胆囊癌伴发的阳性结石及侵犯邻近肠管及瘘管形成、积气等间接征象。

（四）其他

MR及经皮肝穿刺胆道造影（PTC）、逆行胰胆管造影（ERCP）都有一定的诊断价值，当疑诊胆囊癌的患者有胆道受累或因胆道阻塞需解除梗阻时，可行ERCP及PTC检查，同时可收集胆汁做细胞学检查，而且也可以起到治疗作用，减轻梗阻症状。

四、临床评价

腹部超声、CT及其他检查手段使胆囊癌的早期诊断成为可能，近年来随着EUS诊断水平的提高与CEH-EUS的广泛应用，早癌的诊断率较之前显著提升。EUS则对进展期病变的T分期具有独特的优势。EUS可清晰显示病变是否源于胆囊，判断肝周及邻近组织器官有无浸润，EUS分辨率高，成像更清晰，能弥补US检查的不足，对微小病变的确诊和良恶性鉴别诊断价值高，但对于远处转移情况，EUS判断较困难，应用US、CT、ERCP等进行诊断，便于正确进行TNM分期和选择合适的治疗方法。CET-EUS通过胆囊壁与肿物的增强模式鉴别胆囊疾病的良恶性质，其敏感度与特异度分别为93.5%和93.2%，高于EUS（90.0%和91.1%）。CT检查对于胆囊癌的扩散范围确定，以及比较早期的诊断均有一定的价值，而且对于术前的评估也有一定的意义。

（李延青　钟　宁）

参 考 文 献

Aloia TA，Jarufe N，Javle M，et al，2015. Gallbladder cancer：expert consensus statement. HPB（Oxford），17（8）：681-690.

Babu BI，Dennison AR，Garcea G，2015. Management and diagnosis of gallbladder polyps：a systematic review. Langenbecks Arch Surg，400（4）：455-462.

Bang BW，Hong JT，Choi YC，et al，2012. Is endoscopic ultrasound needed as an add-on test for gallstone diseases without choledocholithiasis on multidetector computed tomography? Dig Dis Sci，57（12）：3326-3351.

Cho JH，Park JY，Kim YJ，et al，2009. Hypoechoic foci on EUS are simple and strong predictive factors for neoplastic gallbladder polyps. Gastrointest Endosc，69（7）：1324-1350.

Choi JH，Seo DW，Choi JH，et al，2013. Utility of contrast-enhanced harmonic EUS in the diagnosis of malignant gallbladder polyps（with videos）. Gastrointest Endosc，78（3）：484-493.

Fujita N，Noda Y，Kobayashi G，et al，1999. Diagnosis of the depth of invasion of gallbladder carcinoma by EUS. Gastrointest Endosc，50（5）：659-663.

Hijioka S，Nagashio Y，Ohba A，et al，2021. The role of EUS and EUS-FNA in differentiating benign and malignant gallbladder lesions. Diagnostics（Basel），11（9）：1586.

Imazu H，Mori N，Kanazawa K，et al，2014. Contrast-enhanced harmonic endoscopic ultrasonography in the differential diagnosis of gallbladder wall thickening. Dig Dis Sci，59（8）：1909-1916.

Kamata K，Takenaka M，Kitano M，et al，2018. Contrast-enhanced harmonic endoscopic ultrasonography for differential diagnosis of localized gallbladder lesions. Dig Endosc，30（1）：98-106.

Liu CL，Lo CM，Chan JK，et al，2000. EUS for detection of occult cholelithiasis in patients with idiopathic pancreatitis. Gastrointest Endosc，51（1）：28-32.

Luo X，Sharaiha R，Teoh AYB，2022. Endoscopic management of acute cholecystitis. Gastrointest Endosc Clin N Am，32（3）：527-543.

Mohamadnejad M，Hashemi SJ，Zamani F，et al，2014. Utility of endoscopic ultrasound to diagnose remnant stones in symptomatic patients after cholecystectomy. Endoscopy，46（8）：650-655.

Park CH，Chung MJ，Oh TG，et al，2013. Differential diagnosis between gallbladder adenomas and cholesterol polyps on contrast-enhanced harmonic endoscopic ultrasonography. Surg Endosc，27（4）：1414-1421.

Sugimoto M，Irie H，Takasumi M，et al，2021. A simple method for diagnosing gallbladder malignant tumors with subserosa invasion by endoscopic ultrasonography. BMC Cancer，21（1）：288.

Tamura T，Ashida R，Kitano M，2022. The usefulness of endoscopic ultrasound in the diagnosis of gallbladder lesions. Front Med（Lausanne），9：957557.

Tamura T，Yamashita Y，Kawaji Y，2021. Endoscopic ultrasound-guided fine needle aspiration with contrast-enhanced harmonic imaging for diagnosis of gallbladder tumor（with video）. J Hepatobiliary Pancreat Sci，28（1）：e1-e3.

Tanaka K，Katanuma A，Hayashi T，et al，2021. Role of endoscopic ultrasound for gallbladder disease. J Med Ultrason（2001），48（2）：187-198.

第三十三章
胆　道

第一节　胆道超声检查技术

一、仪　器

用于胆道超声内镜（EUS）检查的仪器有多种，如环扫EUS，线阵EUS及经导丝引导的微探头胆道腔内EUS，同时目前EUS设备配有彩色多普勒血流、弹性成像及超声造影等多种功能，以鉴别血管、胆管、肿瘤性质等，以下就仪器的性能及特点做一介绍。除去常规超声设备以外，微型超声探头也常用于胆道扫查。

（一）探头的类型

由于胆管相对消化道而言较狭小，因此应选择无水囊型固定式微型超声探头；插至胆管的探头常随内镜形成较多的弯曲，因此必须用自动扫查型探头。

（二）探头的直径

微型超声探头，如果采用经十二指肠乳头插入胆总管，其直径则无明确限制，能经内镜插入的探头均可，如果采用经皮经肝插入胆管，则应尽量选择细径的探头。一般探头粗的图像质量能更好一些。基于内镜管腔及胆胰管内径的限制，常规使用的探头直径在2.0～3.1mm。

（三）探头的频率

微型超声探头插入胆管后，探头离胆管壁的距离（半径）在0.5～10mm，甚至更近，因此，只有选择较高频率的探头，才能使胆管壁处于焦点附近，使图像显示得较为清晰，探头通常采用12MHz、15MHz和20MHz，甚至30MHz，能显示2cm范围内的结构。

（四）3D-IDUS

超声振子在驱动装置推动下沿插入轴方向进行线性运动，螺旋状扫描，通过计算机处理可以得到插入轴方向的超声图像，形成胆总管内超声探头的三维重建，清晰显示胆管壁和病灶的立体图像有助于对病灶大小及其周边浸润征象的判断。

二、术前准备

（一）胆道的EUS检查

常规胆道EUS检查其术前准备同无痛胃镜，术前应常规静脉麻醉，必要时可肌内注射解痉剂。

（二）经乳头胆管内超声检查

经乳头胆管内超声检查（TPBS）是指微型超声探头经十二指肠乳头插至胆总管进行超声扫查，其术前准备同ERCP检查。

（三）经皮经肝胆道引流术胆管内超声检查

该检查术前一般都已做好经皮经肝胆道引流术（PTCD），并对被引流的胆管进行扩张，以能插入微型超声探头。

三、检查体位

（1）常规EUS检查患者采取左侧卧位。

（2）经十二指肠乳头胆管内超声检查患者一般选择ERCP常用的俯卧位。术中常需改变体位以排除一些干扰，或显露一些遮蔽部分。

（3）经PTCD胆管内超声检查者，如经右侧肝内胆管插入，则采取左侧卧位；如经左侧肝内胆管插入探头，则采取仰卧位。

总之，行胆道EUS检查患者体位较固定，通常情况下术中不变动患者体位。

四、检查方法

胆道EUS检查的基本方法包括常规EUS和微型超声探头的插入及超声仪的调试，以前者为关键。

（一）EUS的插入

与其他类型的内镜检查相比或者与胃肠道消化管壁的EUS检查相比，胆总管EUS检查是相对难掌握的。操作者应熟悉胆管及其与周边器官之间的结构关系。在行胆总管检查时EUS首先需插入至十二指肠乳头平面，然后边逐个平面扫查，边向外徐徐退镜，检查者通常要在十二指肠球部和十二指肠降段之间盲视下调整内镜头端获得EUS图像。胆总管显示后停止退镜并反复在原处扫查，直至清晰显示胆总管及其毗邻结构，EUS滑向幽门时应向十二指肠回插少许，以确认已完成胆管的显示后才可将EUS退出幽门。行肝内胆管检查时，EUS插至十二指肠球部后退至幽门及胃窦部。胆管及其与周边器官的解剖结构见图33-1-1、图33-1-2。

（二）微型超声探头的插入

1. 经十二指肠乳头插入 与常规的ERCP相同，在完成ERCP胆道深插管后，退出造影管，接着将导丝留置。导丝引导探头进入胆管腔，到达病变部位以上后开始扫查。此时不需要另外行EPBD和EST等操作。经乳头操作需要注意的是，探头先端的超声振子非常脆弱，若粗暴操作则很容易损坏。插入先端部后，在确认驱动器之前不要使用抬钳器（图33-1-3～图33-1-6）。观察时，要把探头置于管腔中心，因此调节镜子与乳头之间的距离、插入角度是非常重要的。在探头插至乳头部胆总管后，在X线透视及确认下，将探头沿胆总管下段边扫查边向上部胆管插入，插入过

程中需不断调节插入角度，初步显示病灶后应停止插入，原地反复扫查或缓慢插入，以清晰显示病灶及其毗邻结构。

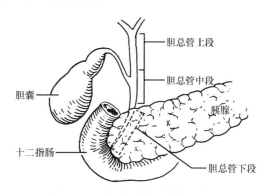

图33-1-1　胆道系统的结构示意图

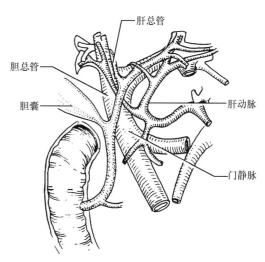

图33-1-2　胆管与门静脉、肝动脉的关系示意图

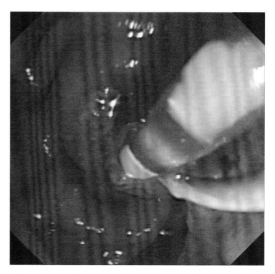

图33-1-3　微型超声探头沿导丝经乳头插入胆管

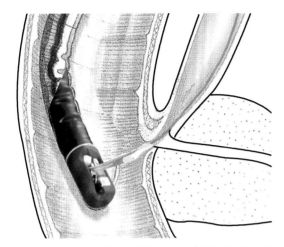

图33-1-4 微型超声探头沿导丝经乳头插入胆管示意图

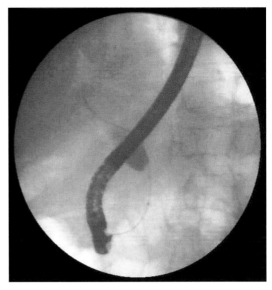

图33-1-6 ERCP术中微型超声探头经乳头插入胆总管

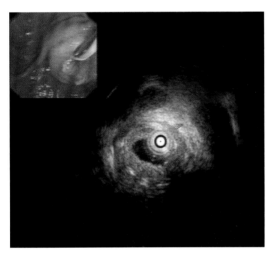

图33-1-5 微型超声探头经乳头插入胆管后,显示胆管内超声图像

2. 经PTCD插入 首先,对已施行PTCD的瘘孔进行分次扩张至14~16Fr,或用较粗PTCD引流管一次完成,其引流管内径应能顺利插入微型超声探头。然后在X线透视下将探头经PTCD引流管插入胆管,边扫查边插至病灶处,见图33-1-7,探头插入前应以经生理盐水稀释的造影剂注入瘘孔,使胆管扩张,以便探头插入及造成良好的声场。

3. 经皮经肝胆管内视镜(percutaneous transhepatic cholangioscopy,PTCS)**插入** 是将探头沿胆道镜活检钳通道插入胆道即可。由于胆汁多较稠

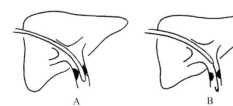 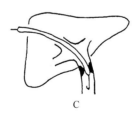 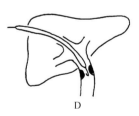

图33-1-7 微型超声探头经胆道镜插入过程示意图

A. PTCD;B.插入胆道镜并置入导丝;C.插入16Fr经皮经肝胆管内视镜;D.拔出导丝,插入微型超声探头

厚,易产生声影,因此,建议先对胆道用生理盐水进行冲洗,然后插入探头进行超声扫查,如此,常能得到较好的超声图像。

（三）水囊及注水

超声内镜经十二指肠显示胆管可采用水囊法,如水囊法显示时超声图像欠满意,则可加用持续注水法。微型超声探头插入胆管后无论其是否带

水囊都只能采取直接显示法,当然胆汁如果不太稠也可起透声窗作用。

（四）超声图像的调节

EUS和微型超声探头显示胆道,不仅要清晰显示胆道壁及病灶,而且要显示胆道周围的结构,如肝脏、胰腺、门静脉和淋巴等结构。因此,超声图像的大小应以能包含上述结构为基准。EUS

的频率多选12MHz，其间变换7.5MHz以显示远处结构。

否完整。

五、观察内容

（一）EUS

（1）左侧肝内胆管、右侧肝内胆管、肝总管、胆总管的走向，管径大小、管壁厚度、管壁及管内有无异常回声，以及异常回声区的大小。

（2）与胆管毗邻血管（如门静脉）有无扩张，内部回声情况，以及与胆管病灶的关系。

（3）与胆管毗邻器官（如肝、胰腺、十二指肠乳头及胆囊）的情况，主要观察肝有无异常回声、肝内胆管扩张程度、胰腺有无占位性病灶、胰管有无扩张、胆囊有无明显肿大、胆囊内有无结石、十二指肠乳头有无增大及十二指肠壁是否完整。

（4）胆管周围淋巴结，主要观察淋巴结大小、内部回声的强弱、回声均匀程度及淋巴结包膜是

（二）微型超声探头

1. 观察顺序

（1）从肝侧开始观察，边退边观察，对左右胆管的分支部也要进行观察。注意胆管内如果混进了空气会出现阴影而很难与结石进行鉴别，尽量避免混进空气。观察时调节镜子与乳头的距离、插入角度，保持探头位于管腔中心。

（2）确认右肝动脉交叉的胆管，也要扫查出右肝动脉更外侧的门静脉。

（3）确认胆囊管的分支部。

（4）离开沿胆管走行的门静脉，观察胆管周围的胰腺实质，扫查出下部胆管。

（5）主胰管靠近胆管，再退一点观察乳头部。注意：观察乳头部时，可事先在十二指肠肠腔中注水，这样乳头部及十二指肠固有肌层的位置关系和病变等就更容易观察（图33-1-8）。

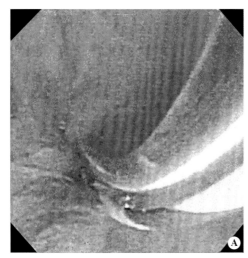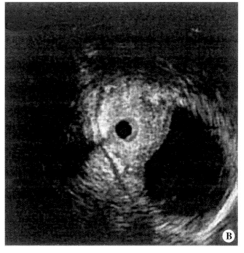

图33-1-8　正常乳头部位，探头周围Oddi括约肌呈界限不明显的低回声带，外侧的十二指肠固有肌层也呈低回声层。但是，不是所有的情况都能扫查出Oddi括约肌，在诊断进展度时需要注意

2. 与EUS比较IDUS的优点

（1）可以在ERCP引导下实施连续性检查。

（2）技巧比较容易掌握，图像容易识别。

（3）微型探头频率高具有较高的空间分解能力，对胆管周边病变的诊断具有一定价值。

第二节　胆道超声内镜检查适应证

广义上讲，肝内外胆管的疾病均可行EUS和

（或）微型超声探头的检查，但是与其他影像学检查比较，目前胆道EUS检查的适应证主要有下述几种。

（1）鉴别胆管良恶性肿瘤。

（2）胆管癌的诊断及分期评价。

（3）胆管炎。

（4）胆管结石。

（5）胆道狭窄的定性及定位诊断。

（6）对ERCP失败或诊断未明者，做补充检查。

第三节　正常胆道声像图

EUS显示胆道，因探头所处的位置不同，其所显示的胆道声像图及毗邻结构也不一样。例如，体表B超、EUS清晰地显示胆道的关键是熟练掌握不同扫查平面的胆管解剖结构及其标志物，尤其是后者，常作为寻找与判断胆总管部位的重要参考依据。常用标志物为肠系膜上静脉（superior mesenterior vein，SMV）和门静脉（portal vein，PV）。SMV为确认胰头及乳头部末段胆总管的标志，PV则作为显示中上段胆总管的标志。

（一）正常胆管壁

EUS和IDUS能清晰地显示胆管的解剖，如胆管壁的层次、厚度、肿瘤及结石等。IDUS显示的正常胆总管壁厚度为1～2mm。20MHz IDUS显示胆总管壁为三层结构，胆管壁由内向外其声像图呈强回声—低回声—强回声，内层强回声为胆总管黏膜层（m）及界面波；中层低回声为纤维肌层（fm）及外筋膜（af）；外层强回声为浆膜下脂肪组织层。但是，临床上胆总管壁多数情况下显示为两层结构，如Fujita等采用20MHz微型超声探头的TPBS显示胆总管壁为0.9～1.7mm，平均1.4mm，呈两层结构：内层低回声和上述中层，外层高回声为浆膜下脂肪层，低回声厚度为0.4～0.9mm，平均0.7mm。IDUS显示正常胆囊管为圆形或类圆形的管状结构。Tamada等报道25例胆管患者经皮及经乳头途径的15MHz和20MHz IDUS声像图表现：正常胆管厚度为0.4～0.8mm，胰腺段胆管壁厚度为0.4mm，中段胆管壁厚度为0.5mm，肝门部胆管壁厚度为0.5mm，肝内胆管壁厚度为0.4mm。由于不同频率的超声探头对组织结构的分辨率不同，因此，EUS 7.5MHz探头与微型超声探头的12MHz、15MHz和20MHz甚至30MHz所显示的胆管壁声像图有别。本文以常用7.5MHz和12MHz探头声像图来叙述，见图33-3-1～图33-3-4。

胆总管内径的测量值，EUS及微型超声探头与体表B超测量结果基本一致。董宝玮等用实时超声对210例国人的测量结果：（3.30±1.14）mm（范围1～5mm）。张武对397名正常人的测量结果：胆总管上段内径（5.2±1.2）mm（范围2.9～7.7mm），超过8mm可认为是扩张。老年人的胆管内径略大，正常值高限可达10mm。Wolson认为上段肝外胆管内径最高达5mm，超过6mm为异常。目前，通常认为正常成人肝外胆管上段内径大于8mm为扩张，6～8mm为可疑扩张，老年人大于10mm为扩张。

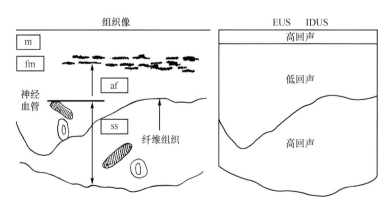

图33-3-1　胆管壁IDUS层次结构示意图

m. 黏膜层；fm. 中层低回声为纤维肌层；af. 外筋膜；ss. 浆膜下层

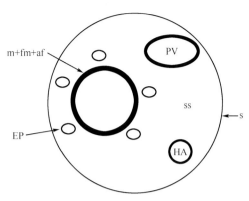

图33-3-2　胆管壁的组织像与超声像对比

EP. 胆管周围动脉；HA. 肝动脉；PV. 门静脉；m. 黏膜层；fm. 中层低回声为纤维肌层；af. 外筋膜；ss. 浆膜下层；s. 浆膜层

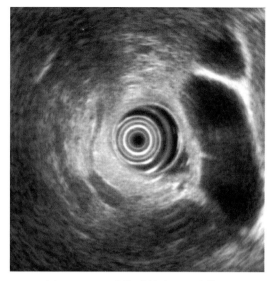

图33-3-4　正常胆总管壁EUS声像图

（二）EUS对胆总管的显示

EUS可实现不同角度、连续动态地扫查胆管及邻近结构，EUS探头所处部位不同，其显示的胆总管形态及其毗邻结构也不同，见图33-3-5。

（三）微型超声探头对胆管的显示

微型超声探头因其需插入胆管内进行超声检查，故其对胆管本身的显示与探头的位置关系不大，但其毗邻结构则与探头的位置有较大关系。

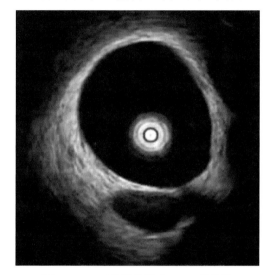

图33-3-3　正常胆总管壁IDUS声像图

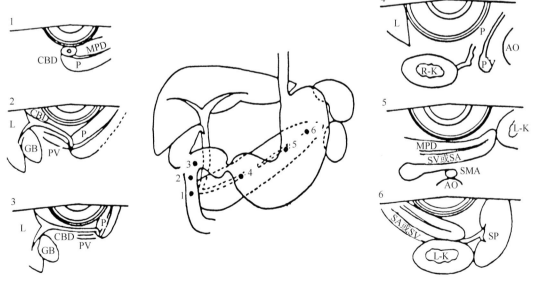

图33-3-5　探测胰腺与胆道的方位

1. 十二指肠降部中段；2. 十二指肠降部上段；3. 十二指肠球部；4. 胃窦部；5. 胃体中部；6. 胃体下部

L. 肝脏；P. 胰腺；R-K. 右肾；L-K. 左肾；SP. 脾；AO. 主动脉；SMA. 肠系膜上动脉；SV. 脾静脉；SA. 脾动脉；PV. 门静脉；CBD. 胆总管；MPD. 主胰管；GB. 胆囊

1. 对胆总管的显示（图33-3-6）

（1）微型超声探头位于胆总管上段时，其外侧依次为右肝动脉和门静脉。

（2）微型超声探头位于胆总管中段时，其外侧为门静脉。

（3）微型超声探头位于胆总管下段时，其外侧为下腔静脉、胰管和十二指肠。

2. 对肝管及胆总管的显示 微型超声探头经皮经肝插入胆管时，须经左、右肝管分支处至肝总管，然后插至胆总管，见图33-3-7、图33-3-8。

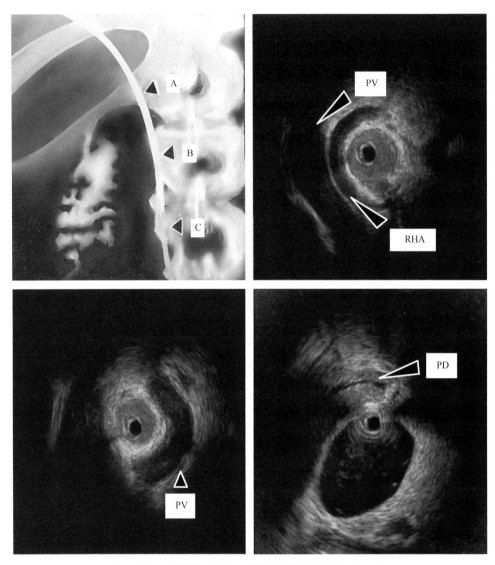

图33-3-6 微型超声探头对胆总管及周围结构的显示

A. 对应右上图；B. 对应左下图；C. 对应右下图；PV. 门静脉；RHA. 右肝动脉；PD. 胰管（引自广冈芳树，1997. 消化器超音波内视镜）

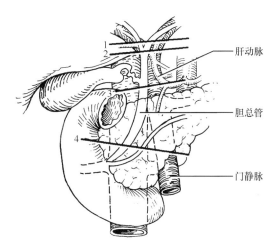

图 33-3-7　胆管及其周围结构示意图

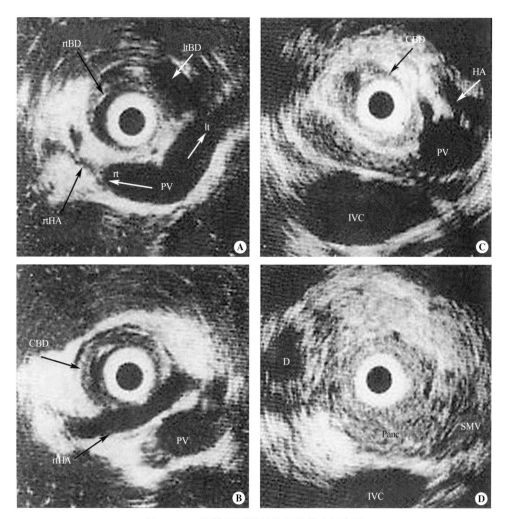

图 33-3-8　胆管及周围结构的胆管内超声图

第四节　胆　管　炎

胆管炎可分为原发性和继发性胆管炎，如原发性硬化性胆管炎是一种原因未明的胆管疾病，其特点为病变胆管壁均匀性增厚，管腔狭窄，严重时可完全闭塞，而狭窄近端胆管扩张。临床表现为间歇性发生、进行性加重的梗阻性黄疸，患者多伴有发热、右上腹疼痛和肝脾大，严重者发生肝硬化、门静脉高压。继发性胆管炎可由多种原因所致，如医源性胆管损伤（如手术损伤、T管引流及肝动脉插管化疗等）、胆囊炎、胆管系结石、慢性胰腺炎和胆管寄生虫等疾病，可合并胆管狭窄或扩张等病变，多呈局限性胆管壁增厚、纤维化和胆管狭窄等。临床表现为右上腹痛、腹胀、黄疸和发热等，以及继发病的临床表现。当胆管结石或胆管蛔虫诱发急性胆管梗阻时，可发展为急性化脓性胆管炎，本病的病理特点是胆管梗阻和化脓性感染。胆管壁充血水肿、增厚、部分黏膜破坏，胆管扩张，腔内压力增高，充满脓性胆汁或脓液。急性化脓性胆管炎发病急骤，症状严重。

一、声像图特征

（一）EUS

EUS能清晰地显示胆管的解剖，如胆管壁的层次、厚度及其分支等。EUS主要显示肝外胆管的病变情况，可显示病变胆管的胆管壁增厚，病变管壁厚度可达4～5mm，主要为第2层增厚，但其三层结构显示清晰并伴有回声增强。病变胆管的管腔呈现狭窄而其近端的胆管扩张。硬化性胆管炎或慢性胆管炎后期胆管可呈僵硬的强回声带，胆管壁分层不清，肝内小胆管受累者可见多数"等号"状高回声线。病变累及胆囊者，也可发生胆囊壁增厚，胆囊收缩功能减弱。EUS同时可显示胆管炎伴随疾病的情况如胆管结石和慢性胰腺炎等的声像改变。

急性化脓性胆管炎EUS声像图主要表现为肝外胆管明显增粗，胆管壁三层结构明显增厚，以第1、2层增厚为最为明显，回声增强，分层模糊

（图33-4-1、图33-4-2）。

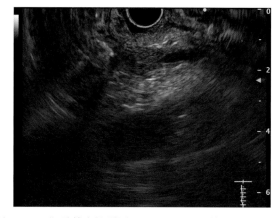

图33-4-1　胆总管炎性增厚，EUS显示胆总管下段均匀增厚

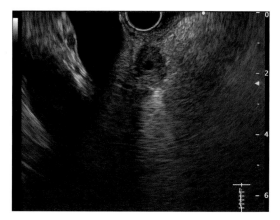

图33-4-2　EUS显示胆管炎，胆管壁呈均匀性增厚

（二）IDUS

IDUS由于其探头可进入胆管腔内进行扫描，能清晰地显示肝内外胆管及十二指肠乳头的病变等，因此比EUS可更清楚地显示肝内外胆管炎的胆管壁病变、胆管腔、胆管狭窄或扩张的部位、长度、性质及该部位周围毗邻结构。IDUS显示胆管炎的病变胆管壁增厚，主要为第2层增厚，但其三层结构清晰，在胆管炎症急性期黏膜层增厚较为明显（图33-4-3）。

IDUS可显示出急性化脓性胆管炎的胆管黏膜层增厚肿胀，部分黏膜可出现缺失，显示病变胆管黏膜可能出现的糜烂或溃疡。胆管腔多数增宽，但是也可因黏膜肿胀而致内腔狭窄。胆管腔内可见密集细点状或沉积物较高回声，多数患者可显示胆管梗阻部位的结石或蛔虫。多数病例可显示肝内胆管扩张，但是若发病时间短，肝内胆管扩张也可能不明显。

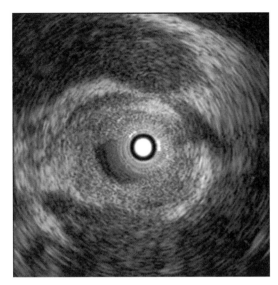

图33-4-3　IDUS示胆管炎，胆管壁增厚呈高回声

二、诊　　断

根据病史和临床表现，以及采用EUS或IDUS显示胆道炎症的程度及胆管周围的声像表现，并除外下列疾病时高度提示胆管炎的诊断。

（一）原发性胆管癌

浸润型原发性胆管癌的胆管壁增厚呈局限性分布，多见于肝外胆管，受累胆管近端明显扩张，并有截断感。肿瘤多呈低回声向胆管腔内隆起，肿瘤内部回声不均匀，起源于胆管壁并侵犯胆管壁三层结构，可致胆管腔狭窄。EUS可对胆管增厚进行鉴别诊断。

（1）癌性增厚：胆管内肿瘤像、胆管壁破坏像及肿瘤对周围组织的浸润像。

（2）炎性增厚：增厚部胆管均一肥厚，无胆管壁破坏像和周围组织浸润像。

（3）胆管壁外压迫：胆管受压迫像和壁外肿瘤像。

（二）淤胆性肝炎

某些药物或病毒性肝炎可引起淤胆性肝炎。大量胆汁淤积于毛细胆管内，EUS声像图无明显的胆管壁增厚表现，仅可显示肝实质回声增强、粗糙，此可与原发性硬化性胆管炎或梗阻性化脓性胆管炎相鉴别。

胆管炎可以是胆道弥漫性或局限性病变，

EUS或IDUS需确定胆管多部位病变和局部病变情况，因此，EUS及IDUS诊断重点要解决如下问题。

（1）良性及恶性胆管壁增厚的鉴别。

（2）胆管壁增厚是胆管自身还是胆管外疾病，如胰腺及淋巴结肿瘤。

（3）胆管系多部位的检查。

（4）发现胆管其他病变如胆管结石、蛔虫等引发的胆管炎。

三、影像学比较

（一）体表B超

胆管炎多继发于胆管其他病变，因此多伴有原发疾病的声像表现，如胆管结石、胆管蛔虫和胆管扩张等。B超显示胆管炎的胆管壁增厚，呈强回声，胆管扩张或狭窄等（图33-4-4），但不能显示胆管壁的层次及胆管黏膜表面的病变，对病变较轻的胆管炎的确诊率不高。

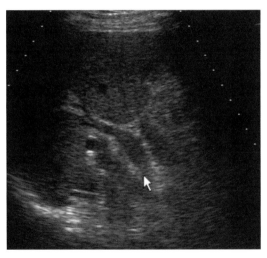

图33-4-4　B超示胆管炎

（二）CT

CT显示胆管壁为膜状的结构，可以显示胆总管炎引起胆管壁增厚及胆管炎的管腔轮廓改变。

（三）MRCP和ERCP

MRCP和ERCP显示胆管炎的胆管常呈节段性或移行性扩张，并可显示并存或继发于肝胆管结石或其他胆道疾病的声像改变，MR平扫可显示胆管壁增厚（图33-4-5）。

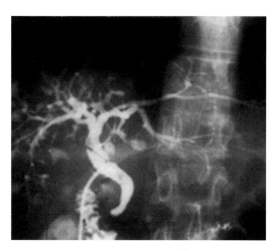

图 33-4-5 ERCP 示胆管炎

四、临床评价

（一）体表 B 超

体表 B 超不能显示胆管炎胆管壁的层次及胆管黏膜表面的病变，对病变较轻胆管炎的确诊率不高，尤其对胆管壁增厚的疾病，特别是早期胆管癌的鉴别诊断价值无法与 IDUS 相比。文献报道，体表 B 超对胆管炎正确定位率与正确定性率均低于 CT、MRCP 及超声内镜，其主要原因是 B 超易受肠腔气体、腹水和过度肥胖影响而不易显示胆管壁病变详细情况，易导致误判。

（二）CT

CT 不能用来显示胆总管炎胆管黏膜面的改变，难以显示胆管壁较小的隆起性病变及胆管腔内的微小病变如细小散在的结石等。CT 正确定位率和正确定性率均高于 B 超，但低于 EUS 或 IDUS，其原因为 CT 不能清晰地显示胆管壁病变情况。

（三）MRCP、ERCP

MRCP 和 ERCP 正确定位率明显高于 B 超和 CT，单纯 MRCP 图像主要显示胆道炎症部位，不能显示胆管壁的层次和内膜的微小病变。MRCP 无创伤、无电离辐射和无须注射造影剂是其优点。ERCP 检查可造成感染性胆道炎症、急性胰腺炎等并发症。

（四）EUS

临床上大部分胆管炎均合并多种疾病，如胆管结石、十二指肠乳头括约肌病变、炎症、肿瘤及医源性因素等，由此引起胆道狭窄或扩张。鉴别胆道病变的良性或恶性一直是临床研究的重点，如早期发现并准确诊断胆管癌的侵犯深度对于选择合适的治疗方案尤为重要。EUS 是一种无创伤性检查方法，对于中段及下段胆管壁的病变具有较高的诊断价值，准确率达 90% 以上，但对上段胆管壁病变难以显示，尤其是肝门部胆管病变有时难以显示，诊断准确率仅 57%。因此，EUS 对病变影像及判断病变大小的准确性与病变部位有关，文献报道显示，EUS 对胆道狭窄鉴别诊断的准确率为 75.6%，敏感度为 75.7% ～ 88%，特异度为 75.7% ～ 90%。对于增厚的胆管壁，EUS 和 IDUS 可提供更多的细节信息，从而有助于疾病的诊断和鉴别诊断。IgG4 相关性硬化性胆管炎通常表现为胆管壁的对称性增厚，内部和外部边缘光滑，以及管壁回声均匀，而胆管癌患者的胆管壁通常表现出不对称和异质性，内部边缘不规则及外部轮廓模糊，胆管壁的层次结构消失。EUS 可以为胆管壁增厚提供充足的诊断信息，而 IDUS 的敏感度更高。2021 年发表的一项研究显示，IDUS 在非狭窄胆管中比 EUS 更容易发现管壁增厚（80.9% vs 73.8%），但 EUS 和 IDUS 在显示增厚胆管壁的三层结构方面具有相似的敏感度（90.4% vs 90.5%）。

（五）IDUS

IDUS 将微型超声探头直接置入胆管或胰管内进行超声检查，其能显示管壁本身及管腔附近的病变，且根据管壁及邻近组织的特征性超声图像特点，从而提示胆胰系统潜在的病变，尤其在肝门部胆管病变。IDUS 比 EUS 更具优势，其可评估胆管癌的位置及其可切除的可能性。IDUS 上正常胆管壁呈高低高三层回声结构，良性病变胆管呈均匀增厚的中高回声，管壁完整，层次清晰，随着超声探头的上下拉动，无病灶处胆管则对称光滑。而胆管恶性病变管壁 3 层结构中断、紊乱或消失，呈不均匀中低回声，管腔狭窄，远端胆管扩张，周围淋巴结肿大或血管侵犯征象，随超声探头上下移动可显示病变侵犯胆管范围，协助胆管刷检的定位。因此，IDUS 为判断病灶良恶性提供了重要依据，根据病灶与胆管及其周围组织的关系，有利于患者制订最佳的治疗方案。既往研究表明，IDUS、EUS及ERCP对鉴别诊断胆管狭窄性疾病的准确性分别为89.1%、76%、76%；敏感度分别为91.1%、89%、85%；特异度分别为84%、75%、75%。IDUS对于原发性硬化性胆管炎背景下胆管癌患者的诊断也具有一定的优势。近年来三维-IDUS不仅能提供常规二维EUS和腔内超声可提供的二维断层图像，而且能提供胆管结构的三维立体形态，从而全方位进行观察，有助于了解胆管病变的空间位置及其与周围结构的关系。有学者研究显示，三维-IDUS对评估肿瘤侵犯门静脉的准确性为100%，而IDUS为92%～100%；三维-IDUS对诊断肿瘤侵犯胰腺的准确性为90%，而IDUS为80%。

五、总　　结

ERCP联合IDUS内镜诊疗技术使胆管病变的准确性得到了显著提高，IDUS通过导丝引导下操作简单，可以与EUS相互补充；而在ERCP及IDUS的协助下对病变胆管的靶向刷检更提高了诊断的阳性率。因此，ERCP联合IDUS使对胆管疾病定性准确率得到了更大的提高。

第五节　胆管结石

胆管结石比较常见，占胆系结石的一半以上，它与代谢、慢性炎症和寄生虫病关系密切，是黄疸的常见病因之一。根据结石的来源分为原发性结石和继发性结石，后者可以认为是胆囊结石的胆囊外并发症，约15%的胆囊结石合并胆总管结石。根据结石的部位分为肝内胆管结石和肝外胆管结石，后者包括胆囊管结石。我国胆结石病的特点是原发性肝内外胆管结石发病率高，为36.2%，胆总管结石为11%。发生结石的原因与代谢、慢性炎症和寄生虫病关系密切。胆管结石有多种类型，目前比较实用的有两种胆结石分类法：①1974年Trotman等及1979年Soloway等提出简单地将胆结石分为胆固醇结石和胆色素结石。②1984年傅培彬等根据结石的表面及剖面观察，将结石分为8类，即放射结石、放射年轮状石、岩

层结石、铸型无定形石、沙层状石、泥沙状石、黑色结石和复合结构石。大多数胆管结石呈卵圆形或圆柱形，深棕色，易碎，还有部分呈泥沙状，剖面无定型，属傅氏分类法第Ⅳ类或第Ⅶ类铸型无定型石。

肝外胆管结石占胆系结石的55%～86%，多数为来自胆囊和（或）肝内胆管的继发性结石，少部分为肝外胆管内形成的原发性结石。结石成分与胆囊结石相似，多位于肝外胆管的远端。由于结石的刺激和阻塞，胆管多数有扩张，胆管壁因充血、水肿、增生和纤维化而增厚。当结石发生嵌顿或胆管发生急性炎症时，可导致完全性梗阻。患者多数有反复发作的上腹疼痛和胆系感染病史，严重时出现典型的三联征：上腹部绞痛、黄疸、高热和寒战，甚至导致中毒性休克。腹部体征主要为右上腹及剑突下明显压痛、反跳痛、伴有腹肌抵抗或强直。少数患者可因结石静止，即使有明显的胆管扩张也无症状，或仅有轻度上腹不适或疼痛，临床常长期误诊为胃部疾病。

肝内胆管结石约占胆系结石的15%，多数为原发性色素性结石，或混合性结石。结石好发于左、右肝管汇合处或左肝内胆管。汇合区除肝实质外，亦包括在肝内胆管结石内，约占胆系结石的15%，男女比例为0.72∶1。肝内胆管结石可以单独存在，也可与肝外胆管结石并存，也可为胆囊结石与肝内、外胆管结石并存。肝内胆管结石几乎全是胆红素钙结石，其主要化学成分为胆红素、胆固醇、脂肪酸及钙等。结石可为双侧肝内胆管结石，也可只限一侧，左侧通常较右侧为多。肝内胆管结石常为多发性，有的呈泥沙样，有的呈团块状或柱状，部分随扩张胆管的形状形成管状结石或铸形结石，结石多数较松软。病变胆管及梗阻近端胆管可有不同程度的胆汁淤积、扩张、炎症或不规则狭窄，可继发肝组织坏死、脓肿、化脓性胆管炎或肝叶萎缩等。肝内胆管结石病的临床症状与肝外胆管结石类似。由于结石深在，所以手术治疗很难彻底清除，并发症多、复发率较高。肝内胆管结石与胆总管结石的临床表现都是急性胆管炎，因此胆管阻塞三联征（疼痛、发热及寒战、黄疸）及急性阻塞性化脓性胆管炎的五联征（上述三联征基础上加休克、精神症状），

对两者都适用。

一、声像图表现

（一）肝外胆管结石

典型EUS及IDUS声像图表现有下列三大特征：

（1）胆管腔内存在伴有声影的恒定强回声团，个别呈中等或低回声团。声影较体表B超弱，在12MHz时声影更难显示。

（2）病变近端胆管有不同程度扩张，部分有管壁增厚，回声增强。

（3）回声团与管壁之间有明确的分界，能见到胆汁的细窄无回声带（图33-5-1~图33-5-6）。

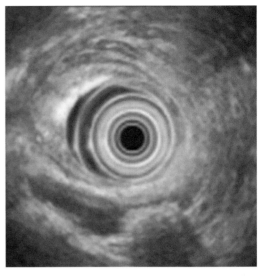

图33-5-3　胆总管下段结石，EUS示较大结石致胆管堵塞，管壁增厚

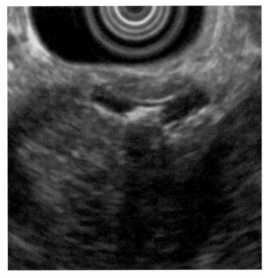

图33-5-1　胆总管胰段结石，EUS示胆管腔内存在伴有声影的恒定强回声

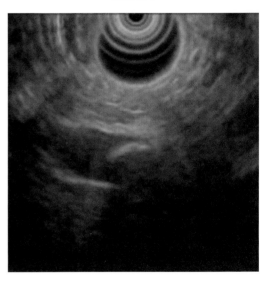

图33-5-4　胆总管中下段结石，EUS示较大结石致近端胆管扩张

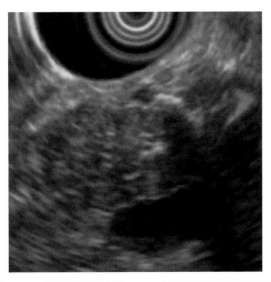

图33-5-2　胆总管胰段结石，EUS示结石位于胆管开口附近

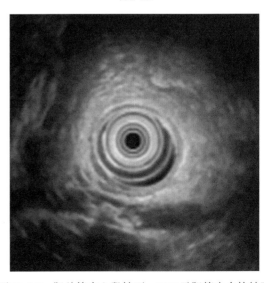

图33-5-5　胆总管中上段结石，EUS示胆管内多枚结石

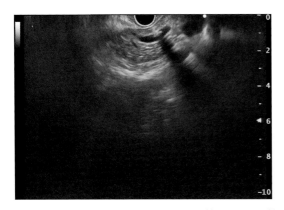

图33-5-6　胆总管下段结石，EUS示胆总管下段6mm结石

（二）肝内胆管结石

EUS能清晰显示肝左叶肝内胆管结石，右叶大部分区域难以显示，其主要特征如下。

（1）沿肝内胆管分布，贴近门静脉的斑片状或条索状强回声，伴有声影。

（2）当结石所在胆管有胆汁淤滞时，强回声周围呈现宽窄不等的无回声区。

（3）结石近端小胆管扩张，与伴行的门静脉分支可形成平行管征，或呈树枝状、囊状，且多数伴有肝外胆管扩张。

IDUS显示的胆总管结石声像图有别于EUS和体表B超，原因与微型超声探头频率较高和探头插入胆管内贴近结石有关。其声像图特征（图33-5-7，图33-5-8）：

（1）胆管腔内的中等或强回声光团，伴有声影。

（2）扩张的胆总管呈非"等号样"，表现为探头两侧的两条强回声带，且其间距离增宽。

（3）结石的强回声影随探头的上下移动而移动，此征象仅微型超声探头所特有，有别于EUS和体表B超。

（4）泥沙样结石呈絮状强回声环绕探头周围，无声影，随着探头移动，絮状回声的形状改变。

二、诊　断

无论是肝内胆管结石还是肝外胆管结石，只要具有结石的典型声像图特征，诊断较容易确定。即便是胆总管下段的结石，EUS和微型超声探头也能清晰地显示。

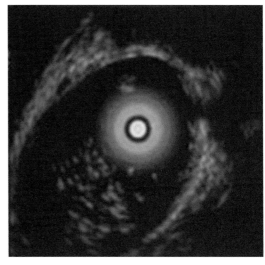

图33-5-7　胆总管结石，IDUS示胆管内泥沙样结石并胆管扩张

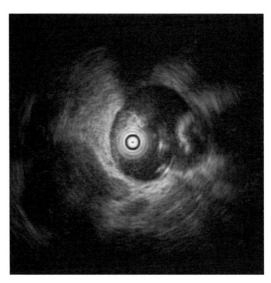

图33-5-8　IDUS示胆总管内强光团伴声影（胆总管结石）

（一）胆管结石假阴性的原因

部分泥沙样结石、小结石或松软的结石由于缺乏典型的强回声和后方声影，高频率的超声内镜和微型超声探头常难以显示，或虽然能显示但是与超声伪像、血凝块、肿瘤或死蛔虫鉴别困难。体表B超易将胆管内的强回声误认为十二指肠气团，而EUS因探头位于十二指肠内进行超声扫查，可避免此现象出现。

（二）胆管结石假阳性的原因

EUS基本上可避免体表B超诊断胆管结石时常见的一些假阳性原因，如十二指肠内气团、胆囊颈部结石、肝门部的手术瘢痕和钙化淋巴结等在肝外胆管内形成的伪像。回声较强的胆管内肿瘤，有时易误诊为结石，但是移动探头或反复探查，可见胆管壁的连续性破坏，并可显示肿瘤表面不规则、起源于胆管壁。

（三）肝内强回声斑的鉴别

肝内胆管结石主要需与肝内钙化灶、肝内胆管积气征相鉴别。对此，EUS与体表B超一样，主要从以下几点鉴别（表33-5-1）。

表33-5-1 肝内胆管结石的鉴别诊断

疾病	分布	形状	后方回声	胆管扩张	变化	其他
肝内胆管结石	沿胆管分支分布	强回声，边界清晰	声影	有	不变	
肝内胆管积气征	沿胆管分支分布	强回声，边界不清，可形成条索状	可有，多数可伴有气体多重反射	无	可变	多有胆道手术史，X线片上可见气体
肝内钙化灶	在胆管分支（门脉分支）间分布	强回声，边界清晰	有		无	不变	X线上有钙化灶

三、影像学比较

（一）体表B超

肝内胆管结石B超能清晰显示，胆总管中下段结石或部分泥沙样结石B超难以显示，易漏诊（图33-5-9，图33-5-10）。

（二）ERCP及PTC

ERCP是确诊胆管结石的常用及主要方法，尤其对胆总管结石ERCP具有较显著的特征性图像。胆道造影片中结石多为圆形、多角形或椭圆形的透亮影，在透视下改变患者体位，胆总管内的结石有时可上下移动，透亮影上段胆管可轻度扩张或不扩张（图33-5-11，图33-5-12）。

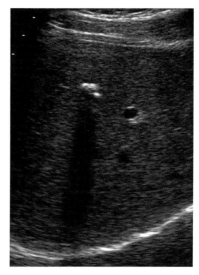

图33-5-10 肝内胆管结石，B超示肝内胆管内见强回声灶并后方伴声影

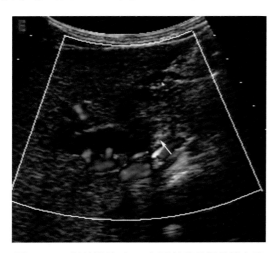

图33-5-9 胆总管结石，B超示扩张的胆总管内见强回声灶

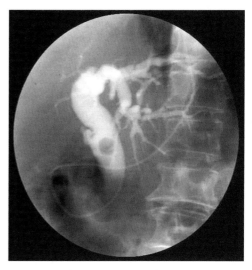

图33-5-11 胆总管结石，ERCP示扩张的胆总管内圆形充盈缺损

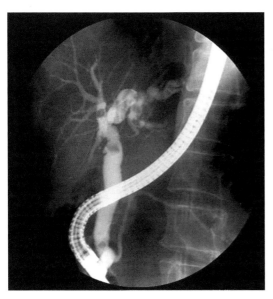

图33-5-12　ERCP示胆总管及肝内胆管多发结石

（三）CT

肝内胆管结石在CT上表现为圆形或类圆形阴影，轮廓光滑或不规则，密度多数均匀一致，通常高于或等于正常非增强的肝实质，少数密度低于肝实质。肝内胆管结石根据结石的分布情况分为弥漫型、散在型和区域型。肝外胆管结石的CT共性表现：高密度阴影、靶征、新月征、斑点状高密度影、胆管壁的增厚强化及胆管扩张（图33-5-13）。

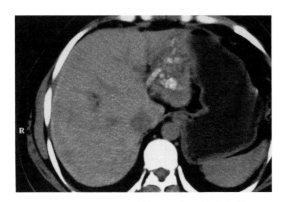

图33-5-13　CT示胆总管及肝内胆管多发结石

（四）MRCP

MRCP可显示结石的大小、形态、位置、分布及胆管扩张程度，但对较小的结石（直径小于6mm），MRCP易受胆汁高信号的掩盖。因此，大块结石MRCP容易发现，当结石体积较小、没有胆管扩张且又位于肝外胆管时，则诊断困难。MRCP诊断胆道结石的准确性为87.5%（图33-5-14，

图33-5-15）。

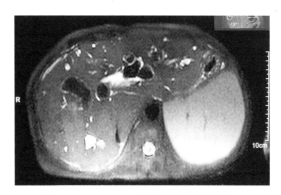

图33-5-14　MRCP示肝内胆管多发结石

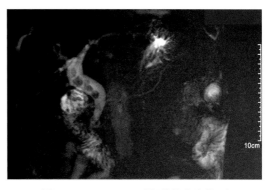

图33-5-15　MRCP示胆总管多发结石

四、临床评价

（一）体表B超

体表B超可发现95%以上的胆囊结石，但却可能遗漏15%～20%的胆总管结石。尤其是胆总管下端结石因受肠气干扰的限制，体表B超不易发现。

（二）CT

CT对大于10mm胆管结石，特别是伴有胆管或胰管扩张者有较高的检出率，文献报道CT诊断胆总管结石的敏感度、特异度及准确率分别为85%～88%、88%～97%、86%～94%，但仍低于EUS和IDUS。

（三）MRCP

MRCP对胆管和胰管扩张或狭窄有较高的检出率，与EUS相当。MRCP对8mm以上的胆管结石的确诊率可达97%，敏感度达93%，特异度达

99%，但对6mm以下的结石易漏诊。

（四）ERCP

近年来，ERCP的运用提高了对胆胰管结石的诊断率，可达85%～97%，但ERCP的成功率受十二指肠乳头位置、形态和壶腹部结石嵌顿程度等的影响。此外，ERCP检查可诱发胆道逆行感染、胃肠道及胆胰管损伤，严重者还可出现急性胰腺炎等并发症。

（五）EUS

EUS具有高分辨率及近距离观察特点，弥补体表B超受肠气干扰的不足，能清晰显示胆总管下段及其内容物，对胆道疾病的诊断具有独特优势，且对结石的诊断不受结石大小和胆道是否扩张影响。目前，尚无RCT研究对比EUS和MRCP诊断胆总管结石的价值。近期一项荟萃分析显示，与MRCP相比，EUS的总体敏感度更高（97% vs 87%），然而，EUS和MRCP之间的特异性没有区别（90% vs 92%）。美国及英国指南建议对于中等患结石风险的患者行MRCP或EUS检查。值得注意的是，虽然两种手段均具有较高价值，而MRCP属于无创检查，但其也有诊断上的误区，如受成像角度静态成像及进动后技术的影响且小结石在磁共振中多表现为低信号，当其被胆汁掩盖或贴近胆管壁时因缺少实质背景对照，易出现假阴性。有研究显示，EUS诊断小于6mm的胆总管结石泥沙状结石的敏感度高于MRCP。荟萃分析和系统综述显示，EUS和MRCP诊断胆管结石的特异度都很高，敏感度也具有可比性，而MRCP诊断直径6mm的小结石假阴性率较高，此时可以考虑EUS。因此，对于EUS或MRCP哪种检查作为首选尚无统一意见，仍需进一步研究。目前主要根据检查可行性、当地专家水平、患者意愿及身体状况综合评定后选择合适检查手段。

另一方面，对于大多数胆总管结石患者而言，ERCP有较高的诊断优势，而且起到诊断与治疗一体化的作用，但其属于有创操作，存在一定手术并发症，这限制其在诊断方面应用。相比之下，EUS操作技术难度低，不受胆道插管成功与否的影响，其并发症发生率较低，目前尚无术后胰腺炎报道。既往研究显示，EUS诊断胆总管结

石的敏感度为91%，显著高于ERC（仅为75%），而两者检查特异性相似。进一步研究显示，当胆总管结石直径＜4mm时，EUS的敏感度显著高于ERCP，而两种检查对于直径＞4mm结石的敏感度相似。韩国的一项研究显示，EUS诊断无胆管扩张的胆总管结石的敏感度高达100%，特异度为90%。Karakan等在前瞻性单盲随机研究中发现，对中等患结石风险的患者首先采取EUS检查，并不增加后续内镜治疗的风险，并认为对于无胆管扩张的胆总管结石患者应首选EUS检查，进而可避免ERCP术后胰腺炎的发生。因此，EUS可替代ERCP用于评估肝外胆管淤积，建议在进行ERCP检查前应行EUS检查明确有无结石残存，若确诊可配合相关ERCP技术取石，从而避免不必要的ERCP及开腹手术。在根据临床、生化学检查、胆管扩张情况来判断可能患结石风险的评估中，那些具有中等患结石风险的患者在行治疗性ERCP检查前行EUS检查最能从中获益，可减少60%～75%的不必要的ERCP检查，并且能对胆总管的整体情况进行评估，尤其对小结石的诊断也非常有效。胆囊切除术后和重症急性胰腺炎怀疑CBD结石的患者，用EUS取代ERCP检查均可获益。

（六）IDUS

IDUS以微型超声探头插入胆总管扫查，能清晰显示胆总管及十二指肠乳头的解剖结构，如胆管壁的层次、厚度、肿瘤及结石等，并弥补EUS对肝内胆管观察的不足。三维-IDUS在二维-IDUS基础上一次操作可提供胆管的横断面超声图像，且纵向对组织扫描，得到了更真实、连续性更好的胆管内结石的立体图像，准确测出结石的体积，为胆管结石治疗提供了良好的诊断方案。有文献报道，IDUS诊断胆管结石的敏感度为100%，特异度为75%，准确性为88.9%，是确诊胆管结石较为准确放大，且无论肝外胆管内径是否扩张或狭窄均无影响。Kim等对95例高度怀疑胆管结石而ERCP检查阴性的黄疸患者进行IDUS检查，结果显示胆道结石检出率达32.6%，且在扩张胆道中结石检出率显著高于正常胆管患者，认为IDUS对于胆道阴性结石检出有一定价值。Yoon等纳入了92例临床怀疑急性胆源性胰腺炎而相关影像学检查包括ERCP均无结石证据的患者，所有患者行IDUS

检查，结果发现胆道结石检出率为35.9%，随访期间仅2.1%患者再次发生胰腺炎，因此认为IDUS可提高临床可疑胆源性胰腺炎患者阴性结石的检出率，且IDUS指导下的内镜治疗能够避免不必要的内镜下乳头括约肌切开术，并有效降低胰腺炎的复发率。此外，尚可用IDUS在ERCP取石术后行胆管内探查以了解是否有微小结石残留。因此，IDUS可弥补ERCP的视觉误差，对肝外胆管结石的诊断准确率明显高于ERCP，如将ERCP和IDUS联合使用，则可显著提高肝外胆管结石诊断的准确率，并可从某种程度上避免ERCP术中的误诊、漏诊及残余结石发生，减少患者痛苦。然而，IDUS也存在一定的局限性，因其超声探查范围限制，与EUS相比，无法观察胰腺及周围组织结构，因而单纯IDUS无法确诊因壶腹部周围病变所致继发的胆总管结石。

（七）总结

EUS对胆道结石的诊断率较高，与MRCP效果相当，但在微结石方面EUS的优势更为明显，目前推荐对于中等患结石风险的患者行EUS或MRCP检查进一步明确诊断。IDUS可以弥补ERCP对胆道微小结石的诊断不足，对于高度患结石风险的患者可考虑联合使用IDUS，以指导选择适宜的内镜下治疗方式。

第六节　胆　管　癌

胆管癌统指胆管系统衬覆上皮发生的恶性肿瘤，按所发生的部位可分为肝内胆管癌和肝外胆管癌两大类。肝内胆管癌起源于肝内胆管及其分支至小叶间细胆管树的任何部位的衬覆上皮；肝外胆管癌又以胆囊管与肝总管汇合点为界分为肝门部胆管癌和远端胆管癌。胆管癌发生部位以胆总管最多（约占40%），左右肝管分叉处占30%，总肝管占20%，左、右肝管占6%，也可弥漫发生于胆道各部，大多数为腺癌。病变可呈结节型、绒毛型与浸润型，尤以结节型为多。肝门部与非肝门部肿瘤的区分十分重要，肝门部胆管癌无论是手术切除还是内镜下姑息治疗均很困难。B超、CT、MRI及MRCP等极大地提高了胆管癌的诊断

水平，尤其是ERCP技术开展以来更是带来了胆管癌诊断和治疗的飞跃。但是对胆管癌的TNM分期（表33-6-1、表33-6-2）仍以超声内镜最佳，这对制订最适宜的治疗方案及手术方法具有重要意义。

一、声像图特征

正常胆管壁呈现为高—低—高回声三层结构，肝外胆管癌的EUS声像图大多表现为沿胆管壁向腔内突出的低回声软组织影，少数可呈不均匀高回声。病变也可向管壁及其周围浸润，表现为胆管壁增厚、层次不清或消失，通常伴有狭窄前的胆管扩张现象。根据病变与胆管壁层次结构及邻近结构的关系可判断癌肿浸润胆管壁的深度，评价血管（门静脉、肝总动脉）、胰头、十二指肠

表33-6-1　远端胆管癌的TNM分期（AJCC 2010）

原发肿瘤（T）

　Tx 原发肿瘤无法评估

　T0 无原发肿瘤的证据

　Tis 原位癌

　T1 肿瘤局限于胆管

　T2 肿瘤超出胆管壁

　T3 肿瘤侵及胆囊、胰腺、十二指肠或其他邻近器官，但未侵及腹腔干或肠系膜上动脉

　T4 肿瘤侵及腹腔干或肠系膜上动脉

区域淋巴结（N）

　Nx 区域淋巴结无法评估

　N0 无区域淋巴结转移

　N1 区域淋巴结转移

远处转移（M）

　M0 无远处转移

　M1 远处转移

分期	T	N	M
0 期	Tis	N0	M0
ⅠA 期	T1	N0	M0
ⅠB 期	T2	N0	M0
ⅡA 期	T3	N0	M0
ⅡB 期	T1	N1	M0
	T2	N1	M0
	T3	N1	M0
Ⅲ 期	T4	任何 N	M0
Ⅳ 期	任何 T	任何 N	M1

表33-6-2 肝门部胆管癌TNM分期（AJCC 2010）

原发肿瘤（T）

Tx 原发肿瘤无法评估

T0 无原发肿瘤的证据

Tis 原位癌

T1 肿瘤局限于胆管，可到达肌层或纤维组织

T2a 肿瘤超出胆管壁到达周围脂肪组织

T2b 肿瘤浸润邻近肝实质

T3 肿瘤侵及门静脉或肝动脉的单侧分支

T4 肿瘤侵及门静脉主干或门静脉的双侧分支，或肝总动脉，或双侧的二级胆管，或一侧的二级胆管和对侧的门静脉或肝动脉

区域淋巴结（N）

Nx 区域淋巴结无法评估

N0 无区域淋巴结转移

N1 区域淋巴结转移（包括沿胆囊管、胆总管、肝动脉、门静脉分布的淋巴结）

N2 转移至主动脉旁、腔静脉旁、肠系膜上动脉和（或）腹腔干淋巴结

远处转移（M）

M0 无远处转移

M1 远处转移

分期	T	N	M
0 期	Tis	N0	M0
I 期	T1	N0	M0
II 期	T2a ~ T2b	N0	M0
III A 期	T3	N0	M0
III B 期	T1 ~ T3	N1	M0
IV A 期	T4	N0 ~ N1	M0
IV B 期	任何 T	N2	M0
	任何 T	任何 N	M1

及其他周围邻近结构有无受侵犯。此外，还可探查周围有无肿大转移淋巴结，其表现为低回声，呈圆形或椭圆形，可相互融合，边界多清晰。肝总管和分叉处的腺癌（肝门部胆管癌）其周边有些呈高回声，其原因可能与纤维化有关。

胆管癌IDUS可显示胆管壁偏心性增厚、向管腔内突出的软组织影，呈乳头状、低回声，内部回声不均匀，管壁结构破坏、层次不清或消失；可伴有胆管外层高回声杂乱断裂声像、出现周围淋巴结肿大及血管浸润。IDUS显示胆管肿瘤直径＞10mm和管壁不规则增厚是判断恶性肿瘤的两大独立因素。

胆管癌EUS（图33-6-1～图33-6-11）和IDUS（图33-6-12～图33-6-18）的基本声像图表现如下所述。

（1）肿瘤多呈低回声向胆管腔内隆起，边界清晰，肿瘤回声不均匀，源于胆管壁并侵犯胆管壁3层结构。

（2）胆管外侵犯：EUS显示邻近胰实质内出现不规则低回声浸润灶时可判断为胰腺受侵；EUS显示胆总管内低回声癌灶穿透胆管壁并在门静脉壁上出现不规则低回声灶，门静脉腔内出现肿块或门脉受压变窄，可判断为门静脉受侵；EUS显示胆总管癌周围的肿大淋巴结，尤其是胰头前后方的肿大淋巴结，如为转移的淋巴结多表现为类圆形，内部呈不均匀的低回声。

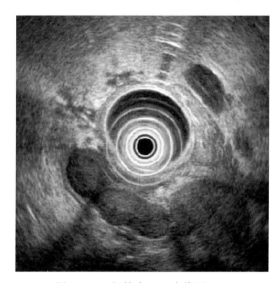

图33-6-1 胆管癌EUS声像图（1）

EUS示肿瘤呈低回声向胆管腔内隆起

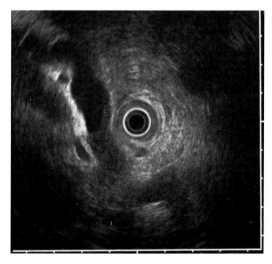

图33-6-2 胆管癌EUS声像图（2）

EUS示胆总管下段腔内及邻近胰实质内出现不规则低回声浸润灶

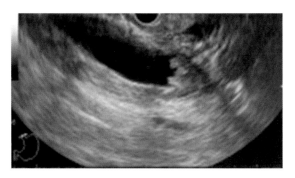

图33-6-3　胆管癌EUS声像图（3）

EUS示胆总管下段实性占位

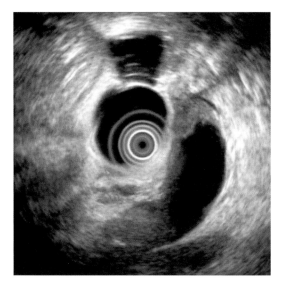

图33-6-4　胆管癌EUS声像图（4）

EUS示胆总管下段腔内低回声肿瘤

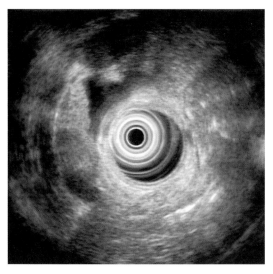

图33-6-5　胆管癌EUS声像图（5）

EUS示胆总管下段腔内高回声肿瘤

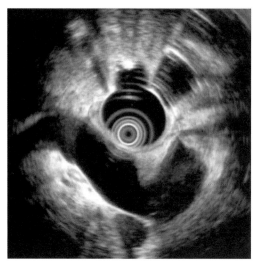

图33-6-6　胆管癌EUS声像图（6）

EUS示胆总管外转移淋巴结

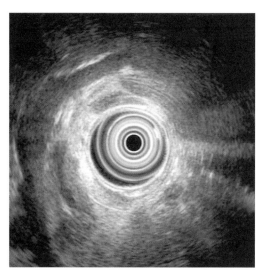

图33-6-7　EUS示肝门部胆管癌

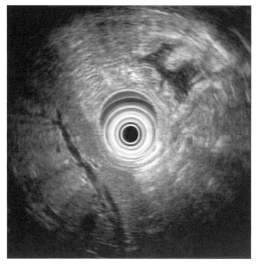

图33-6-8　EUS示肝门部转移淋巴结，并肝内胆管扩张

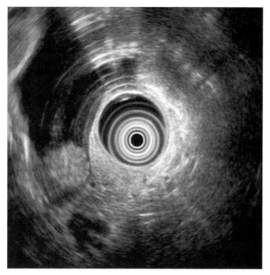

图 33-6-9　十二指肠乳头癌EUS声像图（1）

EUS示肿瘤侵入胆总管下段

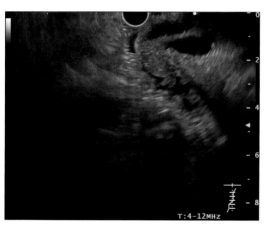

图 33-6-10　十二指肠乳头癌EUS声像图（2）

EUS示肿瘤侵犯胆胰管末端

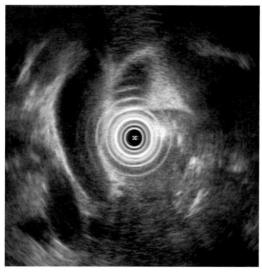

图 33-6-11　壶腹癌并胆总管内侵犯EUS声像图

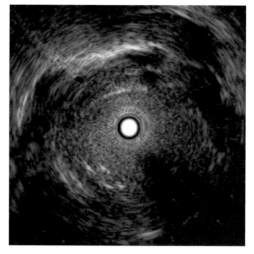

图 33-6-12　胆管癌IDUS声像图（1）

IDUS示胆总管癌病变浸润深度达浆膜下层以上

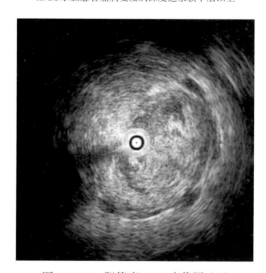

图 33-6-13　胆管癌IDUS声像图（2）

IDUS示胆总管癌已超越浆膜面浸润至周围器官

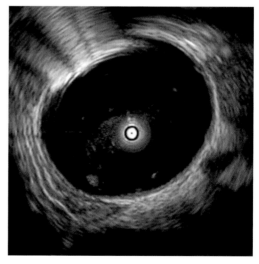

图 33-6-14　胆管癌IDUS声像图（3）

IDUS示胆总管下段癌致上段胆管明显扩张

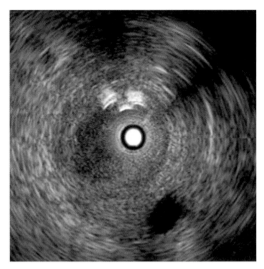

图33-6-15 胆管癌IDUS声像图（4）

IDUS示胆总管癌局部浸润至浆膜面，但尚未侵犯毗邻的胰腺

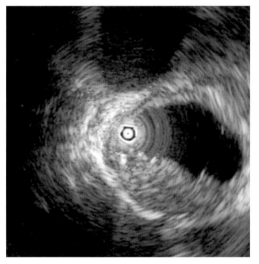

图33-6-16 胆管癌IDUS声像图（5）

IDUS示胆总管癌局部向腔内隆起，部分管壁结构正常

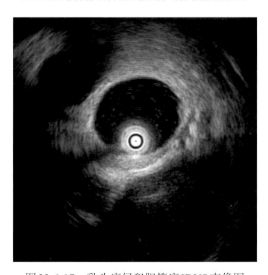

图33-6-17 乳头癌侵犯胆管癌IDUS声像图

IDUS示胆总管壁不规则增厚呈低回声改变，部分管壁结构正常

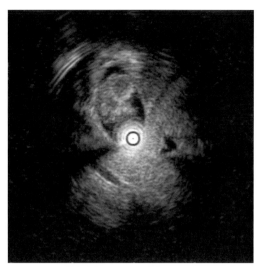

图33-6-18 IDUS示胆管内癌栓呈低回声团块

（3）胆管癌的浸润深度判断：若胆管第2层清晰可见且第3层无不规则的低回声时，说明病变未超越外膜层；若第3层有不规整或中断时说明病变浸润深度达浆膜下层以上；若第3层破坏消失说明病变已超越浆膜面甚至浸润至周围器官。

二、诊 断

原发性胆管癌可根据梗阻性黄疸的临床表现和影像学检查得到初步判断。EUS典型的声像学特征如胆管壁层次破坏、不规则增厚及腔内低回声病变均有利于胆管癌的诊断。更重要的是，EUS可准确判断病变累及管壁的层次、深度及侵犯邻近结构的情况以行T分期；还可探查周围有无肿大转移淋巴结以行N分期。这种术前TN分期有利于胆管癌可切除性的判断及适宜治疗方案的制订。另外，在EUS引导下行细针吸取细胞学检查可获得组织学诊断。在MRCP及ERCP显示欠佳时，可考虑行EUS引导下胆管造影，可简便快速地了解胆道梗阻的程度。

目前，EUS和胆管内超声对胆管癌的分型尚未统一，但其分型基础都是根据肿瘤的形态及侵犯深度，通常有如下几种分型方法。

（一）按肿瘤隆起与否分型

1.隆起型 分4个亚型：①乳头型，肿瘤乳头状向胆管内隆起，表面尚光滑，内部回声不均匀，基底窄，胆管壁基本完整；②结节型，肿瘤呈结节状向胆管长轴方向生长，表现不光滑，胆管壁侵犯程度轻；③乳头浸润型，肿瘤呈乳头状隆起，基底宽，呈低回声侵犯胆管壁；④结节浸润型，肿瘤呈结节状，既向胆管腔内隆起，又向胆管壁侵犯，致胆管壁增厚，结构破坏。

2. 平坦型 分两个亚型：浸润型和Ⅱa-Ⅱb型。

（二）早期和进展期胆管癌

Tomada等用15MHz和20MHz的IDUS对胆管癌进行如下分型。

1. 早期胆管癌 肿瘤局限于低回声层，胆管壁呈高、低回声层，界限清晰。

2. 进展期胆管癌 多呈现两类声像图，其一，肿瘤呈高回声，侵及浆膜下脂肪组织，胆管壁高、低回声界限不清，其外高回声带不规则，呈驼峰样；其二，肿瘤突破外侧高回声带，形如葵花，高回声消失。

三、影像学比较

（一）体表B超

检查早期胆管癌，由于胆道未出现梗阻和扩张，不易发现病变；对于中晚期胆管癌，B超可以显示梗阻以上部位胆管扩张，或者胆管腔内低回声实质性占位等。体表B超是黄疸患者最常用的初始影像学检查方式，以确认胆管扩张的存在，确定梗阻的原因，并排除胆管结石。在体表B超不能确定胆道梗阻病因的情况下，横断面成像（CT或MRI）、EUS或ERCP对确诊至关重要。体表B超在诊断胆管扩张和评估梗阻程度方面有很高的敏感性。在一项纳入10年内429例梗阻性黄疸患者的研究中，体表B超诊断胆管梗阻的敏感度为89%，定位梗阻部位的敏感度为94%。

（二）CT

CT可直接显示胆管内肿块、动脉及门静脉期轻微强化、延迟扫描多持续明显强化、可由肝内外胆管呈不同程度的扩张，CT对肝门胆管癌可切除性的术前估价准确率为50%～60%。对于疑似胆管癌的患者，CT由于其广泛的可用性而被用于

体表B超的替代。CT有助于发现肝内恶性肿瘤，确定胆道狭窄的程度，以及评估肝脏的萎缩情况，CT还可用于鉴别胆管狭窄的良恶性。肝内胆管癌通常在CT上表现为明确的或浸润性的低密度病灶，伴有胆管扩张，在动脉和静脉期均表现为周边缘性增强（图33-6-19～图33-6-22）。

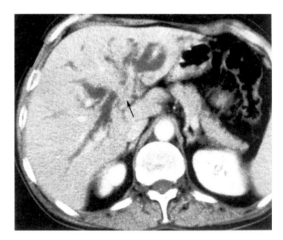

图33-6-19　肝门部胆管癌CT图
CT显示肝门部病灶并肝内胆管明显扩张

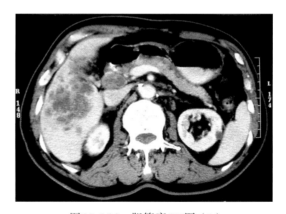

图33-6-20　胆管癌CT图（1）
CT显示肝内弥漫性低密度病灶

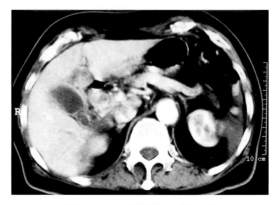

图33-6-21　胆管癌CT图（2）
CT显示胆总管上段低密度病灶

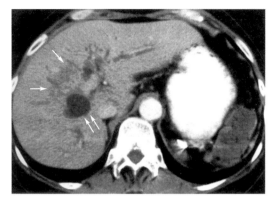

图33-6-22　胆管癌CT图（3）

CT显示肝内及胆总管上段实性病灶及明显扩张的胆管

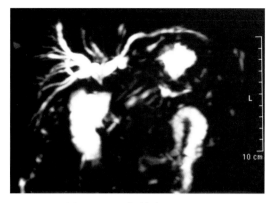

图33-6-23　胆管癌MRCP图

MRCP显示肝内明显扩张，胆总管为实性病灶充填

（三）MRI和MRCP

MRI的软组织分辨率高，并且有MRCP完整而直观地显示整个胆管系统，对判断胆管受累及肝内外胆管的继发改变十分有利。MRI结合MRCP能准确评价肝门胆管癌的大小、分型及对胆道的侵犯范围，但对肿瘤侵犯血管的范围估计不足。常规MRI主要表现为胆管壁的不规则增厚和（或）肿块影，继发不同程度的胆管扩张，癌肿病灶在T_1WI上多呈低信号，在T_2WI上呈稍高信号，早期由于瘤体较小，常仅发现胆管扩张，病灶显示欠佳。MRCP对梗阻部位的定位诊断准确率为100%。对梗阻部位的薄层扫描加脂肪抑制可提高较小病灶的显示率。MRI动态增强扫描提高了病灶与正常组织的对比，较平扫更易显示肿块及相邻组织的受累情况。动脉期无或有轻度强化，门静脉及静脉期可见中等度和明显强化，延迟期强化趋于持续，有学者认为该征象为胆管癌的特征性改变。MRCP不需要向胆管内注射造影剂，这与ERCP不同。此外，与CT相比，MRCP除了能够扫描胆管病变外，它还能构建胆管和其他血管结构的三维图像。MRCP提供的病变范围和可切除性信息可与CT、ERCP相比拟。一项研究比较了40例胆管癌患者的MRCP和ERCP，结果显示两种检查方法均能100%识别胆道梗阻，然而，MRCP在确定恶性肿瘤的解剖范围和黄疸的原因方面更具有优势。然而，MRCP不能进行干预性治疗，如活检、取石或支架置入（图33-6-23～图33-6-25）。

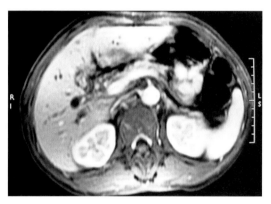

图33-6-24　胆管癌MRI（1）

MRI显示肝内及胆总管上段实性病灶及明显扩张的胆管

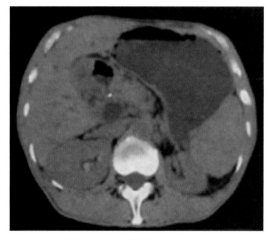

图33-6-25　胆管癌MRI（2）

MRI显示肝门部实性病灶及肝内胆管明显扩张

（四）ERCP

ERCP是诊断肝外胆管癌非常重要的手段，在ERCP下胆管癌主要表现为不规则的胆管狭窄，胆管充盈缺损，狭窄近端胆管呈软藤样扩张（图

33-6-26～图33-6-28）。有报道显示，ERCP对早期胆管癌诊断敏感度达90%。当然，ERCP诊断胆管癌最大的优势在于可同时进行细胞学刷检和活组织检查，提高病理学诊断。ERCP下胆管细胞刷检细胞学检查有许多优点：操作技术成功率高（90%～100%，平均98%）；尚无报道与操作技术的死亡或严重并发症；诊断胆管恶性病变敏感度平均为42%（30%～57%）；细胞刷直接从胆管狭窄处通过，收集大量有代表性的细胞，特异度几乎可达100%，一份阳性细胞学标本就足够表明胆管恶性病变，而可避免其他侵入性诊断操作。Ferrari等报道胆管刷检细胞学检查对胆胰恶性疾病

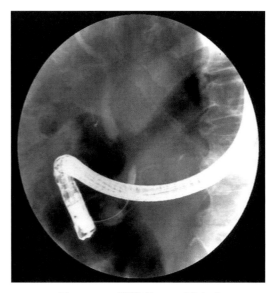

图33-6-28　胆管癌ERCP图（3）
ERCP显示胆总管中段狭窄

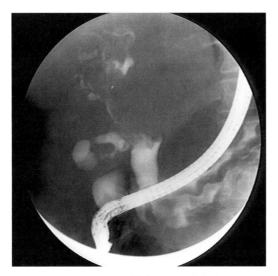

图33-6-26　胆管癌ERCP图（1）
ERCP显示肝门部及肝内胆管充盈缺损

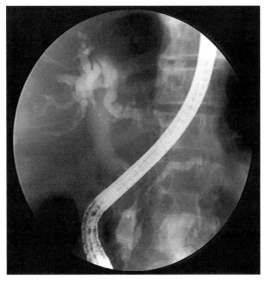

图33-6-27　胆管癌ERCP图（2）
ERCP显示胆总管下段充盈缺损

诊断的敏感度、特异度、阳性预测值、阴性预测值分别为56.2%、100%、100%、51.2%，诊断准确率为70%。ERCP结合免疫荧光原位杂交技术提高了胆道梗阻疾病诊断的准确率和敏感度，在一项对1123例胆管癌患者的荟萃分析中，胆道刷检的诊断敏感度为56%，活检敏感度为67%，刷检和活检相结合的敏感度为70.7%。但是，ERCP操作毕竟是一种有风险的操作，只有当其他影像学检查难以判断、需要获取病理或行胆管引流时可考虑ERCP。

（五）胆道镜

胆道镜下可以直视观察到管腔内的结构改变，如出现扩张扭曲的血管，壁内结节或者实质性团块、浸润性或者溃疡性狭窄、乳头状突起等征象时提示胆管癌可能性大（图33-6-29，图33-6-30C，图33-6-30D）。Chen等研究者对226例接受诊断性经口胆道镜的未定性胆道病变患者进行了评估：140例接受了微型活检钳活检（中位取样次数为4次，20%为肝门部胆管取样，取样充足率为88%）。获得了95例患者的ERCP、经口胆道镜直视和引导的活检数据；胆管造影、胆道镜直视和引导的组织活检诊断恶性肿瘤的敏感度和特异度分别为51%和54%、78%和82%，以及49%和98%。一项荟萃分析中纳入了8项SpyGlass™ DS的研究，评估了SpyGlass™ DS直视诊断和直视下SpyBite活检诊断的操作特点。作者注意到，SpyGlass™ DS

直视诊断的敏感度和特异度分别为90%和87%［曲线下面积（AUC）为0.94］。SpyBite活检诊断的敏感度为69%、特异度为98%（AUC为0.93）。

（六）EUS

EUS可清晰地显示肝外胆管，胆管癌一般显示为等-低回声、边缘不规整、内部回声不均匀的实质性回声像，EUS还能观察到肝门部、腹腔干、腹主动脉旁淋巴结等有无受侵，有利于胆管癌分期。EUS-FNA可以获得组织学细胞学标本明确诊断。各种影像诊断法对胆管癌的显示率：US为50%，CT为30%，MRI/MRCP为42%，而EUS为94%（远端胆管为100%，近端胆管为83%）。EUS在胆管癌T分期中有明显的优越性。一项76例胆管癌术前EUS分期与术后的病理对照研究显示，胆总管癌T分期的符合率达83%，肝总管和分叉处肝管癌符合率达85%，这明显优于CT等其他影像学检查。一项关于EUS局部淋巴结转移判断的对照研究表明，术前正确判断淋巴结转移在胆

总管癌可达55%，在近端胆管癌为53%。研究表明，EUS在判断胆管癌可切除性上优于CT、MRI/MRCP等，但EUS对右肝管癌的侵犯范围通常难以完全显示。EUS-FNA可用于获取肿瘤和肿大淋

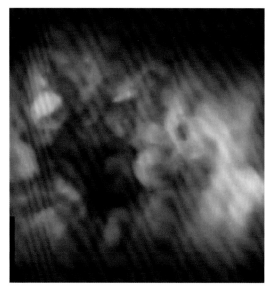

图33-6-29　胆管癌SpyGlass胆道镜图
镜下见管腔内多发结节状、乳头状突起伴扩张扭曲的血管

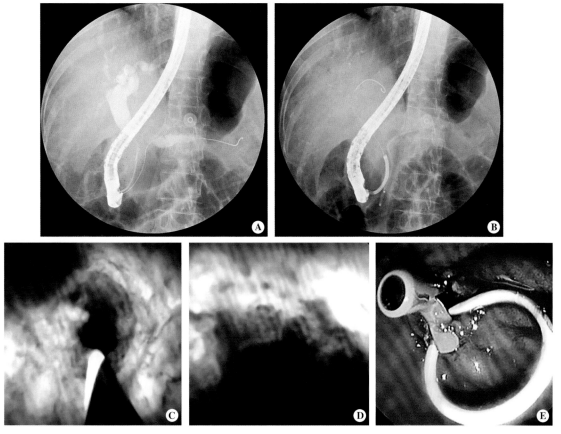

图33-6-30　胆管癌SpyGlass胆道镜操作病例
A. 胆管造影图显示胆管中下段狭窄；B. X线透视下见经口胆道镜到达病灶处；C. 经口胆道镜视野下胆管狭窄；D. 经口胆道镜视野下乳头状隆起；
E. 十二指肠镜视野下置入胆管支架和胰管支架

巴结的组织样本，在诊断肝外胆管癌方面，EUS-FNA比ERCP刷检敏感度更高。EUS-FNA可最大限度地减少了ERCP可能出现的胆道树污染，从而可以充分获取组织。研究表明，EUS-FNA的敏感度受肿瘤位置的影响，多项研究报道了EUS-FNA成功用于诊断肝外胆管癌；诊断的敏感度从43%～89%不等，大多数研究的敏感度超过70%。

（七）IDUS

胆管癌的诊断目前仍缺乏可靠及敏感的手段，ERCP及MRCP合理应用可提高诊断率，但在病变早期或完全梗阻时仍有缺陷。IDUS联合ERCP可以提高胆管癌的诊断准确性。对于良恶性胆管狭窄的鉴别，IDUS联合ERCP比MRCP能够提供更可靠和精确的信息。研究表明，IDUS对各段胆管癌病灶的显示均达100%，IDUS下胆管癌表现为胆管壁结构中断、胆管壁不对称性增厚及胆管腔内出现低回声团块，IDUS对胆管癌诊断的准确性达到83%～90%，对于原发性硬化性胆管炎背景下胆管癌患者的诊断IDUS也具有一定优势。IDUS对胆管癌的T1期、T2期和T3期诊断的准确性分别为84%、73%和71%。由于IDUS微探头频率高，穿透性低，因此对于胆管癌的N分期诊断的准确性较低，EUS与IDUS对胆管癌N分期诊断准确性分别为60%～64.9%和40%～62.5%。研究显示，3D-IDUS对评估肿瘤侵犯门静脉的准确性为100%，而IDUS为92%～100%；3D-IDUS对诊断肿瘤侵犯胰腺的准确性为90%，而IDUS为80%，这是由于3D-IDUS能对所获取的图像进行多平面重建，更有利于判断肿瘤的形态、肿瘤沿管壁生长情况及其侵犯周围组织结构的情况。IDUS可应用于胆管肿瘤的早期发现、肿瘤纵向范围的评估以及肿瘤对周围器官或血管的侵犯的评估。IDUS在评估近端胆道系统和周围结构方面比EUS更有价值，如门静脉和右肝动脉。然而，由于IDUS的穿透深度有限，很难用其评估远处的组织或淋巴结。此外，IDUS不能用于FNA，有时需要与EUS联合。

四、临床评价

对于远端及近端胆管癌，EUS对评价肿瘤浸润程度（T分期）均有较高的准确性，对肝门部胆管癌EUS价值不如IDUS。IDUS对胆管癌局部浸润及纵轴浸润的准确性优于EUS。Menzel等报道IDUS诊断胆管癌及T分期的准确性、敏感度高于EUS，分别为89%（EUS 75%）、77%（EUS 54%）、91%（EUS 75%），但对淋巴结转移（N分期）的准确性低于EUS。EUS在判断胆管癌远处转移及局部浸润中起着重要作用，这对治疗方案的选择尤为重要。大量研究证实，EUS在胆管癌可切除性及有无血管浸润方面诊断的准确性优于CT、MRI、血管造影等检查手段。EUS对不可切除性胆管癌诊断的准确性达83%。

资料表明，ERCP加胆管刷检细胞学检查或原位荧光杂交（fluorescence in situ hybridization，FISH）检测对胆管癌诊断的敏感度仍较低。对ERCP联合胆管刷检细胞学诊断阴性的胆管癌患者，EUS-FNA诊断的敏感度为59%，特异度为100%，EUS-FNA在胆管癌原发部位穿刺阴性的病例，可以通过穿刺周围区域性淋巴结提高诊断率。但EUS-FNA诊断胆管癌阴性预测值为34%，提示如考虑胆管癌的患者，即使EUS-FNA阴性也需要联合其他手段进一步检查。在肝门部淋巴结转移上，EUS-FNA也能提供非常有用的信息；这种信息对于决定那些不能手术切除患者是否适合近年提出的多学科综合治疗方法意义重大，综合治疗包括化疗、放疗，以及肝移植。精确的肝门部淋巴结良恶性鉴别能避免20%不必要的肝移植手术。

EUS诊断原发性硬化性胆管炎合并胆管癌的准确率较低，置放胆道内支架后扩张的胆总管恢复正常及胆道积气的声影给EUS诊断造成困难，不利于管腔内肿瘤浸润程度的判断，支架置入后也会影响EUS-FNA的操作使得胆管穿刺范围受限，因此，EUS检查应尽可能在ERC及内支架置放之前进行（图33-6-31）。

胆管癌临床表现不典型、胆道解剖位置具有特殊性，活检取材困难，且多数胆管癌病灶小，常在胆管壁内呈潜行性生长，病变隐匿，给早期诊断带来了困难。IDUS可以进入到管腔内进行扫查评估胆管壁的肿瘤浸润情况来进行分级，EUS对胆管癌患者的TNM分期具有很高的准确性，可以提高其他影像学检查阴性的胆管癌患者的诊断率，同时可以通过EUS-FNA取得良好的组织标本获得病理学诊断。虽然EUS-FNA诊断胆管癌的特异度很高甚至达到100%，是诊断胆管癌的可靠手段，但如果EUS-FNA结果阴性却不能完全排除恶性可能。

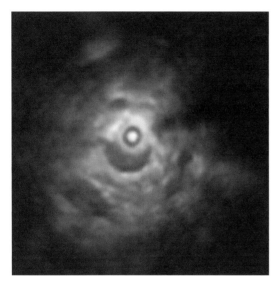

图33-6-31　胆管癌IDUS图
IDUS显示胆总管内强回声金属支架

第七节　胆管狭窄

广义地说，胆管狭窄应该包括胆道系统的任何部位，由任何原因所引起的部分性狭窄或完全性梗阻。它是各种良恶性胆道疾病和毗邻器官肿瘤侵犯压迫致胆管局部狭窄甚至闭塞的一类胆道病变，CT、MRCP等影像学检查有助于其定位诊断，ERCP细胞刷检或活组织检查对其定性诊断颇有帮助，但对胆管壁受累层次的判断及病因诊断仍存在困难。自从EUS，尤其是IDUS应用于临床以来，胆管狭窄的诊断和分类有了很大的提高。

一、声像图特征

（一）EUS声像图表现

EUS可以清晰地显示胆管狭窄的部位和程度、胆管壁的层次结构、近端胆管的扩张情况及是否合并肿瘤，并且可用于评估肿瘤的来源及与周围组织器官的关系。

1. 癌性狭窄　胆管内肿瘤像、胆管壁破坏像及肿瘤对周围组织的浸润像（图33-7-1）。

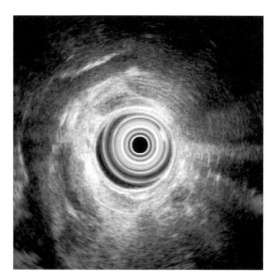

图33-7-1　EUS示肝门部胆管癌

2. 炎性狭窄　狭窄部胆管均一肥厚无胆管壁破坏像和周围组织浸润像。

3. 胆管壁外压迫　胆管压迫像和壁外肿瘤像（图33-7-2）。

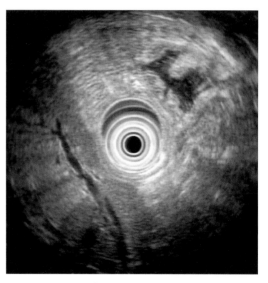

图33-7-2　EUS示肝门部转移淋巴结，伴肝内胆管扩张

（二）IDUS声像图表现

IDUS可显示正常胆管壁由内至外呈高—低—高回声的3层结构，相对应组织学结构依次为高回声相当于柱状上皮层，低回声相当于弹性纤维兼少量平滑肌层，最外层高回声为外膜组织和浆膜下层。因此IDUS对胆管狭窄性质和累及程度的判断很有价值。

1. 胆管狭窄的IDUS分类　目前多采用印牧直人分类法分为4型7种声像图（图33-7-3）。

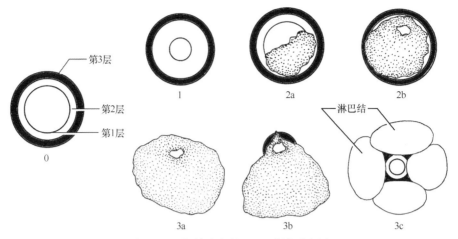

图33-7-3　胆管狭窄的IDUS分类示意图

　　0型：正常胆管。胆管壁呈高—低—高3层回声结构（图33-7-4）。1型：良性狭窄，胆管壁也呈3层结构，但其第2层低回声呈全周均一性肥厚，管腔狭小（图33-7-5，图33-7-6）；2a型：胆管壁低回声层内显示回声不均、边界不清的低回声团块，管壁增厚，管腔呈不对称性狭窄，外层高回声未侵及（图33-7-7，图33-7-8）；2b型：胆管腔狭小，肿瘤侵及管壁全周，部分外层高回声受累（图33-7-9，图33-7-10）；3a型：胆管腔狭小，肿瘤突破整个外层高回声（图33-7-11，图33-7-12）；3b型：肿瘤部分突破外层高回声（图33-7-13）；3c型：胆管周围淋巴结肿大，胆管受压，管腔狭窄。其中2a型、2b型、3a型为胆管癌，3b型为进行性胰腺癌，3c型为肿瘤淋巴结转移。

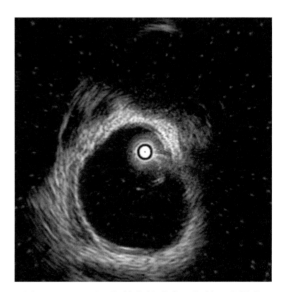

图33-7-5　1型：胆管良性狭窄，胆管上段扩张

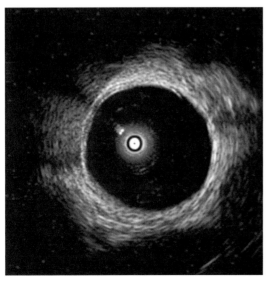

图33-7-4　正常胆管，胆管壁呈高—低—高3层回声结构

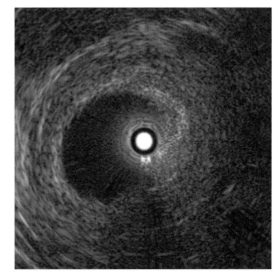

图33-7-6　1型：胆管良性狭窄，胆管壁第2层低回声呈全周均一性肥厚

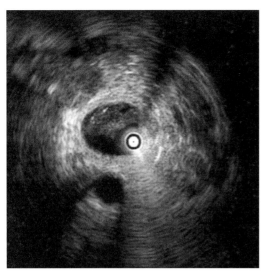

图33-7-7　2a型：胆管壁显示低回声团块，管腔呈不对称
性狭窄，外层高回声未侵及

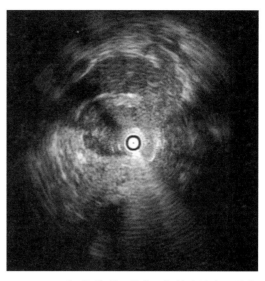

图33-7-10　2b型：胆管明显狭窄，胆管腔狭小，肿瘤呈低
回声侵及管壁全周，部分外层高回声受累

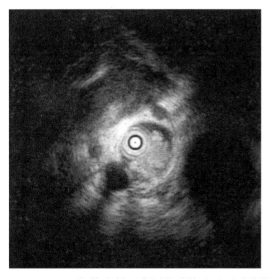

图33-7-8　2a型：胆管内低回声团块致管腔呈不对称性狭
窄，外层高回声未侵及

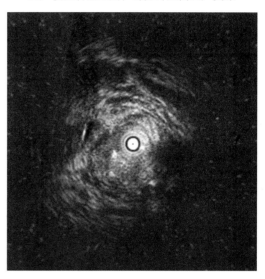

图33-7-11　3a型：胆管腔明显狭小，肿瘤突破整个外层高回声

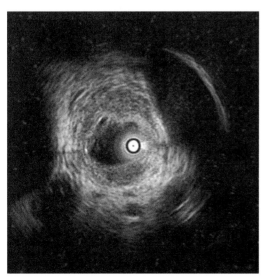

图33-7-9　2b型：胆管狭窄，胆管腔狭小，肿瘤侵及管壁全周

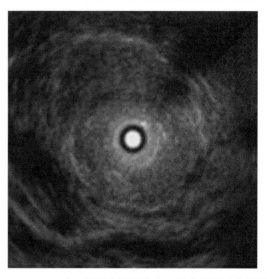

图33-7-12　3a型：胆管腔明显狭小，肿瘤呈低回声侵及管
壁全周并突破整个外层高回声

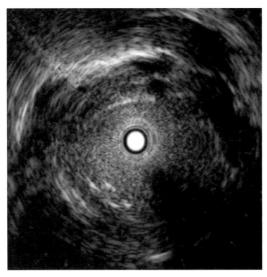

图33-7-13 3b型：胆管腔明显狭小，肿瘤部分突破外层高回声

2. 胆管狭窄的IDUS分型 露口利夫等将胆管狭窄的胆管内超声图像分为两型：①胆管壁肥厚，胆管外层高回声杂乱断裂，此为胆管癌特有的声像图（图33-7-14）；②胆管壁肥厚、管腔狭窄伴壁内回声不均，以良性狭窄居多（图33-7-15）。

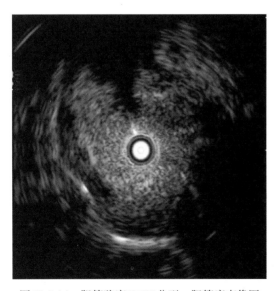

图33-7-14 胆管狭窄IDUS分型，胆管癌声像图

3. 乳头部狭窄的IDUS分类 乳头部狭窄的PBUS和IDUS声像图分为5型：①0型：正常乳头，由内向外呈高（第1a层）—低（第1b层）—高（第2层）—低（第3层）—高（第4层）的5层结构；②1a型：第1a层和第1b层均匀性肥厚；③1b型：第1a层和第1b层不均匀性肥厚；④2型：肿瘤侵犯第2层，但未突破该层；⑤3型：肿

瘤突破十二指肠筋膜层。

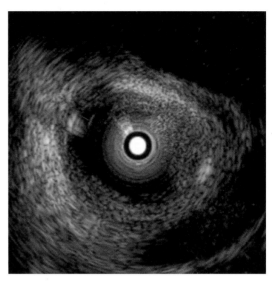

图33-7-15 胆管狭窄IDUS分型，良性狭窄声像图

二、诊 断

胆管狭窄大体可分为良性和恶性狭窄。良性狭窄：①炎症性狭窄，分继发于肝胆管结石及胆管炎（化脓性胆管炎和原发性硬化性胆管炎）两种；②损伤性狭窄，以胆囊切除术、胆总管探查术及肝脏手术后多见；③肝移植术后胆管狭窄，依据病史和实验室检查，尤其是B超、CT、MRCP、ERCP及PTC等影像学检查多可明确诊断，但对乳头部和肝门部胆管狭窄通常存在困难，EUS可显示ERCP时被造影剂掩盖的乳头部微小结石，还可显示胆管壁厚度与层次，从而有利于与恶性狭窄的鉴别。对恶性狭窄，EUS可通过显示病灶的起源来判断原发或浸润转移，并可行EUS-FNA获得可靠的病理诊断。

三、影像学比较

各种影像学检查对诊断胆管狭窄各有优劣。普通B超对病灶较深或缺乏胆汁的胆管狭窄段显示较差，且由于受肥胖和胃肠道积气的干扰，对球后段及其以下胆总管显示欠佳。CT和MR无法识别胆管腔内的非含钙结石、早期的胆管壁或腔内肿瘤（图33-7-16）。MRCP能清楚地显示胆管全貌及狭窄部位、范围和程度，对胆道复合性狭窄的显示有重要意义，但价格较贵，且对良恶性狭窄的鉴别诊断仍不理想（图33-7-17）。ERCP作为一项有创操作，因存在并发出血、消化道穿孔、胆道感染及胰腺炎等风险，目前很少单纯用于胆道狭窄的鉴别诊断，但ERCP联合IDUS、细胞刷检或组织活检对于胆道狭窄的定性诊断仍具有重要作用（图33-7-18，图33-7-19），并且随着内镜技术的不断发展，ERCP联合SpyGlass或直接胆道镜技术实现了胆道狭窄部位的直视观察，ERCP辅助下的共聚焦激光探针技术可观察到胆道狭窄部位的活体显微结构。为判断EUS对胆管狭窄的诊断价值，有研究前瞻性地对50例无痛性黄疸，疑为胆管狭窄的患者所采取的ERCP/PTC、CT、MRCP和EUS等检查方法进行了评价，研究认为联合应用EUS与MRCP可提高胆管狭窄诊断的特异度。IDUS通过高频超声探头对胆管的扫查，可以清晰地显示管壁结构层次及与毗邻组织器官的关系。Tamada等应用IDUS评价了62例胆道狭窄患者，多元回归分析显示，肿瘤无蒂（胆管腔内或腔外）、肿瘤>10mm及管壁结构中断等IDUS变量可用作预测其良恶性。近年来Hauke对比了ERCP联合IDUS、EUS和CT对于胆管恶性狭窄的诊断价值，结果显示诊断准确率分别为91%、74%和73%。近年来，一项多中心研究回顾了315例不明原因胆管狭窄的患者，包括181例远端胆管狭窄患者，128例肝门部胆管狭窄患者和6例肝内胆管狭窄患者。结果显示，EUS在远端胆管狭窄患者的诊断中更具优势，而对于肝门部胆管狭窄患者，CECT和MRI/MRCP的诊断作用更大。EUS-FNA可通过获取并分析胆管病变的组织细胞学指导胆管狭窄的诊断及治疗，且与ERCP相比，具有侵入性小、并发症发生率低的特点，研究显示，EUS-FNA的诊断敏感度为85%～93%。一项前瞻性、单盲、对照研究评价了EUS-FNA和ERCP联合组织活检对于胆道恶性肿瘤的诊断价值，结果证实EUS-FNA在诊断敏感度和准确性方面均优于ERCP联合组织活检。在疑难的胆管狭窄诊断方面，有研究先行EUS（±FNA），若无法明确诊断，再行SpyGlass胆道镜（SGC）联合胆管活检，最终94%的患者获得了准确诊断，并且EUS（±FNA）使得60%的患者避免了进一步的SGC检查。近年来，一项回顾性研究比较了EUS-FNA/EUS-FNB和ERCP途径活检在诊断胆管狭窄中的诊断效能。

研究结果显示，EUS-FNA/EUS-FNB比ERCP途径活检更加敏感和准确（$P=0.038$）。ERCP途径活检的总体敏感度和准确性分别为67.6%和72.9%，而EUS-FNA/EUS-FNB的敏感度和准确性分别为80.3%和83.5%。

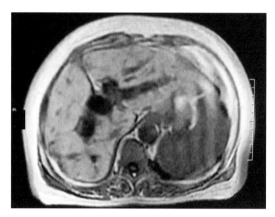

图33-7-16　胆管狭窄MR图
图示肝内胆管扩张，肝门部及左肝内胆管肿瘤

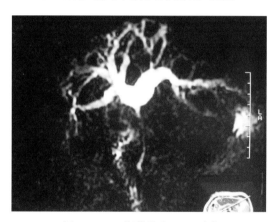

图33-7-17　胆管狭窄MRCP图
图示胆总管狭窄肝内胆管扩张

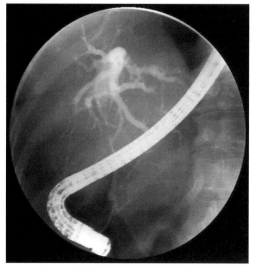

图33-7-18　胆管狭窄ERCP图
图示胆总管狭窄肝内胆管扩张

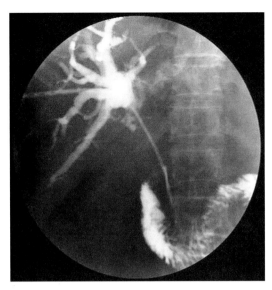

图33-7-19　胆管狭窄PTCD图

图示胆总管狭窄肝内胆管扩张

在远端胆管狭窄中，EUS-FNA/EUS-FNB优于ERCP途径活检（准确率：87.0% vs 72.5%，$P=0.007$），但在肝门部胆管狭窄患者中则不然。在没有胆管内肿块的病例中，EUS-FNA/EUS-FNB的诊断效能同样优于ERCP途径活检（准确率：83.3% vs 69.7%，$P=0.029$），但在胆管内有肿块的病例中则不然。

四、临床评价

EUS可通过显示狭窄段胆管壁的层次、厚度及病灶的起源判断胆总管狭窄的良恶性。尤其可显示普通B超、CT等显示欠佳的胆总管下段或中下段，对胆管狭窄的定位和定性诊断均有重要意义。胰头癌对胆总管可呈现包绕型侵犯或局部浸润型侵犯。EUS检查表明胆总管下段狭窄为胰头癌包绕型侵犯，中下段狭窄者均为局部浸润型侵犯。同时EUS还可显示胰头部淋巴结和胆管周围淋巴结肿大情况。根据EUS显示的胆管狭窄的长度及程度可对减黄手术进行指导，如鼻胆管引流术、胆管金属支架或塑料支架安置术，近年来EUS引导下胆管穿刺引流及胆管支架置入已成为减黄手术有效的选择方案之一。

IDUS无论是采用经皮经肝途径，还是经乳头途径，只要探头能插至胆道狭窄部位，即能清晰、准确地显示狭窄的病因、程度及狭窄胆管周围的情况。若为恶性狭窄，可见低回声肿瘤压迫或侵犯胆管壁，致胆管腔狭窄。若为炎性狭窄，可见胆管壁呈均匀性增厚，狭窄范围较大，多为不完全性狭窄。若为手术瘢痕所致狭窄，可见不规则的强回声瘢痕区。IDUS有助于诊断不确定的胆管狭窄，恶性病变的特征包括正常胆管层次的破坏、内部回声的异质性、外部回声的不规则性或低回声的肿块。相反，良性狭窄表现为均匀的高回声和光滑的边缘。Vasquez-Sequeiros等研究数据表明，IDUS可准确诊断90%的恶性胆道狭窄，而ERCP为67%。Domagk等研究发现，将ERCP和IDUS结合起来，诊断恶性胆道狭窄的准确率为88%。

EUS可以通过评估胆管壁的层次结构、病灶回声强度、起源及与毗邻血管、组织、器官的关系来综合判断胆管狭窄的性质，EUS-FNA可为明确胆管狭窄性质提供病理学依据，EUS引导下的胆管穿刺引流及胆管支架置入可有效减退黄疸及解除胆管狭窄。胆管腔内的微型超声探头扫查能够确定胆道狭窄的部位、胆道狭窄的长度、胆道狭窄的性质及狭窄病灶周围毗邻结构的情况，是目前诊断胆道狭窄众多检查方法中最有价值的方法之一。

第八节　Mirizzi综合征

Mirizzi（米里齐）综合征首先由阿根廷的外科医生Pablo Luis Mirizzi在1931年术中胆管造影中描述，因此而命名，然而直至17年后才对此综合征有了更进一步的了解。Mirizzi综合征是由胆囊颈部或胆囊管结石嵌顿并压迫胆总管所致的梗阻性黄疸。它是临床引起黄疸的一个少见原因，也是胆囊结石的并发症之一。

现在一般认为Mirizzi综合征发生的解剖学基础是胆囊管过长且与肝总管平行，相邻的两管之间有时缺如，中间仅隔一层薄的胆管上皮生长的纤维膜；有时周围组织形成一鞘状结构，将胆囊管与肝总管包裹在内。当结石嵌顿在胆囊管时，肝总管就很容易受压坏死形成瘘，结石可骑跨在瘘口上，引起胆管部分或完全梗阻；有时因慢性和（或）急性炎症改变导致粘连并引起继发性的肝总管狭窄，同时结石压迫造成胆囊管和肝总管管壁坏死，进而形成胆囊肝总管瘘或者肝总管壁缺损。临床主要有梗阻性黄疸、腹部疼痛、胆管炎为特征的一系列临床症候群。Mirizzi综合征分为以下几型：Ⅰ型胆囊管或胆囊颈结石嵌顿压迫胆总管没有瘘管形成（又称Mirizzi综合征原型），其他几型均有瘘管形成并根据瘘管口径分型；Ⅱ型胆囊胆管瘘形成，瘘管口径小于胆总管周径的1/3；Ⅲ型瘘管口径超过胆总管周径的2/3；Ⅳ型胆囊胆管瘘完全破坏了胆总管壁。患者有与胆管平行的长胆囊管或是胆囊管低汇流均可增加其发病概率。虽然该综合征目前为止没有非常特异的临床征象，但B超、CT、MRCP、EUS均对诊断有所帮助。术前的这些检查对于诊断的确立及分型对外科的手术治疗提供了帮助。

一、声像图特征

（一）EUS声像图表现

EUS扫查在胆囊管区多层的低回声结构内见高回声结石影，后伴声影，近端胆管扩张，远端胆管正常或内伴一些不均质回声（泥沙样结石或是伴有出血）。

（二）IDUS声像图表现

IDUS可显示扩张的近端胆管和狭窄处管壁外高回声后伴声影的结石，远端胆管无扩张，则可诊断（图33-8-1）。

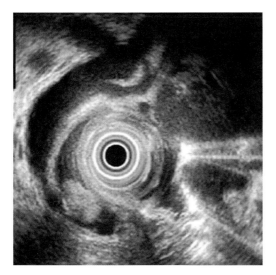

图33-8-1　IDUS显示胆囊管区狭窄，强光团伴声影

二、影像学比较

（一）体表B超

超声声像图特征为胆囊管或胆囊颈有强回声团伴声影，胆囊壁增厚，胆囊管梗阻扩张，Joseph等认为如发现胆囊管、肝总管和门静脉呈现所谓"三管征"（Triple channel sign），则考虑为Mirizzi综合征。一般认为，该病B超声像图可出现如下表现：①胆囊管以上包括肝总管扩张；②胆囊管或胆囊颈结石嵌顿；③扩张的肝总管或胆总管在结石下方管径突然变为正常；④胆囊肿大与积液，囊腔内显示多发结石，胆囊壁增厚呈现炎症改变。

（二）CT

腹部CT检查能较好地显示胆囊和胆管中的含钙结石。本病的CT表现：①肝内胆管及胰腺上段肝外胆管扩张；②肝门区多囊与多管征，周围的脂肪间隙模糊；③胆囊颈增宽；④胆管中含钙结石；⑤胆囊结石和（或）胆囊壁增厚，胆囊周围的脂肪间隙模糊（图33-8-2）。

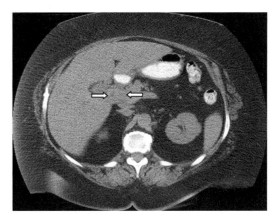

图33-8-2　CT提示肝内胆管扩张，在胆总管内隐约可见钙化区

（三）MRCP和ERCP

除可显示上述影像学表现外，在肝总管的分叉到胆囊管汇合处可见圆形充盈缺损，边缘光滑，部分可见肝总管移位或完全梗阻、充盈缺损或梗阻部位以上的胆管扩张（图33-8-3）。

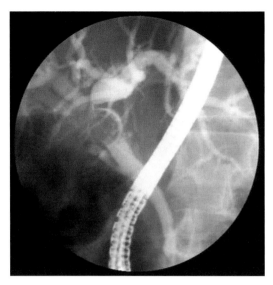

图33-8-3　ERCP显示胆总管上段狭窄呈反"C"征

三、临床评价

（一）体表 B 超

B超检查安全简便，无创伤，能够清晰地显示病变的位置、深度、大小及性质，并可实时动态地观察是胆管疾病影像学检查的首选方法。它能显示胆囊管和胆囊颈结石、肝内胆管扩张而胆总管内径正常，如果发现"三管征"，则可确诊该病，但其难以发现肝总管狭窄及胆囊胆管瘘，且部分患者胆囊萎缩不显像，也常受肠道气体干扰，无法清晰显示胆总管。

（二）CT

CT也可作为首选检查，能了解胆总管扩张情况及在胆囊管及胆囊颈部区域发现结石，并可对胆总管外是否有肿大淋巴结或是肿瘤浸润情况有所了解。然而CT对于阴性结石和结石是否在胆囊管或胆总管的确切部位较难明确。CT诊断Mirizzi综合征的敏感度、特异度、阳性预测值、阴性预测值和准确度分别为42.0%、98.5%、93.0%、83.5%和85.0%，CT检查与MRCP检查联合应用可以明显提高术前诊断该病的敏感度和准确度。

（三）MRC 和 ERC

两者在胆管结石诊断上有相似的效果，MRC具有非侵入性、无须使用造影剂、患者易于接受等优势，已基本取代ERC在诊断方面的作用，都能够准确发现胆管扩张、狭窄部位，但是对于胆管狭窄的性质、胆管壁及壁外情况不能明确，因此在鉴别Mirizzi综合征所致的胆管狭窄和恶性狭窄上仍然较为困难。如果MRC再结合常规MRI的横断面T_2WI和T_1WI表现，就不仅可以显示胆系解剖与梗阻性病变，还可以进一步观察胆管周围组织的结构与解剖形态，提高对胆系疾病的诊断水平。

（四）EUS 及 IDUS

EUS在评价远段和中段胆管的病变上是非常有价值的，但是基于解剖位置的关系，对于近段胆管，肝门部区域病变的评价上价值有限。IDUS能够很好地评价胆管壁的情况及近胆管壁2cm内的解剖结构变化；能够很好地区分结石是来自胆总管内还是胆总管壁外胆囊管；同时也可以很好地鉴别良恶性狭窄；可以评价肿瘤在胆管壁浸润的深度及右肝动脉、门静脉被侵犯的情况。并且由于是胆管内的超声，与常规超声相比在肝门区结构显影上很少有伪像；在评价肿瘤局灶浸润和评价能否外科切除等方面要优于EUS。但由于其扫描距离所限，其难以显示离管壁2cm以外距离的解剖结构，而且对于胆囊结构的显影也有明显的局限性。文献显示，IDUS诊断Mirizzi综合征的敏感度达97%，特异度达100%，而EUS、CT、MRCP的敏感度分别为73%、3%和63%。

（邹晓平　吕　瑛）

参 考 文 献

闫斌，蔡逢春，令狐恩强，等，2012. 十二指肠乳头肿瘤内镜下切除术34例疗效分析. 中华消化内镜杂志，29（12）：676-678.

ASGE Standards of Practice Committee，Maple JT，Ben-Menachem T，2010. The role of endoscopy in the evaluation of suspected choledocholithiasis. Gastrointest Endosc，71（1）：1-9.

Bournet B，Migueres I，Delacroix M，et al，2006. Early morbidity of endoscopic ultrasound: 13 years' experience at a referral center. Endoscopy，38（4）：349-354.

Chen YK，2007. Preclinical characterization of the Spyglass peroral cholangiopancreatoscopy system for direct access，visualization，and biopsy. Gastrointest Endosc，65（2）：303-311.

Chung HG，Chang JI，Lee KH，et al，2021. Comparison of EUS and ERCP-guided tissue sampling in suspected biliary stricture. PLoS One，16（10）：e0258887.

Fujita N，Noda Y，Kobayashi G，et al，2009. Intraductal ultrasonography（IDUS）for the diagnosis of biliopancreatic diseases. Best Pract Res Clin

Gastroenterol，23（5）：729-742.

Fusaroli P，Caletti G，2014. Intraductal ultrasound for high-risk patients：when will the last be first? Dig Dis Sci，59（8）：1676-1678.

Garrow D，Miller S，Sinha D，et al，2007. Endoscopic ultrasound：a meta-analysis of test performance in suspected biliary obstruction. Clin Gastroenterol Hepatol，5（5）：616-623.

Giljaca V，Gurusamy KS，Takwoingi Y，et al，2015. Endoscopic ultrasound versus magnetic resonance cholangiopancreatography for common bile duct stones. Cochrane Database Syst Rev，2：CD011549.

Heinzow HS，Kammerer S，Rammes C，et al，2014. Comparative analysis of ERCP，IDUS，EUS and CT in predicting malignant bile duct strictures. World J Gastroenterol，20（30）：10495-10503.

Hewitt MJ，McPhail MJ，Possamai L，et al，2012. EUS-guided FNA for the diagnosis of solid pancreatic neoplasms：a meta-analysis. Gastrointest Endosc，75（2）：319-331.

Inui K，Yoshino J，Miyoshi H，2009. Differential diagnosis and treatment of biliary strictures. Clin Gastroenterol Hepatol，7（11 Suppl）：S79-83.

Joseph S，Carvajal S，Odwin C，1985. Sonographic diagnosis of Mirizzi's syndrome. J Clin Ultrasound，13（3）：199-201.

Karakan T，Cindoruk M，Alagozlu H，et al，2009. EUS versus endoscopic retrograde cholangiography for patients with intermediate probability of bile duct stones：a prospective randomized trial. Gastrointest Endosc，69（2）：244-252.

Kim DC，Moon JH，Choi HJ，et al，2014. Usefulness of intraductal ultrasonography in icteric patients with highly suspected choledocholithiasis showing normal endoscopic retrograde cholangiopancreatography. Dig Dis Sci，59（8）：1902-1908.

Lakhtakia S，Gupta R，Tandan M，et al，2006. Mirizzi's syndrome：EUS appearance. Gastrointest Endosc，63（2）：322-323.

Lee JH，Lee SR，Lee SY，et al，2010. The usefulness of endoscopic ultrasonography in the diagnosis of choledocholithiasis without common bile duct dilatation. Korean J Gastroenterol，56（2）：97-102.

Meeralam Y，Al-Shammari K，Yaghoobi M，2017. Diagnostic accuracy of EUS compared with MRCP in detecting choledocholithiasis：a meta-analysis of diagnostic test accuracy in head-to-head studies. Gastrointest Endosc，86（6）：986-993.

Möller K，Braden B，Culver EL，et al，2022. Secondary sclerosing cholangitis and IgG4-sclerosing cholangitis-A review of cholangiographic and ultrasound imaging. Endosc Ultrasound，12（2）：181-199.

Moon JH，Cho YD，Cha SW，et al，2005. The detection of bile duct stones in suspected biliary pancreatitis：comparison of MRCP，ERCP，and intraductal US. Am J Gastroenterol，100（5）：1051-1057.

Nakazawa T，Naitoh I，Hayashi K，2012. Usefulness of Intraductal Ultrasonography in the Diagnosis of Cholangiocarcinoma and IgG4-Related Sclerosing Cholangitis. Nakazawa T，Naitoh I，Hayashi K. Clin Endosc，45（3）：331-336.

Navaneethan U，Njei B，Lourdusamy V，et al，2015. Comparative effectiveness of biliary brush cytology and intraductal biopsy for detection of malignant biliary strictures：a systematic review and meta-analysis. Gastrointest Endosc，81（1）：168-176.

Ney MV，Maluf-Filho F，Sakai P，et al，2005. Echo-endoscopy versus endoscopic retrograde cholangiography for the diagnosis of choledocholithiasis：the influence of the size of the stone and diameter of the common bile duct. Arq Gastroenterol，42（4）：239-243.

Nguyen NQ，Schoeman MN，Ruszkiewicz A，2013. Clinical utility of EUS before cholangioscopy in the evaluation of difficult biliary strictures. Gastrointest Endosc，78（6）：868-874.

Puli SR，Bechtold ML，Buxbaum JL，et al，2013. How good is endoscopic ultrasound-guided fine-needle aspiration in diagnosing the correct etiology for a solid pancreatic mass?：A meta-analysis and systematic review. Pancreas，42（1）：20-26.

Romagnuolo J，Bardou M，Rahme E，et al，2003. Magnetic resonance cholangiopancreatography：a meta-analysis of test performance in suspected biliary disease. Ann Intern Med，139（7）：547-557.

Rösch T，Meining A，Frühmorgen S，et al，2002. A prospective comparison of the diagnostic accuracy of ERCP，MRCP，CT，and EUS in biliary strictures. Gastrointest Endosc，55（7）：870-876.

Shin DW，Moon SH，Kim JH，2023. Diagnosis of Cholangiocarcinoma. Diagnostics（Basel）.13（2）：233.

Stavropoulos S，Larghi A，Verna E，et al，2005. Intraductal ultrasound for the evaluation of patients with biliary strictures and no abdominal mass on computed tomography. Endoscopy，37（8）：715-721.

Strongin A，Singh H，Eloubeidi MA，et al，2013. Role of Endoscopic Ultrasonography in the Evaluation of Extrahepatic Cholangiocarcinoma. Endosc Ultrasound，2（2）：71-76.

Tag-Adeen M，Malak M，Abdel-Gawad M，et al，2023. Clinical characteristics，risk factors and diagnostic outcomes of patients presented with indeterminate biliary stricture：A multicenter study. Front Med（Lausanne），9：1018201.

Tamada K，Tomiyama T，Wada S，et al，2002. Endoscopic transpapillary bile duct biopsy with the combination of intraductal ultrasonography in the diagnosis of biliary strictures. Gut，50（3）：326-331.

Tamada K，Ushio J，Sugano K，2011. Endoscopic diagnosis of extrahepatic bile duct carcinoma：Advances and current limitations. World J Clin Oncol，2（5）：203-216.

Tummala P，Munigala S，Eloubedi MA，et al，2013. Patients with obstructive jaundice and biliary stricture mass lesion on imaging：prevalence of malignancy and potential role of EUS-FNA. J Clin Gastroenterol，47（6）：532-537.

Turner BG，Cizginer S，Agarwal D，et al，2010. Diagnosis of pancreatic neoplasia with EUS and FNA：a report of accuracy. Gastrointest Endosc，71（1）：91-98.

Wehrmann T，Riphaus A，Martchenko K，et al，2006. Intraductal ultrasonography in the diagnosis of Mirizzi syndrome. Endoscopy，38（7）：717-722.

Weilert F，Bhat YM，Binmoeller KF，et al，2014. EUS-FNA is superior to ERCP-based tissue sampling in suspected malignant biliary obstruction：results of a prospective，single-blind，comparative study. Gastrointest Endosc，80（1）：97-104.

Williams EJ，Green J，Beckingham I，et al，2008. Guidelines on the management of common bile duct stones（CBDS）. Gut，57（7）：1004-1021.

Xu MM，Sethi A，2015. Diagnosing Biliary Malignancy. Gastrointest Endoscopy Clin N Am，25（4）：677-690.

Yoon LY，Moon JH，Choi HJ，et al，2015. Clinical usefulness of intraductal ultrasonography for the management of acute biliary pancreatitis. J Gastroenterol Hepatol，30（5）：952-956.

Yun EJ，Choi CS，Yoon DY，et al，2009. Combination of magnetic resonance cholangiopancreatography and computed tomography for preoperative diagnosis of the Mirizzi syndrome. J Comput Assist Tomogr，33（4）：636-640.

Zhou S，Buxbaum J，2022. Advanced Imaging of the Biliary System and Pancreas. Dig Dis Sci，67（5）：1599-1612.

第三十四章
胰　　腺

第一节　胰腺超声内镜检查技术

胰腺（pancreas）是人体重要的消化腺，富含外分泌腺和内分泌腺。外分泌腺所产生的含有淀粉酶、脂肪酶和胰蛋白酶原等消化酶的胰液通过胰管排入十二指肠，胰腺内的胰岛分泌多种内分泌激素。胰腺的代谢功能非常旺盛，易于受到各种内外源性致病因子的损伤。胰腺疾病在临床常见。由于胰腺位于腹膜后，其周围毗邻较多器官组织，当前的各种影像检查技术难以将其显示清晰。超声内镜问世后，该检查可在胰腺附近的消化道管腔内实时扫查，可更准确、更可靠地显示胰腺及其周边病变，因此其受到广泛关注，并成为胰腺疾病常用且主要的影像学诊断方法之一。

一、胰腺腔内超声解剖概要

（一）胰腺的位置

胰腺为柔软的、表面呈多叶状的、浅红色或黄色的实体腺，在体内存活状态下长12～15cm。它位于上腹部及左季肋部，位置较深，紧贴于腹后壁。其高度相当于第1、2腰椎水平。体表投影上缘约相当于脐上10cm，下缘约相当于脐上5cm。胰腺右端稍低，大部分在幽门水平以下，左端则在此水平面以上，胰腺的位置可随呼吸运动和体位的变更而发生一定程度的活动。

（二）胰腺的分部

通常将胰腺由右向左分为头、颈、体、尾四部分，见图34-1-1。

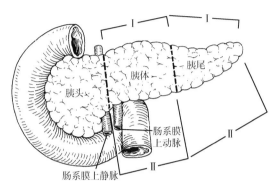

图34-1-1　胰腺的分部

（三）胰腺的毗邻结构（图34-1-2～图34-1-4）

胰头比较扁平，恰好位于十二指肠形成的C形弯曲内。其右侧毗邻十二指肠降部，下邻十二指肠水平部，上邻十二指肠上部。胰头前面有横结肠系膜根通过，后面贴靠下腔静脉。胆总管位于胰后面上份的沟内，由上向下行进，和胰管汇合，开口于十二指肠降部。胰头在后方借胰切迹和胰体分隔。肠系膜上血管行于胰切迹内。胰头于肠系膜上血管后方向左突出如钩形，称为钩突。

胰颈短而窄，为胰头和胰体之间的移行部分，此段长约2cm，稍缩窄。前面胃幽门部和十二指肠上部相邻。后面脾静脉和肠系膜上静脉汇合成门静脉。

胰体由胰切迹往左，横过主动脉和上部腰椎的前方，位于网膜囊后。其呈棱柱形，可分为三个面（前面、后面和下面）及三个缘（上缘、前缘和下缘）。胰体的后面无腹膜，此面接触主动脉、肠系膜上动脉、左肾上腺、左肾及其血管，紧邻脾静脉。脾动脉由腹腔干发出后，沿胰腺上缘由右向左行进。

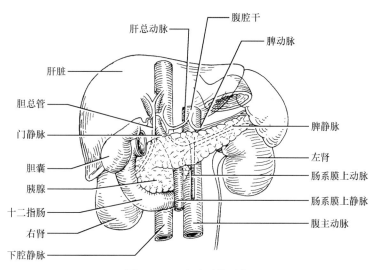

图34-1-2　胰腺及其毗邻

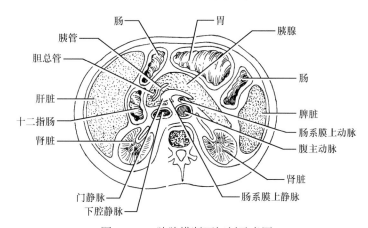

图34-1-3　胰腺横断面解剖示意图

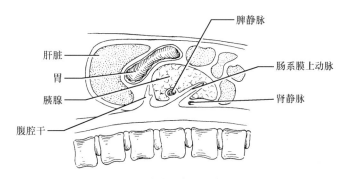

图34-1-4　胰腺纵断面解剖示意图

胰尾由胰体向左延伸，稍变窄，末端钝圆。它位于左肾之前，与脾及结肠左曲紧邻，并常进入脾肾韧带基部而接触脾门。脾静脉起自脾门，沿胰尾后面由左向右走行。脾动脉沿胰体上缘移行至胰尾前上方，直达脾门。

（四）胰腺及其毗邻的主要血管

胰腺的血液供应主要由腹腔干分支而来的胰十二指肠上、下动脉和脾动脉的分支供应。在这些血管中只有胰十二指肠动脉弓能在声像图上清楚显示，其他血管通常难以显示。胰腺的静脉一般伴同名动脉行进，最后汇入门静脉。

（五）胰腺的淋巴结

胰腺的淋巴管极为丰富，其淋巴引流途经常伴行于动脉，可经胰腺周围淋巴结和脾门淋巴结等注入腹腔干、肠系膜上动脉和腹主动脉等处的淋巴结（图34-1-5）。

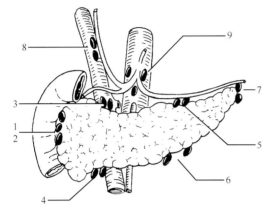

图34-1-5 胰腺的淋巴结

1、2组：胰十二指肠前、后淋巴结；3、4组：胰头上、下淋巴结；5、6组：胰体上、下淋巴结；7组：脾淋巴结；8、9组：肝门和腹腔淋巴结

（引自：山雄健次、高岛东伸，1997.消化器超音波内视镜.）

（六）胰管

胰腺外分泌液排出管为主胰管和副胰管（图34-1-6）。主胰管由胰尾开始，贯穿胰腺的全长，沿途汇集来自胰尾、胰体的许多小导管。正常主胰管的管腔为2～3mm，其粗细均匀，光滑平整。随着年龄增长，胰管管腔逐渐增粗，至老年期，主胰管甚至最大可达6～7mm。副胰管又称Santorini管，短小且细。从胰头的下部开始，经主胰管前面上行，并与主胰管交通，穿过十二指肠壁，开口于距主乳头上方约2cm的十二指肠小乳头。副胰管汇集由胰头前上部来的小导管。

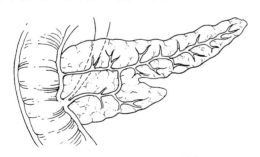

图34-1-6 正常的主、副胰管构型

（七）胰腺的超微结构

胰腺的外分泌部占胰腺的90%左右，为浆液性复管泡状腺，其小叶借疏松结缔组织结合在一起，导管、血管、淋巴管和神经都位于结缔组织

之中。内分泌部是由上皮细胞组成的许多细胞团，分散在外分泌部的腺泡之间。胰腺表面覆以薄层结缔组织，结缔组织伸入腺内，将实质分隔成许多小叶。主胰管的上皮为单层高柱状上皮，有时可有两层。在柱状细胞之间有杯状细胞，还可见单个或成群的内分泌细胞。

二、胰腺的腔内超声检查技术

（一）术前准备

1.患者准备

（1）超声内镜检查或治疗前应签署知情同意书，详细告知超声内镜诊疗的必要性和可行性，以及术中和术后可能出现的并发症，取得书面形式的知情同意书后方可实施超声内镜诊疗。

（2）术前应向患者做好解释工作，以消除患者顾虑，争取其积极配合。

（3）上午检查者，前1日晚餐后禁食；下午检查者，早晨可进流食，上午8时后禁食。

（4）病情较重、高龄患者或伴有心肺脑疾病者，宜监测心电、血压和氧饱和度等指标。

（5）检查前给予咽部麻醉并服用去泡剂，同普通胃镜；因情绪紧张等估计难以配合者，可肌内注射地西泮等镇静药，若条件允许，最好实行异内酚等全身麻醉。检查前也可加用丁溴东莨菪碱（解痉灵）、东莨菪碱等肠道解痉药肌内注射。

（6）拟行超声内镜引导治疗者，术前应建立静脉通路。

（7）行超声内镜检查时患者取左侧卧位即可，行胰管内超声检查时患者按ERCP要求先取俯卧位，然后转成左侧卧位。特殊情况下行术中胰管内超声检查时，则按手术要求摆放患者体位。

2.器材准备

（1）超声内镜：用于对胰腺疾病的诊断与治疗的超声内镜大致分为三大类，即普通超声内镜、微型导管式超声探头及特殊超声内镜，如穿刺用纵轴超声内镜、彩色多普勒超声内镜等。线阵扫描式超声内镜和环形扫描式超声内镜均可使用，临床上多选用环形扫描式超声内镜。胰腺的诊断适宜用超声内镜检查，最好选择机械扇形扫描探头，尤其宜用细径探头，以便在十二指肠腔内能较自由地进行各种方向切面的扫查，特别是显示钩突时做横切和斜切扫查。壶腹及乳头肿瘤往往造成十二指肠降段狭小，胰头部肿瘤侵犯十二指肠时可造成球部和降部的狭小，探头较大的超声内镜就难以通过狭窄部。穿刺超声内镜能在胃和十二指肠内近距离对胰腺及其毗邻结构进行穿刺活检，具有准确性高、并发症少的优点。彩色多普勒超声内镜能对胰腺占位性病灶进行鉴别诊断，清楚显示胰腺及其毗邻血管。新型的彩色多普勒超声内镜（endoscopic colour Doppler ultrasonogrphy，ECDUS）已与穿刺超声内镜融为一体，以线阵扫描型为主，部分探头采取中央穿刺槽式，其优点是显示穿刺针道清楚，同时能显示扫描区血管和脏器的血流情况。主要用于胰腺占位性病变的诊断、鉴别诊断、穿刺活检和治疗。

探头频率首选变频探头，即一个探头可行多种（通常两种）频率切换，频率范围为5MHz、7.5MHz和12MHz，以后两种频率切换为佳，这样组合既能显示胰腺及毗邻结构形态，又能清楚显示靠近探头的结构，如十二指肠壁、胃壁及其间的细微结构。

（2）微型超声探头（IDUS）：行胰管内微型超声探头扫查的探头应尽量选择外径细的探头。目前以外径2.0mm的无囊型微型超声探头最为理想。微型导管式探头，如Olympus-UM-G20-29R（图34-1-7），扫描频率为20MHz，可清晰显示胆管壁、胆管内和管周结构，提供丰富的影像学信息，用于胆总管结石、胆管狭窄的良恶性鉴别，以及胰腺疾病、壶腹部占位等病变的诊断，尤其对胰腺癌和慢性胰腺炎更有鉴别价值。Furukawa等报道应用IDUS可以清晰地显示门静脉、肠系膜上动脉和脾静脉，能敏感检出胰实质中小于1cm的微小肿瘤，诊断胰腺癌的敏感度为100%，特异度＞82%，诊断准确度为89%，比EUS、ERCP和常规CT更为出色，特异度（92%）也较EUS和ERCP高。在胰腺囊性肿瘤（pancreatic cystic neoplasm，PCN）中，尤其在导管内乳头状黏液瘤（intraductal papillary mucinous neoplasm，IPMN）的评估上，IDUS有其独特的价值。IDUS可以在胰管内观察到乳头样的结构以协助诊断IPMN，并通过观察有无实性成分的存在判断IPMN的风险，同时IDUS

也可以显示病灶与主胰管的关系，为手术方式的选择提供指导。Hara等发现IDUS在鉴别良恶性IPMN上同胰管镜相近，并优于ERCP和EUS，但技术难度高，探头易折损。由于胰管直径较胆管为细，因此IDUS探头在进入胰管特别是胰尾部胰管有一定的困难。仅在35%～55%的患者中IDUS探头可以进入到胰尾，因此IDUS在胰管中的应用价值不如胆管。

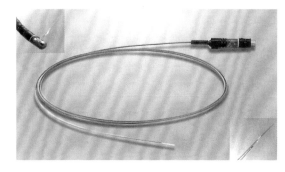

图34-1-7　微型导管式探头（Olympus-UM-G20-29R）

（3）注水设备：超声内镜探头外覆以水囊，原则上水囊为一次性用品，应及时更换。每次插镜前均应仔细检查探头外水囊有无破损及滑脱，并反复注水测试，排尽囊中气泡。驱除探头或水囊与受检部位间的空气，对于清晰显示超声图像非常必要。最简单方法是将带有水囊的探头置于脱气水中，故行超声内镜检查胰腺时，脱气水注入法是最常采用的方法。脱气水注入法具有较多优点：①脱气水注入法能保持消化管道在自然伸展状态下进行腔内超声检查，避免直接接触法对消化道壁的压迫及胰腺的推移，从而使超声内镜能精确显示出胰腺的结构。②适量的脱气水能使探头与胰腺保持一定距离，可使胰腺处于超声的焦点附近，从而有可能产生最佳超声图像。③注入脱气水最好使用封闭式的专用自动注水装置。

1）脱气水的准备：①水源，蒸馏水或经煮沸的饮用水。②水温，应与体温相当，冷水会刺激消化管造成消化管蠕动增加，容易产生新的气泡，从而影响超声图像显示质量。③注水方法，最好的方法是先注入适量水后再行超声检查，以免快速注水使胃内产生新的气泡。但是，十二指肠通常只能边注水边行超声扫查。④气泡去除方法，如胃和十二指肠内黏液中留有气泡，可先反复注入部分脱气水，吸引干净后，重新注入脱气水。

2）注水装置的检查：①容量，自动注水装置的容量通常为1000ml，但每次装入脱气水的容量最好为800ml。②新装入的脱气水应静置片刻再使用，以便装水时产生的气泡自动化解。③装水时，应缓慢注水及避免剧烈晃动水瓶，以免产生气泡。④装水完毕，应拧紧水瓶，以免注水时漏气，致水压下降，水流减慢。⑤使用注水装置前，应试验性体外注水，以确保检查时能正常注水。

3）注水的注意事项：①仅显示消化管外病灶，如胰腺及脾脏等，可先于胃底部注水，然后再观察。②注水前先用内镜吸尽胃液及潴留物，然后再注水。③对于病灶表面的附着物，最好先用水冲刷干净，然后注水行超声扫查。④注水过程应由内镜监视，而超声最好处于冻结状态，除非采用边注水边观察法。⑤注入水后，行超声检

查前，最好能将水面以上部分的空气吸尽。⑥注入水量因被检部位和器官不同而异，通常胃内注入300～500ml水即可。⑦十二指肠因注入水会不断流失，故常采用持续注水法，以不断补充流失的水量。⑧如果检查时间较长，注入水与胃内黏液及残留物混合影响超声图像时，应吸尽胃内液，然后重新注入脱气水。⑨行胃内超声内镜检查时，手法要轻，以免诱发患者呕吐造成微小气泡附着于消化管壁，影响超声图像质量。

（二）检查方法

1. 超声内镜检查方法 胰腺呈长条形，其体表投影位于胃和十二指肠。因此，超声内镜显示胰腺需分别在胃和十二指肠显示。首先，将超声内镜插入十二指肠乳头稍下方，然后边往外退镜边扫查，直至清楚显示全部胰腺（图34-1-8）。

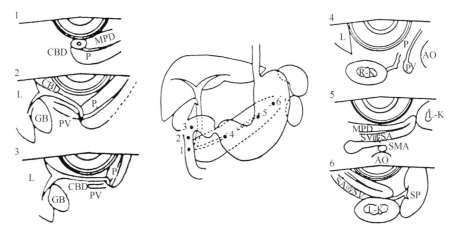

图34-1-8 胰腺超声内镜扫查的位置

1.十二指肠降部中段；2.十二指肠降部上段；3.十二指肠球部；4.胃窦部；5.胃体中部；6.胃体下部

L.肝脏；P.胰腺；R-K.右肾；L-K.左肾；SP.脾；AO.主动脉；SMA.肠系膜上动脉；SV.脾静脉；SA.脾动脉；PV.门静脉；

CBD.胆总管；MPD.主胰管；GB.胆囊

（1）十二指肠内扫查：超声内镜插至十二指肠乳头平面后，调节弯曲钮，使探头伸直。吸尽十二指肠内空气及黏液，然后向水囊注水（5～15ml），使水囊壁与十二指肠紧密接触。显示超声图像后，如有肠腔气体干扰可经活检钳通道注入适量脱气水，并调节探头位置，使气体干扰现象消失。通过调节内镜操纵部左右调节钮和上下调节钮，以及外拉和内插超声内镜，使图像保持最佳状态，并清楚显示胰腺及其毗邻结构。

（2）胃内扫查：在十二指肠内扫查结束后吸

尽水囊内脱气水，将内镜退至胃窦部。向水囊内注入脱气水，边显示超声图像边后退超声内镜，至胃体及胃底区域后显示胰腺体部和尾部，然后向胃内注入脱气水200～300ml，使胰腺体尾部显示清楚为止。如胃底黏液湖中的黏液影响声像图显示，则应将其吸引干净后再注水。术毕将胃内液体吸引干净，并吸尽水囊内水后拔镜。

2.微型超声探头检查方法

（1）按ERCP检查方法做术前准备，并经静脉注入镇静药。

（2）将十二指肠镜插至十二指肠乳头部，先

行胰管造影，然后经活检钳道插入微型超声探头，胰管插管多选择垂直于十二指肠壁，或按时钟定位法在1~2点钟方向插管。

（3）微型超声探头经十二指肠乳头插入胰管时，应轻轻调节抬钳器，慢慢向胰管内插入，以免用力过度损坏超声探头。

（4）在X线透视下，将微型超声探头缓缓插至胰尾部（图34-1-9）。

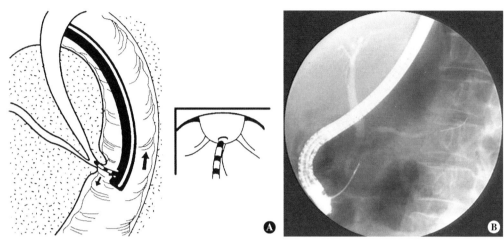

图34-1-9　胰管内微型超声探头检查

（5）如有主胰管严重狭窄，则微型超声探头应避免强行插入，以免损伤胰管。

（6）对于主胰管或与主胰管相通的病灶，如胰腺假性囊肿和胰管内乳头状瘤等进行检查时，应尽量减少探头在胰管内滞留的时间。

3. 胰腺的测量　超声内镜显示胰腺各径线的测量方法基本与体表B超相同。但因超声内镜显示的胰腺形态有别于体表B超，故测量方法也有所区别（图34-1-10）。

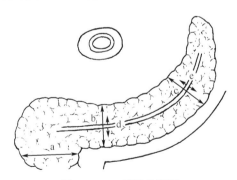

图34-1-10　胰腺的测量

a. 胰头；b. 胰腺头体部；c. 胰腺体尾部；d. 胰腺头体部胰管；e. 胰腺体尾部胰管

（三）术后处理

超声胃镜检查术后处理同普通胃镜检查，无须特殊处理。一般仅要求术后2小时内禁食、禁饮即可。

（四）并发症及处理

并发症及处理同普通胃镜检查。

第二节　胰腺腔内超声检查适应证和禁忌证

一、适　应　证

超声内镜系无创性检查，故适应证广泛，而胰管内超声则系微创性检查，并具有一定难度，且超声探头易受损，故适应证相对较窄。胰腺腔内超声检查常用于以下情况：

1. 体表B超或其他影像学检查发现胰腺有异常征象，需进一步明确诊断者。

2. 临床有胰腺疾病症状或体征者。

3. 血液或体液检验与胰腺相关的指标异常，如CA19-9升高者。

4. 胰腺占位性病变的鉴别诊断。

5. 胰腺癌患者需进一步做进展度判断者。

6. 胰腺炎性疾病（急性胰腺炎和慢性胰腺炎）的病因诊断和性质诊断。

超声内镜检查在以下疾病诊断中的应用有较大优势：①胰腺癌术前分期；②慢性胰腺炎的诊

断；③胰腺囊性病灶的鉴别诊断；④神经内分泌肿瘤的定位；⑤胰腺占位病灶的活检。

二、禁　忌　证

超声内镜检查胰腺无绝对禁忌证，对急性胰腺炎和复发性胰腺炎淀粉酶明显升高者，以及急性胰腺炎患者可行超声内镜检查，但应避免行胰管内超声检查。

第三节　正常胰腺声像图

一、正常胰腺的超声内镜声像图

（一）胰腺的正常图像

1.胰管像

（1）多平面、间断性显示的主胰管呈管状结构，最大内径≤3mm，通常主胰管的内径为2mm，在胰头部平均3mm，体部平均2.1mm，体与尾部连接处1.6mm。若主胰管大于3mm提示扩张。

（2）分支胰管显示困难，仅在当其扩张时才能显示。

2.胰腺边缘像　胰腺边缘被覆薄层脂肪，较光滑，无异常隆起灶。

3.胰腺实质像　正常胰实质呈均匀的点状回声。较肝脏回声略为粗大（图34-3-1）。但是，随着年龄的增长，回声强度增加，非均匀化明显，尤其是围绕全胰管周围的点状高回声密集，此谓"胰腺的增龄性改变"（图34-3-2）。

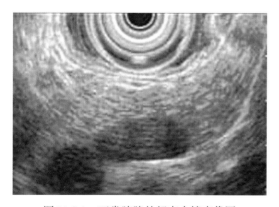

图34-3-1　正常胰腺的超声内镜声像图

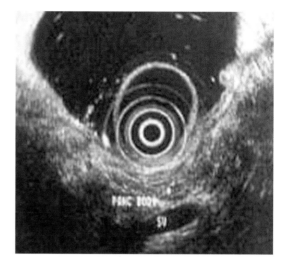

图34-3-2　胰腺的增龄性改变

（二）胰腺周围淋巴结

胰腺在7.5MHz频率扫查时具有较大的扫查范围和深度，可显示胰腺周围大部分淋巴结（图34-3-3）。

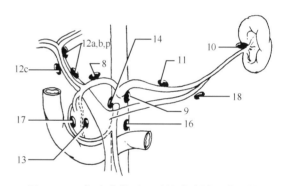

图34-3-3　超声内镜可显示的胰腺周围淋巴结

8.肝总动脉旁淋巴结；9.腹腔干旁淋巴结；10.脾门淋巴结；11.脾动脉旁淋巴结；12a.肝动脉旁淋巴结；12b.胆总管旁淋巴结；12p.门静脉旁淋巴结；12c.胆囊管周围淋巴结；13.胰头背侧淋巴结；14.肠系膜上动脉旁淋巴结；16.腹主动脉旁淋巴结；17.胰头腹侧淋巴结；18.胰腺下缘淋巴结

（引自：山雄健次，高岛东伸，1997.消化器超音波内视镜.）

（三）胰腺的超声测值

正常胰腺的形态及大小均有一定的差别，目前尚无统一的正常胰腺的超声测值标准。坂口应用超声内镜对不同年龄组健康人群的胰腺实质大小和主胰管管径进行了测量（表34-3-1）。结果显示，随着年龄的增长，正常胰腺实质有萎缩性变化，但胰腺主导管管径无显著变化。

表34-3-1　不同年龄组健康人群的胰实质大小和主胰管管径测值

分组	例数	年龄（岁）	胰腺实质大小（mm）			胰腺主导管管径（mm）	
			胰头部径	头体移行部径	体尾移行部径	头体部移行部径	体尾移行部径
甲组	19	< 39	15.6±2.1	14.2±1.7	17.6±2.3	1.3±0.2	1.2±0.3
乙组	34	40～59	14.6±1.6	13.9±1.7	15.5±2.6	1.5±0.4	1.2±0.3
丙组	17	> 60	13.9±1.5	13.3±2.0	13.1±2.0	1.5±0.4	1.4±0.3

（四）超声内镜图像探头的位置关系

胰腺的超声内镜检查是一项难度较大的操作，超声内镜探头在胃和十二指肠的不同部位可以获得不同切面的胰腺及其毗邻结构的声像图。因此，掌握胰腺的超声内镜检查的关键是了解超声内镜探头的位置与其显示胰腺及其毗邻结构的相对应关系。

1. 十二指肠内扫查　采用旋转式超声内镜在十二指肠乳头平面略下方开始扫查并逐渐向幽门移动探头可获得如下主要切面图。

（1）十二指肠乳头平面偏下方超声内镜显示图像上方为主动脉、下腔静脉和椎体，右下方为右肾（图34-3-4）。

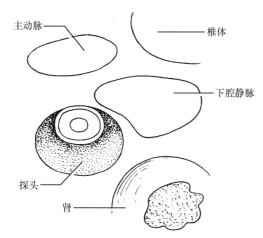

图34-3-4　十二指肠内超声内镜显示胰腺示意图（1）

（引自：山雄健次，高岛东伸，1997.消化器超音波内视镜.）

（2）超声内镜显示图34-3-4后探头略后退即可显示胰腺，见图34-3-5左下方显示胰头部，上方为主动脉和下腔静脉。

（3）超声内镜显示图34-3-5后，继续向后略退探头，但探头不超过十二指肠乳头即可显示图像

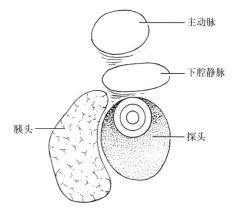

图34-3-5　十二指肠内超声内镜显示胰腺示意图（2）

（引自：山雄健次，高岛东伸，1997.消化器超音波内视镜.）

上方为下腔静脉，呈粗管状，血管壁呈两条强回声垂直线，图像左侧为肠系膜上静脉，肠系膜上静脉与探头之间为胰头，肠系膜上静脉的下外方为钩突（图34-3-6）。

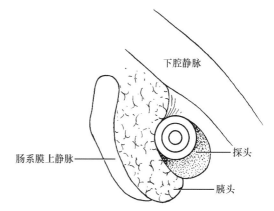

图34-3-6　十二指肠内超声内镜显示胰腺示意图（3）

（引自：山雄健次，高岛东伸，1997.消化器超音波内视镜.）

（4）在十二指肠乳头平面超声内镜显示图像的下外侧从内向外依次为胆总管、主胰管和肠系膜上静脉，沿肠系膜上静脉向上外方延伸即为门静脉（图34-3-7）。

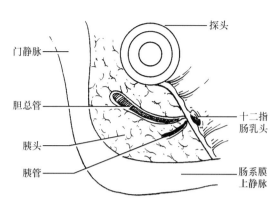

图34-3-7　十二指肠内超声内镜显示胰腺示意图（4）
（引自：山雄健次，高岛东伸，1997.消化器超音波内视镜.）

（5）探头由十二指肠乳头平面向幽门方向略后退，超声内镜即显示图像下方及右侧为胰头，左侧为胰体。

（6）探头在十二指肠降段内继续后退，超声内镜即显示胰头和胰体移行部。

（7）将探头退至十二指肠球部，超声内镜显示胆总管、胆囊管和胆囊，同时能清楚地显示胰腺（图34-3-8）。

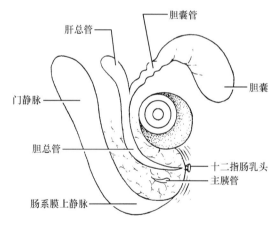

图34-3-8　十二指肠内超声内镜显示胰腺示意图（5）
（引自：山雄健次，高岛东伸，1997.消化器超音波内视镜.）

（8）探头位于十二指肠球部略向幽门方向后退，超声内镜显示图像左下方为胰头、右下方为胰体，上外方为胆囊，上方为肝左叶（图34-3-9）。

2. 胃内扫查

（1）将探头退至胃内，距门齿45～50cm处，超声内镜显示腹主动脉的短轴切面，此时将探头插入少许即可显示脾静脉及其内侧的胰体，图像右下方为左肾（图34-3-10）。

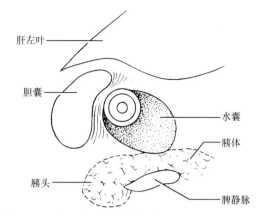

图34-3-9　十二指肠内超声内镜显示胰腺示意图（6）
（引自：山雄健次，高岛东伸，1997.消化器超音波内视镜.）

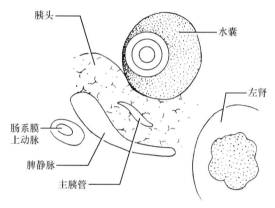

图34-3-10　胃内超声内镜显示胰腺示意图（1）
（引自：山雄健次，高岛东伸，1997.消化器超音波内视镜.）

（2）在超声内镜显示图34-3-10后，以胰腺后外侧的脾静脉为标志，调节探头的位置，显示胰腺体部，此位置相当于体表B超在心窝部对胰腺进行的横切扫查。

（3）以脾静脉为标志，调节探头向胰尾部扫查，此时图像以脾脏和左肾为标志，其间即为胰尾部（图34-3-11）。

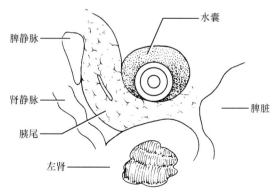

图34-3-11　胃内超声内镜显示胰腺示意图（2）
（引自：山雄健次，高岛东伸，1997.消化器超音波内视镜.）

（4）超声内镜显示图34-3-11后，略往后退镜显示腹主动脉及其分支肝总动脉和脾动脉，由此可确定腹主动脉旁有无淋巴结转移（图34-3-12）。

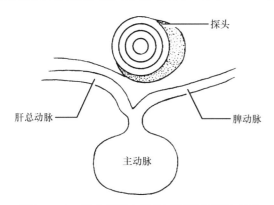

图34-3-12　胃内超声内镜显示胰腺示意图（3）

（引自：山雄健次，高岛东伸，1997.消化器超音波内视镜.）

二、正常胰腺的IDUS声像图

正常胰管内超声图像：

1.胰腺及其胰管的正常图像

（1）胰腺实质：正常胰实质的IDUS图像呈细网状（fine reiticularis pattern，FRP）。不同频率的IDUS对胰腺的显像范围及程度不同，有文献报道胰头前部的胰实质，30MHz IDUS完全横扫成像为46%，部分成像为54%；20MHz IDUS则分别为65%和33%。胰头后部的胰实质，30MHz IDUS完全横扫成像为79%，部分成像为21%，20MHz IDUS则100%完全成像。胰体和胰尾部的胰实质，30MHz IDUS 89%完全横扫成像，11%部分成像，20MHz IDUS可全部完整成像。胰钩突部胰实质的扫描，30MHz IDUS成像困难，20MHz IDUS 75%可完全成像，25%不成像。

（2）主胰管：胰管主要由黏膜及结缔组织构成，不同频率的IDUS对胰管层次的显示率不同。Furukawa等报道30MHz IDUS的正常主胰管

超声图像82.1%为3层结构，由内向外其分层依次为强回声—低回声—强回声，其组织学组成为黏膜、结缔组织和实质细胞，17.9%呈一高回声层。20MHz IDUS显示的主胰管53.6%呈1层高回声图像，17.9%呈如30MHz的3层图像，28.5%不成像（图34-3-13）。

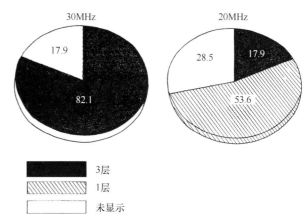

图34-3-13　胰管内超声对主胰管的显示

（3）胆总管及血管：对于胰腺周围组织，不同组织在20MHz IDUS及30MHz IDUS下成像不同：①胆总管，30MHz IDUS 7.2%完全成像，71.4%部分成像，21.4%不成像；20MHz IDUS 53.6%完全成像，46.4%部分成像。提示恶性胆管狭窄的IDUS表现如下：低回声肿块，尤其是浸润周围组织；内部回声的不均匀性；正常胆管壁的破坏；胆管外壁和内胆管壁乳头状突起的凹陷或不规则。②脾静脉，30MHz IDUS 7.2%完全成像，82.1%部分成像，10.7%不成像；20MHz IDUS 100%完全横扫成像。③门静脉及肠系膜上静脉，30MHz IDUS 100%部分成像；20MHz IDUS 100%完全横扫成像。④下腔静脉，30MHz IDUS 42.9%部分成像，57.1%不成像；20MHz IDUS 28.6%完全横扫成像（图34-3-14）。

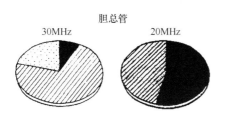

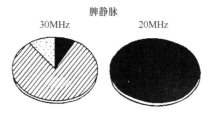

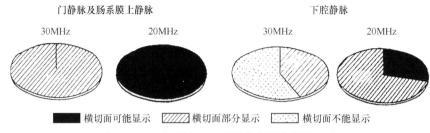

图34-3-14　胰管内超声对胆总管及血管的显示

2. 胰腺的IDUS图像（图34-3-15）

（1）胰管内IDUS观察内容为不同部位主胰管的中心断面、胰腺实质、胆总管和血管。

（2）由于IDUS探头的频率通常≥20MHz，因此，其扫查范围浅，对胰腺的毗邻结构显示欠清晰。

（3）微型超声探头位于胰腺头部胰管内可显示胆总管胰段（图34-3-15A）；探头位于胰腺钩突部可显示肠系膜上静脉（图34-3-15B）；探头位于胰腺体部和尾部可显示脾静脉（图34-3-15C）。

（4）IDUS对各种病变的胆胰管及其内部结构均能清晰显示，对胰周脉管（门静脉系统、胆管及下腔静脉）也能清晰显示，所见视野较为广泛。典型影像学表现如图34-3-16所示。

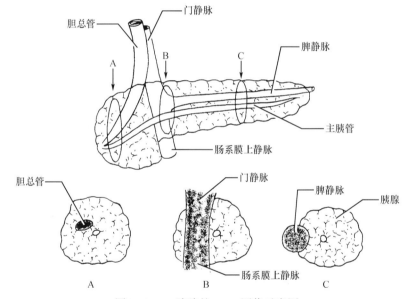

图34-3-15　胰腺的IDUS图像示意图

（引自：山雄健次，高岛东伸，1997.消化器超音波内视镜.）

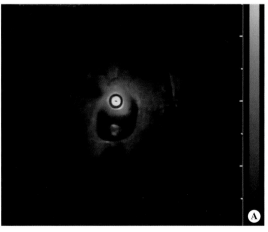

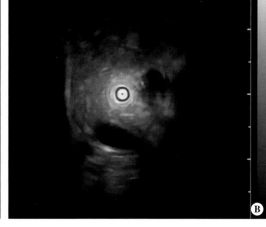

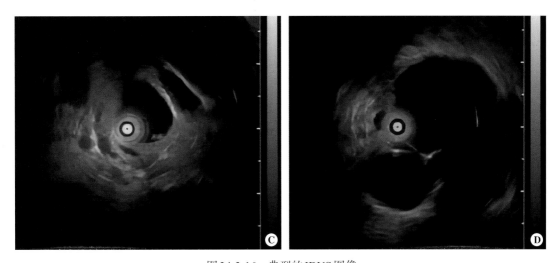

图34-3-16　典型的IDUS图像

（引自：孙畅，潘雪，金震东，等，2010.胆胰管内超声内镜对胰腺疾病的诊断价值.第二军医大学学报.）

（刘　岩　金震东）

第四节　急性胰腺炎

急性胰腺炎（acute pancreatitis，AP）是临床常见的内科急症，临床上按照疾病轻重程度将AP分为轻症急性胰腺炎（mild acute pancreatitis，MAP）和重症急性胰腺炎（severe acute pancreatitis，SAP）。AP的诊断主要依据各种影像学和实验室检查。超声内镜并不是诊断急性胰腺炎的首选方法，对急性胰腺炎的诊断价值在于：①急性胰腺炎病因不明，如怀疑胆总管下段细小结石、自身免疫性胰腺炎、胰腺导管内乳头状黏液瘤、胰腺肿瘤时，需要行超声内镜检查以明确病因。②对于急性胰腺炎后胰周坏死物聚积和胰腺假性囊肿是否可行内镜治疗，超声内镜检查有较高的判断价值。

一、声像图特征

1. 胰腺体积增大　急性胰腺炎时胰腺往往弥漫性肿大及增厚，超声测量时各径线均超过正常界限值，肿大的程度与急性胰腺炎的严重程度有关，少数患者胰腺可呈局限性肿大（图34-4-1）。

2. 胰腺回声改变　急性胰腺炎时，由于胰腺的肿胀、出血及坏死导致胰腺内出现片状无回声或低回声改变（图34-4-2）。

3. 胰周积液　重症胰腺炎周围可出现不规则液性暗区，局限于某一区域或围绕全胰腺，即为坏死渗出积液所致（图34-4-3）。

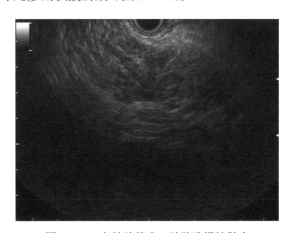

图34-4-1　急性胰腺炎，胰腺弥漫性肿大

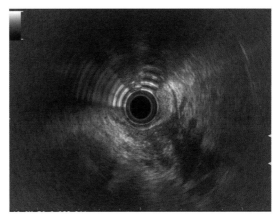

图34-4-2　急性胰腺炎，胰腺内出现片状低回声、无回声改变

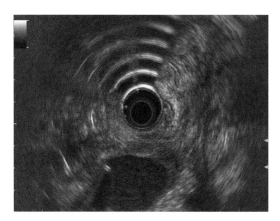

图34-4-3 急性胰腺炎,胰腺周围出现不规则液性暗区

4. 胆道结石 超声内镜可发现常规影像学检查未能显示的胆道结石,尤其是微结石。如超声内镜显示胆总管内有类似结石的强回声微小光团,可伴或不伴有声影,或较强回声光团覆壁声像影,认为有胆管微结石存在(图34-4-4)。

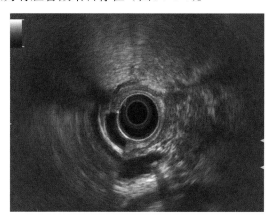

图34-4-4 胆总管内可见一强回声,后方伴声影

5. 胰腺假性囊肿 急性胰腺炎后,胰周可见囊样无回声病灶,病灶后方可有回声增强效应(图34-4-5)。

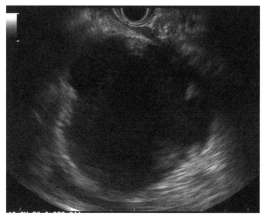

图34-4-5 急性胰腺炎后,胰周可见一囊样无回声病灶,病灶内可见絮状坏死物

二、诊 断

(一)超声内镜诊断标准

胰腺组织内部回声均匀,比同距离肝脏组织回声略高。超声图像发现胰头、胰体、胰尾三者中任一厚度超过相应的正常上限即可认为胰腺增大。胰腺炎时可出现胰腺组织弥漫性低回声和(或)边界不清的低回声团块中伴或不伴高回声亮点。相较于CT,超声内镜能更敏感地发现胰腺肿大、回声减弱、内部和胰周的液性暗区。

(二)鉴别诊断

1. 胰腺肿瘤 若出现胰腺局部肿大,应与胰腺肿瘤相鉴别。肿瘤为低回声、边界不清、内部回声不均匀,周围可伴有肿大的淋巴结。少部分胰腺肿瘤因压迫或阻塞胰管而引起急性胰腺炎,要注意区别,以防延误肿瘤的诊断。

2. 慢性胰腺炎 慢性胰腺炎胰腺体积萎缩,回声增强、不均,胰管呈节段性扩张扭曲,胰腺实质、胰管内可伴有结石。如在慢性胰腺炎基础上合并急性胰腺炎,则兼有二者超声特点。

3. 自身免疫性胰腺炎 超声内镜下胰腺可表现为弥漫性或局灶性胰腺体积增大,回声减弱,胰腺边缘呈波浪状,整个胰腺呈“腊肠样”改变,胰管呈“钢丝样”改变。可同时合并肝外胆管扩张、管壁增厚、胰周淋巴结肿大。如能结合超声内镜引导穿刺获取胰腺组织进行活检诊断,将更有助于鉴别诊断。

三、影像学比较

(一)B超

普通超声是急性胰腺炎的常用检查手段,具有简单、快速的特点,可作为常规初筛检查。超声主要特点为:①胰腺弥漫性肿大。轻型急性胰腺炎时,胰腺形态规则,体积增大,边缘整齐。②轻型急性胰腺炎时胰腺内部回声为均一的低回声,重症急性胰腺炎时内部呈高低混合回声,可有液化和钙化灶。③胰管轻度扩张或不扩张。④可伴或不伴胆道结石,但由于急性胰腺炎时肠麻痹所致肠腔积气,因此显像的胰腺区域常不完整，而且也无法分辨细微病变。超声内镜检查可避免肠腔气体的干扰，诊断的敏感度更高，在判断有无胆总管结石方面同样优于普通B超。

（二）CT

CT是目前最常用的检查手段，特别是在评估急性胰腺炎严重程度，鉴别轻症和重症急性胰腺炎，以及判断附件器官是否受累等方面具有重要价值。急性胰腺炎CT检查的主要特点为：①轻症急性胰腺炎可见胰腺体积弥漫性增大，边界模糊，密度减低；重症急性胰腺炎可见低密度的坏死区和高密度的出血区。②胰周筋膜增厚。③胰周积液。④胰腺脓肿。

EUS在判断胰腺水肿、坏死及胰周累及方面与CT等同，但在明确急性胰腺炎病因方面优于CT。

（三）MRI

急性胰腺炎MRI检查的主要表现包括胰腺形态、信号的改变及胰周渗出等。一般急性胰腺炎多表现为胰腺的局部或整体增大，在T_1WI加脂肪抑制上呈不均匀信号，增强扫描呈不均匀强化，坏死区表现为低信号，也无强化改变。胰周积液在T_2WI上呈高信号。胰腺炎合并胰腺假性囊肿在T_1WI上呈低信号，在T_2WI上呈均匀的高信号。合并感染或出血时表现为混合信号。

（四）磁共振胰胆管成像

磁共振胰胆管成像（magnetic resonance cholangiopancreatography，MRCP）对判断急性胰腺炎病因有一定的价值，如明确有无胆管的扩张及结石、有无胰管的扩张等。MRCP是一种非介入性的检查方法，患者不必暴露于X线照射下，也不必使用造影剂，能较好地显示胆管、胰管情况。

四、临床价值

EUS可以不受胃肠道气体的影响，完整显示患者的胰腺和胆道，这点要优于体表超声。EUS的分辨率高，可以分辨一些细微病变，如胆管的微结石、泥沙样结石，也可对急性胰腺炎的严重程度和类型起到预判作用。

（一）超声内镜对急性胰腺炎严重程度的判断

EUS并非是急性胰腺炎诊断必需的影像学检查方法。但有文献报道，EUS可判断急性胰腺炎的严重程度，且相较于CT和MRI，EUS的优势在于无需暴露于X线照射及不必使用造影剂。有研究报道，胰周局灶性低回声区是急性胰腺炎严重不良预后的临床预测因子。另一项研究显示，胰周水肿、胰腺实质回声不均、胆总管扩张和腹腔积液与急性胰腺炎的严重程度相关。这些研究均提示，在急性胰腺炎的早期广泛开展EUS检查是必要的和有益的。

（二）超声内镜对急性胰腺炎病因的诊断

为了明确急性胰腺炎的病因，需要询问患者个人史和家族史、用药史，进行详细的体格检查及检验（如肝脏生物化学、甘油三酯和钙），即便如此，仍有16%～27%的急性胰腺炎病因无法明确。EUS已成为评估不明原因急性胰腺炎最重要的诊断工具，研究报道，EUS能发现29%～88%急性胰腺炎患者的潜在病因。在EUS检查中发现的急性胰腺炎病因最常见的是隐匿性胆管结石和隐匿性壶腹、胰胆管恶性肿瘤。

根据现有证据，MRI和MRCP被认为是EUS评估不明原因急性胰腺炎的补充或替代检查。最近一项荟萃分析比较这两种检查模式，提示EUS较MRI更有可能诊断出急性胰腺炎的病因。有研究报道49例均行EUS和MRCP检查的特发性急性胰腺炎患者，EUS对急性胰腺炎病因的诊断率（51%）较MRCP（20%）显著升高，提示EUS在胆道疾病的诊断方面较MRCP更具优势。尽管MRCP对胆管树有较好的显示效果，但是EUS对于细小胆管结石的诊断敏感度更高，对胆囊图像的显示效果更佳。新近有研究报道对131例急性胆管炎患者行EUS检查来判断胆道系统是否因有结石而需行ERCP治疗，结果显示68%的患者未发现胆道系统结石，这直接避免了侵入性ERCP手术。与直接接受ERCP的患者相比，在EUS检查后行ERCP治疗的患者中，重症急性胰腺炎的发生率和住院死亡率均较低。提示对于急性胰腺炎患者，超声内镜有助于确定治疗策略（ERCP适应证），并可降低住院死亡率。

对于特发性复发性急性胰腺炎患者，EUS同样可以明确急性胰腺炎发病病因。在134例特发性复发性急性胰腺炎患者中发现27例（20%）患者在首次发作时伴有胆囊/胆总管的泥沙或结石。因此，最近有研究认为，首次发作急性胰腺炎后均建议行EUS检查。2017年一项系统研究和荟萃分析研究提示，EUS和MRCP作为两个互补性检查，用于特发性急性胰腺炎（idiopathic acute pancreatitis，IAP）的病因诊断。在IAP的病因诊断中，EUS的诊断准确率（64%）高于MRCP（34%），应优先用于胆道疾病和慢性胰腺炎的诊断，而促泌素刺激后的MRCP检查（MRCP after secretin stimulation，S-MRCP）在诊断胆胰导管系统可能存在的解剖改变（如胰腺分裂）方面优于EUS和MRCP。

部分急性胰腺炎患者伴有隐匿的胰腺癌病灶，胰腺肿瘤阻塞胰管可导致急性胰腺炎发作，而胰腺的水肿、渗出常会掩盖原发病灶。有研究报道，174例胰腺癌患者中，24例（13.8%）患者有急性胰腺炎发作症状。EUS对于直径＜2cm的胰腺癌检出率较增强CT和MRI高，对于可疑的低回声病灶可行EUS引导的细针穿刺来进一步明确诊断。

目前，EUS被认为是不明原因急性胰腺炎和复发性急性胰腺炎的首选检查手段。尽管EUS检查的最佳时机尚存争议，但大多数专家建议急性胰腺炎发作后2～6周行EUS检查以评估炎症变化及微小病变。

（蒋　斐）

第五节　慢性胰腺炎

一、疾病概述

慢性胰腺炎（chronic pancreatitis，CP）是由于各种不同因素造成以胰腺组织炎性浸润、纤维化、萎缩及钙化为特点的进行性和不可逆性炎症过程，引起胰腺组织形态结构和功能持续性损害，最终导致胰腺内、外分泌功能永久性丧失。临床上早期表现为特征性的腹痛，晚期可出现胰腺内、外分泌功能不全表现，如腹泻、体重下降、吸收

或营养不良及糖尿病。慢性胰腺炎发病率地区间差异较大，欧美国家相对较高，我国的发病率较低，但近年来我国有增加的趋势。慢性胰腺炎可由酒精中毒、胆道系统疾病、遗传、自身免疫、损伤等多种因素造成，在西方国家慢性嗜酒是慢性胰腺炎最常见的原因。我国慢性胰腺炎的病因中胆道疾病所占比例较西方国家高，酒精性因素呈上升趋势，自身免疫作为慢性胰腺炎的病因逐渐受到重视。

二、诊　　断

因为通过非手术方式获得胰腺组织活检标本相对困难，且尚缺乏共识一致达成的组织学诊断标准，所以组织学检查尚难以常规用于诊断慢性胰腺炎。因此，慢性胰腺炎的诊断主要基于风险因素、临床表现、胰腺内、外分泌功能检查及各种影像学方法。但在临床实践中，经体表腹部超声、CT诊断早期或轻度慢性胰腺炎的敏感度较低，逆行性胰胆管造影（ERCP）存在一定并发症发生的风险，而胰泌素或胆囊收缩素刺激的胰腺分泌功能检查由于检查不易获得、技术存在一定难度、患者不易耐受等因素，其在临床上难以广泛开展。

由于上述各种检查方法存在一定的局限性，患者确诊时大多数已处于疾病晚期，因此对慢性胰腺炎进行早期诊断极具挑战性。自20世纪80年代超声内镜应用于临床以来，其为慢性胰腺炎的诊断提供了一种新的有价值的方法。由于超声探头能紧贴十二指肠壁和胃壁对胰腺进行近距离扫描，避免了肠道气体和腹壁脂肪的干扰，加之分辨率高，因而相对于其他影像学或功能性检查，其可能会更早和更清晰地显示胰腺实质及胰管系统的细微改变。

三、超声内镜的诊断价值

（一）传统9项超声内镜标准

EUS对慢性胰腺炎的诊断主要是基于胰腺实质和胰管的形态学改变，据此国际工作组依据最小化标准命名法原则制定了诊断慢性胰腺炎的9项

EUS 标准（表34-5-1）。通过对手术切除标本进行分析，这些标准分别与组织学改变具有一定的对应关系。

表 34-5-1　慢性胰腺炎的9项EUS标准及相应组织学改变

EUS 标准	相应组织学改变
胰腺实质异常	
强回声灶	灶性纤维化
强回声条带	桥接纤维化
小叶化	小叶间纤维化
囊肿	囊肿/假性囊肿
胰管异常	
主胰管扩张	胰头＞3mm、胰体＞2mm、胰尾＞1mm
胰管不规则	胰管局部扩张/狭窄
管壁回声增强	胰管周围纤维化
侧支胰管显现	侧支胰管扩张
结石	钙化结石

EUS 下这些标准显现得越多，诊断慢性胰腺炎的可能性就越大。以慢性胰腺炎的 ERCP 剑桥诊断标准作为参照，选取 ≥3 项 EUS 标准则诊断慢性胰腺炎的可能性很大（阳性预测值＞85%），而选取 ≤2 项 EUS 标准则诊断中或重度慢性胰腺炎的可能性很小（阴性预测值＞85%）。采用受试者工作特征曲线（ROC）分析显示，选取 ≥3 项 EUS 标准的阈值可能提供最优化的诊断敏感度（80%～88%）和特异度（86%～100%）。

总之，EUS 诊断慢性胰腺炎的敏感度和特异度取决于这些标准选取数目的阈值，阈值高（如 ≥5 项 EUS 标准）则诊断的特异度高而敏感度降低，阈值低（如 ≥3 项 EUS 标准）则提高了敏感度却以牺牲特异度为代价。随着人们认识到这些 EUS 标准中有的可能是生理性改变，有学者建议，EUS 显现 1～2 项标准可能为正常胰腺，显现

3～4 项标准可能为早期或轻度慢性胰腺炎。此外，对某些细微异常的 EUS 标准进行解释时，需要考虑到同样可以引起胰腺纤维化的高龄、肥胖、饮酒、吸烟等因素的干扰作用。性别也是另外一个与慢性胰腺炎 EUS 异常改变密切相关的因素。有研究显示，男性是慢性胰腺炎独立的预测因子。因此，临床上在高龄男性患者中更容易观察到慢性胰腺炎的 EUS 异常改变，这可能与吸烟和饮酒暴露因素随年龄增长的累积作用有关。这里需要强调的是，尽管对慢性胰腺炎的早期诊断很重要，但鉴于早期治疗的作用有限，又为了避免进行没有必要的干预治疗所带来的巨大风险，在阈值的选取上应充分考虑到阳性预测值的意义，而可以以诊断的延迟性作为代价。

在上述 9 项 EUS 标准的应用过程中人们发现，并非每一项标准的重要性都一致。有报道，在120 例因非胰胆疾病接受 EUS 检查的患者中，28%的患者可以观察到至少 1 项胰腺实质或胰管异常的改变，并且随着年龄的增长，EUS 异常改变的比例也呈增加趋势：＜40 岁（23%），40～60 岁（25%），＞60 岁（39%）；强回声条带是各年龄组中最为常见的异常改变，而没有一例患者具有 3 项以上的 EUS 异常改变。最终作者认为，胰管结石或胰腺实质钙化、胰管狭窄、胰管扩张或出现 3 项以上异常改变是在任何年龄组诊断慢性胰腺炎最为特异的 EUS 特征。

（二）Rosemont分类诊断标准

正是由于 9 项 EUS 标准的各自权重即对慢性胰腺炎的预示价值并不一致，大多数学者认为需要对这些标准进行优化利用。为此 2007 年 4 月 32 位国际知名 EUS 专家在美国 Rosemont 达成共识，提出了一个新的慢性胰腺炎 EUS 分类和诊断的 Rosemont 标准（表34-5-2、表34-5-3、图34-5-1～图34-5-19）。

表 34-5-2　慢性胰腺炎 EUS 分类的 Rosemont 标准

等级	特征	定义	标准级别	相应组织学改变
胰腺实质				
1	强回声灶伴声影 *	回声结构长度、宽度≥2mm，且伴声影	主要标准A	胰腺实质钙化
2	小叶化	结构≥5mm，边界清楚，边缘回声增强，内部回声相对较弱		不明

续表

等级	特征	定义	标准级别	相应组织学改变
	（1）伴蜂窝样结构	连续≥3个小叶样结构	主要标准B	
	（2）不伴蜂窝样结构	无连续的小叶样结构	次要标准	
3	强回声灶不伴声影*	回声结构长度、宽度≥2mm，但不伴声影	次要标准	不明
4	囊肿*	无回声的、圆形/椭圆形结构，伴/不伴分隔	次要标准	假性囊肿
5	条带#	强回声线条长度≥3mm，至少分布于2个不同方向的影像平面	次要标准	不明
胰管				
1	主胰管结石*	回声结构位于主胰管内，伴声影	重要标准A	结石
2	主胰管轮廓不规则	不均一或不规则的外形和扩张	次要标准	不明
3	侧支胰管扩张	≥3个的管状无回声结构，每个宽度均≥1mm，衍生于主胰管	次要标准	侧支胰管扩张
4	主胰管扩张	体部胰管≥3.5mm或尾部胰管＞1.5mm	次要标准	主胰管扩张
5	主胰管管壁回声增强	超过50%的体尾部主胰管有清晰明显的回声结构	次要标准	胰管纤维化

*可位于胰头、胰体、胰尾；#可位于胰头腹侧、胰体、胰尾；其他特征限于胰体、胰尾。

表34-5-3　慢性胰腺炎EUS诊断的Rosemont标准

1. 符合慢性胰腺炎
   （1）1个主要标准A+≥3个次要标准
   （2）1个主要标准A+1个主要标准B
   （3）2个主要标准A
2. 提示慢性胰腺炎（需要CT、MRI、ERCP等影像学检查或胰腺外分泌功能检查进一步确认）
   （1）1个主要标准A+＜3个次要标准
   （2）1个主要标准B+≥3个次要标准
   （3）≥5个任何的次要标准
3. 不能确定慢性胰腺炎（需要CT、MRI、ERCP等影像学检查或胰腺外分泌功能检查进一步确认）
   （1）3～4个次要标准，无主要标准
   （2）仅1个主要标准B或＜3个次要标准
4. 正常胰腺
   ≤2个次要标准（除外囊肿、主胰管扩张、无声影的强回声灶、侧支胰管扩张），无主要标准

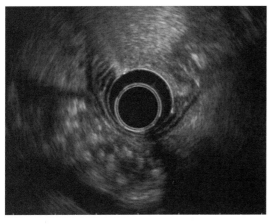

图34-5-1　胰腺实质可见多发不伴声影的强回声灶（1）

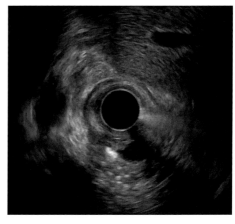

图34-5-2　胰腺实质可见多发不伴声影的强回声灶（2）

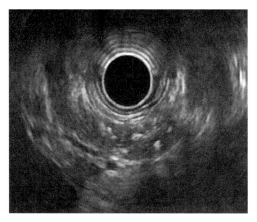

图 34-5-3 胰腺实质可见多发不伴声影的强回声灶（3）

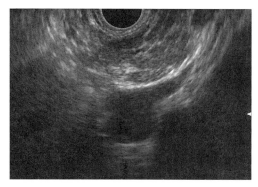

图 34-5-7 胰腺实质可见多发强回声条带（2）

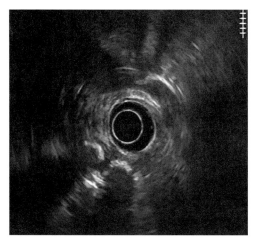

图 34-5-4 胰腺实质可见多发伴有声影的强回声灶（1）

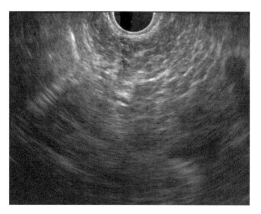

图 34-5-8 胰腺实质可见伴蜂窝样结构的小叶化（1）

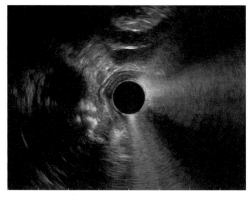

图 34-5-5 胰腺实质可见多发伴有声影的强回声灶（2）

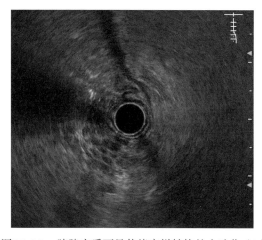

图 34-5-9 胰腺实质可见伴蜂窝样结构的小叶化（2）

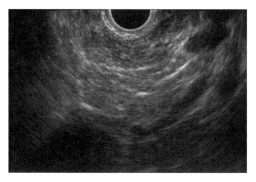

图 34-5-6 胰腺实质可见多发强回声条带（1）

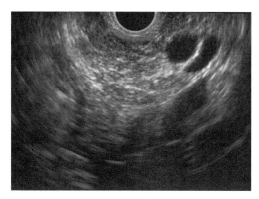

图 34-5-10 胰腺实质可见不伴蜂窝样结构的小叶化（1）

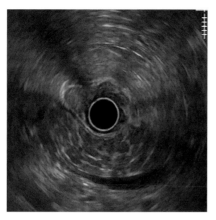

图 34-5-11　胰腺实质可见不伴蜂窝样结构的小叶化（2）

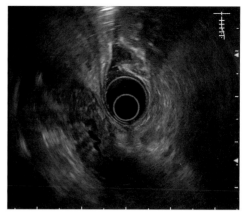

图 34-5-15　主胰管外形轮廓不规则伴轻度扩张（1）

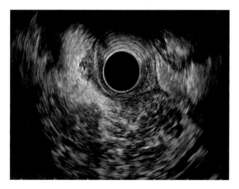

图 34-5-12　胰腺实质可见不伴蜂窝样结构的小叶化（3）

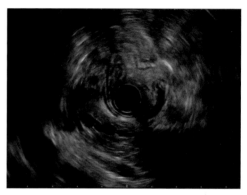

图 34-5-16　主胰管外形轮廓不规则伴轻度扩张（2）

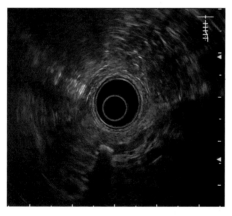

图 34-5-13　主胰管管腔可见强回声伴声影（结石）（1）

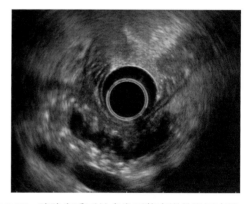

图 34-5-17　胰腺实质可见多发不伴声影的强回声灶，主胰管外形轮廓不规则伴显著扩张

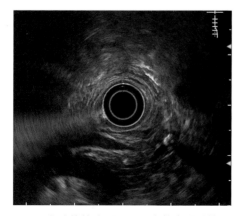

图 34-5-14　主胰管管腔可见强回声伴声影（结石）（2）

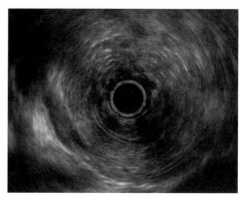

图 34-5-18　主胰管管壁回声增强（1）

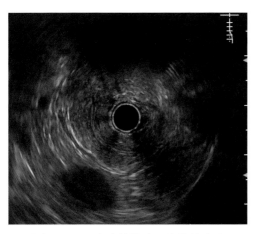

图34-5-19　主胰管管壁回声增强（2）

有学者在传统的9项EUS标准和新的Rosemont分类标准对慢性胰腺炎诊断差异方面进行了对比研究，结果显示，如果选取≥3项传统的EUS标准作为诊断阈值，慢性胰腺炎诊断的阳性率显著高于Rosemont分类标准，无论后者仅采用"符合慢性胰腺炎"单一标准或"符合慢性胰腺炎"+"提示慢性胰腺炎"的联合标准。如果选取≥5项传统的EUS标准作为诊断阈值，与仅采用Rosemont分类标准中的"符合慢性胰腺炎"单一标准进行比较，前者诊断的阳性率显著高于后者；但是，如与采用"符合慢性胰腺炎"+"提示慢性胰腺炎"的联合标准进行比较，两者之间则无显著差异。据此可以初步认为，Rosemont分类标准较传统的9项标准更为严谨。建议采用选取≥5项传统的EUS特征或Rosemont分类中联合"符合慢性胰腺炎"或"提示慢性胰腺炎"作为临床实践中诊断慢性胰腺炎的EUS标准。

另一个困扰人们的问题是，不同观察者之间对慢性胰腺炎这些EUS标准特征判断的一致性较差。研究显示，依据传统的9项EUS标准，不同观察者之间对慢性胰腺炎总体诊断的一致性为中等，Kappa值（κ）为0.45；对多数的EUS各项标准判断的一致性一般或较差（$\kappa<0.40$），除了小叶化（$\kappa=0.51$）和主胰管扩张（$\kappa=0.61$）。其他研究也得出类似的结论，不同观察者对大多数的EUS各项标准判断的一致性较差。一项多中心的研究比较了分别采用传统的9项EUS标准和Rosemont分类标准不同观察者之间对慢性胰腺炎诊断的一致性。结果表明，采用Rosemont分类标准不同观察者之间的一致性（$\kappa=0.65$）似乎优于

采用9项EUS标准的一致性（$\kappa=0.54$），但两者之间的差异无显著性。不同观察者之间对Rosemont分类标准中主胰管结石（$\kappa=0.64$）和主胰管扩张（$\kappa=0.61$）判断的一致性最好，遗憾的是对伴有声影的强回声灶这一主要标准判断的一致性较差（$\kappa=0.36$）。其他研究结果也提示，Rosemont分类标准尽管对每一项EUS特征改变进行了严格的定义、权重，以及对慢性胰腺炎的最终诊断做出了分层，但对不同观察者之间诊断一致性的改善作用较传统9项标准似乎并不显著。此外有报道使用环扫超声内镜和线阵超声内镜可能并不影响不同观察者之间的一致性。

（三）早期慢性胰腺炎

由于临床上应用EUS诊断CT或MRI检查阴性（无典型特征）的慢性胰腺炎，故认为EUS能够诊断早期慢性胰腺炎或轻微改变慢性胰腺炎（minimal change chronic pancreatitis，MCCP）。相关研究表明，≥2项以下EUS特征且必须包含第1项或第2项特征提示早期慢性胰腺炎可能：①强回声灶（不伴声影）或强回声条带；②小叶化（伴或不伴蜂窝样结构）；③主胰管管壁回声增强；④分支胰管扩张。但鉴于仅仅依据EUS特征诊断慢性胰腺炎的局限性，目前认为EUS联合其他独立的检查方法如内镜下胰腺功能检查（endoscopic pancreatic function test，ePFT）诊断早期慢性胰腺炎更为安全。日本指南对早期慢性胰腺炎诊断做出了严格的定义，除了符合上述EUS特征标准外，还需满足≥3项以下临床或实验室评价标准：①反复胰源性腹痛；②异常血/尿淀粉酶水平；③异常胰腺外分泌功能检测结果；④长期酗酒（>60g/d）或胰腺炎相关基因突变；⑤既往急性胰腺炎病史。

（四）超声内镜引导细针穿刺抽吸术（EUS-FNA）

受限于EUS-FNA操作本身存在一定并发症的风险，缺乏通用一致的组织细胞学诊断标准，以及多数病理学者认为EUS-FNA很难获取到可用于诊断的充分有效的组织标本，鲜有EUS-FNA用于早期慢性胰腺炎与正常胰腺鉴别诊断的相关研究。有报道表明，以ERCP作为参照，相比标准的EUS检查，EUS-FNA可进一步提高诊断的阴性预测值。

另一项小样本的研究发现，14例酒精相关性慢性胰腺炎患者接受了EUS-FNA，在所有患者的穿刺活检标本中均可以观察到炎性细胞，在EUS提示轻度到中度的慢性胰腺炎患者标本中可以观察到保留的胰腺腺泡，而在较为严重的慢性胰腺炎患者标本中仅发现了腺管上皮和纤维化。

尽管EUS-FNA可能有助于慢性胰腺炎的诊断和分期，但是鉴于其诊断的准确性和安全性尚不完全明确，因此目前暂不对慢性胰腺炎患者进行推荐，除非用于炎性假瘤与胰腺癌的鉴别诊断。

（五）超声内镜与组织学的相关性

慢性胰腺炎EUS特征与组织学改变的相关性至今仍很难确定。一方面，EUS-FNA/FNB获取到的胰腺组织标本有限；另一方面，即使获取到手术切除标本，目前关于慢性胰腺炎组织学诊断的标准尚无统一。有研究将慢性胰腺炎EUS的9项标准与组织学改变进行了对比分析。71例疑诊慢性胰腺炎的患者接受了EUS检查，并在随后的12个月内接受了手术治疗。根据纤维化的部位（小叶周围或小叶内）和程度（局灶或弥漫）对手术后病理进行了评分，纤维化评分≥2分定义为组织学异常。研究表明，93%（28/30）EUS观察到钙化的患者存在组织学异常，88%（36/41）EUS未能观察到钙化的患者存在组织学异常。在7例组织学正常的患者中有2例EUS可观察到钙化，且分别满足3项和5项EUS标准。总体而言，以≥3项标准作为诊断阈值，EUS能最佳地预测组织学异常，其敏感度和特异度分别为83%和80%。此外，该研究还发现，患者满足EUS标准的项数与组织学纤维化评分具有一定的相关性。早期研究显示，以手术标本组织学异常作为参考标准，选取＞5项 vs ＞3项标准作为诊断阈值，EUS诊断慢性胰腺炎的敏感度为60% vs 87%，特异度为83% vs 64%；以≥4项标准作为阈值，EUS具有最佳的诊断准确性，且强回声灶、强回声条带、小叶化及任何胰管系统异常与组织学表现显著相关。近来有研究表明，以组织学诊断作为金标准，选择≥4项EUS标准来预测非钙化性胰腺炎可以达到最佳的敏感度（61%）和特异度（75%）；但EUS特征与组织病理学两者的相关性并不令人满意（r=0.24）。回顾性研究显示，随着胰腺炎的进展，EUS发现胰腺纤维化的敏感度（84%）和特异度（100%）也随之增加。此外，有研究发现，主胰管扩张和不规则与中-重度纤维化相关，伴有蜂窝结构的小叶化与小叶内和小叶间纤维化相关，伴有蜂窝结构的小叶化、伴或不伴声影的强回声灶、主胰管扩张、主胰管不规则及侧支胰管扩张与重度慢性胰腺炎的组织学改变具有一定的相关性。据此研究者强调，不能忽视胰管系统异常改变在慢性胰腺炎病情程度评价中的重要作用。

四、超声内镜诊断相关新技术

（一）超声内镜弹性成像

弹性成像技术已广泛应用于肝脏疾病领域，EUS将此项技术用于胰腺疾病的诊断正在成为研究的热点。慢性胰腺炎因胰腺纤维化硬度普遍高于正常胰腺，其典型的定性弹性成像色调模式表现为不均一分布的绿色区域并伴有蓝色条带，而正常胰腺则呈现均一分布的绿色或黄色。有关EUS定量弹性成像应变力比值（strain ratio，SR）的研究显示，依据Rosemont标准的EUS特征数目与SR高度线性相关（r=0.813）。依据Rosemont标准的慢性胰腺炎不同诊断分类的SR差异显著，从正常胰腺（1.8）→不能确定慢性胰腺炎（2.4）→提示慢性胰腺炎（2.85）→符合慢性胰腺炎（3.62），SR呈逐渐升高趋势；SR诊断慢性胰腺炎的ROC曲线下面积为0.949，如将SR阈值定义为2.25，其诊断的敏感度为91.2%，特异度为91%，准确度为91.1%。此外，EUS弹性成像也用于对慢性胰腺炎疾病程度的评估。研究显示，胰腺外分泌功能不全的慢性胰腺炎患者具有更高的SR（4.89 vs 2.99）；随着SR从＜2.5升高至＞5.5，则胰腺外分泌功能不全的可能性由4.2%升高至92.8%。

有关EUS定量弹性成像应变力直方图（strain histogram，SH）的研究显示，依据Rosemont标准的EUS特征数目与SH平均值呈负相关；组织学胰腺纤维化级别也与SH呈显著负相关（r=−0.75），SH预测胰腺纤维化的ROC曲线下面积超过0.9，其平均值诊断轻度及以上胰腺纤维化的敏感度和特异度分别为76.4%与91.7%。

新近研究表明，EUS定量弹性成像新技术剪切波速率（shear wave velocity，SWV）也开始应用于慢性胰腺炎诊断。研究显示，依据Rosemont标准的诊断分类及EUS特征数目与SWV显著相关。Rosemont标准符合慢性胰腺炎（2.98m/s）及提示慢性胰腺炎（2.95m/s）的SWV显著高于正常胰腺（1.52m/s）。SWV诊断慢性胰腺炎的ROC曲线下面积为0.97，如将SMV阈值定义为2.19m/s，其诊断敏感度和特异度分别为100%和94%。SWV预测慢性胰腺炎胰腺内分泌功能不全（糖尿病）的ROC曲线下面积为0.75，如将SMV阈值定义为2.78m/s，其预测敏感度和特异度分别为70%和56%。

（二）对比增强EUS

尽管对比增强EUS在局灶性慢性胰腺炎（炎性假瘤）与胰腺癌鉴别诊断中的价值已得到充分的体现（见后述），但其对慢性胰腺炎诊断的价值尚未确定。个别研究显示，对比剂注射后能增强显示传统EUS观察到的小叶结构；此外，相比对照组，慢性胰腺炎组的对比剂消退显著更快。

（三）计算机辅助EUS

为了克服传统EUS不同观察者对病变判断的主观局限性，计算机辅助的数字图像分析系统能更为客观地对EUS图像进行精确定量分析，提高慢性胰腺炎诊断与鉴别诊断的准确性。有报道，基于支撑向量机（support vector machine，SVM）的数字图像处理（digital image processing，DIP）技术，计算机辅助的EUS诊断系统提供了一种鉴别慢性胰腺炎和胰腺癌的新方法，其敏感度、特异度、阳性预测值、阴性预测值及总体准确度分别为96.3%、93.4%、92.2%、96.7%及94.2%。

五、超声内镜与其他影像学或功能性检查的相关性

（一）EUS与胰腺功能检查

胰泌素或胆囊收缩素刺激后应用引流管引流胰液或内镜抽吸十二指肠液进行相关的碳酸氢根离子浓度测定是诊断慢性胰腺炎敏感度最高的功能性检查，尤其是针对早期慢性胰腺炎。有报道称其诊断慢性胰腺炎的敏感度和特异度均超过90%。如果将满足1～2项EUS标准定义为轻度慢性胰腺炎，满足3～5项定义为中度慢性胰腺炎，满足>5项定义为重度慢性胰腺炎，EUS与经典的胰泌素刺激的功能检查对诊断的一致性在正常胰腺和重度慢性胰腺炎均为100%，在中度胰腺炎为50%，在轻度胰腺炎为13%。如将≥3项EUS标准作为慢性胰腺炎诊断阈值，两者总体的一致性约为75%，在不一致患者中大多数（71%）表现为EUS异常而胰腺功能检查正常。另一项研究将≥4项标准作为诊断阈值，EUS预测胰腺功能检查异常的敏感度和特异度约为70%和90%；如将诊断阈值进一步提高到≥6项标准，EUS可以达到最佳的特异度和阴性预测值，但其敏感度却下降到只有26%。新近在疑诊轻微改变慢性胰腺炎（MCCP）患者中进行EUS和内镜下胰腺功能检查（ePFT）对比的研究显示，如以≥5项EUS特征作为诊断标准，ePFT（胰腺外分泌功能不全）诊断慢性胰腺炎的敏感度和特异度分别为23.4%和78.6%，提示基于EUS特征的慢性胰腺炎诊断与基于ePFT的胰腺外分泌功能不全两者之间的相关性尚不令人满意。另一项以平均随访7年自然病程作为金标准的回顾性研究显示，90例最初疑诊MCCP的患者（CT/MRCP检查结果阴性）中有19例（21%）进展至影像学（CT/MRCP显示钙化、主胰管扩张或严重萎缩）或组织学诊断的慢性胰腺炎；EUS Rosemont标准提示，符合慢性胰腺炎是疾病进展显著的预测因子（HR：7.3；95% CI：2.4，22.1），同样ePFT异常（碳酸氢盐峰值<80mmol）也是疾病进展显著的预测因子（HR：4.7；95% CI：1.8，12.4）。以上结果提示，EUS和ePFT均是预测慢性胰腺炎从早期轻微改变进展至典型病变的有效方法。

研究发现，正常胰腺的胰管具有一定的顺应性，即在胰泌素刺激后胰管直径较刺激前增宽；而慢性胰腺炎患者由于胰腺纤维化的影响，这种顺应性降低，以胰尾胰管的表现明显。以上提示，胰泌素刺激后的胰管形态学改变可以间接反映胰腺的外分泌功能。有研究显示，在145例疑诊MCCP患者中，78%的患者胰腺外分泌功能正常，22%的患者存在胰腺外分泌功能不足，前者胰尾的刺激后/刺激前主胰管直径比值显著高于后者。

最新研究显示，在临床疑诊慢性胰腺炎患者中，EUS定量弹性成像应变力比值（SR）与胰腺功能检查（碳酸氢盐分泌）具有显著相关性（$r=0.715$）；如以胰腺功能检查作为金标准，SR诊断慢性胰腺炎的准确度为93.4%。研究者认为在临床实践中，EUS弹性成像SR可以替代胰腺功能检查用于慢性胰腺炎患者外分泌功能的评估。

（二）EUS与ERCP

ERCP曾一度作为诊断慢性胰腺炎的影像学"金标准"，早期有关EUS的研究都是以ERCP作为参考标准。以ERCP作为参考，选取≥3项标准作为诊断阈值，EUS诊断慢性胰腺炎的敏感度和特异度分别达到70%～100%和80%～100%。研究显示，EUS和ERCP诊断慢性胰腺炎的总体一致性较好，约为80%，在不一致的大部分患者中EUS提示异常而ERCP显示正常。如果将满足1～2项EUS标准定义为轻度慢性胰腺炎，满足3～5项定义为中度慢性胰腺炎，满足>5项定义为重度慢性胰腺炎，不满足其中任何一项定义为正常，那么EUS和ERCP对于诊断正常及中、重度慢性胰腺炎具有很好的一致性（92%～100%），而对于轻度慢性胰腺炎，两者的一致性较不理想（17%）。以胰泌素刺激的功能检查作为参考，EUS（选取大于等于3～5项标准作为诊断阈值）与ERCP具有相似的敏感度（72% vs 68%）和特异度（76% vs 79%）。

但后期的研究表明，由于ERCP不能反映胰腺实质改变的局限性，其并不适用于早期慢性胰腺炎的诊断，而EUS实际上较ERCP更为敏感。在一个130例已知或疑诊慢性胰腺炎的队列研究中，鉴定出38例ERCP结果正常而EUS提示慢性胰腺炎的患者，对其进行长期跟踪随访（平均随访18个月），其中68.8%的患者尽管最初ERCP显示正常，但最终胰管显影异常。

（三）EUS与磁共振胰胆管显影

研究显示，与MRI/MRCP相比，EUS诊断慢性胰腺炎的特异度稍高，但两者的敏感度相似。有报道，胰泌素刺激的对比剂钆增强的MRI联合MRCP对评价慢性胰腺炎具有较高的准确性，但尚缺乏其与EUS的对比研究。

六、炎性假瘤（局灶性慢性胰腺炎）与胰腺癌的鉴别诊断

（一）传统EUS

EUS在鉴别炎性假瘤和胰腺癌时的确存在一定的难度，文献报道22%～36%的炎性假瘤可被误诊为胰腺癌。尽管EUS下两者均多表现为胰头低回声实性占位性病变，但各自仍具有一定的鉴别特点，如胰腺存在钙化、囊性改变及占位病变周围胰腺弥漫性回声异常多倾向于炎性假瘤可能，而占位病变>2cm、胰周淋巴结肿大、胰周血管或胆管受侵犯、肝脏转移、病变边界不清及内部回声不均则更多提示胰腺癌可能。另有少部分患者可能同时具有胰腺癌和慢性胰腺炎的EUS特点，则不除外在慢性胰腺炎背景基础上癌变的可能性。

（二）EUS弹性成像

总体而言，胰腺癌组织的硬度普遍高于炎性假瘤。研究显示，EUS定性弹性成像鉴别胰腺实性占位病变良、恶性的敏感度和特异度分别为51%～100%和53%～85.5%。理论上，定量分析的弹性成像对两者的鉴别诊断较定性弹性成像相对更为客观，准确性更高。研究表明，采用应变力比值（SR）方法的定量弹性成像鉴别两者的敏感度和特异度分别为67%～100%和71.4%～92.9%；采用应变力直方图（SH）方法的定量弹性成像鉴别两者的敏感度、特异度及总体准确度分别为91.4%～93.4%、66.0%～87.9%及85.4%～89.7%。另有研究显示，同时联合EUS定性弹性成像和定量弹性成像可以提升两者鉴别诊断的准确度（92.9%～97%）。总之，目前认为EUS弹性成像对胰腺癌具有较高的阴性预测值，如SR>10或SH平均值<50基本可以除外慢性胰腺炎而考虑恶性肿瘤，总体准确度为98%。

（三）对比增强EUS

对比增强EUS对鉴别炎性假瘤和恶性病变较传统EUS具有更高的敏感度（>90%），采用时间-强度曲线的定量分析方法更能进一步提高特异度（约90%）。联合新一代的对比剂与组织谐波

EUS 技术，不需要传统的能量多普勒技术也能清晰地检测到微泡在血管内缓慢流动的信号，根据不同的血管分布特点对病变的良、恶性进行甄别。相对炎性假瘤富含血管、等增强的特点，胰腺癌多数表现为缺乏血管、低增强，且对比剂消退得更快。炎性假瘤主要表现为在对比剂注射前不能观察到血管分布，而在对比剂注射后可以观察到相互至少间隔 20mm、规则分布呈网状、粗细均一的富血管系统，其中既有动脉也有静脉；而胰腺癌的典型表现为在对比剂注射前同样不能观察到血管分布，而在对比剂注射后可以观察到相互间隔距离短且分布不规则的乏血管系统，以动脉血管为主，基本观察不到静脉血管。

荟萃分析显示，对比增强 EUS 对胰腺实性占位病变鉴别诊断（诊断胰腺癌）的敏感度为 85%～90%，特异度为 80%～90%。有报道，组织强化峰值、流入速率、曲线下流入面积及流入灌注指数在炎性假瘤与胰腺癌两者之间的定量分析存在显著差异，利用人工神经网络模型，可以提高两者鉴别诊断的敏感度（94%）和特异度（94%）。另有研究显示，EUS 弹性成像、对比增强 EUS 及两者联合诊断炎性假瘤的准确度分别为 80.1%、78.7% 和 81.6%；EUS 定量弹性成像联合对比增强 EUS 鉴别胰腺实性占位病变的准确性与 EUS-FNA 相当（91.9% vs 91.5%），尤其对 EUS-FNA 阴性结果的患者更具价值。

（四）EUS-FNA/FNB

EUS-FNA 在胰腺癌与炎性假瘤鉴别诊断中的价值已得到充分的评估，其对胰腺恶性病变诊断的敏感度和准确度分别为 75%～92% 和 79%～92%。但需要指出的是，相比周围胰腺组织正常的胰腺癌，EUS-FNA 对慢性胰腺炎背景基础上出现的胰腺癌的敏感度有所下降（54%～74%）。一项有关慢性胰腺炎基础上合并胰腺占位的回顾性研究显示，针对炎性假瘤和恶性占位的鉴别，EUS-FNB（86.8%）相较 EUS-FNA（69.5%）具有更高的诊断敏感度。此外有报道，相较于传统 EUS-FNA/FNB，弹性成像辅助的靶向 EUS-FNA/FNB 可以提高胰腺实性占位病变良、恶性鉴别诊断的敏感度（81%→100%）和特异度（20%→93%）。同样，对比增强辅助的靶向 EUS-FNA 鉴别诊断的敏感度（84.6%）也要优

于传统 EUS-FNA（75.3%）。

七、结　　论

EUS 能同时显示胰腺实质和胰管系统，可能是目前诊断早期慢性胰腺炎最为敏感的方法。由于胰腺组织标本获取困难及缺乏统一的慢性胰腺炎组织学诊断标准，目前尚无可用于评价 EUS 诊断准确性的金标准。需要强调的是，除了钙化/结石和囊肿，大多数的慢性胰腺炎 EUS 特征主要是在胰体和胰尾进行评价。尽管在传统 9 项 EUS 标准基础上进行优化后提出了更为先进、更为严格的 Rosemont 分类标准，但初步的研究显示其尝试提高不同观察者之间判断一致性的能力尚有限。由于很多因素，如高龄、肥胖、吸烟及慢性酒精摄入等，可以导致非胰腺疾病患者出现类似慢性胰腺炎的 EUS 特征，因此每一位 EUS 操作者需要了解 EUS 下胰腺正常的表现和可能的变异，并紧密结合临床，最终做出准确的诊断。众多 EUS 新技术，如 EUS 联合胰腺功能检查、弹性成像技术、对比增强 EUS、计算机辅助 EUS 等，对准确诊断慢性胰腺炎具有很好的前景，但尚有待于多中心大样本的临床研究来进一步证实。

第六节　自身免疫性胰腺炎

一、疾病概述

自身免疫性胰腺炎（autoimmune pancreatitis，AIP）是由自身免疫介导、以胰腺肿大（弥漫性或局灶性）和胰管不规则狭窄为特征的一种特殊类型的慢性胰腺炎。AIP 最早于 1995 年由日本学者 Yashido 等提出，2003 年 Kamisawa 等进一步发现 AIP 患者的胰腺、肝胆系统、涎腺、淋巴结等器官和组织均有 IgG4 阳性浆细胞浸润，从而指出 AIP 是一种系统性疾病即 IgG4 相关性疾病（IgG4-related disease，IgG4-RD）的胰腺损害。目前认为，IgG4-RD 的疾病谱包括 IgG4 相关的 AIP、硬化性胆管炎、硬化性涎腺炎、自身免疫性肝炎及腹膜后纤维化等，其中胰腺和胆管是最容易受累的器官。

尽管 AIP 相对少见，但近年来国内外对该病

的认识取得了巨大的进步。2010年第14次国际胰腺协作组就自身免疫性胰腺炎的诊断标准达成了国际共识，依据不同的组织病理学特征将AIP分为两型：Ⅰ型，即淋巴浆细胞硬化性胰腺炎（lymphoplasmacytic sclerosing pancreatitis，LPSP）和Ⅱ型，即特发性导管中心性胰腺炎（idiopathic duct-centric pancreatitis，IDCP）。Ⅰ型以导管周围淋巴细胞、浆细胞显著浸润（IgG4阳性浆细胞＞10个/高倍视野），胰腺实质螺旋状或席纹状纤维化和闭塞性淋巴浆细胞性静脉炎为特点。Ⅱ型伴有导管上皮和腺泡上皮中性粒细胞浸润，并可导致中小导管或腺泡的破坏和闭塞。该型也可有淋巴浆细胞浸润，但IgG4阳性浆细胞＜10个/高倍视野。Ⅰ型的临床特点主要为较Ⅱ型更常见，好发于亚洲老年男性，常表现为无痛性梗阻性黄疸，多伴有血清IgG4水平升高，胰腺外器官或组织可受累及，往往对激素治疗反应好。目前认为此型为IgG4-RD的胰腺损害，即IgG4相关的AIP。而Ⅱ型的临床特点主要为相对常见于欧美国家，平均发病年龄比Ⅰ型小10岁，无性别倾向性，腹痛较Ⅰ型多见，不伴有血清IgG4水平升高，无胰腺外组织器官受累，但文献报道30%的Ⅱ型患者与炎症性肠病（如溃疡性结肠炎）密切相关，对激素治疗的反应尚有争议。Ⅰ型和Ⅱ型的影像学典型表现均为弥漫性或局灶性胰腺肿大和胰管不规则狭窄。

鉴于AIP具有特征性的血生化、影像学及组织病理学表现，故在此将其和慢性胰腺炎独立分开阐述。本节重点介绍IgG4相关的Ⅰ型AIP。

二、自身免疫性胰腺炎的EUS特征

自身免疫性胰腺炎的EUS特征（表34-6-1）。

表34-6-1　自身免疫性胰腺炎EUS特征

| | 胰腺 | | 肝外胆管 | 胆囊 | 淋巴结 | 胰周血管 |
	弥漫性	局灶性				
胰腺实质	腺体大小：弥漫性肿大	腺体大小：局灶性肿大	直径：胆总管扩张	囊壁：弥漫均一性增厚（"三明治"征）	大小或数目：肿大或数目增多	胰腺与门静脉或肠系膜上静脉之间的界面消失、模糊
	腺体回声：回声减低伴小叶间隔回声	腺体回声：回声减低伴小叶间隔回声	管壁：弥漫均一性增厚（"三明治"征）		回声：低回声	
	腺体边缘：增厚伴回声减低（包鞘征）				部位：肝门、胰周或腹腔干	
胰管	主胰管直径：狭窄	主胰管直径：局部狭窄伴上游扩张				
	主胰管管壁：增厚	主胰管管壁：增厚				

（一）胰腺EUS特征

1. 胰腺实质EUS表现　由于炎性细胞的浸润，AIP胰腺呈现弥漫性肿大，腺体回声明显减低，可伴有类似早期或轻度慢性胰腺炎的强回声条带、强回声灶或小叶化改变，然而慢性胰腺炎典型的钙化改变却相对少见（图34-6-1）。有研究将上述类似改变称为"胰腺实质不均质性"，其诊断AIP的敏感度为93.3%，但特异度仅为64.4%。此外，在弥漫性肿大的胰腺周围可观察到低回声的包壳状外缘，有学者形象地比喻为"腊肠样"外观（图34-6-2）。有研究显示，其对于诊断AIP具有高度的特异度（100%），但相对敏感度不足（26.7%）。另外，AIP在EUS下也可表现为局灶性肿大的低回声病变，多数位于胰头，易与胰腺癌相混淆（图34-6-3）。在晚期AIP中也可以出现类似慢性胰腺炎的囊肿、钙化或结石。假性囊肿和胰周液体积聚并不是AIP的常见表现。

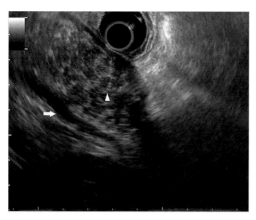

图34-6-1　胰体、尾弥漫性肿大，其实质呈弥漫性回声减低伴回声不均质性（三角），并可见胰周低回声外缘（箭头）

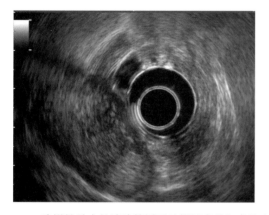

图34-6-2　弥漫性肿大的胰腺外周可见低回声的包壳状边缘

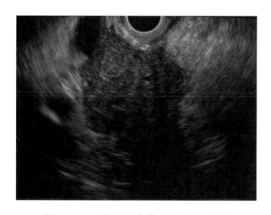

图34-6-3　胰头肿大伴实质回声减低

2. 胰管EUS表现　AIP由于胰管的炎症或肿大胰腺的外压作用，EUS下胰管的典型表现为胰管弥漫性或节段性不规则狭窄，胰管管壁增厚伴回声异常（图34-6-4，图34-6-5）。这里需要指出的是，AIP的胰管狭窄通常是直径变细且累及范围较长，而不同于胰腺癌的胰管截断性狭窄、梗阻，因此在弥漫性AIP中很少见到胰管扩张。但是在局灶性AIP中，狭窄胰管的上游有可能出现扩张。

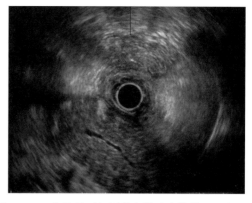

图34-6-4　主胰管不规则节段性狭窄伴管壁回声增强

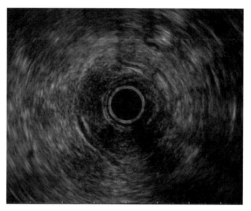

图34-6-5　主胰管管壁增厚伴回声增强

最新的研究显示，EUS下观察到主胰管不规则狭窄（主胰管呈现塌陷和正常交替的节段性改变），并伴有主胰管壁增厚，则高度提示AIP，其诊断AIP的敏感度、特异度、阳性预测值、阴性预测值及总体准确性分别为93%、99.3%、96.3%、98.6%及98.3%。此外该研究还发现，增厚的主胰管管壁回声性质与AIP的分型相关，管壁呈高回声性增厚相对多见于Ⅰ型AIP（92.3% vs 33.3%，$P < 0.05$），管壁呈低回声性增厚相对多见于Ⅱ型AIP（83.3% vs 23.1%，$P < 0.05$）。

（二）胆总管EUS特征

有报道，胆总管是AIP最常见的胰外受累组织器官，可占到58%。AIP由于同时合并硬化性胆管炎或肿大胰腺的外压作用，EUS下胆总管的典型表现为胆总管胰内段狭窄伴上游胆管扩张，胆总管管壁呈显著的、规则的均匀性增厚（图34-6-6）。有学者依据不同的超声特点将增厚的胆管壁分为两种不同的类型：①增厚的胆总管管壁的外层和内层分别为高回声，中间为低回声，呈典型的"三明治"征改变（图34-6-7）。②增厚的胆总管管壁呈"实质样"回声，占据整个胆总管管腔（图34-6-8）。据文献报道，AIP胆总管管壁增厚的发生率显著高于胰腺癌（53% vs 6%），以此可以作为两者鉴别的要点。而且，EUS对胆总管管壁增厚的检出率显著高于经腹部超声和CT。另外，AIP患者的胆囊壁也可以呈弥漫性增厚及典型的"三明治"征（图34-6-9）。

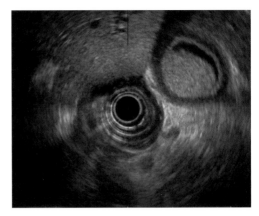

图34-6-9 胆囊壁增厚伴"三明治"征

导管内超声（intraductal ultrasonography，IDUS）对胆总管良、恶性狭窄的鉴别非常具有价值。AIP的胆总管狭窄在IDUS下呈良性狭窄特点，管壁表现为对称而均匀的环腔增厚，管壁内外表面光滑且各层连续、完整无破坏，典型者可呈"三明治"征（图34-6-10）。如果在没有狭窄的胆总管也能观察到广泛增厚的胆管壁（＞0.8mm），这更有助于IgG4相关的硬化性胆管炎的诊断。

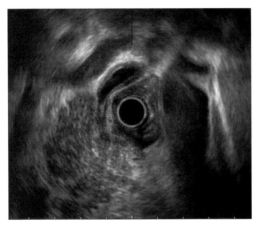

图34-6-6 胰头肿大伴回声减低，胆总管胰内段狭窄伴管壁均匀性增厚

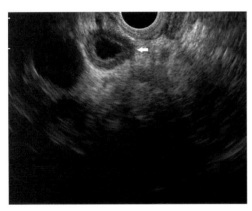

图34-6-7 胆总管壁弥漫均匀增厚，管壁回声分层呈"三明治"征表现（箭头）

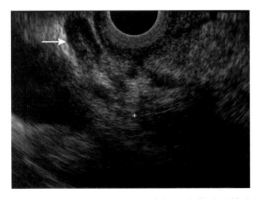

图34-6-8 胆总管管壁增厚，占据整个管腔（箭头）

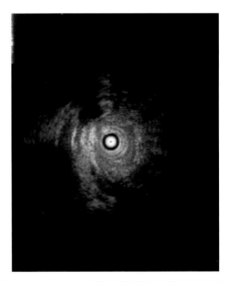

图34-6-10 IDUS下胆总管管壁对称均匀性增厚

（三）其他胰外组织脏器的EUS特征

肝门淋巴结肿大是AIP除胆总管外最常见的胰外受累组织器官之一，另外在胰腺周围、腹腔干及纵隔区域也可观察到淋巴结肿大。一些提示转移性淋巴结可能的特征（如短轴径＞1cm、低回声、类圆形及边界光滑等）用于与AIP相关淋巴结肿大的鉴别，其临床价值可能有限。有报道，

AIP淋巴结肿大的发生率可能高于胰腺癌；此外EUS在AIP淋巴结肿大的检出率方面可能优于CT（72% vs 8%）。

由于AIP炎症浸润的多形性，其可以累及到邻近中等或大血管（门静脉或肠系膜上静脉）的管壁，故EUS下观察到血管受侵犯并不能完全排除AIP的可能性。有报道，EUS和CT对血管受侵犯的检出率分别为21%和14%。

三、自身免疫性胰腺炎的超声内镜诊断标准

目前，尚无统一的自身免疫性胰腺炎EUS诊断标准。有研究采用传统的慢性胰腺炎9项EUS标准对25例AIP患者进行评价分析。结果表明，传统9项标准诊断AIP的敏感度不高，56%（14/25）的患者满足<3项EUS标准，8例患者满足3项标准，3例患者满足4项标准，没有患者满足>4项标准，全部患者平均满足2.28项标准。如果按照EUS下显现1~2项标准为正常胰腺，显现3~4项标准为轻度慢性胰腺炎的条件，那么该研究所有的AIP患者可能被归类为正常或轻度慢性胰腺炎。为此，研究者认为传统的慢性胰腺炎9项EUS标准并不适用于AIP。

有研究将AIP与胰腺癌的EUS表现进行对比分析后发现，弥漫性低回声改变、弥漫性肿大、胆管管壁增厚及胰周低回声外缘在AIP的检出率显著高于胰腺癌，提示其最具特征性。研究者据此提出一个鉴别AIP和胰腺癌的评分系统，如出现与AIP更为相关的弥漫性低回声改变、弥漫性肿大、胆总管管壁增厚及胰腺外周低回声边缘，则各加1分；如出现与胰腺癌更为相关的局灶性低回声病变和局灶性肿大则各减1分。结果显示，AIP的评分显著高于胰腺癌，如果选取评分≥0分作为诊断AIP的标准，该评分系统的敏感度为76%，特异度为96%。但是对于局灶性AIP，该评分系统的敏感度只有45%，特异度为96%。

笔者团队的一项回顾性研究对比了EUS特征（包括AIP典型EUS特征和慢性胰腺炎EUS特征）在弥漫型AIP和局灶型AIP两者之间的差异。结果显示，对于EUS下典型的AIP特征，弥漫型AIP出现胆管壁增厚（73.4% vs 52.1%）及胰周低回声外缘（35.5% vs 7.0%）的比例显著高于局灶型AIP；对于典型的慢性胰腺炎EUS特征，主胰管扩张在局灶型AIP的比例显著高于弥漫型AIP（25.3% vs 14.0%）。

早期识别AIP在临床上具有重要的意义，因为AIP对激素的治疗反应较好。有研究以慢性胰腺炎的ERCP剑桥标准将AIP分为早期AIP（剑桥分级0~2级）和晚期AIP（剑桥分级3~5级），发现胰腺实质小叶化和胰管边缘回声增强与早期AIP密切相关。

四、超声内镜引导细针穿刺抽吸术/活检术

尽管目前AIP的病理诊断主要基于手术标本或穿刺标本的组织学诊断，而非细胞学诊断。但有学者提出对EUS-FNA获取标本进行涂片镜检，如在间质碎片中观察到大量的炎性细胞浸润（淋巴细胞、浆细胞及中性粒细胞），而上皮细胞稀少且无异型性，则高度提示AIP可能。因此，如在占位性病变EUS-FNA获取标本涂片中发现炎性细胞，则需谨慎做出胰腺癌的诊断。然而，此标准对AIP与胰腺肿瘤鉴别诊断的敏感度和特异度目前尚无充分的评价。有研究显示，37.5%的AIP、12.5%的胰腺癌及0%的慢性胰腺炎患者具有这样的特征。

研究表明，对AIP患者的胰腺进行EUS-FNA，可以发现纤维化和淋巴细胞、浆细胞浸润，与手术病理结果有很好的相关性。此外，对穿刺标本进行相关免疫组化染色，如能发现IgG4阳性的浆细胞则可进一步提高诊断的准确性。有研究显示，AIP患者EUS-FNA标本中IgG4阳性浆细胞平均计数为13.7个/高倍视野。另有研究显示，EUS-FNA标本中是否存在腺泡细胞有助于AIP的分期。在早期，AIP纤维化主要分布于小叶间和小叶内，尚可见到保留的腺泡细胞或腺泡萎缩；而在晚期，AIP腺泡细胞消失并被大量的纤维化替代。尽管尚存在争议，但部分学者认为EUS-FNA（特别是使用19G穿刺针）可以获得足够的标本对AIP进行组织病理学诊断，提高单独EUS诊断的准确性，甚至

可以对Ⅰ型和Ⅱ型AIP进行鉴别分类。然而也有研究表明，EUS-FNA对AIP诊断的准确性存在着较大的差异，为43%～80%。

早期有关EUS引导Trucut针吸活检（EUS-TCB）和EUS-FNA对于AIP诊断的对比研究显示，EUS-TCB具有更高的敏感度（100% vs 36%）和特异度（100% vs 33%）。近来随着新型核心组织穿刺针的应用，EUS引导细针穿刺活检术（EUS-FNB）较EUS-FNA不仅能够获取更为充分的组织标本（96.8% vs 79.8%），也能提高AIP诊断的准确率（60.2% vs 42.0%）。前瞻性研究显示，EUS-FNB对AIP组织学1级标准的诊断率可以达到56%～58.2%。多项荟萃分析显示，EUS-FNB对AIP组织学诊断的准确率为54.7%～87.2%，显著高于EUS-FNA的准确率（45.7%～55.8%）。

五、超声内镜新技术

（一）EUS弹性成像

AIP典型的EUS定性弹性成像色调模式表现为相对均匀分布的绿色区域伴散在分布的小点片状蓝色。EUS弹性成像也可用于AIP治疗反应的评价。研究显示，激素短期（2周）治疗前后对比，EUS定性弹性成像应变力比值（SR）由8.04显著降至3.44，此SR的降低可能早于胰腺形态学发生改变。近来，EUS定量弹性成像新技术剪切波速率（shear wave velocity，SWV）也开始应用于AIP的诊断和治疗反应评价。研究显示，AIP的SWV显著高于正常对照（2.57m/s vs 1.89m/s），激素治疗后SWV呈现显著下降趋势（3.32m/s→2.46m/s）。

有关EUS弹性成像鉴别AIP和胰腺癌的研究表明，与胰腺癌和正常胰腺的"硬度模式"（stiffness pattern）均显著不同，局灶性AIP病灶区域与周围胰腺实质的硬度模式呈现均匀一致的特征性改变。荟萃分析显示，EUS弹性成像对于胰腺良、恶性实性占位病变鉴别诊断的受试者工作特征（ROC）曲线下面积为0.90，总体敏感度和特异度分别为95%和67%。有关SWV和应变力直方图（SH）两种EUS定量弹性成像鉴别胰腺实性占位病变的对比研究显示，胰腺癌和炎性假瘤两者之间的SWV没有显著差异（2.19m/s vs 2.56m/s），而胰腺癌的SH均值显著小于炎性假瘤（45.4 vs 74.5）。

（二）对比增强EUS

有研究显示，对比增强谐波EUS（CEH-EUS）能够准确鉴别AIP和胰腺癌。对比剂注射后，82%～90%的AIP表现为特征性的树状或网状富血供增强模式，而100%的胰腺癌表现为少血供或乏血供增强模式。在动脉期，86.6%的AIP表现为弥漫性或局灶性等增强，而93.7%的胰腺癌表现为低增强；在增强后期，大多数AIP表现为高增强（65%）或等增强（35%），而93.7%的胰腺癌表现为低增强。CEH-EUS鉴别局灶型AIP（FAIP）与胰腺癌的研究显示，动脉期表现为高增强或等增强的比例在FAIP中显著高于胰腺癌（89% vs 13%）；对比剂均匀分布的比例在FAIP中显著高于胰腺癌（81% vs 17%）；缺乏不规则血管的比例在FAIP显著高于胰腺癌（85% vs 30%）；联合高增强/等增强与缺乏不规则血管，FAIP与胰腺癌鉴别诊断的特异度可达94%。另有研究表明，通过时间-强度曲线（TIC）定量分析或相对方便简化的多时相分析，CEH-EUS鉴别胰腺实性占位病变的敏感度、特异度及准确度分别为83.1%～95.8%、86.8%～92.6%及84.3%～94.7%。小样本研究显示，TIC可以准确鉴别FAIP和胰腺癌。此外有学者发现，在对比增强的条件下，与胆管癌低增强的肿瘤模式不同，AIP的胆总管管壁呈现从早期阶段开始的长时间持续性增强的炎症模式。

（三）计算机辅助的EUS

鉴于已有研究显示，计算机辅助的EUS可以有效地鉴别慢性胰腺炎和胰腺癌，该研究小组又进一步探讨了其对AIP与慢性胰腺炎鉴别的价值。结果表明，其敏感度、特异度、阳性预测值、阴性预测值及总体准确度分别为84.1%、92.5%、91.6%、88.0及89.3%。

六、局灶型自身免疫性胰腺炎与胰腺癌的鉴别诊断

一般而言，传统EUS下提示炎性假瘤的表现包括整个胰腺回声不均伴有钙化（炎性改变），胰腺周围可见低回声条带或囊肿；而提示胰腺癌的表现为占位呈不规则低回声，区域可见低回声肿

大淋巴结，以及存在邻近组织脏器侵犯或远处转移的证据。但是，这些特征对于两者鉴别诊断的特异度并不高（46%～93%），血管侵犯对于良、恶性病变鉴别的特异度也仅为70%～78%。而FAIP相对于慢性胰腺炎炎性假瘤，与胰腺癌的甄别更加困难。一方面，由于AIP往往缺乏慢性胰腺炎更容易见到的钙化背景；另一方面，一些提示恶性病变的特征（如淋巴结肿大、血管侵犯或梗阻性黄疸）在AIP较慢性胰腺炎更为常见。

根据笔者团队的经验，以下几点有助于区分FAIP和胰腺癌：①对于FAIP，胰头形态通常呈弥漫性肿大，实质表现为回声减低背景下伴强回声灶/索条或小叶化（不均质性），病变边界往往难以界定（图34-6-11）；而胰腺癌的胰头多表现为不规则低回声占位，缺乏典型的不均质性改变，病变边界相对可辨（图34-6-12）。②以胰头肿大为特征的FAIP尽管胰腺体尾部形态并不肿大，但其实质回声特征类似胰头，表现为回声减低背景下伴不均质性（图34-6-13）。对此可能的解释是胰体尾部与胰头一样存在炎症浸润，而并非真正"豁免"，同时可能又有一定程度的萎缩，这有待进一步病理结果证实。而对于以胰头占位为特征的胰腺癌，通常其胰体尾部实质回声相对正常。③FAIP胆管壁增厚表现为弥漫、均匀特征［"三明治"样增厚（图34-6-7）或"实质"样增厚（图34-6-14）］，胆管多呈鼠尾样狭窄（图34-6-11）；而胰腺癌的胆管壁增厚则多为局灶、不对称特征（图34-6-15），胆管呈截断改变（图34-6-16）。④胰体尾部胰管扩张在胰腺癌较FAIP更为常见。

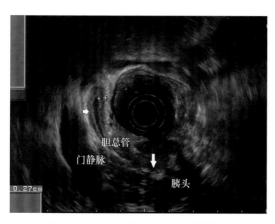

图34-6-11　局灶型自身免疫性胰腺炎
胰头均匀肿大，其实质呈回声减低背景下伴强回声灶/条索或小叶化，即回声不均质性（长箭头）；胆总管弥漫均匀增厚伴鼠尾样狭窄（短箭头）

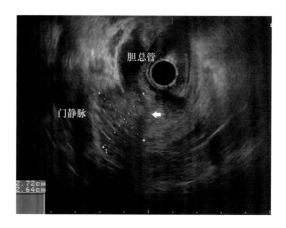

图34-6-12　胰腺癌（1）
胰头不规则局灶性回声减低，病变与周围正常胰腺可见分界线（箭头）；胆总管管壁非对称性增厚

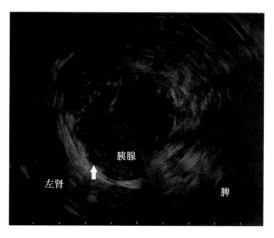

图34-6-13　胰体尾部形态并无肿大，但伴弥漫性回声减低（箭头）

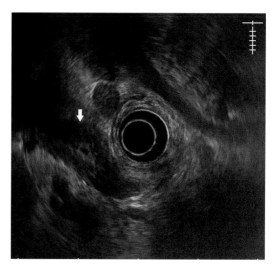

图34-6-14　胆总管管壁弥漫显著增厚并占据管腔，呈现"实质"样回声特征（箭头）

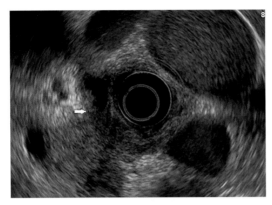

图 34-6-15 胰腺癌（2）

胰头局灶性不规则回声减低，胆总管壁非对称性增厚（箭头）

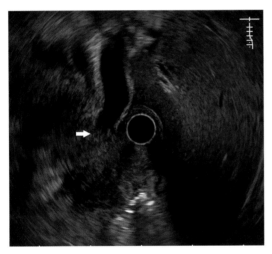

图 34-6-16 胰腺癌（3）

胰头不规则低回声占位，胆总管扩张伴末端截断（箭头）

之前有研究根据 AIP 和胰腺癌的 EUS 特征构建了一个两者鉴别诊断的评分标准，其诊断 AIP 的灵敏度为 76%，特异度为 96%；而对 FAIP 的灵敏度仅为 45%，特异度为 96%。该研究存在以下局限性：①样本量较小；②针对所有 AIP 而非 FAIP；③评分标准设计简单，未考虑到不同 EUS 特征各自的权重。为了克服上述研究的不足，笔者团队对 FAIP 与胰腺癌的 EUS 特征进行多因素 Logistic 逐步回归分析，确定可能的独立预测因子并对其赋值评分，构建了两者鉴别诊断的预测模型。结果显示，支持诊断 FAIP 的 EUS 特征为胰腺弥漫性回声减低、强回声灶/索条、小叶化、胆管壁增厚及胰周低回声外缘，支持诊断胰腺癌的 EUS 特征为局灶性回声减低、胰管扩张及血管侵犯；预测模型的 ROC 曲线下面积＞0.95；当取最佳诊断阈值时，该模型的预测灵敏度和特异度分别为 83.7%～91.8% 和 93.3%～95.6%。

七、结　论

总之，典型的 AIP 具有特征性的 EUS 表现（包括胰腺和胆总管），容易被检查者所识别，其对 AIP 的诊断起到了至关重要的作用。慢性胰腺炎的 EUS 标准似乎并不适用于 AIP。目前尚无统一的自身免疫性胰腺炎 EUS 诊断标准，有待于将 AIP 各项特征性的 EUS 表现进一步优化利用。EUS 新技术（如 EUS 弹性成像、对比增强 EUS、计算机辅助 EUS）对准确诊断 AIP 具有很好的前景，但有待于多中心、大样本的临床研究进一步证实。局灶型 AIP 与胰腺恶性肿瘤难以鉴别，如果联合临床相关资料（如自身免疫疾病史、胰腺外其他组织器官受累、血清 IgG4 水平升高），以及胰腺、淋巴结或胆总管管壁 EUS-FNA/B 的结果，能进一步支持 AIP 的诊断。据此给予患者试验性激素治疗，从而可以避免没有必要的手术。

（郭　涛　杨爱明）

第七节　胰腺假性囊肿

根据 2012 年急性胰腺炎亚特兰大分类，胰腺液体积聚根据有无成熟的包膜（通常以急性胰腺炎发作 4 周为界）及是否含有坏死组织成分分为急性胰周液体积聚、胰腺假性囊肿、急性胰腺坏死、胰腺包裹性坏死 4 类（图 34-7-1）。急性胰周液体积聚多继发于急性间质性胰腺炎，通常位于胰腺外。胰腺假性囊肿通常位于胰腺外，也可位于胰腺内。急性胰腺坏死发生于坏死性胰腺炎，可能邻近或累及胰腺。胰腺包裹性坏死可位于胰腺内或胰腺外。

表 34-7-1　胰腺液体积聚分类

分类	液体成分	液体＋坏死固体成分
＜4 周 / 不成熟囊壁	急性胰周液体积聚	急性胰腺坏死
＞4 周 / 成熟完整囊壁	胰腺假性囊肿	胰腺包裹性坏死

胰腺假性囊肿约80%继发于胰腺炎患者，包括急性胰腺炎和慢性胰腺炎；有研究显示急性胰腺炎患者急性液体积聚及胰腺假性囊肿的发生率分别为42.7%及6.3%。此外，胰腺外伤和外科手术后可以出现假性囊肿形成；少数为特发性。其病理机制主要是胰腺组织的坏死或胰周积液逐渐被分隔包裹形成，有部分是因囊肿与破裂的胰管相通，胰液溢出聚集而形成，其囊壁由纤维结缔组织构成而缺乏上皮组织。约有50%已形成的囊肿随着胰腺炎的好转而被吸收消失。假性囊肿因存在的部位和大小的不同而有不同的临床表现，可以没有任何症状或出现腹痛、出血、感染，严重时出现囊肿破裂等。慢性胰腺炎患者中约有40%胰实质的病变和假性囊肿同时存在。坏死性囊肿约占胰腺所有囊性病变的10%。

一、声像图特征

胰腺假性囊肿容易被超声内镜扫查到，病变呈无回声的结构，病变通常比较大，典型的假性囊肿呈圆形或类圆形无回声区，其后方伴增强效应，早期假性囊肿壁薄，成熟的假性囊肿壁较厚，有学者将囊壁厚度超过2mm者称为厚壁囊肿。内壁一般比较光滑，有时在腔内可见呈团状、片状或点状中等回声的组织碎屑沉积（图34-7-1）。假性囊肿内分隔较少见，少数患者的积液分布于胰腺周围，形成不规则形假性囊肿。其他我们需要通过超声检查显示囊壁与胃十二指肠壁之间的距离，通过多普勒超声检查观察囊肿内有无因假性动脉瘤形成而显示的血管流入，或有无因区域性门静脉高压而出现一些并行血管。通过扫查门静脉观察是否有血栓形成。

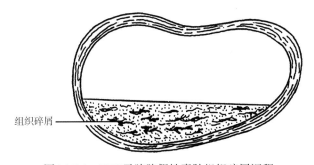

图34-7-1　EUS示胰腺假性囊肿组织碎屑沉积

假性囊肿的定位与探查胰腺其他病变一样，超声探头位于十二指肠降部并将内镜镜身拉直时，容易探及胰腺头部和钩突处；将探头稍往回拉就可以探查到胰腺的颈部；超声探头回拉至胃体部可以探及胰体部的病灶；探头扫查到脾门处，可以探查胰尾部囊肿。一旦囊肿的位置确定后，就需仔细探查囊肿的大小，囊肿与胃壁或十二指肠壁的关系，囊肿内有无分隔的强光带，囊壁是否光滑，囊肿内液体有无稍高回声的碎片等。

Koito等将超声内镜下观察到的胰腺囊肿内部结构分为6级，分别为厚壁型（图34-7-2）、肿瘤突出型（图34-7-3）、厚隔膜型（图34-7-4）、微小囊肿型（图34-7-5）、薄隔膜型（图34-7-6）及单纯型（图34-7-7）。在他们的研究中，所有坏死性囊肿均属于前四种类型，而所有非坏死性囊肿属于后两种类型。另外，超声内镜扫查到扩张的胰管、肿块等与囊肿相关的病变，这些可为囊性病变的病因诊断提供线索。

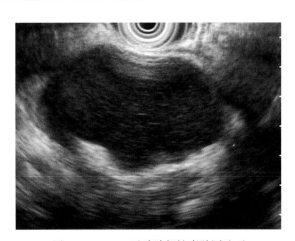

图34-7-2　EUS示胰腺假性囊肿厚壁型

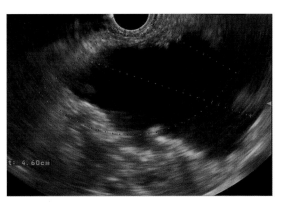

图34-7-3　EUS示胰腺假性囊肿肿瘤突出型

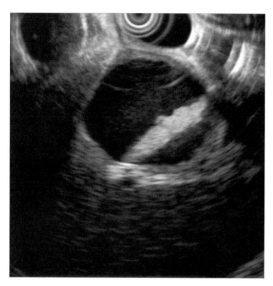

图 34-7-4　EUS 示胰腺假性囊肿厚隔膜型

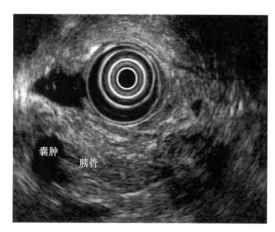

囊肿　　胰管

图 34-7-5　EUS 示胰腺假性囊肿微小囊肿型

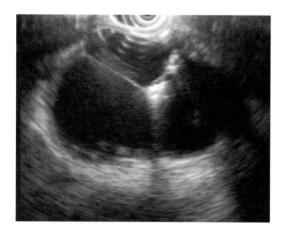

图 34-7-6　EUS 示胰腺假性囊肿薄隔膜型

二、诊　断

　　胰腺假性囊肿在超声内镜检查中的影像学特点有时与胰腺囊性肿瘤（囊腺瘤或囊腺癌）相似，患者的急性胰腺炎发作史或胰腺组织内有钙化灶

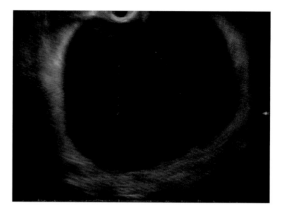

图 34-7-7　EUS 示胰腺假性囊肿单纯型

等胰腺实质内的影像学改变则有利于胰腺假性囊肿的诊断。多房性假性囊肿有时与胰腺囊性肿瘤较难鉴别，从声像图看，前者很少有不规则增厚的囊壁，也无乳头状突起，内部透声性较好。慢性假性囊肿可有特征性的厚壁与胃壁或十二指肠壁相毗邻。

　　通常在假性囊肿与胰腺囊性肿瘤（包括浆液性囊腺瘤、黏液性囊腺瘤或囊腺癌）鉴别诊断困难时，需要抽取囊液（图 34-7-8）进行淀粉酶、肿瘤标志物的检测或行细胞学检查（表 34-7-2）。假性囊肿囊液的淀粉酶水平显著高于囊性肿瘤病变；在所有肿瘤标志物中，癌胚抗原（CEA）是研究最充分且最准确的肿瘤标志物。假性囊肿和浆液性囊腺瘤的囊液中 CEA 的水平低于黏液性囊腺瘤囊液的水平。当假性囊肿合并感染时，假性囊肿囊液中低水平的 CEA 和 CA19-9 均可能升高。还有需要鉴别的是分支胰管型的胰管内乳头状黏液瘤，后者一般伴有胰管全程扩张，影像学检查囊腔内出现乳头样隆起的新生物。囊液细胞学检查通常获得的样本量较少，其诊断黏液性囊腺瘤或者胰管内乳头状黏液瘤的敏感度较低。

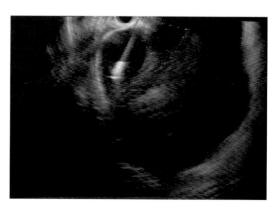

图 34-7-8　EUS 引导胰腺囊肿穿刺抽取囊液

表 34-7-2　囊性液体的肿瘤标志物鉴别

诊断	黏滞度	脂肪酶	淀粉酶	CEA	CA19-9
假性囊肿	低	高	高	低	低
浆液性囊腺瘤	低	低	不定	低	低
黏液性囊腺瘤	通常升高	低	不定	高	高
黏液性囊腺癌	高	低	不定	高	高

三、影像学检查比较

（一）B超

腹部实时B型超声检查是胰腺假性囊肿患者最为常用、首选的检查方法，也是最先发现囊肿的方法之一。腹部超声检查显示假性囊肿为圆形或椭圆形，边界清楚的无回声占位，囊壁光滑；在急性胰腺炎时胰腺坏死、液化和囊肿形成过程中，囊内也可以有各种不同的混合回声，这些坏死的碎片会随着时间的推移逐渐液化而消失（图34-7-9，图34-7-10）。在囊肿并发假性动脉瘤时则可能导致囊内出血，超声多普勒可见囊壁或囊内异常血流信号。腹部超声对胰腺假性囊肿诊断的敏感度为75%～90%。由于受到肠气和操作者经验的影响，腹部超声检查对胰腺假性囊肿的诊断敏感度不如CT和MRI。

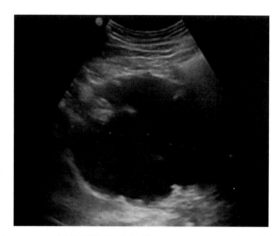

图34-7-10　超声示胰腺前方约13.1cm×9.3cm无回声液性暗区，其内回声不均匀，可见多发高回声凸起，主胰管不扩张

（二）CT

结合患者有急性或慢性胰腺炎病史，在CT检查胰腺或胰腺周围显示病变壁薄、呈圆形或椭圆形、密度与液体相当时，胰腺假性囊肿的诊断可以成立。在急性期，由于不受肠气的影响，CT还可以显示胰腺本身实质和胰管的情况，周围器官如胆总管、脾脏，以及病变与周围器官的关系，因此CT诊断敏感性优于B超。CT还能清楚地显示胰腺假性囊肿的部位、大小、囊肿内容物、囊肿内的结构，而且能显示囊肿的毗邻关系，有助于囊肿的鉴别（图34-7-11，图34-7-12）。

（三）MRI

MRI与MRCP能直接多方位扫描，一个层面可有T$_1$WI和T$_2$WI两种扫描成像方法，分别获得T$_1$WI与T$_2$WI，有助于显示正常组织与病变组织。尤其是在增强造影的条件下，有液体存在的病变信号明显增强，能很好地显示囊肿和囊肿内碎片与坏死物。但信号的高低还取决于假性囊肿内有无出血、蛋白成分、感染和坏死物质的残留等情

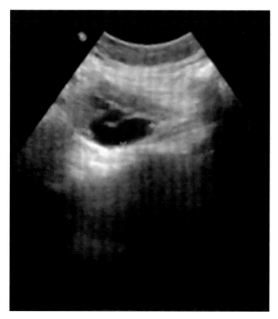

图34-7-9　超声示胰头部约4.0cm×2.5cm无回声囊性病变，边界尚清楚，主胰管迂曲，宽约0.5cm

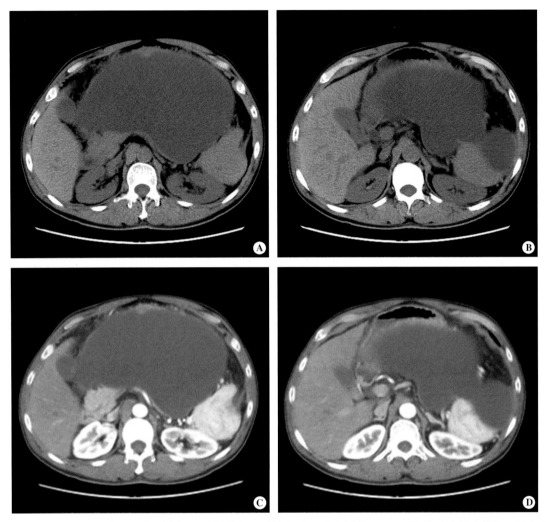

图34-7-11　胰腺前方及脾周多发不规则囊性灶，部分相互延续交通，囊壁厚约0.5cm，增强可见囊壁强化，最大截面大小约22.9cm×15cm。病变与邻近胰腺及脾脏关系密切，胰腺及脾脏呈受压改变

A、B. 平扫；C、D. 增强

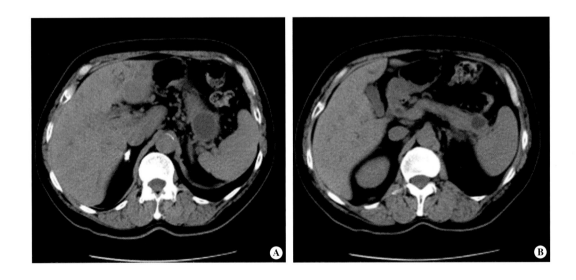

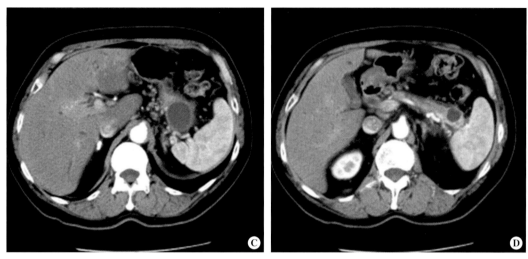

图34-7-12　胰尾部见两个囊性占位病变，较大者直径约为3.4cm，胰体尾部胰管扩张

A、B. 平扫；C、D.增强

况。在增强的MRI图像上，假性囊肿可清楚地显示为无强化的低信号区。对小的假性囊肿的显示，MRI较CT敏感且特异度高，因部分容积效应对CT的影响较大，同时囊内成分的改变也使CT值升高而影响对假性囊肿的判断。通过计算机重建技术显示胰管、胆管及假性囊肿的关系，以及假性囊肿的大小、形态、位置，甚至显示囊肿与胰管之间的关系（图34-7-13，图34-7-14）。

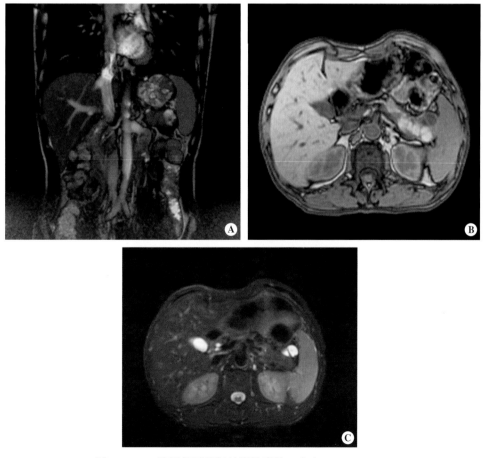

图34-7-13　胰尾部近脾门处假性囊肿，大小2.1cm×1.5cm

A. FIESTA 冠状位；B. T₁WI 轴位；C. T₂WI 轴位

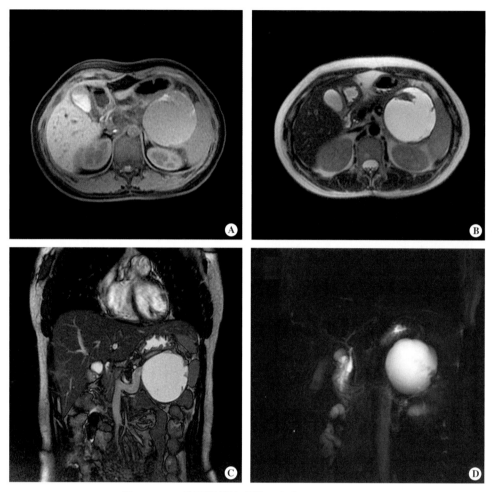

图34-7-14 胰尾部假性囊肿,大小7.1cm×6.8cm

A. T₁WI 轴位;B. T₂WI 轴位;C. FIESTA 冠状位;D. MRCP

(四)ERCP

对于诊断胰腺假性囊肿,目前ERCP不是必要手段,但是它能提供详细的胰管影像,显示胰管是否与假性囊肿相通,如果术中显示胰管与囊肿相通,尤其是通过内镜经胃或十二指肠穿刺引流治疗后复发的病例,可以通过胰管越过胰管的瘘口放置胰管支架来进行胰管内胰液的引流而使假性囊肿得到治愈(图34-7-15)。因此,ERCP对于胰腺假性囊肿的治疗方法的选择具有一定意义。因此,有的学者认为,在进行胰腺假性囊肿治疗方案的选择之前需要进行ERCP检查。不过我们认为在目前很多非侵入影像学方法如CT、MRI、MRCP及EUS都能充分显示胰腺假性囊肿而得到诊断与鉴别诊断,因此对于诊断的大多数病例来说,进行ERCP已是没有必要的。有时为了鉴别其他疾病,如IPMN等,在ERCP术中通过IDUS对胰管及胰管周围进行检查(图34-7-16)。

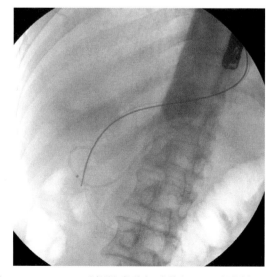

图34-7-15 ERCP示假性囊肿与胰管相通,造影剂通过胰管进入囊肿内,通过胰管越过胰管与囊肿之间的瘘口放置胰管支架

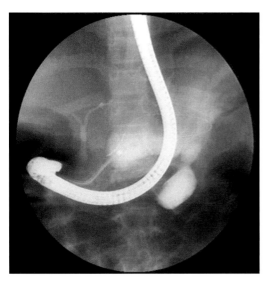

图34-7-16　ERCP同时进行胰管腔内超声检查

四、临床评价

胰腺假性囊肿是胰腺炎较为常见的并发症，超声内镜检查对其位置、大小、囊肿的内容物、囊壁情况，尤其是囊壁与胃壁、十二指肠壁关系的了解对胰腺假性囊肿的诊断、鉴别诊断及治疗的选择具有重要价值。另外，由于对于坏死物、絮状物等细节的检查更敏感，相对于其他影像学检查，超声内镜对于假性囊肿与包裹性坏死的鉴别最为准确。考虑到概念认知等问题，CT对于包裹性坏死有着相当高的误诊率。超声内镜医师在诊断时亦应该重视包裹性坏死的概念及分类，这将有利于临床诊疗及研究的开展。随着超声内镜引导下囊液穿刺引流术的应用，超声内镜越来越显示出其重要的临床地位。超声内镜对其他囊性肿瘤的鉴别在于其能显示囊性肿瘤的位置、大小、囊壁特征、毗邻关系，能判断肿瘤的浸润程度或有无潜在恶变倾向，超声内镜引导穿刺进行囊液的肿瘤学标志物及细胞学检查使超声内镜应用具有非常重要的临床价值。胰管IDUS由于其超声探头频率较高，对远处的组织结构显示不理想，故较少用于明确的胰腺假性囊肿的检查，通常在假性囊肿与其他囊性肿瘤难以鉴别时进行。

五、超声内镜引导的治疗

70%～80%的胰腺假性囊肿不需要治疗，可以自行缓解或者消失；然而，对于直径大于6cm、持续肿大、有压迫症状或感染的胰腺假性囊肿或者包裹性坏死应进行干预治疗。近期一项荟萃分析显示，对于包膜完整假性囊肿，即使形成时间不到4周与超过4周的假性囊肿引流的技术成功率及临床缓解率相当，提示当假性囊肿合并感染、压迫等严重并发症时可以提前进行引流。首选的治疗手段是超声内镜引导经胃/十二指肠的支架置入引流术。选择穿刺点时应保证胃壁/肠壁距离假囊肿壁小于1cm，且在穿刺点1cm半径内没有血管或者静脉曲张。对于支架的选择，主要分为双猪尾塑料支架及双蘑菇头金属支架，理论上双蘑菇头支架具有更大的引流空间，且能同时进行清创操作，大部分研究证实其引流效果好，且操作并发症少。对于无法获得双蘑菇头支架时，亦可使用塑料支架进行替代，甚至在大于15cm包裹性坏死中，有研究将穿刺路径扩张至1.5cm后置放塑料支架亦取得可以接受的结果，但进行类似操作时需考虑到腹膜穿孔并发症的可能。因此，目前仍需要更大规模的研究讨论塑料支架和金属支架的适用范围。

最近，一款联合"热"穿刺及双蘑菇头金属支架的AXIOS支架系统已在我国上市，显著简化了超声内镜引导的假性囊肿穿刺引流的操作流程，北京友谊医院有幸牵头了其在胰腺假性囊肿及包裹性坏死透壁引流的多中心的前瞻队列研究，结果显示技术成功率为100%，临床成功率为93.3%，1个月后直径平均减少3.57cm±2.67cm，其中53.3%的患者需要清创治疗，术后有6.7%的支架移位和46.7%的囊肿感染发生，但均可通过内镜或者抗生素治疗得到控制。另外，多因素分析显示，对于急性胰腺炎病史超过6个月的患者，使用AXIOS支架引流1个月，患者的完全缓解率更高，此是独立预测因素。

对于支架拔除的时间普遍认为应控制在4周左右，以防窦道成型，也有研究初步探索了3周以内拔除支架的可能性，但目前尚缺乏更多的证据。

（李　鹏）

第八节　胰　腺　癌

胰腺癌的发病率逐年升高，且早期发现困难、恶性程度高。20世纪80年代，超声内镜技术开始应用于胰腺可疑占位性病变的诊断中，包括不明原因的黄疸，B超、CT、MRI等影像学检查的可疑病变，ERCP显示胆管或胰管的异常，不明原因的体重下降和腹痛，不明原因的急性胰腺炎和胰腺囊性病变的诊断。超声内镜的广泛应用使部分早期肿瘤得以被发现，胰腺癌的5年生存率从当时的5%提高到了目前的近10%。

胰腺实质性占位中约85%的病理类型是导管腺癌，本节主要阐述超声内镜在胰腺导管腺癌诊断和分期中的应用。胰腺囊性病变和神经内分泌肿瘤等胰腺其他占位性病变将在其他章节讨论，胰腺癌相关诊断和治疗性超声内镜技术，如EUS-FNA、EUS-CPN、EUS弹性成像、谐波造影增强EUS等也将在其他章节讨论。

一、声像图特征

EUS与体表B超的声像图表现基本相同，只是由于EUS距离病灶更近，因此其显示的病灶图像更清楚，可以发现更小的转移灶，对毗邻血管的浸润性判断更准确。

1. 直接征象　胰腺形态失常，肿瘤所在部位的胰腺局部呈结节状、团块状或不规则状肿大，肿块轮廓向外突起或向周围呈蟹足样或锯齿样浸润性伸展，其边缘不规则，边界较清楚；胰腺癌以低回声型多见，回声不均匀，部分呈高回声、等回声或混合回声，有囊性变时可有无回声区（图34-8-1～图34-8-4）。

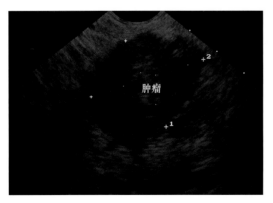

图34-8-1　胰腺癌EUS直接征象，胰体部低回声占位，边缘不规则

2. 间接征象　①胆道扩张：系胰头压迫或浸润胆总管，引起梗阻以上部位的肝内外胆管扩张和胆囊肿大，部分晚期胰体尾癌因肝内转移或肝

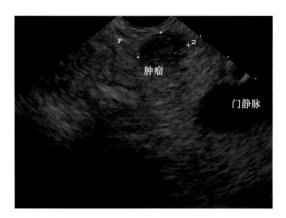

图34-8-2　胰腺癌EUS直接征象，胰头部小胰癌，边界较清楚

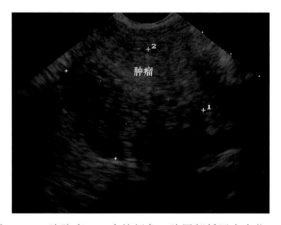

图34-8-3　胰腺癌EUS直接征象，胰尾部低回声占位，内部回声不均匀

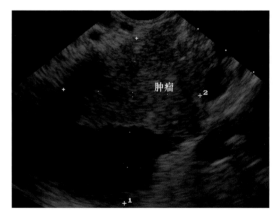

图34-8-4　胰腺癌EUS直接征象，胰腺病灶呈囊实性结构

门部淋巴结转移压迫肝外胆管，也可引起胆道梗阻；②主胰管扩张：肿瘤压迫主胰管引起梗阻，远端胰管扩张；③主胰管浸润性闭塞；④胰腺周围血管受压或浸润，如门静脉、脾静脉、肠系膜上静脉、腹腔干、肝动脉、肠系膜上动脉等；⑤胰腺毗邻脏器受侵犯，如胃、十二指肠、肾脏和肾上腺等；⑥肝转移征象；⑦淋巴结转移征象；⑧腹水征。间接征象见图34-8-5～图34-8-15。

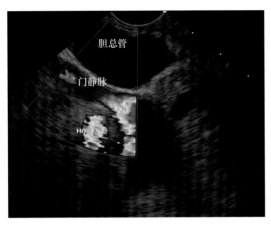

图34-8-5　胰腺癌EUS间接征象，胰头部肿瘤压迫胆总管致肝内外胆管扩张

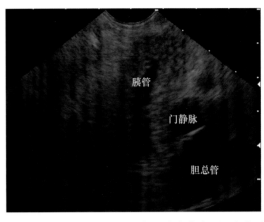

图34-8-8　胰腺癌EUS间接征象，胰腺癌病灶浸润主胰管

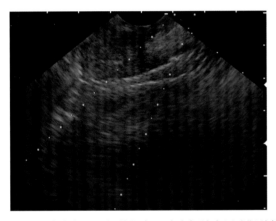

图34-8-6　胰腺癌EUS间接征象，胰头部肿瘤压迫胆总管，胆总管内见金属支架

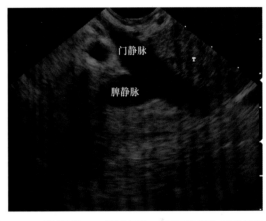

图34-8-9　胰腺癌EUS间接征象，胰腺癌病灶累及门静脉，但无狭窄

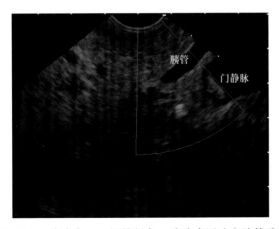

图34-8-7　胰腺癌EUS间接征象，胰腺癌压迫主胰管致其远端扩张

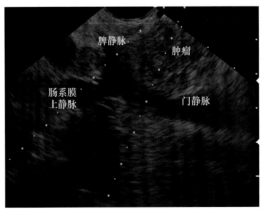

图34-8-10　胰腺癌EUS间接征象，胰腺癌病灶压迫门静脉

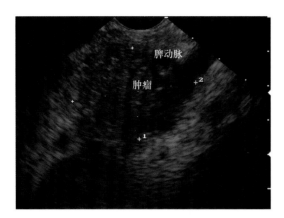

图34-8-11　胰腺癌EUS间接征象,胰腺癌病灶浸润脾动、静脉

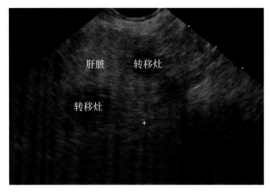

图34-8-12　胰腺癌EUS间接征象,肝脏多发转移灶

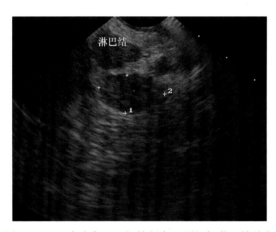

图34-8-13　胰腺癌EUS间接征象,肝门部淋巴结肿大

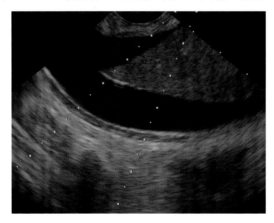

图34-8-14　胰腺癌EUS间接征象,肝周见中等量腹水

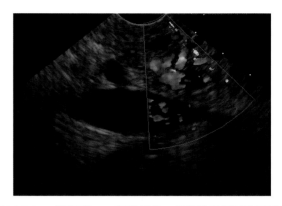

图34-8-15　胰腺癌EUS间接征象,门静脉受累导致区域性
门静脉高压

二、诊　断

(一)诊断标准

EUS诊断胰腺癌主要根据其声像图变化,确诊依靠EUS-FNA和EUS-FNB及其病理诊断,近年来弹性成像和超声造影技术的发展也有助于胰腺癌的诊断。就EUS而言,因其胰腺的声像图改变与体表超声基本一致,故可参考体表超声的诊断标准。

日本超声医学会制定了胰腺癌的超声诊断标准,现摘录如下,以供参考。

1. 确诊标准

(1)胰腺实质内有明显的境界清晰的异常回声区。

(2)胰腺异常回声区伴有下列所见:①胰尾部胰管扩张,直径>3mm;②胰头部胆管狭窄和(或)闭塞;③胰腺有局限性肿大。

2. 疑似诊断

(1)胰腺有异常回声区。

(2)胰腺有局限性肿大。

(3)需要进一步详查:①胰管扩张;②胆管扩张或胆囊肿大。

近年来,超声内镜弹性成像和谐波造影增强超声内镜也广泛用于胰腺癌的诊断和鉴别诊断,分别通过肿块的硬度和血流进出的模式来判断肿块性质,相关内容另有章节详细阐述,本节不作展开。

目前就胰腺占位性病变的诊断而言,增强CT仍是首选的检查手段,而EUS的意义在于穿刺活检和分期。2022年美国国家综合癌症网络(NCCN)修订的胰腺癌诊疗指南建议,对于临床怀疑胰腺占位的患者，除行增强CT检查外还应行EUS检查，其中无远处转移患者行EUS检查判断肿瘤大小和周围血管是否受累，有远处转移者同时行EUS-FNA明确病理并建议行基因检测。

（二）胰腺癌高危人群的筛查

由于EUS诊断胰腺癌的阴性预测值较高且是侵入性操作，在整个人群或低危人群中通过EUS筛查早期胰腺癌的临床意义和可行性不大。但是对于有家族性胰腺癌倾向和某些致病基因携带者的高危人群，EUS是一项具有潜在优势的筛查项目。2022年美国消化内镜学会（ASGE）制定了针对胰腺癌高危人群的筛查指南，建议高危人群定期进行EUS、MRI或两者交替的筛查，初次筛选建议选择EUS。对于高危的Peutz-Jeghers综合征和家族性非典型多痣黑色素瘤（FAMMM），建议分别从35岁和40岁（或者胰腺癌亲属发病年龄前10年）开始筛查；其他如*BRCA1*突变、*BRCA2*突变、*PALB2*突变、家族性胰腺癌（FPC）综合征、Lynch综合征等，建议从50岁（或者胰腺癌亲属发病年龄前10年）开始筛查。Lynch和Peutz-Jeghers综合征等可能累及消化道，同时还应行胃肠镜检查。

（三）分期

目前沿用最多的分期标准是美国癌症联合委员会（AJCC）的TNM分期系统，2016年发布了第八版（表34-8-1）。

表34-8-1　TNM分期系统（AJCC，第八版）

T—原发肿瘤
Tx 原发肿瘤无法评估
T0 无原发肿瘤
Tis 原位癌
T1 肿瘤最大直径≤2cm
　T1a 肿瘤最大直径≤0.5cm
　T1b 肿瘤最大直径>0.5cm且<1.0cm
　T1c 肿瘤最大直径≥1.0cm且≤2cm
T2 肿瘤最大直径>2cm且≤4cm
T3 肿瘤最大直径>4cm
T4 肿瘤不论大小，侵犯腹腔干、肠系膜上动脉和（或）
　肝总动脉
N—区域淋巴结
Nx 淋巴结转移无法评估

续表

N0 无区域淋巴结转移
N1 1～3枚区域淋巴结转移
N2 4枚及以上区域淋巴结转移
M—远处转移
M0 无远处转移
M1 远处转移
分期
Ⅰ A 期 T1 N0 M0
Ⅰ B 期 T2 N0 M0
Ⅱ A 期 T3 N0 M0
Ⅱ B 期 T1～3 N1 M0
Ⅲ 期 任何 T N2 M0，T4 任何 N M0
Ⅳ 期 任何 T 任何 N M1

该分期系统摒弃了以肿瘤是否局限于胰腺内来分期，直接采用肿瘤大小来划分T1～T3，T1期肿瘤又根据肿瘤大小分为T1a、T1b和T1c，T4期取消了"肿瘤不可切除"这一易受主观因素影响的描述，此外肝总动脉受侵也被划为T4期。EUS在T分期的诊断上要优于CT，特别是在小肿瘤的检出中具有一定的优势。对于CT上未发现肿瘤直接征象，但有胰管或胆管狭窄或远端扩张的病例，EUS有其独特的优势。文献报道EUS诊断T1、T2期胰腺癌的敏感度和特异度分别为72%和90%。此外，判断血管是否受累，EUS的诊断正确率已接近增强CT，由于肝动脉解剖变异发生率很高，EUS虽然不能单独用于评估血管受累，但可以作为CT评估的有效补充。EUS诊断的另一优势在于对发现的可疑淋巴结及肝脏转移病灶可以同时行穿刺活检，从而明确诊断。

（四）鉴别诊断

1. 胰腺神经内分泌肿瘤（PNET）　是一类发病率较低但异质性高的肿瘤，其来源于胰腺内分泌细胞，根据是否分泌激素（胰岛素、胰高血糖素、胃泌素、血管活性肠多肽）而分为功能性神经内分泌肿瘤和无功能性神经内分泌肿瘤。功能性PNET中最常见的是胰岛素瘤，可导致低血糖相关症状发生。胰岛素瘤通常较小，定位困难，腹部超声、CT和MRI发现率低。EUS诊断胰岛素瘤具有较大优势，可以发现<1cm的小肿瘤。无功能性PNET也可发生肝转移，CT和MRI容易误诊为胰腺导管腺癌，EUS下PNET大多呈均匀的低回

声、边缘清楚、光整，一般无胰管扩张，可因瘤体内出血和囊性变出现无回声区，此外超声造影下常见肿瘤血供丰富。因此，胰腺占位合并肝转移的患者，放化疗等辅助治疗前必须行EUS-FNA明确病理诊断，以免发生误诊误治。

2. 实性假乳头肿瘤（SPT） 好发于年轻女性，多见于胰尾。EUS显示通常瘤体较大，外周经常有不规则钙化区域，中心充满大量乳头样结构的肿瘤组织，中央经常出血坏死后形成一些不规则无回声区。与胰腺癌的鉴别在于肿瘤实质部分回声总体上高于胰腺癌，瘤体内部回声不均匀，有一些高回声光点类似于腺瘤样息肉，周围可有钙化。实性假乳头肿瘤较少浸润周围血管和脏器，而以压迫为主，部分肿瘤可发生肝转移。EUS-FNB或手术切除行免疫组化检测是主要鉴别方法。

3. 胰腺转移癌 约1%的胰腺占位是转移性的，原发肿瘤常见于肾癌、结肠癌、黑色素瘤、肺癌和肉瘤。EUS无特征性表现，转移性肾细胞肾癌可见较多血供。确诊依靠EUS-FNB并与原发灶病理对比。

4. 胰腺囊性肿瘤 包括浆液性囊腺瘤、黏液性囊腺瘤、胰管内乳头样黏液性肿瘤（IPMN）等。EUS多表现为多房或蜂窝状无回声囊腔，囊壁回声增强，也可表现为类似实质性肿块的高回声或低回声病灶，但其透声性好，后方回声增强。EUS对胰腺囊性肿瘤的诊断价值较大，可以通过囊壁有无实性结节、乳头样结构、与胰管是否相通等来判断其性质和是否恶变，必要时也可行穿刺抽取囊液进行分析。

5. 壶腹部癌、胆总管下段癌 因壶腹癌、胆总管下段癌和胰头癌的位置相近，若癌肿发生于三者之间的邻界部位或晚期病灶增大，互相浸润、融合，以致解剖关系紊乱，鉴别极为困难，必须结合其他影像学检查和临床表现，或超声引导细针穿刺活检来进一步鉴别。

6. 腹膜后肿瘤 大多为淋巴瘤，声像图表现为较小的圆形或卵圆形弱、低回声结节，边缘光滑，也可融合成大的分叶状团块。

7. 慢性胰腺炎（CP） 可表现为弥漫性或局限性回声异常，如果纤维化程度较重，可出现条带状高回声，可见较正常的腺叶结构，有时也可形成炎性假瘤，但是一般具有胰管穿通征。另一种

较为常见的自身免疫性胰腺炎，常见于老年男性，可出现胰腺弥漫性或局限性肿大，可压迫胆总管出现梗阻性黄疸，有时与胰腺癌难以区别。EUS表现为胰腺全程或局部低回声改变，比胰腺癌回声更低，有时可见水肿增厚的胰腺包膜形成"胶囊征"，胰管可有节段性狭窄，EUS-FNA后行病理检查可见IgG4阳性的浆细胞浸润。

三、影像学比较

（一）体表超声

1. 直接征象 ①胰腺形态：多数在肿块相应部位显示胰腺局部肿大、膨出。②肿瘤的形状和边界：肿块多显示为低回声不均匀的团块，边缘不规则，边界较清楚。③胰管扩张：是胰腺癌的重要征象，肿块压迫胰管梗阻，远端胰管呈明显扩张。

2. 间接征象 ①胆道系统扩张：胆管和胆囊扩张，表明胆总管下端梗阻，是胰头癌常见超声征象。②胰腺周围的血管异常：胰腺癌侵及周围大血管时，超声能够显示其异常改变。常见门静脉系统受侵后，远端脾静脉狭窄或闭塞，严重时可见侧支循环建立、胃周静脉曲张。③肝和淋巴结转移：大多数胰腺癌被发现时已有转移，常见转移部位为肝脏和胰腺周围及后腹膜淋巴结。

（二）CT

1. 直接征象 胰腺低密度肿块，边缘不规则，增强后肿块呈现乏血供表现（密度低于正常胰腺组织）。增强CT可很好地显示肿块是否累及周围血管，如门静脉系统、腹腔干、肠系膜上动脉、肝动脉等，必要时可行CTA或CTV重建。

2. 间接征象 ①胆道扩张：胰头肿瘤可压迫胆总管出现胆囊肿大、胆总管扩张，严重者可出现肝内胆管不同程度扩张。②主胰管扩张：肿瘤压迫主胰管引起梗阻，远端胰管扩张。

（三）ERCP

ERCP可见主胰管狭窄、中断、不规则弯曲；分支胰管扩张；如果胆总管受侵可出现胆总管及肝内外胆管扩张。由于胰腺癌恶性程度高，进展快，短期内胆汁在肝内外胆管淤积，胆管被动扩张，胆管壁变薄，迂曲延长，甚至延伸至肝脏边

缘，在ERCP下其形态极像软藤，称为"软藤征"，亦是诊断胰腺癌的有重要意义的ERCP征象。

（四）MRI和MRCP

MRI显示的直接和间接征象同CT，MRCP可显示胰管和胆总管同时扩张的"双管征"，是胰头癌的主要间接征象，其出现甚至早于胰腺轮廓外形的改变。MRCP由于其无创性，在胰腺癌的诊断方面已替代ERCP。

（五）PET

PET可以对肝脏、腹膜及其他远处转移灶做出准确判断，在评估辅助治疗疗效方面也有一定价值，但PET检查费用比较高昂，限制了其在临床上的广泛应用。

四、临床评价

（一）EUS

当EUS首次用于胰腺占位诊断的临床实践时，其诊断正确率是明显优于CT、MRI和PET等其他影像学检查的。近年来，EUS技术也不断发展，电子探头取代了机械探头，彩色多普勒的引入提升了图像质量，对比增强EUS、对比谐波增强EUS、三维EUS、EUS弹性成像等新技术相继应用于临床诊治。但是与此同时，CT、MRI等其他影像学技术也有了突飞猛进的发展，EUS在胰腺占位诊断中是否优于其他检查技术再次受到了质疑。

EUS在胰腺肿瘤的诊断方面是优于其他影像学检查的，一项荟萃分析表明EUS诊断胰腺占位的敏感度达91%～100%，高于CT（53%～91%）。EUS在诊断＜2cm小胰癌方面具有更大的优势，其敏感度（94.4%）显著大于CT（50%）。

EUS的另一优势是拥有较高的阴性预测值，指南建议当影像学有可疑发现、血清肿瘤标志物升高或其他可以临床表现怀疑胰腺癌时，需行EUS检查。多项研究表明，临床疑癌的患者行EUS检查而无阳性发现，在随访中几乎未发现肿瘤。

EUS在肿瘤TNM分期中也有一定优势，可以发现胰腺周围小的可疑淋巴结和肝脏小的转移灶，并可以通过FNA明确，对血管受累的判断准确率也接近CT。

然而，EUS检查也有一些缺陷。首先，EUS操作主观性较强，经验不足者容易漏诊、误诊，容易漏诊的部位是胰尾和钩突部。其次，EUS对胰腺占位的定性诊断仍有不足，单纯的EUS无法鉴别胰腺癌、肿块性胰腺炎、神经内分泌肿瘤等，需行穿刺活检明确。

综上所述，EUS在胰腺癌的诊断上具有较大优势，但无法取代CT，指南推荐对于影像学检查有可疑表现或临床疑癌的患者需行EUS检查确诊，同时行EUS-FNA以获取病理学证据，相关EUS-FNA内容将在其他章节讨论。

（二）体表B超

胰腺属于腹膜后器官，加上胃肠道气体、腹壁脂肪或胰腺前方脏器等诸多因素的干扰，B超有时很难清晰显示胰腺全貌及其结构，也很难显示胰腺病变的程度和范围。B超诊断的主观性较强，对操作医生的专业技术要求也较高，很容易出现漏诊、误诊。目前B超已经不再作为胰腺癌的诊断依据，但是作为常规体检的项目和腹痛等临床症状的首选检查，其在胰腺癌的早期诊断中仍有重要意义。

（三）CT

多排薄层CT可以清晰地显示胰腺肿瘤的大小、形状、位置和周围血管的关系，CT相对无损伤，技术性能稳定，因此是目前诊断胰腺癌的首选方法。多排螺旋CT三期动态增强扫描的扫描速度快，能在整个胰腺显著强化时完成扫描，使肿瘤与周围正常胰腺对比增强，因此是胰腺癌的最佳单项检查技术，检出率达78%～90%。CT最大的优势在于可以通过对胰腺周围大血管进行图像重建，判断肿瘤是否累及血管，其准确率高达91%，其对胰腺癌可切除性判断的准确率达70%～85%。CT也有不足之处，受限于分辨率，对于直径＜2cm的胰腺小病灶有时难以发现，对于肿瘤标志物CA19-9升高、胰管扩张或者其他临床怀疑胰腺癌的患者，需要结合EUS、PET等其他检查。对于小的转移淋巴结、肝脏转移灶、腹膜转移灶，CT也容易漏诊。此外，CT有一定的辐射，对身体有伤害，目前不能作为常规的筛查和随访项目。

（四）ERCP

ERCP不能直接显示肿瘤病变，其主要依靠主胰管、分支胰管和胆总管的变化而诊断，因此对于胆道下端和胰管阻塞或有异常变化者有较大诊断价值。ERCP操作本身会引起急性胰腺炎等并发症，因此诊断性ERCP目前已被MRCP取代。若患者出现梗阻性黄疸，可以行ERCP胆道支架引流，同时可观察肿瘤累及胆道和胰管的范围，以及胃、十二指肠及乳头等受累及的征象。现在国外也有学者主张ERCP同时行EUS-FNA并没有增加相关并发症。

（五）MRI和MRCP

MRI检查具有安全、无创，无需对比剂，诊断准确性高的特点。虽然MRI的分辨率目前不如CT，但由于其无辐射的优点，可以作为造影剂过敏者的首选检查，也可以用作高危人群的筛查和随访手段。MRI在肝脏微小转移灶的检出方面要优于增强CT。MRCP可明确肿瘤及梗阻的部位、范围及异常胆胰管的特征，并根据梗阻水平和显示的特征进行诊断及鉴别诊断。MRCP在胰腺扩张的鉴别诊断和胰腺囊性病变的诊断方面具有独特的优势。因此CT和MRI各有优缺点，可以相互补充，无法相互替代。

（六）PET

PET在肿瘤早期诊断上体现出巨大优势，通过显示肿瘤细胞出现的代谢变化而发现早期肿瘤，在转移灶的发现上优势更大。一项荟萃分析表明，

PET/CT发现转移灶的敏感度（87%）显著高于CT（57%），有11%的胰腺癌患者由于PET/CT发现远处转移灶而改变了分期。2022年NCCN指南建议，有远处转移高风险者应在术前行PET/CT，包括CA19-9显著升高、交界可切除者、原发肿瘤大、区域淋巴结肿大、严重腹痛或骨痛等症状者。但是PET的假阳性率也较高，炎症也会出现代谢增高，需要引起重视，因此PET目前仍是胰腺癌的重要辅助诊断工具。

（钟　良　狄　扬）

第九节　胰腺神经内分泌肿瘤

胰腺神经内分泌肿瘤（pancreatic neuroendocrine tumor，PNET）也称为胰腺内分泌肿瘤（pancreatic endocrine tumor，PET），是来源于胰腺多能神经内分泌干细胞的一类肿瘤。根据2019年WHO肿瘤分类，按Ki-67增殖指数和有丝分裂指数，将PNET分为：①高分化胰腺神经内分泌肿瘤（PanNET，胰腺神经内分泌瘤）；②低分化胰腺神经内分泌肿瘤（PanNEC，胰腺神经内分泌癌）；③混合神经内分泌-非神经内分泌肿瘤（表34-9-1）。按其分泌激素区分通常包括胰岛素瘤（insulinoma）、胃泌素瘤（gastrinoma）、胰高血糖素瘤（glucagonoma）、生长抑素瘤（somatostatinoma）、肠血管活性肽瘤（VIPoma）等。尽管许多该类肿瘤基于激素分泌可引起多种临床综合征，但50%～75%的胰腺神经内分泌肿瘤是无功能性NET。

表34-9-1　胰腺神经内分泌肿瘤（PNET）分类分级（WHO，2019）

分类/分级		Ki-67增殖指数（%）	有丝分裂指数（%）
高分化胰腺神经内分泌肿瘤（PanNET，胰腺神经内分泌瘤）	PanNET G1	3	＜2
	PanNET G2	3～20	2～20
	PanNET G3	＞20	＞20
低分化胰腺神经内分泌肿瘤（PanNEC，胰腺神经内分泌癌）	PanNEC（G3）	＞20	＞20
	小细胞型		
	大细胞型		
混合神经内分泌-非神经内分泌肿瘤	高分化或低分化		

PNET的肿瘤分级并不与其生物学行为完全一致，因而准确的诊断显得尤为重要，是治疗决策的关键。目前对于胰腺神经内分泌肿瘤，常规影像诊断手段较多，但是对于较小肿瘤（直径＜1cm）的检出并不令人满意。过去，CT、MRI仅可检出20%直径＜1cm的肿瘤，30%～40%直径为1～3cm的肿瘤和75%直径＞3cm的肿瘤。近年来，随着影像诊断技术的不断发展，CT、MRI诊断敏感度及特异度均较过去有明显提高。国外资料表明，目前CT诊断PNET的灵敏度和准确率可分别高至94%和82%，而MRI灵敏度为74%～100%。但总体来看，CT、MRI对于PNET尤其是其微小病灶的检出率尚不及EUS，仍有一部分较小病灶易被漏诊。功能性PNET中胰岛素瘤占多数且其平均直径仅为6～10mm，应用多排螺旋CT（MDCT）诊断胰岛素瘤时，检出率可低至30%。相比之下EUS对常规影像学检查均阴性的胰腺内分泌肿瘤的阳性检出率仍可达80%左右。此外，EUS可联合细针穿刺抽吸或活检获得细胞学及组织学标本，从而为病变提供病理诊断依据。

一、超声内镜影像特征

正常胰腺组织的EUS影像呈现为中等度回声的具有均匀规则网状结构的区域，同时伴有相对光整的边界。通常其实质内的回声光点均小于3mm，且当使用较高分辨率的超声探头时胰实质可呈轻微的小叶状排列。主胰管自胰头至胰尾表现为光滑的、逐渐变细的无回声管腔结构且于胰头部位可见相对较大口径的胰管侧支；有时，在胰体尾部也可见直接与主胰管相接的胰管侧支，但通常在胰腺实质的周边部位则不应有侧支结构的显现。

大多数情况下，PNET的EUS影像学特征（图34-9-1～图34-9-7）为圆形或类圆形的相对于胰腺实质呈均匀弱低回声区域，常伴有光滑的连续或不连续高回声边缘。

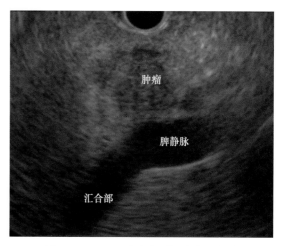

图34-9-1　EUS示胰头颈部胰岛细胞瘤

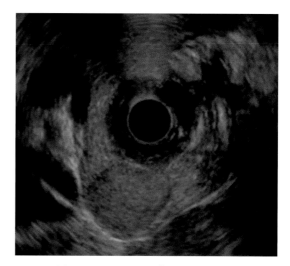

图34-9-2　EUS示胰体部胰岛细胞瘤

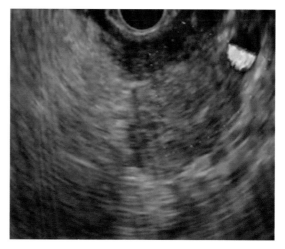

图34-9-3　胰尾部胰岛细胞瘤

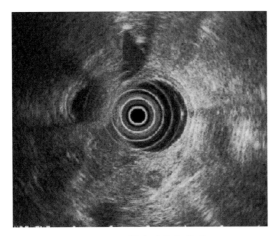

图34-9-4 微小胰岛细胞瘤

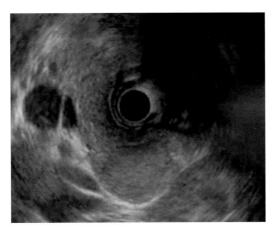

图34-9-5 等回声型胰岛细胞瘤

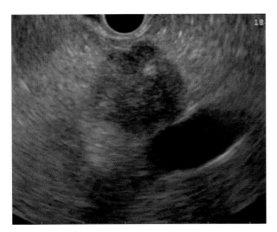

图34-9-6 胰岛细胞瘤,内部回声不均匀伴钙化

二、超声内镜诊断

PNET的诊断包括以下4个方面:①临床诊断,根据临床症状和相应激素的病理生理,做出初步的临床判断;②生化诊断,根据血浆激素测定或激发试验进行诊断并确定肿瘤的类型;③定

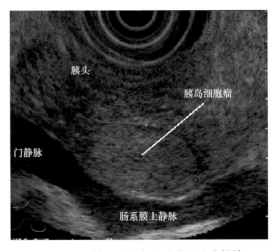

图34-9-7 等回声胰岛细胞瘤压迫脾静脉

位诊断,通过各种影像诊断手段,包括介入性影像诊断或激发试验进行肿瘤定位;④病理诊断,通过穿刺或组织活检进行形态和免疫组化检查,以期确诊肿瘤并确定其类型。上述各种诊断方法中,定位诊断是PNET诊断中不可缺少的,也是临床中较为重要的部分,其理由是正确的术前定位(pre-operative localization)乃手术治愈的关键。

随着EUS的临床应用及技术普及,凭借良好的图像分辨率可在胃腔及十二指肠球降部对目标区域进行全程精准探查,排除周围空腔和组织的影响,可以清晰地显示胰腺或胃肠区域的肿瘤及周围血管和相邻结构的情况,显著地提高神经内分泌肿瘤,特别是小病灶的检出率。目前资料显示,EUS对PNET的敏感度为54%～97%,其中胰岛素瘤的敏感度为71%～94%。研究表明,EUS检测PNET的敏感度和特异度均高于CT,且当CT后合并实施EUS时,PNET的检出率可增加25%。同时EUS的使用也提供了可经EUS-FNA获取组织病理的机会,从而为治疗决策提供更多信息。此外,EUS还被用于胃肠NET的诊断,然而由于EUS检出NET的效能与肿瘤直径密切相关,因此仅当胃NET直径＞1cm,直肠NET＞5mm时才建议对这些病变行EUS检查。

表34-9-2列出了不同检查方法对神经内分泌肿瘤的敏感性及各自的优缺点,可见尽管NET有多种有效检查方法,但EUS同传统影像学手段比较,敏感度方面有一定优势,且有病理取样手段,

因而仍是PNET诊断的最重要工具之一。

表34-9-2 NET各种检查方法及优缺点

检查方法	敏感度	优点	缺点
腹部超声	PNET 13%～27% 肝转移85%～90%（超声造影99%）	经济、接受度高 可行造影	除肝胆胰外不敏感
EUS	PNET 54%～97% 胰岛素瘤71%～94%	敏感度高 可行穿刺活检	结果取决于操作者技术水平 有可能混淆NET与腺癌
增强CT	PNET 63%～82% 肝转移82% 淋巴结转移60%～70% 骨转移58%	血管侵犯直观可见	对＜1cm的病变、胃肠小病变及骨转移敏感度低
增强MR	PNET 79%	较CT辐射少	对胃肠小病变敏感度低
MR弥散加权	肝转移83%	更易鉴别肝转移与血管瘤	
68Ga生长抑素受体显像	PNET 79.6% 肝转移95%～100%	较少辐射 检查效率高	半衰期短（68分钟）

胰岛素瘤是最常见的功能性PNET，在诊断时通常较小，临床上90%的胰岛素瘤直径＜2cm，于胰腺头、体、尾均有分布，2%～10%的胰岛素瘤患者有多个肿瘤，特别是多发性内分泌瘤病1型（multiple endocrine neoplasia type 1，MEN1）患者（图34-9-8A～图34-9-8D），因此EUS观察胰岛素瘤时，必须详细扫查整个胰腺及周边区域，以免漏诊。

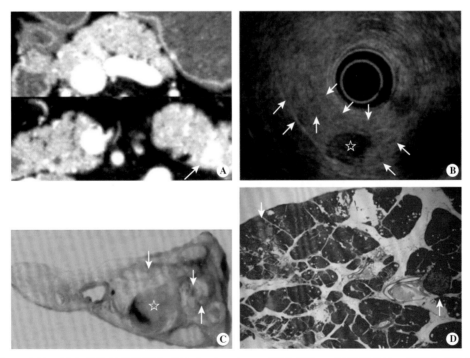

图34-9-8 增强CT显示一例患者胰尾部的强化病灶（A）；在EUS下发现除CT显示病变外，胰腺内多发的低回声小病灶（箭头）（B）；手术切除标本发现除直径11mm的较大病灶（星号）外，胰腺内可见多发小肿瘤（箭头）（C）；免疫组化证实这些小肿瘤为神经内分泌肿瘤，该患者最终确诊为MEN1（D）

（引自Ishii T，Katanuma A，Toyonaga H，et al. Diagnostics 2021，11，316）

胃泌素瘤是MEN1患者最常见的功能性PNET，胰腺胃泌素瘤平均直径为3～4cm，多数位于胰头，十二指肠胃泌素瘤通常直径＜1cm，呈现多中心趋势，尤其在MEN1患者中。因此，EUS观察胃泌素瘤时，不仅要仔细观察胰头，也要详细扫查十二指肠壁。既往国外报道表明，EUS对胃泌素瘤的敏感度为84.5%，特异度为95.3%，但仍明显优于超声、CT和MRI，而生长抑素受体闪烁扫描（SRS）的敏感度为86%。胃泌素瘤各种影像学诊断方法的比较参见表34-9-3。

表34-9-3　胃泌素瘤定位方法评价

定位方法	敏感度（%）及均值（范围）	特异度（%）及均值（范围）
超声	23（21～28）	92（92～93）
CT	38（35～59）	90（83～100）
血管造影	68（35～68）	89（84～94）
MRI	22（20～25）	100（100）
EUS	70（16～86）	
核素扫描	72（58～77）	100
动脉内胰泌素试验	89（55～100）	
经肝门静脉取血	68（60～94）	
手术中超声	83（75～100）	

由于胰腺内分泌肿瘤是一种具有潜在恶性的疾病，其良、恶性质的准确判断对后续治疗方案的选择至关重要。而EUS可通过显示肿瘤的直径、边缘整齐度、回声均质性及有无无回声区域（囊性变）等特性，作为判断PET是否具有恶性侵袭性的依据。国外多项研究表明，不同性质PET在回声均质性、内部有无无回声区域方面具有显著差异性。由于恶性肿瘤有出血和坏死的倾向，若病灶表现为不均匀回声、无回声或病灶边界不规则，则高度怀疑为恶性。在判断PET有无功能方面，Pais总结了76例PET患者的EUS检查结果，发现无功能性PET平均直径（33mm±15mm）显著大于功能性PET平均直径（21mm±14mm），且无功能性PET常伴有囊性变（图34-9-9～图34-9-11）。

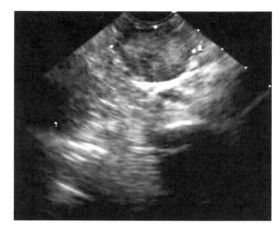

图34-9-9　良性无功能性PET：2.7cm×1.0cm，内部回声均匀，未见无回声区，边界规则

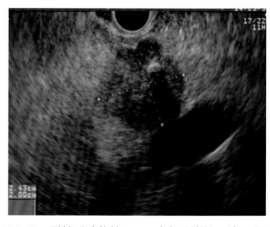

图34-9-10　恶性无功能性PET：内部见囊性区域，边界不规则

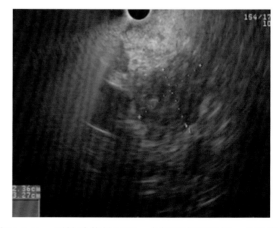

图34-9-11　恶性功能性PET：内部回声不均匀，未见囊性区域，边界不规则

目前公认EUS对PNET的诊断显著优于传统超声、CT、MRI等常规影像学检查方法，且使直径小于1～2cm、易被漏诊的小病灶被检出成为常

态，被认为是胰腺内分泌肿瘤术前定位诊断中非常有效的临床手段。但是，由于胰腺内分泌肿瘤有时也可表现为高回声或与周围胰腺正常实质相似的回声结构，甚至有囊性病灶、钙化及不规则边界的存在，因此对肿瘤占位性质的判断仍需结合患者的临床症状、血液生化等检查结果做出综合分析，至于最终的定性诊断还需术前的活组织检查或外科手术的病理证实。

PNET可以独立发生，也可能是遗传性多肿瘤综合征的部分表现，包括 von Hippel-Lindau（VHL）病和多发性内分泌瘤病1型（MEN1）。该类患者应每6～12个月接受一次胰腺影像学监测评估，为减少辐射风险，首选EUS和MRI。在MEN1患者中，EUS检查对于PNET已显示出其优越性。

鉴于EUS对胰腺占位病灶的性质判定仍存在局限，曾报道总准确度为76%，而对局灶性炎性病灶仅为46%，因此，可利用EUS-FNA以获得细胞或组织学诊断，从而为下一步的治疗提供依据。同时，经腔内超声引导的穿刺，避免了传统经腹部超声或CT引导的穿刺中皮下脂肪、肠腔空气或腹水等因素的影响，使得穿刺成功率从传统方法的20%～25%提高至91%，并且也使穿刺可能导致的并发症大为减少。

胰腺病灶的超声内镜引导细针穿刺术由Vilmann等于1992年首先报道，EUS-FNA用于诊断PNET时具有较高的价值，有研究表明其诊断敏感度为61%～84%，总准确度高达92.5%。在PNET病例中，EUS-FNA与手术标本的一致率为77.5%，对于小PNET（直径＜2cm），一致率更是达到84.5%，通过EUS-FNA可在约70%的病例中获得足够的组织以进行免疫组化检查来确诊该疾病，亦可通过对检测所得细胞学样本Ki-67的表达量（即增殖指数）对肿瘤恶性程度进行分级，研究发现，高Ki-67增殖指数与PNET疾病复发和死亡相关，WHO分级标准中已引入此标准。在数项国际指南和共识中推荐EUS-FNA为PNET病理组织学检查的首选取样方法。然而，需要注意的是，EUS-FNA标本的诊断率取决于取材和病理操作者的技术水平，目前EUS-FNA标本与手术切除标本基于WHO分类的组织学分级一致性仍较低，其原因可能为肿瘤的异质性及与病变相关的"热点"

采样失败，因此，欧洲神经内分泌肿瘤学会建议，EUS-FNA样本中收集2000个肿瘤细胞对提高样本一致性至关重要。近年来，利用新型切割活检针开发出的细针活检术（fine needle biopsy，FNB）可获取更为足量病灶组织，从而做出更为准确的病理组织学诊断。研究表明，对于PNET，FNB的诊断准确度较FNA更高并可为细胞学检查提供更多信息。在某些国外指南中，PNET的穿刺推荐优先使用FNB。

随着EUS不断发展，许多新的技术被应用于EUS领域。造影增强超声内镜检查术（contrast-enhanced endoscopic ultrasonography，CE-EUS）是在超声内镜检查中，静脉团注超声造影剂可有效增强血供组织的超声强度，不同病灶在CE-EUS下可显示不同的增强特征，从而有效鉴别PNET、慢性胰腺炎与胰腺癌等病变。作者曾使用六氟化硫微泡超声造影剂（声诺维）对PNET进行研究，发现由于PNET血供明显较胰腺癌、炎性包块丰富，增强后肿块内部可见较大、团块状、明显增强的血流信号；增强常呈快进快退型（图34-9-12，图34-9-13），早期血管增强并持续到延迟期，以此可与胰腺癌的慢进快退造影增强模式进行鉴别。Figueiredo等研究显示，89.5% PNET患者在CE-EUS探查下呈现团块状血流增强模式。此外，CE-EUS在鉴别良、恶性PNET方面具有独到之处。Maxime等研究表明，若在增强后病灶中出现低增强区域，则表明肿瘤具有侵袭性，其敏感度、特异度可分别高达93.3%、93.5%。Ishikawa等研究表明，若将CE-EUS增强下显示为充盈缺损或低增强的PET病灶定义为恶性病灶，其诊断的敏感度、特异度、准确度可分别达到90.5%、90.0%、90.2%。有学者应用谐波造影时间强度曲线（time-intensity curve，TIC）来对增强后病灶进行动态定量分析，结果显示与其他胰腺病灶（如胰腺癌、肿块性胰腺炎、自身免疫性胰腺炎）相比，其增强后1分钟内峰值回声强度减少率为最低。CE-EUS联合TIC可将胰腺病灶诊断率提高至94.7%。在预后预测方面，有研究发现，根据造影早期和晚期血管增强情况可对侵袭性PNET的预后进行分析，早晚期血管均缺乏增强的患者生存期较有增强的患者明显缩短，该法敏感度为84.6%，特异度为91.7%，准确度为89.2%。

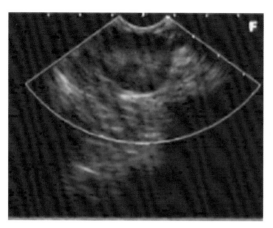

图34-9-12　造影增强之前胰岛细胞瘤内部无明显血流信号

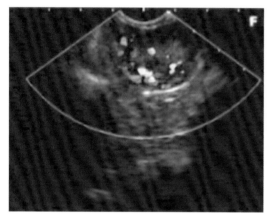

图34-9-13　造影增强之后胰岛细胞瘤内部见团块状血流信号

超声内镜弹性成像是利用目标组织在被压迫前后应力信号的改变，通过分析病灶软硬度的不同来判断病灶的性质，相关研究表明多数PET病灶质地偏硬，病灶整体为蓝色，内可以有少部分为绿色，弹性系数大多为4分，88%病灶的弹性应变率小于10分（图34-9-14）。近年来，有学者引入应变率比值（strain ratio，SR）和应变率分布直方图（strain histogram）等概念来对病灶性质进行定量评估，使得诊断具有更高的敏感度和特异度。而神经网络（neural network）技术的应用则进一步提高了超声内镜弹性成像术诊断的准确性。值得注意的是，关于PNET的超声内镜弹性成像的研究尚有限，应变波成像仍是依赖于操作者的定性方法，不同报道中对良、恶性肿瘤的定义和界值各不相同，无法统一比较。由于剪切波成像方法测量硬度时不需比较区域，因此其有可能克服这一限制。

超声影像终属间接影像依据，有时细微的改变仍需依靠操作医师的经验加以判断，如胰腺内分泌肿瘤有时也可表现为高回声或与周围胰腺正

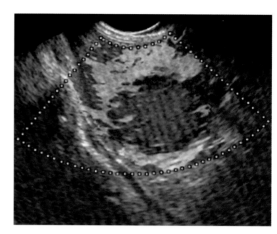

图34-9-14　超声内镜弹性成像示胰岛细胞瘤内部呈蓝色区域

常实质相似的回声结构，甚至有囊性病灶、钙化及不规则边界的存在，因此难免存在误判可能。因此，超声内镜虽然被认为是一项对PNET诊断很有临床价值的内镜技术，但对PNET的诊断仍需根据患者的临床症状、体征、实验室数据及其他传统影像技术结果做出综合判断。

三、其他影像学技术

（一）CT

功能性肿瘤可发生在胰腺任何部位，亦可发生在胰周组织中，以十二指肠和胃较多。瘤体小，平扫CT呈等密度或略高密度，增强扫描后呈明显强化结节，多在动脉期显示。

CT显示胰岛素瘤的定位能力为50%～80%；对胃泌素瘤为75%，对胰腺内分泌肿瘤性质判断的正确率仅达53%。CT表现为：①因肿瘤常较小，如无钙化、出血、坏死，平扫常表现为等密度而难以发现，但有学者报道80%胰岛素瘤表现为胰腺轮廓异常，即局限性器官容积增加。②增强后密度异常，73%增强后为不均匀高密度或环状强化或分隔样强化，但仍有约20%增强后无强化。对不典型病例采用薄层CT扫描或双期螺旋CT扫描能提高病灶的检出率。尽管如此，对小肿瘤尤其是位于胃、十二指肠及小肠的小肿瘤，CT常无法有效识别，而超声内镜对小病灶较CT具有更高的敏感度。

（二）MRI

弥散加权MRI现已常规用于肿瘤等细胞丰富

的组织，胰腺内分泌肿瘤在MR影像中T_1WI为低信号，T_2WI为高信号。

MRI对胰岛素瘤较敏感，特别是应用造影剂增强MRI诊断小胰岛素瘤较CT增强扫描更敏感。胰岛素瘤T_1WI脂肪抑制图像呈低信号，T_2WI肿瘤信号高于正常胰腺，因肿瘤常为富血管，在动态增强图像上肿瘤明显强化。胃泌素瘤在T_1加权脂肪抑制SE图像上显示较好，呈低信号，动态增强典型表现为中央轻度强化，周边环状强化，T_2加权脂肪抑制SE图像上呈高信号。由于胃泌素瘤的肿瘤血管没有胰岛素瘤丰富，在动态增强FLASH图像上病灶常强化不明显。总体来说，MRI诊断PNET的敏感度约为79%，对肝转移病变的敏感度为91%，优于CT。

（三）血管造影

因胰岛素瘤血管丰富，肿瘤可在0.5cm时即得以显示；此外，胰岛素瘤可单发或多发，故行胰腺造影时胃十二指肠动脉、脾动脉及肠系膜上动脉都应逐一造影检查，且同时亦可进行脾门静脉分段取血。

恶性胰岛素瘤在组织学上分化不良的现象较少见，因此其良、恶性主要依靠有无远处转移和胰周有无浸润来判断。当血管造影显示血管包裹征时提示恶性可能。另外，行腹腔动脉造影观察肝脏有无转移性病灶，如发现单发或多发高密度结节则提示肿瘤为恶性。

（四）正电子发射断层扫描（PET）/
功能成像

传统的示踪剂^{18}F-FDG在PNET中并不敏感，仅仅在肿瘤的快速增殖期及低分化肿瘤中才有肿瘤部位FDG较高浓度摄取。当今在功能性PNET的PET检查中，使用最多的是镓（Ga）-68标记的奥曲肽衍生物（^{68}Ga-DOTATATE），可以突出显示表达生长抑素受体（SSTR）的肿瘤，发现一些在常规CT下无法识别的病灶，该方法通常被称为生长抑素受体显像（somatostatin receptor imaging，SRI），其识别神经内分泌肿瘤的敏感度远高于其他传统影像方式，目前已成为功能性PNET影像学检查的主要方法。由于MRI在软组织中较CT有更大对比度，因而在排除肝和骨转移时，选择PET/MR更为合适。此外，研究报道另一种同位素标记的示踪剂^{68}Cu-DOTATATE检出率高于^{68}Ga-DOTATATE，在未来有望取代^{68}Ga-DOTATATE成为主流。

四、临床评价

总之，对于PNET的影像学诊断手段是综合多样的，据文献报道，EUS对病灶检出的敏感度为90%以上，CT为64%～94%，MRI为75%～100%，血管造影为66%～76%，生长抑素受体闪烁扫描（SRS）为81%～88%。由此看出，每种检查方法均有其特点，但是单一应用某种方法均有其局限性，因此在诊断疾病时，常常需要结合多种影像学结果才能得出最终结论。

然而，值得肯定的是，超声和CT对相当部分的胰腺内占位病灶均无法做出准确定位且常难发现一些微小病灶；而在生长抑素受体闪烁扫描、内脏血管造影、门静脉导管插入造影术的实际应用又受到相当限制的情况下，EUS对CT及血管造影检查均阴性的PNET的阳性检出率仍可达80%左右。由此，EUS对PNET的诊断在一定程度上优于传统超声、CT、MRI、PET等影像学检查方法，特别是使直径小于1～2cm的小病灶被检出成为可能，被认为是PNET术前定位诊断中一种有效的临床手段。我们有理由相信，随着EUS技术、设备的日臻完善，如更高精度局部超声技术的发展、计算机重组三维超声图像技术（3-dimmesional EUS）、EUS引导经针基激光共聚焦显微内镜检查术（nCLE）及AI技术在EUS领域的应用等各种技术的进一步进展，超声内镜在PNET的定位、诊断及辅助治疗决策方面将成为更加重要的工具并发挥决定性作用。

（肖　斌　孙蕴伟）

第十节　胰腺囊腺瘤

一、概　　述

胰腺囊腺瘤（pancreatic cystadenoma，PCA）约占胰腺肿瘤的0.6%，主要起源于胰腺腺管腺泡上皮，属于胰腺囊性肿瘤（pancreatic cystic neoplasm，PCN）的一类，按组织病理学可分为浆液性囊腺瘤和黏液性囊腺瘤，后者有潜在恶变的可能。随着影像学检查的普及，临床上越来越多的囊腺瘤能被早期发现。自从1830年Becourt报道首例以来，相关的研究报道不断增多。该病多发于50～60岁年龄组，女性为主，男女比例为1：（4～8）。白种人的发病率较高。本病发展缓慢，一般没有明显症状，多数患者是在做CT或MRI等影像学检查时偶然被发现的。如病灶体积增大，临床上会出现上腹部隐痛不适、肿块压迫症状（如压迫胆总管则产生梗阻性黄疸，压迫门静脉则产生门静脉高压等）、上腹部或左季肋部包块等表现。

目前，胰腺囊腺瘤依照其组织学分类，主要可分为以下两类。

1. 浆液性囊腺瘤（serous cystadenoma，SCA）属于非黏液性PCN。其特点为：①肿瘤多位于胰体、尾部，呈圆形结节状；②肿瘤切面为不规则多房或蜂巢状结构，囊内充满稀清液体，肿瘤中心常有结缔组织瘢痕，中央偶见钙化；③镜下可见囊内衬以1～2层立方上皮细胞，内富含糖原颗粒；④本病极少有恶变，文献报道约30例浆液性囊腺癌病例，其发生率约0.1%；⑤约60%病例无特异性表现，多数在行腹部影像学检查时偶然发现。仅27%病例表现为非特异性腹痛，9%病例出现胰胆管症状。

2. 黏液性囊腺瘤（mucinous cystadenoma，MCA）属于黏液性PCN。其特点为：①绝大多数见于女性患者，90%位于胰腺的体尾部；②囊肿肉眼为厚壁的单房或多房，囊液黏稠，可见乳头状赘生物突入囊腔，与主胰管不相通；③镜下可见囊内衬以柱状上皮细胞，胞内见大量黏液而无糖原，上皮下可见典型的卵巢样基质，是区分MCA和导管内乳头状黏液囊性肿瘤（IPMN）的标志性特征；④MCA为潜在恶性肿瘤，恶变率为10%。

虽然传统影像学诊断技术如CT、MRI、超声对PCA的诊断均有各自优点，但鉴于超声内镜的发展，其能够动态观察囊性病灶的结构特征及形态变化，从而对囊肿性质进行相对准确的判断。同时，结合EUS-FNA可进行囊液抽吸和囊壁、间隔、壁结节等组织的穿刺活检，通过细胞学和（或）组织病理结果对鉴别不同病变有特殊的价值。

二、声像图特征

（一）胰腺囊性病变

1. SCA病灶呈圆形，边界清晰，边缘平滑，整体回声稍高，内部为大量直径数毫米的无回声小囊，呈密集多房结构，中心可有强回声伴声影，提示钙化。肿瘤后方回声衰减不明显或稍增强。

2. MCA肿瘤呈类圆形或分叶状，边界欠清，整体回声稍低，肿瘤内有单个或多个分房的囊肿，每个房的直径相对较大。囊壁薄厚不等，囊内壁欠清晰，壁上可有点状钙化，有时可见突起的低回声乳头样结构。常有后壁增强效应。肿瘤恶变时，边界模糊，内部回声杂乱，囊内乳头样增生明显，向邻近器官浸润生长，周围淋巴结肿大。

（二）胰管表现

在部分黏液性囊性肿瘤中可见胰管扩张及胰管交通。

（三）胆管表现

胰腺囊腺瘤多发生在胰腺的体尾部，如肿瘤位于胰头部且较大时才有压迫胆管、胆道梗阻表现。

三、诊　　断

超声内镜能够动态反映病灶的结构特征及形态变化，但是不同类型胰腺囊性病灶生物学行为不同。因此进一步对囊液是否有黏液性或非黏液性，囊壁细胞是否有腺瘤或腺癌等特征进行鉴别具有至关重要的作用。因此，单纯靠影像学特征是不够的，需进一步利用EUS-FNA行组织病理学、细胞学、囊液生化及基因等检测，从而获得最终诊断结果及判断预后。

（一）超声内镜表现

超声内镜图像特征与体表超声的声像图表现类似，但显示的病灶更清楚，对其毗邻结构的浸润征象显示更明显（表34-10-1）。

表34-10-1　胰腺囊腺瘤EUS图像特征

分类	单房或多房	囊壁	胰管交通	囊灶特征及其他
SCA	多房	薄壁	无	蜂窝样，内有分隔，纤维性中央瘢痕，可伴中央钙化
MCA	单个或多房	囊壁较厚，可有钙化及附壁结节	无	产生黏蛋白，EUS检查可见黏液泡、囊中囊

1. SCA　根据囊肿形态特征可分为4种亚型（图34-10-1）：微囊（蜂窝状）型、大囊（寡囊）型、混合（多囊）型、实性型。约70% SCA以微囊型为主，表现为典型的蜂窝状多囊结构（图34-10-2），囊的数目一般大于6个，小囊直径均在1cm以下，有时也表现为囊实混合性低回声，囊内可见薄分隔，约20%病例可出现分隔汇合而成的特征性"中央星形瘢痕"伴或不伴有钙化（图34-10-3），囊壁上无结节，囊肿不与胰腺导管交通。大囊型占20%～30%，表现为多囊或寡囊结构，小囊直径多大于1cm，大囊型SCA须与MCA和分支型IPMN相鉴别。混合型SCA则需要与分支型IPMN相鉴别，实性型SCA须与囊性变的神经内分泌瘤相鉴别。

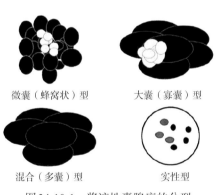

微囊（蜂窝状）型　　大囊（寡囊）型

混合（多囊）型　　　实性型

图34-10-1　浆液性囊腺瘤的分型

（引自Eizaburo Ohno，et al，2019. Journal of Medical Ultrasonics）

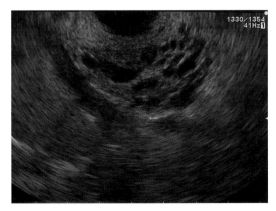

图34-10-2　浆液性囊腺瘤EUS表现，囊内可见多囊蜂房样结构

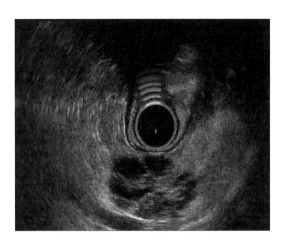

图34-10-3　浆液性囊腺瘤EUS表现，囊内可见中央星形瘢痕

2. MCA　EUS表现为较大的囊性灶，内部有或无分隔，其分隔多为细的条状影，但也可粗细不均匀，囊壁通常比较厚，也可见壁结节（图34-10-4，图34-10-5），与SCA鉴别一般不难；局部的囊壁增厚及实性提示恶性可能。

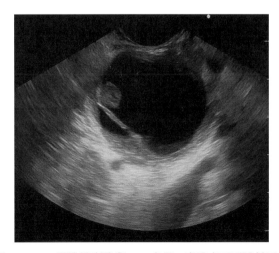

图34-10-4　黏液性囊腺瘤EUS表现，囊壁表面可见低回声结节样改变

（二）EUS穿刺囊液检测

迄今为止，各指南对于PCN行EUS-FNA/FNB的适应证并未统一。2015年AGA发布的指南推荐

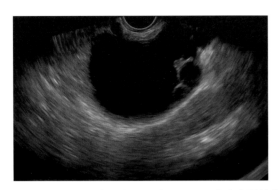

图34-10-5 黏液性囊腺瘤EUS表现，可见囊中囊样结构

对于至少有2项恶性高危因素的PCN行EUS-FNA。2018年ESG指南将EUS-FNA在可能改变PCN治疗策略的情况下则定义为适应证。而影像学诊断明确或有外科手术适应证的PCN则不应行EUS-FNA。《2018年ACG临床指南：胰腺囊肿的诊断和治疗》推荐PCN诊断不明，而EUS-FNA可改变疾病诊断时进行穿刺。综合已有证据及2021年《中国内镜超声引导下细针穿刺抽吸/活检术应用指南（2021，上海）》，我们推荐影像学检查如CT、MRI或EUS难以明确PCN性质，且EUS-FNA/FNB可以改变治疗策略时考虑行EUS-FNA/FNB。

1. 囊液细胞学检查 SCA中多为形态一致的扁平或立方上皮细胞，无黏液，胞质内含有大量的糖原颗粒；MCA中多有高柱状上皮，类似于胰腺导管上皮，常见杯状细胞；细胞内外可见大量的黏液而无糖原；上皮形态不一。偶可发现不典型上皮细胞及恶性细胞，提示MCA恶变。EUS-FNA囊液细胞学分析可提高PCN诊断的准确性，但该诊断缺乏敏感性。一项对937例患者的荟萃分析表明，囊液细胞学诊断PCN的敏感度为63%，特异度为88%。另一项荟萃分析提示，细胞学的敏感度和特异度分别为51%和94%。细胞学诊断的低敏感度是由于细胞学评估通常只检测到囊液中少量、完整的脱落细胞。

2. 囊液生化、肿瘤标志物测定 目前临床中用于鉴别诊断的囊液标志物有癌胚抗原（CEA）、葡萄糖、淀粉酶等（表34-10-2）。其中囊液CEA是鉴别胰腺囊性病灶最为敏感的指标，其精确度明显优于EUS形态学诊断。当cut-off值为5ng/ml时，用于区分SCN和胰腺假性囊肿的精确度为70%，当cut-off值为192ng/ml时，区分黏液性和非黏液性囊肿的敏感度和特异度分别为73%和84%；当cut-off值为800ng/ml时，区分黏液性囊腺瘤/癌和良性囊肿的精确率为81%。相比于囊液CEA，CA19-9的诊断价值较低。

表34-10-2 胰腺囊腺瘤囊液肿瘤标志物测定

疾病名称	EUS	细胞学检查	肿瘤标志物（CEA及葡萄糖）	囊液性质	基因检测
MCA	单个或多房的大囊灶	黏液性高柱状上皮	CEA：轻度升高 葡萄糖：多 < 50mg/dl	黏稠	*K-ras* 突变，无 *GNAS* 和 *Ctnnb1* 突变
SCA	小而多囊性灶，密集多房	立方上皮，无黏液	CEA：极低或无，通常 < 5ng/ml 葡萄糖：通常 > 50mg/dl	清亮	无 *K-ras*、*GNAS* 突变，存在 *VHL* 突变

近年多项研究发现，囊液葡萄糖水平鉴别黏液性与非黏液性病变的准确性很高。2020年一项前瞻性研究显示，囊液葡萄糖浓度 < 50mg/dl诊断黏液性PCN的敏感度和特异度高达93.6%和96%。2021年一项纳入8项研究、609例患者的荟萃分析提示，低囊液葡萄糖水平（临界值 < 50mg/dl）区分黏液性和非黏液性PCN的敏感度为91%，特异度为86%，准确率为94%，与囊液CEA联合诊断时鉴别黏液性PCN的准确率可达97%。葡萄糖检测经济、快速，应作为临床常规检验指标。

囊液淀粉酶在假性囊肿中是高的，在SCA和MCA中是低的。当cut-off值为250U/L时，诊断为SCA和MCA的敏感度与特异度分别为44%和98%。

3. 囊液基因学检测 目前对囊液中许多DNA、RNA、蛋白质和代谢组标志物分析进行了应用。其中大多数仍处于早期开发阶段，尚未转化为临床实践。一项荟萃分析（6项研究、785例PCN患者）研究显示，囊液 *K-ras*、*GNAS* 基因双重突变，其诊断黏液性PCN的敏感度、特异度、准确度分别为75%、99%、97%。囊液 *K-ras*、*GNAS* 基因双重突变对于IPMN诊断的敏感度、特异度、准确度分别为94%、91%、97%。但由于基因检测成本高，建议对某些诊断不明且明确诊断可能改变治疗时，可以考虑使用高度敏感的技术对突变基因进行分析。

（三）EUS相关新兴检查技术

近年来，多项长期随访观察发现大多数PCN处于休眠期，为避免过度手术、进一步精确PCN术前诊断，开发出了超声内镜引导经穿刺针活检钳活检术（EUS-guided through-the-needle microforceps biopsy，EUS-TTNB）、EUS引导经针基激光共聚焦显微内镜（EUS guided needle-based confocal laser endomicroscopy，EUS-nCLE）等EUS介导的新兴检查方式。

1. EUS-TTNB　为进一步提高EUS引导活检的细胞获取量，美国开发了Moray微钳设备，即一种可通过19G穿刺针孔的切割式微活检钳，可抓取囊壁或壁结节组织以进行细胞组织学分析，即EUS-TTNB。2020年一项纳入9项研究、454例患者的荟萃分析显示，EUS-TTNB的技术成功率、组织学准确性及特定类别PCN的诊断率分别为98.5%、86.7%和69.5%。另外，诊断黏液性囊性肿瘤的敏感度和特异度分别为88.6%和94.7%，但总体并发症发生率为8.6%。2021年另一项纳入10项研究、99例患者的荟萃分析得出类似结论，并显示EUS-TTNB可通过免疫组化分析实现更精准的分类诊断。关于EUS-TTNB相关不良事件发生率，各研究报道为1%～23%。其中主要包括囊壁内出血和胰腺炎。考虑到严重不良事件发生的可能性，应根据获益风险比选择用于可能改变治疗策略的患者。

2. EUS-nCLE检查　是EUS穿刺入病灶后，将共聚焦探头通过（目前最细为19G穿刺针）穿刺针进入病灶，实时观察囊肿内壁细胞水平的结构，如表面血管网、腺上皮和微绒毛等结构，达到近似活体病理诊断的目的，实现体内PCN类型的鉴别诊断，尤其是检出可避免手术切除的SCN。2019年一项法国多中心研究证实了EUS-nCLE诊断胰腺囊性病变的可行性和安全性。多项研究发现其在鉴别胰腺浆液性肿瘤和黏液性肿瘤（包括IPMN和MCN）方面价值较高。2017年法国一项

研究显示，通过nCLE准确找出SCN，可以减少23%的手术干预、0.4%的手术死亡及27%的医疗支出。EUS-nCLE最常见的并发症为急性胰腺炎和囊内出血，早期报道发生率为7%～9%，近年随着技术成熟，可控制在1%～3%。目前该技术的安全性和患者获益程度尚不明确，各大指南并未推荐其作为PCN常规检查。

四、影像学比较

（一）腹部超声

1. SCA　声像图上显示囊性或囊实性病灶，当肿瘤由大量极小囊肿（小于2mm）构成时，可呈均质实性表现。如囊肿较大（5～20mm），则表现为多房性，每个房紧密相连呈蜂巢样结构，中心强回声伴声影则提示有钙化。

2. MCA　可表现为单房或多房，但每个房的直径相对较大，常有后壁增强效应。房内有时可见粗大不规则的低回声乳头样结节，由囊壁突入囊内。如MCA发生恶变，可表现为以囊性为主的合并低回声实性成分的囊实性病灶。

（二）CT

1. SCA　可为多数小于2cm的小囊组成，表现为边缘清楚的海绵状/蜂窝状多囊性低密度影，CT值近似于水，内壁光滑。可见纤维性中央瘢痕，伴或不伴特征性的星形钙化，有时偶可见小的壁结节，增强后可见囊壁及其间隔呈不均匀强化，无侵犯周围血管的表现。

2. MCA　瘤体较大，表面可呈分叶状，囊壁较厚并可见间以实性肿瘤成分，平扫囊内密度较高，CT值可达20HU以上，其内纤维间隔可不显示。增强扫描后，肿瘤壁、间隔及实体部分明显强化。通常肿瘤内发现实体部分提示恶性，而侵及周围胃及十二指肠，包埋动、静脉及远处转移，可诊断为MCA恶变。

（三）MRI

SCA在MRI的T_2加权像上显示为高信号，瘤内可见分隔，结合脂肪抑制技术可以很好地显示肿瘤实体部分；在T_1加权像上肿瘤表现为均匀一致的低密度。MCA表现为圆形或椭圆形肿物，可

见其内部分隔。构成肿瘤的各房之间的密度在T_1和T_2加权像上均不相同，亦可见大的乳头状赘生物突入囊内。造成各房之间密度不一的原因可能与囊内出血、囊液内蛋白质含量、肿瘤内囊实性成分之间的比例等原因有关，虽属非特异性表现，但对鉴别有帮助。

（四）PET/CT

胰腺囊性病变怀疑恶变时，可建议行PET/CT检查。PET/CT诊断恶性囊性病变的敏感度为85.7%～100%，准确率为88%～95%。

五、临床评价

B超作为该病诊断的简便方法，可以初步判断囊肿数量和大小。B超显示肿瘤内部结构、分隔情况及赘生物时优于CT；但在显示胰腺囊肿的钙化、位置、囊壁厚度及血液循环方面不及CT。

CT在发现囊性肿瘤内钙化方面有优势，并进一步有助于区分MCA和SCA。大于25%的MCA会出现肿瘤周边钙化，而SCA以肿瘤中心的钙化为特点。此外，当CT表现为囊肿壁厚、间隔厚、囊壁或分隔上有乳头状新生物、周边区钙化、侵犯周围血管结构或有囊外侵犯时，提示存在恶变，即黏液性囊腺癌。若囊壁及间隔较薄和无钙化时，则几乎无恶性的可能。CT诊断PCN的准确率为39%～61.4%，在PCN良、恶性鉴别方面CT的准确率为61.9%～80%。

无论肿瘤内为黏液或者浆液，PCN均为液体成分。MRI的T_2加权像对液体成分极为敏感，表现为高信号，增加了胰腺囊性病灶阳性检出率。MRCP是判断胰腺囊性病变与胰管关系的最佳序列。如果采用三维MRCP扫描，可以通过后期重建充分显示病变与胰管关系，有利于分支型IPMN与其他PCN的鉴别。MRI的具有较好的软组织分辨率，对发现PCN内的壁结节具有较强的优势，结合对比剂注射后的强化特征，可以判断PCN是否有恶变倾向。此外，MRI中的弥散加权成像为组织成像对比提供了新的角度和技术，对判断PCN有无恶变倾向提供了有力证据，并且是SCA与胰腺神经内分泌瘤鉴别的重要序列。MRI诊断PCN的准确率为50%～86%，在PCN良、恶性鉴

别方面MRI的准确率为55.6%～87%。

相比于CT和MRI，EUS在判断胰腺囊腺瘤类型和恶变可能等方面展现出显著的优势。EUS可实时动态近距离对胰腺囊性病变进行精细扫查，能够较好地显示分隔、壁结节等囊腔内结构及血流情况，并可经EUS-FNA/FNB行细胞学及囊液检查，对胰腺囊性病变的诊断和鉴别诊断具有重要意义。如胰腺囊性病变具有可疑或高危的临床或影像学征象（如壁结节、胰管扩张或囊壁增厚伴强化），EUS可作为其他影像学检查的辅助手段，并且经EUS亦可获取囊液进行细胞学及生化分析，以指导患者的个体化治疗。

研究显示，采用EUS（无囊液检测）鉴别良、恶性PCN的准确度与MRI和CT相当（65%～96%）。而多项研究显示，EUS相比其他影像学技术如MRI或CT在诊断如壁结节、分隔等方面更有优势。另外，也有相关研究探讨了结合多种检查手段能否提高PCN的诊断效能。一项多中心的前瞻性观察性研究表明，当MRI和EUS联用时，相比单独使用任一种检查方式对鉴别IPMN和MCA合并恶变的敏感性更高。另一项更大规模的回顾性研究显示，当EUS联合使用CT或MRI时可增加诊断的准确度。而2021年一项纳入17项研究的荟萃分析显示，在鉴别PCN良、恶性方面，EUS（75%）相比MRI（80%）的特异度较低。

《中国胰腺囊性肿瘤诊断指南（2022年）》推荐影像学检查如CT、MRI或EUS难以明确PCN性质的情况下，且EUS-FNA/FNB可以改变治疗策略时则考虑行EUS-FNA/FNB。通过EUS-FNA/FNB可以获得囊液、细胞学甚至组织学标本，这极大提高了PCN的诊断率。囊液拉丝试验是鉴别黏液性PCN和非黏液性PCN的一种操作简单、方便的方法。黏液性PCN通常含有高度黏稠的囊液，如囊液拉长＞3.5mm提示拉丝试验阳性，即PCN为黏液性，该试验的敏感度和特异度分别为58%和95%。拉丝试验的缺陷主要是各研究者在评估该试验阳性的标准上未达到统一共识。囊液淀粉酶水平可作为一项排他性诊断指标，即低囊液淀粉酶水平（＜250U/L）可以排除98%假性囊肿。囊液CEA水平用于鉴别黏液性和非黏液性肿瘤的准确率为60%～86%，高水平的囊液CEA往往提示黏液性PCN。现行指南如2017年IAP、2017年

ESGE、2018年ESG均推荐界值水平为192ng/ml，但该值的界定仅是基于一项仅纳入112名患者的前瞻性研究。囊液葡萄糖在鉴别黏液性PCN和非黏液性PCN方面有很好的准确性，囊内葡萄糖浓度低可预测黏液性PCN，而高浓度葡萄糖则提示浆液性PCN。而且葡萄糖检测经济、快速，应作为临床常规检验指标，近年来，也有文献报道采用葡萄糖试纸快速检测囊液葡萄糖水平，其准确性等同于实验室葡萄检测水平。新近文献报道，囊液单独葡萄糖检测或联合CEA检测对于鉴别黏液性PCN和非黏液性PCN的敏感度与特异度均较CEA高，因此，囊液葡萄糖检测有望成为PCN诊断的一项高效快速指标。由于基因检测成本高，建议对某些诊断不明且明确诊断可能改变治疗时可以考虑使用高度敏感的技术对囊液突变基因进行分析。

EUS-TTNB相比EUS-FNA能显著提高PCN的诊断效能，同时EUS-TTNB不良事件发生率较低。从目前研究结果来看，EUS-TTNB在区别PCN类型，以及甄别良、恶性方面相比FNA具有独到优势，应用前景良好。但目前我国尚未将微活检钳投入临床使用，因此我国尚缺乏微活检钳的应用经验。

EUS-nCLE检查可以通过实时观察囊肿内壁细胞水平的结构，达到近似活体病理诊断的目的。但考虑到其较高的不良事件发生率，因此不推荐用于PCN的鉴别诊断。2022年中国胰腺囊性肿瘤诊断指南推荐EUS-nCLE应用于拟行手术治疗而无法排除SCA的PCN患者，以避免不必要的手术。

精准的诊断是胰腺囊腺瘤患者得到合理治疗的关键。随着EUS评估能力的进步，以及新的活检及组织学技术和囊液分子生物标志物的开发，为胰腺囊腺瘤的诊断和鉴别诊断提供了更多的依据。但仍需多中心前瞻性研究对这些新兴诊断技术的诊断效能、安全性及经济获益情况进行验证和评估，并逐渐将新的检测和技术纳入指南。

（蒋　斐）

第十一节　胰腺导管内乳头状黏液性肿瘤

胰腺导管内乳头状黏液性肿瘤（intraductal papillary mucinous neoplasm，IPMN）是一类大体可见的胰腺外分泌部黏液性肿瘤，发生于主胰管或主要分支胰管的胰管上皮，病灶呈乳头状突起，少数为扁平状，病灶直径常＞1cm。IPMN的主要临床特征为胰液中黏液成分增加，导致胰管扩张、乳头开口增大、大量黏液从乳头流出，偶见分泌黏液量少且胰管不扩张者。1982年日本学者Ohhashi等首次报道了这种产黏液的"胰腺癌"。1996年WHO将其确定为一种独立疾病，称为胰腺导管内乳头状黏液肿瘤（IPMT）。2000年WHO将其命名为IPMN。2006年首次发布了该病的国际共识（仙台国际共识）。2012年又修订了该共识（福冈国际共识），对EUS-FNA的作用，分支型IPMN更多地采用观察而非手术切除，IPMN合并胰腺癌等方面做了更新。2022年我国发布的《中国胰腺囊性肿瘤诊断指南（2022年）》对胰管镜在IPMN中的作用进行了阐述。

IPMN的发病率在增加，这有可能是复杂精细的影像学检查技术的广泛应用的结果，也有可能是疾病本身的发病率增加。IPMN占胰腺外分泌肿瘤的1%～3%，占胰腺囊性病变的20%～50%。2008年Mayo Clinic在美国Olmsted镇基于人群的流行病学调查显示在1984～2005年当地IPMN发病率为2.04/10万，而2005年12月的点患病率为20.96/10万。

IPMN按大体解剖部位分为主胰管型（MD-IPMN）、分支胰管型（BD-IPMN）和混合型（Mix-IPMN）（图34-11-1）。临床上通常分为非浸润性与浸润性。从组织学上IPMN包括良性腺瘤、交界性原位癌至浸润性癌的一系列病变。2005年Furukawa根据形态学结合黏蛋白不同类型将IPMN分为肠型、胃型、胰胆型、嗜酸细胞型。

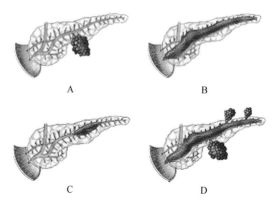

图34-11-1　IPMN的解剖学分类示意图

A. 分支胰管型（BD-IPMN）；B、C. 主胰管型（MD-IPMN）；D. 混合型（Mix-IPMN）

一、声像图特征

IPMN作为一种特殊类型的胰腺肿瘤，其有独特的超声内镜声像图表现。

（一）IDUS 的 IPMN 声像图

IDUS是经常规内镜活检孔道将高频微型超声探头置入胰管内进行实时超声扫描的一种技术。其工作频率为7.5～30MHz，常用20～30MHz，声束与长轴垂直线成10°角发射和接收，轴向分辨率达0.07mm，穿透深度为1～4mm。因此，IDUS的优势在于能在管腔内断层模式下提供360°图像，因此对于MD-IPMN可以获得胰管壁高分辨率的图像，帮助判断病灶的性质与范围。但是由于穿透深度有限，对于体积大的BD-IPMN不能获得远离主胰管管壁病灶的图像。Hara等报道IDUS以发现乳头样突起超过4mm为恶性病灶的正确率为78%。Kobayashi等研究发现，伴主胰管侵犯的BD-IPMN占手术病例的54%，对于BD-IPMN的主胰管侵犯IDUS的敏感度、特异度、准确度分别为92%、91%、92%。IDUS下IPMN表现为胰管内高回声的乳头状突起（图34-11-2）。Cheon等研究了IDUS在IPMN术前评估当中的作用，结果显示IDUS在肿瘤侵犯程度方面具有85%的准确度，而其他影像学检查仅为50%。

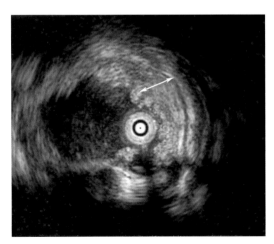

图34-11-2　IDUS示胰管内高回声的乳头状突起（双箭头示高回声的胰管内乳头状突起）

（二）超声内镜的 IPMN 声像图

EUS是将超声探头置入胃肠腔内探测消化道管壁及管壁外组织情况，此检查避免了胃肠道气体的干扰，而且探头离胰腺更近，显示的图像也更加清晰。它是各种内镜检查方法中创伤性最小的一种。主胰管型IPMN表现为局限性或弥漫性主胰管扩张（图34-11-3），可伴有胰管内结节，胰腺实质多有萎缩（图34-11-4）。分支胰管型IPMN EUS可见多个囊性低回声区相互交通，呈葡萄串征象，可伴主胰管轻度扩张（图34-11-5）。与主胰管相通是BD-IPMN的一个重要征象，据此可以排除MCN，但是由于扫描切面的关系，未能显示交通并不能排除IPMN（图34-11-6，图34-11-7）。混合型IPMN兼有二者的表现。EUS可以鉴别胰管内黏液栓与乳头样增生的结节，前者表现为高回声絮状回声包绕的高回声结构，后者为低回声胰管内息肉样病灶。

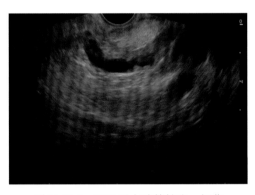

图34-11-3　EUS示主胰管扩张、扭曲

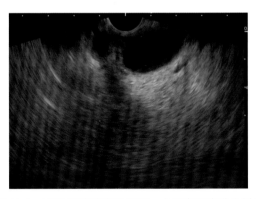

图34-11-4　EUS见胰管囊性扩张，内见高回声乳头样增生

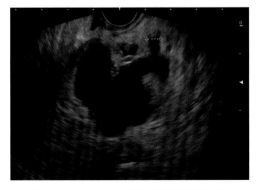

图34-11-5　EUS见多个无回声囊性结构

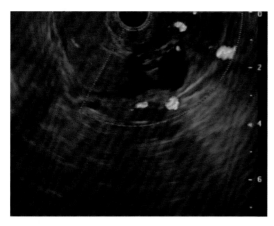

图34-11-6　EUS示主胰管扩张、扭曲，可见分支胰管扩张
并与之交通

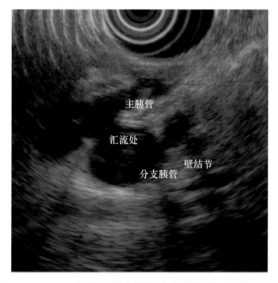

主胰管

汇流处

壁结节

分支胰管

图34-11-7　EUS见扩张的主胰管和分支胰管，以及扩张的
分支胰管内的壁结节

二、诊　断

IPMN没有特异性临床表现，80%的患者表现为腹痛后背痛、消瘦、恶心呕吐、上腹不适。部分患者表现为急性胰腺炎发作，也可以表现为腹痛伴缓慢进展的内外分泌功能不足。这与黏液导致胰管不全性梗阻有关。IPMN很容易误诊为复发性急性胰腺炎、慢性胰腺炎、胰腺假性囊肿及胰腺囊性肿瘤等疾病。IPMN的诊断主要依靠内镜及影像学检查发现病灶，并与其他囊性病变相鉴别，以及判断其良、恶性和可切除性。

美国费城的学者Siddiqui AA分析37例IPMN的EUS-FNA的并发症发生率为8%，虽然比其他囊性病灶的1.3%要高，但是我们认为这个数字并不高。虽然细胞学诊断价值有限，但是异型性细胞可以作为组织学判断的依据。Maire报道了10例手术证实的IPMN病例的EUS-FNA细胞学结果均为阳性。在Frossard观察的14例IPMN中EUS-FNA的敏感度与特异度分别为100%与98%。但是在研究中63例手术证实的IPMN的EUS-FNA对恶性判断的敏感度、特异度、准确度分别为75%、91%和86%。囊液CA19-9与CEA对IPMN的良恶性判断的研究较少，似乎CEA更加有意义。Carrara S对50例IPMN的EUS-FNA标本因细胞较少而不能行细胞学检查，但是80%可以提取黏蛋白的mRNA行PCR检测。近来，国外已采用EUS-TTNB抓取囊壁组织进行细胞组织学分析，Tacelli等进行的一项荟萃分析显示，EUS-TTNB的诊断准确度可达到86.7%，因此应用前景良好。

日本学者Ken Kamata的研究显示，在第一次EUS检查时发现11例IPMN合并胰腺癌，5年随访期间发现7例IPMN合并胰腺癌，认为EUS用于随访IPMN优于其他图像模式，且在检查IPMN时要尤其注意有无合并胰腺癌。

三、影像学比较

（一）胰管镜检查

胰管镜检查（peroral pancreatoscopy，POPS）是能在体外直接观察胰管内病变的主要检查方法，也是鉴别良、恶性IPMN最有效的方法之一。早期胰管镜检查仅描述了IPMN大体上的特征性表现：十二指肠乳头口扩张，大量黏液从中溢出，以及胰管黏膜的细微改变。胰管壁内的IPMN呈红色、颗粒状或乳头状结节，外观很像鲑鱼卵。IPMN结节的外观尚依不同病理表现而有不同，增生型结节直径小，颜色淡红；腺瘤型结节较大且发红，如结节坚硬，则为癌性。根据胰管镜下的不同形态可将IPMM分为5型：Ⅰ型颗粒型（granular type），肿瘤呈淡红色，细颗粒状（图34-11-8）；Ⅱ型鱼卵型不伴血管像（fish-egg-like type without vascular images），可见肿瘤呈结节状、鱼卵样，未见扩张的肿瘤血管（图34-11-9）；Ⅲ型鱼卵型伴血管像（fish-egg-like type with vascular images），肿瘤形态同Ⅱ型，同时可见扩张的肿瘤血管（图34-11-10）；Ⅳ型绒毛型（villous type），肿瘤呈绒毛状生长（图34-11-11）；Ⅴ型菜花型（vegetative type），见图34-11-12。Hara等将胰管镜下IPMN表现与病理相结合，发现Ⅰ～Ⅲ型多为良性，而Ⅳ型、Ⅴ型多为恶性，以此为判断标准，胰管镜鉴别良、恶性IPMN的敏感度、特异度、准确度分别为68%、87%和75%。Yamao等用胰管镜检查将IPMN分为乳头状突起（58%）、仅有黏液（23%）、黏膜结节（16%）和黏膜粗糙（4%）。随着侵袭性的增加，乳头状突起的比例也增加。

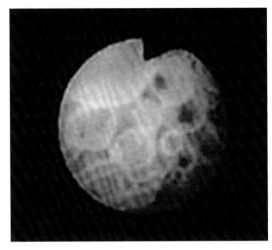

图34-11-10　Ⅲ型IPMN，可见肿瘤呈鱼卵样，伴扩张的肿瘤血管

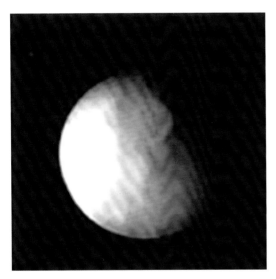

图34-11-8　Ⅰ型IPMN，肿瘤呈淡红色，细颗粒状

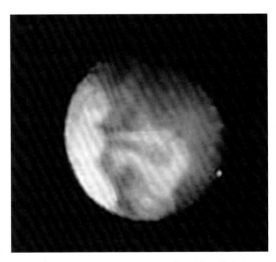

图34-11-11　Ⅳ型IPMN，肿瘤呈绒毛状生长

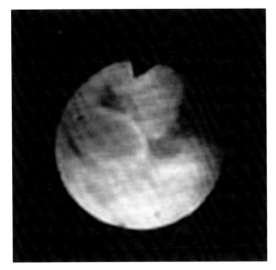

图34-11-9　Ⅱ型IPMN，可见肿瘤呈鱼卵样，未见扩张的肿瘤血管

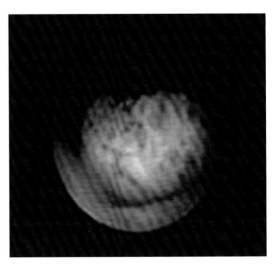

图34-11-12　Ⅴ型IPMN，肿瘤呈菜花样

胰管镜检查对于主胰管型的IPMN诊断价值最高，但胰管镜检查也有其局限性，它更适用于主胰管型IPMN的诊断，对分支胰管型IPMN的诊断价值有限，因其很难进入分支胰管，不能观察到肿瘤。胰管镜诊断分支胰管型IPMN的敏感度和准确度分别为43%和67%。另外，胰管镜对内镜操作技术要求较高，而且价格昂贵、容易损坏都限制了它的应用范围。Yamaguchi T等对手术证实的103例IPMN行胰管镜下抽取胰液进行细胞学检验发现该方法比刺激胰液分泌后经造影导管抽取胰液的方法阳性率要高，但是没有统计学意义。胰液细胞学可以发现50%的恶性IPMN。因此，该方法有望成为胰管镜检查的辅助手段。2022年一项最新的荟萃分析显示，IPMN患者行胰管镜检查能够改变13%～62%的手术决策。

（二）ERCP

ERCP显示主胰管弥漫性扩张和特征定性黏液栓充盈缺损或乳头样结节是MD-IPMN的标志。MD-IPMN的另外一个重要特征就是乳头开口增大，黏液流出。BD-IPMN的典型特征是与主胰管相通的葡萄串样的囊性病灶。ERCP时主胰管和囊腔内的黏液造成造影剂不能完整地描绘病灶的形态。另外，由于主乳头开口扩大，造影剂难以在胰管内存储而反流入十二指肠。为克服上述缺点可以采用左侧卧位或应用球囊导管进行造影，造影前先把胰管内大量的黏液用球囊拖出，然后将气囊导管顶端的气囊充气，卡住主乳头开口，防止造影剂流出。但是这样的操作可能导致术后胰腺炎的发生，因此MRCP对于胰管的形态观察要优于ERCP。

但是ERCP的优势在于能进行胰液肿瘤标志物、细胞学检查及胰管活检。在一项研究中，应用胰泌素刺激胰腺分泌胰液，收集全胰管系统脱落细胞诊断恶性IPMN的敏感度、特异度及准确度分别为91%、100%和93%。但是多数研究表明，胰液细胞学检查对IPMN的良、恶性判断价值有限。Uehara等报道其判断准确度仅为31%。

分子生物学的研究进展为IPMN的诊断提供了新思路。Hara等应用PCR-RFLP法检测了36例IPMN患者胰液中K-ras基因突变情况，结果增生型IPMN胰液中K-ras基因突变率为100%，腺瘤型为72%，原位癌型为86%，浸润癌为100%，K-ras突变对诊断IPMN的敏感度为87%，特异度仅为15%，可见单纯检测胰液中K-ras基因突变不能鉴别IPMN的性质。也有报道检测胰液中端粒酶活性有助于良、恶性IPMN的鉴别，其诊断恶性IPMN的特异度达100%。由于病例较少，其确切的临床应用价值还需进一步验证。

ERCP是诊断IPMN最重要的方法，最早的IPMN病例报道就是关于其在ERCP下的特征。ERCP时十二指肠镜下可见十二指肠乳头肿大、开口增大伴大量黏液从开口处流出（图34-11-13）。胰管显影后主胰管型IPMN可见主胰管全程扩张，无明显狭窄处，伴或不伴有胰管内充盈缺损；分支胰管型可见分支胰管呈囊性扩张，可伴主胰管扩张（图34-11-14）。

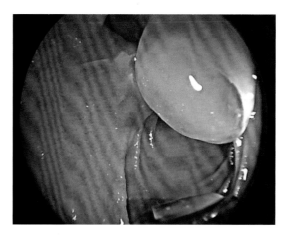

图34-11-13　IPMN十二指肠镜下表现

十二指肠乳头肿大，十二指肠乳头开口增大，大量黏液排出

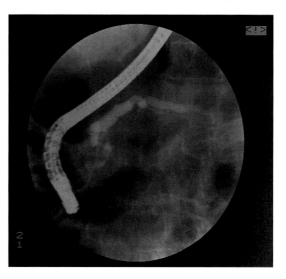

图34-11-14　IPMN ERCP表现

ERCP示IPMN主胰管全程囊性扩张，胰头部胰管充盈缺损

（三）MRCP 和 CT

近年来，影像技术飞速发展，多排螺旋CT的出现使得CT不仅能够获得最佳的动态增强数字图像，而且通过二维或三维重建能更好地描绘病灶的结构细节，如胰管的交通，因此CT是技术上较稳定的、对操作者依赖较少的且能展示病灶内的分隔等解剖细节的技术。同样，MRCP已经从二维成像发展到三维成像，新的三维成像可以在不需要患者配合的情况下获得三维成像，这个技术可以更有效地分辨胰管的交通细节（图34-11-15）。对于IPMN，CT和MRCP都需要专门针对胰腺扫描程序以获得精细的图像和对诊断的信心。囊性扩张的分支胰管与主胰管的交通是诊断IPMN的关键，这在薄层CT上可以清楚地显示（图34-11-16），当然没有发现交通也不能否定IPMN诊断，因为交通支太细小或瘪陷可能无法显示。MRCP的缺点为无法观察壶腹乳头情况，也无法进行胰液检查和胰管活检，故MRCP并不能完全代替ERCP。

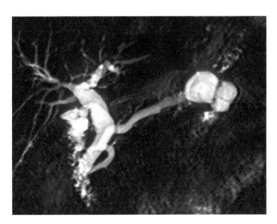

图34-11-15　MRCP提示胰管的囊状扩张

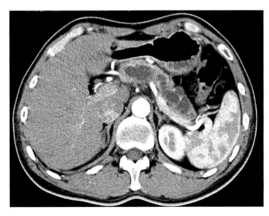

图34-11-16　CT示主胰管高度扩张

日本学者Hirofumi Harima比较了单纯EUS、CE-EUS与CT对BD-IPMN壁结节的诊断价值，CE-EUS能发现更小的病灶，CT、EUS、CE-EUS的界值分别为3.3mm、2.1mm和0.6mm。而且单纯EUS的敏感度达100%，优于CT（敏感度为71%），但是特异度较差，仅61%，不如CT（特异度为100%），而CE-EUS敏感度和特异度分别为100%、97%，CE-EUS的阳性预测值、阴性预测值、正确率分别为93%、100%、98%。EUS显示壁结节≥5mm对识别重度异型增生或癌的敏感度为73%～85%，特异度为71%～100%。一项纳入70项研究、共2297例IPMN患者的荟萃分析显示，通过CE-EUS测量的壁结节大小是预测IPMN恶变的危险因素，其标准化均数差为0.79。

另一位日本学者Naoki Yamamoto比较了30例手术切除的IPMN后认为超声造影时壁结节的回声强度改变，回声强度下降率曲线及壁结节与胰腺实质增强比在IPMN高级别上皮内瘤变与浸润性癌中比低级别与交界性IPMN要高。正确率分别为80%、86.7%和93.3%，提示CE-EUS及时间强度曲线是潜在判断壁结节的血管密度与良、恶性的有用工具。

四、临床评价

IPMN的诊断需要影像学检查和内镜检查的综合判断。对于主胰管型IPMN，ERCP直接就可以明确诊断，而对于分支胰管型IPMN还需要联合超声内镜等其他影像学方法。EUS及IDUS可以评估IPMN是否合并实质性肿块、壁结节、血管侵犯、淋巴结和肝脏转移等。EUS及EUS-FNA对IPMN的诊断价值越来越受到重视。单纯EUS诊断IPMN的敏感度、特异度和准确度分别为77%、89%和86%。IDUS探头的分辨率高，则对细小病变的检出率高，有助于判断病灶的良、恶性。IDUS鉴别良、恶性IPMN的敏感度、特异度、准确度、阳性预测值和阴性预测值分别为85.7%、88.9%、90.5%、60%和96.9%。如果将IDUS与胰管镜检查相结合，还可以提高IPMN的诊断率。有研究将EUS和IDUS对IPMN测得的乳头高度和术后病理测得的乳头进行比较，其误差为1～2mm，提示术前EUS和IDUS对病灶形态观察的准确性，认为其有助于对IPMN分级进行判断。

EUS出现实质性病灶、主胰管扩张、管腔内充盈缺损、厚壁间隔是恶性IPMN的预测指标。2012年修订的国际指南（福冈）推荐通过EUS进行BD-IPMN的囊内细节检查以发现高危特征，尤其是用EUS对壁结节进行评估，是IPMN分级和分类的重要工具。影像学的"报警特征"包括囊直径大于3cm，囊壁增厚或强化，主胰管直径为5～9mm，无强化的壁结节，主胰管中断伴远端胰腺萎缩、淋巴结肿大。在影像学上的"高风险特征"是指胰头病灶伴梗阻性黄疸，强化的实性成分，主胰管直径≥10mm，则不需要进一步检查就可以进行手术切除。对于囊较小的又具有"报警特征"者应该进行EUS做进一步的风险评估。对于囊直径＞3cm但是没有"报警特征"者也应该进行EUS确认是否存在囊壁增厚或壁结节，尤其是对于老年IPMN患者。所有囊直径＞3cm又没有"报警特征"者需要密切随访，随访间期根据囊的大小进行分层管理。

韩国学者分析了177例单纯BD-IPMN的EUS表现，认为囊直径＞3cm，CT出现壁结节，EUS显示壁结节直径＞5mm为恶性IPMN的独立预测因素。Hirono等分析了134例手术切除的BD-IPMN病例，研究显示壁结节直径＞5mm且胰液CEA＞30ng/ml是恶性IPMN的独立预测因素。美国学者Andrew H. Nguyen分析了150例IPMN患者认为，病灶直径＞3cm的BD-IPMN的恶性可能性大，但是病灶直径＜3cm的IPMN中有2/3的是高级别上皮内瘤变或浸润性IPMN，而EUS则能发现其中的壁结节，EUS-FNA能发现穿刺液有不典型细胞，可以帮助鉴别良、恶性。而EUS-FNA囊液细胞学诊断IPMN的研究表明，EUS-FNA细胞学诊断IPMN或符合IPMN的准确度为71%，肯定了其诊断价值。EUS专家对于恶性BD-IPMN的EUS-FNA的诊断敏感度为67%，特异度为88%。Ohno等报道采用CEEUS，根据壁结节的血供将其分为低乳头型、息肉样型、浸润型，后两者对于恶性IPMN的诊断敏感度、特异度、准确度分别为60.0%、92.9%和75.9%。另外，EUS弹性成像可

以提供更多的信息，有助于判断病灶的黏液性或浆液性。

EUS检查的另一个重要作用就是发现合并存在的胰腺癌。Uehara等报道≤1cm的BD-IPMN存在合并胰腺癌的概率为8%，BD-IPMN合并胰腺癌的年发生率为0.41%～1.10%。同样，Kamata对102例明显为良性的BD-IPMN进行了每6个月一次的随访，发现7例合并胰腺癌，但是没有发现BD-IPMN病灶本身的恶变，在EUS发现的病例中CT和MRI仅发现了其中的43%，因此，虽然EUS造影存在操作者依赖的情况，但是其仍是发现BD-IPMN合并胰腺癌的一个重要方法。通常EUS-FNA对判断良、恶性有重要价值。EUS-FNA比ERCP的有创性更强，而且对操作者的依赖性也更强，对小的病灶不能穿刺，有较高的假阳性率。但是EUS-FNA及穿刺物细胞学与分子生物学分析对IPMN的诊断价值更高。

Pitman等认为EUS-FNA检出异型细胞或结合CEA对于判断病变是否出现恶变较福冈国际共识更准确，研究发现胰液细胞学对IPMN的黏蛋白亚型的判断与组织学判断是相符的。另外有研究评价了IPMN胰液的细胞学对IPMN不典型增生级别的诊断价值。尽管有一半以上的IPMN出现胶冻样黏液，但是对组织学分级的评估没有价值。但出现成堆的紧密连接的上皮细胞至少代表中度不典型增生，而坏死强烈提示原位癌或更高的级别。而囊液中肿瘤标志物也能帮助诊断，CEA＞200ng/ml、CA724＞40U/ml诊断恶性IPMN的敏感度、特异度、阳性预测值、阴性预测值分别为90%、71%、50%、96%和87.5%、73%、47%、96%，提示这两个指标是良好的判断良、恶性IPMN的工具，其价值优于CA19-9。Rei等纳入4项研究的荟萃分析显示，基于EUS-FNA细胞学分析的总敏感度为64.8%，特异度为90.6%。因此认为其特异度高而敏感度欠缺。另外，未来EUS-FNA结合显微内镜可以实时显示显微与分子影像观察上皮乳头的存在与结构有助于对IPMN的判断。胰液和壁结节的细针穿刺对诊断恶性IPMN是一个有用的手段，但是应权衡其准确率和穿刺造成恶性IPMN种植和播散的风险。麻省总医院的Yoon、Won Jae比较了EUS-FNA组与非EUS-FNA组的IPMN的腹腔种植率，结果两组没有显

著性差异。

目前，已有研究报道经EUS-FNA取得的IPMN囊液可以检测包括*K-ras*突变，以及miRNA、IL-1β、PGE2和黏蛋白的亚型特征等分子生物学标志物，这些标志物和技术的结合有助于更加精准地评估IPMN的良、恶性。另外，EUS-nCLE可以发现胰腺囊肿内的绒毛样上皮，从而诊断IPMN，其敏感度、特异度分别为59%、100%、阳性预测值100%，阴性预测值50%（图34-11-17）。近期长海医院金震东教授团队纳入40项研究，共3641例患者，通过构建网络荟萃分析发现，在专家经验丰富且配备有相关设备的中心，EUS-TTNB和EUS-nCLE是胰腺囊性病变诊断的优先选项。未来需要更多的研究去探索胰腺囊性病变的诊断标志物，以及验证新标志物联合这些技术的诊断效能。

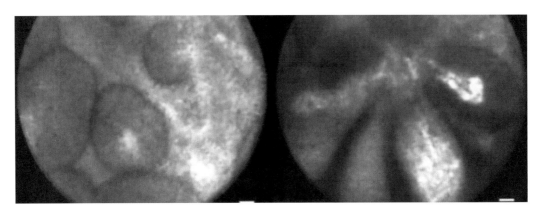

图34-11-17　EUS-nCLE显示绒毛样上皮突起，提示IPMN

（王　雷）

参 考 文 献

郭涛，杨爱明，钱家鸣，2016. 慢性胰腺炎的超声内镜诊断及相关进展. 中华消化内镜杂志，33（12）：891-894.

郭涛，杨爱明，钱家鸣，2017. 自身免疫性胰腺炎的超声内镜特征表现及相关诊断进展. 中华胰腺病杂志，17（2）：137-139.

国家消化病临床医学研究中心（上海），中华医学会内镜学分会，中国医师协会胰腺病学专业委员会，等，2022. 中国胰腺假性囊肿内镜诊治专家共识意见（2022年）. 中华胰腺病杂志，22（5）：321-334.

王雷，蒋斐，叶晓华，等，2022. 中国胰腺囊性肿瘤诊断指南（2022年）. 中华消化内镜杂志，39（12）：949-960.

中国临床肿瘤学会神经内分泌肿瘤专家委员会，2022. 中国胃肠胰神经内分泌肿瘤专家共识. 中华肿瘤杂志，44（12）：1305-1329.

Barutcuoglu B，Oruc N，Ak G，et al，2022. Co-analysis of pancreatic cyst fluid carcinoembryonic antigen and glucose with novel cut-off levels better distinguishes between mucinous and non-mucinous neoplastic pancreatic cystic lesions. Ann Clin Biochem，59（2）：125-133.

Chhoda A，Rustagi T，2020. EUS-guided needle biopsy for autoimmune pancreatitis. Clin J Gastroenterol. 13（5）：669-677.

Chung MJ，Park SW，Kim SH，et al，2021. Clinical and Technical Guideline for Endoscopic Ultrasound（EUS）-Guided Tissue Acquisition of Pancreatic Solid Tumor：Korean Society of Gastrointestinal Endoscopy（KSGE）Clin Endosc，54（2）：161-181.

Csomor J，Koula M，Bunganic B，et al，2022. The role of endoscopic ultrasound in patients with acute pancreatitis. Bratisl Lek Listy，123（12）：897-900.

European Study Group on Cystic Tumours of the Pancreas，2018. European evidence-based guidelines on pancreatic cystic neoplasms. Gut，67（5）：789-804.

Facciorusso A，Kovacevic B，Yang D，et al，2022. Predictors of adverse events after endoscopic ultrasound-guided through-the-needle biopsy of pancreatic cysts：a recursive partitioning analysis. Endoscopy，54（12）：1158-1168.

Facciorusso A，Mohan BP，Crinò SF，et al，2021. Contrast-enhanced harmonic endoscopic ultrasound-guided fine-needle aspiration versus standard fine-needle aspiration in pancreatic masses：a meta-analysis. Expet Rev Gastroenterol Hepatol，15（7）：821-828.

Faias S，Pereira L，Roque R，et al，2020. Excellent Accuracy of Glucose Level in Cystic Fluid for Diagnosis of Pancreatic Mucinous Cysts. Dig Dis Sci，65（7）：2071-2078.

Franchellucci G，Andreozzi M，Carrara S，et al，2023. Contrast Enhanced EUS for Predicting Solid Pancreatic Neuroendocrine Tumor Grade and Aggressiveness. Diagnostics，13（2），239.

Grozinsky-Glasberg S，Mazeh H，Gross DJ，2015. Clinical features of pancreatic neuroendocrine tumors. J Hepatobiliary Pancreat Sci，22（8）：578-585.

Guo T，Xu T，Zhang S，et al，2021. The role of EUS in diagnosing focal autoimmune pancreatitis and differentiating it from pancreatic cancer. Endosc Ultrasound，10（4）：280-287.

Guzmán-Calderón E，Chacaltana A，Díaz R，et al，2022. Head-to-head comparison between endoscopic ultrasound guided lumen apposing metal stent and plastic stents for the treatment of pancreatic fluid collections：a systematic review and meta-analysis. J Hepatobiliary Pancreat Sci, 29 (2): 198-211.

He X, Fan R, Sun J, et al, 2023. A model for predicting degree of malignancy in patients with intraductal papillary mucinous neoplasm. Front Oncol, 13: 1087852.

Iglesias-Garcia J, Lariño-Noia J, Nieto Bsn L, et al, 2022. Pancreatic elastography predicts endoscopic secretin-pancreatic function test result in patients with early changes of chronic pancreatitis: a prospective, cross-sectional, observational study. Am J Gastroenterol, 117(8): 1264-1268.

Ishii T, Katanuma A, Toyonaga H, et al, 2021. Role of Endoscopic Ultrasound in the Diagnosis of Pancreatic Neuroendocrine Neoplasms. Diagnostics(Basel), 11(2): 316.

Ishikawa T, Kawashima H, Ohno E, et al, 2020. Usefulness of endoscopic ultrasound elastography combined with the strain ratio in the estimation of treatment effect in autoimmune pancreatitis. Pancreas, 49 (2): e21-e22.

Ito T, Masui T, Komoto I, et al, 2021. JNETS clinical practice guidelines for gastroenteropancreatic neuroendocrine neoplasms: diagnosis, treatment, and follow-up: a synopsis. J Gastroenterol, 56 (11): 1033-1044.

Kaliszewski K, Ludwig M, Greniuk M, et al, 2022. Advances in the Diagnosis and Therapeutic Management of Gastroenteropancreatic Neuroendocrine Neoplasms(GEP-NENs). Cancers(Basel), 14(8): 2028.

Krishna SG, Hart PA, Malli A, et al, 2020. Endoscopic Ultrasound-Guided Confocal Laser Endomicroscopy Increases Accuracy of Differentiation of Pancreatic Cystic Lesions. Clin Gastroenterol Hepatol, 18(2): 432-440. e6.

Kurita A, Yasukawa S, Zen Y, et al, 2020. Comparison of a 22-gauge Franseen-tip needle with a 20-gauge forward-bevel needle for the diagnosis of type 1 autoimmune pancreatitis: a prospective randomized, controlled multicenter study. Gastrointest Endosc, 91(2): 373-381.

Lee TC, Angelina CL, Kongkam P, et al, 2023. Deep-Learning-Enabled Computer-Aided Diagnosis in the Classification of Pancreatic Cystic Lesions on Confocal Laser Endomicroscopy. Diagnostics(Basel), 13 (7): 1289.

Li SY, Wang ZJ, Pan CY, et al, 2023. Comparative Performance of Endoscopic Ultrasound-Based Techniques in Patients With Pancreatic Cystic Lesions: A Network Meta-Analysis. Am J Gastroenterol, 118 (2): 243-255.

Lisotti A, Napoleon B, Facciorusso A, et al, 2021. Contrast-enhanced EUS for the characterization of mural nodules within pancreatic cystic neoplasms: systematic review and meta-analysis. Gastrointest Endosc, 94(5): 881-889. e5.

Melita G, Pallio S, Tortora A, et al, 2021. Diagnostic and Interventional Role of Endoscopic Ultrasonography for the Management of Pancreatic Neuroendocrine Neoplasms. J Clin Med, 10(12): 2638.

Monachese M, Lee PJ, Harris K, et al, 2021. EUS and secretin endoscopic pancreatic function test predict evolution to overt structural changes of chronic pancreatitis in patients with nondiagnostic baseline imaging. Endosc Ultrasound, 10(2): 116-123.

Noia JL, Mejuto R, Oria I, et al, 2022. Rapid diagnosis of mucinous cystic pancreatic lesions by on-site cyst fluid glucometry. Surg Endosc, 36(4): 2473-2479.

Ohno E, Hirooka Y, Kawashima H, et al, 2020. Endoscopic ultrasonography for the evaluation of pancreatic cystic neoplasms. J Med Ultrason, 47(3): 401-411.

Ramachandran A, Madhusudhan KS, 2022. Advances in the imaging of gastroenteropancreatic neuroendocrine neoplasms. World J Gastroenterol, 28(26): 3008-3026.

Ramai D, Enofe I, Deliwala SS, et al, 2023. Early(<4 weeks)versus standard(≥4 weeks)endoscopic drainage of pancreatic walled-off fluid collections: a systematic review and meta-analysis. Gastrointest Endosc, 97(3): 415-421.

Schmitz D, Kazdal D, Allgauer M, et al, 2021. KRAS/GNAS-testing by highly sensitive deep targeted next generation sequencing improves the endoscopic ultrasound-guided workup of suspected mucinous neoplasms of the pancreas. Genes Chromosomes Cancer, 60(7): 489-497.

Shimizu K, Ito T, Irisawa A, et al, 2022. Evidence-based clinical practice guidelines for chronic pancreatitis 2021. J Gastroenterol, 57 (10): 709-724.

Singhi AD, McGrath K, Brand RE, et al, 2018. Preoperative next-generation sequencing of pancreatic cyst fluid is highly accurate in cyst classification and detection of advanced neoplasia. Gut, 67(12): 2131-2141.

Smith ZL, Satyavada S, Simons-Linares R, et al, 2022. Intracystic Glucose and Carcinoembryonic Antigen in Differentiating Histologically Confirmed Pancreatic Mucinous Neoplastic Cysts. Am J Gastroenterol, 117(3): 478-485.

Strand DS, Law RJ, Yang D, et al, 2022. AGA Clinical Practice Update on the Endoscopic Approach to Recurrent Acute and Chronic Pancreatitis: Expert Review. Gastroenterology, 163(4): 1107-1114.

Tacelli M, Celsa C, Magro B, et al, 2020. Diagnostic performance of endoscopic ultrasound through-the-needle microforceps biopsy of pancreatic cystic lesions: Systematic review with meta-analysis. Dig Endosc, 32(7): 1018-1030.

Takayanagi D, Cho H, Machida E, et al, 2022. Update on Epidemiology, Diagnosis, and Biomarkers in Gastroenteropancreatic Neuroendocrine Neoplasms. Cancers (Basel), 14(5): 1119.

Tamburrino D, de Pretis N, Perez-Cuadrado-Robles E, et al, 2022. Identification of patients with branch-duct intraductal papillary mucinous neoplasm and very low risk of cancer: multicentre study. Br J Surg, 109 (7): 617-622.

Tamura T, Sugihara Y, Yamazaki H, et al, 2022. Contrast-Enhanced Harmonic Endoscopic Ultrasound for Diagnosis of the Aggressiveness of Pancreatic Neuroendocrine Neoplasm. Diagnostics(Basel), 12(12): 2988.

Wang Y, Chai N, Feng J, et al, 2018. A prospective study of endoscopic ultrasonography features, cyst fluid carcinoembryonic antigen, and fluid cytology for the differentiation of small pancreatic cystic neoplasms. Endosc Ultrasound, 7(5): 335-342.

Yamashita Y, Shimokawa T, Ashida R, et al, 2022. Comparison of endoscopic ultrasonography with and without contrast enhancement for characterization of pancreatic tumors: a meta-analysis. Endosc Int Open, 10(4): E369-E377.

Yoon SB, Moon SH, Song TJ, et al, 2021. Endoscopic ultrasound-guided fine needle aspiration versus biopsy for diagnosis of autoimmune pancreatitis: systematic review and comparative meta-analysis. Dig Endosc, 33(7): 1024-1033.

Zhou S, Buxbaum J, 2022. Advanced Imaging of the Biliary System and Pancreas. Dig Dis Sci, 67(5): 1599-1612.

第三十五章
腹膜后疾病

第一节　腹膜后疾病概述

腹膜后间隙范围颇广，自横膈至盆膈。后面为椎体、骶骨、腰肌等，前面为壁腹膜、右肝裸区和肠管的腹膜后部分，肠系膜根部的两层腹膜之间也为腹膜后延伸部分。两侧相当于腰方肌的外缘和腹横肌的腱部。位于腹膜后间隙内的脏器有胰腺、肾脏、肾上腺、输尿管、部分十二指肠，以及神经、血管、淋巴组织等，由前向后分为肾前间隙、肾周间隙、肾后间隙三层。正常状态下，菲薄的后腹膜和腹膜后间隙在超声下难以清晰显示，可以通过显示腹膜后脏器确认腹膜后间隙范围。肾前间隙内有胰腺、十二指肠降部及水平部、胆总管下段及肠系膜上动脉根部等；肾周间隙内有肾脏、输尿管、肾血管、腹主动脉、下腔静脉等；肾后间隙无脏器，主要为脂肪结缔组织。

腹膜后疾病主要包括腹膜后血肿、腹膜后炎症性疾病和腹膜后肿瘤。超声内镜在腹膜后疾病的应用主要是腹膜后肿瘤的诊断。

腹膜后血肿多为外伤后并发症，如胰腺和肾脏损伤，或者骨盆和腰椎的骨折，大血管本身病变如腹主动脉瘤破裂引起血肿较少。临床缺乏典型表现，多数患者具有腹痛、腰痛和血肿区压痛等症状，肠麻痹和直肠刺激症状也不少见。急性大量失血可引起失血性休克。

腹膜后炎性疾病主要包括腹膜后脓肿和腹膜后结核。前者多继发于腹腔或腹膜后感染，由于位置深，早期诊断困难，临床最主要症状是发热，主要体征是腰腹部可触及压痛性包块。不同部位脓肿病因有所差别，如肾前间隙脓肿与胃肠和胰腺关系密切，肾周间隙脓肿多继发于肾盂肾炎或肾肿瘤等，而肾后间隙脓肿则多起源于脊柱病变，如脊柱结核腰大肌脓肿。腹膜后结核性脓肿多见于儿童和青少年，又称为冷脓肿，常由脊柱结核引起，以下段胸椎和腰椎居多，99% 为椎体结核，

边缘型尤其多见。椎体病灶产生的脓液汇集于椎体的骨膜下，形成局限性椎旁脓肿，或破坏椎体骨膜进入肾旁后间隙，形成冷脓肿。腹膜后淋巴结核多发生于肾前间隙，肿大的淋巴结可散在或融合，典型者可出现结核中毒症状。

腹膜后肿瘤包括原发性和继发性（转移性）腹膜后肿瘤。原发性腹膜后肿瘤（primary retroperitoneal tumor）是指发生在腹膜后间隙的肿瘤，不包含胰腺、肾脏、肾上腺等实质脏器肿瘤。其可分为良性和恶性两种类型，其组织类型见表 35-1-1。该部位肿瘤的发病率较低，仅占各种肿瘤的 0.07%～0.2%。该病可发生于任何年龄，高发年龄为 50～60 岁，男性略多于女性。腹膜后间隙含有大量疏松组织，而前方的腹膜腔阻力较小，因此早期诊断有一定困难。早期多无症状，可在查体时或无意中发现腹部肿块。随着肿瘤逐渐增大可出现相应的症状，如肿瘤在上腹部，患者可有饱胀感，甚至影响呼吸；如肿瘤在下腹部，患者易有坠胀感。肿瘤生长慢，适应性较强，症状就轻；肿瘤生长快，突然增大，有出血坏死，则出现胀痛或剧痛。压迫症状是由于压迫脏器而产生的刺激症状，如刺激胃可有恶心、呕吐；刺激压迫直肠可出现排便次数增多；刺激膀胱则出现尿频、尿急；压迫输尿管则有肾盂积水；侵入腹腔神经丛可引起腰背疼痛、会阴部及下肢疼痛；压迫静脉及淋巴管可引起下肢水肿。恶性肿瘤发展到一定程度可出现体重减轻、发热、乏力、食欲缺乏，甚至恶病质。手术切除是大多数腹膜后肿瘤的主要治疗方法，不少腹膜后肿瘤可被完整地切除，从而达到治愈目的，故对手术治疗应持积极态度。有些腹膜后肿瘤能否切除，需经术中探查后方能确定。由于腹膜后肿瘤来源丰富，种类繁多，解剖复杂，应术前做好充分准备。关于腹膜后恶性肿瘤的完全切除率，国外多数文献报道为 38%～70%，我国的完全切除率为 51%，5 年生存率为 56%，10 年生存率为 30%。恶性肿瘤部

分切除和探查活检的5年生存率为8%。国外学者研究报道肿瘤完全切除组中83%行肿瘤和脏器联合切除，以达根治效果，使其5年生存率达74%。

表35-1-1　原发性腹膜后肿瘤的分类

组织来源		良性	恶性
间叶组织肿瘤	脂肪组织	脂肪瘤	脂肪肉瘤
	平滑肌组织	平滑肌瘤	平滑肌肉瘤
	纤维组织	纤维瘤	纤维肉瘤、恶性纤维组织细胞瘤
	淋巴网状组织	假性淋巴瘤	恶性淋巴瘤、网细胞肉瘤
	其他	横纹肌瘤、脉管瘤、间叶瘤	横纹肌肉瘤、间叶肉瘤
生殖细胞肿瘤		囊肿、畸胎瘤、脊索瘤	恶性畸胎瘤、精原细胞瘤、滋养叶细胞癌、胚胎性癌、恶性脊索瘤
神经源性肿瘤		神经鞘瘤、神经纤维瘤、节细胞神经瘤	恶性神经鞘瘤、恶性神经纤维瘤、神经母细胞瘤
神经内分泌肿瘤		嗜铬细胞瘤、副神经节瘤	恶性嗜铬细胞瘤、恶性副神经节瘤

第二节　腹膜后结构超声内镜检查技术

　　腹膜后结构超声内镜检查是一项难度较大的操作，首先将超声内镜插入十二指肠乳头下方，调节弯曲钮，使探头拉直。吸尽十二指肠内的空气和黏液，水囊注水5～15ml，使水囊壁与十二指肠紧密接触。如有肠腔气体干扰，可通过注水泵注入适量的脱气水，边注水边检查，并调节探头位置，使气体干扰现象消失，然后上下移动探头扫查，以获得满意的超声图像。很多病变在胃内也可扫描到，尤其靠近胰体尾部及左肾部位的病变。

一、适　应　证

　　（1）体表B超和（或）其他影像学检查发现后腹膜有异常征象，需进一步明确诊断者。
　　（2）后腹膜占位病变性质不明者。

二、禁　忌　证

　　1. 绝对禁忌证
　　（1）严重的心肺疾患不能耐受内镜检查者。
　　（2）处于休克等危重状态者。
　　（3）疑有胃肠穿孔者。
　　（4）口腔、咽喉、食管及胃十二指肠的急性炎症，特别是腐蚀性炎症。
　　（5）其他：明显的胸（腹）主动脉瘤、脑出血等。
　　2. 相对禁忌证
　　（1）巨大的食管憩室、明显的食管静脉曲张或高位食管癌、高度脊柱弯曲畸形者。
　　（2）有心肺等重要脏器功能不全者。
　　（3）高血压未获控制者。
　　（4）不合作之精神病患者或严重智力障碍者。

三、并　发　症

　　（1）麻醉意外。
　　（2）窒息。
　　（3）吸入性肺炎。
　　（4）心血管意外。
　　（5）出血。
　　（6）穿孔。

第三节　正常腹膜后结构声像图

　　腹膜后间隙位于腹腔深部，正常情况下为一潜在间隙，在声像图上只能借助与周围脏器的邻接关系进行推断，可以通过以下几幅基本超声断层图像来辨别。

一、经胰腺长轴横断面图

　　胰腺、十二指肠降部、胆总管下段、门静脉和脾静脉及肠系膜上动脉所占据的区域相当于腹膜后肾旁前间隙，腹主动脉和下腔静脉在肾周围间隙，声像图上通常不能显示相互移行的左右肾前筋膜（图35-3-1）。

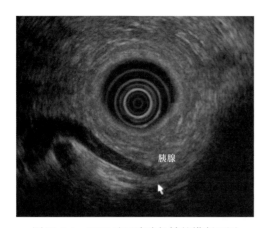

图35-3-1　EUS示经胰腺长轴的横断面图

二、经肾门的横断面图

肾脏、输尿管、肾血管、腹主动脉和下腔静脉位于肾周围间隙内（图35-3-2，图35-3-3）。

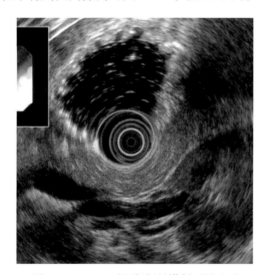

图35-3-2　EUS示经肾门的横断面图（1）

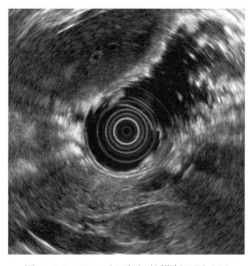

图35-3-3　EUS示经肾门的横断面图（2）

三、经腹主动脉长轴的纵断面图

位于脊柱前面腹主动脉所在的部位相当于肾周围间隙。腹腔动脉、肠系膜上动脉、十二指肠横部和胰体占据肾旁前间隙（图35-3-4）。

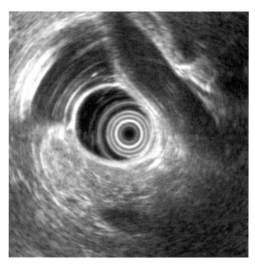

图35-3-4　EUS示经腹主动脉长轴的纵断面图

第四节　腹膜后肿瘤

一、声像图特征

超声内镜观察腹膜后肿瘤时应注意以下特征，包括肿瘤的位置、肿物内部回声特点、肿块的来源和周围脏器的关系。腹膜后肿瘤在声像图表现上具有以下共性。

1. 肿瘤深在、固定，与腹内脏器有分界，深呼吸或改变体位时可见两者相对运动明显，且不同步。

2. 肿瘤形态多形性。因为肿瘤生长在狭窄的间隙里受到一定的限制，肿瘤常呈分叶状、哑铃形或不规则形。

3. 腹膜后血管或脏器被挤压、推移、包绕、侵犯。

4. 较大肿瘤常发生出血坏死、囊性变、纤维化等，内部结构复杂，回声不均。

5. 肿瘤成分不同，回声表现各异。

（1）以肿瘤细胞为主的显示为低回声或无回声。

（2）肿瘤内纤维间质丰富，在低回声的肿瘤内出现高或中等回声。

（3）出血、坏死、囊性变致肿瘤呈囊实性，回声不均。

（4）合并纤维化或钙化时，回声增强，后方回声衰减或伴声影。

二、诊　断

（一）间叶组织肿瘤

1. 脂肪组织肿瘤　脂肪肉瘤是最常见的腹膜后肿瘤，成人多见，好发年龄为40～60岁，生长缓慢，好发于肾周脂肪组织，多数有包膜或假包膜。发生时即具有恶性特征，很少由脂肪瘤恶变而来。

超声表现：多为分叶状，也可呈圆形或不规则形。肿瘤较大，多数边界清晰，当边界不清晰、包膜不完整时，提示肿瘤为恶性或侵犯邻近组织。分化良好的肿瘤内部呈中等偏高回声，分化差的肿瘤内部回声偏低，内部回声不均匀，有时可见低回声细线状分隔。有坏死、囊性变时出现不规则的无声区，有出血时可表现出不均匀高回声区（图35-4-1，图35-4-2）。黏液型脂肪瘤可呈无回声。

腹膜后脂肪瘤少见，中年肥胖女性好发，为实质性肿瘤，由分化良好的脂肪组织构成，由于生长缓慢、位置较深，无明显压迫症状而不易被发现。

超声表现：肿块多呈圆形或椭圆形，包膜回声清楚，内部呈均匀性偏高回声，后方回声衰减，调整探头角度或可见声影。受肠腔气体影响易与腹膜后脂肪结构相混淆，漏诊率高。

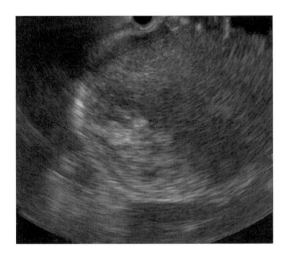

图35-4-1　EUS示腹膜后脂肪肉瘤，可见低回声肿瘤内部有片状高回声区，提示肿瘤内部有出血

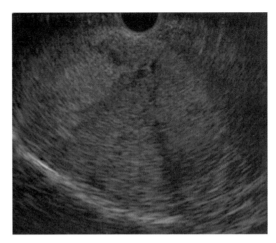

图35-4-2　EUS示脂肪肉瘤呈均匀中等偏高回声，内部可见低回声分隔

2. 平滑肌组织肿瘤

（1）平滑肌肉瘤起源于腹膜后含平滑肌组织的血管等，成年女性多见，常因腹痛就诊。

超声表现：肿瘤较大，多呈类圆形或分叶状、不规则形。边界清晰，多数有清晰的包膜回声。内部多为均匀的低回声，可见细小点状强回声。肿瘤中心伴坏死或囊性变较多见，有时类似后壁囊肿，内部回声欠均质（图35-4-3）。从声像图上鉴别良、恶性较困难，有学者认为，肿瘤直径大于5cm伴囊性变者多为恶性，但良性平滑肌瘤中心可以发生坏死，故不能成为鉴别依据。

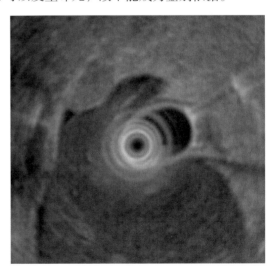

图35-4-3　EUS示腹膜后平滑肌肉瘤，并有腹水

（2）平滑肌瘤原发于腹膜后者罕见。

超声表现：多呈圆球形局限性肿物，周边境界清晰，内部呈均匀性低回声。

3. 纤维组织肿瘤　良性较少，恶性较多。恶性中包括纤维肉瘤和恶性纤维组织细胞瘤，后者以腹膜后黄色肉芽肿较多，40岁以上多见，常伴有上腹不适、疼痛、体重下降或腹压增高等症状。其质地一般较软，呈鱼肉状或黏液透明状，含纤维成分较多则质地坚实。

超声表现：肿瘤多结节状融合，无明显包膜，呈低回声，浸润生长，与周围脏器或血管分界不清。

4. 淋巴组织肿瘤 恶性淋巴瘤是原发于淋巴结和淋巴结外及单核巨噬细胞系统的肿瘤，腹膜后恶性淋巴瘤可为全身淋巴瘤的一部分，也可局限于腹膜后区域，是儿童最常见的恶性肿瘤之一。根据瘤细胞的特点和结构分为霍奇金淋巴瘤和非霍奇金淋巴瘤两大类。临床上常有发热、消瘦、乏力等，具有多中心起源倾向，单凭声像图有时很难将本病与肿瘤转移性淋巴结肿大相鉴别，除结合临床外，恶性淋巴瘤可能合并浅表淋巴结肿大，但发生肠粘连者甚少，而肿瘤转移性淋巴结肿大如合并腹膜转移，常伴发肠粘连和腹水。

超声表现：受侵淋巴结多位于腹腔大血管周围。多数非霍奇金淋巴瘤在早期时即可见上述部位淋巴结受侵，而霍奇金淋巴瘤更易侵犯纵隔淋巴结，并且腹部淋巴结即使受侵仍可保持正常大小，超声检出困难。瘤体呈低回声或近似无回声，中心液化坏死时可为不均匀回声，有包膜，边界清晰（图35-4-4），可呈结节状、分叶状或大块状，位于肠系膜根部的腹膜后淋巴瘤往往体积较大，结节的分界可能模糊或消失。

（二）生殖细胞肿瘤

腹膜后畸胎瘤较常见，发生部位较高，常位于胰腺、肾脏附近，来源于胚胎残留组织。多见于儿童，肿瘤较小时，无临床症状；肿瘤较大时，出现压迫症状。腹部X线片发现肿瘤内有骨骼、牙齿等结构时可判断为畸胎瘤。

1. 良性畸胎瘤超声表现 形态较规则，呈囊性或囊实性、单房或多房性的肿块，外壁光滑，囊壁较薄，内壁不平，可有突起小结节。内部见黏稠油脂状物，呈均匀密集的细小光点，可以移动，可见脂液分层征或伴有声衰减及声影杂乱回声。

2. 恶性畸胎瘤超声表现 类似良性畸胎瘤，内部回声明显强弱不均伴声影，常伴坏死出血，与周围脏器分界不清。

（三）神经源性肿瘤

1. 神经鞘瘤 又称施万细胞瘤（Schwannoma），是一种孤立的、有包膜且生长缓慢的良性肿瘤。多数患者无症状，因体检或其他疾病检查时偶然发现。位于腹膜后的神经鞘瘤长大后压迫神经可导致放射性酸胀、麻木。恶性神经鞘瘤少见。

超声表现：病变呈圆形或椭圆形，包膜完整光滑，回声清晰，内部呈均匀低回声，可有轻度回声不均匀，较大的神经鞘瘤常有囊性退变、坏死等，可显示大小不等的无回声区（图35-4-5）。

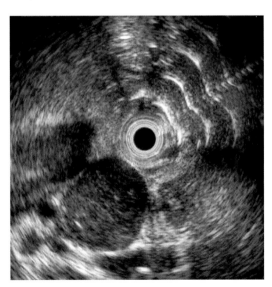

图35-4-4 淋巴瘤位于肠系膜上动脉前，呈低回声，边界清楚，瘤体大

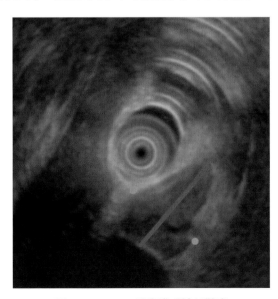

图35-4-5 EUS示腹膜后神经鞘瘤

2. 神经纤维瘤 多发，无包膜，在腹膜后常发生于肾脏周围、腰椎前方。肿瘤较大可将输尿管、膀胱、肾脏推挤移位。

超声表现：肿瘤呈圆形或椭圆形，边界清楚，无包膜或假包膜，内部呈均匀的等回声或低回声，较大的肿瘤可见不规则无回声区。

3. 节细胞神经瘤 约占腹膜后肿瘤的8.3%，绝大多数为无功能性，少数有功能性的患者表现为高血压或糖尿病。大多数腹部可触及肿块，其次为腹痛、消瘦等。

超声表现：病变多数呈圆形或类圆形实性低回声肿块，大多有完整包膜，内部有稀疏至较密的点状回声，分布均匀，体积较大者肿瘤内部呈不均质回声。

4. 神经母细胞瘤 来源于神经脊，好发于婴幼儿，患儿有贫血、恶心、发热等症状。

超声表现：肿瘤较大，呈分叶状，可将肾脏推挤移位，边界多清晰、规整，肿瘤内部呈低回声，可混有团状、斑片状强回声。

（四）神经内分泌肿瘤

1. 异位嗜铬细胞瘤 多见于20～50岁成年人，多位于腹膜后腹主动脉旁，也可在肾脏、肾门、胰头附近。临床上多引起肾上腺功能亢进，有阵发性高血压。

超声表现：肿瘤位置较深，多呈圆形，规整，有包膜，内部有弱回声，较均匀，后方回声呈不同程度增强。

2. 副神经节瘤（paraganglioma） 是指来源于肾上腺髓质以外的交感神经节旁，由嗜铬细胞肿瘤性生长形成的一类罕见神经内分泌肿瘤。这类肿瘤大多数（85%）分布于腹腔干、肠系膜上动脉和肠系膜下动脉神经节，约10%属恶性肿瘤。临床上常有阵发性高血压、腹痛、腹部包块，少数患者症状不典型或无症状。这类肿瘤通常富血供，病理上可见大且呈多面体的多形嗜铬细胞。

超声表现：肿瘤位置较深，位于血管旁神经节，与血管关系密切，多呈类圆形，规整，有包膜，内部低回声，较均匀，有些呈囊性改变，可有分隔（图35-4-6）。

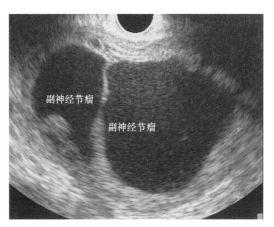

图35-4-6 EUS示副神经节瘤

（五）IgG4相关性腹膜后纤维化

IgG4相关性腹膜后纤维化是近年来逐渐被认识的一类非肿瘤性疾病，与腹膜后肿瘤鉴别非常困难。IgG4相关性腹膜后纤维化一般表现为IgG4相关性疾病全身多脏器受累（如胰腺、胆管、唾液腺、前列腺等）的其中一个，个别患者可以腹膜后软组织肿块为突出表现，此时与腹膜后肿瘤鉴别尤为困难。腹膜后软组织炎症、纤维化可包绕甚至侵犯主动脉、下腔静脉、输尿管等腹膜后脏器，从而引起腰背痛、肾积水、下肢缺血或血栓形成等相应症状。实验室检查血清IgG4和炎性指标，如血沉增快、C反应蛋白升高可提示IgG4相关性腹膜后纤维化。

超声表现：IgG4相关性腹膜后纤维化多数表现为低回声型肿块，内部回声欠均质，可有长短不一高回声条带分隔，病变周围可有低回声水肿带，边界欠清（图35-4-7）。经常可见病变包绕腹膜后

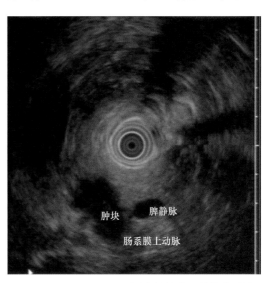

图35-4-7 EUS示IgG4相关性腹膜后纤维化肿块

大血管、输尿管等。腹膜后淋巴结可肿大，呈低回声改变，边界清晰；多个肿大的淋巴结融合呈分叶团块状低回声肿块表现。

（六）继发性（转移性）腹膜后肿瘤

多有原发性肿瘤的病史，患者常有恶病质、腹水等表现。肿瘤以直接蔓延和淋巴转移两种方式侵犯腹膜后间隙。患者除有原发肿瘤的症状外，还可能出现某些有助于定位的表现，如肿瘤侵犯输尿管引起肾盂积水，压迫胆总管下段导致黄疸，累及腹膜后神经则有腰背部、会阴部及下肢疼痛等。淋巴转移多是消化道或生殖系统的肿瘤，原发肿瘤的部位不同，淋巴转移的途径也有差别。侵犯腹膜后的癌肿与原发肿瘤多连成一体，其后缘贴近脊柱、大血管或腰大肌，不能移动或移动性很小。

超声表现：肿瘤转移性腹膜后淋巴结肿大绝大多数表现为低回声型肿块，分布均匀，无明显回声衰减。孤立性淋巴结肿大呈散在的圆形或卵圆形，边界清晰；多个肿大的淋巴结聚集则呈蜂窝状低回声肿块，位于脊柱或大血管前方，或围绕血管；更多肿大的淋巴结聚集成团则分界消失，低回声区连成一片，形成分叶状的轮廓。癌性转移淋巴结肿大容易引起腹膜后血管移位、绕行，也可能压迫肠管引起梗阻（图35-4-8）。较大的肿块内部也可能发生坏死、纤维化等变化，表现为强回声区域与低回声区域混杂的不均质图像。

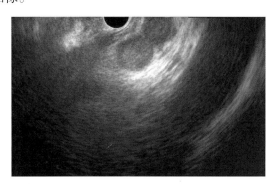

图35-4-8 腹主动脉前多个肿大淋巴结聚集成团，呈低回声的分叶状

三、影像学比较

1. X线检查 通常仅能提供间接、不完整或不精确的影像。X线片可见肿瘤较浓厚的阴影，而较淡的阴影可为脂肪瘤或脂肪肉瘤，密度不均匀可能是皮样囊肿。当肿瘤坏死形成脓肿或瘘管时，偶可见到气体或气液平面。在血管瘤、神经节瘤或神经节细胞瘤、畸胎瘤、皮样囊肿、神经纤维瘤、神经鞘瘤、脊索瘤、平滑肌瘤或某些转移瘤中可以见到钙化。脊索瘤、神经源性肿瘤或畸胎瘤等有时可显示骨质破坏或变形。对肾脏及输尿管造成压迫与侵犯的腹膜后肿瘤，在尿路造影中表现为肾脏的转位，输尿管的扭曲、移位、受侵、梗阻，肾盂、肾盏和（或）输尿管的扩张积水。同时可区别源于泌尿系统的肿瘤。胃肠钡餐检查对腹膜后肿瘤的诊断亦缺乏特异性，但对肿瘤是否涉及胃肠道本身很有帮助，约半数肿瘤对胃肠道有压迫或侵犯，通过胃肠道移位的方向来判断肿瘤的部位。

2. 超声检查 具有安全、无创、费用低廉等优点，能发现尚未触及的肿块，并显示出肿块的位置、大小、数目、形态、回声性质及与周围组织的关系。可作为腹膜后肿瘤首选的检查方法，但肠内气体干扰使诊断很难精确，单独超声检查常不易将腹膜后肿瘤与脓肿或血肿区分，囊性肿瘤易与寄生虫囊肿、炎性或创伤性血肿相混淆。在超声引导下经皮细针穿刺活检对诊断有较大意义，确诊率达80%左右。超声鉴别良、恶性腹膜后肿瘤的图像特征：①肿瘤边界包膜，大部分良性肿瘤呈膨胀性生长，破坏力不强，肿瘤常有完整包膜，与周围组织分界清楚，声像特征为肿瘤边界整齐，包膜清晰。恶性肿瘤呈浸润性生长，声像特征为边界不整齐、不规则。②肿瘤内部回声，恶性肿瘤由于生长速度快，血供不足，易发生坏死脱落，声像特征为内部回声不均质。良性肿瘤生长速度慢，内部回声均质。③后壁回声，恶性肿瘤常因坏死脱落形成底部高低不平及浸润表现，声像特征为后壁不规则增厚，模糊不清。良性肿瘤则后壁整齐清晰。④CDFI表现，良性肿瘤内血流信号稀疏，恶性肿瘤内血流信号丰富，易找出动脉血流信号。

3. 血管造影 能较清晰地显示腹膜后肿瘤的血管来源及肿瘤对血管壁的侵犯和推挤程度，有助于术前设计受累血管的处理。由于腹膜后肿瘤多为恶性肿瘤，具有丰富的供瘤血管，故通过数字减影血管造影（DSA）显示瘤体血管的来源及分布，对减少或控制术中出血有很大帮助，这显著增加了手术完整切除巨大肿瘤或与血管相通的囊性肿瘤的机会，而且可以同时进行血管栓塞，减少肿瘤血供以便手术，是一种有价值的术前辅助治疗。

4. CT检查 既可判断肿瘤的位置，又可以了解肿瘤的大小、形态、密度、有无钙化及肿瘤与其他脏器的关系等，并能发现腹膜后异常的淋巴结，对肿瘤的定位及定性诊断有较大的价值。CT判断肿块位于腹膜后的主要依据是肿瘤推压十二指肠、胰腺和肾脏前移；肿瘤位于腰大肌前，肾周脂肪影消失；肿瘤推压肝叶后缘的脂肪影前移；肿瘤推压升结肠前移；肿瘤位于骶尾椎前，与相邻盆壁肌肉的脂肪间隔消失；肿瘤包裹腹主动脉或下腔静脉，致血管向前及向对侧移位。因此，准确辨识腹膜后脂肪和脏器间的脂肪组织是肿瘤准确定位诊断的关键。腹膜后肿瘤的种类繁多，鉴别诊断有一定的困难，需结合好发部位、密度、增强表现及有无钙化等特征及临床表现综合考虑。如有以下表现可提示特殊的诊断：①不均匀密度的脂肪性肿块，增强后低密度的脂肪完全不强化，伴有实性成分，病变又较广泛，多见于脂肪肉瘤；②实质性肿块，肿块中心有较大的块死区，多见于平滑肌肉瘤；③均匀一致的略低密度肿块，增强后呈条纹或间隔样强化，多为神经源性肿瘤；④混合性成分的肿块，有脂肪、钙化、骨化，为畸胎瘤；⑤病变广泛的肿块，涉及腹腔及腹膜后的淋巴结增大融合，多见于淋巴瘤（图35-4-9）。但大多数肿瘤在CT表现上缺乏特异性，术前定性较困难，最终需穿刺活检或手术病理证实，并且当腹膜后脂肪少且肿瘤与周围组织分界不清或密度相近时，CT诊断仍有一定的困难。增强CT对提高诊断效率有一定帮助，不同的肿瘤组织由于血供与正常脏器组织存在差异，造影剂增强后瘤体强化程度有别于正常组织，从而比普通CT具有更好的鉴别诊断能力。

5. MRI检查 可行横断面、冠状面等任意方位的成像，定位准确。不同类型的肿瘤在MRI上的信号特征有所不同，有助于肿瘤的定性诊断。此外，MRI对显示肿瘤是否转移、肿瘤与邻近组织的关系及病变的分期均有较大的价值。磁共振血管造影（MRA）在横断面、冠状和矢状面上三维成像，使血管结构的显示更为直观和全面，且创伤较小，能很好地显示腹膜后肿瘤与腹主动脉、下腔静脉、肾动静脉及髂动静脉的关系（图35-4-10），在确定肿瘤和血管的关系上显示其优越性，有助于指导手术方案，虽然检查费用较高，但对怀疑累及重要血管的患者通过MRA检查进行术前评估是很有必要的。

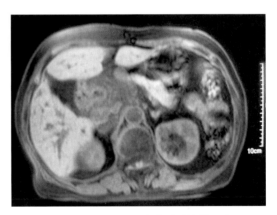

图35-4-10 MRI示腹膜后恶性淋巴瘤

四、临床评价

1. X线检查 X线片的定位价值不大。消化道造影及肾盂造影可通过观察肿块对消化道、肾及输尿管的压迫情况推测肿块的位置，但敏感度和特异度较低，对合并有消化道症状或泌尿系统症状的患者常规行消化道造影或泌尿系统造影检查能为腹膜后肿瘤的发现提供线索。腹膜后充气造影可显示肿瘤的位置和范围，但此法有一定危险性，临床已少采用。

2. 超声检查 可较好地显示肿瘤的部位、大小、数目，以及与周围脏器和血管的关系，可确定肿瘤为囊性或实性，具有操作简便、价廉的优

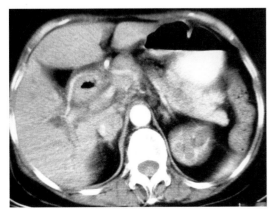

图35-4-9 CT示腹膜后恶性淋巴瘤

点，可改变患者体位反复探查，观察肿块的移动度，不足之处为分辨率有限，检查易受肠管气体及内容物的影响。

3. 血管造影 可明确显示肿瘤的血管来源及分布，以及血管管径的变化，该检查对病情的判断有独特的作用，丰富的新生血管常提示恶性肿瘤的存在，也可了解大血管受侵情况，对减少或控制术中出血十分有用，并可同时行血管栓塞，减少肿瘤血供以便于手术。价格高且为有创检查是其不足之处。

4. CT检查 具有较高的密度及空间分辨率，能较客观地显示肿瘤的部位、大小及毗邻器官的关系，还可借助增强扫描进一步了解病变内部及周围情况，且能提示部分肿瘤的组织来源，具有很高的定位及定性诊断价值；但对较大肿瘤定位较困难，尤其是相邻脏器受压萎缩时，脂肪间隙

不易显示，易将腹膜后肿瘤误诊为肝、胰、肾上腺及胃壁的肿瘤。

5. MRI检查 可做多方位成像，影像分辨率高且无辐射，定位价值更高，但价格高，不宜作为常规检查，可作为疑难尤其是复发病例的补充检查手段。

6. PET/CT 能定位肿瘤部位的放射性摄取，并能鉴别生理性摄取。PET/CT 对绝大多数腹膜后肿瘤均具有定位准确、快速且易于实现的优点（图35-4-11），而且还具有定量分析的功能，还对于肿瘤复发的监测、随访和疗效的评价都有一定的价值。PET/CT对IgG4相关性腹膜后纤维化和肿瘤也有较好的鉴别意义，特别是当腹膜后软组织和血管壁高摄取伴胰腺和唾液腺弥漫性高摄取时，经激素治疗后摄取强度短期内明显下降时，可有效鉴别IgG4相关性腹膜后纤维化。

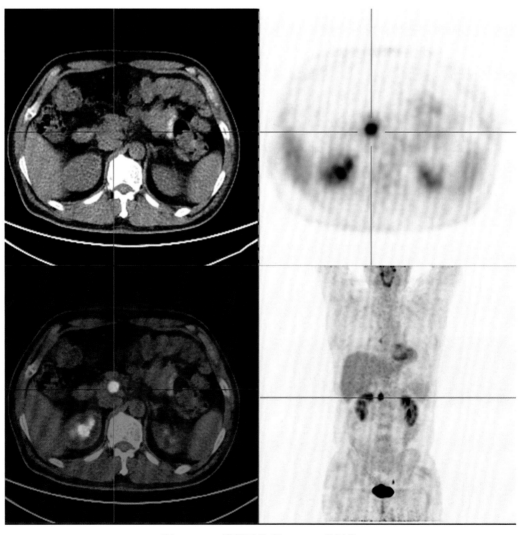

图35-4-11 腹膜后肿瘤PET/CT的图像

（由北京协和医院PET中心朱朝晖提供）

7. EUS及EUS-FNA/FNB 近年来，随着EUS在临床应用中的广泛开展，其对腹膜后肿瘤的诊断价值逐渐受到重视。EUS可以在距离病灶最近的位置对病灶进行超声扫描，由于排除了体表超声检查可能遇到的种种干扰，并采用较高频率的探头，EUS可以清晰地显示病灶及其与周围脏器的关系。EUS-FNA是在EUS的引导下将穿刺细针通过内镜管道穿刺入目标组织，以获取目标的细胞和组织用于病理学诊断。与体表超声和CT引导下穿刺比较，EUS-FNA显著缩短了超声探头与病灶的距离，还可以穿刺体表超声不能显示的病灶，而且穿刺经过的正常组织和器官较少，显著减少了副损伤，降低了并发症的发生，因EUS-FNA导致肿瘤种植的风险也很低，目前仅见个案报道。近年来，新开发的若干种组织活检针也开始在临床上得到广泛应用，EUS-FNB较FNA可以获得更多的组织条，方便进一步行肿瘤免疫组化、二代测序、抗肿瘤药物筛选等检测。研究表明，EUS-FNB在没有现场快速病理评估（ROSE）的情况下对胰腺实性肿瘤已有很高的诊断准确性，使用新一代FNB针时，不常规推荐进行ROSE。EUS及EUS-FNA和EUS-FNB对腹膜后肿瘤的定位及定性诊断具有独特价值，并对疾病的治疗及预后具有指导意义。

EUS对腹膜后肿瘤的诊断敏感性和特异性较高。对评价病灶位于消化道壁内和壁外是一个安全而准确的诊断手段（图35-4-12，图35-4-13）。EUS在鉴别恶性肿瘤的反应性改变还是炎症反应上是有局限性的；EUS-FNA实时地在超声内镜的引导下取得所需要的样本，可以克服上述缺点。有学者分析103例EUS-FNA的结果发现，42例来自胰腺，38例来自淋巴结（10例来自纵隔，28例来自腹腔），10例来自胃肠道，7例来自肝脏，4例来自肾上腺，1例来自胆道，1例来自腹膜后肿块。103例中45例恶性，9例可疑，6例非典型，37例良性，6例未能诊断。没有发现任何假阳性的病例，有3例为假阴性（2例胰腺癌，1例胃的胃肠道间质瘤），无并发症发生。EUS-FNA对103例病变的诊断敏感度、特异度和准确率分别为71%、100%和81%；如果将那些疑似阳性的病例归为恶性，则敏感度、特异度和准确率分别是86%、100%和91%。Meyer等对41例患者（13例来自胰腺，9例来自肾上腺，6例来自腹部和13例来自纵隔的肿块）的72个EUS-FNA标本进行了回顾性研究表明，EUS-FNA确诊了35个良性肿块标本和24个恶性肿块标本。13个标本不能明确诊断，发生一起非致命性的并发症，对于那些一次无法诊断的纵隔、胰腺、腹腔内病变，特别是在肾上腺区域的病变来说，EUS-FNA是一项准确（89%）、低风险的操作。而来自针道的组织污染是导致治疗效果差和诊断失败的最主要的可预见性因素。EUS-FNA对于纵隔、胰腺病变的探查和分类是一项有较高准确性的技术，同样也可应用在后腹膜的肿瘤上。需要指出的是，对于功能性神经内分泌肿瘤如嗜铬细胞瘤和副神经节瘤，EUS-FNA过程诱发血压剧烈波动的风险大，术前需做好充分的准备，术中严密监测血压。

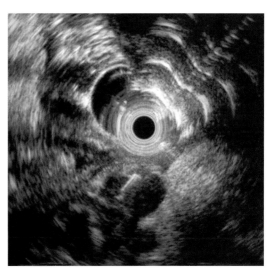

图35-4-12 EUS引导腹膜后肿瘤穿刺活检

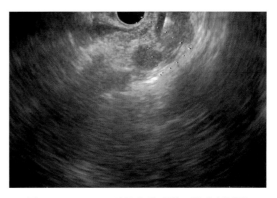

图35-4-13 EUS引导腹膜后淋巴结穿刺活检

随着人们认识程度和技术水平的提高，相信EUS及EUS-FNA在腹膜后疾病尤其肿瘤的诊断和治疗中将发挥更大作用。

第五节 腹膜后血肿

腹膜后血肿的诊断有赖于病史和临床表现，常有外伤史，自发性腹膜后血肿患者多有抗凝药物服用史，患者通常有腹痛或腰背痛等症状，实验室检查血红蛋白含量下降，提示出血。首选经体表B超和CT等检查，通常可明确诊断。对于某些慢性腹膜后血肿，与腹膜后肿瘤鉴别困难时，有时会使用超声内镜检查。

一、诊　断

诊断腹膜后血肿的要点是发现腹膜后血肿并显示腹膜后相关脏器的解剖位置改变。

超声表现：急性出血的积血区为低回声包块，包膜不规则，后方回声增强，前后径较小，病变向两侧疏松结缔组织间隙延伸。慢性血肿机化后可呈无回声，包膜变厚不规则，纤维组织包绕部分可呈中等回声。肾后间隙血肿较大时可引起肾脏向前移位，肾前间隙血肿常与胰腺、十二指肠、升结肠等损伤出血有关，有时可显示肠道外气体回声。

二、影像学比较

1. X线检查　腹部X线检查无创、简便，虽然无法直接清楚显示腹膜后血肿，但可以通过观察有无腰椎骨折、骨盆骨折、腰大肌阴影模糊、充气的肠段移位等征象来判断有无腹膜后血肿存在。

2. 超声检查　经体表超声检查安全、方便、费用低廉、普及率高，因此其可以作为腹膜后血肿的首选检查手段，对腹膜后血肿有肯定的诊断价值。超声在多数情况下能清楚显示腹膜后血肿的存在，特别是外伤患者，能同时评估肝脾和肾脏等脏器损伤，并且可随访复查监测血肿吸收的过程。对腹膜后血肿进行检查时有时会受肠气干扰影响。

3. 血管造影　以往血管造影是诊断腹膜后血肿比较可靠的诊断手段。随着超声和CT等无创影像检查手段的发展，这种有创性诊断手段已逐渐被替代。对于某些特殊患者，如有活动性出血者，血管造影仍有其他检查手段不可取代的优势，血管造影在发现出血部位后可同时进行止血治疗。

4. CT检查　该检查无创、准确率高，并且可以解剖定位和大致定量，是诊断腹膜后血肿的金标准。尤其是增强CT，发现急性出血部位的敏感度可高达95%，对指导进一步治疗有重要意义。

5. MRI　该检查也是无创检查方法，诊断血肿的敏感度高，T_1加权像高信号主要与血肿内正铁血红蛋白的含量有关，随着血肿形成时间的变化，成像信号强度会有所变化。在显示钙化和空间分辨率方面，MRI不如CT有优势。此外，由于MRI检查费时，在急性血肿的检查中应用较少。

三、临床评价

1. X线检查　在腹膜后血肿的诊断中临床价值有限，无法直接显示出腹膜后血肿，只有对外伤后血肿的患者，通过X线可以了解有无脊柱和骨盆骨折，从而间接反映有无腹膜后血肿的存在。

2. 超声检查　体表超声检查简便、无创，是腹膜后血肿的首选检查方法。超声检查可以评估血肿大小、起源，以及与周围脏器的关系，可改变患者体位反复探查，观察病变移动度，并且可以动态随诊血肿大小的变化。此外，超声可以确定病变为囊性或实性，可以和腹膜后肿瘤进行初步鉴别。不足之处为分辨率有限，检查易受肠管气体及内容物的影响。

3. 血管造影　曾是腹膜后血肿的一种重要检查手段，可以显示病变和血管的关系，同时可以进行栓塞等治疗是其相较于其他检查独特的优势。费用高且有创是该检查的不足之处。

4. CT检查　CT检查的密度和空间分辨率高，比超声检查更敏感和特异，而且快速、无创，是诊断腹膜后血肿的重要手段。通过CT检查可以清楚显示腹膜后血肿的大小、位置，特别是增强CT可以显示血肿内部强化程度和特点，以及病变边界，可以分辨与周围脏器的关系，对腹膜后肿瘤也有一定鉴别作用，而且在发现出血部位方面也具有很高的敏感度。

5. MRI检查　MRI在腹膜后血肿的诊断应用方面不如CT普及，相对CT而言，其空间分辨率稍逊，由于检查耗时较长，在急性腹膜后血肿的评估中应用较少。

6. EUS　EUS的成像原理与经体表超声相同，由于其超声探头可以通过胃和肠壁紧邻病变直接探查，可有效排除肠气对成像的干扰，分辨率较体表超声高。实际临床应用中，由于体表超声和CT等检查对绝大部分腹膜后血肿的评估足够充分，因此很少需要进一步行超声内镜检查。某些慢性血肿和肿瘤等难以鉴别时才会考虑行EUS检查。当怀疑腹膜后血肿时，应避免进行EUS-FNA，否则增加出血的风险。

第六节　腹膜后脓肿

绝大部分腹膜后脓肿继发于细菌感染，特别是腹膜后脏器的急、慢性感染，感染性渗液积聚，包裹形成脓肿，如急性重症胰腺炎可因胰腺组织坏死有大量液体渗出，在胰腺周围和腹膜后间隙形成大量液体积聚或坏死物包裹，继发感染可形成脓肿。由于腹膜后间隙主要为疏松结缔组织，阻力小，一旦感染后脓肿范围可能会很大。如前所述，不同部位脓肿病因有所差别，腹膜后结核性脓肿是一类特殊脓肿，又称为冷脓肿，常继发于脊柱结核。

一、诊　断

腹膜后脓肿由于位置深在，早期诊断难度大，患者临床上常有发热、腰腹痛等症状，查体有时可触及腹部深在痛性包块。冷脓肿患者可有结核中毒表现，如低热、盗汗、乏力等症状。实验室检查示白细胞计数升高，血沉增快，C反应蛋白升高，结核性冷脓肿患者可同时有其他部位结核感染的证据，如肺结核、肠结核等。

超声表现：腹膜后脓肿通常表现为有囊性成分的包块，呈圆形或椭圆形，内部呈无回声，如果有坏死碎屑，回声不均，可有点状高回声改变，而且随体位改变而移动。病变一般为单房性，可有分隔形成，边缘不规则，壁通常较厚，病变后方回声稍增强。如脓肿继发于腹膜后脏器感染，与相应脏器的边界可模糊不清。冷脓肿通常与脊柱相邻，沿脊膜呈条状走行，脓肿破溃进入腹膜后间隙，沿腰肌鞘呈边缘模糊的无回声或低回声区。

二、影像学比较

1. X线检查　与腹膜后血肿相似，X线检查无法清楚显示脓肿，不过可以通过腹部X线片发现某些间接征象。据研究报道，X线检查在腹膜后脓肿患者中可有约50%的阳性发现，如显示异常的腰大肌阴影、脊柱侧弯、肾轮廓模糊消失、椎旁软组织阴影增宽等征象。对于脊柱旁结核脓肿的患者，尚可见椎体破坏。

2. B超检查　体表超声检查方便、安全，对腹膜后脓肿有肯定的诊断价值。多数情况下能清楚显示腹膜后脓肿，其声像学特征类似于EUS所见，可对腹膜后肿瘤或血肿等进行鉴别。肠气有时会干扰对病变的观察。当脓肿范围较大时，超声可能仅显示一部分病变，从而遗漏部分病变。

3. CT检查　对腹膜后脓肿诊断的准确率高，可以解剖定位和大致定量，尤其是范围较广泛的脓肿或多发脓肿，可以显示病变全貌，并且可清楚显示病变与周围脏器的关系，是诊断腹膜后脓肿的重要检查手段，脓肿呈椭圆形等密度影，内部可见更低密度片状影。

4. MRI检查　可行多方位成像，对病变定位准确。MRI对显示病变与邻近组织的关系也有较大的价值。脓肿内部在T_1加权像上呈低信号，在T_2加权像上呈高信号，增强后脓肿周边发生环状强化。

三、临床评价

1. X线检查　X线片诊断腹膜后脓肿的价值有限，敏感度和特异度不高。如显示异常的腰大肌阴影、脊柱侧弯、肾轮廓模糊消失、椎旁软组织阴影增宽等征象，需要进一步行超声和CT检查以明确有无腹膜后脓肿存在。如发现椎体破坏征象，提示有腹膜后结核冷脓肿可能。

2. B超检查　该检查对腹膜后脓肿比较敏感，鉴别软组织和囊性病变的特异度也较高，可作为评估腹膜后脓肿的首选检查方法。除了显示病变外，尚可在B超引导下穿刺病变抽吸脓液以进行病原学培养，从而进一步明确诊断。

3. CT检查 该检查具有较高的密度及空间分辨率，可清楚显示脓肿的部位、大小及与毗邻器官的关系。文献报道，该检查的诊断敏感度可高达100%，可见脓肿内部斑点或砂砾样钙化灶。增强扫描可进一步了解病变内部强化细节，与腹膜后肿瘤有鉴别意义。也可进行CT引导下脓肿穿刺取脓液做培养，以进一步明确诊断。

4. MRI检查 和CT检查相比，MRI的空间分辨率不够理想，在腹膜后脓肿的应用方面没有太多优势。

5. EUS及EUS-FNA 一般情况下，B超结合CT对腹膜后脓肿的诊断敏感度和特异度相当高，某些特殊情况下，需要进一步EUS评估病情。

EUS的超声探头通过胃肠壁贴近病变，可选择比经腹壁超声更高的频率，从而获得更清晰的图像，受肠道气体干扰的可能性也更小。对于鉴别困难的病例，可通过EUS-FNA获取病原学和细胞来辅助诊断。EUS-FNA时穿刺针在超声的实时引导下穿刺，较CT引导更加安全，目前认为EUS-FNA是鉴别腹膜后脓肿和肿瘤的最佳手段。近年来，基于EUS-FNA，腹膜后脓肿（特别是胰腺脓肿）内镜下经胃肠壁内引流术、清创术也不断发展和完善（图35-6-1）。荟萃分析表明，升阶梯微创内镜清创治疗较传统外科清创术的安全概率明显提高，在住院时间、重症监护病房住院时间、胰瘘发生率和新发糖尿病方面也明显具有优势。内镜微创治疗的广泛开展避免了约70%的患者接受创伤更大的外科手术清创术。

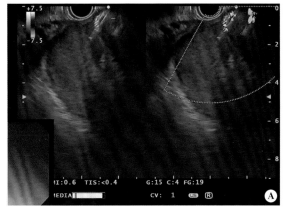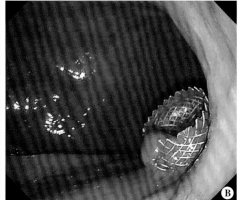

图35-6-1 胰周坏死性包裹经超声内镜引导双蘑菇头金属支架透壁内引流
A.超声内镜引导穿刺并置入金属支架；B.放置双蘑菇头金属支架后引流浑浊囊液

（蒋青伟 杨爱明）

参 考 文 献

Archibugi L，Ponz de Leon Pisani R，Petrone MC，et al，2022. Needle-Tract Seeding of Pancreatic Cancer after EUS-FNA：A Systematic Review of Case Reports and Discussion of Management. Cancers（Basel），14（24）：6130.

Crinò SF，Di Mitri R，Nguyen NQ，et al，2021. Endoscopic Ultrasound-guided Fine-needle Biopsy With or Without Rapid On-site Evaluation for Diagnosis of Solid Pancreatic Lesions：A Randomized Controlled Non-Inferiority Trial. Gastroenterology，161（3）：899-909.

Ishikawa T，Mohamed R，Heitman SJ，et al，2017. Diagnostic yield of small histological cores obtained with a new EUS-guided fine needle biopsy system. Surg Endosc，31（12）：5143-5149.

Ricci C，Pagano N，Ingaldi C，et al，2021. Treatment for Infected Pancreatic Necrosis Should be Delayed，Possibly Avoiding an Open Surgical Approach：A Systematic Review and Network Meta-analysis. Ann Surg，273（2）：251-257.

Saftoiu A，Iordache S，Popescu C，et al，2006. Endoscopic ultrasound-guided fine needle aspiration used for the diagnosis of a retroperitoneal abscess. a case report. J Gastrointestin Liver Dis，15（3）：283-287.

Takahashi Y，Irisawa A，Bhutani MS，et al，2009. Two Cases of Retroperitoneal Liposarcoma Diagnosed Using Endoscopic Ultrasound-Guided Fine-Needle Aspiration（EUS-FNA）. Diagn Ther Endosc，2009：673194.

Zhang J，Chen H，Ma Y，et al，2014. Characterizing IgG4-related disease with 18F-FDG PET/CT：a prospective cohort study. Eur J Necl Med Mol Imaging，41（8）：1624-1634.

第三十六章
门静脉高压症

门静脉高压症（portal hypertension，PHT）是指由门静脉系统压力增高所引起的一系列临床表现，它并非一个独立的疾病，而是指所有能够引起门静脉系统循环障碍的疾病。根据门静脉循环受阻的部位，分为肝前型、肝内型和肝后型三类。肝前型的常见病因以胰腺疾病为主，包括急慢性胰腺炎、胰腺肿瘤、胰腺假性囊肿、胰腺相关外科手术、胰腺脓肿等；肝内型在我国最常见，占90%以上，乙型肝炎导致肝硬化、酒精性肝硬化、血吸虫病等是肝内型的主要病因；肝后型的常见原因包括严重右心衰竭、缩窄性心包炎等。门静脉高压症常继发包括食管静脉曲张、胃底静脉曲张、门静脉高压性胃病和脾静脉血栓等，而曲张静脉破裂出血是门静脉高压症最常见也是最凶险的并发症。

门静脉高压症的检查方法有传统胃镜、CTA、MRI、腹部B超和血管造影等，常用于评估门静脉压力的方法是测量肝静脉压力梯度（hepatic venous pressure gradient，HVPG；高于10mmHg为门静脉高压）。自1990年Caletti等首次报道超声内镜在门静脉高压症检查中的价值以来，目前已有较多研究认为超声内镜结合了内镜和超声两大系统的优势，它不仅可检测出食管-胃底静脉曲张（esophageal gastric varice，EGV），更重要的是可检测出普通内镜无法观察到的管壁内、外的血管影像，如食管胃底外周的曲张静脉，连接壁内外曲张静脉的穿通支、奇静脉、脾静脉、门静脉、胃底壁外的脾门、脾肾侧支循环血管、胃左静脉及门静脉高压性胃病黏膜下层之细小血管等。在多普勒监视下，超声内镜能更准确地判断曲张静脉的闭塞情况，用于评价曲张静脉的内镜治疗疗效。不仅如此，超声内镜引导门静脉压力梯度测量（portal pressure gradient measurement，PPGM）及超声内镜引导弹簧圈放置治疗胃底静脉曲张把门静脉高压症及其并发症的诊治推向了新的高度。

第一节　门静脉高压症的超声内镜检查术

超声内镜检查前行术前准备。建议常规无痛操作，若无麻醉条件，可采用清醒镇静术（盐酸哌替啶注射液50mg联合地西泮注射液10mg静脉注射，剂量应依据患者肝功能情况适当调整）。因门静脉高压症患者多伴食管胃底静脉曲张，建议在行超声胃镜检查前先行普通胃镜检查，一方面可以更好地清洁食管、胃内残留的液体及泡沫；另一方面也能更好地观察食管胃静脉曲张情况，尤其对近期有出血的患者。

患者取左侧卧位，内镜插入食管后需轻柔进镜以避免出现继发性出血，注意观察食管、胃底静脉曲张情况，有无活动性出血征象或血管表面血栓，如有应停止操作退镜（因此需行普通胃镜检查，排除此类禁忌证）。内镜观察后开始EUS扫查，从食管下段或贲门开始，观察并记录扫查平面内的胃-食管腔内外及周围情况。门静脉系统超声内镜扫查主要包括3个部位：①食管，主要扫查食管下端，注意水囊勿注水过多，以致水囊压迫曲张静脉显示不清，管腔内也要适当注水，分别观察食管壁内外曲张静脉、穿通支、奇静脉及胸导管。食管穿通支的显示不如胃底的清楚，需要仔细扫查，上下缓慢移动探头，注意在黏膜下层曲张静脉丛与其相邻近壁外曲张静脉丛之间寻找，可见无回声血管结构突破肌层，或相应肌层结构显示不清等声像图特征。可在扫查后采用图像回放功能寻找穿通支。②胃体，开始扫查前吸尽胃腔内的气体，于胃腔内注入脱气水300~400ml，将探头置于胃体后壁开始扫查寻找脾静脉、脾静脉门静脉汇合部（球杆征）、胃体黏膜下层及胃底黏膜下层曲张静脉、穿通支、胃底壁外浆膜面曲张静脉，并观察腹水及脾大情况，重点观察胃底体壁的厚度、相关血管的数目、最大曲张静脉（团）的内径及可能存在的脾（胃）肾分流道等。③十二指肠，如需进一步观察门静脉系统，则要进镜至十二指肠球部，在十二指肠球部、降部交接处前壁上角吸尽球腔内气体后扫查，定位门静脉，在探头和门静脉之间为胆总管，有时在胆总管和探头之间可扫查到血流信号丰富的胃十二指肠动脉。对于门静脉系统的超声内镜检查，操作时注意调节角度钮，旋转镜身，尽量将各个方向均清楚显示，镜头贴近病变处时，为了显示细微病变，需要相应转换探头频率以更清楚地显示远近不同的结构。

为避免水囊压迫血管，也可采用普通胃镜经活检孔道置入微型超声探头进行检查，操作时需食管腔内注水，适当抬高患者上半身，以保持食管下段腔内充盈液体。有条件的单位可使用双通道治疗胃镜，一条通道置入微型超声探头，另一条通道注水，方便操作中随时补充注水。使用双通道内镜还可采用微型超声探头专用的带水囊的外鞘管，方便操作过程中减少气体干扰。微型超声探头频率以12MHz为宜。

第二节　肝脏超声内镜检查术的适应证、禁忌证及并发症

一、适应证

1. EGV出血者，内镜治疗前行EUS检查，以判断是否适合内镜下治疗及预测治疗疗效。

2. EGV出血者治疗后（主要指内镜治疗后），判断治疗效果及指导是否需要再次治疗。

3. EGV出血者直接在EUS指导下行硬化剂注射治疗。

4. EGV非出血者预测其出血的可能性。

5. 怀疑患门静脉高压症者，行EUS检查以协助诊断，包括胃底隆起是否为静脉曲张，静脉曲张的原因是否为胰腺疾病等。

二、禁　忌　证

本检查的禁忌证同一般上消化道内镜检查禁忌证。此外，EGV活动性出血者或血管表面有血栓者也为相对禁忌证。出血套扎治疗后不适合即行EUS检查，但在静脉曲张出血得到控制、静脉曲张已行硬化剂或者组织黏合剂注射治疗后仍可行EUS检查以评价治疗情况。

三、并　发　症

门静脉高压症者EUS检查并发症与前面章节所述相同，均少见。但因伴有静脉曲张及肝功能障碍，其具有以下独特特点：

1. 出血　检查中患者出现频繁呕吐易诱发食管曲张静脉破裂出血，故在门静脉高压症检查时，应采用镇静或者麻醉方式，并准备好EGV出血时相应的治疗设备。

2. 误吸　呛咳吸入肺部甚至窒息，与检查时间较长、腔内持续注水或者静脉曲张出血等有关。

3. 呼吸抑制　因肝功能不好而对术前镇静药敏感，引致呼吸抑制，氧饱和度下降＜90%。预防上注意调整镇静药剂量及分次给药，注意监测生命体征，吸氧，如仍不能纠正应终止检查，静脉注射苯二氮䓬类药物拮抗剂，如氟马西尼。

4. 腹胀　特别是伴有腹水者，检查中注水注气过多而回吸不彻底可加重原有腹胀程度。

第三节　正常门静脉结构声像图

门静脉由脾静脉与肠系膜上静脉在胰颈部后方汇合而成。门静脉的其他属支还包括胃左静脉、胃右静脉、胃短静脉及胃后静脉等，其中胃左静脉（又称胃冠状静脉）较重要，其在贲门部与食管周围的静脉有吻合，后者注入奇静脉、半奇静脉，而与上腔静脉发生联系，在门静脉高压时会产生食管、胃底的侧支循环。

食管下段胃底的静脉回流系统由4层血管构成：①上皮内静脉，在上皮内呈放射状走行，引流毛细血管系统；②浅表静脉丛，位于上皮下方，

接受上皮内静脉血流；③深部静脉丛，位于黏膜下层，与浅表静脉丛相通；④外膜静脉，位于外膜或浆膜下。此外，深部静脉丛与外膜静脉之间还有穿通静脉（perforator vein，下称穿通支）相连。胃底及食管下段的深部静脉丛及外膜静脉通过贲门部相延续。这些血管结构的特殊性为门静脉高压时EGV的形成提供了解剖基础。穿通支有瓣膜，可防止血流从食管壁外侧逆向流回管壁内侧。当门静脉高压时，上述所有静脉均扩张。

门静脉高压症时食管胃静脉曲张从其形态上可分为两类：①Ⅰ型静脉曲张即栅栏状静脉曲张，表现为在食管下段上皮内静脉、浅静脉丛及其侧支和黏膜下深静脉明显扩张，扩张的血管呈纵向排列成栅栏样血管，其直径较小。②Ⅱ型静脉曲张即管型静脉曲张，本型曲张静脉的上皮内静脉及其侧支发育较差，上皮浅静脉丛的数目明显较Ⅰ型少，但静脉直径明显扩张，可达正常的3倍以上，呈棒状。黏膜下浅静脉也明显扩张，并越过食管胃连接部与胃曲张静脉相延续，因而常合并胃静脉曲张。

穿通支瓣膜功能受损，外膜静脉内压力增高的血流逆向流入黏膜下深部静脉丛，诱发或加重EGV。因此，有新观点认为壁外曲张静脉在门静脉高压症侧支循环中占主要地位，并通过穿通支向壁内曲张静脉供血。因此可解释临床上食管静脉曲张（esophageal varice，EV）套扎治疗后易于复发的原因，而硬化剂注射治疗因可消除穿通支，故较少出现EV复发。这一理论为临床上EV的治疗提供了新的理论依据，不但要消除EV，还要尽量同时消除穿通支，减少EV复发的可能。此使临床医生重新认识到EV硬化治疗的重要性。

对于食管下段胃底静脉血管结构，在门静脉压力正常的情况下EUS难以检测出来（例如，外膜静脉直径可细达0.06mm），但可以通过血管造影显示。也有个别报道表明，在非门静脉高压症对照病例中5%～10%的可检测出食管周围小血管。

据报道，对于奇静脉，门静脉高压症患者的奇静脉血流量是正常人的4～6倍，并与门静脉系统的压力直接相关。在门静脉压力正常的情况下，奇静脉在绝大多数受检者中均能检出，其位于食管中下段外侧、主动脉、脊柱三者之间，呈圆形

无回声结构，长约5cm，超声扫查跟踪可见其近端约位于第4胸椎水平向右侧走行注入上腔静脉，在超声图像中，其结构在食管中段显示最为清晰（图36-3-1），并且仅在食管靠近颈椎的一段区域可探及。奇静脉远端的确定可依镜头从胃底退入食管腔后刚显示奇静脉时（图36-3-2），而近端的确定则依奇静脉右行注入上腔静脉之前（图36-3-3）。对于其近、远端直径，国外正常参考值分别为（6.8±1.1）mm、（5.9±1.2）mm。我国有学者对非门静脉高压症受检者行奇静脉测量，定义我国近、远端直径参考值分别为（7.4±1.3）mm、（6.1±2.3）mm。在门静脉高压症时其直径可增宽。胸导管紧贴胸主动脉外侧，呈细的无回声圆形结构（图36-3-4），门静脉高压症时也可增宽。因此，如果奇静脉或胸导管增宽时应注意有无门静脉高压。

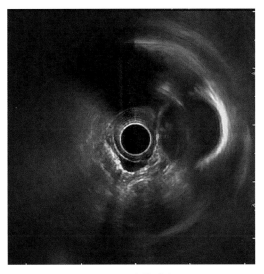

图36-3-1　奇静脉中段

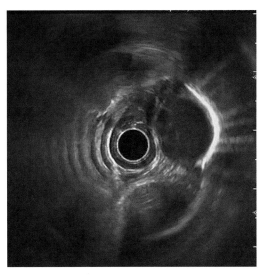

图36-3-2　奇静脉远端

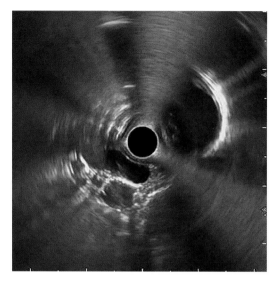

图 36-3-3 奇静脉近端

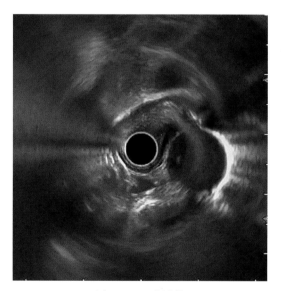

图 36-3-4 胸导管

脾静脉位于胃体后壁外胰腺下方，始于脾门，止于与肠系膜上静脉汇合处。超声内镜头端置于胃体后壁扫查，环扫显示脾静脉为一条形无回声结构，通常直径＜1.0cm（图36-3-5）。在肠系膜上静脉汇合处呈高尔夫球杆头状（高尔夫球杆征）（图36-3-6），脾静脉与胃壁之间为胰腺，其内常可见脾动脉走行（图36-3-7）。在门静脉高压症合并门静脉系统血栓时，有时可见脾静脉内充盈缺损（图36-3-8），并可见脾影增大。线阵探头显示脾静脉为一类圆形无回声结构（图36-3-9）。在肠系膜上静脉汇合处呈"Y"字形（图36-3-10），胰腺实质内可见脾动脉走行，也表现为类圆形无回声结构，血流频谱可鉴别脾动、静脉血管。

门静脉位于胰头、胆总管后方，胃内线阵探头扫描脾静脉与肠系膜上静脉汇合处，当"Y"字形结构出现后右旋退镜至第一肝门，出现条状无回声结构（图36-3-11），直径＜1.2cm，上方为门

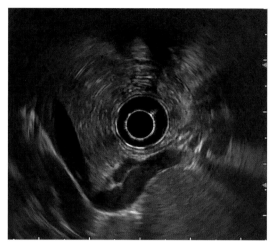

图 36-3-5 胃内环扫扫查脾静脉

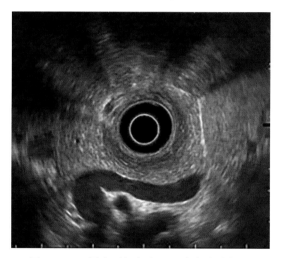

图 36-3-6 胃内环扫扫查，呈高尔夫球杆征

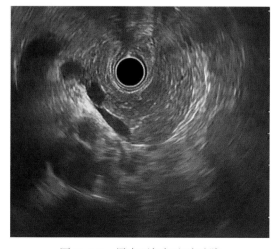

图 36-3-7 胃内环扫扫查脾动脉

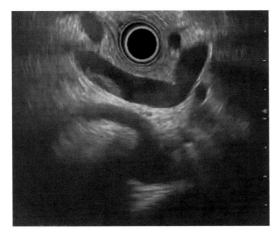

图36-3-8　脾静脉内充盈缺损

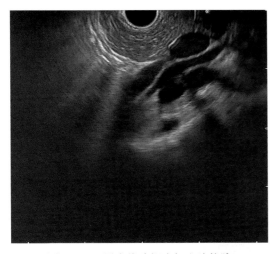

图36-3-9　胃内线阵探头扫查脾静脉

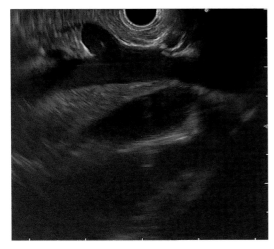

图36-3-10　胃内线阵探头扫查汇合处，呈"Y"字形

的脾静脉（图36-3-18）。

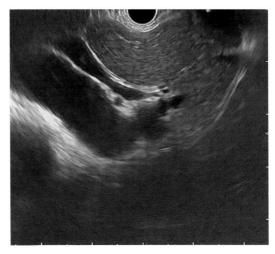

图36-3-11　胃内线阵探头扫查门静脉

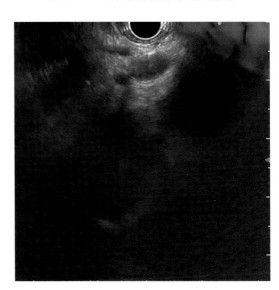

图36-3-12　第一肝门处门静脉左支

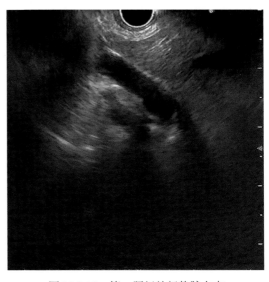

图36-3-13　第一肝门处门静脉右支

静脉左支（图36-3-12），下方为门静脉右支（图36-3-13）。十二指肠球部扫查见胆总管外一条形无回声结构（图36-3-14，图36-3-15），在胆总管与探头之间的血管为胃十二指肠动脉（图36-3-16，图36-3-17），有时可扫查到门静脉后方与胰腺之间

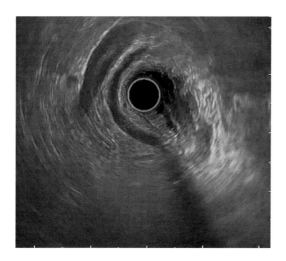

图 36-3-14　十二指肠球部环扫扫查门静脉/肠系膜上静脉

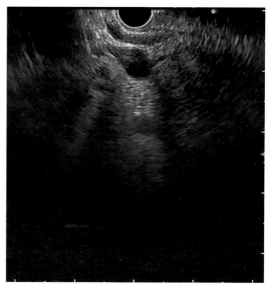

图 36-3-17　十二指肠球部线阵探头扫查胃十二指肠动脉

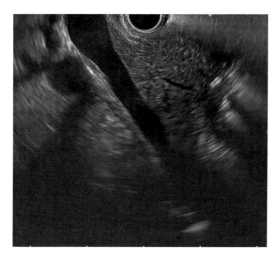

图 36-3-15　十二指肠球部线阵探头扫查门静脉/肠系膜上静脉

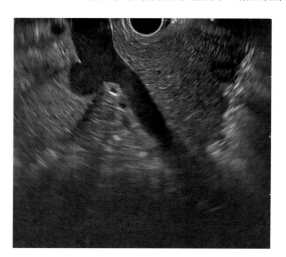

图 36-3-18　十二指肠球部扫查门静脉/脾静脉

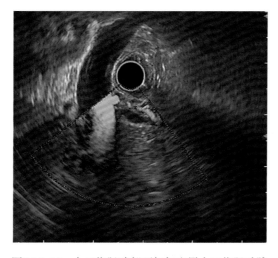

图 36-3-16　十二指肠球部环扫扫查胃十二指肠动脉

第四节　食管静脉曲张

食管静脉曲张（EV）诊断首选胃镜检查，其敏感度及特异度均最高。EUS 对 EV 的检出率相对胃镜较低，为 50%～80%，食管静脉越粗，EV 的检出率越高。EUS 检查时 EV 检出率低的原因是镜端水囊压迫及超声扫描的焦距限制，可通过减少水囊注水压迫或用高频率的微型超声探头来提高 EV 的检出率。有报道表明，高频率的微型超声探头检查对 EV 的检出率可高达 100%。更为重要的是，EUS 检查 EV 的优势在于可观察到食管壁外的曲张静脉及穿通支、奇静脉及胸导管等。

一、声像图特征

内镜下所见EV与黏膜下层的深部静脉丛相对应（图36-4-1），而红色征可能与扩张的上皮内或上皮下血管相对应。EV在EUS检查时表现为食管壁黏膜层及黏膜下层增厚，呈低回声，内可见大小不等、不规则的无回声结构（图36-4-2），单个或呈现簇状，内可见血流信号（图36-4-3）；在重度EV中也可见位于黏膜层的曲张血管，红色征则无法显示。食管壁外的曲张静脉又分为食管周围静脉（periesophageal varices）与食管旁静脉（paraesophageal varices），前者位于食管壁固有肌层外，与食管壁无明显分界，多为小的血管（图36-4-4）；后者位于食管壁外，与管壁有明显的高回声分界（图36-4-5，图36-4-6），血管较粗大，被认为是扩张的纵隔静脉。以上二者均有穿通支与黏膜下层的EV相连，但以食管周围静脉较多见，且对EV产生或治疗后复发的影响也以食管周围静脉为主。穿通支呈无回声血管结构突破固有肌层，将黏膜下层EV与食管周围静脉联系起来（图36-4-7，图36-4-8）。这些食管静脉的穿通支结构在食管静脉曲张得到治疗后若持续存在，是食管静脉曲张复发的危险因素之一。食管穿通支较细，不如胃底穿通支容易识别。实际操作中，如固有肌层内外侧均有较多曲张血管，固有肌层本身低回声结构显示不清或消失，虽无直接血管相连图像，但仍可考虑存在穿通支。

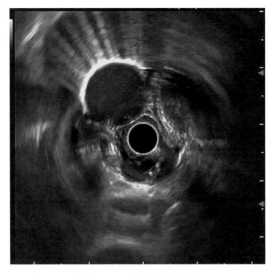

图36-4-2 食管静脉曲张

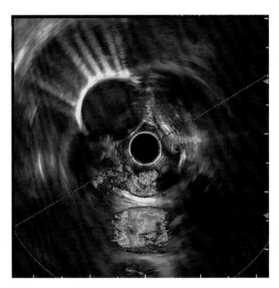

图36-4-3 多普勒超声显示食管静脉曲张血流信号

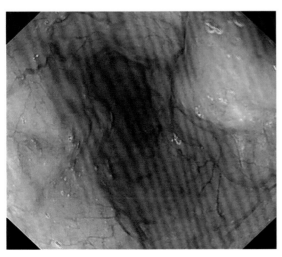

图36-4-1 白光内镜显示食管静脉曲张

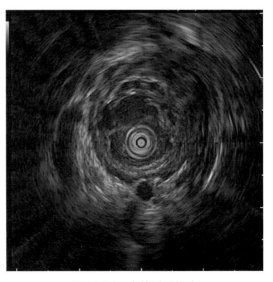

图36-4-4 食管周围静脉

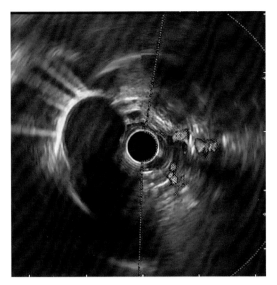

图 36-4-5　食管旁静脉（1）

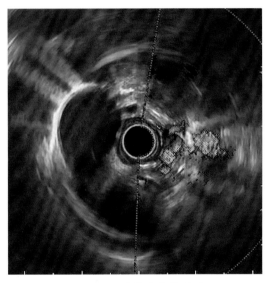

图 36-4-6　食管旁静脉（2）

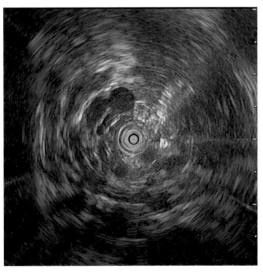

图 36-4-7　食管周围静脉穿通支

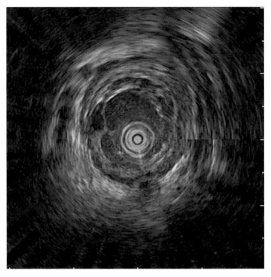

图 36-4-8　食管旁静脉和穿通支

二、诊　　断

食管静脉曲张的内镜下诊断依据中华医学会消化内镜学分会食管胃静脉曲张诊治学组制定的《食管胃底静脉曲张内镜下诊断和治疗规范试行方案》（2009年）分为轻、中、重三级。EV程度越重，EUS检出率越高，穿通支及食管周围静脉被检出的概率也越高。食管周围静脉检出率为80%～95%，穿通支检出率为40%～80%。由于EV形态易受EUS镜头及水囊压迫影响，故暂无EUS下的EV分级标准，为了提高EV的检出率，可采用微型超声探头进行扫查（图36-4-9，图36-4-10）。但对食管壁外的曲张静脉则依据血管直径分为轻度（＜5mm）

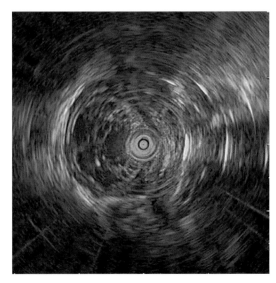

图 36-4-9　微型超声小探头扫查显示食管静脉曲张

及重度（≥5mm）；也有学者采用微型超声探头将食管周围静脉分为轻度（<2mm）及重度（≥2mm），食管旁静脉分为轻度（<5mm）及重度（≥5mm）。食管周围静脉直径与EV呈正相关，且影响EV的内镜治疗效果，而对于穿通支的粗细及数目，目前尚未形成统一的诊断标准。

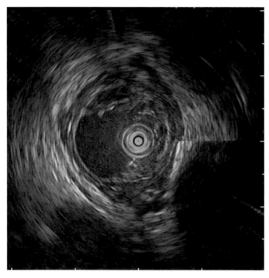

图36-4-10　微型超声小探头扫查显示食管周围静脉

由于食管壁外的曲张静脉及穿通支在诊断门静脉高压症中有很高的特异性，结合EUS可同时内镜下观察食管胃底曲张静脉情况，EUS在门静脉高压症诊断中的敏感性、特异性、阳性预计值、阴性预计值分别达92.3%、94.6%、84.2%及97.5%。因此可以认为，EUS在诊断门静脉高压症上的准确性优于普通内镜。

三、影像学比较

传统诊断EV的方法是X线食管钡餐检查，检出率约为70%，方法简便、价格价廉。现公认胃镜检查为EV诊断的金标准，可100%做出食管黏膜表面静脉曲张的诊断，此外还可观察到红色征及EV出血征象，做出出血风险的判断及预测，这是其他检查方法所不具备的。缺点是有创性及诱发EGV活动性出血，对EV内镜下治疗后是否闭塞难以判断。以上两种方法均不能检测食管周围及食管旁的曲张静脉，CT可以较清楚准确地显示食管壁内外的曲张静脉，但对细小的静脉检出率低，且该检查的价格较高，不作为EV常规诊断的

手段。经皮穿刺门静脉直接造影术是经典的方法，可同时清楚直观地显示门静脉血管及其属支、食管胃底壁内外曲张静脉，对细小的血管也能很好地显示，但缺点是不易区别食管壁内或壁外的血管、创伤较大、费用高昂，一般不作为EV的诊断手段，仅用于同时需行门静脉高压症介入治疗时。CTA及MRA是新兴、立体直观、无创性的血管成像技术，可显示门静脉、肝静脉及下腔静脉的空间关系，优于多普勒血流成像，但与门静脉造影术相比，成像时间较长、空间分辨率略低。

四、临床评价

EV诊断方法有X线钡餐、胃镜、EUS、CT、门静脉造影、CTA、MRA等，优缺点已如前述。EUS具有内镜腔内直视，又具有腔外超声扫描的优点，不但可以镜下直视诊断EV，还可观察食管壁内、壁外的血管，且敏感性、特异性较高，基本综合了其他EV诊断手段的优点，缺点是操作没有普通胃镜灵巧，不能同时行镜下治疗。

EV诊断上深层次的要求是能够预测EV的出血倾向、选择治疗方式及判断疗效等。既往的观点认为EV越粗，红色征越明显或伴有表面黏膜糜烂，EV就越有可能出血。近十年，EUS的应用研究表明，食管周围静脉及穿通支的出现与EV的发生、发展有密切关系，食管周围静脉及穿通支越粗大（≥5mm）且越多，则EV内镜治疗后越易于复发或再出血，应考虑予以再次内镜下治疗或其他综合治疗，为临床医师做好必要的预防工作及采取相应的治疗措施提供重要的参考价值。但就目前而言，学界在检查时机方面存在争议，并不推荐在治疗监测期间采用EUS做疗效评估。

综上所述，EUS在诊断EV及门静脉高压症方面具有很高的准确性，还可对EV的疗效进行预测。有条件的单位应常规开展EV患者的EUS检查，特别是对于需要进行治疗的患者。

第五节　胃底静脉曲张

通过EUS发现，29%的轻度食管静脉曲张患者，56%的中度食管静脉曲张患者，几乎全部重

度食管静脉曲张患者同时伴有胃底静脉曲张。胃底静脉曲张（gastric varice，GV）多因门静脉压力过高或门静脉及脾静脉栓塞所致，也有报道认为食管静脉曲张经内镜下治疗后可能加重GV。在EV患者中GV的检出率约30%，并发出血也较EV少。一般认为肝功能分级越重，EV越重，GV的检出率也越高。GV往往源于胃底原有的静脉丛，由于胃底皱襞粗大且黏膜层较厚，红色征在GV中很少出现，特别是对于细小的GV，普通内镜难以分辨是隆起的黏膜皱襞，还是黏膜下病变或是静脉曲张，由于EUS具有彩色多普勒功能，EUS可以准确地将曲张静脉、增厚皱襞及黏膜下病变进行有效的鉴别（图36-5-1～图36-5-3），可避免盲目活检导致的致命性大出血，故EUS诊断GV优于普通胃镜。此外，EUS在胃内还可用于检测门静脉高压性胃病、胃周围曲张静脉、胃壁外脾静脉等。

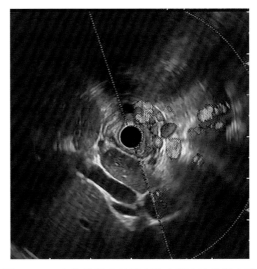

图36-5-3　多普勒超声显示病灶内部血流信号丰富

一、声像学特征

GV分为贲门部GV及胃底部GV两类，位于贲门部者多位于小弯侧，与EV相连，呈条状，EUS显示贲门部GV位于胃壁黏膜下层（第三层），呈圆形或条形的无回声结构，常呈簇状分布，内部见明显血流信号（图36-5-4，图36-5-5）。胃底部GV多位于大弯侧或后壁，呈结节样或团块样，不与EV相连，EUS显示同样位于胃壁黏膜下层（第三层），呈圆形无回声结构，常为分叶状或多个融合，内部见血流信号，胃壁外也常有相应的壁外曲张静脉，两者通过粗大的穿通支相连或直接融合（图36-5-6，图36-5-7）。门静脉高压性胃病（PHG）时表现为胃体、胃底壁黏膜下层中多个细小的无回声血管影，直径为1～3mm（图36-5-8～图36-5-10）。脾静脉特点参见本章第三节，在PHT时常增宽≥1.0cm，可伴脾脏

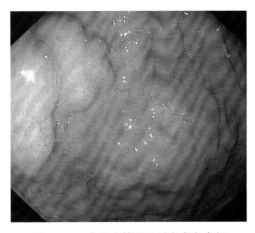

图36-5-1　白光内镜下见胃底多发隆起

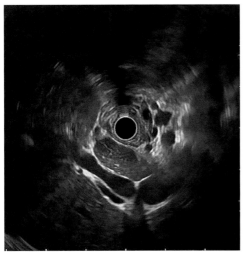

图36-5-2　EUS提示来源于黏膜下层多发无回声病灶

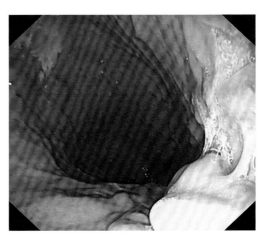

图36-5-4　白光内镜示贲门部GV

增大及脾门血管增多、增粗。EUS环扫胃左静脉常不易显示，纵轴EUS可较易检测出胃左静脉及其分支。

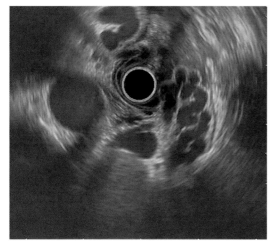

图36-5-5 EUS示贲门部GV

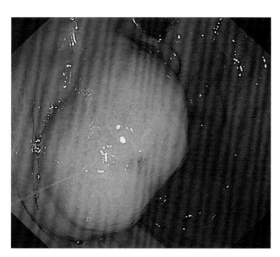

图36-5-6 白光内镜示胃底部孤立GV

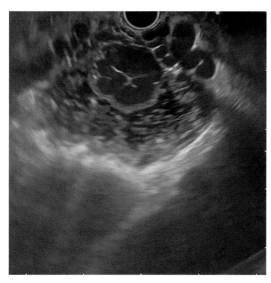

图36-5-7 EUS示胃底部孤立GV及壁外血管

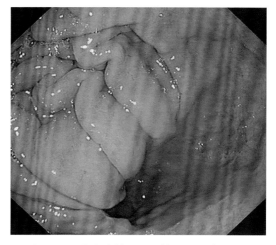

图36-5-8 白光内镜显示胃体黏膜皱襞稍粗大

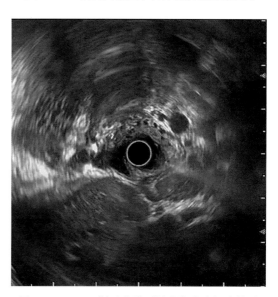

图36-5-9 EUS提示黏膜下层多发多个细小的无回声病灶

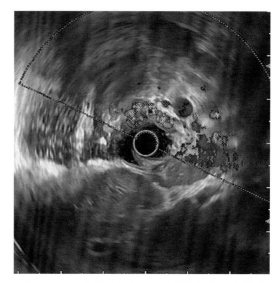

图36-5-10 多普勒超声显示病灶内部有血流信号

二、诊　断

GV内镜下诊断参照中华医学会消化内镜学分会食管胃静脉曲张学组制定的《食管胃底曲张静脉内镜下诊断和治疗规范试行方案》(2009年)分为胃底部GV、胃体部GV、胃窦部GV,对同时存在食管胃静脉曲张的患者单独分类,并依据食管胃静脉曲张是否完全相通分别描述。EUS下尚无统一诊断标准,有学者建议将GV分为:0级,无GV;Ⅰ级,小的或非融合的GV,直径<5mm(可呈串珠状);Ⅱ级,大的或融合GV,直径>5mm。贲门部GV多细小,与PHG的EUS改变相似,但较大,直径多>3mm。有时,由于静脉曲张周围组织炎症重、黏膜充血水肿明显、结缔组织丰富,胃底部GV诊断要注意与胃间质瘤、胃壁囊肿及血管瘤相鉴别。胃间质瘤常起源于胃固有肌层,回声较GV高,常呈不均匀低回声。胃囊肿位于黏膜下层,边界清楚,无分叶或呈融合状,常呈均匀无回声,与固有肌层界限清楚。血管瘤位于黏膜下层,边界欠清,呈不均匀混杂偏等-高回声改变,也与固有肌层界限清楚。如再结合胃壁外曲张静脉或其他临床特点,多不易导致误诊。

胃底壁外曲张静脉也可像食管壁外曲张静脉一样分为胃底周围静脉与胃底旁静脉(见图36-5-8),严重程度分级标准也类似。胃底壁外曲张静脉多位于胃小弯侧或脾门,后者需注意与扩张迂曲的脾静脉相区别。穿通支多较粗大,较EV者易检出。

EUS可作为胃底GV经组织胶或硬化剂治疗后观察疗效的手段,治疗后行EUS检查可较胃镜更准确地判断GV腔内是否完全闭塞,以判断是否需再次治疗。

三、影像学比较

EV的影像学诊断方法有X线钡餐、胃镜、EUS、CT及门静脉造影等,其优缺点比较同本章第四节所述,CTA及MRA检查对胃壁外静脉曲张诊断具有很好的作用。传统认为的GV诊断金标准为胃镜检查,现在已被EUS所取代。

四、临床评价

EUS诊断GV检出率高于胃镜,它不仅能清晰地显示静脉曲张的病变程度和范围,并可寻找孤立性胃底静脉曲张的病因,特别是胰尾癌或胰尾的假性囊肿压迫脾静脉导致的胃底静脉曲张;同时对内镜下可疑GV者(如胃间质瘤、胃囊肿、胃血管瘤等)行鉴别诊断。对胃壁外的曲张静脉、穿通支、脾静脉及门静脉高压症的诊断均有很高的准确度。此外,EUS对GV治疗后是否完全闭塞也能做出准确的判断,对是否需要再次治疗有指导价值。缺点是EUS镜头在胃底U形反转较为困难,镜下观察欠佳。

EUS在GV上的研究,特别是与EGV治疗的关系,远较EV研究要少,对GV检测的临床意义仍未明了,故目前EUS在GV临床应用中的价值仍未最后确立。

(丁　震　韩超群)

参 考 文 献

金震东,丁震,2015.消化超声内镜疑难病诊断图解.北京:人民卫生出版社.

孙思予,2018.电子内镜超声诊断及介入技术.北京:人民卫生出版社.

Ginès A, Fernández-Esparrach G, 2010. Endoscopic ultrasonography for the evaluation of portal hypertension. Clin Liver Dis, 14(2):221-229.

Laleman W, Vanderschueren E, Van der Merwe S, et al, 2022. The use of endoscopic ultrasound in the diagnosis and management of portal hypertension. Best Pract Res Clin Gastroenterol, 60-61:101811.

Nagashima K, Irisawa A, Tominaga K, et al, 2020. The Role of Endoscopic Ultrasound for Esophageal Varices. Diagnostics(Basel), 10(12):1007.

Souto EO, 2022. Endoscopic Ultrasound Evaluation of Portal Pressure. Clin Liver Dis, 26(1):e1-e10.

第一节　肝脏超声内镜检查技术

Nguyen 等于 1999 年首次报道了肝脏超声内镜检查方法及其超声内镜引导细针穿刺活检术（EUS-FNA）的前瞻性研究结果，证实其对肝脏占位的发现、肿瘤分期和鉴别诊断都有重要价值。此后，肝脏的超声内镜检查逐渐发展成熟，并体现出其独特优势。

使用环扫式超声内镜，在胃食管交界部及胃体部扫查可显示肝左叶（图37-1-1）。在胃窦及十二指肠球部扫查可显示部分肝右叶（图37-1-2）。

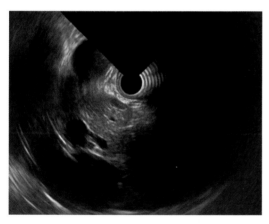

图 37-1-1　肝左叶图像

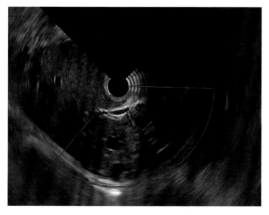

图 37-1-2　部分肝右叶图像

探头靠近十二指肠球部扫查，往左轻度旋转镜身，可观察到门静脉及胆总管（图37-1-3），往后退镜可观察到肝门部胆管分叉图像，在一些其他病例中，较难观察到肝门部结构（图37-1-4）。

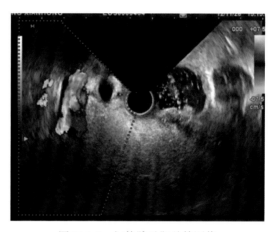

图 37-1-3　门静脉及胆总管图像

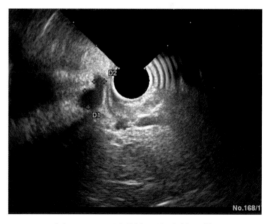

图 37-1-4　肝总管及胆囊管图像

线阵超声内镜对肝脏的扫查在高位胃体和十二指肠球部完成。其中，高位胃体探查的区域有 S1 段（图37-1-5）、S2 段（图37-1-6）、S3 段（图37-1-7），S4 段（图37-1-8），S7 段（图37-1-9）和 S8 段（图37-1-10），球部扫查则对 S5 段（图37-1-11）、S6 段（图37-1-12）病灶敏感。因肝脏右叶体积大，变异多，超声内镜通常无法完整观察。

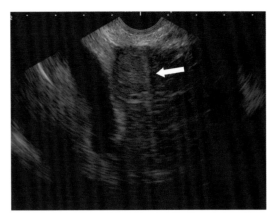

图37-1-5　肝脏S1段（箭头示转移癌）

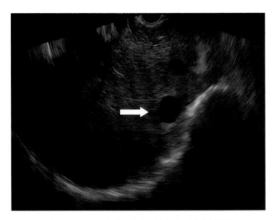

图37-1-9　肝脏S7段（箭头示肝囊肿）

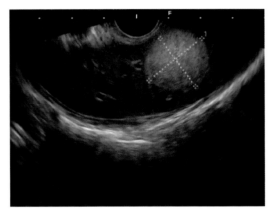

图37-1-6　肝脏S2段（可见高回声神经内分泌癌转移灶）

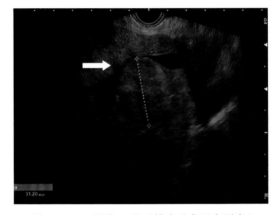

图37-1-10　肝脏S8段（箭头示高回声肝癌）

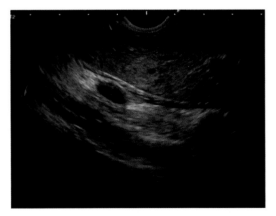

图37-1-7　肝脏S3段（可见血管瘤）

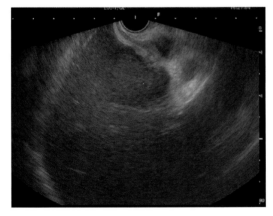

图37-1-11　肝脏S5段（可见高回声胆管癌）

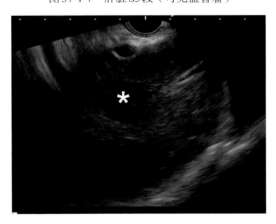

图37-1-8　肝脏S4段（星号示转移灶）

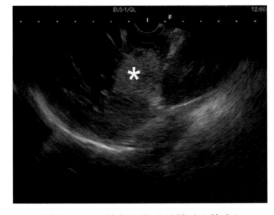

图37-1-12　肝脏S6段（星号示血管瘤）

超声检查术前患者准备同普通上消化道内镜检查。胆管内IDUS检查术前准备同ERCP。

第二节　肝脏超声内镜检查术的适应证、禁忌证及并发症

一、适 应 证

1. 肝脏占位的诊断和鉴别诊断，如肝脏实质性或囊性肿块鉴别、原发性肝癌或继发性肝癌的鉴别、肝硬化基础上肝癌的诊断及肝门部肿瘤的诊断等。

2. 需要进行EUS-FNA进一步明确诊断或辅助治疗的肝脏病变，如肝占位的穿刺诊断、肝脓肿穿刺引流、肝占位的无水乙醇注射治疗或^{125}I放射粒子植入术、肝内胆管穿刺引流等。

二、禁 忌 证

1. 严重心肺功能不全者。

2. 有上消化道内镜检查禁忌者。

3. 精神失常或不能配合者。

4. 门静脉高压性出血未得到控制者或有再出血高风险者。

5. 食管、胃底静脉重度曲张伴出血高风险者为相对禁忌。

三、并 发 症

主要并发症有出血、胃肠穿孔、腹痛、感染等，严重者进行EUS-FNA操作时有死亡的风险。在进行胆管内IDUS检查时，可能发生ERCP及其相关技术的并发症。

第三节　正常肝脏声像图

肝脏的正常声像图与腹部超声的声像图相似，肝脏边缘光滑，肝实质内部呈均匀一致的中等回声影像，有时可见散在的略强光点及短小线状回声。肥胖者，肝脏内部回声增强细密，后壁回声

有一定程度的衰减（图37-3-1）。

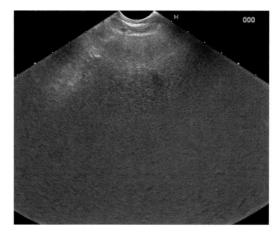

图37-3-1　脂肪肝声像图

正常肝实质内部可见树枝形管状的回声结构为肝内门静脉系统，门静脉的壁较厚，有较多的结缔组织包围，形成较好的反射界面，在声像图上显示为管壁回声较强的管状结构，易与肝静脉区别（图37-3-2）。超声内镜下一般不能显示正常的肝内胆管。

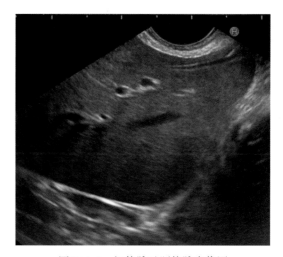

图37-3-2　门静脉及肝静脉声像图

第四节　肝脏占位性病变的诊断

肝脏占位性病变可以分为实性病变、囊性病变，也有部分呈囊实性混合病变，以实性病变多见，其中以恶性肿瘤更为常见，大部分为原发性肝癌，需要与肝转移癌相鉴别。其他实性占位主要包括肝血管瘤、肝内局灶性结节性增生、结节

性肝硬化等。囊性病变以肝囊肿多见，其他少见的包括肝脓肿、淋巴管瘤、肝包虫病等。

一般而言，超声内镜并非肝脏占位性病变的常规检查，只有当腹部B超、CT、MR等影像学检查方法无法明确获得病变时，才需要超声内镜协助诊断并通过EUS-FNA获取标本以进行病理学检查。

一、原发性肝癌

原发性肝癌是我国常见的癌症之一，好发于30～50岁的男性患者。患者大多有慢性病毒性肝炎病史。

原发性肝癌大体上可分为3型：①巨块型，最多见，肿块直径一般≥10cm，发生在肝右叶者多见，多可为单独的巨块或由多个结节融合而成，内部容易发生液化、坏死、破裂、出血。②结节型，可为单个或多个结节，大小不等，直径为0.5～6.5cm。早期多为单个结节。③弥漫型，较少见，一般癌结节较小，数目较多，直径为2～5mm，常伴有肝硬化。

根据组织学类型可分为肝细胞型肝癌、胆管细胞型肝癌和混合型肝癌3类。

目前，常规用于原发性肝癌诊断的影像学方法包括腹部B超检查、腹部CT、MRI、选择性肝血管造影、磁共振血管造影（MRA）等。原发性肝癌的超声内镜下诊断及治疗在近10年得到较大发展，相较其他影像学方法，其优点在于能发现更多较小的病灶，尤其在肝门部及肝尾状叶病变中优势更大。

（一）超声内镜声像图特征

1. 肝脏形态　原发性肝癌超声内镜声像图特点与腹部B超的实时图像相似。早期时病变较小，肝脏形态无明显改变。随着病变的增大，肝脏外形可有局限性增大，呈不规则形。

2. 肝脏轮廓　常随病变的形态和范围而改变。早期局限性病变时，肝脏轮廓可无明显变化，较大的巨块型病变或者邻近肝表面的病变，可导致肝脏轮廓局限性向外隆起。

3. 病变区回声特点

（1）低回声型：病变区回声相较正常肝实质

低，常呈圆形或近似圆形，境界较清晰，边缘较整齐，病变一般较小，直径为1～2cm（图37-4-1）。

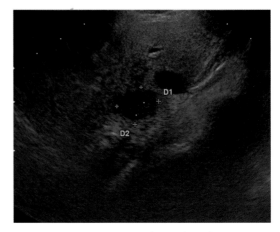

图37-4-1　左肝肝癌，呈低回声型

（2）高回声型：病变区回声明显高于周围肝实质，依据声像图不同表现可分为：单个高回声结节、分叶状高回声结节、巨块状高回声团（图37-4-2）。

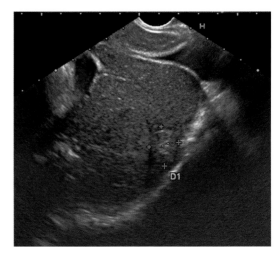

图37-4-2　左肝肝癌，呈高回声型

（3）混合型：当肿瘤内部有出血、坏死和液化时，肿瘤呈混合性回声。

（4）弥漫型：肝脏形态可无明显改变，肝内弥漫性低回声结节，有的呈不规则斑块状分布。本型常需与结节样肝硬化相鉴别。

（二）超声内镜谐波造影图像特征

造影表现：典型者表现为动脉期肿瘤快速高增强，而门静脉期和延迟期快速消退，呈低回声。

（三）诊断

1. 甲胎蛋白（AFP）＞400μg/L，排除活动性肝病、妊娠、生殖系胚胎源性肿瘤及转移性肝癌，影像学检查具有肝癌特征性占位性病变者。

2. AFP＜400μg/L，两种影像学检查具有肝癌特征性占位性病变或者两种肝癌标志物阳性及一种影像学检查具有肝癌特征性占位性病变者。

3. 有肝癌的临床表现并有肯定的肝外转移病灶并能除外转移性肝癌者。

（四）鉴别诊断

1. 肝内局限性脂质沉积　常在邻近肝边缘处出现，形态多变，境界清楚，内部回声较低，后壁回声不增强或有轻度增强，常可误诊为肝癌。

2. 肝脏局灶性结节性增生　形态常不规则，回声可较低回声稍增强，与早期小肝癌鉴别亦不容易。但局灶性结节增生常为全身结节病的一种表现，经抗炎或激素治疗后可缩小或消失。

3. 肝脓肿　未完全液化或者脓液较稠厚的肝脓肿，内部常呈不均匀分布的低至中等回声，常易误诊为原发性肝癌。脓肿常有较清楚的边界，周围肝组织因炎症影响而有回声轻度增强，与肝癌可以鉴别。

4. 结节性肝硬化　肝内回声强度不一，分布不均匀，常不易与弥漫性肝癌相鉴别，注意检查肝内血管，如有管道受压、变窄、中断，或者血管腔内出现癌栓回声，则提示肝内有占位性病变存在。

5. 继发性肝癌　除已有确诊的原发灶者及典型的声像图外，常与原发性肝癌相类似，鉴别诊断相对不容易。

（五）临床评价

1999年，Nguyen等报道EUS可探查到的肝脏肿瘤最大长径中位数为1.1cm（范围0.8～5.2cm），平均1.8cm，大多数病灶的直径小于2cm，而在EUS之前的CT检查中，只有21%的病灶被发现。

随后Awad等也报道了EUS不仅可以探查到螺旋CT显示的所有病灶，而且发现了CT未发现的小病灶（28%）；Awad SS等研究证实，EUS对直径小于1cm微小肝癌与增强CT相比有显著的优势，发现的最小肝癌直径为0.3cm。

Crowe DR等研究表明，EUS-FNA与CT-FNA相比，对于肝占位的诊断正确率相似，但对于肝门部、肝左叶及尾状叶病变，EUS-FNA有其优势。

二、继发性肝癌

肝外恶性肿瘤，通过血行播散或者淋巴结转移至肝脏，称为继发性肝癌或转移性肝癌（图37-4-3）。

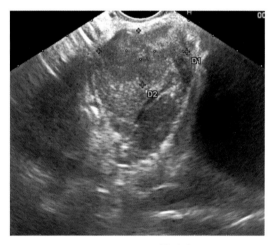

图37-4-3　左肝转移癌

（一）超声内镜声像图特征

1. 病灶数目　多发常见，单发少见。

2. 肝脏外形　可无明显改变；病变较大者，肝脏可有局限性增大。

3. 病灶回声

（1）无回声型：较少见，边界清晰，内部常无回声出现。

（2）低回声型：较常见，病变区呈圆形或椭圆形，病灶一般较小，可单个或多个同时存在，边界较清晰。

（3）高回声型：最多见，病变区回声明显高于周边肝实质。

（二）超声内镜谐波造影特征

超声造影表现：富血供的肝脏转移癌表现为动脉期完全增强或者不均匀增强，门静脉期及延迟期快速消退。少血供肝转移癌可表现为动脉早期周边环形强化或者无增强（图37-4-4，图37-4-5）。

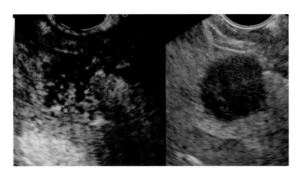

图37-4-4 动脉早期不均匀强化声像图

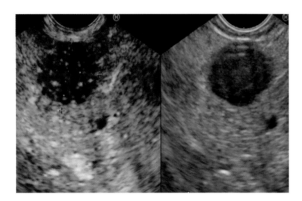

图37-4-5 门静脉期快速消退声像图

（三）鉴别诊断

继发性肝癌需与原发性肝癌相鉴别时，还需与肝血管瘤、局灶性增生结节、结节性肝硬化、不均质脂肪肝相鉴别，可参见原发性肝癌的鉴别诊断。

（四）临床评价

Singh P等研究结果显示，EUS在发现转移性肝癌数目上较CT有明显优势。超声、CT、MRI和EUS/EUS-FNA对肝脏转移性肝癌的诊断敏感性分别为38%、69%、92%和94%。下面患者经EUS-FNA证实胰腺神经内分泌肿瘤伴肝脏多发转移（图37-4-6～图37-4-11）。

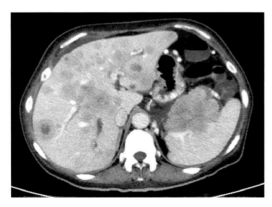

图37-4-6 胰腺病灶伴肝内多发转移

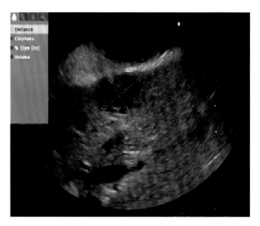

图37-4-7 肝左叶低回声转移灶

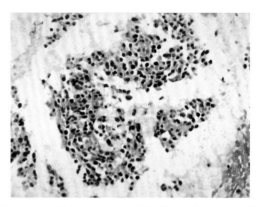

图37-4-8 肝脏EUS-FNA见小圆细胞（HE，100倍）

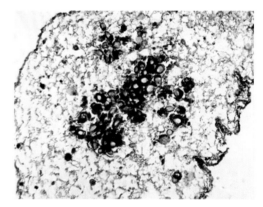

图37-4-9 肝脏免疫组化（Syn阳性，100倍）

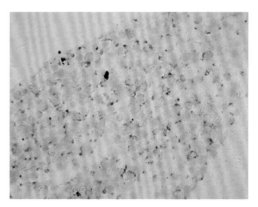

图37-4-10 肝脏免疫组化（CgA阳性，100倍）

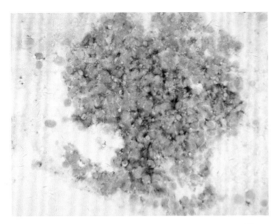

图37-4-11　肝脏免疫组化（CD56阳性，100倍）

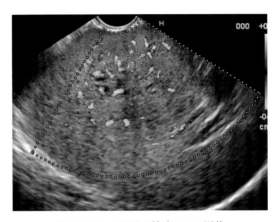

图37-4-13　左肝血管瘤CDFI图像

三、肝脏其他占位性病变

因EUS在肝脏疾病的诊断中并非首选的方法，通常在其他影像学检查的基础上进行，所以针对原发性肝癌之外的其他肝脏占位研究很少，通常仅在原发性肝癌的鉴别诊断中涉及。

（一）肝海绵状血管瘤

肝海绵状血管瘤是一种血管的先天性畸形，发生率为0.35%～2%，一般生长缓慢。大的血管瘤可出现上腹部肿块，肝脏外形增大。肝脏其他实质性占位主要包括肝血管瘤、肝内局灶性结节性增生、结节性肝硬化等。

声像图表现见图37-4-12和图37-4-13。

（1）肝外形有局限性增大，轮廓不规则。

（2）病变区内部回声强弱不一，呈网格状或条索状，并有形状不规则的无回声区。

（3）后方回声不增强。

（二）肝囊肿

肝囊肿为最常见的肝脏囊性占位，表现为边缘光滑、有囊壁、边界清楚的无回声占位，囊肿后部囊壁有回声增强（图37-4-14，图37-4-15）。

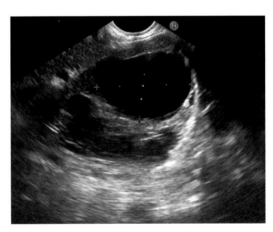

图37-4-14　左肝囊肿图像（1）

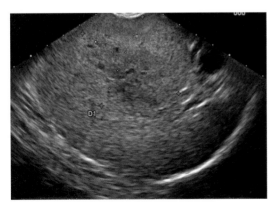

图37-4-12　左肝血管瘤图像

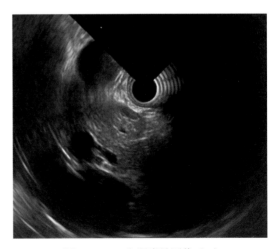

图37-4-15　左肝囊肿图像（2）

近年来，随着EUS-FNA技术的成熟，在此基础上的EUS引导的介入治疗逐渐在临床上开展，其中包括肝癌或转移癌的无水乙醇注射治疗术、^{125}I放射粒子植入术及各种原因造成梗阻的经胃左肝内胆管穿刺引流术。

第五节　肝门部肿瘤

肝门部肿瘤以胆管癌多见，早期可无明显临床症状，后期患者常伴有黄疸。肝门部胆管癌是指原发于胆囊管开口以上肝总管与左、右二级肝管起始部之间，主要侵犯肝总管、肝总管分叉部和左、右肝管的胆管癌。

一、声像图表现

1. EUS显示肝内胆管扩张，胆囊萎缩（图37-5-1）。
2. 肝门部胆管管腔狭窄闭塞伴中等或低回声团（图37-5-2）。

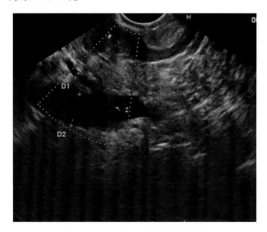

图37-5-1　肝内胆管扩张图像

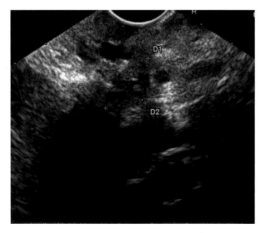

图37-5-2　肝门部胆管癌图像

二、诊　　断

肝门部胆管癌早期可缺乏临床症状，后期患者常有黄疸，B超、CT均能显示肝门部占位伴肝内胆管扩张，胆囊可缩小或萎缩。MRCP和ERCP能发现肝门部胆管狭窄及肝内胆管扩张，有较高的诊断价值。结合超声内镜[EUS和（或）IDUS]发现肝门部单个或多个低回声灶，局部胆管结构异常可做出诊断。

三、影像学比较

（一）超声

超声可以观察肝内胆管扩张及胆囊充盈情况，结合多普勒超声可以了解肿瘤与周边血管关系，但超声的不足之处是会受肥胖、肋弓遮盖、肠道气体及操作者本身等因素影响。

（二）CT

肝门部的肿瘤较小时，CT通常不能显示病灶本身，只能发现不同程度扩张的肝内胆管。肿瘤增大后，表现为不规则低密度的肿块，可单发或多发，边缘不光滑（图37-5-3）。

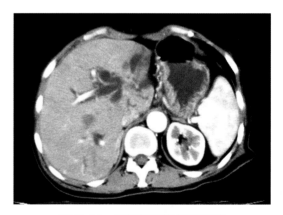

图37-5-3　肝门部胆管癌CT图像

（三）MRI与MRCP

MRI显示病灶信号的强弱因内部纤维化、坏死及黏液成分的不同而变化，如肿瘤中含纤维成分多而黏液成分少，在T$_2$WI上为稍高信号或等信号，如黏液成分多，特别是有黏液湖形成时，则在T$_1$WI上为明显的低信号，在T$_2$WI上为明显的高信号；由于病灶内常有多种成分并存，信号往往不均匀。肝内胆管扩张在T₁WI上多为低信号，在T₂WI上为高信号（图37-5-4）。MRCP能够很好地显示整个胆管系统的形态，常可发现上端胆管狭窄及肝内胆管不同程度的扩张，最常见的是在弥漫轻度胆管扩张基础上伴有肿瘤周围局部胆管重度扩张，占35%（图37-5-5）。

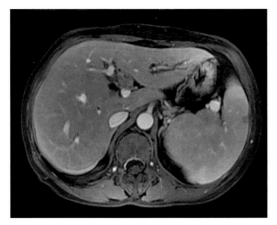

图37-5-4　肝门部胆管癌MRI图像

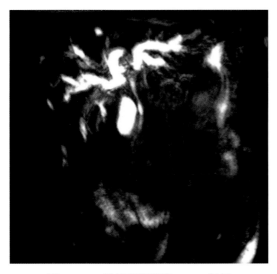

图37-5-5　肝门部胆管癌MRCP图像

（四）ERCP

胆管癌通常表现为局限性不规则狭窄，边缘不光滑，管壁僵硬，近端胆管有不同程度的扩张（图37-5-6）。肿瘤较小时，可仅表现为局限性充盈缺损或狭窄，肿瘤增大完全闭塞胆管，其断端可呈不规则锯齿状、平整直线形、倒U、倒V、斜削、圆锥状和鼠尾状等。

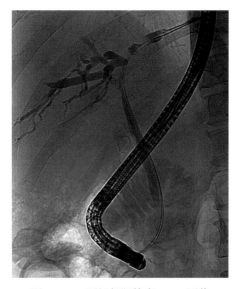

图37-5-6　肝门部胆管癌ERCP图像

四、临床评价

EUS可以清楚地显示肿瘤位置及浸润范围，以及与肝动脉和门静脉的关系，门静脉有无癌栓；同时还可了解有无肝外淋巴结的转移。必要时可行肝门部肿块的EUS-FNA，以获取满意的组织学标本。而对于相对较大的肿瘤，腹部B超、CT或MRI有一定优势。对于IDUS，其能清楚地显示肿瘤的局部管腔结构，但对肿块周围肝实质及毗邻血管结构显示欠佳，故不能很好判断肿瘤的局部转移及其与肝门部血管的关系。如果肿瘤位置相对较高，IDUS探头有时不能插至理想部位。另外，MRCP可以显示肝门部肿瘤的大小、胆管狭窄的程度，但不能显示肿瘤与血管的关系。ERCP结合IDUS可以发现胆管狭窄的程度及肿瘤累及范围，ERCP同时能进行胆管细胞活检，取得病理诊断结果，因此该检查对肿瘤诊断的阳性率各家报道不同，为20%～100%，一般为50%左右，可能与病例的选择及取材的多少有关。

（蒋天安　胡端敏）

参 考 文 献

Akay E，Atasoy D，Altınkaya E，et al，2021. Endoscopic ultrasound-guided fine needle aspiration using a 22G needle for hepatic lesions：

single-center experience. Clin Endosc, 54(3): 404-412.

Costache MI, Iordache S, Karstensen JG, et al, 2013. Endoscopic ultrasound-guided fine needle aspiration: from the past to the future. Endosc Ultrasound, 2(2): 77-85.

Husing A, Cicinnati VR, Beckebaum S, et al, 2015. Endoscopic ultrasound: valuable tool for diagnosis of biliary complications in liver transplant recipients? Surg Endosc, 29(6): 1433-1438.

Johal AS, Khara HS, Maksimak MG, et al, 2014. Endoscopic ultrasound-guided liver biopsy in pediatric patients. Endosc Ultrasound, 3(3): 191-194.

Kayar Y, Turkdogan KA, Baysal B, et al, 2015. EUS-guided FNA of a portal vein thrombus in hepatocellular carcinoma. Pan Afr Med J, 21: 86.

Koizumi K, Masuda S, Uojima H, et al, 2015. Endoscopic ultrasound-guided drainage of an amoebic liver abscess extending into the hepatic subcapsular space. Clin J Gastroenterol, 8(4): 232-235.

Ogura T, Sano T, Onda S, et al, 2015. Endoscopic ultrasound-guided biliary drainage for right hepatic bile duct obstruction: novel technical tips. Endoscopy, 47(1): 72-75.

Ogura T, Takagi W, Onda S, et al, 2015. Endoscopic ultrasound-guided drainage of a right liver abscess with a self-expandable metallic stent. Endoscopy, 47 Suppl 1 UCTN: E397-E398.

Oh D, Seo DW, Hong SM, et al, 2017. Endoscopic ultrasound-guided fine-needle aspiration can target right liver mass. Endosc Ultrasound, 6(2): 109-115.

Parekh PJ, Majithia R, Diehl DL, et al, 2015. Endoscopic ultrasound-guided liver biopsy. Endosc Ultrasound, 4(2): 85-91.

Park JM, Kim J, Kim HI, et al, 2008. Hepatic cyst misdiagnosed as a gastric submucosal tumor: a case report. World J Gastroenterol, 14(19): 3092-3094.

Patel HK, Saxena R, Rush N, et al, 2021. A Comparative Study of 22G versus 19G Needles for EUS-Guided Biopsies for Parenchymal Liver Disease: Are Thinner Needles Better? Dig Dis Sci, 66(1): 238-246.

Poincloux L, Rouquette O, Buc E, et al, 2015. Endoscopic ultrasound-guided biliary drainage after failed ERCP: cumulative experience of 101 procedures at a single center. Endoscopy, 47(9): 794-801.

Singh P, Erickson RA, Mukhopadhyay P, et al, 2007. EUS for detection of the hepatocellular carcinoma: results of a prospective study. Gastrointest Endosc, 66(2): 265-273.

Singh P, Mukhopadhyay P, Bhatt B, et al, 2009. Endoscopic ultrasound versus CT scan for detection of the metastases to the liver: results of a prospective comparative study. J Clin Gastroenterol, 43(4): 367-373.

Singhal S, Changela K, Lane D, et al, 2014. Endoscopic ultrasound-guided hepatic and perihepatic abscess drainage: an evolving technique. Therap Adv Gastroenterol, 7(2): 93-98.

Song YX, Chen XW, Wang ZN, 2015. A mass seen under gastroscopy "disappeared" during laparotomy. Int J Clin Exp Med, 8(4): 6308-6310.

第三篇
超声内镜治疗

第三十八章
超声内镜引导胆管引流术

胆道梗阻是临床常见的疾病，常由胆管良性狭窄、胆总管结石及胆道肿瘤等引起。内镜逆行胰胆管造影（ERCP）具有创伤小、恢复快等优点，是目前解决胆道梗阻的首选治疗方法。但即使由经验非常丰富的内镜医师操作，ERCP仍有3%～10%的失败率，且有一小部分患者因存在解剖结构变异、十二指肠乳头以上消化道梗阻、消化道重建的情况，因此十二指肠镜不能到达十二指肠乳头而无法行ERCP。经皮肝穿刺胆道引流（percutaneous transhepatic cholangial drainage，PTCD）一直是ERCP失败后的传统选择，对于无法手术切除的高位恶性胆管梗阻或无法耐受手术者均可适用，该检查已成为一种姑息性治疗恶性胆道梗阻的有效方法之一。但PTCD常可导致胆道出血、腹腔及肝包膜下出血、胆汁渗漏及继发胆汁性腹膜炎、酸碱平衡失调及水、电解质紊乱等并发症的发生，且容易受肝内胆管扩张情况及肝周腹水的限制。

近年来，线阵式超声内镜的出现使得介入性EUS技术获得迅猛发展，超声内镜引导胆管穿刺造影术由Wiersema等于1996年首次报道，开启了超声内镜引导胆管介入治疗的新篇章。此后Giovannini、Mallery及Iwashita等相继报道了超声内镜引导胆管穿刺引流的不同术式，由此发展为超声内镜引导胆管引流术（endoscopic ultrasonography-guided biliary drainage，EUS-BD）。近年来，Poincloux、Vila及Gupta等先后报道了较大样本研究结果，由于在实时超内内镜引导下穿刺，准确率高，具有较高的成功率及较低的并发症发生率，是一种颇具应用前景的处理ERCP失败后胆道梗阻的治疗方法。

一、适应证与禁忌证

（一）适应证

（1）无法行常规ERCP乳头插管的患者（胃肠道梗阻或外科手术后解剖变异或先天畸形）。

（2）胆道远端恶性梗阻，ERCP干预失败的患者。

（3）肝门部恶性梗阻，ERCP干预失败或ERCP、PTCD引流不充分时需补充引流患者。

（4）胆道良性梗阻，经肠镜辅助的ERCP仍失败的患者。

（二）禁忌证

（1）有凝血功能障碍的患者。

（2）大量腹水干扰针道轨迹运动者。

（3）胆道未充分扩张者。

（4）反复尝试，无合适穿刺部位的患者，如穿刺路径被血管干扰。

（5）有其他内镜检查禁忌证的患者。

二、术前准备

（一）患者准备

（1）操作者术前应与患者及其家属充分沟通，告知其治疗的必要性、可行性和可能的风险，在患者或其家属知情并签署知情同意书的前提下，方可实施本治疗。

（2）术前1周需停用影响凝血功能的药物，如阿司匹林、双嘧达莫（潘生丁）、华法林、氯吡格雷、低分子肝素及非甾体抗炎药物。

（3）术前检查血常规及凝血功能，了解有无心肺疾病史，做胸部X线、心电图等常规检查。

（4）术前禁食6～8小时及以上。建立静脉通路，术前应用抗生素以预防感染。

（5）由于EUS-BD操作时间较长，建议由专业的麻醉师协助行静脉镇静或全身麻醉，如有上呼吸道感染等禁忌证，可选择盐酸哌替啶及咪达唑仑静脉注射镇静。

（二）器械准备

1. 穿刺超声内镜　采用线阵扫描型超声内镜，扫描方向与穿刺道平行，可以清楚显示进针方向，且具有彩色多普勒功能，可判断有无血管通过。

2. 穿刺针　采用19G穿刺针，可通过0.035in或0.025in导丝，也可采用22G穿刺针，但只能通过0.018in导丝。

3. 导丝　通常采用ERCP时使用的软导丝，如Boston的黄斑马导丝、Cook公司的小丑导丝、国产微创、唯德康导丝等（均为0.035in）。最近奥林巴斯公司推出的一款Visiglide 0.025in弯头导丝有足够硬度，且可旋转使得超选更为容易。选用无涂层导丝较安全，因为导丝与穿刺针尖的摩擦可引起其外皮剥脱，造成操作失败，更会有残体遗留于患者体内的风险。

4. 扩张器　主要用于放置跨壁支架前瘘管的扩张。目前有包括电凝类和非电凝类在内的两种方式行瘘管扩张。电凝类器械包括针型切开刀和6F囊肿切开刀。早期有学者使用针型切开刀进行胆管穿刺和瘘管扩张，最近研究发现使用针型切开刀进行瘘管扩张是发生并发症的独立危险因素，这可能与针型切开刀易产生瘘口旁副损伤，致使瘘管扩大有关。非电凝类器械包括胆道扩张探条及扩张球囊，采用前者时常需要选用不同尺寸的探条行逐级扩张。

5. 支架　包括塑料支架和金属支架。塑料支架常选用双猪尾塑料支架，金属支架常选择全覆膜或半覆膜自膨式金属支架，也可选择带或不带热烧灼器的LAMS支架。

6. 高频电发生器。

7. ERCP所需的附件。

8. 操作应在配备有X线透视及ERCP/EUS器械设备的专用的介入内镜室进行。

三、操作方法

EUS-BD的途径有经肝内胆管和经肝外胆管，到底选哪一种途径要考虑以下因素：肝内外胆管的扩张情况、胃出口梗阻情况及十二指肠降部的

通畅情况。EUS-BD主要分为三大类：①跨壁引流术，包括超声内镜引导经胃左肝内胆管穿刺引流术和超声内镜引导经十二指肠胆总管穿刺引流术；②对接技术；③顺行技术。

（一）跨壁引流术

1. 超声内镜引导经胃左肝内胆管穿刺引流术（EUS-guided hepaticogastrostomy，EUS-HGS）由Burmester等于2003年首次报道，此法主要适用于不可切除的高位胆道恶性梗阻的病例。使用线阵扫描型超声内镜在胃内确定距离扩张的左肝内胆管最近路径的位置。在实时超声监测下用19G穿刺针穿刺扩张胆管，拔出针芯，接注射器抽吸，见胆汁流出可确定穿刺针进入胆管内，注射造影剂显示胆道并了解狭窄情况；再将导丝经穿刺针送入胆管内，退出穿刺针；接着用胆道扩张探条、扩张球囊或囊肿切开刀经导丝做机械或电切扩张针道，使其形成肝胃瘘管，经导丝在X线透视下放入支架，将塑料支架或覆膜金属支架置放于左肝管与胃之间，最后拍片确定支架位置（视频38-0-1）。

视频38-0-1　超声内镜引导经胃左肝内胆管穿刺引流术

2. 超声内镜引导经十二指肠胆总管穿刺引流术（EUS-guided choledochoduodenostomy，EUS-CDS）由Giovannini等于2001年首次报道，比较适用于不可手术切除的胆管下段恶性梗阻的病例。其手术步骤与EUS-HGS类似，超声内镜定位于十二指肠球部，清晰显示胆总管；在超声内镜及多普勒超声引导下行胆管穿刺，抽吸胆汁予以辨认；注入造影剂在X线下显影胆总管；拔除穿刺针，插入扩张探条、扩张球囊或囊肿切开刀，在实时超声引导下扩张瘘口；最后沿导丝将一塑料支架（或覆膜金属支架）置放于胆总管与十二指肠球部之间（视频38-0-2，视频38-0-3）。

覆膜金属支架目前最常用的是胆道全覆膜金属支架，放置成功后支架通常直接开口于幽门侧，

因支架直径较宽，食物容易通过支架进入胆道，引起胆管炎、胆道梗阻等并发症，此时需在内镜下将支架开口调整至十二指肠降段，可以有效避免发热及胆管炎的发生。但此操作需要经验丰富的内镜医师操作，避免支架从胆总管脱出滑入十二指肠球，引起胆瘘、出血等严重并发症（视频38-0-4）。

视频38-0-2　超声内镜引导经十二指肠胆总管穿刺引流术（塑料支架）

视频38-0-3　超声内镜引导经十二指肠胆总管穿刺引流术（金属支架）

视频38-0-4　内镜下调整金属支架

（二）对接技术

超声内镜引导经十二指肠乳头对接引流术（EUS-guided rendezvous technique，EUS-RV）：又称为超声内镜引导胆道会师术。该项技术适用于良性胆道疾病及正常胃肠解剖的患者，是传统ERCP失败后最佳的替代治疗。经超声内镜找到扩张的肝内/外胆管，在实时监测下将19G穿刺针刺入扩张胆管，抽吸胆汁予以辨认，再注入造影剂显示胆道狭窄情况。通过穿刺针腔将导丝送入胆管内，在X线监视下将其向远端推送，如果导丝可以顺行通过狭窄段胆管经乳头伸出，则将超声内镜更换为十二指肠镜，用圈套器抓取导丝，引导其通过内镜操作孔道，之后的操作类似于ERCP。若导丝无法通过胆管狭窄段，则扩张穿刺针道，行EUS-HGS或EUS-CDS（视频38-0-5）。

视频38-0-5　超声内镜引导经十二指肠乳头对接引流术

（三）顺行技术

超声内镜引导顺行胆管置管引流术（EUS-guided antegrade treatment，EUS-AG）：常用于十二指肠镜无法到达乳头者，尤其是手术改道后的病例。在超声内镜引导下对扩张的肝内胆管或胆总管进行细针穿刺，注意使用彩色多普勒引导避开穿刺区域的血管。穿刺后注射造影剂，显示胆管并置入导丝，在X线监视下将其向远端推送越过狭窄段胆管，并通过十二指肠乳头或胆肠吻合口。顺导丝送入扩张探条或柱状气囊扩张穿刺口，并扩张狭窄段胆管。最后将合适长度的支架经穿刺口置入胆管内，近端位于狭窄段胆管以上，远端跨过十二指肠乳头或胆肠吻合口，拍片确定支架位置（视频38-0-6，视频38-0-7）。

视频38-0-6　超声内镜引导经肝顺行胆管置管引流术

视频38-0-7　超声内镜引导经十二指肠顺行胆管置管引流术

一旦内镜医师选择实施EUS-BD，选择何种引流方式成为关键问题。考虑到上述引流方式之间存在适应证重叠，内镜医师必须结合患者病情特点及自身技术水平选择最合适的治疗方法（表38-0-1）。Khashab等报道对35例恶性胆道梗阻病例行超声内镜引导胆管穿刺引流术，所有患者均先尝试超声内镜引导胆道会师术，如不成功，改行超声内镜引导经胃/十二指肠胆管穿刺引流术。结果发现，两组患者在技术成功率和术后并发症方面无明显差异。Park等报道了对45

例胆道梗阻病例采取超声内镜引导胆管穿刺引流术，按内镜下十二指肠乳头可及与否，对所有患者先试行超声内镜引导胆道会师术或超声内镜引导顺行胆管置管引流术，若不成功，改行超声内镜引导经胃/十二指肠胆管穿刺引流术，一般均能取得满意治疗效果。基于上述研究结果，有学者提出对于常规ERCP失败的病例，若十二指肠镜下可找到乳头或胆肠吻合口，首选超声内镜引导胆道会师术，若无法找到乳头或胆肠吻合口，可行超声内镜引导顺行胆管置管引流术，若上述两种方法失败，则改行超声内镜引导经胃/十二指肠胆管穿刺引流术。

表38-0-1 超声内镜引导胆管穿刺引流术方式比较

对比项	顺行技术	对接技术	EUS-HGS	EUS-CDS
穿刺点	胃、十二指肠	胃、十二指肠	胃	十二指肠
要求	肝内或肝外胆管扩张	肝内或肝外胆管扩张	左肝胆管扩张	胆总管扩张
适用情况	十二指肠镜无法到达乳头者，尤其是手术改道后	导丝能越过狭窄段进入十二指肠，且乳头以上无梗阻	幽门、十二指肠梗阻或胃肠术后（Whipple 等）	困难 ERCP，无胃肠手术，无幽门梗阻
优点	顺行置入支架，无瘘口，并发症相对更少	采用 ERCP 放置支架，相对简单、并发症更少	在胃内穿刺，内镜稳定性较好	十二指肠壁薄，容易扩张并置入支架
缺点	导丝越过狭窄段难度较大	导丝越过狭窄段难度较大，需要更换内镜	经食管途经可能发生纵隔炎，肝硬化患者穿刺较困难，有门静脉损伤的风险，需要使用小口径的塑料支架或金属支架	容易发生气腹、胆瘘等并发症

四、术后处理

（1）术后需留院观察24小时以上，患者卧床休息，如无出血、腹痛、发热等症状发生，可逐渐进食流质、半流质食物或软食。

（2）术后常规予以抗炎、抑酸、止血及静脉输液等支持治疗。术后应用生长抑素类制剂有助于减少胆汁分泌，减少胆漏的发生。年老者注意排痰，预防吸入性肺炎。

（3）术后严密观察患者症状及生命体征和腹部体征，及早发现术后并发症并及时处理。

五、并发症及处理

2016年长海医院报道的EUS-BD的荟萃分析共纳入42项研究、1192例患者，结果发现有278例患者出现不良事件，累计发生率为23.32%。最常见的并发症为出血（4.03%）、胆瘘（4.03%）、气腹（3.02%）、支架移位（2.68%）、胆管炎（2.43%）、腹痛（1.51%）和腹膜炎（1.26%）。较严重的并发症包括穿孔（0.50%）和败血症（0.34%）。有 1 篇文献报道 6 例（0.50%）患者死亡与操作相关。前瞻性研究和回顾性研究显示EUS-BD累积相关不良事件发生率分别为21.28%和24.15%，两者无明显差异。比较2013年以前及以后发表的文献，在不良事件发生率上亦无明显差异。而Banreet Singh Dhindsa等于2022年发表EUS-BD的最新荟萃分析共纳入23项研究、1437例患者，进行了1444项手术。患者多为男性（53.86%），平均年龄67.22岁。技术成功率和临床成功率分别为91.5%和87%，总体不良事件发生率为17.9%。亚组分析3个主要不良事件：胆漏为4.1%，支架移位为3.9%，感染为3.8%。另外最新的荟萃分析显示超声内镜引导肝胃吻合术（EUS-HGS）和超声内镜引导胆总管十二指肠吻合术（EUS-CDS）的不良反应发生率分别是20.9% 和14.5%，差异无统计学意义，其中金属支架组不良事件发生率明显低于塑料支架组（10.1% vs 15.9%），金属支架组较少发生出血（2.3% vs 4.6%）及胆管炎（1.6% vs 4.6%），但较多发生穿孔（3.3% vs 2.9%），且两者技术成功率及临床成功率均在90%以上。此外，经胃（TG）和经十二指肠（TD）途径比较，两组间在不良事件方面无明显差异。

并发症的处理：

1. 出血 少量渗血可使用止血药物或行内镜下止血，大量活动性出血，内科保守治疗无效者，可根据具体情况行血管介入或外科手术治疗。

2. 胆瘘及胆汁性腹膜炎 为最常见且最凶险的并发症，尤其对支架放置失败的病例。当患者术后出现腹痛不缓解、感染征象逐渐加重时，需考虑胆瘘可能；当患者出现腹膜刺激症状时，需考虑胆汁性腹膜炎可能。此时需判明胆瘘/胆汁性腹膜炎出现的原因，常见有支架移位、胆道穿孔、胆汁从瘘口与支架间漏出或从半覆膜金属支架的非覆膜部分漏出等。尽早完善腹部CT检查。需禁食、补液、抗感染治疗。尽早行内镜检查，必要时调整支架位置或重新置入支架。如出现胆汁性腹膜炎表现，可根据具体情况行B超引导穿刺引流或急诊外科手术治疗。

3. 发热 如患者术后出现发热，应明确病因，对感染性发热可选择应用广谱、高效抗生素。

4. 气腹 常由穿刺时暂时形成的瘘口造成，常不太严重，保守治疗可好转。但需密切关注有无腹膜刺激症状。

5. 支架移位 可发生在引流术后任何时间。早期发生（术后30天内）的支架移位因局部窦道尚未完全形成，可出现胆瘘，甚至胆汁性腹膜炎样表现。后期出现者因局部窦道形成，常表现为胆道梗阻，如黄疸复现、肝功能异常、急性胆管炎等。可行腹部CT检查以明确诊断。早期发生者，需禁食、补液、抗感染治疗，尽早行内镜检查，必要时转外科手术治疗。晚期发生者，可再次行内镜下支架置入或行PTCD。

6. 支架堵塞 常表现为黄疸复现、肝功能损害加重，甚至出现急性胆管炎样表现，此时要考虑支架堵塞的可能，应尽早行内镜检查以明确诊断。对于行跨壁引流术者，可尝试疏通支架，如不成功，可选择拔除原支架，沿瘘管重新置入支架，

或再次行超声内镜下胆管穿刺引流术，或行PTBD。对于EUS-RV者，可尝试疏通支架，如不成功，可拔除原支架，并置入新支架，或行PTCD。对于EUS-AG者，也可再次行超声内镜引导胆管穿刺引流术，不成功可行PTCD。

7. 急性胰腺炎 常见于EUS-RV者，其他引流术式也可发生。此时需按胰腺炎处理。

8. 急性胆管炎 常为胃肠道内容物通过支架逆流所造成的反流性胆管炎，不排除合并其他并发症可能，可应用广谱、高效抗生素，必要时行内镜检查。

六、临床评价

1. EUS-BD 与 PTCD EUS-BD 较 PTCD 有明显优势：①步骤优势，最初EUS-BD是在ERCP失败后择期执行，近年来，多倾向于在同一天进行，EUS-BD可以在同一次ERCP失败后立即施行，无需推迟手术时间；②生理优势，提供了符合生理的胆汁内引流，避免外引流所造成的一系列并发症；③解剖优势，可以根据患者自身的解剖差异来调整手术操作，因为超声内镜可以提供精确的解剖图像，较PTBD可以减少手术造成的潜在损伤。

2022年最新发表的荟萃分析表明，EUS-BD组（n=567）与PTCD组（n=564）比较的数据显示，两组技术成功率与临床成功率分别为86.2% vs 95%，90% vs 88.6%，差异无统计学意义；而总的并发症发生率EUS-BD组为10%，PTCD组为27.3%，$P < 0.01$，且急性手术相关的并发症发生率EUS-BD组明显低于PTCD组（7.8% vs 24.8%），且差异有统计学意义（P=0.03）。此外，EUS-BD组的再介入干预发生率也明显低于PTCD组（3.7% vs 13.8%，P=0.001），所以EUS-BD组在总体花费上及住院时间上均优于PTCD组。因此，EUS-BD已经被越来越多的专家接受和认可，被认为是恶性胆道梗阻ERCP引流失败患者的一种安全、有效、可以替代PTCD及外科手术的选择。

2. EUS-BD 与 ERCP 目前，ERCP仍然被认为是梗阻性黄疸的首选治疗，而当合并解剖异常、十二指肠及乳头扭曲，以及胃流出道梗阻ERCP无法到达乳头或ERCP失败时，EUS-BD被认为是最

安全且最有效的替代治疗方案。不管是肝内胆管扩张还是胆总管扩张，EUS-BD都具有先天的解剖优势，且有多种方式方法可供选择，既达到了解除梗阻的目的，又提供了符合生理需求的胆汁内引流，同时兼顾了患者的接受度。

2018年有3篇RCT研究将患者随机分为ERCP治疗组及EUS-BD治疗组，两者总例数超过200例，最终的结果显示两者在安全性及有效性上无明显差异，而EUS-BD组却显示出了更低的并发症发生率，尤其是减少了ERCP相关胰腺炎的发生。

2022年最新的一篇国际多中心的回顾性研究包含了EUS-BD组（$n=58$）、ERCP组（$n=68$），比较两组技术临床成功率及减黄后外科切除术的技术和临床成功率与并发症发生率，结果显示两组手术临床成功率相近（EUS-BD为98%，ERCP为94%），并发症发生率无显著差异（$n=10$，17% EUS-BD；$n=23$，26% ERCP），且ERCP组的外科术前再介入干预率明显高于EUS-BD组（38% vs 9%，$P=0.0001$），EUS-BD组的不同减黄术后外科切除术（Whipple）的技术成功率及临床成功率都明显高于ERCP组（97% vs 83%，97% vs 75%），ERCP组的外科术后住院时间则更长（19天 vs 10天，$P=0.0082$），但两者并发症发生率相似（$n=6$，10% EUS-BD；$n=18$，21% ERCP；$P=0.11$）。

3. 临床优势 技术成功率是指穿刺成功并放置胆管支架甚至取石成功。临床成功率是指黄疸消退、疼痛缓解或症状改善。迄今国际最大样本量的荟萃分析结果表明，EUS-BD的总技术成功率和临床成功率分别为94.71%和91.66%。对2013年前后的研究进行比较发现，2013年以后的研究技术成功率更高，但临床成功率并无明显差异。最新的研究显示，超声内镜引导对接技术（EUS-RV）的技术成功率为90%；超声内镜引导顺行技术（EUS-AG）的技术成功率为91.3%。最近有研究指出，EUS-AG用全覆膜金属支架较裸支架更安全，临床成功率更高。最新的荟萃分析也暗示，EUS-BD的技术成功率和临床成功率分别为91.5%和87%，恶性病例的临床成功率高于良性病例，但技术成功率无差异。24篇文献报道了525例患者放置了金属支架，5篇文献的58例患者放置了塑料支架。两者的临床成功率分别是98.24%和

94.51%，无明显差异。而最新的文献报道在EUS-HGS、EUS-CDS及EUS-AG中，金属支架的安全性明显优于塑料支架。笔者在国内较早开展超声内镜引导胆管穿刺引流术，迄今共有16例患者接受治疗，其中15例患者术后黄疸消退，临床成功率为93.8%。

综上所述，EUS引导胆管引流术具有创伤小、成功率高、并发症相对较低的优点，具有良好的应用前景。但开展该技术最好在具有大量治疗性超声内镜经验的医疗机构，同样，应由具有经验丰富的ERCP专家与超声内镜专家进行这项操作才能更好地提高技术成功率并减少并发症的发生。

（王凯旋　张筱凤）

参 考 文 献

Bang JY, Navaneethan U, Hasan M, et al, 2018. Stent placement by EUS or ERCP for primary biliary decompression in pancreatic cancer: a randomized trial(with videos). Gastrointest Endosc, 88(1): 9-17.

Chan SM, Teoh AY, 2015. Endoscopic ultrasound-guided biliary drainage: a review. Curr Treat Options Gastroenterol, 13(2): 171-184.

Dhindsa BS, Mashiana HS, Dhaliwal A, et al, 2020. EUS-guided biliary drainage: a systematic review and meta-analysis. Endosc Ultrasound, 9 (2): 101-109.

Hara K, Yamao K, Mizuno N, et al, 2016. Endoscopic ultrasonography-guided biliary drainage: Who, when, which, and how. World J Gastroenterol, 22(3): 1297-1303.

Hayat U, Bakker C, Dirweesh A, et al, 2022. EUS-guided versus percutaneous transhepatic cholangiography biliary drainage for obstructed distal malignant biliary strictures in patients who have failed endoscopic retrograde cholangiopancreatography: A systematic review and meta-analysis. Endosc Ultrasound, 11(1): 4-16.

Mohan BP, Shakhatreh M, Garg R, et al, 2019. Efficacy and safety of endoscopic ultrasound-guided choledochoduodenostomy: A systematic review and meta-analysis. J Clin Gastroenterol, 53(4): 243-250.

Paik WH, Lee TH, Park DH, et al, 2018. EUS-guided biliary drainage versus ERCP for the primary palliation of malignant biliary obstruction: a multicenter randomized clinical trial. Am J Gastroenterol, 113(7): 987-997.

Park JK, Woo YS, Noh DH, et al, 2018. ERCP-guided biliary drainage for malignant biliary obstruction: prospective randomized controlled study. Gastrointest Endosc, 88(2): 277-282.

Sharaiha RZ, Khan MA, Kamal F, et al, 2017. Efficacy and safety of EUS-guided biliary drainage in comparison with percutaneous biliary drainage when ERCP fails: a systematic review and meta-analysis. Gastrointest Endosc, 85(5): 904-914.

Tyberg A, Sarkar A, Shahid HM, et al, 2022. EUS-guided biliary drainage versus ERCP in malignant biliary obstruction before hepatobiliary surgery：An international multicenter comparative study. J Clin Gastroenterol，doi：10. 1097/MCG. 0000000000001795.

van Wanrooij RLJ，Bronswijk M，Kunda R，et al，2022. Therapeutic endoscopic ultrasound：European Society of Gastrointestinal Endoscopy （ESGE）technical review. Endoscopy，54（3）：310-332.

Wang K，Zhu J，Xing L，et al，2016. Assessment of efficacy and safety of EUS-guided biliary drainage：a systematic review. Gastrointest Endosc，83（6）：1218-1227.

Yamada M，Ogura T，Kamiyama R，et al，2018. EUS-guided antegrade biliary stenting using a novel fully covered metal stent（with video）. J Gastrointest Surg，23（1）：192-198.

第三十九章
超声内镜引导胆管结石移除术

尽管ERCP是当前胆总管结石内镜下移除术的标准方法，但是在某些情况下，由于无法使用放射线和（或）造影剂，ERCP的应用受限。例如，在孕期妇女中，放射线的使用可能对胎儿有潜在的致畸风险。而在对造影剂过敏的患者中，使用造影剂也有较大风险。另外，在ERCP操作过程中，放射对比造影可能带来一些不良反应，如注入造影剂不当可能导致逆行性胆管炎和（或）化学性胰腺炎。因此，有学者提出了无放射ERCP（non-radiation ERCP），即在ERCP的过程中，不使用放射线，而依靠其他方法来指导插管和取石。

超声内镜引导胆管结石移除术即属于一种无放射ERCP技术。Rocca等于2006年首次报道在使用超声内镜确定胆总管结石的位置和大小后，直接使用同一条超声内镜，在放射线引导下，施行胆管插管、括约肌切开和取石术。这一技术被称为"一步法EUS-ERCP"或超声内镜下逆行胆胰管造影术（endoscopic ultrasonography retrograde cholan- giopancreatography，EURCP）。而实际上，超声内镜除能在术前准确判断胆管结石的位置和大小外，也能在术中确定导丝、切开刀、取石网篮等附件是否准确插入胆管，还能在术后判断结石是否移除干净并明确胆管支架的位置。因此，Artifon等于2009年首次报道仅在超声内镜引导时无需X线辅助，使用线阵型超声内镜成功完成了胆管插管和取石。在此基础上，Park等于2015年首次报道了在未应用常规胆道造影方法的情况下，仅通过IDUS引导进行内镜下胆管取石治疗是安全可行的。无放射ERCP已经成为非复杂性胆管结石治疗的一种有效方法。

一、适应证与禁忌证

（一）适应证

（1）非复杂性胆管结石（不超过2枚的远端胆总管结石，单一结石最大径不超过1cm，无胆管炎）。

（2）孕期妇女及不能或不愿接受X线放射的患者。

（3）造影剂过敏的患者。

（二）禁忌证

禁忌证同ERCP的禁忌证，参考ERCP诊治指南（2018版）。

二、操作方法

（一）材料与仪器

（1）超声内镜：各种型号的线性阵列超声内镜，提供至少3.2mm活检管道和标准抬钳器，允许各种常用内镜取石附件及支架通过。

（2）导丝：理想的导丝应具有高选择性、足够的硬度和最小的扭曲等特点。0.035in或0.025in导丝是首选。

（3）ERCP常用的器械有乳头切开刀、取石网篮、取石球囊、塑料支架等。

（二）术前准备

（1）麻醉准备：此项操作相对于传统ERCP需时较长，尽量在麻醉状态下进行。

（2）患者准备：术前禁食6小时以上。

（3）医护人员准备：操作医生和护士必须具有熟练的ERCP及超声内镜操作技能，且熟悉过程中所需的技术和仪器，操作前需调试好机器。

（三）超声内镜引导胆管结石移除术操作步骤

（1）超声内镜检查确定胆总管内结石的位置、大小和数量。

（2）在超声内镜引导下，使用标准切开刀和导丝行胆总管插管，导丝和切开刀均可在超声内镜下实时显示，表现为胆总管内的不规则线状高回声，同时导管深插管及回抽出胆汁均可证明胆管插管成功。

（3）在超声内镜引导下，行乳头括约肌切开术和取石（图39-0-1）。

（4）取石后再次行超声内镜以确定胆总管结石被移除干净。

（5）对于取石不完全或不成功的患者需置入鼻胆管或支架引流。

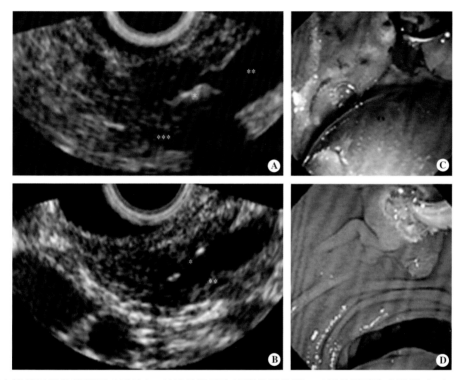

图39-0-1　超声内镜显示胆总管结石（星号），双星号所示为扩张的胆总管，三星号所示为主胰管（A）；在超声内镜引导下，使用标准切开刀和导丝行胆总管插管，导丝在超声内镜下表现为胆总管内的线状高回声（星号），双星号所示为胆总管结石（B）；超声内镜引导乳头括约肌切开术（C、D）

操作过程中，有时可能需要短暂的X线透视，如为证实导丝位于胆总管内时，行乳头预切开或瘘管切开术时或在困难病例中引导网篮取石或机械碎石。

（四）IDUS引导胆管结石移除术操作步骤

（1）使用标准的侧视型十二指肠镜、导丝和切开刀行选择性胆管插管，在胆总管内置入导丝。

（2）沿导丝置入IDUS探头，并自乳头部开始扫查胆总管至肝总管汇合区。

（3）应用IDUS观察到胆总管结石后，进行十二指肠乳头切开，取出IDUS探头，再通过网篮或球囊进行取石；对于较难取的胆管结石可进行机械碎石。

（4）取石完成后，用生理盐水冲洗胆总管，处理残留胆泥，并再次置入IDUS探头扫查胆总管以证实结石被完全取净。

三、临床评价

在超声内镜引导胆管结石移除术的研究中，Artifon等为26例非复杂性胆总管结石患者施行了超声内镜引导胆总管结石移除术，总的取石成功率为88.5%，平均操作时间为24.5分钟（19～27

分钟），并发症发生率为11.5%，包括1例术后胰腺炎和2例术中出血。与同期随机对照分组的26名标准ERCP患者相比，超声内镜引导胆总管结石移除术在取石成功率、操作时间和并发症发生率方面均无明显差异。Artifon的研究表明，超声内镜引导胆总管结石移除术是安全有效的，可以作为传统ERCP的一种替代方法。Shah等为31例非复杂性胆管结石患者实施了超声内镜引导ERCP，总的成功率为84%（26/31），其中有5例困难性胆管插管患者在术中使用了X线透视，在采用双导丝及乳头预切开后取石成功。该研究结果表明，超声内镜引导ERCP对于非复杂性胆管结石具有较高的成功率与安全性。Netinatsunton等进行随机对照研究，将111名患者随机分为超声内镜引导胆管结石移除组（EUS-assisted-ERCP without fluoroscopy，EAEWF）和常规ERCP组，其中EAEWF组55例、ERCP组56例，插管成功率分别为96.35%、100%（P=0.243），结石清除率分别为85.5%、100%（P=0.002），超过2个以上的结石数量将会增加EAEWF组的结石清除率；手术并发症发生率与总的操作时间没有明显差异。该研究结果表明，EAEWF组的结石清除率低于常规ERCP组，但是对于部分选择性患者是获益的。

在IDUS引导胆管结石移除术的研究中，Park等为38例可疑胆总管结石患者全部成功实施了IDUS的扫查（100%），其中35例（92.1%）证实有胆总管结石的存在，其中26例（74.3%）完成了IDUS引导的取石术，另外9名患者在置入塑料支架一段时间后完成了二期取石；共有13名患者（37.1%）在整个操作过程中完全未使用X线透视，所有患者均未使用放射对比造影；所有患者均无并发症发生。该研究表明，不使用放射对比造影

的IDUS引导胆总管结石移除术安全可行。综上所述，对于无法使用放射线透视和（或）造影剂的患者，超声内镜及IDUS引导胆管结石移除术可成为替代传统ERCP的一种安全有效的方法，但该方法难度较大，尤其在无放射线引导的选择性胆管插管及取石可能较传统ERCP更加困难，操作者需具备熟练的超声内镜和ERCP技术，同时该方法潜在的花费也可能较传统ERCP多。此外，目前关于超声内镜引导胆管结石移除术的报道均为单中心、小样本研究，其操作安全性及有效性仍需要更多的研究来加以证实。

（王　伟）

参 考 文 献

Artifon EL，Kumar A，Eloubeidi MA，et al，2009. Prospective randomized trial of EUS versus ERCP-guided common bile duct stone removal：An interim report. Gastrointest Endosc，69（2）：238-243.

ASGE Standard of Practice Committee，Shergill AK，Ben-Menachem T，et al，2012. Guidelines for endoscopy in pregnant and lactating women. Gastrointest Endosc，76（1）：18-24.

Netinatsunton N，Sottisuporn J，Attasaranya S，et al，2017. Prospective randomized trial of EUS-assisted ERCP without fluoroscopy versus ERCP in common bile duct stones. Gastrointest Endosc，86（6）：1059-1065.

Park SY，Park CH，Lim SU，et al，2015. Intraductal US-directed management of bile duct stones without radiocontrast cholangiography. Gastrointest Endosc，82（5）：939-943.

Rocca R，De Angelis C，Castellino F，et al，2006. EUS diagnosis and simultaneous endoscopic retrograde cholangiography treatment of common bile duct stones by using an oblique-viewing echoendoscope. Gastrointest Endosc，63（3）：479-484.

Shah JN，Bhat YM，Hamerski CM，et al，2016. Feasibility of nonradiation EUS-based ERCP in patients with uncomplicated choledocholithiasis（with video）. Gastrointest Endosc，84（5）：764-769.

Shelton J，Linder JD，Rivera-Alsina ME，et al，2008. Commitment，confirmation，and clearance：new techniques for nonradiation ERCP during pregnancy. Gastrointest Endosc，67（2）：364-368.

第四十章
超声内镜引导胆囊引流术

长期以来，开腹胆囊切除或腹腔镜胆囊切除一直是治疗急性胆囊炎、胆囊结石的主要方法。但是当患者合并手术高危因素时，如高龄、严重心肺疾病、正在使用抗血小板药物及抗凝药物、晚期肿瘤等，行外科胆囊切除术容易导致严重并发症的发生。因此，临床上对于此类患者常选择非手术胆囊引流作为临时替代方案。传统非手术胆囊引流的方法包括经皮经肝胆囊穿刺引流术（percutaneous trans-hepatic gallbladder aspiration or drainage，PT-GBD）和内镜下经十二指肠乳头胆囊引流术（endoscopic trans-papillary gallbladder drainage，ET-GBD）。随着内镜技术的快速发展，在超声内镜引导胆囊穿刺引流术（EUS-guided gallbladder drainage，EUS-GBD）逐渐成为急性胆囊炎治疗的一种新的理想术式。EUS-GBD通过胃或十二指肠壁穿刺胆囊，避开了有丰富血管的肝脏，对于有凝血功能障碍或正在使用抗血小板药物的患者更加安全；同时由于穿刺路径缩短，EUS-GBD对于因肝脏周围大量腹水而不宜行PT-GBD的患者也安全有效。

因此，对于不适合急诊胆囊切除术的高危急性胆囊炎患者，EUS-GBD是一种安全的治疗选择方法。

一、适应证与禁忌证

（一）适应证

（1）药物治疗无应答的急性胆囊炎患者。

（2）各种原因导致的不适合外科手术的急性胆囊炎患者。

（3）各种原因导致的不易或不能行PT-GBD的急性胆囊炎患者。

（4）各种原因导致的ET-GBD失败的急性胆囊炎患者。

（5）拒绝外科手术或有保留胆囊要求的急性胆囊炎患者。

（二）禁忌证

（1）严重心肺疾病，无法耐受内镜检查者。

（2）上消化道大出血处于休克等危重状态者。

（3）怀疑消化道穿孔的患者。

（4）精神病患者或严重智力障碍而不能配合内镜检查者。

（5）腐蚀性食管炎、胃炎的急性期患者。

（6）明显的胸、腹主动脉瘤患者。

（7）脑卒中急性期患者。

（8）胆囊与胃或十二指肠球部的距离大于1cm者。

二、操作流程及要求

（一）材料与仪器

（1）超声内镜：各种型号的线性阵列超声内镜，提供至少3mm活检管道，允许常用的附件通过。

（2）穿刺针：一般选用19G穿刺针，允许0.035in的导丝通过。

（3）导丝：理想的导丝应具有高选择性、足够的硬度和最小的扭曲等特点。0.035in或0.025in导丝是首选。

（4）扩张设备：6Fr、7Fr的扩张探条最适合操作，也可根据需要采用扩张球囊进行扩张。

（5）囊肿切开刀（Cystotome）：利用5Fr导管内的0.038in的针刀进行最初的切开，随即利用烧灼的热透环及10Fr的外鞘管进一步扩大切口。切刀与热透环集成一身，可减少设备交换次数，应用方便。

（6）引流器械：双猪尾塑料支架（7Fr/8.5Fr或10Fr）或金属支架都可以用于胆囊引流。塑料支架因其管径小，易出现支架堵塞及胆漏；而传统的自膨式胆道金属支架则容易出现支架移位及胆漏。双腔并置金属支架（LAMS）可有效改善这些缺点，因此其在临床上被应用得越来越广泛。鼻胆管也可用于胆囊引流，尤其当胆囊内有大量脓液或泥沙样结石时，通过鼻胆管既可对胆囊进行连续灌洗，也可进行胆囊造影，方便病情观察。

（二）操作步骤

（1）患者准备：术前需禁食6小时以上。

（2）医护人员准备：医生和护士必须熟悉操作过程中所需的技术和仪器，操作前调试好X线设备及超声内镜图像，需要评估经胃（十二指肠）胆囊穿刺的角度。超声内镜图像应定焦于胆囊和十二指肠，以此获得清晰的图像。准备好合适的支架，以便退出扩张球囊后快速安全交换。

（3）EUS-GBD：先行超声内镜检查，选择穿刺路径，尽量选择距离胆囊最近的穿刺部位。在超声内镜引导下用19G穿刺针刺入胆囊，随后退出穿刺针内芯，抽吸胆汁并送病原体培养。为避免操作过程中胆汁外溢，可用无菌生理盐水反复冲洗胆囊，每次注入液体量视胆囊大小而定，直至囊液清亮。在X线引导下将导丝经穿刺针进入胆囊并盘绕2～3圈，以防导丝从胆囊滑脱。保留导丝于胆囊腔内并退出穿刺针，沿导丝用6Fr或7Fr的扩张探条扩张窦道，也可根据需要用扩张球囊扩张窦道。随着囊肿切开刀的出现，目前临床上建立窦道更多地采用囊肿切开刀一步法完成，有效地减少了术中因器械交换导致胆漏及导丝滑脱的风险。窦道建立后，根据实际情况选择合适的支架沿导丝植入胆囊。当使用LAMS支架时，应在X线监视下先释放支架远侧端，当见到胆囊腔内蕈伞打开后随即牵拉支架输送器，使胆囊壁贴近胃（十二指肠）壁后再缓慢释放支架近端。X线检查显示双蕈伞完全打开、支架位置准确，且内镜下见胆汁流出后提示支架释放成功（图40-0-1）。

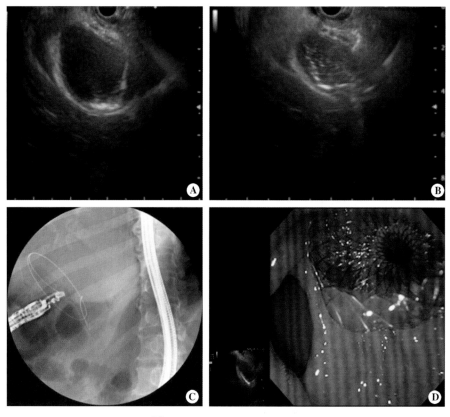

图40-0-1　EUS-GBD：LAMS

A. 用19G穿刺针在超声内镜引导下刺入扩张的胆囊；B. 用适量生理盐水反复冲洗胆囊，直至冲洗液清亮；C. X线检查显示导丝沿19G穿刺针进入胆囊；D. 内镜显示LAMS支架释放成功，定位良好

三、治疗策略

1. 穿刺路径的选择　EUS-GBD的穿刺途径包括经胃、经十二指肠两种方式。经胃远端穿刺时，细针容易穿刺到胆囊的体部、底部，经十二指肠穿刺时，穿刺针通常穿刺到胆囊颈部或漏斗部。从解剖的角度而言，胃比十二指肠的蠕动幅度大，因此经胃入路可能更容易发生支架错位和偏移，而经十二指肠入路穿刺时穿刺方向指向胆囊颈部，这个区域相对固定且胆囊与肠壁距离短，操作起来相对容易。但经十二指肠入路导致胆囊颈部与肠壁的粘连可能会干扰到后续的胆囊切除。因此，需要延迟胆囊切除术的患者可以选择经胃入路，因为胆囊体底部与胃壁的粘连可以被轻松剥离。

2. 引流支架的选择　塑料支架和金属支架都可被用于胆囊引流。EUS-GBD既往主要使用塑料支架引流，双猪尾支架是最常用的塑料支架，与普通塑料支架相比它能够减少支架移位的风险。但塑料支架存在一定的不足，术中只有将窦道直径扩张到与支架的直径相似或更大时，才能够置入支架。在这种情况下，塑料支架可能增加胆汁外漏到腹腔的机会。并且，塑料支架孔径小，当胆囊内容物（脓液或泥沙）较浓稠时容易发生支架堵塞。

鼻胆管是一种特殊的塑料支架，通过它可以对胆囊进行冲洗、促进感染内容物的引流，有效为胆囊减压、加快病情恢复，通过它可以对胆囊进行造影，方便病情观察、疗效评估，它还可以与其他支架联合使用增加引流效果。但鼻胆管引流容易导致患者出现胆汁流失相关的消化道症状，容易增加患者的不适感，且存在引流管堵塞、脱落的风险。

相比之下，金属支架能够有效地封闭支架和窦道之间的缝隙，从而减少胆瘘的风险。同时，金属支架扩张后具有较大的孔径，引流效果更佳，能够维持较长时间的支架通畅。但普通管状金属支架并不是专门为EUS-GBD设计的，这些支架用于胆囊引流仍有一定的局限，它们在腔内不能固定，支架移位后容易增加胆瘘或气腹等不良事件的发生风险。因此，改进的金属支架，如两端喇叭样或侧翼裸露的部分覆膜金属支架等应运而生，应用这种支架能够减少全覆膜支架的移位风险。尤其是新型双腔并置金属支架（LAMS）的出现有效解决了金属支架在胆囊引流中的移位问题。LAMS有较大双侧翼，可以在无附着的腔内稳固锚定（图40-0-2）。同时，LAMS也为胆囊疾病内镜治疗建立了通路，内镜可通过胃（十二指肠）胆囊吻合口进入胆囊进行造影，并诊断和治疗相关疾病，如取石和组织活检。因此，对于拟行胆囊疾病治疗的患者，在实施EUS-GBD时可以采用LAMS。

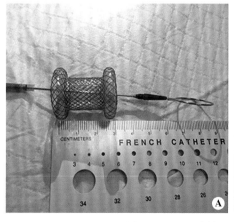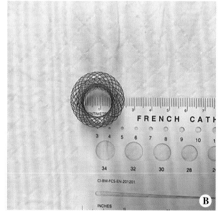

图40-0-2　双腔并置金属支架（LAMS）

A. 较大的双侧翼；B. 较大的内径

3. 技术成功率与临床疗效　胆囊不同于附着于胃壁的假性囊肿，它是一个可移动的器官，这

个特性使得胆囊引流比假性囊肿引流操作上更加困难。但是，合适的穿刺部位选择、完善的术前

准备及精细的术中配合使得EUS-GBD具有较高的技术成功率。Andrea Anderloni等系统分析了21项关于EUS-GBD的研究，纳入病例总计166例，EUS-GBD的总体技术成功率、临床有效率、并发症发生率分别为95.8%、93.4%、12%。当使用塑料支架时，EUS-GBD技术成功率、临床有效率、并发症发生率分别为100%、100%、18.2%；当使用自膨式金属支架（SEMS）时，EUS-GBD技术成功率、临床有效率、并发症发生率分别为98.6%、94.4%、12.3%；当使用LAMS时，EUS-GBD技术成功率、临床有效率、并发症发生率分别为91.5%、90.1%、9.9%。主要并发症包括术中气腹、胆漏及支架移位，术中胆漏多为少量的胆汁漏出，一般不会导致严重的胆汁性腹膜炎，对症治疗可有效缓解。

长期以来，PT-GBD被认为是非手术处理急性化脓性胆囊炎的有效方法。PT-GBD虽然可有效缓解急性胆囊炎病情，但术中容易发生肝损伤、出血、气胸等并发症，术后存在术区疼痛、胆汁流失、引流管脱落及感染等不良因素，导致患者生活质量下降并延长住院时间。Jang JW等对比研究了EUS-GBD与PT-GBD的技术成功率及临床疗效。研究共纳入了59例药物治疗无效的急性胆囊炎患者，并随机接受EUS-GBD治疗30例，接受PT-GBD治疗29例，其中EUS-GBD采用的是鼻胆管引流。EUS-GBD与PT-GBD的技术成功率分别为97%、97%，临床成功率分别为100%、96%；其中EUS-GBD组发生2例气腹，并发症发生率为6.7%，PT-GBD组发生出血1例，并发症发生率为3.4%。EUS-GBD组术后24小时患者疼痛评分明显低于PT-GBD组。术后EUS-GBD组未发生引流管脱落，而PT-GBD组有1例患者出现引流管脱落；EUS-GBD未导致胆囊周围组织的严重炎症或粘连，也未出现胆漏或胆汁性胰腺炎。EUS-GBD组有2例中转外科手术，PT-GBD组有3例中转外科手术。以上述结果表明，EUS-GBD与PT-GBD两种方法的技术成功率和临床成功率均相似，并发症发病率或转为开放胆囊切除术患者比例，也均无差异，但EUS-GBD在患者术后疼痛方面更有优势。Teoh等通过一项国际多中心RCT研究证实，对于手术高风险的急性胆囊炎患者，与PT-GBD相比，EUS-GBD能够显著降低术后1年不良事件

发生率（25.6% vs 77.5%）、30天不良事件发生率（12.8% vs 47.5%）、30天后的再介入率（2.6% vs 30%）、非计划再住院率（15.4% vs 50%）和胆囊炎复发率（2.6% vs 20%）。EUS-GBD是处理有手术高风险急性胆囊炎患者的有效术式，应当在具有丰富超声内镜经验的内镜中心开展。

在与ETGD的对比上，有研究报道ETGD的技术成功率仅为80%～84%，临床有效率为90%～97%，这可能与胆管困难插管、胆囊管因炎症扭曲致导丝无法进入胆囊等因素有关；ETGD的并发症包括术后胰腺炎、胆管炎，相对而言，EUS-GBD导致的气腹、少量胆漏等并发症处理更为简单。因此，对于不适合急诊胆囊切除术的高危急性胆囊炎患者，EUS-GBD或许是一种安全、有效的治疗选择。但这些证据多来自于单中心、小样本量的报道，仍需要进一步的研究加以证实。

在长期疗效方面，Choi JH等报道了56例应用SEMS进行EUS-GBD治疗的长期随访结果，随访时间范围为40～1185天，中位随访时间为275天；SEMS的总体中位通畅时间为190天。随访期间有4例（7.1%）发生迟发不良事件，其中2例（3.57%）患者在随访期间存在胆囊炎复发，原因为食管堵塞支架，在内镜下清理支架后得到了痊愈，有2例在常规腹部X线检查中发现了无症状的支架偏移。支架的3年累积通畅率为86%。总体来讲，EUS-GBD具有良好的长期效果。

综上所述，EUS-GBD是一项具有较高安全性与成功率的微创介入治疗，随着超声内镜器械及技术的进一步发展，EUS-GBD的操作将进一步规范与简化，它将成为临床上急性胆囊炎非外科手术的有效替代手段；同时，EUS-GBD采用LAMS建立的胃（十二指肠）胆囊通路也必将成为胆囊疾病内镜诊治的必由之路。

（张源斌　王　伟）

参 考 文 献

Anderloni A，Buda A，Vieceli F，et al，2016. Endoscopic ultrasound-guided transmural stenting for gallbladder drainage in high-risk patients with acute cholecystitis：a systematic review and pooled analysis. Surg Endosc，30（12）：5200-5208.

Baron TH，Grimm IS，Swanstrom LL，2015. Interventional approaches to gallbladder disease. N Engl J Med，373（4）：357-365.

Choi JH，Lee SS，Choi JH，et al，2014. Long term outcomes after endoscopic ultrasonography-guided gallbladder drainage for acute cholecystitis. Endoscopy，46（8）：656-661.

Itoi T，Itokawa F，Kurihara T，2011. Endoscopic ultrasonography-guided gallbladder drainage：actual technical presentations and review of the literature（with videos）. J Hepatobiliary Pancreat Sci，18（2）：282-286.

Itoi T，Sofuni A，Itokawa F，et al，2008. Endoscopic transpapillary gallbladder drainage in patients with acute cholecystitis in whom percutaneous transhepatic approach is contraindicated or anatomically impossible（with video）. Gastrointest Endosc，68（3）：455-460.

Itoi T，Sofuni A，Itokawa F，et al，2010. Endoscopic ultrasonography-guided biliary drainage. J Hepatobiliary Pancreat Sci，17（5）：611-616.

Jang JW，Lee SS，Song TJ，et al，2012. Endoscopic ultrasound-guided transmural and percutaneous trans-hepatic gallbladder drainage are comparable for acute cholecystitis. Gastroenterology，142（4）：805-811.

Moon JH，Choi HJ，Kim DC，et al，2014. A newly designed fully covered metal stent for lumen apposition in EUS-guided drainage and access：a feasibility study（with videos）. Gastrointest Endosc，79（6）：990-995.

Song TJ，Park DH，Eum JB，et al，2010. US-guided cholecystoenterostomy with single-step placement of a 7F double-pigtail plastic stent in patients who are unsuitable for cholecystectomy：a pilot study（with video）. Gastrointest Endosc，71（3）：634-640.

Teoh AYB，Kitano M，Itoi T，et al，2020. Endosonography-guided gallbladder drainage versus percutaneous cholecystostomy in very high-risk surgical patients with acute cholecystitis：an international randomised multicentre controlled superiority trial（DRAC 1）. Gut，69（6）：1085-1091.

Walter D，Teoh AY，Itoi T，et al，2016. EUS-guided gall bladder drainage with a lumen-apposing metal stent：a prospective long-term evaluation. Gut，65（1）：6-8.

第四十一章 超声内镜引导胆囊取石术

第一节 超声内镜引导经口胆囊取石术

胆囊结石是临床常见病、多发病，并且发病率逐渐上升。研究发现，6%～20%的胆囊结石患者可继发胆总管结石，进而引起胆管炎和胰腺炎，重者危及生命。目前，腹腔镜胆囊切除术是胆囊结石患者的首选治疗方式。但是，随着腹腔镜胆囊切除术的快速普及，胆囊切除术数量急剧增加，手术造成的并发症及多种远期副作用让外科医生开始意识到，并非所有的胆囊均需切除，尤其是具有良好功能的胆囊。并且，随着医疗科技的发展，人们逐渐发现胆囊具有不可替代的重要作用：①胆囊有重要的消化功能；②胆囊具有控制收缩、排泄和浓缩胆汁的功能；③胆囊是调节胆道压力的重要枢纽，对于保护肝脏、防止肝胆管结石病发生具有重要作用；④胆囊是重要的免疫器官。因此，有学者提出应该重视胆囊功能、发挥胆囊作用、保留胆囊存在。

近年来，随着超声内镜引导胆囊穿刺引流术（EUS-GBD）在临床上的广泛开展，尤其是新式金属支架（LAMS）的应用，EUS-GBD已经成为建立胃（十二指肠）胆囊通路的重要术式。在此基础上，普通胃镜可进入胆囊进行相关疾病的内镜诊断，如结石、息肉、早期肿瘤，并可完成取石、息肉切除等微创治疗，超声内镜引导相关治疗已经成为胆囊疾病治疗的新方法。

Kamata K等报道在超声内镜引导下将覆膜的胆道金属支架经十二指肠置入胆囊后成功取出胆囊结石。我国孙思予教授等首先报道在超声内镜引导下将LAMS置入胆囊后完成胆囊取石；金震东教授等首先报道在超声内镜引导下经内镜完成胆囊巨大结石的激光碎石、取石。EUS-GBD及LAMS已经成为胆囊疾病内镜治疗的重要技术

与器械。目前，我国已有多家单位逐渐尝试开展EUS-GBD。

一、适应证

（1）不能耐受外科手术的结石性胆囊炎患者。
（2）有症状的胆囊结石患者。
（3）成形的胆囊结石患者。
（4）胆囊扩张，有足够空间放置LAMS。
（5）胆囊与胃（十二指肠）的距离≤1cm。
（6）胆囊具有良好收缩功能（口服胆囊造影剂或脂餐后B超提示：胆囊收缩达1/3以上）。
（7）患者拒绝接受外科手术或有保胆取石要求。

二、禁忌证

（1）充满型胆囊结石者。
（2）胆囊萎缩、胆囊壁增厚、胆囊腔消失者。
（3）合并胆囊肿瘤者。
（4）胆囊完全丧失功能者。
（5）胆囊管梗阻者。

三、操作流程及要求

（一）材料与仪器

1. 超声内镜 各种型号的线性阵列超声内镜，提供至少3mm活检管道，允许常用的附件通过。

2. 穿刺针 一般选用19G穿刺针，允许0.035in的导丝通过。

3. 导丝 首选0.035in或0.025in导丝。

4. 内镜下囊肿切开刀（Cystotome） 切开刀与热透环集成于一身，建立窦道高效方便。

5. 金属支架（LAMS） 应具有大于1.5cm的

内径，以利于在内镜中自由通过。

近年来，Binmoeller等设计研发的"热"AXIOS电烙术——增强型输送系统，使术者能够使用装载支架的输送导管进入目标管腔，然后立即展开支架。在AXIOS展开之前，输送导管将穿刺管封住，无需进行整体交换。全覆膜AXIOS的填塞效应降低了透壁道临床相关出血的风险。AXIOS体现了LAMS的两个主要特征：轴向展开和创建经腔吻合。"轴向"和"造口"合并为"AXIOS"。"Axios"是希腊神话中的河神之名，也是以北马其顿共和国最长的河流命名的，寓意为能够实现

经腔血流的支架。

6. 取石器械　取石网篮、碎石器、异物钳。

（二）操作步骤

1. 患者准备　术前需禁食6小时以上。

2. 医护人员准备　医生和护士必须熟悉操作过程中所需的技术和仪器，操作前调试好X线机及超声内镜设备，需要评估经胃（十二指肠）胆囊穿刺的角度。超声内镜图像应定焦于胆囊和十二指肠，以此获得清晰的图像。

3. EUS-GBD　详见第四十章（图41-1-1）。

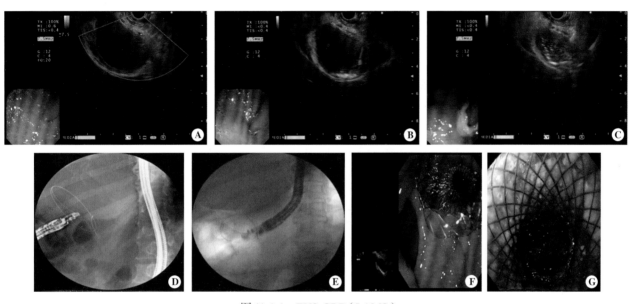

图41-1-1　EUS-GBD（LAMS）

A. 超声内镜引导定位穿刺点；B. 19G穿刺针进入胆囊；C. 无菌生理盐水冲洗胆囊；D. 导丝沿穿刺针进入胆囊；E. 沿导丝植入金属支架；F. 内镜见支架释放良好；G. 内镜沿支架进入胆囊腔，并进行观察

4. 胆囊取石　内镜通过LAMS进入胆囊，观察结石形态、大小、数目，合理选择取石器械。对于长径小于1.5cm的结石，可以直接通过LAMS取出；对于较大的结石，应碎石后取出；对于取石困难的巨大结石，建议支架植入4周后取石（图41-1-2，视频41-1-1）。

5. 胆囊及胆管造影　取石后可通过胆囊瘘口进行顺行性造影，明确胆囊及胆总管有无残留结石；必要时可沿瘘口将导丝插入胆总管，再沿导丝置入造影导管进行造影，确认胆总管内有无残留结石。

6. ERCP　对于合并胆总管结石或胆囊取石后

移入胆总管的结石，需行ERCP取石。

7. 取出支架　对于支架植入后即刻成功取石的患者，建议2周后拔除支架；对于支架植入4周后择期取石的患者，在结石完全取出后便可拔除支架。

8. 瘘口处理　瘘口无需用止血夹闭合，可经瘘口在胆囊内植入鼻胆引流管，并间断性行鼻胆管胆囊造影，评估吻合口闭合情况；必要时复查内镜，见吻合口闭合后即可拔除鼻胆引流管。

超声内镜引导胆囊取石术是一项创新的内镜治疗技术，是基于超声内镜技术的经自然腔道内镜手术（NOTES）。目前仅有少数个案报道，尚无

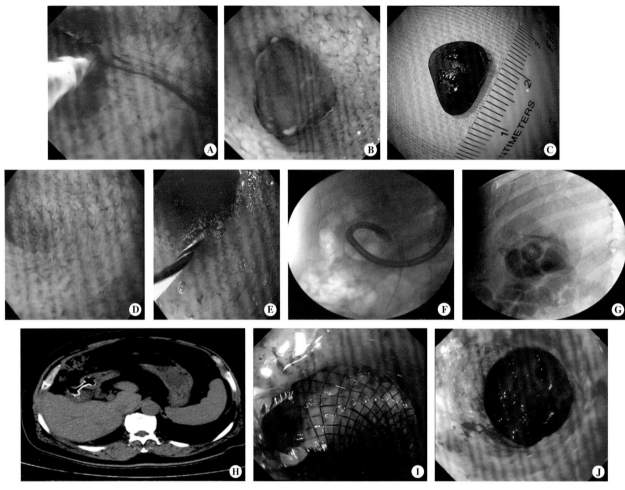

图41-1-2 超声内镜引导胆囊取石术

A. 内镜进入胆囊用电凝钳切除胆囊息肉；B、C. 用异物钳取出胆囊结石；D. 内镜下观察胆囊管开口；E. 沿胆囊管植入导丝准备行胆总管造影；
F、G. 经胆囊进行顺行性胆总管造影；H. CT平扫显示支架位置良好、支架通畅；I. 用异物钳取出支架；J. 胃（十二指肠）胆囊瘘口

视频41-1-1 超声内镜引导经口胆囊取石术

大样本量的研究。但不难发现，基于EUS-GBD的胆囊取石术具有创伤小、操作相对方便、可控性强等诸多优势。但是，目前该技术仍只有在少数先进的医疗中心才能开展，并且操作人员必须同时具备熟练的超声内镜介入技术及ERCP技术。此外，该项技术在广泛应用之前，还需要较大样本量的数据和较长时间的随访来进一步研究以确定其安全性、有效性和长期治疗效果。

第二节 超声内镜引导经口胆囊激光碎石术

普通胃镜可经胃（十二指肠）与胆囊吻合通路进入胆囊取石，但当结石较大和（或）质地较硬而直接取出困难时，往往需要将结石粉碎后才能取出。碎石的方法主要包括激光碎石和碎石器碎石，临床上激光碎石更多地应用于肝内胆管结石，而碎石器碎石更多地应用于胆总管巨大结石。但是，目前国内外关于胆囊结石的内镜下碎石鲜有报道。

一、适应证与禁忌证

（一）适应证

激光碎石主要适用于术前影像诊断直径大于

2cm的胆囊结石或内镜下使用取石网篮等器械无法直接通过胃（十二指肠）胆囊吻合口取出的结石，其余同本章第一节。

（二）禁忌证

禁忌证同本章第一节。

二、操作流程及要求

（一）材料与仪器

1. 超声内镜、穿刺针、导丝、扩张设备、支架 同本章第一节。

2. 激光碎石系统 德国W.O.M公司生产的FREDDY U100 plus双频双脉冲激光腔内碎石系统能发出波长为1064nm的红外线和波长为532nm的紫外线，工作模式设置能量/频率为120mJ/10Hz。

3. 激光器械 激光光纤及光纤切刀。

4. 取石器械 如取石网篮、三抓钳、异物钳。

（二）操作步骤

1. 患者准备 术前需禁食6小时以上。

2. 医护人员准备 医生需佩戴激光治疗保护镜，以免长时间强光损害眼睛。护士需调试激光碎石系统，并设定工作模式；准备光纤切刀，以备随时修整光纤，以利于激光能量传导。

3. EUS-GBD 同本章第一节。

4. 激光碎石 内镜下胆囊激光碎石、取石操作时间较长，为避免术中操作引起支架反复移动导致窦道壁破损及胆漏、气腹等并发症发生，建议胆囊吻合术后4周行碎石、取石较为适宜。普通内镜经胃（十二指肠）胆囊吻合口进入胆囊腔内观察结石（图41-2-1），从内镜工作孔道插入U100 plus直径280μm激光光纤并接触结石，设置能量/频率为120mJ/10Hz，直视下用连续脉冲间断发射，碎石时光纤对准结石中心部位，反复多次将大块结石碎成直径为0.5～1cm的小块结石（图41-2-2）。碎石过程中需根据光纤头端使用情况反复用光纤切刀修整以利于能量传导；同时反复用无菌生理盐水冲洗胆囊腔并吸出结石碎屑，尽可能减少结石碎片向胆囊管及胆总管移动（视频41-2-1）。

5. 取石 充分碎石后，可根据胆囊腔内残留结石的大小分别采用不同的取石器械进行取石，

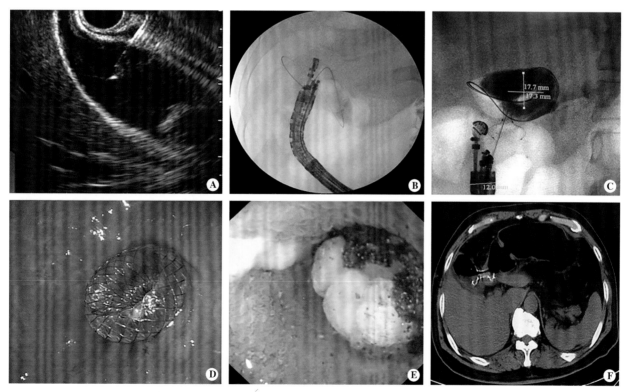

图41-2-1　超声内镜引导经胃（十二指肠）胆囊激光碎石取石术

A～C.超声内镜引导胆囊穿刺与金属支架植入；D.胃腔内镜直视支架释放良好；E.胃镜经支架进入胆囊见胆囊结石；F.腹部CT显示金属支架位置良好

对于较大的结石采用取石网篮、网兜较为有效，对于小的结石碎片采用异物钳更为有效，对于结

石碎屑及部分进入胆囊管的细小结石采用水冲及吸引法可有效取出（图41-2-2）。

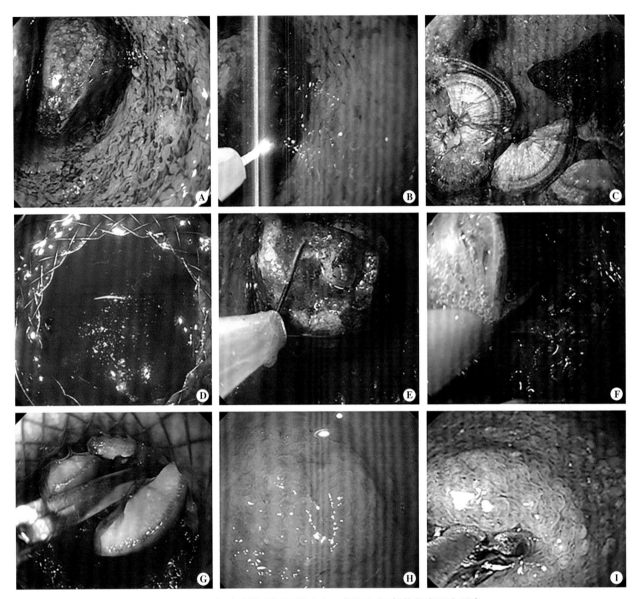

图41-2-2　超声内镜引导经胃（十二指肠）胆囊激光碎石取石术

A～C.内镜直视下以U100 plus激光进行胆囊结石碎石；D.结石崩裂导致胆囊壁黏膜出血；E～G.内镜下不同器械经胆囊金属支架取出结石碎片；
H、I.内镜对胆囊壁黏膜进行精查（NBI+ME）并活检

视频41-2-1　超声内镜引导经十二指肠胆囊激光碎石取石术

6. 胆囊及胆管造影　同本章第一节。

7. ERCP　同本章第一节。

8. 取出支架　同本章第一节。

9. 瘘口处理　同本章第一节。

目前国外尚无关于超声内镜引导胆囊激光碎石术的报道，笔者所在单位长海医院前期曾采用U100 plus激光成功治疗1例约4cm×3cm的胆囊巨大结石，术中无出血、感染、穿孔等并发症发生，患者术后经过半年的内镜及影像学检查随访，无胆囊炎及胆囊结石复发，相关研究成果已经发表

于美国 *Gastrointestinal Endoscopy* 期刊。该项技术在胆囊巨大结石的处理中的安全性及长期疗效仍需更多的研究予以证实。

（王　伟）

参 考 文 献

Ge N，Sun S，Sun S，et al，2016. Endoscopic ultrasound-assisted transmural cholecystoduodenostomy or cholecystogastrostomy as a bridge for per-oral cholecystoscopy therapy using double-flanged fully covered metal stent. BMC Gastroenterol，16：9.

Ge N，Wang S，Wang S，et al，2015. Endoscopic ultrasound-assisted cholecystogastrostomy by a novel fully covered metal stent for the treatment of gallbladder stones. Endosc Ultrasound，4（2）：152-155.

Kamata K，Kitano M，Kudo M，et al，2010. Endoscopic ultrasound（EUS）-guided transluminal endoscopic removal of gallstones. Endoscopy，42 Suppl 2：E331-E332.

Wang W，Liu B，Qi K，et al，2020. Efficacy and safety of endoscopic laser lithotripsy and lithotomy through the lumen-apposing metal stent for giant gallstones. VideoGIE，5（7）：318-323.

Wang W，Shi X，Jin Z，et al，2017. Endoscopic laser lithotripsy and lithotomy through the lumen-apposing metal stent for a giant gallstone after EUS gallbladder drainage. VideoGIE，2（5）：112-115.

第四十二章
超声内镜引导经胃ERCP

全球肥胖大流行导致减肥手术的发生率增加，Roux-en-Y胃旁路术（RYGB）是最常用的干预措施之一。接受RYGB的患者发生胆石症的可能性增加，29%～36%的减肥后患者出现胆结石，13%的患者在术后6～18个月出现胆囊淤积。因此需要内镜干预来管理胰腺或胆道疾病。这种类型的手术后，使用十二指肠镜进行常规ERCP是不可能的。

目前已经有多种技术来克服解剖结构改变带来的难题，成功率和不良事件各不相同，包括腹腔镜辅助ERCP（laparoscope-assisted ERCP，LA-ERCP）、小肠镜辅助ERCP（device assisted enteroscopy ERCP，DAE-ERCP）、经皮辅助内镜治疗（percutaneous assisted transprosthetic endoscopic therapy，PATENT）和超声内镜引导的经胃ERCP（endoscopic ultrasound-directed transgastric ERCP，EDGE）。

LA-ERCP将腹腔镜开口于旷置胃，随后通过侧视十二指肠镜到达乳头。尽管LA-ERCP技术成功率超过98%，但存在明显的局限性。其不良事件发生率为18%（包括5%～13%的病例转为开腹手术）。另外需要更长的手术时间、更长的住院时间、多个手术团队的协调，对手术室的资源要求更高，成本较高。

DAE-ERCP包括单气囊小肠镜检查（single balloon enteroscopy，SBE）、双气囊小肠镜检查（double balloon enteroscopy，DBE）或螺旋小肠镜检查（spiral enteroscopy，SE）。内镜从输出袢（Roux肢）向下至空肠-空肠吻合口，然后向上至输入袢即胆胰肢（短肢80～100cm或长肢100～150cm），最后到达乳头。尽管DAE-ERCP非常安全，可以由单个内镜检查团队进行，但其成功率仅为60%～65%。这归因于多种因素，包括Roux肢长度可变长、内疝或粘连导致锐角、缺乏抬钳器、前视镜使壶腹插管困难，以及与内镜兼容的ERCP配件有限。

PATENT通常在旷置胃建立造瘘。窦道渐次扩张后，在瘘道内放置一个全覆膜自膨式金属支架（full covered self-expanding metallic mesh stent，FCSEMS），以通过侧视十二指肠镜进行ERCP。由于PATENT技术成功率、手术时间和不良事件的数据有限，因此其总体使用频率较低，仅有小型的病例报道。

由于LA-ERCP、DAE-ERCP和PATENT 技术存在明显局限性，因此需要一种全新的内镜技术能兼顾技术疗效、安全性和成本效益。近年来，LAMS的出现可使残胃和旷置胃在超声内镜引导下重新建立连接。该技术被称为EDGE。

一、适应证与禁忌证

（一）适应证

（1）接受Roux-en-Y胃旁路术后解剖结构改变的患者。

（2）符合ERCP指征，需要通过ERCP干预的患者。

（二）禁忌证

（1）有凝血功能障碍的患者。

（2）反复尝试，无合适穿刺部位的患者。例如，旷置胃与残胃的距离＞1cm；穿刺路径有血管干扰。

（3）有其他内镜检查禁忌证的患者。

二、术前准备

（一）器械准备

1. 超声内镜 标准治疗性线性超声内镜。

2. 穿刺针 19G或22G的EUS-FNA针（Expect Slimline或ECHO-19）。

3. LAMS　AXIOS 是一种全覆膜的、管腔贴合的金属支架。它由镍钛合金制成，并覆盖有硅胶。支架两端为法兰。硅胶覆膜层可防止泄漏，大管腔直径允许内镜通过。

（二）患者准备

（1）应告知患者手术细节，包括风险、获益和替代方案。重要的是要告知患者需要至少一次额外的内镜手术来移除 LAMS，时间取决于患者的临床病程和手术指征。应告知患者，他们的胃旁路术将被暂时"逆转"，并且存在理论上的体重增加风险，这在文献中尚没有出现。有关更多详细信息，请参阅"并发症及处理"部分。

（2）术前需禁食6小时以上。

（3）患者接受气管插管全身麻醉或静脉全身麻醉镇静，并取左侧卧位。

三、操作步骤

（1）使用传统的前视胃镜进行初始内镜检查，以评估残胃、吻合口和输出袢（Roux 肢）。

（2）用标准治疗性线性超声内镜从残胃或近端空肠（Roux 肢）识别旷置胃。选择部位的考虑因素包括与旷置胃的距离、穿刺路径是否存在血管、超声内镜位置的稳定性。目标是刺穿旷置胃的胃体部或胃窦部。避免选择离原始 RYGB 吻合钉太近的穿刺部位，尽量减少慢性瘘管形成和 LAMS 部署失败的风险（视频42-0-1）。

视频42-0-1　超声内镜引导经胃部署 LAMS

（3）用19G或22G的 EUS-FNA 针刺入旷置胃。一旦旷置胃被刺穿，在X线透视引导下注射造影剂和无菌水的混合物以确认内腔内的位置并扩张旷置胃，通常需要120～400ml。目标是创造足够扩张的旷置胃（至少6cm胃内空间），使 LAMS 系统安全部署。

（4）EDGE的早期研究使用非烧灼尖端 LAMS

输送系统，该系统需要一些额外的步骤。

1）用 EUS-FNA 针刺入旷置胃后，将0.025in或0.035in的软胆道导丝穿过针头并盘绕在旷置胃内。

2）用针刀电灼并用4～6mmHg球囊扩张窦道。

3）将非烧灼尖端 LAMS 输送系统（美国 Boston 公司的 AXIOS）推进到旷置胃中。远端法兰在X线透视和超声引导下在旷置胃中展开，而近端法兰在内镜下于残胃或近端空肠肢中展开。

4）使用扩张球囊把 LAMS 的管腔扩张至15～20mm（至支架尺寸），以促进十二指肠镜顺行通过新创建的窦道进入旷置胃，并到达十二指肠乳头（视频42-0-2）。

视频42-0-2　球囊扩张 LAMS

（5）随着电烙增强型 LAMS 或 HOT AXIOS 输送系统的出现，步骤进一步简化。

1）EUS-FNA 针进入旷置胃后，可决定将 LAMS 经导丝释放或不经导丝徒手放置。

自闭辅助 LAMS 不需要留置导丝，可以用徒手穿刺技术放置。是否使用导丝取决于内镜医生的偏好。这允许优化瘘管部位的选择。使用导丝可能会在瘘管形成过程中增加一定程度的安全性，并且总体上价格低廉，并且不会增加太多总手术时间。目前没有关于两种技术在烧灼尖端 LAMS 放置的疗效或不良事件差异的数据。

2）在2018年推出20mm LAMS 之后，使用15mm或20mm LAMS 取决于内镜医生的偏好。关于这两种不同规格的支架之间临床结局和不良事件差异的数据有限。一项回顾性病例系列研究发现，15mm（$n=14$）和20mm支架组（$n=17$）在技术成功率（92.9% vs 100%，$P=0.45$）或支架移除后的体重变化（–0.25kg vs –1.1kg，$P=0.35$）方面差异无统计学意义。在总体不良事件发生率方面，15mm支架组显著高于20mm支架组（57.1% vs 17.6%，$P=0.03$）。15mm支架组的 LAMS 迁移率较高（35.7% vs 17.6%，$P=0.41$），但无统计学意义。

另一项研究发现，与单期 EDGE 中的 15mm LAMS 相比，20mm LAMS 的迁移率显著降低。从理论上讲，较大的支架可能导致更高的同期 ERCP（单期 EDGE）的比率，目前占 EDGE 程序的 38%。需要更多的研究来进一步阐明最佳的支架尺寸选择。

3）烧灼尖端的 LAMS 输送系统被推进到旷置胃中。远端法兰在 X 线透视和超声引导下放置在旷置胃中，而近端法兰在内镜下于残胃或近端空肠肢中展开。

（6）可以选择同期（LAMS 部署和 ERCP 同一次）或分期（先进行 LAMS 部署，后择期行 ERCP）进行 EDGE。分期进行可以使窦道更加成熟、LAMS 变得更加稳定。

术中 LAMS 迁移与窦道未成熟具有相关性。它会导致穿孔，特别是在近端旷置胃，内镜修复/闭合可能不可行。这种不良事件在具有成熟窦道的分期 EDGE 中得到缓解（通常在放置后至少 10～14 天）。应根据临床指征（胆管炎或胆漏等超急性指征应考虑单期 EDGE）、内镜医师的偏好和患者的偏好选择单期或者分期 EDGE。有关最小化 LAMS 迁移风险的、促进更多单期 EDGE 的技术新数据，请参阅并发症和处理部分。

（7）展开 LAMS 后，用 TTS（through-the-scope）球囊将支架连续扩张至支架尺寸（15mm 或 20mm）。如果计划进行分期 EDGE，LAMS 的 TTS 球囊扩张可由内镜医生酌情决定是否推迟。

（8）根据内镜医生的判断及经验，可考虑将 LAMS 近端法兰固定在残余胃或近端空肠中，以将迁移风险降至最低。这可以通过内镜缝合（Overstitch）、TTS 止血夹、耙状金属夹闭合系统（over-the-scope-clip，OTSC）或 LAMS 中同轴放置 10Fr×10cm 双猪尾塑料支架来进行。

（9）随后使用十二指肠镜或传统的前视胃镜通过 LAMS 以顺行的方式推进到旷置胃中，以进行常规的 ERCP。

（10）X 线透视可以间歇性地在手术过程中监测 LAMS 的位置。在手术结束时通过 LAMS 取出内镜时应特别小心谨慎。

（11）对于具有未成熟窦道的同期 EDGE，无法拔除 LAMS，因为在第一次手术中拔除 LAMS 会导致旷置胃穿孔，很可能无法通过内镜处理。对于不需要额外进入旷置胃、十二指肠的成熟窦道患者，可以在 ERCP 后安全地拔除 LAMS。这可以通过使用标准的大直径息肉圈套器（25mm 或更大）或通过前视胃镜抓取（鼠齿钳）来实现。

（12）拔除 LAMS 后，窦道的管理由内镜医生依据专业知识和经验自行决定。笔者认为大多数窦道可以在没有干预的情况下自行闭合。在临床实践中，通常使用多种技术在拔除 LAMS 时促进窦道闭合，最大程度地降低需要额外干预的持续性瘘管的风险。氩离子束凝固术（argon plasma coagulation，APC）可应用于窦道再上皮化，这可能足以预防大多数患者的持续性窦道。也可以通过内镜下荷包缝合、OTSC 夹或标准 TTS 止血夹来闭合瘘口。

四、术后评估和护理

术后患者通常从流质饮食开始，并在耐受的情况下逐步恢复饮食。恶心和疼痛应根据需要采用药物控制。EDGE 手术后不需要专门使用预防性抗生素，除非患者本身存在需要抗生素干预的情况，如胆管炎。EDGE 手术可以在门诊进行，特别是针对非急性适应证的计划多阶段手术。因此，并不总是需要术后治疗，尽管许多 EDGE 的急性适应证通常需要住院治疗。

五、并发症及处理

由于 EDGE 是一个新兴的内镜手术操作，有关特定不良事件发生率的数据总体上仍然有限。多项回顾性评价发现，不良事件发生率在 15.7%～27.8% 的 EDGE 手术中，其中 78.6%～87.2% 的并发症与 EDGE 手术相关；12.8%～21.4% 为 ERCP 的相关并发症，如胰腺炎、胆管炎或括约肌切开术后出血。EDGE 特有的并发症包括术中 LAMS 部署失败、术中 LAMS 迁移、术后 LAMS 迁移、出血、穿孔、症状性气腹、移除 LAMS 后持续性窦道存在和体重增加。

1. LAMS 部署失败 4.7%～5.1% 的患者在 LAMS 部署中失败。这在术中立即可识别，因为近端或远端法兰未在预计位置内展开。此时应立即进行内镜下补救措施，最常见的方法是桥接全覆膜自膨式金属支架（FCSEMS）。在某些情况下，可以考虑放置第二个LAMS。如果补救措施成功，EDGE手术仍然可以完成。关于支架错误放置导致穿孔的临床报道有限。为了防止LAMS错位，谨慎的做法是在残余胃/近端空肠和旷置胃中选择适当的目标位置。这包括最小化两个腔之间的距离，如果管腔之间的距离大于10mm（LAMS鞍座的长度），通常避免展开。重要的是，在EUS针穿刺后充分扩张旷置胃，这有助于使管腔更紧密地靠拢。

2. 术中LAMS迁移 术中LAMS迁移发生在1.1%～11.2%的患者中。这通常在ERCP结束十二指肠镜退镜时被识别出来。许多迁移可以通过异物钳调整LAMS位置、放置桥接FCSEMS或放置第二个LAMS来进行内镜管理。如果缺损无法通过内镜处理，并且存在临床上显著的穿孔，患者可能需要手术干预。如前所述，单期EDGE的术中LAMS迁移具有重要的临床意义，因为它可导致穿孔。尤其游离的远端旷置胃的穿孔可能无法进行内镜闭合。在具有成熟窦道的分期EDGE手术中，LAMS迁移不太可能引起穿孔，通常可以通过操作/重新定位LAMS来控制。

一项针对单期EDGE的多中心回顾性研究发现，与15mm LAMS相比，使用20mm LAMS导致支架迁移显著减少（3/85，3.5% vs 8/43，18.6%；$P=0.007$）。固定或锚固LAMS的近端法兰以降低迁移风险已有报道，但关于其疗效的临床数据有限。这可以通过内镜缝合或金属夹将LAMS固定在腔壁上或通过LAMS放置双猪尾支架来完成。降低LAMS迁移风险的其他方法包括在选择LAMS部署地点时避免为锐角，并使用润滑良好的内镜。

3. 术后LAMS迁移 术后应监测患者是否有LAMS迁移的迹象，如腹痛或腹膜炎引起的脓毒症。如果担心术后LAMS迁移，可以通过横断面成像（CT/MRI）或给予口服水溶性造影剂的X线片来进一步评估。

4. 穿孔 穿孔可发生在EDGE手术的多个环节，据报道，有1.8%～3.4%的患者发生穿孔。如上所述，穿孔发生可能与LAMS错位或迁移有关，或在进镜或括约肌切开术后发生。其中大多数患者可以通过内镜或保守治疗（胃肠减压、抗感染、观察治疗）治愈，但也有报道称患者需要手术干预。

5. 出血 据报道，1.1%～3%的患者因大量出血需要输血，并且可能发生在EDGE手术的多个环节，如窦道形成、括约肌切开术和LAMS拔除期间。重要的是，在部署LAMS系统之前，通过使用多普勒超声确保穿刺路径无血管。

6. 窦道持续存在 留置LAMS的管理和拔除在程序操作与技术部分进行了描述。在拔除LAMS并可能内镜下闭合瘘口后，我们不会常规评估窦道持续存在的证据。如果根据患者体重增加或胃反流症状怀疑存在慢性瘘，可通过横断面成像或胃镜检查等进行评估。如上所述，慢性瘘可通过内镜闭合，手术干预仅用于多次内镜干预失败的难治性瘘管。

慢性瘘发生在1.2%～10%的患者中。当医源性瘘变成慢性瘘时，实际上逆转了患者的胃旁路术，体重增加是可能存在的风险。这在文献中并未得到一致的证明，因为几乎所有评估EDGE后体重变化的研究实际上都显示总体体重下降。食物仍然可能优先进入Roux肢而不是通过LAMS。LAMS拔除后体重增加也不被认为是持续性瘘管的可靠证据，虽然持续性瘘管的临床意义不明确，但在移除LAMS后对瘘口应用APC，以促进再上皮化或通过内镜缝合、OTSC夹或止血夹对瘘口进行闭合可能有助于预防慢性瘘管。此外，通道建立选择远离RYGB吻合口的部位可能是有益的。

六、临床评价

EDGE于2014年被首次描述，其改变了经皮或手术进入旷置胃的路径，允许使用十二指肠侧视镜及其相关附件，并根据患者的临床病程提供重复干预或LAMS拔除的选择。EDGE非常有效，一项多中心回顾性研究和最近的一项系统评价都指出了其具有98%的技术成功率。一项将EDGE与LA-ERCP和DAE-ERCP进行比较的系统评价和荟萃分析发现，EDGE的技术成功率为95.5%，LA-ERCP为95.3%，DAE-ERCP为71.4%。就技术成功率而言，EDGE显著高于DAE-ERCP（$P=0.01$），但与LA-ERCP（$P=0.98$）无显著性差异。

在不良事件方面，一项荟萃分析发现，EDGE的总体不良事件发生率为21.9%，LA-ERCP为17.4%，DAE-ERCP为8.4%。EDGE和LA-ERCP

之间的总体不良事件发生率没有差异，在ERCP后胰腺炎、穿孔、出血等方面也没有明显差异。EDGE和DAE-ERCP在总体不良事件发生率方面存在显著差异。ERCP后胰腺炎的发生率在三组中相当，绝对发生率在EDGE组中最低。

虽然EDGE和LA-ERCP具有相似的疗效和总体不良事件发生率，但EDGE的手术时间更短（73分钟 vs 184分钟，$P<0.000\ 01$），患者住院时间也更短（0.8天 vs 2.65天，$P<00008$），且EDGE的医院资源利用率更低。成本效益分析支持这一假设，与LA-ERCP（28 310美元）和DAE-ERCP（10 097美元）相比，EDGE的总成本最低（每位患者4877美元）。此外，还发现与LA-ERCP和DAE-ERCP相比，EDGE具有最高的总质量调整生命年。

尽管EDGE仅在2014年首次被描述，但初步数据强烈支持其在RYGB术后、解剖学改变的患者中进行胆胰疾病干预，因为它可以在一次治疗中完成，与其他手术相比，具有疗效、安全性和成本效益的有利组合。虽然它需要EUS、X线透视、ERCP和LAMS置放方面的专业知识及技能，但在一项特定研究中显示富有相关经验的内镜医生在25～35例及以后会对该手术娴熟掌握。

（Farid Abushamat，Mohamed O. Othman，郦枫）

参 考 文 献

Abbas AM，Strong AT，Diehl DL，et al，2018. Multicenter evaluation of the clinical utility of laparoscopy-assisted ERCP in patients with Roux-en-Y gastric bypass. Gastrointest Endosc，87（4）：1031-1039.

Angrisani L，Iovino P，Santonicola A，et al，2021. Bariatric surgery survey 2018：similarities and disparities among the 5 IFSO chapters. Obes Surg，31（5）：1937-1948.

Bahdi F，George R，Paneerselvam K，et al，2022. Comparison of endoscopic ultrasound-directed transgastric endoscopic retrograde cholangiopancreatography outcomes using various technical approaches. Endosc Int Open，10（4）：E459- E467.

Banerjee N，Parepally M，Byrne TK，et al，2017. Systematic review of transgastric ERCP in Roux-en-Y gastric bypass patients. Surg Obes Relat Dis，13（7）：1236-1242.

Dhindsa BS，Dhaliwal A，Mohan BP，et al，2020. EDGE in Roux-en-Y gastric bypass：How does it compare to laparoscopy-assisted and balloon enteroscopy ERCP：a systematic review and meta-analysis. Endosc Int Open，8（2）：E163- E171.

James HJ，James TW，Wheeler SB，et al，2019. Cost-effectiveness of endoscopic ultrasound-directed transgastric ERCP compared with device-assisted and laparoscopic-assisted ERCP in patients with Roux-en-Y anatomy. Endoscopy，51（11）：1051-1058.

James TW，Baron TH，2019. Endoscopic ultrasound-directed transgastric ERCP（EDGE）：a single-center US experience with follow-up data on fistula closure. Obes Surg，29（2）：451-456.

Khara HS，Parvataneni S，Park S，et al，2021. Review of ERCP techniques in Roux-en-Y gastric bypass patients：Highlight on the novel EUS-directed transgastric ERCP（EGDE）technique. Curr Gastroenterol Rep，23（7）：10.

Kochhar GS，Mohy-Ud-Din N，Grover A，et al，2020. EUS-directed transgastric endoscopic retrograde cholangiopancreatography versus laparoscopic-assisted ERCP versus deep enteroscopy-assisted ERCP for patients with RYGB. Endosc Int Open，8（7）：E877- E882.

Krafft MR，Fang W，Nasr JY，2021. Shortened-interval dual-session EDGE reduces the risk of LAMS dislodgement while facilitating timely ERCP. Dig Dis Sci，66（8）：2776-2785.

Law R，Wong Kee Song LM，Petersen BT，et al，2013. Single-session ERCP in patients with previous Roux-en-Y gastric bypass using percutaneous-assisted transprosthetic endoscopic therapy：a case series. Endoscopy，45（8）：671-675.

Prakash S，Elmunzer BJ，Forster EM，et al，2022. Endoscopic ultrasound-directed transgastric ERCP（EDGE）：a systematic review describing the outcomes，adverse events，and knowledge gaps. Endoscopy，54（1）：52-61.

Runge TM，Chiang AL，Kowalski TE，et al，2021. Endoscopic ultrasound-directed transgastric ERCP（EDGE）：a retrospective multicenter study. Endoscopy，53（6）：611-618.

Schreiner MA，Chang L，Gluck M，et al，2012. Laparoscopy-assisted versus balloon enteroscopy-assisted ERCP in bariatric post-Roux-en-Y gastric bypass patients. Gastrointest Endosc，75（4）：748-756.

Shah RJ，Smolkin M，Yen R，et al，2013. A multicenter，U. S. experience of single-balloon，double-balloon，and rotational overtube-assisted enteroscopy ERCP in patients with surgically altered pancreaticobiliary anatomy（with video）. Gastrointest Endosc，77（4）：593-600.

Shiffman ML，Sugerman HJ，Kellum JH，et al，1993. Gallstones in patients with morbid obesity. Relationship to body weight，weight loss and gallbladder bile cholesterol solubility. Int J Obes Relat Metab Disord，17（3）：153-158.

Shinn B，Boortalary T，Raijman I，et al，2021 Maximizing success in single-session EUS-directed transgastric ERCP：a retrospective cohort study to identify predictive factors of stent migration. Gastrointest Endosc，94（4）：727-732.

Tyberg A，Kedia P，Tawadros A，et al，2020. EUS-directed transgastric endoscopic retrograde cholangiopancreatography（EDGE）：the first learning curve. J Clin Gastroenterol，54（6）：569-572.

第四十三章
超声内镜引导胰管引流术

各种原因（如先天性畸形、胰管狭窄、胰管结石等）引起的胰管阻塞、胰液引流不畅，最终均会导致胰管梗阻，从而引起腹痛。以往主要通过药物、外科手术及内镜下逆行胰管造影术（endoscopic retrograde pancreatography，ERP）来治疗胰管梗阻引起的腹痛。胰酶制剂及镇痛药虽能缓解部分症状，但不能从根本上解决胰管梗阻。外科手术进行纵行胰空肠吻合，虽能达到胰管引流、减压的目的，但其并发症发生率（30%）及死亡率（2%）均较高，且长期疼痛缓解率仅达65%～85%。而ERP能进行括约肌切开、结石取出、狭窄扩张等达到胰管引流、减压的目的，且创伤性很小，因此目前已被推荐为治疗胰管梗阻的一线治疗措施。尽管ERP的成功率很高，但仍有5%～10%的病例因壶腹周围慢性炎症改变、胰管完全梗阻、胰管扭曲、胰管断裂、手术致解剖结构改变或胃、十二指肠梗阻等原因导致ERCP失败。对于这类ERCP失败的胰管梗阻患者的治疗仍是个难题。1995年Harada等率先解决了这个难题。Harada等对1例ERP及经腹B超胰管穿刺造影术均失败的胰十二指肠切除术后的患者进行了超声内镜引导胰管造影，并获得成功。2002年，François等率先对4例行ERP失败的慢性胰腺炎患者进行了超声内镜引导胰管引流术（EUS-guided pancreatic duct drainage，EUS-PDD），均获得了成功，其中3例腹痛得到明显缓解，1例在术后11个月再次发作腹痛，给予第二次EUS-PDD后疼痛缓解。这提示EUS-PDD是一种有效解除胰管梗阻的新方法，这为这类患者的治疗提供了一种全新的治疗策略。此后，随着超声内镜介入治疗技术的进步及相关器械的改进，越来越多的学者开展了该项技术用于胰管梗阻患者治疗的临床应用研究，均取得较理想的结果。目前，EUS-PDD的临床应用已日益广泛，2022年发布的欧洲胃肠内镜学会已推荐将EUS-PDD用于ERP失败或十二指肠主、副乳头无法到达的胰管梗阻患者的替代治疗。

一、适应证和禁忌证

2022年欧洲胃肠内镜学会发布的治疗性超声内镜指南推荐以下EUS-PDD适应证及禁忌证。

（一）适应证

EUS-PDD仅适用于以下有症状的胰管梗阻患者：

（1）各种原因致十二指肠镜无法到达十二指肠主乳头者（如胃流出道或十二指肠梗阻、Roux-en-Y术后或Whipple术后致解剖结构改变等）。

（2）ERP进行胰管插管失败者（如有症状的慢性胰腺炎伴严重胰管狭窄者、胰管离断综合征者、胰十二指肠切除术后胰肠吻合口狭窄者、胰瘘者）。

（3）外科手术进行胰管减压具有不可接受的风险者。

（4）希望通过微创的方式来进行胰管减压者。

（二）禁忌证

（1）超声内镜下无法确定主胰管位置者。

（2）主胰管还未充分扩张者。

（3）拟穿刺路径上有重要血管者。

（4）多节段的主胰管狭窄者。

（5）血流动力学不稳定不能耐受超声内镜检查者。

（6）严重凝血功能障碍者（国际标准化比率>1.5）。

（7）严重血小板减少症患者（血小板计数<$50\times10^9/L$）。

二、术前准备

（一）器械准备

1. 彩色多普勒穿刺型超声内镜　选择具有彩色多普勒功能的穿刺型超声内镜，如 Fujifilm 的 EG-530UT2、Olympus GF-UCT 260 或前视镜 Olympus TGF-UC 260J 穿刺型超声内镜。

2. 穿刺针及导丝　穿刺针及导丝的选择对 EUS-PDD 操作的成败非常关键。虽然各种口径（25G、22G、19G）的穿刺针均能穿刺入胰管，但在行 EUS-PDD 选择穿刺针及导丝时，需综合考虑胰管扩张程度、胰腺实质纤维化程度、是否行透胃肠壁引流及导丝的软硬度、X 线及内镜下的可见度、经导丝进行器械交换的方便性等因素，并应保证穿刺针口径大小能通过所选用的导丝。0.018in 或 0.021in 的导丝虽然较柔软、弹性较好，更容易通过扭曲的胰管或胰管的狭窄部位，但这种软导丝 X 线下的可见度较低，硬度不够，所以经导丝进行器械交换及保持导丝的位置更困难。因此，有专家推荐使用更粗的、更硬的 0.025in 或 0.035in 的导丝（如 Boston 公司的 Jagwire、Glidewire 或 Olympus 公司的 Visiglide，图 43-0-1）。如经胰肠吻合口或经乳头放置胰管支架或需 EUS-ERCP 对接术时，通常需选硬的、亲水性好的导丝，如 0.025in、0.035in 成角或直的导丝，因这种导丝不容易扭曲成圈，更容易通过吻合口或乳头。如胰管扩张 >5mm 或需透壁放置支架，通常应选择 0.035in 的硬导丝及大口径的 19G 穿刺针（如 Boston 19G 或 Cook 19G 穿刺针，图 43-0-2）。19G 穿刺针会改变穿刺镜前端的角度，所以更难穿刺入胰管内，但它能通过 0.035in 的硬导丝，这会使后续的操作更方便实施（如导丝或支架更容易通过胰管的梗阻部位）。

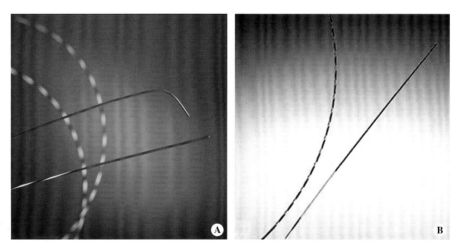

图 43-0-1　用于 EUS-PDD 的导丝及其前端亲水端

A. Jagwire（Boston）；B. Visiglide（Olympus）

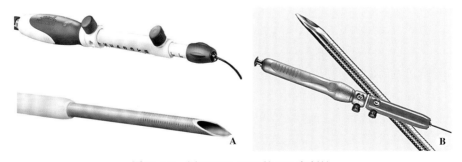

图 43-0-2　用于 EUS-PDD 的 19G 穿刺针

A. Boston 穿刺针；B. Cook 穿刺针

3. 扩张针道的器械　目前尚未有关于扩张方法及扩张器械的对比研究报道，内镜医师主要根据自己的操作经验选择扩张器械。扩张器械大体分为以下几类：扩张球囊、前端逐渐变细的扩张导管、ERCP插管导管及电热导管（图43-0-3）。透热导管会引起电烧灼相关性不良反应，如胰腺炎、胰漏、出血及穿孔等，因此其应用尚有争议，一般是在前几种扩张器械失败时才使用。

（1）扩张球囊：如Boston公司的Hurricane胆道扩张球囊及Cook公司的Titan胆道扩张球囊，可从小到大逐级扩张。

（2）前端逐渐变细的扩张导管：如Cook公司的Soehendra胆道扩张导管，直径为5～12Fr逐级扩张。

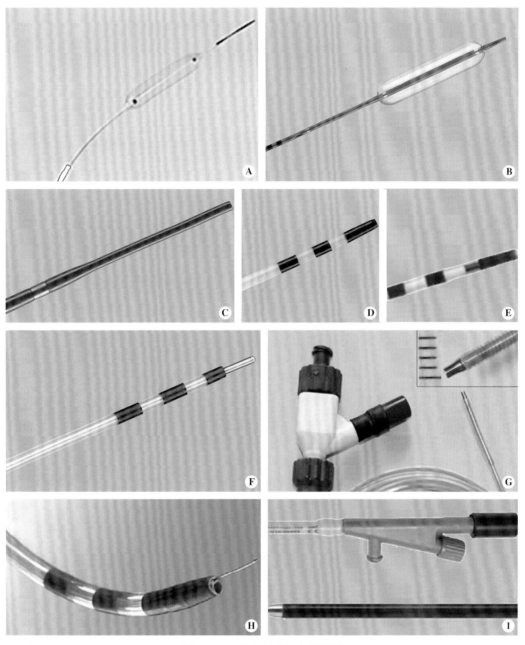

图43-0-3　扩张针道的各种器械

A. Boston扩张球囊；B. Cook扩张球囊；C. Soehendra胆道扩张导管；D. Glo-Tip插管导管；E. Proforma插管导管；F. Cook针状刀；G. MTW-Endoskopie高频环刀；H. Olympus双腔针刀；I. Endo-Flex电热导管

（3）ERCP插管导管：如Boston公司Tandem RX插管导管、Cook公司Glo-Tip ERCP插管导管及ConMed 公司Proforma插管导管。这几种导管前端也逐渐变细。

（4）电热导管：如Cook公司、Boston公司、Olympus公司的针状刀，德国MTW-Endoskopie公司的高频环刀及德国Endo-Flex可通过导丝的电热导管。

4. 支架 以往多置入塑料支架，如直的、单猪尾或双猪尾塑料支架。与猪尾支架相比，直的塑料支架更易发生移位。关于是选择多侧隙还是无侧隙支架，目前尚有争议，一般认为行透壁引流时应选择无侧隙支架，以免胃肠壁与胰腺之间有空隙而出现胰漏。但有侧隙及侧翼的支架是一体式的，如术中发现支架长度不合适或支架无法通过针道进入胰管时，可回收支架，重新更换支架或再扩张针道，较为方便，所以也可使用这种带侧隙及侧翼的一体式胆道支架。Itoi等还研发出一种专用于EUS-PDD的7Fr 单猪尾塑料支架，其前端呈直的、锥形变细，易通过针道及狭窄段，远端及近端各有2个侧翼，可防止移位，两端大的侧隙及侧孔能保证引流效果，而中间部位无侧孔可防止胰液渗漏入胰周，总长20cm，有效长度长达15cm，可用于各种患者包括上消化道解剖异常者。也有学者先置入鼻胰管，引流一段时间后再更换为塑料支架。以往认为全覆膜或部分覆膜金属支架可能阻塞分支胰管，从而引起胰腺炎，故不推荐使用。但近年来，有不少学者植入了全覆膜自膨胀式金属支架，并未观察到严重并发症如支架相关性胰腺炎等（图43-0-4）。如图43-0-4E为带侧翼防移位的全覆膜自膨式金属支架，两端平头不易损伤胰管。但不能使用无覆膜金属支架，因为当胃肠壁与胰腺之间有空隙时易出现胰漏。支架直径的选择取决于针道扩张后的直径，应选择与扩张后的针道直径相当的支架，以免发生胰漏。

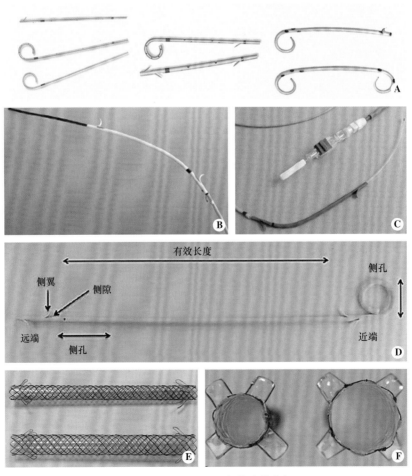

图43-0-4　EUS-PDD各种胰管支架

A.各种直、单猪尾或双猪尾胰管塑料支架；B. Boston一体式胆道支架；C. Gadelius一体式胆道支架；D. Itoi研发的支架；E. 全覆膜自膨胀式金属支架

5. 超声内镜会师术所需内镜及器械　如上消化道解剖结构正常，可用十二指肠镜进行会师术；如为 Roux-en-Y 术后或 Whipple 术后者，可用儿童或成人肠镜（PCF-Q180AL 或 CF-H180AL，Olympus）或单气囊小肠镜行会师术。另需圈套器、乳头切开刀等。

（二）术者准备

应由具有丰富的超声内镜及 ERCP 操作经验的内镜医师来完成，术前内镜医师应仔细了解病史、手术史、复习影像学资料及制订详细的操作方案。

（三）患者准备

（1）应详细告知患者及家属此项操作的目的、方法、可能的并发症及处理方法，并签署知情同意书。

（2）术前禁食、禁水 8 小时以上；术前预防性使用广谱抗生素 3 天以预防感染，术前 1 小时使用蛋白酶抑制剂以预防急性胰腺炎。

（3）因操作时间长，术前应行丙泊酚静脉麻醉，如无法静脉麻醉则可静脉联合应用哌替啶及咪达唑仑。

（4）术中患者先取左侧卧位，然后可根据穿刺方向及 X 线透视的需要调整体位，如俯卧位或仰卧位。

三、操作方法

EUS-PDD 根据操作方法的不同可分为两大类，即会师辅助 ERP（rendezvous-assisted ERP，RV-assisted ERP）与顺行引流。2022 年 ESGE 治疗性超声内镜指南推荐，对无胃肠改道、解剖结构完整的患者进行会师辅助 ERP，当行会师辅助 ERP 失败或技术不可行时再行顺行引流，因会师辅助 ERP 的不良事件发生率较低。

1. 会师辅助 ERP　该操作与胆道的 EUS-RV 类似，先进行超声内镜穿刺入胰管，再顺行置入导丝使之通过乳头或胰肠吻合口进入肠腔，再插入十二指肠镜或肠镜行会师术。

2. 顺行引流　只需要穿刺型超声内镜就可完成。如导丝能通过乳头或胰肠吻合口并成功置入支架，这称为经乳头或胰肠吻合口引流；如导丝无法通过胰管狭窄段或乳头或胰肠吻合口时，只能行透壁引流。根据穿刺部位的不同及支架最终是透壁置入还是顺行置入并通过乳头或胰肠吻合口，可将顺行引流分为超声内镜引导胃胰管肠吻合术（又称环形引流）（EUS-gastropancreaticoenterostomy or ring drainage）、超声内镜引导胰管胃吻合术（EUS-pancreaticogastrostomy）、超声内镜引导胰管肠吻合术（EUS-pancreaticoenterostomy）、EUS 引导胰管十二指肠球部吻合术（EUS-pancreaticobulbostomy）。

（一）会师辅助 ERP

（1）仔细行超声内镜扫查以确认胰管位置、选择最佳穿刺点，以穿刺点与胰管之间距离最短、穿刺路径中无血管、穿刺路径与胰管纵轴之间的夹角较大，从而方便针道扩张及置入器械为原则来选择最佳穿刺点，设计穿刺路径。

（2）开启多普勒功能避开血管，在超声内镜引导下将 19G 穿刺针刺入胰管内，拔除针芯，回抽出胰液以确认针尖在胰管内；注入造影剂行胰管造影，了解胰管的全长、扩张程度及狭窄部位。

（3）通过穿刺针置入导丝使之通过乳头进入十二指肠或经狭窄的胰肠吻合口进入空肠，并使导丝在肠腔内盘成圈以防导丝滑脱回去或发生移位。

（4）保留导丝固定不动，退出超声内镜，插入十二指肠镜（正常解剖者）、肠镜或单气囊小肠镜（胰十二指肠切除术后患者）到达十二指肠乳头或胰肠吻合口，用圈套器或活检钳将导丝经活检孔道引出体外，然后经导丝逆行置入支架，使其一端位于肠腔内，另一端位于胰管内；或者保留导丝固定不动，更换超声内镜为十二指肠镜、肠镜或单气囊小肠镜，在已有导丝的旁边进行胰管插管，再置入另一根导丝，最后经第二根导丝置入支架（图43-0-5，视频43-0-1）。

（二）超声内镜引导顺行胰管引流术

1. 超声内镜引导胃胰管肠吻合术　（图43-0-6）

（1）同会师辅助 ERP 步骤 1 及步骤 2。

（2）通过穿刺针置入导丝使之通过乳头或胰肠吻合口入肠腔，循导丝插入扩张球囊、探条、ERCP 插管导管或电热导管来扩张针道，再经导丝置入支架，使其一端位于胃内，另一端位于十二指肠或空肠内（视频43-0-2）。

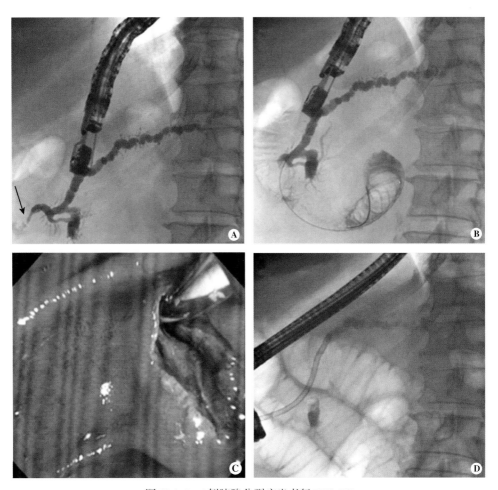

图43-0-5 1例胰腺分裂症患者行EUS-RV

A. 超声内镜穿刺入胰管内行胰管造影，箭头示副乳头无造影剂溢出；B. 置入导丝经副乳头进入十二指肠腔；C. 十二指肠镜将导丝引出体外后，插胰管，切开副乳头；D. 经副乳头逆行置入塑料支架

视频43-0-1 超声内镜引导胰管引流术（会师辅助ERP）

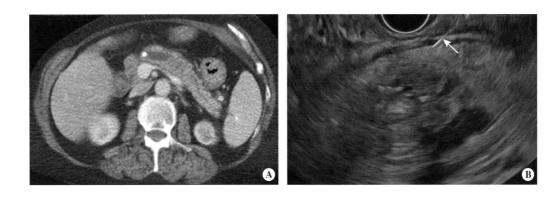

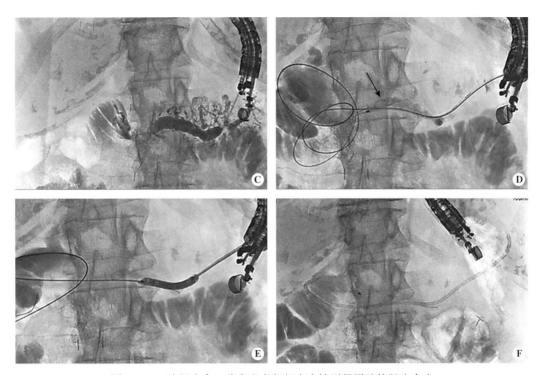

图43-0-6　胰肠吻合口狭窄患者行超声内镜引导胃胰管肠吻合术

A. CT示胰管结石及其近端扩张的胰管；B. 超声内镜示穿刺针穿刺入扩张的胰管；C. 造影显示胰管扩张；D. 置入导丝使之通过胰肠吻合口入空肠，箭头示胰管结石充盈缺损影；E. 用扩张球囊扩张针道；F. 循导丝置入双猪尾支架

视频43-0-2　超声内镜引导胰管引流术（顺行引流）

2. 超声内镜引导胰管胃吻合术（图43-0-7，

图43-0-8）

（1）同会师辅助ERP步骤1及步骤2。

（2）置入导丝，但导丝无法通过乳头或胰肠吻合口，保留导丝前端于胰管内。

（3）循导丝插入扩张球囊或探条等扩张针道，经导丝置入支架，使其一端位于胰管内，另一端位于胃腔内。

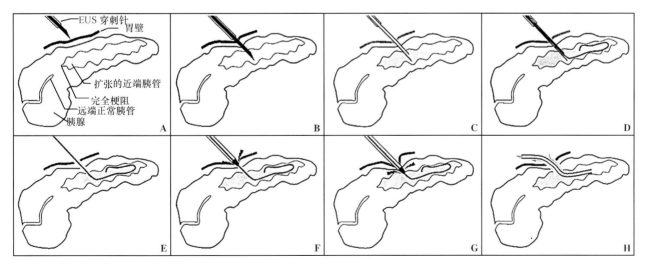

图43-0-7　超声内镜引导胰胃吻合术示意图

A. 胰管完全梗阻及近端扩张的胰管；B. 超声内镜引导穿刺针刺入胰管；C. 拔除针芯，注射造影剂；D. 置入导丝，使导丝在胰管内盘圈；E. 保留导丝，退出穿刺针；F. 循导丝插入电热导管；G. 电热导管扩张针道；H. 置入支架

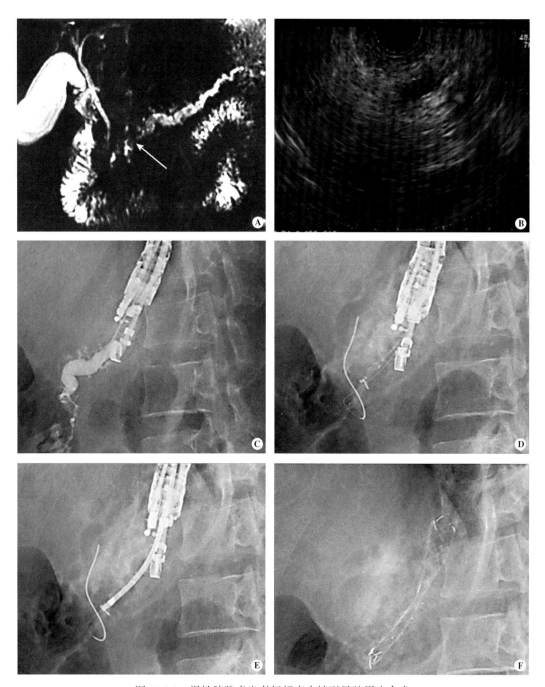

图43-0-8　慢性胰腺炎患者行超声内镜引导胰胃吻合术

A. MRCP显示主胰管扩张；B. 超声内镜显示扩张主胰管；C. 超声内镜下穿刺入胰管，造影显示扩张的胰管；D. 置入导丝，但导丝未能通过乳头；
E. 以Soehendra胆道扩张导管扩张针道；F. 置入全覆膜自膨胀式金属支架

3. 超声内镜引导胰管肠吻合术　步骤同超声内镜引导胰管胃吻合术。

4. 超声内镜引导胰管十二指肠球部吻合术　步骤同超声内镜引导胰管胃吻合术。

5. 超声内镜引导胃胰管肠吻合术　环形引流，将支架的两端分别经胰管留置于胃及胰肠吻合口内，可应用于Whipple术后合并胰肠吻合口狭窄的患者，以达到经胃更换支架的目的（视频43-0-3）。

视频43-0-3　超声内镜引导胰管引流术（环形引流）

四、一般原则、注意事项及术后处理

（一）一般原则

2022年ESGE发布了有关治疗性超声内镜的技术综述，该综述详细阐述了各种治疗性EUS（包括EUS-PDD）操作的一般原则，并给出以下具体建议。

（1）治疗性EUS（包括EUS-PDD）应仅在具有高手术量、经验丰富的内镜中心进行，因为该手术操作复杂、手术不良事件的风险高。

（2）治疗性EUS（包括EUS-PDD）应由接受过充分培训并有经验的内镜医师在具备介入放射学和肝胆胰外科专业技术的中心进行。

（3）进行治疗性EUS（包括EUS-PDD）前暂停抗凝治疗。

（4）进行治疗性EUS（包括EUS-PDD）前应尽可能将双联抗血小板治疗暂时转换为阿司匹林单药治疗。

（5）进行治疗性EUS（包括EUS-PDD）前预防性给予广谱抗生素静脉注射。

（6）对接受EUS-PDD的患者应事先予以非甾体抗炎药直肠给药。

（7）对于解剖结构正常的患者，进行会师辅助ERP，只有当会师辅助ERP失败或技术不可行时，才进行顺行或透壁超声内镜引导胰管引流术。

（二）注意事项

（1）穿刺时应避免穿刺针与胰管纵轴成直角，如果成直角则后续操作会变得很困难，而且在拔出导丝时会增加导丝前端被穿刺针针尖削掉的风险。因此，在拔出导丝时应尽量调整穿刺针与胰管之间的夹角，使之变钝。在拔出导丝有阻力时不能用力拔出，可将穿刺针与导丝同时退出。

（2）导丝有时容易进入扩张的分支胰管，可通过更换成其他类型、不同直径的导丝或成角/直的导丝，或改变穿刺针与胰管的角度来解决。有时导丝很难通过胰管狭窄段、十二指肠乳头或胰肠吻合口，可通过前后进退导丝、更换导丝、改变穿刺针角度或在梗阻部位附近打上球囊以改变导丝前端的方向来解决。

（3）针道扩张是EUS-PDD操作中最具挑战性的一个步骤，这可能与推送力量和穿刺针长轴方向不一致、胃壁厚、胰腺实质纤维化等有关。应尽量避免使用电热导管扩张针道，以减少烧灼相关性并发症。

（4）应尽量选择胃肠壁与胰管之间距离最小的部位为穿刺点，尽量使用较小直径的扩张器械（如5～7Fr扩张导管或4～6mm扩张球囊）来扩张针道，这些均可减少术后胰液外漏的风险。

（三）术后处理

（1）术后按EUS-FNA护理常规进行护理，密切观察患者有无腹痛、呕血、黑便等症状，监测各项生命体征，予以抗感染、抑酸、抑酶等治疗。

（2）术后应注意复查CT以了解支架的在位及通畅情况，测量胰管直径以评估疗效。

五、临床评价

1995年超声内镜引导胰管穿刺造影首次获得成功，这为胰管梗阻患者的治疗提供了新思路。2002年，François等首次报道对4例慢性胰腺炎行ERP失败的患者进行EUS-PDD，均获得成功，术后均无并发症，3例疼痛得到有效缓解，1例术后11个月疼痛复发，再次行EUS-PDD后疼痛缓解，认为在传统ERP失败后，超声内镜引导胃胰管吻合术是一种非常有前景的胰管引流、缓解疼痛的新方法。此后，EUS-PDD技术迅速发展，出现了很多该技术的临床研究。综合以往多项研究结果，2022年ESGE治疗性超声内镜指南推荐了EUS-PDD临床评价的两个重要指标：其技术成功最好定义为成功置入胰管支架；其临床成功则定义为疼痛缓解，可用视觉模拟评分法（visual analogue score，VAS）将其分为部分缓解或完全缓解。

（一）技术成功率

由于EUS-PDD只能在具有高手术量、经验丰富的内镜中心进行，因此目前有关该技术的研究报道均为小样本或中等样本的研究。早期各项研究对技术成功的定义不同，导致各研究报道的EUS-PDD的技术成功率也不尽相同。2014年Prichard

等分析了过去几年7项EUS-PDD研究结果，胰管穿刺成功率达78%～100%，胰管不扩张者穿刺成功率为57%，低于胰管扩张者（100%）；导丝通过乳头的成功率为33%～88%；胰管支架置入的成功率达45%～88%，在会师术及透壁引流术均使用的研究中其置管的成功率相对更高。2015年Fujii等剔除了个案及只行胰管造影的研究，总结了过去13项EUS-PDD的研究结果，共有222例患者接受了222次EUS-PDD，其中170次获得成功，总的成功率达76.6%。另一综述综合了9项EUS-PDD的研究结果，共205例患者，超声内镜引导胰管置管的成功率达58%～100%。有趣的是，Kikuyama等报道14例Whipple术后吻合口狭窄的患者，其中6例初次行EUS-PDD即获得成功，余8例中有5例在第二次尝试EUS-PDD时也获得成功，提示EUS-PDD重复尝试可能获得更高的技术成功率。

2019年Krafft等对13项行顺行EUS-PDD的研究进行了系统分析。该研究与早期研究不同的是，它将EUS-PDD的技术成功定义为成功置入胰管支架，其临床成功则定义为症状部分或完全缓解。结果13项研究共进行了155次EUS-PDD，其中138次成功置入胰管支架，其技术成功率为89%，总体临床成功率为87%（127/146）。2020年Krafft等又报道了一项双中心回顾性研究，纳入28例患者，其中2例胰肠吻合狭窄患者均成功进行了超声内镜引导胃胰管肠吻合术，置入了支架，技术成功率为100%，平均随访18个月，临床成功率为100%；26例慢性胰腺炎进行了超声内镜引导胰管胃吻合术，技术成功率为81%，临床成功率为75%，不良事件发生率为15%，其中15例临床成功患者再次行超声内镜引导胰管透壁引流，平均随访4.5个月，临床成功率仍达100%。

（二）临床成功率

EUS-PDD的临床成功指患者疼痛得到缓解。2007年Kahaleh等对10例行EUS-PDD的患者进行回顾，平均随访14个月，患者的平均疼痛评分由7.3分下降到3.6分，平均胰管直径由4.6mm下降到了3.0mm。同年Tessier等对33例行超声内镜引导透壁胰管引流术的患者进行回顾，平均随访4～55个月，其中25例（76%）疼痛完全或部分缓解，临床成功率为69%，认为对于胰管梗阻引

起的疼痛，超声内镜引导透壁胰管引流术是有效且相对安全的。2011年Ergun等报道了20例患者行EUS-PDD，18例操作成功（5例EUS-RV，13例透壁引流），其中13例（72%）术后疼痛得到长期缓解，所有患者平均疼痛评分从7.5分下降到1.6分，主胰管平均直径从8.1mm下降到3.9mm，EUS-PDD总的技术成功率及长期疼痛缓解率分别为90%和72%。2013年Fujii等对43例ERP失败或上消化道解剖结构改变的患者行EUS-PDD，其中32例获得成功，术后有29例随访1年以上或随访至患者死亡，6例因原发恶性肿瘤死亡，其中4例术后疼痛完全缓解直至死亡；余23例患者中有16例在平均37个月的随访期中疼痛完全缓解，临床成功率为69.6%，术后平均335天复查CT，胰管直径从5.9mm下降至4.5mm；认为EUS-PDD是可行、安全的，且在大多数接受该治疗的患者中均能取得长期疗效。2015年Will等报道83例成功行EUS-PDD的患者中，有68例疼痛得到完全或部分缓解，临床成功率为81.9%，与之前几项研究的结果类似。2016年Oh等报道，25例胰管梗阻的胰腺炎患者均成功进行了EUS-PDD，并置入全覆膜自膨式金属支架，技术成功率为100%，术后疼痛均明显改善，临床成功率为100%。

（三）并发症

据目前文献报道，有6%～33%的EUS-PDD操作会出现并发症，但严重的并发症并不多见。Fujii等对2013年前的13项研究进行了总结，222例行EUS-PDD的患者中有42例（18.9%）出现并发症；最常见并发症为腹痛（7.7%）及急性胰腺炎（3.2%），其余还有出血、穿孔、胰液外漏、胰周脓肿或导丝前端被削掉并滞留体内等。在2015年最新的一项研究中，Will等报道111次EUS-PDD操作中有24次出现并发症（21.6%），其中1次出现穿孔（后行外科手术），4次出现胰周脓肿（2次行内引流，1次行外引流，1次行腹腔镜引流），6次出血（1次自行停止，4次注射或用止血夹止血，1次因形成较大的血肿行外引流），6次轻度急性胰腺炎（均保守治疗），3次胃周液体积聚（抗生素治疗后均自行吸收），2次出现压力相关性溃疡（用APC将金属支架烧短后均缓解），1次出现潴留性囊肿（因无症状未行处理），1次出

现误吸（吸引及抗炎治疗后好转），无操作相关性死亡。

（四）支架功能失调

25%～55%的病例会发生支架移位或堵塞，从而引起支架功能失调。Fujii 等报道，25% 行EUS-PDD 的患者会发生支架移位。直支架比双猪尾支架更容易移位。另有研究报道，支架功能失调的平均时间是术后5～6个月。如出现支架堵塞或移位，则需再次内镜下更换支架或置入多枚支架，甚至需行外科手术。因此在长期随访中，要注意观察患者有无出现支架堵塞或移位。Fujii 等认为，定期为 EUS-PDD 术后的患者更换支架会减少支架堵塞或移位的概率，这会使患者受益，尤其对于需长期行支架引流的患者极有裨益。

总之，EUS-PDD 技术越来越成熟，目前其已成为 ERP 失败的胰管梗阻患者的微创性补救治疗措施，其安全、可行、有效。但 EUS-PDD 仍是极具挑战性的一项操作，对术者的操作技能要求很高，只有经过充分训练、有丰富的 EUS 及 ERCP 经验的内镜医师才可能成功实施。将来还需进一步进行更大样本的临床研究以评价其安全性及远期临床效果，并探讨最佳手术时机、支架放置的最佳方法、支架移除或更换的最佳时间等。

（郭杰芳　金震东）

参 考 文 献

Barkay O，Sherman S，McHenry L，et al，2010. Therapeutic EUS-assisted endoscopic retrograde pancreatography after failed pancreatic duct cannulation at ERCP. Gastrointest Endosc，71（7）：1166-1173.

Chang A，Aswakul P，Prachayakul V，2016. Chronic pancreatic pain successfully treated by endoscopic ultrasound-guided pancreaticogastrostomy using fully covered self-expandable metallic stent. World J Clin Cases，4（4）：112-117.

Chapman CG，Waxman I，Siddiqui UD，2016. Endoscopic Ultrasound（EUS）-Guided Pancreatic Duct Drainage：The Basics of When and How to Perform EUS-Guided Pancreatic Duct Interventions. Clin Endosc，49（2）：161-167.

Fabbri C，Luigiano C，Lisotti A，et al，2014. Endoscopic ultrasound-guided treatments：are we getting evidence based—a systematic review. World J Gastroenterol，20（26）：8424-8448.

Fujii LL，Topazian MD，Abu Dayyeh BK，et al，2013. EUS-guided pancreatic duct intervention：outcomes of a single tertiary-care referral center experience. Gastrointest Endosc，78（6）：854-864.

Fujii-Lau LL，Levy MJ，2015. Endoscopic ultrasound-guided pancreatic duct drainage. J Hepatobiliary Pancreat Sci，22（1）：51-57.

Harada N，Kouzu T，Arima M，et al，1995. Endoscopic ultrasound-guided pancreatography：A case report. Endoscopy，27（8）：612-615.

Itoi T，asuya K，Sofuni A，et al，2013. Endoscopic ultrasonography-guided pancreatic duct access：techniques and literature review of pancreatography，transmural drainage and rendezvous techniques. Dig Endosc，25（3）：241-252.

Itoi T，Sofuni A，Tsuchiya T，et al，2015. Initial evaluation of a new plastic pancreatic duct stent for endoscopic ultrasonography-guided placement. Endoscopy，47（5）：462-465.

Kawakami H，Kuwatani M，Kawakubo K，et al，2014. Endoscopic ultrasonography-guided antegrade diathermic dilation for the treatment of complete obstruction of a pancreaticogastrostomy. Endoscopy，46（Suppl 1 UCTN）：E517-E518.

Kikuyama M，Ueda T，2014. Endoscopic ultrasound-guided transjejunal puncture of the main pancreatic duct as an alternative treatment for strictured pancreatojejunal anastomosis. Pancreatology，14（2）：107-108.

Krafft MR，Croglio MP，James TW，et al，2020. Endoscopic endgame for obstructive pancreatopathy：outcomes of anterograde EUS-guided pancreatic duct drainage：A dual-center study. Gastrointest Endosc，92（5）：1055-1066.

Krafft MR，Nasr JY，2019. Anterograde endoscopic ultrasound-guided pancreatic duct drainage：A technical review. Dig Dis Sci，64（7）：1770-1781.

Nakaji S，Hirata N，Shiratori T，et al，2015. Endoscopic ultrasound-guided pancreaticojejunostomy with a forward-viewing echoendoscope as a treatment for stenotic pancreaticojejunal anastomosis. Endoscopy，47（Suppl 1 UCTN）：E41-E42.

Oh D，Park DH，Cho MK，et al，2016. Feasibility and safety of a fully covered self-expandable metal stent with antimigration properties for EUS-guided pancreatic duct drainage：early and midterm outcomes（with video）. Gastrointest Endosc，83（2）：366-373.

Prachayakul V，Aswakul P，2016. Endoscopic ultrasound-guided interventions in special situations. World J Gastrointest Endosc，8（2）：104-112.

Prichard D，Byrne MF，2014. Endoscopic ultrasound guided biliary and pancreatic duct interventions. World J Gastrointest Endosc，6（11）：513-524.

Rodrigues-Pinto E，Grimm IS，Baron TH，2015. Gastro-pancreaticojejunostomy for treatment of pancreatic ductal obstruction in a post-Whipple procedure patient. BMJ Open Gastroenterol，2（1）：e000068.

van der Merwe SW，van Wanrooij RLJ，Bronswijk M，et al，2022. Therapeutic endoscopic ultrasound：European Society of Gastrointestinal Endoscopy（ESGE）Guideline. Endoscopy，54（2）：185-205.

van Wanrooij RLJ，Bronswijk M，Kunda R，et al，2022. Therapeutic endoscopic ultrasound：European Society of Gastrointestinal Endoscopy（ESGE）Technical Review. Endoscopy，54（3）：310-332.

Will U，Reichel A，Fueldner F，et al，2015. Endoscopic ultrasonography-guided drainage for patients with symptomatic obstruction and enlargement of the pancreatic duct. World J Gastroenterol，21（46）：13140-13151.

第四十四章
超声内镜引导胰腺假性囊肿引流术

胰腺假性囊肿（pancreatic pseudocyst，PPC）主要见于急性或慢性胰腺炎，部分见于手术或创伤所致胰腺损伤。胰腺假性囊肿实际上是由外渗的胰腺分泌物刺激胰腺周围结缔组织增生而包裹形成的缺乏上皮细胞衬托的囊腔。与包裹性坏死不同的是其内不含坏死成分。约20%的胰腺假性囊肿可在早期吸收消散，但大多数在6周以后形成慢性假性囊肿，自行吸收消散少见，并容易出现各种严重并发症，包括假性囊肿破裂及出血、感染形成脓肿，压迫周围脏器及组织形成梗阻，压迫周围血管引起静脉曲张或静脉血栓等。有研究表明，随着时间的推移，胰腺假性囊肿的并发症发生率逐渐增高。因此，临床上多主张对胰腺假性囊肿进行及时有效的治疗。

目前，胰腺假性囊肿的处理方法主要包括经皮穿刺引流、外科手术、内镜引导引流等多种手段。外科手术引流曾是胰腺假性囊肿及脓肿的唯一治疗手段，但因其创伤大、并发症多、死亡率高，逐渐被微创的非手术治疗方法所取代。1981年，Schwerk WB等报道在B超引导下对胰腺假性囊肿实施单针穿刺抽液，此后在B超引导下经皮胰腺假性囊肿穿刺引流逐渐开展起来，但经皮穿刺引流存在置管时间短、引流效果欠佳、复发率高等缺点。随着内镜技术及器械的不断发展，内镜引导下引流逐渐被应用于胰腺假性囊肿的治疗。尤其当囊肿紧贴胃壁或十二指肠壁时，在内镜引导下实施穿刺引流十分有效。经内镜引导的胰腺假性囊肿微创治疗主要有3种方法，第1种是在内镜直视下以胃或十二指肠压迫隆起处为穿刺点，盲穿入囊肿腔，然后放置内支架（conventional transmural drainage，CTD）；第2种是通过超声内镜引导寻找最佳穿刺点，并在超声内镜引导下进行穿刺置管（endoscopic ultrasound-guided drainage，EUD）；第3种则是在ERCP引导下造影显示囊肿与胰管相通后，将导丝经主胰管插至囊腔内，后置入引流支架和（或）鼻胰管（transpapillary drainage，TPD）。1989年，Cremer等首先借助超声完成了第1例胰腺假性囊肿的内镜下穿刺引流。1996年，Wiersema等报道了第1例完全在超声内镜引导下完成的胰腺假性囊肿引流。由于器械等多种因素的影响，该技术在起始阶段需要分为两个步骤，首先是采用超声内镜测定囊肿大小、位置和囊壁厚度并选择穿刺点；其次更换大孔道内镜对囊肿进行穿刺引流。随着大孔道线阵超声内镜的应用，超声内镜引导的透壁引流简化为一步法，术中不再需要更换内镜，实时超声还能够显示穿刺针的位置，可有效避免过深穿刺损伤腹膜后组织，并可用于胃肠道无明显压迹的囊肿引流。有研究显示，超声内镜引导胰腺假性囊肿引流术的安全性和有效性与传统的内镜下引流无明显差别；与外科手术相比，超声内镜引导胰腺假性囊肿及脓肿引流的疗效确切，而且在某些选择性病例中可以替代外科手术。

近年来，随着介入性超声内镜技术及器械的快速发展，超声内镜引导胰腺假性囊肿引流术日臻成熟。2001年，Inui K及Giovannini等分别报道了在超声内镜引导下采用一步法对胰腺囊肿患者成功实施了引流。2011年，Jazrawi SF等报道在儿童患者中实施超声内镜引导胰腺假性囊肿引流术安全有效。同年，Heinzow HS等报道采用囊肿切开刀实施超声内镜引导胰腺假性囊肿引流术快速、高效。2012年，Itoi T等首先报道采用新型双蘑菇头金属支架LAMS用于胰腺假性囊肿引流术。2013年，Binmoeller KF等报道采用一种免交换的植入设备可以有效简化超声内镜引导胰腺假性囊肿引流术的过程。2015年，Nelsen EM等报道采用带有抗移位装置的胆道覆膜金属支架用于胰腺假性囊肿引流术。同年，Rana SS等报道了在无X线引导条件下实施超声内镜引导胰腺假性囊肿引流术的技术特点，为该技术在不能或不愿接受X线放射的特殊人群中的应用提供了指导。目前，超声内镜引导的腔内（经胃或十二指肠）引流术已经成为治疗症状性胰腺假性囊肿的首选方法。

一、适应证与禁忌证

（一）适应证

（1）继发压迫症状：压迫胃肠道（腹痛、腹胀、食欲缺乏、恶心、呕吐），压迫胆道（黄疸），体重减轻。

（2）合并囊内感染或伴胰源性门静脉高压等并发症。

（3）囊肿持续存在4～6周。

（4）囊肿直径大于6cm。

（5）囊肿进行性增大。

（6）囊肿毗邻胃或十二指肠壁，距离不超过1cm。

（二）禁忌证

（1）囊肿内有较多分隔者。

（2）囊肿邻近大血管，尤其合并动脉瘤者。

（3）囊内出血者。

（4）囊肿破裂者。

（5）贲门胃底静脉曲张者。

（6）有出血性疾病或凝血功能障碍者。

（7）患者一般状况差及不能配合者。

（8）可疑癌变者。

二、操作流程及要求

（一）材料与仪器（图44-0-1）

（1）超声内镜：各种型号的线性阵列超声内镜，提供至少3mm活检管道，允许常用的附件通过。

（2）穿刺针：一般选用19G穿刺针，允许0.035in的导丝通过。

（3）导丝：0.035in或0.025in导丝是首选。

（4）囊肿切开刀：先利用5Fr/190cm的导管内芯初步切开，后利用烧灼的热透环及10Fr/165cm的外鞘管进一步扩张。切刀与热透环集成一身，在建立窦道方面高效、方便。

（5）球囊扩张导管。

（6）支架：7～10Fr双猪尾塑料支架、7Fr猪尾状鼻胆引流管、覆膜金属支架、新型双蘑菇头"工"形金属支架LAMS。

（7）高频电发生器：通常选用200D ERBE高频电发生器。

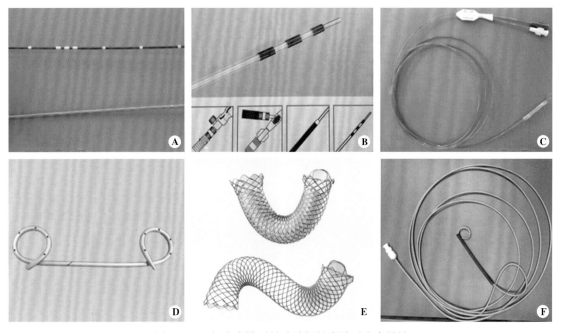

图44-0-1　超声内镜引导胰腺假性囊肿引流术器械

A. 导丝；B. 囊肿切开刀；C. 球囊扩张导管；D. 双猪尾塑料支架；E. 半覆膜（上）及全覆膜（下）金属支架；F. 猪尾状鼻胆引流管

（二）操作步骤

1. 患者准备 术前应禁食12小时以上，检查血常规、出凝血时间、CT或MRCP、心电图，行碘过敏试验。

2. 气管插管 患者取平卧位，采用气管插管麻醉，以防引流术中大量囊液涌入胃腔导致反流误吸。

3. 医护人员准备 医生和护士必须熟悉操作过程中所需的技术和仪器，操作前调试好X线机及超声内镜设备，需要评估经胃（十二指肠）囊肿穿刺的角度。

4. 穿刺 主要包括超声内镜扫查、囊肿穿刺、隧道扩张、支架置入、保持引流通畅等几个步骤。首先行超声内镜检查，选择穿刺路径，应选择距离囊肿最近的穿刺部位，并尽量避开贲门部位穿刺，以防支架植入后引起贲门堵塞。在超声内镜引导下用19G穿刺针刺入囊肿，随后退出穿刺针内芯，抽吸囊液并送病原体培养及肿瘤指标检测。在X线引导下将导丝经穿刺针送入囊腔并盘绕2～3圈，以防导丝从囊腔滑脱。保留导丝于囊腔内并退出穿刺针，沿导丝用6Fr或7Fr的扩张探条扩张窦道，也可根据需要用扩张球囊扩张窦道。随着囊肿切开刀的出现，目前临床上建立窦道更多地采用囊肿切开刀一步法完成，有效减少了术中因器械交换导致囊液渗漏及导丝滑脱的风险。窦道建立后，根据实际情况选择合适的支架并沿导丝植入囊腔（图44-0-2，视频44-0-1）。

5. 塑料支架引流 囊液清亮时可行单根塑料支架引流，常选用7F或10F双猪尾塑料支架，操作方法同ERCP胆管塑料支架植入术（ERBD）（图44-0-2）。

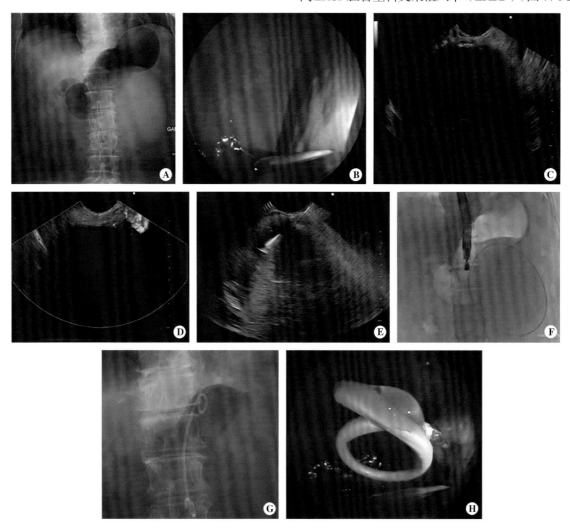

图44-0-2 超声内镜引导塑料支架引流

A. 腹部立位片显示胰尾部巨大囊肿与胃壁关系；B. 内镜显示囊肿压迫胃壁致胃腔狭小；C. 超声内镜显示囊肿大小、位置及最短穿刺路径；D. 彩色多普勒超声可显示胃壁与囊肿壁之间有无血管；E. 19G穿刺针进入囊腔；F. 在X线引导下循穿刺针将导丝植入囊腔；G. 循导丝植入双猪尾塑料支架，X线显示双猪尾支架位置良好（一端位于胃内，另一端位于囊腔内）；H. 内镜显示双猪尾支架位置良好，引流通畅

视频44-0-1　超声内镜引导胰腺假性囊肿引流术
（单根塑料支架）

6. 鼻囊肿引流　囊液清亮时也可行鼻囊肿引流，常选用7F猪尾引流管，操作方法同ERCP鼻胆管引流术（ENBD）；该方法可以连接外部负压而增加引流效果，也可以根据引流液的量和性状判断引流效果及是否存在堵塞等情况，必要时还可进行囊肿冲洗，但该术式不适于合并食管胃底静脉曲张的患者（图44-0-3）。

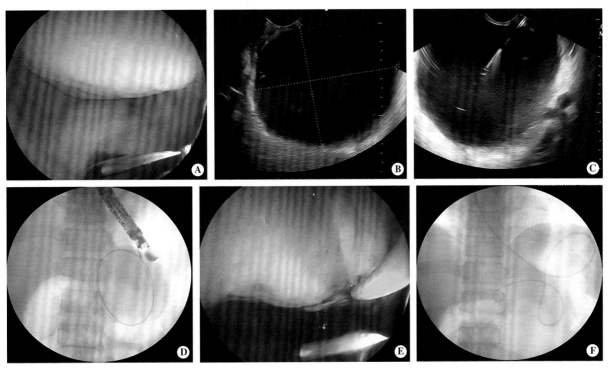

图44-0-3　超声内镜引导鼻囊肿引流

A. 内镜显示囊肿压迫胃壁致胃腔狭小；B. 超声内镜显示囊肿大小、位置及最短穿刺路径；C. 超声内镜引导19G穿刺针进入囊腔，循导丝以囊肿切开
刀建立隧道；D. 在X线引导下循穿刺针将导丝置入囊腔；E. 循导丝置入鼻囊肿引流管；F. X线示鼻囊肿引流管位置良好

7. 覆膜金属支架引流　当囊液黏稠或有少量坏死物时可行多枚塑料支架引流或单枚金属支架引流；金属支架多采用胆道覆膜金属支架，长度依据实际情况选定。覆膜金属支架容易发生移位，向胃腔内移位可导致支架脱落，向囊肿腔内移位可导致支架移入囊腔，少部分患者还可因支架摩擦囊壁而发生严重出血。因此，选用该术式的患者应在术后严密监测（图44-0-4，视频44-0-2）。

8. LAMS引流　当囊液黏稠、含有较多坏死物质并可能需内镜下囊肿清创时，需采用LAMS。当使用LAMS时，应在X线监视下先释放支架远侧端，当见到囊肿腔内蕈伞打开后随即牵拉支架

输送器，使囊肿壁贴近胃（十二指肠）壁后再缓慢释放支架近端。X线显示双蕈伞完全打开、支架位置准确，且内镜下见囊液流出后提示支架释放成功（图44-0-5，视频44-0-3）。术中因各种原因导致支架释放不成功或支架在囊腔外释放时，应及时终止手术，拔出支架，择期治疗。

近年来，Binmoeller等设计研发的"热"AXIOS电烙术-增强型输送系统使术者能够使用装载支架的输送导管进入目标管腔，然后立即展开支架。在AXIOS展开之前，输送导管将穿刺管封住。无需进行整体交换。全覆膜AXIOS的填塞效应降低了透壁道临床相关出血的风险（视频44-0-4）。

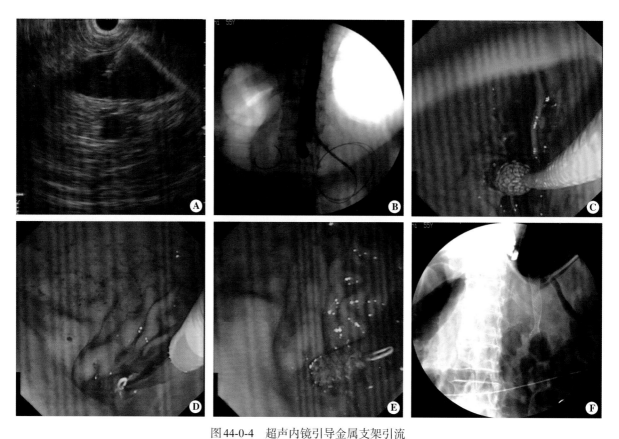

图44-0-4 超声内镜引导金属支架引流

A. 超声内镜引导19G穿刺针进入囊腔；B. 在X线引导下循穿刺针将导丝植入囊腔；C、D. 循导丝置入覆膜金属支架；E. 内镜显示金属支架释放成功；
F. X线显示支架位置良好

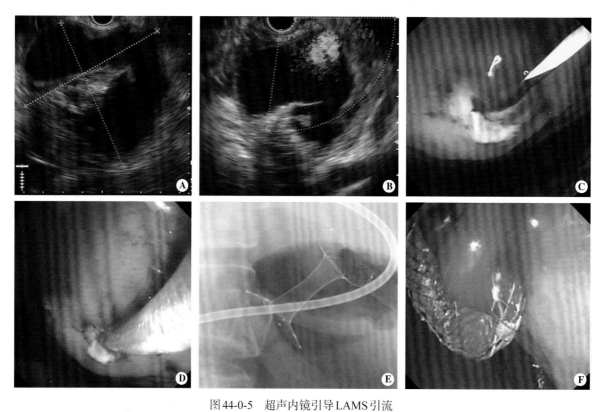

图44-0-5 超声内镜引导LAMS引流

A、B. 超声内镜显示囊肿大小、位置及最短穿刺路径；C. 超声内镜引导19G穿刺针进入囊腔，循穿刺针将导丝植入囊腔并以囊肿切开刀建立隧道；
D. 循导丝将LAMS送入囊腔并逐级释放；E. X线显示支架位置良好；F. 内镜显示LAMS释放成功

视频44-0-2　超声内镜引导胰腺假性囊肿引流术
（覆膜金属支架）

视频44-0-4　超声内镜引导胰腺假性囊肿引流术
（AXIOS支架）

视频44-0-3　超声内镜引导胰腺假性囊肿引流术
（LAMS支架）

9. 联合引流　对于巨大胰腺假性囊肿且囊液黏稠或存在感染时，也可采用内镜下经胃囊肿穿刺支架引流联合内镜下鼻囊肿管引流，操作时可先行内镜下经胃支架引流术，然后再行经胃鼻囊肿引流术（图44-0-6）。

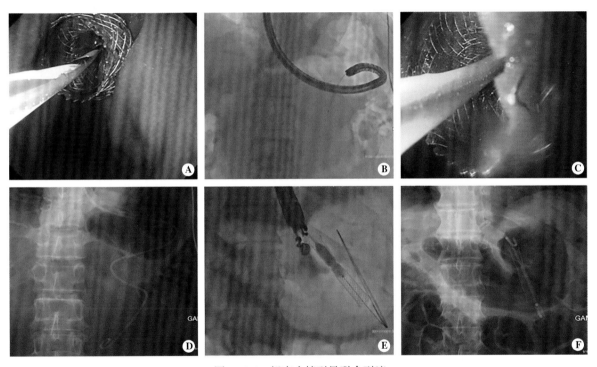

图44-0-6　超声内镜引导联合引流

A. 造影导管经金属支架进入囊腔；B. 经金属支架留置导丝于囊肿腔内；C. 循导丝植入鼻囊肿引流管；D. X线显示鼻囊肿引流管位置良好；E. 经金属支架植入双猪尾塑料支架；F. X线显示双猪尾塑料支架位置良好

三、术后处理

（1）术后常规禁食24小时，无出血、腹痛、发热等异常情况时可逐步开放饮食。

（2）术后常规给予抗生素治疗72小时，应覆盖革兰氏阴性杆菌及厌氧菌，建议使用三代头孢联合甲硝唑。

（3）术后密切观察生命体征及腹部症状。

（4）术后应定期复查B超、CT及MRCP检

查，以了解囊肿大小变化及胰管完整性。

（5）当使用鼻囊肿管引流时，可根据引流出的囊液量及色泽变化判断引流效果，必要时给予甲硝唑冲洗。

（6）术后影像学证实囊肿完全消失后可移除支架，囊肿一般可在支架植入后4周左右完全闭合，支架留存时间不宜过久。

（7）如合并胰管离断综合征（DPDS），需较长时间置放塑料支架，如先置放金属支架，则4周

左右拔除后置放塑料支架。

四、并发症处理

1. 出血 少量渗血常见，可服用止血药物或行内镜下止血，大量活动性出血，内科保守治疗无效者应采取外科手术治疗。

2. 感染 当囊液黏稠引流效果不佳及囊腔内坏死物质较多合并感染时，需进行内镜下囊肿清创，清创应完全清理出囊腔内坏死物质。同时应积极应用广谱、高效抗生素，如无效应考虑给予外科手术治疗。

3. 其他 如穿孔、胰腺炎、胰瘘、引流管脱落、支架移位或堵塞、支架腐蚀等，应酌情进行相应的处理。

五、技术成功率与临床疗效评价

超声内镜引导胰腺假性囊肿引流术不仅具有与外科手术引流相当的临床疗效，而且具有创伤小、安全性高、术后恢复快、并发症及复发率低、成本-效用率高等优势，已成为胰腺假性囊肿的一线治疗方法。Panamonta 等纳入了4项研究共229例应用EUD或CTD的患者进行了荟萃分析，得出EUD的技术成功率明显高于CTD（RR=12.38，95% CI 1.39～110.22），而EUD及CTD的短期缓解率、长期治愈率、并发症发生率则无显著性差异。Majumder 等纳入了4项研究共212例单独应用EUD或TPD引流的患者进行了荟萃分析，得出两者的技术成功率、临床效果、复发率、并发症发生率均无显著性差异，近年来，经胃壁引流的复发率也有降低的趋势。Dennis Yang 等比较了174例单独应用EUD和EUD联合TPD的胰腺假性囊肿患者，发现联合TPD并没有提高EUD的治疗效果，反而增加了技术困难并影响长期治愈率，但与此同时他们也认为缺乏统计学差异并不意味着否定EUD联合TPD的潜在临床效果差异，仍需要大量的临床随机试验来证实。

因此，对于有明显胃壁隆起、无门静脉高压、无出凝血风险、患者经济困难、医疗条件不允许时可考虑选用CTD；只有当囊腔与主胰管相通，胰管部分受损，囊肿位于胰头、胰体、钩突等部位，且操作者经验丰富、技术纯熟时可考虑选用EUD联合TPD，胰管离断综合征引起的假性囊肿则禁用；而对于绝大多数胰腺假性囊肿均可选用EUD。

2012年亚特兰大急性胰腺炎分类中将胰周积液分为急性胰周液体积聚（acute peripancreatic fluid collection，APFC）、胰腺假性囊肿（pancreatic pseudocyst）、急性坏死性积聚（acute necrotic collection，ANC）、包裹性坏死（walled-off necrosis，WON）四大类，并指出当囊腔内含有实性坏死成分时，则不能再用假性囊肿的概念。既往关于胰腺假性囊肿引流的文献按照新标准来看，可能是一组不同的疾病，但是内镜引流的方法对于其他胰周积液也是通用的，而且新标准分类的具体化也有利于指导引流方式的选择。对于含实性坏死成分或伴有感染的积液，如WON，则建议选用金属支架引流或经胃壁支架与鼻囊肿管联合引流。Siddiqui 等比较了97例含有实性坏死成分的胰周积液单独应用胃壁支架引流及胃壁支架联合鼻囊肿管引流的引流效果，证实联合引流相较于单独引流提高了引流效果，降低了支架阻塞的发生率（表44-0-1）。一项纳入了4项RCT研究、177例患者的荟萃分析结果同样显示，接受超声内镜引导胃壁支架引流联合鼻囊肿引流的患者，其不良反应发生率显著低于单纯超声内镜引导胃壁支架引流或外科手术引流；同时，超声内镜引导引流患者的住院天数显著低于外科手术患者。

表44-0-1 单独经胃壁支架引流与胃壁支架联合鼻囊肿引流管疗效比较

引流方式	病例数	操作相关并发症发生率（%）	支架相关并发症发生率（%）	短期成功率（%）	长期成功率（%）
单独引流	24	12	37	63	58
联合引流	63	11	14	85	79

目前，EUD常用的引流支架主要有塑料支架和金属支架两大类。广泛应用的双猪尾塑料支架可以降低支架移位的发生率，同时置入多枚塑料支架可以实现更充分的引流并防止支架堵塞，但是存在需多次经瘘口植入、使用双导丝等技术难题及操作时间长等问题。金属支架一般不用于胰腺假性囊肿的引流，但对于感染性及包裹性坏死则需要应用其较大的内径来引流坏死物或进行内镜直视下坏死物清除术。目前常用的半覆膜或全覆膜金属支架具有内径较大、不易发生堵塞、避免引流液漏出、防止其与自身器官粘连、方便回收的优点，但其表面的Permalume涂层增加了支架移位的风险。Peen等对20例在全覆膜金属支架腔内置入双猪尾塑料支架的胰腺假性囊肿进行了评价，发现仅有2例发生金属支架移位，且金属支架移位后双猪尾塑料支架仍起到引流作用，因此证实了金属支架内置入双猪尾塑料支架可起到防止支架移位的作用。Sharaiha等对118例应用塑料支架、112例应用全覆膜金属支架进行胰腺假性囊肿引流的患者进行了比较，发现应用全覆膜金属支架比塑料支架具有更好的临床效果和更低的并发症发生率（表44-0-2）。

表44-0-2 双猪尾塑料支架引流与全覆膜金属支架引流疗效比较

支架类型	病例数	并发症发生率（%）	复发率（%）	死亡率（%）	成功率（%）
双猪尾塑料支架	118	31	11	0	92
全覆膜金属支架	112	16	2	0	98

近年来，新出现的LAMS具有大孔径、防渗漏、抗移位等诸多优点，无论是韩国NAGI支架、SPAXUS，还是AXIOS支架，在胰周积液的引流中均发挥着越来越重要的作用，总体技术成功率为91%～100%，临床成功率为77%～100%。Guzman-Calderon等对13项研究共1584例胰周积液患者进行了荟萃分析，得出LAMS与双猪尾塑料支架治疗假性囊肿的技术成功率无显著差异性，LAMS对于胰腺假性囊肿患者临床症状的改善高于双猪尾塑料支架组，两者在并发症发生率上无明显差异。Aburajab等进行的一项纳入47例患者的临床研究显示，在LAMS腔内置入双猪尾塑料支架可以有效减少胰腺假性囊肿引流后感染的发生率。Yang等进行的一项纳入205例患者的回顾性研究显示，LAMS相较于双猪尾塑料支架的临床缓解率更高、操作时间更短，经皮穿刺再干预率更低，不良反应发生率更低等多项优势。随后的一项纳入15项研究的荟萃分析结果显示，LAMS相较于双猪尾塑料支架的临床缓解率更高，复发率及再干预率更低。但Lang等进行的一项研究显示，LAMS和双猪尾塑料支架在操作成功率及临床缓解率上无显著差异，但LAMS术后出血发生率及再干预率显著高于双猪尾塑料支架。同样，Bang等研究显示，对于胰周积液的引流，植入LAMS的出血概率高于双猪尾塑料支架，有学者建议胰周积液引流时LAMS应于植入第3～4周拔出，以使不良事件发生的风险最小化。现有的多项研究及荟萃分析结果对于LAMS及双猪尾塑料支架在临床成功率、再干预率、术后不良反应发生率等关键问题上存在较大争议，同时现阶段尚无针对HOT AXIOS系统与传统支架的对照研究，因此目前亟待高质量RCT研究验证相关结论。

综上所述，超声内镜引导胰腺假性囊肿引流术已经成为国内外胰腺假性囊肿的一线治疗方法。随着内镜器械的进一步完善，该技术有望进一步在临床得到普及。但胰腺假性囊肿的治疗仍然具有很强的个体差异，术前应进行完善的病情评估，并根据患者状况、经济条件等综合因素选择合适的治疗方法。

（程 斌 王凯旋）

参 考 文 献

Aburajab M，Smith Z，Khan A，et al，2018. Safety and efficacy of lumen-apposing metal stents with and simultaneous double-pigtail plastic stents for draining pancreatic pseudocyst. Gastrointest Endosc，87（5）：1248-1255.

Bang JY，Hasan M，Navaneethan U，et al，2017. Lumen-apposing metal stents（LAMS）for pancreatic fluid collection（PFC）drainage：

may not be business as usual. Gut，66（12）：2054-2056.

Binmoeller KF，Desimio T，Donovan R，2020. Design considerations of the AXIOS stent and electrocautery enhanced delivery system. Elsevier，22（1）：3-8.

Binmoeller KF，Weilert F，Shah JN，et al，2013. Endosonography-guided transmural drainage of pancreatic pseudocysts using an exchange-free access device：initial clinical experience. Surg Endosc，27（5）：1835-1839.

Cremer M，Deviere J，Engelholm L，1989. Endoscopic management of cysts and pseudocysts in chronic pancreatitis：long-term follow-up after 7 years of experience. Gastrointest Endosc，35（1）：1-9.

Dumonceau JM，Delhaye M，Tringali A，et al，2018. Endoscopic treatment of chronic pancreatitis：European Society of Gastrointestinal Endoscopy（ESGE）Guideline - Updated August 2018. Endoscopy，51（2）：179-193.

Giovannini M，Pesenti C，Rolland AL，et al，2001. Endoscopic ultrasound-guided drainage of pancreatic pseudocysts or pancreatic abscesses using a therapeutic echo endoscope. Endoscopy，33（6）：473-477.

Grzebieniak Z，Woytoń M，Kielan W，2000. Surgical and endoscopic treatment of pancreatic pseudocysts. Przegl Lek，57 Suppl 5：50-52.

Gurusamy KS，Pallari E，Hawkins N，et al，2016. Management strategies for pancreatic pseudocysts. Cochrane Database Syst Rev，4（4）：CD011392.

Guzmán-Calderón E，Chacaltana A，Díaz R，et al，2022. Head-to-head comparison between endoscopic ultrasound guided lumen apposing metal stent and plastic stents for the treatment of pancreatic fluid collections：A systematic review and meta-analysis. J Hepatobiliary Pancreat Sci，29（2）：198-211.

Heinzow HS，Meister T，Pfromm B，et al，2011. Single-step versus multi-step transmural drainage of pancreatic pseudocysts：the use of cystostome is effective and timesaving. Scand J Gastroenterol，46（7-8）：1004-1013.

Inui K，Yoshino J，Okushima K，et al，2001. EUS-guided one-step drainage of pancreatic pseudocysts：experience in 3 patients. Gastrointest Endosc，54（1）：87-89.

Itoi T，Binmoeller KF，Shah J，et al，2012. Clinical evaluation of a novel lumen-apposing metal stent for endosonography-guided pancreatic pseudocyst and gallbladder drainage（with videos）. Gastrointest Endosc，75（4）：870-876.

Jazrawi SF，Barth BA，Sreenarasimhaiah J，2011. Efficacy of endoscopic ultrasound-guided drainage of pancreatic pseudocysts in a pediatric population. Dig Dis Sci，56（3）：902-908.

Kahaleh M，Shami VM，Conaway MR，et al，2006. Endoscopic ultrasound drainage of pancreatic pseudocyst：a prospective comparison with conventional endoscopic drainage. Endoscopy，38（4）：355-359.

Lang GD，Fritz C，Bhat T，et al，2018. EUS-guided drainage of peripancreatic fluid collections with lumen-apposing metal stents and plastic double-pigtail stents：comparison of efficacy and adverse event

rates. Gastrointest Endosc，87（1）：150-157.

Lyu Y，Li T，Wang B，et al，2021. Comparison Between Lumen-Apposing Metal Stents and Plastic Stents in Endoscopic Ultrasound-Guided Drainage of Pancreatic Fluid Collection：A Meta-analysis and Systematic Review. Pancreas，50（4）：571-578.

Majumder S，Baker WL，Birk JW，2013. Sa1536 a meta-analysis comparing transmural and transpapillary approaches of endoscopic pancreatic pseudocyst drainage：Is a preferred method emerging. Gastrointest Endosc，77（5）：AB242.

Nelsen EM，Johnson EA，Walker AJ，et al，2015. Endoscopic ultrasound-guided pancreatic pseudocyst cystogastrostomy using a novel self-expandable metal stent with antimigration system：a case series. Endosc Ultrasound，4（3）：229-234.

Panamonta N，Ngamruengphong S，Kijsiricharoenchai K，et al，2012. Endoscopic ultrasound-guided versus conventional transmural techniques have comparable treatment outcomes in draining pancreatic pseudocysts. Eur J Gastroenterol Hepatol，24（12）：1355-1362.

Penn DE，Draganov PV，Wagh MS，et al，2012. Prospective evaluation of the use of fully covered self-expanding metal stents for EUS-guided transmural drainage of pancreatic pseudocysts. Gastrointest Endosc，76（3）：679-684.

Rana SS，Bhasin DK，2015. Nonfluoroscopic endoscopic ultrasound-guided transmural drainage of pseudocysts：A pictorial technical review. Endosc Ultrasound，4（2）：92-97.

Robert H. Hawes，Paul Fockens，Shyam Varadarajulu，2019. 内镜超声学 . 4版 . 李文，金震东，译 . 北京：北京大学医学出版社：355-366.

Schwerk WB，1981. Ultrasonically guided percutaneous puncture and analysis of aspirated material of cystic pancreatic lesions. Digestion，21（4）：184-192.

Sharaiha RZ，Defilippis EM，Kedia P，et al，2015. Metal versus plastic for pancreatic pseudocyst drainage：clinical outcomes and success. Gastrointest Endosc，82（5）：822-827.

Siddiqui AA，Dewitt JM，Strongin A，et al，2013. Outcomes of EUS-guided drainage of debris-containing pancreatic pseudocysts by using combined endoprosthesis and a nasocystic drain. Gastrointest Endosc，78（4）：589-595.

Teoh AYB，Dhir V，Kida M，et al，2018. Consensus guidelines on the optimal management in interventional EUS procedures：results from the Asian EUS group RAND/UCLA expert panel. Gut，67（7）：1209-1228.

Wiersema MJ，1996. Endosonography-guided cystoduodenostomy with a therapeutic ultrasound endoscope. Gastrointest Endosc，44（5）：614-617.

Yang D，Amin S，Gonzalez S，et al，2016. Transpapillary drainage has no added benefit on treatment outcomes in patients undergoing EUS-guided transmural drainage of pancreatic pseudocysts：a large multicenter study. Gastrointest Endosc，83（4）：720-729.

Yang J，Chen YI，Friedland S，et al，2019. Lumen-apposing stents versus plastic stents in the management of pancreatic pseudocysts：a large，comparative，international，multicenter study. Endoscopy，51（11）：1035-1043.

第四十五章
超声内镜引导胰腺包裹性坏死引流及清创术

新亚特兰大分类根据病理和影像学特点将急性胰腺炎分为两种类型：间质水肿性胰腺炎和坏死性胰腺炎。坏死性胰腺炎在不同时期可出现两种胰腺液体积聚：急性坏死性积聚（acute necrotic collection，ANC）和包裹性坏死（walled-off necrosis，WON）。当胰腺或胰周坏死组织继发感染后称为感染性胰腺坏死（infected pancreatic necrosis，IPN），IPN包括感染性ANC和感染性WON。ANC和WON的诊断标准可参考相关指南。无症状胰腺和（或）胰腺外坏死，不论其病变大小位置和（或）范围，都不需要干预治疗措施。当发生感染后，如果患者通过抗生素等内科保守治疗后病情稳定，微创干预或手术引流都尽可能推迟至发病4周后进行，使坏死灶液化并形成包裹。对可疑或证实坏死继发感染的患者目前多采用升阶梯治疗，根据病灶部位，如条件允许，可先行内镜下经自然腔道（胃十二指肠）引流，必要时采用内镜清除坏死组织；如病灶远离胃十二指肠，可经B超或CT引导经皮穿刺置管引流，必要时行内镜下清创或视频辅助经皮腹膜后清创；如微创干预效果不佳，可考虑外科手术清创。研究表明，坏死积聚大小≥10cm、延伸至结肠旁沟或胰腺实质坏死≥30%的患者更可能需要升阶梯治疗。

一、适应证与禁忌证

（一）适应证

WON经自然腔道引流的指征：

（1）有明显腹痛和持续发热等感染症状。

（2）有胃流出道梗阻、胆道梗阻等压迫表现。

（3）复发性胰腺炎、瘘、持续性炎症反应综合征。

（4）CT和超声内镜证实WON邻近胃或十二指肠。

（二）禁忌证

（1）凝血功能障碍、血小板减少及出血性疾病。

（2）WON距离胃肠道大于1cm。

二、术前准备

（一）患者准备

根据CT或MRI初步区分WON和假性囊肿，排除可能存在的假性动脉瘤，并初步确定穿刺引流路径。围术期使用抗生素。术前禁食12小时（包括肠内营养）以上，检查血常规、凝血功能，治疗前20～30分钟用去泡剂和咽部麻醉剂，单用丙泊酚或联用芬太尼，使用气管插管接呼吸机通气，避免误吸风险。

（二）器械准备

器械准备同第四十四章二、中"（一）材料与仪器"。

三、操作方法

（一）超声内镜治疗前评估

超声内镜评估对制订干预方案具有重要作用。超声内镜比CT在发现固体成分方面更准确，可以将WON与胰腺假性囊肿（不含任何固体成分）区分开来。超声内镜评估的内容包括坏死腔的大小、形态和固体坏死碎片的数量。超声内镜扫描坏死组织表现为高回声，液体表现为低回声。ANC的超声内镜特点：胰腺呈混杂低回声改变，回声不均，境界不清，无明显包膜。WON的超声内镜特点：不光滑、不规则的包膜内见低回声液性暗区和高回声固体坏死碎片。当WON感染后出现气体时会影响超声内镜的观察。根据EUS评估固体成分所占坏死腔的比例，以此决定WON采用单纯引流还是需要进一步清创。有研究表明，固体成分小于10%的WON一般不需要清创，只需内镜下引流；含有10%～40%固体成分的患者引流后部分需要清创；WON内固体成分＞40%的患者多数需要内镜下清创。

（二）超声内镜经胃穿刺引流术

胰腺WON经胃十二指肠穿刺引流术（双猪尾塑料支架或双蘑菇头金属支架）操作方法步骤与胰腺假性囊肿类似，具体参见第四十四章。

（三）内镜下经胃坏死组织清创术

经过双猪尾塑料支架及鼻囊肿管引流的患者，

取出鼻囊肿管和双猪尾塑料支架，也可保留一枚双猪尾塑料支架用于引导。再次用扩张球囊对胃壁-坏死腔壁形成的瘘管进行扩张，直至1.5cm，胃镜通过扩张处达胰腺坏死腔内，用异物钳、网篮、圈套器等器械对坏死腔内黏附或游离的坏死组织进行分离，取出坏死组织送入胃腔，也可退出内镜将坏死组织带到体外，重复上述操作，直至见到粉红色肉芽组织附着腔壁为止，然后用生理盐水对坏死腔进行冲洗后，观察是否有活动性出血。清创结束后可根据病灶情况，如坏死组织剩余较多，可在坏死腔再次置入1根鼻囊肿管用于后续冲洗。术后可放置鼻空肠管行肠内营养。操作过程见图45-0-1。

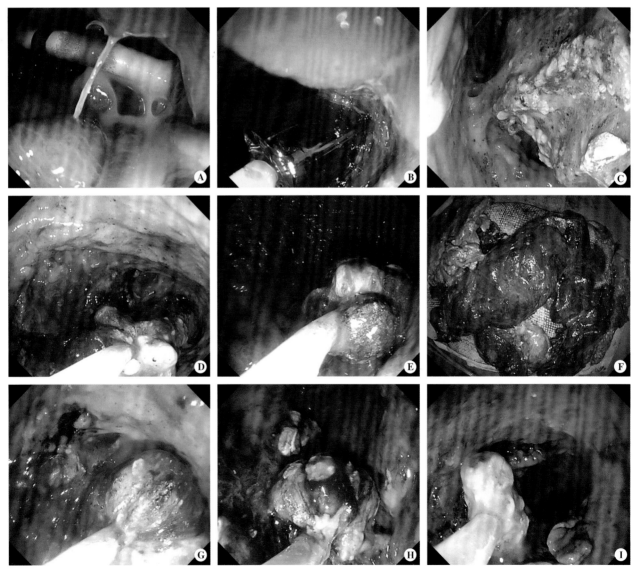

图45-0-1　内镜下经胃置入双猪尾支架后的坏死组织清创术

A. 胃镜下拔除鼻囊管和双猪尾支架；B. 用扩张球囊对胃壁-坏死腔壁形成的瘘管进行扩张至1.5cm；C. 胃镜通过扩张后的瘘管进至胰腺坏死腔内；D. 用圈套器等器械对黏附的坏死组织进行分离；E. 取出坏死组织送入胃腔；F. 也可退出内镜将坏死组织带到体外；G. 重复上述操作，直至见见腔壁的粉红色肉芽组织为止；H. 间隔1周后第2次经胃清创；I. 清除所有残余坏死组织超声内镜下经胃放置全覆膜自膨胀式金属支架引流后内镜下清创时无需再行第2次扩张，内镜直接经自膨胀式金属支架的通道进入坏死腔，按上述方法反复分离、清除坏死组织。如果金属支架影响坏死组织清除也可先取出金属支架，清创结束后再重新置入金属支架。当坏死组织完全清除，CT显示坏死腔基本消失后，无胰管中断综合征（disconnected pancreatic duct syndrome，DPDS）的患者可直接拔除金属支架，有DPDS的患者需更换双猪尾支架长期留置（图45-0-2，视频45-0-1）。

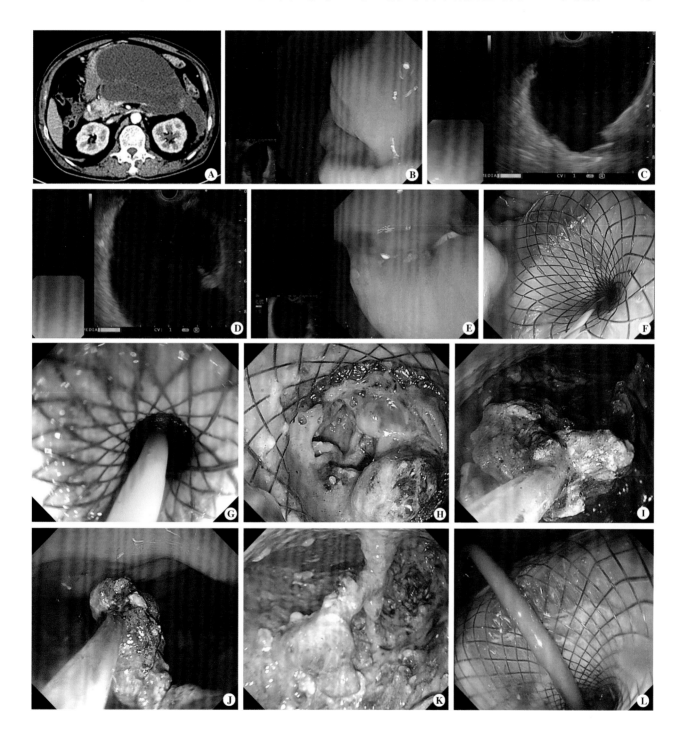

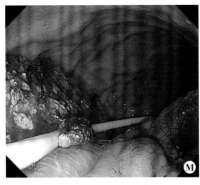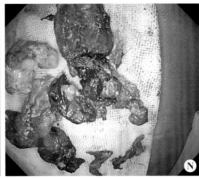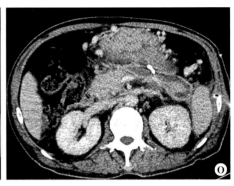

图45-0-2 全覆膜自膨胀式金属支架引流与清创术操作过程

A. CT显示胰腺坏死并形成包裹；B. 胃镜发现胃体高位后壁有一处受压隆起；C. 超声内镜见包裹性坏死紧邻胃壁，固体成分约占25%；D. 超声内镜引导使用19G穿刺针刺入坏死腔；E. 顺穿刺针置入导丝后，用囊肿切开刀贯通胃壁至坏死腔；F. 循导丝放置全覆膜自膨胀式金属支架；G. 经金属支架置入鼻囊肿管；H. 内镜经金属支架进入坏死腔，见大量灰黑色坏死组织；I. 反复用圈套器、网篮或异物钳等器械清除腔内坏死组织；J. 将坏死组织取出置于胃腔；K. 大部分坏死组织清创后，可见腔壁肉芽组织；L. 保留金属支架和鼻囊肿管继续引流；M. 小块坏死组织留在胃腔；N. 较大的坏死组织取出体外；O. 内镜清创术后1个月复查CT见WON基本消失

视频45-0-1 内镜下经胃清创术

四、术后处理

（1）术后禁食24小时，无腹痛、出血者可经鼻空肠管给予肠内营养。

（2）如放置了鼻囊管，每天用1000ml以上的盐水经鼻囊肿管间断冲洗坏死腔。

（3）术后继续使用抗生素，直到感染控制。

（4）术后3～5天需密切观察患者病情变化，观察内容包括：①是否有并发症，主要是消化道出血（呕血或黑便）和坏死腔内出血（鼻囊肿管有血液引出）。②器官功能是否改善（心、肺、肾中至少有2个器官功能在恢复）。③感染指标是否改善（包括C反应蛋白、白细胞计数、体温）。④必要时在3～5天复查增强CT以观察坏死灶是否缩小。

（5）如果经引流3～5天后临床病情无明显改善，或CT显示坏死腔变化不大，需更换堵塞的支架或再次进行内镜下引流，或行内镜下坏死组织清创术。如果患者病情得到好转可以继续观察。

（6）内镜清创后同样要对患者密切观察3～5天，观察指标同内镜下引流。如果清创3～5天后临床病情无明显改善，需再次进行坏死组织清创术。清创次数不限，直到病情好转，坏死腔基本消失。

（7）置入的支架保留多长时间目前仍有争议。对于金属支架，长期留置可增加支架相关的并发症，建议放置6～8周取出支架，当患者合并胰瘘时可置换成塑料支架。塑料支架可留置更长时间，特别是合并胰瘘的患者应定期复查，早期发现和处理支架阻塞、移位等支架相关并发症。

五、并发症及处理

基于13项回顾性队列研究（n=455）和1项随机对照试验（n=98）的系统评价显示，内镜下坏死组织清创术总体并发症发生率为36%。出血是最常见的并发症，发生率为18%。4%的患者发生穿孔（不包括胃/十二指肠穿孔），5%发生胰瘘，空气栓塞是罕见并发症。

1. 出血 93%的出血患者可通过内镜下电凝、注射肾上腺素或钛夹止血。7%的出血患者需要行血管造影及动脉栓塞术，介入治疗无效则需转手术止血。

2. 胰瘘 胰瘘的发生率约为5%，保持支架引流通畅，大部分胰瘘随坏死腔消失可自愈。目前倾向对合并胰管中断综合征的患者进行胰腺坏死引流或清创之后，长期留置透壁双猪尾塑料支架预防胰腺液体积聚复发。不建议常规置入胰管支架治疗胰管中断综合征，仅对主胰管部分破裂时（未完全中断）考虑置入支架桥接胰管。

3. 穿孔及胃肠瘘 穿孔主要指坏死腔壁破入腹腔，发生率约为4%，对于进入腹腔的脓液，常经皮穿刺置管引流。胃-坏死腔瘘管之外的胃十二指肠瘘可保守治疗，保持引流通畅，对于结肠瘘常需行回肠末端造口术。

4. 脓毒症　坏死组织多，引流不畅者术后可发生脓毒症。临床上，应在使用广谱抗生素同时，积极行内镜下坏死组织清创术。

5. 空气栓塞　空气栓塞较罕见，发生率约为1%。重在预防，减少术中充气，使用CO_2充气可减少空气栓塞风险。

6. 其他　如引流管脱落、支架移位时需给予及时重新放置等相应处理。

六、临床评价

（一）经胃透壁通道的支架类型选择

WON进行内镜升阶梯治疗的第一步是置入透壁支架引流。支架类型包括双猪尾塑料支架、胆道全覆膜金属支架和双蘑菇头金属支架（LAMS）。与其他支架相比，LAMS有直径大、内镜可直接通过、不易移动等优势，但其价格更贵。因此，比较不同支架治疗WON的有效性、安全性和经济成本有助于指导临床决策。既往多项回顾性研究表明，LAMS的总体手术时间显著短于其他支架的手术时间，使用LAMS治疗WON的临床成功率显著高于其他支架，而且LAMS组的早期和晚期不良事件发生率均明显低于双猪尾塑料支架组和胆道金属支架组，但回顾性研究的结果存在较大偏倚，证据等级较低。而近几年发表的两项高质量RCT研究得出不同的结论。2018年，一项单中心RCT研究发现，尽管与塑料支架相比，LAMS的术中操作时间更短（15分钟 vs 40分钟，$P < 0.001$），但两种支架在清创次数、治疗成功率、临床不良事件、住院时间和总体治疗成本方面均无显著差异，并且LAMS留置3周以上发生支架相关的并发症明显更高（32.3% vs 6.9%，$P=0.01$），手术相关费用高出1倍。2022年，有学者进一步在坏死范围大（坏死直径超过15cm）的WON患者中比较LAMS和双猪尾塑料支架的有效性与安全性，RCT研究结果表明，LAMS组在清创次数、住院时间、不良事件方面均不优于双猪尾塑料支架组。总的来说，最新的证据不支持LAMS在治疗WON方面优于塑料支架。此外，最新的国际指南关于支架的推荐也不一致。2020年美国胃肠病学会急性胰腺炎指南认为LAMS在胰腺坏死引流上优于塑料支架，而欧洲胃肠病学会坏死性胰腺炎内镜指南建议LAMS和塑料支架都可用于坏死性胰腺炎的引流及清创。除比较不同支架的优劣外，有研究发现放置LAMS后同轴置入双猪尾支架可能减少支架阻塞，增加引流清创效率，值得进一步探究。一项双中心RCT研究表明，与仅放置LAMS相比，在LAMS同轴放置塑料支架可有效减少支架阻塞（14.7% vs 36.3%；$P=0.042$）和降低总不良事件发生率（20.7% vs 51.5%；$P=0.008$）。

（二）提高引流清创效率的辅助措施

WON在置入支架引流的同时可置入鼻囊肿管进行坏死腔冲洗。最常用的方法是经5～7Fr导管以每日500～1000ml的容量持续滴注生理盐水溶液进行冲洗。一项多中心研究发现，置入或不置入鼻囊肿管冲洗辅助治疗胰腺液体积聚的临床成功率相近（90.9% vs 95.6%，$P=0.59$），鼻囊肿管冲洗是否有效仍需进一步RCT研究。此外，有学者提出，根据微生物学培养结果局部使用抗生素冲洗可能有助于控制感染。一项病例系列研究观察了20例在内镜引流时联合局部抗生素冲洗的坏死性胰腺炎患者，其中有9例患者不需要进一步清创治疗即好转，提示局部使用抗生素可能有助于减轻感染和避免清创，但需进一步行对照试验明确局部抗生素冲洗的有效性和安全性。

部分胰腺坏死组织液化不佳、质地僵硬，这可导致支架阻塞、引流不畅，影响内镜下清除坏死组织的效率。临床上可使用过氧化氢、链激酶等溶液促进坏死组织溶解液化。一项多中心回顾性研究表明，清创术中使用过氧化氢可增加临床成功率（93.8% vs 78.9%，$P=0.002$），加快坏死组织溶解，而不增加出血、穿孔、感染等并发症的风险。最新的荟萃分析也表明，过氧化氢辅助清创的成功率高，是一项值得进一步RCT研究的措施。该荟萃分析共纳入了7项研究，186例过氧化氢辅助清创治疗WON的患者，结果表明过氧化氢辅助清创的技术成功率为95.8%（95% CI 88.5～98.5），临床成功率为91.6%（95% CI 86.1～95），总的不良事件发生率为19.3%（95% CI 7.6～41）。此外，也有学者评估链激酶辅助治疗的效果，发现采用链激酶进行经皮导管冲洗，脓毒症逆转率显著高于生理盐水组（75% vs 36%），死亡率低于生理盐水组（32% vs 40%）。一项随机对照试验表明，链激酶联合过氧化氢灌注治疗WON的疗效优于过氧化氢，结果显示链激酶联合过氧化氢组的外科手术率更低、住院时间更短、出血风险更低。

临床上常用质子泵抑制剂预防急性胰腺炎患者发生应激性溃疡和出血。然而，质子泵抑制剂的使用会导致胃酸显著降低，这可能延缓坏死组织的溶解液化。一项多中心回顾性研究比较了内镜清创治疗期间连续使用质子泵抑制剂的患者和不使用质子泵抑制剂的患者的预后，结果显示两组的临床成功率相近（78.7% vs 77.9%，$P=0.88$），不良事件发生率也相近，但未使用质子泵抑制剂的患者达到完全清除坏死组织所需的内镜清创术次数更少（3.2次 vs 4.6次，$P<0.01$），早期支架闭塞率更低（9.5% vs 20.1%，$P=0.012$），说明清创期间停用质子泵抑制剂可能有利于坏死组织的液化。

（三）即时与延迟引流清创比较

急性坏死性胰腺炎的干预时间通常在急性胰腺炎起病4周后，即延迟至坏死包裹成熟后进行。但是，对于有症状的胰腺坏死积聚，早期即时的引流可能可以减轻炎症，缓解器官衰竭。但是，早期干预可能增加感染等并发症发生的风险，因此ANP的引流时机有争议。一项初步研究表明，早期按需经皮引流替代标准延迟干预（4周后）并未对患者造成伤害，并可能降低并发症的发生率和病死率。但2022年荷兰急性胰腺炎小组发表的一项随机对照试验表明，对于IPN患者，立即引流在降低患者的器官衰竭、出血、肠瘘、胰瘘并发症的发生率上并不优于延迟引流。此外，对于内镜清创的时机也有不同的临床实践。大多数报道是在引流后复查，根据患者个体的临床表现和CT上坏死积聚的变化确定是否需要进一步清创。也有学者主张在初次引流的同时进行坏死组织清创，目前尚无研究比较不同内镜清创时机的优劣。综上所述，目前仍建议对于坏死性胰腺炎患者先给予抗生素治疗，尽量延迟至WON形成后进行干

预。对于疾病早期病情恶化患者，早期内镜下引流可能是一种有效的治疗选择，但对于受益人群的选择、引流时机等问题仍需进行更多的研究。

（四）内镜经胃升阶梯治疗、外科经皮升阶梯治疗及外科手术的疗效和安全性

WON采用微创升阶梯治疗优于传统外科开腹手术，不仅可明显降低患者病死率和缩短住院时间，还可改善患者的远期预后。一项长期随访研究调查了WON患者行微创升阶梯治疗和外科开腹手术的远期预后，发现升阶梯组病死率低于开腹手术组（44% vs 73%，$P=0.005$），切口疝、胰腺外分泌功能不全、胰腺内分泌功能不全的发生率也显著更低。目前，微创干预已成为坏死性胰腺炎的一线治疗策略。微创干预主要包括内镜升阶梯和外科经皮升阶梯两种途径，各有优劣，临床上可根据患者病情和专业特长进行个体化处理。一项高质量的RCT研究表明，内镜升阶梯和外科升阶梯治疗在严重并发症或病死率上并无差异，但内镜升阶梯疗法的胰瘘发生率较低，住院时间较短，这一研究促使内镜升阶梯疗法成为治疗IPN的首选方式。针对这一研究人群长达5年的随访研究表明，内镜升阶梯治疗在减少IPN患者的死亡率或主要并发症方面并不优于外科升阶梯治疗，但内镜升阶梯治疗组的胰瘘发生率更小，需要再次干预的患者更少。一项荟萃分析比较了5种IPN的干预策略，包括早期开腹清创手术、早期开腹腹腔灌洗术（但不行清创手术）、延迟开腹清创手术、外科经皮升阶梯疗法和内镜升阶梯疗法。结果显示内镜升阶梯疗法的安全性最高，其次是外科经皮升阶梯疗法，而延迟开腹清创手术、早期开腹清创手术和早期开腹腹腔灌洗术的安全性均较低。此外，内镜升阶梯疗法在缩短住院时间和ICU住院时间，降低胰瘘和新发糖尿病发生率方面均有优势。该荟萃分析的结果表明，成功治疗IPN的3个关键条件：①基于升阶梯疗法的治疗策略；②干预尽可能"延迟"；③尽可能"减少侵入性"。

（祝　荫　王凯旋）

参 考 文 献

Arvanitakis M，Dumonceau JM，Albert J，et al，2018. Endoscopic management of acute necrotizing pancreatitis：European Society of Gastrointestinal Endoscopy（ESGE）evidence-based multidisciplinary guidelines. Endoscopy，50（5）：524-546.

Bang JY，Navaneethan U，Hasan MK，et al，2019. Non-superiority of lumen-apposing metal stents over plastic stents for drainage of walled-off necrosis in a randomised trial. Gut，68（7）：1200-1209.

Baron TH，DiMaio CJ，Wang AY，et al，2020. American Gastroenterological Association Clinical Practice Update：Management of Pancreatic Necrosis. Gastroenterology，158（1）：67-75. e1.

Bhargava MV，Rana SS，Gorsi U，et al，2022. Assessing the efficacy and outcomes following irrigation with streptokinase versus hydrogen peroxide in necrotizing pancreatitis：A randomized pilot study. Dig Dis Sci，67（8）：4146-4153.

Bhargava V，Gupta R，Vaswani P，et al，2021. Streptokinase irrigation through a percutaneous catheter helps decrease the need for necrosectomy and reduces mortality in necrotizing pancreatitis as part of a step-up approach. Surgery，170（5）：1532-1537.

Boxhoorn L，van Dijk SM，van Grinsven J，et al，2021. Immediate versus postponed intervention for infected necrotizing pancreatitis. N Engl J Med，385（15）：1372-1381.

Hollemans RA，Bakker OJ，Boermeester MA，et al，2019. Superiority of step-up approach vs open necrosectomy in long-term follow-up of patients with necrotizing pancreatitis. Gastroenterology，156（4）：1016-1026.

Karstensen JG，Novovic S，Hansen EF，et al，2022. EUS-guided drainage of large walled-off pancreatic necroses using plastic versus lumen-apposing metal stents：a single-centre randomised controlled trial. Gut，72（6）：1167-1173.

Kayal A，Taghizadeh N，Ishikawa T，et al，2021. Endosonography-guided transmural drainage of pancreatic fluid collections：comparative outcomes by stent type. Surg Endosc，35（6）：2698-2708.

Ke L，Dong X，Chen T，et al，2021. Early on-demand drainage or standard management for acute pancreatitis patients with acute necrotic collections and persistent organ failure：A pilot randomized controlled trial. J Hepatobiliary Pancreat Sci，28（4）：387-396.

Lariño-Noia J，de la Iglesia-García D，González-Lopez J，et al，2021. Endoscopic drainage with local infusion of antibiotics to avoid necrosectomy of infected walled-off necrosis. Surg Endosc，35（2）：644-651.

Messallam AA，Adler DG，Shah RJ，et al，2021. Direct Endoscopic Necrosectomy With and Without Hydrogen Peroxide for Walled-off Pancreatic Necrosis：A Multicenter Comparative Study. Am J Gastroenterol，116（4）：700-709.

Mohan BP，Madhu D，Toy G，et al，2022. Hydrogen peroxide-assisted endoscopic necrosectomy of pancreatic walled-off necrosis：a systematic review and meta-analysis. Gastrointest Endosc，95（6）：1060-1066. e7.

Onnekink AM，Boxhoorn L，Timmerhuis HC，et al，2022. Endoscopic Versus Surgical Step-Up Approach for Infected Necrotizing Pancreatitis（ExTENSION）：Long-term Follow-up of a Randomized Trial. Gastroenterology，163（3）：712-722 e14.

Powers PC，Siddiqui A，Sharaiha RZ，et al，2019. Discontinuation of proton pump inhibitor use reduces the number of endoscopic procedures required for resolution of walled-off pancreatic necrosis. Endosc Ultrasound，8（3）：194-198.

Ricci C，Pagano N，Ingaldi C，et al，2021. Treatment for infected pancreatic necrosis should be delayed，possibly avoiding an open surgical approach：a systematic review and network meta-analysis. Ann Surg，273（2）：251-257.

van Brunschot S，van Grinsven J，van Santvoort HC，et al，2018. Endoscopic or surgical step-up approach for infected necrotising pancreatitis：a multicentre randomised trial. Lancet，391（10115）：51-58.

Vanek P，Falt P，Vitek P，et al，2023. Endoscopic ultrasound-guided transluminal drainage using lumen-apposing metal stent with or without coaxial plastic stent for treatment of walled-off necrotizing pancreatitis：a prospective bicentric randomized controlled trial. Gastrointest Endosc，97（6）：1070-1080.

第四十六章
超声内镜引导盆腔积液引流术

超声内镜在盆腔中的应用既往主要用于发现结直肠病变及对结直肠癌进行分期。此外，它还可以发现直肠外疾病，如盆腔肿瘤或积液、淋巴结转移、妇科疾病和前列腺肿物等，并对这些疾病行超声内镜引导的诊断和治疗。

盆腔脓肿通常是腹、盆腔感染的最后阶段，可以是手术的并发症，也可继发于腹部感染，如阑尾炎、妇科炎症、盆腔炎或炎症性肠病等。国外文献报道多继发于结直肠手术后及憩室炎。当出现持续发热、肠梗阻、脓肿破裂合并感染性休克等病症时，盆腔脓肿可能危及生命，此时必须及时进行有效的临床处理，包括广谱抗生素的应用、脓肿引流或手术。相比手术治疗，使用微创方法处理盆腔脓肿显然对患者更为有利。

目前盆腔脓肿微创治疗主要包括超声和CT引导穿刺术，这些穿刺术的成功率都比较高，但存在以下不足：①穿刺路径限制，CT引导引流术的路径首选前/侧方经腹入路，当前者不可行时，可选择经肠/阴道/骶前间隙/臀。由于盆腔脏器结构复杂，血管丰富，有时由于肠管、前列腺、膀胱、子宫等器官或结构的存在而不能获得好的操作窗。超声引导的穿刺路径是经直肠或阴道的，容易避开上述器官或结构的影响，但是，病变必须在超声探头所及范围之内且穿刺角度合适时才能被引流，而盆腔脓肿往往位置深在，因此存在操作范围限制。②疼痛，患者需经受与穿刺部位有关的疼痛，这在经阴道治疗的患者中更常见，也可发生于经腹或经臀治疗的患者。③引流，CT或超声引导均不能放置支架，只能放置引流管，这可能增加患者的不适或疼痛感，特别是经臀或经阴道路径的患者。另外，留置的引流管存在移位或脱落、打折、堵管的风险，需要每天冲管，护理成本较高。

盆腔脓肿好发于靠近直肠或左半结肠肠壁的位置，恰好是超声内镜和EUS-FNA容易到达的区域。超声内镜引导盆腔积液引流术的适应证、操作流程如下：

一、适 应 证

1. 临床及影像学符合并确诊的、有穿刺引流适应证（腹痛腹胀、持续增大、压迫症状、感染症状）的盆腔脓肿患者。

2. 直径≥4cm、单腔、成熟囊壁，囊腔内液化完全或存在坏死物的脓肿。

3. 囊壁与肠腔距离<2cm，无腹水，穿刺技术可行的患者。

二、操 作 流 程

（一）术前准备

（1）术前充分了解患者全身情况，做好术前准备，如查血常规、出凝血时间等。围术期患者需接受系统的抗生素治疗。

（2）充分的肠道准备。

（3）术前排空膀胱或留置Foley导尿管保持膀胱空虚。

（4）术前行盆腔横断面影像检查，如CT或MRI检查或者超声内镜检查，必要时可先行EUS-FNA抽取标本以明确积液性质。

（二）操作要点

（1）将超声内镜穿刺镜插入直肠，定位盆腔脓肿及其与周围肠壁的关系，选择病变紧贴肠管壁及脓肿壁最薄处作为穿刺点。

（2）使用多普勒超声协助确定穿刺路径无明显血管。

（3）穿刺路径选定后，使用19G穿刺针进入脓腔并负压引流脓液。对穿刺液行涂片检查和细菌培养以利于选择有效的抗生素。必要时可以用生理盐水或甲硝唑溶液冲洗脓腔。

（4）穿刺针还在脓腔时，有两种选择：①使用一体化囊肿切开刀（Cook公司），直接一步法建立通道；②在导丝引导下用针刀烧灼穿刺进入脓腔，再使用7～10Fr扩张导管逐级扩张通道。现多使用第1种方式。

（5）通道建立后可在导丝引导下向脓腔内植入双猪尾10Fr支架，脓腔较大（＞8cm）或脓液黏稠时可同时放置引流导管（图46-0-1～图46-0-3）。

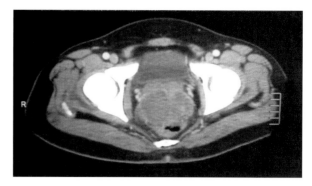

图46-0-1　术前盆腔CT示膀胱直肠窝脓肿

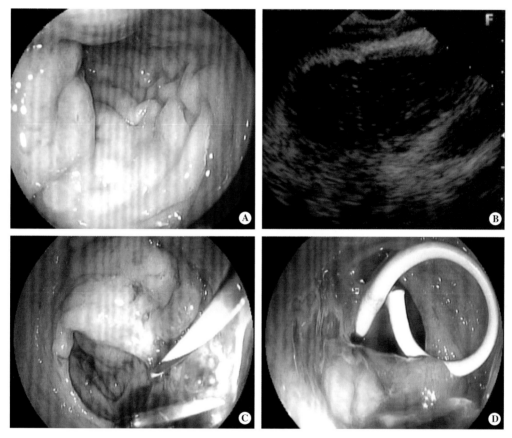

图46-0-2　结肠镜下于直肠及乙状结肠交界处见黏膜肿胀，肠腔稍狭窄（A）；超声内镜见10.0cm×6.2cm液性暗区，脓肿壁清楚，内见不完全分隔（B）；EUS引导穿刺置管（C）；成功植入10Fr双尾支架，见黄白色脓液流出（D）

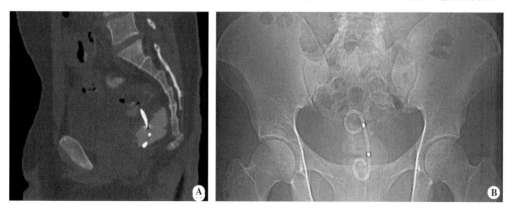

图46-0-3　术后第9天CT：膀胱直肠窝包块影，最大径6.3cm×4.2cm，壁厚达1.2cm，毛糙，内可见造影充填与积气影，另见导管影引流入直肠，导管影位置良好

（三）术后处理

术后酌情禁食、卧床休息，应用抗生素及补液对症治疗。1～2周后行CT或超声内镜检查脓肿情况，若脓肿引流彻底，可在内镜下拔除支架。部分病例支架可自行排出。

（四）并发症及注意事项

超声内镜引导支架/引流管置入最常见的并发症为支架/引流管的移位或堵塞。另外，脓肿与肠壁的距离最好不超出2cm，若距离增大，脓液向腹腔或盆腔内扩散的概率增加，可能造成感染扩散，注意选择合适穿刺点，尽量使脓腔与肠壁贴近，减少并发症的发生。需要注意的是，若合并浅表部位的多发脓肿，可联合经皮普通超声引导穿刺治疗。

三、临床疗效评价

2003年，法国学者Giovannini等率先报道了超声内镜引导支架置入术治疗盆腔脓肿，之后，多篇国内外的文献研究均证实，超声内镜引导盆腔脓肿穿刺的操作安全、有效、经济、并发症少。2021年一项纳入8篇研究、135例患者的荟萃分析显示，该技术的技术成功率为100%，临床成功率达92%，不良事件发生率为9.4%。相较之下，经普通超声/CT引导抽吸/置管引流的技术成功率为100%，临床成功率为93.9%，不良事件发生率为6.7%。目前尚无几种方式的头对头比较研究。

Laurent等报道了一项纳入37例患者进行超声内镜引导盆腔脓肿引流的长期疗效研究。在平均64个月的随访中，技术成功率为100%，临床成功率为91.9%，5例需要在超声内镜下再次干预。早期并发症包括穿孔、支架移位和直肠不适（各1例）。仅2例分别在术后第3个月及术后第12个月复发，最后通过手术干预。长期临床成功率达86.5%。直肠不适是由过长的猪尾支架引起的，通过更换较短的猪尾支架进行治疗，症状完全缓解。该研究病例使用了3种方法进行治疗：脓肿抽吸、双蘑菇头金属支架置入、塑料支架置入（1～3枚），但未对3种方法的疗效和并发症进行比较。Prashant等报道了8例经直肠LAMS的留置，其技术成功率为100%，临床成功率为87.5%。LAMS因

其不需要交换附件、大直径实现快速引流、允许腔内清除坏死物的优点在胰周积液引流中被广泛应用。但它也存在支架引起的消化道管壁及囊腔内出血、胃肠道内容物反流引起感染、支架移位、包埋等并发症。Prashant等虽未具体指出直肠支架的留置时间，但该8例患者未出现出血并发症。LAMS的直肠内留置是否也存在同样的风险，有待今后的较大病例数量的研究来证实其临床应用价值。

总之，这些结果证实了超声内镜引导盆腔积液引流的安全性和良好的长期疗效。目前该技术的研究局限于病案系列报道，缺乏高质量的随机对照研究，包括与其他治疗手段进行对比/联合研究的资料、不同支架的比较/联合研究、是否也遵循阶梯治疗，即优化引流方式（更换支架）/额外引流（放置囊肿管持续冲洗）-坏死清除-（微创）外科、不同病因（憩室炎、克罗恩病、术后积液）的最佳引流方式等。我们相信，随着超声内镜机器及附件的不断创新，超声内镜技术逐渐成熟，超声内镜引导盆腔积液引流术将会逐步成熟并趋于完善。

（马佳怡）

参 考 文 献

Akıncı D, Ergun O, Topel Ç, et al, 2018. Pelvic abscess drainage: outcome with factors affecting the clinical success. Diagn Interv Radiol, 24(3): 146-152.

Dhindsa BS, Naga Y, Saghir SM, et al, 2021. EUS-guided pelvic drainage: A systematic review and meta-analysis. Endosc Ultrasound, 10(3): 185-190.

Fernandez-Urien I, Vila JJ, Jimenez FJ, 2010. Endoscopic ultrasoundguided drainage of pelvic collections and abscesses. World J Gastrointest Endosc, 2(6): 223-227.

Giovannini M, Bories E, Moutardier V, et al, 2003. Drainage of deep pelvic abscesses using therapeutic echo endoscopy. Endoscopy, 35(6): 511-514.

McGahan JP, Wu C, 2008. Sonographically guided transvaginal or transrectal pelvic abscess drainage using the trocar method with a new drainage guide attachment. AJR Am J Roentgenol, 191(5): 1540-1544.

Mudireddy PR, Sethi A, Siddiqui AA, et al, 2018. EUS-guided drainage of postsurgical fluid collections using lumen-apposing metal stents: a multicenter study. Gastrointest Endosc, 87(5): 1256-1262.

Poincloux L, Caillol F, Allimant C, et al, 2017. Long-term outcome of endoscopic ultrasound-guided pelvic abscess drainage: a two-center series. Endoscopy, 49(5): 484-490.

Puri R, Eloubeidi MA, Sud R, et al, 2010. Endoscopic ultrasound-guided drainage of pelvic abscess without fluoroscopy guidance. J Gastroenterol Hepatol, 25(8): 1416-1419.

Varadarajulu S, Drelichman ER, 2007. EUS-guided drainage of pelvic abscess. Gastrointest Endosc, 66(2): 372-376.

第四十七章
超声内镜引导消化道肿瘤标记术

超声内镜已经从单纯诊断发展为介入治疗的一个重要工具，对于消化道及毗邻消化道的脏器，超声内镜不仅具有局部分辨率高的特点，而且超声内镜引导的介入具有路径较短、经过的脏器少的天然优势。对于局部进展期及远处转移的肿瘤，结合手术或放化疗可以对部分病例起重要的治疗作用。随着立体定向外科的迅速发展，图像引导的定位技术已经用于精准放疗，但是如何精准及最佳地传递放射剂量仍是挑战。标记置入病灶内的方式可以采用外科手术术中置入、经皮穿刺置入、经内镜穿刺置入3种方式。经超声内镜的方式具有置入路径较短、可以在实时超声监视下进行、创伤小、费用低等其他方式无法比拟的优势。超声内镜引导的标记置入瘤体内能够进行图像引导的放疗，该技术用于胰腺癌的安全性和可行性已经有较多的报道评估，并且适应证已逐渐扩展到纵隔肿瘤、前列腺癌、胃肠道肿瘤，其中胃肠道肿瘤包括胰腺癌、肝细胞癌、胆管细胞癌、食管癌、胃癌和直肠癌。

第一节　立体定向外科放疗的发展

（一）放疗定位的方法

立体定向外科放疗的发展需要对肿瘤进行标记以引导射线。成功的放疗需要相对大剂量的射线聚焦于病灶及潜在可能含有癌细胞的周围区域，并且应尽可能减少周围正常组织的急性或慢性的放射性损伤。目前的计算机技术已经发展到精准的三维放疗计划系统与计算机控制的射线照射控制技术。三维适形放疗（3D-CRT）系统就是这样一个基于病灶大小形状的固定照射系统。虽然三维适形放疗是最常用的模式，很多癌症治疗中心采用强度调整放疗（intensity modulated RT，IMRT）和图像引导放疗（image-guided RT，IGRT）系统治疗肿瘤，两者都是多重分割治疗模式。射波刀（cyber knife）无框架图像引导立体定向外科放疗系统在单次照射时采用实时图像引导的多个小剂量定向准确的射线束进行精准放疗，因此它需要放射图像标记置入肿瘤瘤体内作为放疗靶标的定位和追踪参考。

（二）强度调整放疗

强度调整放疗要求精细的三维放疗计划并且采用计算机控制的每条射线的强度调整，它有别于每条射线的剂量都一样的三维放疗。因此，IMRT能够使到达病灶的射线放疗剂量更准确，而周围组织的剂量最小化。其缺点在于较其他放疗方法延长了放疗时间。另外，IMRT导致接受小剂量照射的正常组织体积增大，因此增加了放射性损伤。尤其对于儿童和其他生存期较长的情况，不均一的低剂量的照射可能导致二次肿瘤的发生及其他难以预料的结果。

（三）图像引导放疗

如果没有正确的图像引导放疗的射线，患者的日常移动和呼吸运动导致射线不能精准照射靶区。最常用的方法是用图像引导技术评估并纠正这些移动。IGRT是在放疗开始前，采用实时的二维或三维图像技术定位肿瘤及周围组织，并进行模拟和计划。通常采用X线片、CT、超声等技术每日观察病灶的位置，计算靶区的日常移动。IGRT的主要优势在于安全地聚焦射线与病灶，从而降低周围组织的放射性损伤。IGRT的缺点在于常规的定位技术难以定位像胰腺这样的软组织，因此脊柱和周围器官经常成为IGRT的定位参考。但是胰腺属于腹膜后器官，其随呼吸移动，因此需要有更好的定位参考，标记置入可以很好地解决这个问题。

第二节　超声内镜引导标记置入技术

（一）适应证与禁忌证

1. 超声内镜引导标记置入的适应证包括　需要行立体定向外科放疗，如射波刀治疗的肿瘤。

（1）未经治疗的原发肿瘤，如胰腺癌、肝左叶癌、腹膜后肿瘤等。

（2）患者不愿意进行根治或无法手术的腹腔肿瘤。

（3）转移性肿瘤病灶或术后孤立性肿瘤转移灶。

2. 存在超声内镜检查或者超声内镜引导下穿刺的禁忌证（见前所述）。

（二）术前准备

1. 患者准备　术前应禁食12小时以上，检查血常规及出凝血时间。治疗前20～30分钟服用去泡剂和咽部麻醉剂，可以采用静脉麻醉或镇痛、镇静的麻醉方式。

2. 器械准备

（1）穿刺超声内镜：扇扫超声内镜。

（2）穿刺针：与标记相匹配的穿刺针，目前我国所用的标记仅能通过19G穿刺针。

（3）标记：目前我国的标记长为4mm，直径约0.8mm，适用于19G穿刺针（图47-2-1）。

（三）操作方法

首先于超声内镜引导下判断肿瘤的部位、大小及内部血供情况，进针路径需避开血管，确定最佳穿刺位置，确定进针深度（图47-2-2）。然后插入穿刺针刺入病灶到达理想深度后（图47-2-3），拔出针芯，从穿刺针的尾端置入标记（图47-2-4），用针芯将标记推入至目标位置（图47-2-5）。于术后第7天常规行腹部X线检查，判定标记位置，同时观察标记是否发生移位（图47-2-6，视频47-2-1）。

（四）并发症

超声内镜引导标记置入术已经报道的并发症

包括急性胰腺炎、轻微的出血、发热、呕吐、腹痛和肝酶升高，但是发生率均很低，且多不需要额外的干预。Fabbri总结了13个超声内镜引导下标记置入的研究，总共278例，并发症发生率为0。最近的一项纳入820例胰腺癌患者的荟萃分析

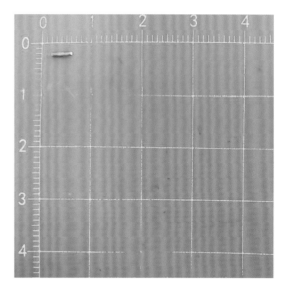

图47-2-1　金质的标记

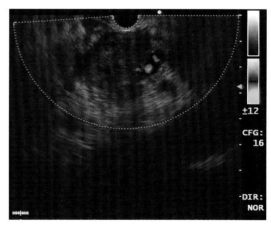

图47-2-2　超声内镜确定病灶部位，避开血管，确定穿刺路径与深度

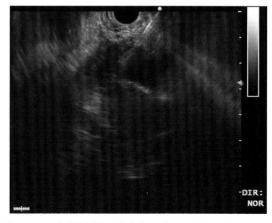

图47-2-3　穿刺针刺入胰腺病灶内部，并达到理想深度

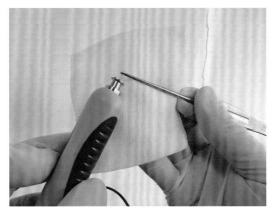

图47-2-4　用无菌镊子夹住标记置入穿刺针的尾端

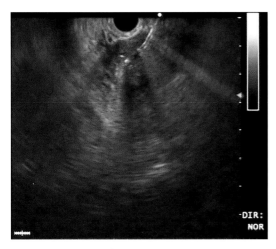

图47-2-5　3枚标记在胰腺癌病灶内呈高回声伴彗尾状声影

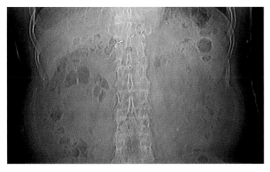

图47-2-6　腹部X线片见标记在体内位置

视频47-2-1　超声内镜引导金标置入术

显示，超声内镜引导的标记置入术并发症发生率为4.85%（95% CI 3.04～7.03）。虽然目前没有关于超声内镜引导的标记置入是否需要预防性应用

抗生素的指南，但是有研究提示没有预防性应用抗生素的术后感染发生率仅为1.9%，认为不需要预防性应用抗生素。类似的，Chandnani等最近发表的一项回顾性研究也表明，接受超声内镜引导的标记置入术患者无论是否在术前使用抗生素，感染的风险都很低，因此不建议常规预防性使用抗生素。也有之前的研究认为标记置入为侵入性操作，因此需要预防性应用抗生素。当然还需要更多的研究来判断是否需要在围术期应用抗生素。一项纳入1152例胃肠道肿瘤的荟萃分析表明，EUS引导的标记置入术的成功率为98%，标记的移位率和不良反应率较低，分别约为3%和4%，而且没有移位相关的并发症。

第三节　胰腺以外部位的应用

超声内镜引导的标记置入术不仅用于胰腺癌的治疗，适应证正在不断地扩大，已经被用于胃癌、食管癌、肝癌、直肠癌的治疗。对于空腔脏器的标记置入术，与胰腺癌是相似的，顾虑在于放疗可能导致穿孔并发症。2015年韩国学者Machiels将超声内镜引导的标记置入术用于食管癌的放疗引导，证实其安全性与可行性。2022年Rochigneux等进一步证实超声内镜引导的标记置入术能显著提高食管癌放疗靶体积的精准度。2014年德国学者Chandran将超声内镜引导的标记置入术用于胃癌的治疗，取得88%的成功率，且证实其安全性与可行性。2015年约翰斯·霍普金斯大学的Moningi评估了超声内镜引导的标记置入术在直肠癌的新辅助化疗中的作用，认为标记的可视性好且移位率低，是一项很有前景的技术。此外，Minal报道了该技术用于胃食管结合部肿瘤的放疗定位，取得良好的效果。韩国学者Dong将该技术用于肝癌的放疗定位并证实其有效性和安全性。另外，2007年约翰斯·霍普金斯大学Priscilla Magno在猪体内尝试进行了超声内镜引导的纵隔和腹腔淋巴结内置入标记取得满意的效果。此外，亦有将超声内镜引导的标记置入术成功应用于食管癌合并肝硬化食管静脉曲张患者的报道。

第四节 技术相关问题

超声内镜引导的标记置入是一种新的临床应用，Pishvaian等在2006年第一次报道11例超声内镜引导的将标记成功置入胰腺癌以来，该技术的研究也越来越多。2013年9月，长海医院消化内科在我国最先开展此项技术，目前已经施行超声内镜引导的标记置入约100例，技术成功率为100%，无严重并发症发生。2021版NCCN胰腺癌指南建议对于局部完整的胰腺癌（可切除、交界性和局部晚期）患者优先采用超声内镜放置1～5枚（最好≥3枚）金基准标志物，这将有助于放疗靶点的精准定位。

（一）标记的种类

标记可以是球形、线圈或粒子的形状，置入病灶内后起到引导和定位放疗的作用。目前常用的有以下几种标记：传统标记、Visicoil标记、凝胶标记和金锚标记。传统标记是表面光滑的、实质的、硬的、柱状金质标记，通常长度为3～5mm，直径为0.8mm。Visicoil标记是柔软的、线圈状的金质标记，其直径约为0.35mm，可以手工切成长度为2mm、3mm、5mm、8mm或10mm，可以通过22G的穿刺针进入病灶。凝胶标记是一种不透射线的、可注射的、聚乙烯二元醇型水凝胶（HG）。金锚标记是一种金质的长度约为10mm或20mm，直径为0.28mm，每2mm就有一个凹陷，它可以通过22G的穿刺针呈直线进入病灶，在病灶内可以折叠，呈球形，理论上此种标记移位的可能性较小。最近有新型的液态标记经超声内镜引导置入胰腺病灶的可行性报道，取得比较好的效果，这是一种由碘化制成的新型可注射水凝胶聚乙二醇颗粒，它可重吸收，具有多模态可见性，并且可以轻松通过超声内镜穿刺针注射到晚期癌症病灶周围软组织中。此外，水凝胶的潜在优势在于超声内镜引导注入胰腺头部-十二指肠壁界面的水凝胶在胰腺癌治疗中具有隔离作用，可降低辐射造成的胃肠道壁毒性。

（二）穿刺针的选择

最初的研究都是采用19G穿刺针。Majumder

研究表明，5mm的传统标记的胰头钩突部的标记置入成功率约为89.7%，Khashab研究表明，5mm的传统标记经十二指肠置入的成功率为76.5%。Sanders研究显示，5mm标记的置入成功率为90%，不成功均发生于术后复发解剖位置改变的病例。Park等对2.5mm×0.8mm的较短的传统标记置入成功率为94%。对于胰头部、钩突部，以及术后胃肠道结构改变的情况，19G的穿刺针标记置入成功率相对较低。此后有多个研究证实了22G的超声内镜穿刺针用来标记置入的安全性和可行性。22G的穿刺针较19G的穿刺针细，能更好地接近病灶完成手术。Marvin等多中心研究在消化道不同部位共40例病例中评估了经22G穿刺针可以预置多枚Visicoil标记的可交换标记置入系统，认为该系统安全可行、省时，避免了污染的环节。最近的一项最终纳入114例病例的单中心队列研究结果表明，使用预装22G穿刺针在病灶中放置4枚标记的成功率明显高于使用传统的19G穿刺针。DiMaio和Ammar分别报道了将长10mm、直径0.35mm的Visicoil标记经22G穿刺针进行标记置入的研究，也取得了100%的置入率。

（三）标记传递有两种基本的方法

最常用的技术是采用后装的方法。即将超声内镜专用穿刺针的针芯后退2～3cm，再用标记传递系统将标记逆行置入针尖端，最后用无菌骨蜡封住标记。另一种后装的方法是"湿充法"，就是将超声内镜穿刺针浸在无菌生理盐水中，再将针芯缓慢后退10cm，让针尖端充满液体，然后再将标记像前面的方法一样置入针管内，这样就不需要骨蜡，因为液体的表面张力可以使标记稳定在针管内。这个方法可以避免骨蜡的摩擦作用，使标记难以顶入病灶内，也不会因为骨蜡的存在使病灶内形成结节。但是后装方法的潜在风险是可能发生针尖刺伤手，尤其是在两次装标记之间。另外一种可以避免针尖刺伤手的办法是使用多标记预装针，如BNX抽吸针系统。还有一个常用的方法是在穿刺针进入病灶内后，抽出针芯，在针管尾端置入标记，再用针芯将标记顶入病灶内部。这种方法虽然有极少量气体进入病灶，却不影响观察与操作，这也是超声内镜引导置入放射性粒子的方法。这样可以简化操作流程、缩短操作时间，也避免在后装时手被针尖扎到的不必要的风险。Park等在推送标记进入病灶时采用无菌注射用水加压的方法，以避免经过大角度弯曲时针芯难以推送的问题。现在有商品化的预装标记的针，如预装2枚标记的美敦力针和预装4枚标记的Cook针。随机对照试验显示在不影响操作成功率的前提下预装标记的针比常规的穿刺针可以减少标记置入时间约3分钟。可视性越差，但置入的便利性或成功率越高。不同长度的标记技术成功率不同，Pishvaian等报道在11例标记置入的病例中有2例（18%）5mm的标记不能置入病灶，需改用3mm的标记成功置入，提示长度较短的标记容易置入。Khashab首次对标记的可视性进行研究，比较了Visicoil标记与传统标记的效果，将标记在CT下的可视性分为0分、1分、2分，0分为看不到，1分为能分辨但是较困难，2分为容易观察到标记。结果显示，Visicoil标记太细，在透视下发现率为73%，较5mm的传统标记的发现率（94%）低，认为就可视性而言，标记的直径比长度更重要。

（四）标记的数量与分布

在病灶中置入标记的数量与标记的分布对放疗定位是否产生影响目前已有报道。Olender D认为标记的理想分布：至少有3枚标记在同一平面并且距离2cm以上，标记之间的角度为15°，这样的分布显然很困难。Majumder的研究显示超声内镜引导标记置入达到理想分布的比例较低，仅18%，但是外科手术中置入标记达到理想分布的比率也很低，两者的定位效果没有差异，提示是否达到理想分布并不重要。Khashab的研究显示标记的数量对定位没有影响，支持仅置入1枚标记足以引导射波刀治疗的观点。

（五）标记的移位率

Fajardo的研究中标记的移位率为9.3%，他们认为可能并非标记移位，而是由于小于2mm的标记在透视下难以辨认。Khashab的研究中传统标记的移位率约为5.8%，他们也认为缺乏可视性可能是标记移位的原因之一，此外体重指数、图像的分辨率等其他因素也可能影响标记的可视性。最近，Patel等对7项关于超声内镜引导胰腺癌标志物放置的研究进行了系统回顾，发现标记移位率为4.33%（95% CI 2.4～6.71）。Coronel等在一项荟萃分析报告标记的移位率为3%（95% CI 1.0～8.0）。根据移位发生时间的不同，标记移位分为立即移位和延迟移位。立即移位由操作技术原因导致，往往在操作过程中就被发现。延迟移位主要由治疗后肿瘤形态改变、组织出血肿胀或炎症，以及气体进入病灶等导致。

目前超声内镜引导的标记置入的最主要问题在于缺乏专门设计的附件。多标记传递系统因此受到欢迎。我们需要更加柔软和灵活的传递系统，如在内镜弯曲状态下也能释放的系统。增加在没有射线情况下穿刺针的尖端与标记的可视性也是未来研究的方向。肿瘤科、放射科、外科、胃肠科、内镜介入科医生的多学科合作将在未来起重要作用。

对于不能外科手术治疗的肿瘤，应用图像引导的放疗需要置入标记进行定位，超声内镜引导的标记置入被证实安全、有效、经济。该技术专用辅助器械的出现将加速超声内镜的临床应用。

（王　雷）

参 考 文 献

Ammar T，Cote GA，Creach KM，et al，2010. Fiducial placement for stereotactic radiation by using EUS：feasibility when using a marker compatible with a standard 22-gauge needle. Gastrointest Endosc，71（3）：630-633.

Anfinsen OG，Sudmann B，Rait M，et al，1993. Complications secondary to the use of standard bone wax in seven patients. J Foot Ankle Surg，32（5）：505-508.

Ashida R，Fukutake N，Takada R，et al，2020. Endoscopic ultrasound-guided fiducial marker placement for neoadjuvant chemoradiation therapy for resectable pancreatic cancer. World J Gastrointest Oncol，12（7）：768-781.

Chandnani M，Faisal MF，Glissen-Brown J，et al，2020. EUS-guided fiducial placement for pancreatobiliary malignancies：safety，infection risk，and use of peri-procedural antibiotics. Endosc Int Open，8（2）：E179-E185.

Chandran S，Vaughan R，Efthymiou M，et al，2014. A pilot study of EUS-guided fiducial insertion for the multidisciplinary management of gastric cancer. Endosc Int Open，2（3）：E153-159.

Choi JH，Seo DW，Park DH，et al，2014. Fiducial placement for stereotactic body radiation therapy under only endoscopic ultrasonography guidance in pancreatic and hepatic malignancy：practical feasibility and safety. Gut Liver，8（1）：88-93.

Coronel E，Cazacu IM，Sakuraba A，et al，2019. EUS-guided fiducial placement for GI malignancies：a systematic review and meta-analysis.

Gastrointest Endosc，89（4）：659-670. e618.

Dávila Fajardo R，Lekkerkerker SJ，van der Horst A，et al，2014. EUS-guided fiducial markers placement with a 22-gauge needle for image-guided radiation therapy in pancreatic cancer. Gastrointest Endosc，79（5）：851-855.

DiMaio CJ，Nagula S，Goodman KA，et al，2010. EUS-guided fiducial placement for image-guided radiation therapy in GI malignancies by using a 22-gauge needle. Gastrointest Endosc，71（7）：1204-1210.

Fabbri C，Luigiano C，Lisotti A，et al，2014. Endoscopic ultrasound-guided treatments：are we getting evidence based--a systematic review. World J Gastroenterol，20（26）：8424-8448.

Fuccio L，Attili F，Vanella G，et al，2014. Interventional endoscopic ultrasonography. Curr Treat Options Gastroenterol，12（2）：183-210.

Fuccio L，Lami G，Guido A，et al，2014. EUS-guided gold fiducial placement and migration rate. Gastrointest Endosc，80（3）：533-534.

Ghassemi S，Faigel DO，2009. EUS-guided placement of fiducial markers using a 22-gauge needle. Gastrointest Endosc，69（5）：AB337-AB338.

Glissen Brown JR，Perumpail RB，Duran JF，et al，2021. Preloaded 22-gauge fine-needle system facilitates placement of a higher number of fiducials for image-guided radiation therapy compared with traditional backloaded 19-gauge approach. Gastrointest Endosc，94（5）：953-958.

Hassan GM，Paquin SC，Sahai AV，2017. Large liver abscess after endoscopic ultrasound-guided fiducial placement. Endosc Ultrasound，6（6）：418-419.

Henderson JB，Lajin M，Khan NM，et al，2013. Sa1538 efficacy and cost effectiveness of same day EUS FNA and fiducial markers placement for pancreatic tumors in anticipation for palliative radiation. Gastrointest Endosc，77（5）：AB243.

Jin Z，Du Y，Li Z，et al，2008. Endoscopic ultrasonography-guided interstitial implantation of iodine 125-seeds combined with chemotherapy in the treatment of unresectable pancreatic carcinoma：a prospective pilot study. Endoscopy，40（4）：314-320.

Kerdsirichairat T，Narang AK，Thompson E，et al，2019. Feasibility of using hydrogel spacers for borderline-resectable and locally advanced pancreatic tumors. Gastroenterology，157（4）：933-935.

Khara HS，Pineda-Bonilla JJ，Chaput KJ，et al，2013. Endoscopic ultrasound-guided placement of fiducial markers using a novel "wet-fill technique" without a bone wax seal. Endoscopy，45Suppl 2 UCTN：E426-427.

Khashab MA，Kim KJ，Tryggestad EJ，et al，2012. Comparative analysis of traditional and coiled fiducials implanted during EUS for pancreatic cancer patients receiving stereotactic body radiation therapy. Gastrointest Endosc，76（5）：962-971.

Kim SH，Shin EJ，2021. Endoscopic ultrasound-guided fiducial placement for stereotactic body radiation therapy in pancreatic malignancy. Clin Endosc，54（3）：314-323.

Machicado JD，Obuch JC，Goodman KA，et al，2019. Endoscopic ultrasound placement of preloaded fiducial markers shortens procedure time compared to back-loaded markers. Clin Gastroenterol Hepatol，17（13）：2749-2758 e2.

Machiels M，van Hooft J，Jin P，et al，2015. Endoscopy/EUS-guided fiducial marker placement in patients with esophageal cancer：a comparative analysis of 3 types of markers. Gastroint Endosc，82（4）：641-649.

Magno P，Giday SA，Gabrielson KL，et al，2007. EUS-guided implantation of radiopaque marker into mediastinal and celiac lymph nodes is safe and effective. Gastrointest Endosc，66（2）：387-392.

Majumder S，Berzin TM，Mahadevan A，et al，2013. Endoscopic ultrasound-guided pancreatic fiducial placement how important is ideal fiducial geometry？ Pancreas，42（4）：692-695.

Moningi S，Walker AJ，Malayeri AA，et al，2015. Analysis of fiducials implanted during EUS for patients with localized rectal cancer receiving high-dose rate endorectal brachytherapy. Gastrointest Endosc，81（3）：765-769 e1.

Owens DJ，Savides TJ，2009. EUS placement of metal fiducials by using a backloaded technique with bone wax seal. Gastrointest Endosc，69（4）：972-973.

Park WG，Yan BM，Schellenberg D，et al，2010. EUS-guided gold fiducial insertion for image-guided radiation therapy of pancreatic cancer：50 successful cases without fluoroscopy. Gastrointest Endosc，71（3）：513-518.

Patel J，Revanur V，Forcione DG，et al，2020. Endoscopic ultrasound-guided fiducial marker placement in pancreatic cancer：a systematic review and meta-analysis. World Journal of Gastrointest Endosc，12（8）：231-240.

Pishvaian AC，Collins B，Gagnon G，2006. EUS-guided fiducial placement for CyberKnife radiotherapy of mediastinal and abdominal malignancies. Gastrointest Endosc，64（3）：412-417.

Rigter LS，Rijkmans EC，Inderson A，et al，2019. EUS-guided fiducial marker placement for radiotherapy in rectal cancer：feasibility of two placement strategies and four fiducial types. Endosc Int Open，7（11）：E1357-E1364.

Roberto G，Andrea D，Benedetta CC，et al，2021. EUS-guided fiducial placement for intramural GI neoplasia：a facilitated technique. VideoGIE，6（5）：209-210.

Rochigneux P，Tyran M，Autret A，et al，2022. Impact of fiducial markers placement on the delineation of target volumes in radiation therapy for oesophageal cancer：FIDUCOR study. Front Oncol，12：1012712.

Ryou M，Dimaio CJ，Lee LS，et al，2014. Mo1468 EUS-guided fiducial placement in GI malignancies using a novel exchangeable FNA system with preloaded needles：an international multicenter study. Gastrointest Endosc，79（5）：AB449.

Sanders MK，Moser AJ，Khalid A，et al，2010. EUS-guided fiducial placement for stereotactic body radiotherapy in locally advanced and recurrent pancreatic cancer. Gastrointest Endosc，71（7）：1178-1184.

Tempero MA，Malafa MP，Al-Hawary M，et al，2021. Pancreatic Adenocarcinoma，Version 2. 2021，NCCN Clinical Practice Guidelines in Oncology. J Natl Compr Canc Netw，19（4）：439-457.

Ussui V，Kuritzky N，Berzosa M，2018. EUS -guided liquid fiducial placement for stereotactic radiotherapy in pancreatic cancer：Feasibility study. Endosc Ultrasound，7（2）：135-136.

第四十八章
超声内镜引导消化道肿瘤注射术

超声内镜引导细针注射技术（EUS-guided fine needle injection，EUS-FNI）是随着EUS-FNA技术而发展起来的内镜介入治疗技术。该技术的出现使得超声内镜不仅可对毗邻消化道的病变进行诊断和鉴别，还可以在超声内镜的实时引导下将各种药剂经细针注入病灶内部进行治疗，这显著拓宽了经超声内镜介入治疗的范畴。随着技术的进步，目前的注射治疗已包括经食管、经胃、经十二指肠等多种方式，注射的病灶包括恶性肿瘤和部分良性病变，注射范围包括消化道腔内和腔外，注射药剂有多种类型。广义的EUS-FNI还包括超声内镜引导腹腔神经丛毁损术（EUS-CPN）、实体/囊性肿瘤的无水乙醇注射消融术、实体肿瘤的近距离放疗技术、神经内分泌肿瘤的注射文身术、肿瘤术前标记术等多种技术，此外，越来越多新方法、新技术的尝试正不断被报道。经超声内镜的细针注射治疗有超声的实时引导，有彩色多普勒显示血管分布，可经穿刺路径有效传递治疗制剂，是一种相对安全的内镜介入技术。本章主要讨论与肿瘤相关的细针注射技术。

一、适应证、禁忌证与并发症

（一）适应证

（1）失去手术机会或术后复发消化道恶性肿瘤的瘤体内注射治疗，包括化疗药物、生物制剂、无水乙醇等。

（2）毗邻消化道恶性肿瘤的瘤内注射治疗。

（3）肿瘤全身化疗的辅助治疗。

（4）囊性肿瘤的灌注消融治疗。

（5）对顽固疼痛患者的腹腔神经节/丛阻滞。

（6）肿瘤的术前标记和胰腺神经内分泌肿瘤的文身标记技术。

针对实体瘤的EUS-FNI指征争议不大，然而胰腺囊性肿瘤（pancreatic cystic neoplasms，PCN）的注射标准一直无法统一，近期有国际专家小组提出了关于PCN的注射治疗指征：单房或少房黏液性囊肿，大于3cm或随时间推移增大的患者是EUS-FNI的理想候选人，禁止对恶性潜能低的囊肿进行EUS-FNI。该标准已被一些研究采用。

（二）禁忌证

1. 绝对禁忌证 极少见。

（1）患者存在心肺功能不全、急性颅内出血及其他不能耐受内镜操作的情况。

（2）患者存在发作性精神疾病等不能配合治疗的情况。

（3）已知或怀疑消化道穿孔。

（4）凝血机制障碍或活动性消化道出血。

（5）对注射药剂过敏。

2. 相对禁忌证

（1）术者缺乏EUS-FNA的经验。

（2）上消化道存在重度狭窄致超声内镜通过困难。

（3）由于病变进展或解剖改变致无法选择安全穿刺路径。

（4）穿刺点附近的急性憩室炎或感染。

（5）大量腹水时穿刺消化管外的肿瘤为相对禁忌。

（三）并发症

EUS-FNI的主要操作相关并发症同EUS-FNA，主要包括出血、感染、消化道穿孔等，发生率稍高于常规胃镜检查，低于其他内镜介入治疗。少见并发症包括胆瘘/胰瘘、急性胰腺炎、发热、气胸等。与注射药物相关的并发症主要为过敏反应、免疫原性反应等。

二、术前准备

（一）患者准备

（1）术前常规检测凝血功能，黄疸患者术前3天每日肌内注射或静脉滴注维生素K_1，做心电图检查。了解心肺疾病史。纠正低蛋白血症及酸碱失衡。对于女性患者，避开经期进行治疗。

（2）术前必要时停用影响凝血的药物，如双嘧达莫、华法林、氯吡格雷等。

（3）穿刺当日术前禁食、禁饮6小时。

（4）建立静脉通路。

（5）不宜行静脉麻醉者，术前注射地西泮、阿托品。

（6）术前口服去泡剂。

（二）术者准备

（1）详细了解病史，选择合适的注射方式及药剂。

（2）根据患者影像资料了解病灶大小、穿刺部位及其毗邻脏器位置分布和相互关系，选择合适的注射部位。腔内脏器可在超声监视下直接贴壁注射，腔外脏器选择注射点的原则是寻找避开血管的最短穿刺路径。如胰头钩突肿瘤选择十二指肠降部进针，胰体尾选择胃体中上部，肝左叶选择胃体上部或贲门部。

（3）根据注射部位及方式、药剂，选择合适的超声内镜及穿刺针。

三、操作器械

1. 穿刺超声内镜　包括环轴和纵轴式超声内镜。对于超声内镜下注射治疗来说，主要选择纵轴式穿刺超声内镜进行操作。

2. 微探头超声　微型超声探头扫查对鉴别诊断消化管壁内外来源肿瘤和观察部分紧贴消化管壁的肿瘤有一定辅助作用。

3. 穿刺针　用于超声内镜下注射的常用穿刺针同EUS-FNA所用针基本一致，由外鞘、针体、针芯、手柄及可调旋钮等几部分组成，有多种选择，外径为19G、22G、25G不等，使用较多的为22G穿刺针，目前除常规穿刺针外，还出现了注射治疗专用穿刺针，包含多个侧孔，可在一次穿刺中将注射制剂更均匀地散布于瘤体内。

4. 注射制剂选择　EUS-FNI注射制剂选择的基本原则是确保制剂能够经穿刺针道顺利输送至目标靶位，在目前的技术条件下可选制剂包括无包装和有包装两类。

（1）无包装制剂：该类制剂通常为液性，可循常规穿刺方法经穿刺针注入目标区，注射相对简单，体积易计量，有较广的器械适应性。其主要包括无水乙醇、硬化剂、紫杉醇等化疗药物及液性的基因治疗药物等。缺点是药剂易弥散，无法保持局部所需的药物浓度，在某些情况下药物进入胰管有引起急性胰腺炎的风险。该类制剂目前最多应用于胰腺囊性肿瘤的消融方面。制药工程技术方面的研究使得该类制剂的缺点最终将得到弥补，近年来已成功制出大表面积微颗粒（large surface area microparticle，LSAM）形式的化疗药物，如LSAM紫杉醇（LSAM-PTX），平均粒径3～4μm，比表面积＞24m^2/g，每个含有约20亿个紫杉醇分子。对于该制剂正在进行实体瘤瘤内注射治疗的临床试验，用于胰腺黏液性肿瘤注射治疗的初步研究，也证实了该制剂的安全性、耐受性和初步疗效。

（2）有包装制剂：将药物制备为包装剂型，以完整形式递送至目标区域，可保证局部药物的高浓度与持续时间，是理想的局部治疗方式。如将化疗药物制成凝胶状，经超声内镜穿刺注射入肿瘤内行局部化疗，有利于在保证一定疗效的基础上降低全身毒副反应。目前，各种不同基质制备的凝胶化合物已能在体温作用下长期稳定缓释药物，可载一种或多种药剂且基质本身可自然降解，无免疫原性反应，实现了最小的全身毒性和优异的局部治疗效果；各种固体外壳载药粒子也可经EUS-FNI植入病灶局部，如内载化疗药物粒子、内载同位素的放疗粒子等。随着材料工程技术的进一步进展，将会出现更多方便注射的制剂包装形式。

四、注射技术

穿刺基本技术与EUS-FNA大致相同，由操作者选择穿刺点，进针并保持稳定，助手负责注射。

以下过程以胰腺肿瘤为例，其余消化管邻近肿瘤操作相似（视频48-0-1）。

视频48-0-1　超声内镜引导溶瘤病毒注射术

（1）注射前先行超声内镜扫查，清晰显示病灶，了解病变位置、大小、侵袭范围、周围淋巴结情况及病变周围血流分布情况，通过拉镜或旋转镜身选择合适的穿刺平面（图48-0-1）。

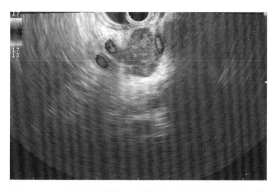

图48-0-1　超声内镜扫查见胰头肿瘤及其周围血管

（2）测量可穿刺深度，选择合适的穿刺针。

（3）将带有针芯的穿刺针及外套管插入内镜活检孔，到位后将针略推出外套管以显示针尖方向。

（4）根据可穿刺深度确定穿刺针进针长度，在手柄上固定，调节抬钳器使针尖尽量沿病灶最大径走向，超声内镜引导将针快速刺入病灶深部（图48-0-2）。

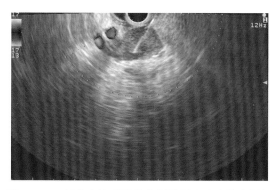

图48-0-2　超声内镜引导将穿刺针刺入胰头肿瘤深部

（5）拔出针芯，负压回抽无血，连接抽好药物的注射器，在瘤体内边退针边注入药物，穿刺针不要全部退出瘤体（图48-0-3）。

（6）穿刺针退至近瘤体边缘时停止注药，略微调节抬钳器以改变进针方向，再次进针至瘤体深部，边退针边注射，必要时重复此步骤，使药物在瘤体内分布均匀（图48-0-4）。如病灶较小，超声下首次注射即观察到全部病灶内呈云雾状改变时，也可不必改变位置重复注射。注射剂量取决于肿瘤大小及药物的特性。如用注射专用多侧孔针可省略此步骤。

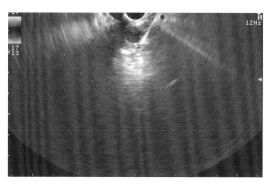

图48-0-3　超声内镜引导瘤体内注射后呈云雾状改变

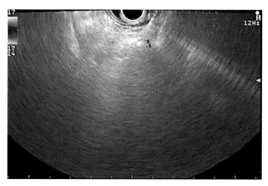

图48-0-4　略改变方向后再次注射，使整个瘤体药物均匀分布

（7）注射完毕，将针退回外套管内，拔出穿刺针，内镜下观察进针点有无出血及血肿，小量出血时可用镜身或水囊局部压迫即可止血，如出血较多，应行内镜下止血。

五、术后处理

（1）术后24小时卧床休息，监测生命体征及腹部体征，注意出血及穿孔征象，观察药物免疫原性反应及过敏反应。

（2）禁食12～24小时，静脉输液支持治疗。

（3）抗生素预防感染。

（4）静脉使用制酸、止血药物。

（5）如出现发热等免疫原性反应而中性粒细胞未见升高，可仅予以物理降温等对症处理。如出现消化道内外剧烈出血或急腹症等严重并发症应立即行CT或介入检查，并予以内镜、介入或外科治疗。

六、临床应用

随着超声内镜技术和器械的发展，超声内镜的应用早已不仅仅局限于诊断范畴，而更多地向内镜介入方向发展。EUS-FNI是伴随EUS-FNA发展起来的介入治疗技术，这一技术的出现使得超声内镜更多地进入介入性内镜领域。目前学术界利用该技术治疗各种肿瘤的尝试正方兴未艾。超声内镜可以直达紧贴肿瘤病灶的消化道管壁，并为穿刺提供实时清晰的超声引导，可以有效达到安全的最短穿刺路径，且定位准确。EUS-FNI在介入性内镜中扮演着越来越重要的角色。用于缓解癌症患者疼痛的超声内镜腹腔神经节阻滞术、超声内镜引导胆管引流术、实体性肿瘤的射频消融术、胰腺肿瘤的组织间放疗粒子植入术及超声内镜肿瘤标记技术均是基于这一技术发展而来的，本书有专章讲述，这里不再赘述。本章着重介绍超声内镜引导肿瘤注射治疗、药物消融及其他疾病的治疗。

（一）超声内镜引导肿瘤注射治疗

胰腺癌的注射是EUS-FNI肿瘤注射治疗的典型代表。胰腺癌通常起病隐匿，诊断时多数患者已失去根治性手术机会，除化疗外，瘤体内局部治疗是治疗胰腺癌、延长生存期、改善患者生活质量的重要手段，由于胰腺位置隐匿，其余影像学手段引导下的瘤体治疗往往路径较长，风险较大，超声内镜引导瘤体穿刺在不同给药途径中具有独特的优势，已成为胰腺癌瘤体注射治疗的最重要手段。以化疗药物、无水乙醇、免疫制剂、新型基因治疗制剂等为代表，在实体和囊性肿瘤中已有多项注射消融研究。随着技术及器械的进展，对其他肿瘤的注射治疗也多有尝试。

1. 免疫治疗 最早的胰腺癌瘤内免疫治疗在2000年由Chang等报道，他们使用超声内镜引导

细针注射技术将同种异体混合培养淋巴细胞直接注入晚期胰腺癌患者瘤体中，Ⅰ期临床试验证明了该方法的安全性和可行性。并发症包括高胆红素血症、一过性胃肠道反应、低热等。2例肿瘤部分缓解（partial response，PR，瘤体缩小＞50%），中位生存期为13.2个月，最长1例随访36个月病情仍稳定。该结果证明瘤体内注射淋巴细胞治疗晚期胰腺癌是可行的、安全的。但在随后同吉西他滨化疗进行比较的Ⅱ、Ⅲ期临床试验中，该方案由于其与吉西他滨化疗组相比未出现明显受益而被提前终止。

另一种胰腺癌免疫治疗是树突状细胞的注射。树突状细胞是T细胞免疫反应中重要的抗原递呈细胞，肿瘤细胞的免疫逃逸状态的其中一个原因就是瘤内树突状细胞的失活或缺乏，树突状细胞可以诱导CD4阳性辅助性T细胞和CD8阳性细胞毒性T细胞介导的抗肿瘤免疫反应。针对这一特点，Irisawa等直接将树突状细胞通过EUS-FNI注入胰腺癌组织中，作为全身化疗的辅助治疗。注射前以肿瘤抗原将树突状细胞预激活，并产生针对淋巴结转移的肿瘤特异性免疫反应。共有7例患者进行了治疗，注射次数2～21次不等，中位生存期为9.9个月，2例患者疾病稳定，3例疾病进展，2例失访。所有病例未观察到与该治疗相关的毒性反应和并发症。2007年在美国消化疾病周（DDW）会议上，Nonogaki等发表了对进展期胰腺癌进行树突状细胞注射的初步成果，共对5例患者进行了一周2次的未成熟树突状细胞瘤内注射，同时联合吉西他滨化疗，1例患者注射后部分缓解，并获得了根治性手术的机会，2例患者疾病稳定超过了6个月，仅1例出现2级的白细胞计数降低。此后仍有树突状细胞瘤内免疫治疗的小规模研究报道，然而至今尚无一项显示出有明显意义的阳性结果，如生存期延长。

2. 基因治疗 肿瘤的基因治疗研究已有长久的历史。目前的研究认为，目的基因并非一定要整合入肿瘤细胞的基因组中，单纯在细胞中转入目的基因亦能通过基因产物的暂时性表达发挥基因治疗作用。但这一方式的治疗需在病灶部位直接注射携带目的基因的载体而达到将目的基因较多地转入细胞的目的，因而超声内镜引导的注射治疗是消化道及毗邻肿瘤基因治疗的重要

手段。

（1）TNFerade：是携带人肿瘤坏死因子基因的复制缺陷腺病毒载体，该基因受辐射诱导启动子Egr-1的调控。Chang等报道将TNFerade注入胰腺癌患者瘤体内，17例经EUS-FNI，20例经腹外超声，每周瘤内注射$4\times10^9\sim4\times10^{11}$pu的TNFerade，共5周，联合5-FU化疗及放疗，近期疗效观察取得了较满意的结果，EUS-FNI中未出现明显的并发症。随后有应用该方案治疗胰腺癌多中心研究的报道发表，Ⅰ/Ⅱ期临床试验再次证实了方案的安全性，27例患者中仅3例出现不良反应相关性剂量限制，2例发生胰腺炎，1例发生胆道梗阻，其余发热、寒战、疲乏、恶心、呕吐、厌食等毒性反应均在2级以下。在个案报道中，一例72岁的进展期胰腺癌患者经超声内镜下TNFerade瘤体注射合并新辅助放化疗治疗后，获得了手术切除机会。在一项多中心随机对照Ⅲ期临床试验中，纳入304例进展期胰腺癌患者，以吉西他滨（或吉西他滨加厄洛替尼）化疗后的连续5-FU静脉化疗加放疗为标准治疗，将入组患者随机分为两组，分别给予TNFerade加标准治疗或单纯标准治疗，TNFerade以EUS-FNI或经皮超声穿刺方式行瘤体内注射。在初步研究中TNFerade治疗组曾取得较大的优势，但研究全部完成后总体分析发现尽管TNFerade治疗组在安全性、耐受性方面表现良好，然而对于肿瘤进展及1年生存率方面的指标，两组差异尚无统计学意义。

TNFerade也被用于其他消化道肿瘤的治疗研究。在Chang等研究中，21例局部进展期食管癌患者接受了超声内镜下TNFerade瘤内注射结合系统性化疗（顺铂+5-FU）及放疗的治疗，并在后续的9～15周进行了外科手术，手术结果发现其中6例获得了完全病理缓解。治疗后总体3年生存率为54%，5年生存率为41%，结果令人鼓舞。与此类似，在另一项研究中，9例局部进展期（分期包括T3、T4或N1）直肠癌患者接受了TNFerade注射结合卡培他滨化疗及放疗，治疗后分别在第5～10周进行手术，术后发现其中2例获得了完全病理缓解。

（2）寡核苷酸：用于肿瘤的治疗研究由来已久，然而尚未有一种安全性好、疗效明确的制剂投入临床使用。在最新的研究中，Fujisawa等将一种可抑制碳水化合物磺基转移酶15（carbohydrate sulfotransferase 15，CHST15；该酶负责肿瘤多糖合成和基质重塑）的RNA寡核苷酸STNM01经EUS-FNI注入胰腺癌瘤内，联合替吉奥口服治疗一线治疗无效的晚期难治性胰腺导管腺癌，一个周期为3周，每周2次注射，STNM01剂量为250nmol/L、1000nmol/L、2500nmol/L或10 000nmol/L，最多3个周期，主要终点是剂量限制性毒性（dose-limiting toxicity，DLT）的发生率，共纳入22例患者，未观察到DLT，3级不良事件8例，中位总生存期（overall survival，OS）为7.8个月，疾病控制率为77.3%，有1例发现病灶及肿瘤引流淋巴结完全消失。研究时观察到STNM01显著降低了CHST15，同时增加了$CD3^+$和$CD8^+$T细胞对肿瘤的浸润，$CD3^+$T细胞增高与较长OS相关。研究认为，瘤内注射STNM01作为不可切除胰腺癌的二线治疗，耐受性良好，它可通过增强肿瘤微环境中的T细胞浸润来延长生存期。

（3）载体质粒：Hanna等报道了经超声内镜注射治疗进展期胰腺导管腺癌的研究，所用制剂为BC-819，一种过表达H19基因的DNA质粒，而目前证据表明H19基因在体内主要作为肿瘤抑制子发挥作用。6例胰腺癌患者中有3例出现部分缓解，未出现治疗相关并发症。初步证明，EUS-FNI注射DNA质粒载体是安全的、部分有效的。

（4）溶瘤病毒：用于治疗肿瘤的研究曾经是肿瘤治疗的另一热点。传统意义上认为溶瘤病毒是依赖其在肿瘤细胞中的持续无限复制而杀灭肿瘤细胞，而近年的研究发现某些溶瘤病毒的作用不仅在于其复制后的物理性膨胀，也与P53晚期出核等途径相关，从而导致细胞的凋亡或对化疗药物的增敏，因此将其归入基因治疗。由于多数病毒在输入体内后会受到人体免疫系统的清除，因此必须直接注射入瘤体内进行治疗，EUS-FNI是输注溶瘤病毒治疗消化系统肿瘤的理想选择。

Hecht等以EUS-FNI将溶瘤腺病毒ONYX-015注射入胰腺癌组织中，联合吉西他滨化疗治疗了21例进展期胰腺癌患者，该病毒被敲除了E1B基因，因而仅能在P53缺陷的细胞中复制，多数胰腺癌组织中存在P53基因突变，因而该病毒能够在胰腺癌细胞内大量复制。该试验中患者注射总剂量自2×10¹⁰pv至2×10¹¹pv不等，每周注射1次，共8周，结果有4例患者病变缓解，6例疾病稳定，11例病变进展或因治疗毒性而终止治疗，2例经十二指肠注射的患者出现穿孔，改为经胃注射后再无患者出现穿孔，2例出现菌血症，后续患者加用预防性抗生素后未再发生。该研究证明了在预防性使用抗生素条件下EUS-FNI经胃行胰腺癌瘤体内注射溶瘤病毒是安全的、可行的。在该研究的基础上，笔者对ONYX-015的类似药物H101（重组人5型腺病毒）进行了临床研究，对19例进展期胰腺癌患者进行了超声内镜引导的H101瘤体内注射，一次注射量为2×10¹¹～3×10¹¹pv（根据肿瘤大小），每28天注射1次，每周期均联合吉西他滨1000mg/m²静脉化疗，结果有10例患者的肿瘤出现了不同程度的缩小（图48-0-5），3例出现部分缓解，10例稳定，6例疾病进展，术后部分患者的疼痛评分下降，乏力、食欲缺乏症状缓解，11例患者的Karnofsky评分有10%以上的升高。与溶瘤病毒有关的不良反应主要为发热、轻微流感样症状、恶心、呕吐、腹泻，仅1例患者出现高淀粉酶血症，其余均未出现与操作有关的不良反应。进一步的研究分析正在进行中。

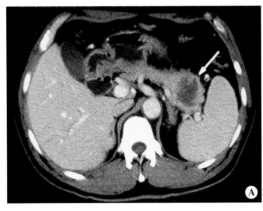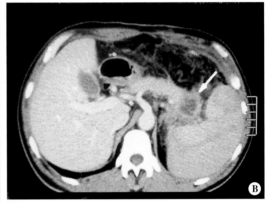

图48-0-5　患者，男，49岁，反复中上腹痛伴腰背痛3个月，CT见胰体尾肿瘤6.8cm×6.4cm（A）；治疗后1个月，肿瘤明显缩小，5.4cm×4.9cm（B）

另一种溶瘤病毒是HF10，该病毒是来源于单纯疱疹病毒1型的自发突变溶瘤病毒，其特点是对正常组织无损害。在已完成的Ⅰ期临床试验中，Hirooka等对9例受试者行EUS-FNI瘤内注射HF10并联合厄洛替尼和吉西他滨治疗局部晚期胰腺癌患者，3例PR，4例疾病稳定（stable disease，SD），2例疾病进展（progressive disease，PD），中位OS为15.5个月，2例患者出现降期，并最终手术达到完全缓解（CR）。该研究进一步证实了溶瘤病毒的有效性。

携带P53抑癌基因的重组腺病毒注射液已在我国上市多年，有学者通过EUS-FNI将其注入进展期胰腺癌组织中进行基因治疗，取得了部分疗效。Lee等在近期的Ⅰ期临床试验中评估了重组腺病毒介导的双自杀基因［Ad5yCD/mutTK（SR39）］瘤内注射联合吉西他滨治疗局部晚期胰腺癌患者的安全性和耐受性，未观察到剂量限制性毒性，12周后1例PR，8例SD，中位无进展生存期为11.4个月，证实了该治疗的安全性和耐受性。

目前瘤内注射基因治疗已有多项研究，其中某些结果令人鼓舞，但多为小样本或Ⅰ/Ⅱ期临床试验，尚需进一步的较大规模临床试验证据。

3. 化疗药物治疗　瘤体内直接注射化疗药物治疗可提高局部治疗效果，有效减少药物用量及其毒性，这也是肿瘤瘤体内注射最早开展研究的方向之一。对于常规穿刺不能到达的非浅表肿瘤，EUS-FNI具有穿刺路径短、定位准确、安全性高等优点，可以有效避免药物漏出和周围脏器损伤。常用的化疗药物包括丝裂霉素、5-FU、吉西他滨等，对于无法切除的肿瘤有一定疗效，但如何保持药物在瘤体内的持续高浓度和有效作用仍是治疗的难题。

通过EUS-FNI方法直接注射化疗药物在技术上相对简单，来自Mayo的一项研究显示，在对36例进展期胰腺癌患者（3例Ⅱ期，20例Ⅲ期，3例Ⅳ期）行吉西他滨瘤内注射后，82%的患者观察到疗效（25% PR，57% SD），其中20%的Ⅲ期患者出现了降期，从而进行了手术治疗，在6个月、12个月和5年的OS分别为78%、44%、3%，证明该方法是安全的、有效的。

然而，直接注射药物存在局部药物弥散移位、浓度无法维持等问题，Matthes等通过EUS-FNI将含6mg/ml紫杉醇的可降解凝胶注入猪的胰腺尾部，所有动物均耐受手术，未出现并发症，通过超声内镜和CT观察到凝胶局限于胰尾部，组织学亦证实了凝胶在胰腺内部的分布局限性，最后在距注射点30～50mm组织内检出了紫杉醇。在此基础上，目前已经开发出了可携带不同药物的生物可降解凝胶给药系统（Regel），该系统内含可温敏释放紫杉醇的生物可降解凝胶Oncogel，注入瘤内后可在体温的作用下持续6周缓慢释放紫杉醇。在后续的Ⅱ期临床试验中，11例进展期食管癌患者接受超声内镜引导瘤内注射Oncogel及放疗，11周后随访发现其中2例部分缓解，6例病情无进展。该试验证明了EUS-FNI下含药凝胶局部注射的可行性和安全性。另有学者开展了FNI方法注射载药微粒子至胰腺内的动物实验，病理切片证实粒子递送成功，所有实验动物未出现胰腺炎等并发症，同时荧光显微镜显示该区域出现了caspase介导的细胞死亡，证明药物释放的有效性。此外，前述的LSAM-PTX被应用于实体瘤和囊性肿瘤的注射治疗，初步研究证明安全性、耐受性良好，未观察到明显的全身毒性，且无论是在实体瘤还是胰腺黏液性囊性肿瘤中均观察到瘤体的缩小。然而，到目前为止，尚无证据证明患者生存率得到明显改善。以上研究尝试可能为进展期消化系统肿瘤局部化疗提供新方法。

（二）超声内镜引导肿瘤凝固治疗

超声内镜引导肿瘤凝固治疗包括实体性肿瘤的射频消融、囊性肿瘤的消融/灌洗及实体肿瘤的无水乙醇注射治疗，在本书的相关章节有详述。

（三）超声内镜引导肿瘤标记技术

广义来说，超声内镜标记技术也属于注射技术之列，包括辅助放疗的标记粒子种植技术、辅助胰腺手术定位的染料注射技术等，且均有相关报道，具体参见本书相关章节。

（四）EUS-FNI在其他疾病中的治疗

EUS-FNI的应用不只在肿瘤局部治疗方面。除前述EUS-FNI下胆管造影、EUS-CPN等技术外，还有更多探索。Robbins等经超声内镜引导向胸导管注射硬化剂成功治疗了外伤性乳糜胸。Parasher等以猪为实验对象在超声内镜引导下经食管向胸导管穿刺进行淋巴液取样及淋巴管造影取得成功，这使得EUS-FNI的应用扩展到淋巴系统，为淋巴系统疾病的诊治带来了新的方法和思路。此外，EUS-FNI治疗胃食管反流病较普通内镜下注射药物在减少盲目注射的并发症方面应当是有益的。有学者认为，超声内镜引导注射硬化剂或组织胶治疗食管静脉曲张更加安全、有效。对于黏膜下肿瘤的内镜切除，如采用EUS-FNI为辅助，可使得切除更安全、更完整、并发症更少。

（肖　斌　金震东）

参 考 文 献

肖斌，金震东，李兆申，等，2011. 瘤内注射重组溶瘤病毒联合吉西他滨化疗治疗中晚期胰腺癌19例疗效观察. 中华胰腺病杂志，11（3）：163-166.

Bazeed AY，Day CM，Garg S，2022. Pancreatic cancer：challenges and opportunities in locoregional therapies. Cancers（Basel），14（17）：4257.

Caceres J，Munoz-Sagastibelza M，Hossian AKMN，et al，2019. Evaluation of the feasibility of intrapancreatic delivery of drug-loaded microparticles via EUS-guided fine needle injection using a swine model. Endosc Int Open，7（8）：E1008-E1017.

Chang KJ，Nguyen PT，Thompson JA，et al，2000. Phase I clinical trial of allogenic mixed lymphocyte culture（cytoimplant）delivered by endoscopic ultrasound-guided fine-needle injection in patients with advanced pancreatic cancer. Cancer，88（6）：1325-1335.

Chang KJ，Reid T，Senzer N，et al，2012. Phase I evaluation of TNFerade biologic plus chemoradiotherapy before esophagectomy for locally advanced resectable esophageal cancer. Gastrointest Endosc，75（6）：1139-1146.

Citrin D，Camphausen K，Wood BJ，et al，2010. A pilot feasibility study of TNFerade biologic with capecitabine and radiation therapy followed by surgical resection for the treatment of rectal cancer. Oncology，79（5-6）：382-388.

DuVall GA，Tarabar D，Seidel RH，et al，2009. Phase 2：a doseescalation study of OncoGel（ReGel/paclitaxel），a controlledrelease formulation of paclitaxel，as adjunctive local therapy to external-beam radiation in patients with inoperable esophageal cancer. Anticancer Drugs，20（2）：89-95.

Fujisawa T，Tsuchiya T，Kato M，et al，2022. STNM01，the RNA oligonucleotide targeting carbohydrate sulfotransferase 15，as second-line therapy for chemotherapy- refractory patients with unresectable pancreatic cancer：An open label，phase I/IIa trial. E Clinical Medicine，55：101731.

Hanna N，Ohana P，Konikoff FM，et al，2012. Phase 1/2a, dose-escalation，safety，pharmacokinetic and preliminary efficacy study of intratumoral administration of BC-819 in patients with unresectable pancreatic cancer. Cancer Gene Ther，19（6）：374-381.

Hecht JR，Bedford R，Abbruzzese JL，et al，2003. A phase I/II trial of intratumoral endoscopic ultrasound injection of ONYX-015 with intravenous gemcitabine in unresectable pancreatic carcinoma. Clin Cancer Res，9（2）：555-561.

Hecht JR，Farrell JJ，Senzer N，et al，2012. EUS or percutaneously guided intratumoral TNFerade biologic with 5-fluorouracil and radiotherapy for first-line treatment of locally advanced pancreatic cancer：a phase I/II study. Gastrointest Endosc，75（2）：332-338.

Herman JM，Wild AT，Wang H，et al，2013. Randomized phase III multi-institutional study of TNFerade biologic with fluorouracil and radiotherapy for locally advanced pancreatic cancer：final results. J Clin Oncol，31（7）：886-894.

Hirooka Y，Kasuya H，Ishikawa T，et al，2018. A Phase I clinical trial of EUS-guided intratumoral injection of the oncolytic virus，HF10 for unresectable locally advanced pancreatic cancer. BMC Cancer，18（1）：596.

Hwang JS，Joo HD，Song TJ，2020. Endoscopic Ultrasound-Guided Local Therapy for Pancreatic Neoplasms. Clin Endosc，53（5）：535-540.

Irisawa A，Takagi T，Kanazawa M，et al，2007. Endoscopic ultrasound guided fine-needle injection of immature dendritic cells into advanced pancreatic cancer refractory to gemcitabine：a pilot study. Pancreas，35（2）：189-190.

Karaca C，Cizginer S，Konuk Y，et al，2011. Feasibility of EUS-guided injection of irinotecan-loaded microspheres into the swine pancreas. Gastrointest Endosc，73（3）：603-606.

Lee JC，Shin DW，Park H，et al，2020. Tolerability and safety of EUS injected adenovirus-mediated double-suicide gene therapy with chemotherapy in locally advanced pancreatic cancer：a phase 1 trial. Gastrointest Endosc，92（5）：1044-1052.

Levy MJ，Alberts SR，Bamlet WR，et al，2017. EUS-guided fine-needle injection of gemcitabine for locally advanced and metastatic pancreatic cancer. Gastrointest Endosc，86（1）：161-169.

Levy MJ，Thompson GB，Topazian MD，et al，2012. US-guided ethanol ablation of insulinomas：a new treatment option. Gastrointest Endosc，75（1）：200-206.

Luz LP，AL-Haddad MA，Sey MS，et al，2014. Applications of endoscopic ultrasound in pancreatic cancer. World J Gastroenterol，20（24）：7808-7818.

Magno P，Giday SA，Gabrielson KL，et al，2008. EUS-guided submucosal implantation of a radiopaque marker：a simple and effective procedure to facilitate subsequent surgical and radiation therapy. Gastrointest Endosc，67（7）：1147-1152.

Matthes K，Mino-Kenudson M，Sahani DV，et al，2007. EUS-guided injection of paclitaxel（OncoGel）provides therapeutic drug concentrations in the porcine pancreas. Gastrointest Endosc，65（3）：448-453.

Othman M，Patel K，Krishna SG，et al，2022. Early phase trial of intracystic injection of large surface area microparticle paclitaxel for treatment of mucinous pancreatic cysts. Endosc Int Open，10（12）：E1517-E1525.

Shetty D，Bhatnagar G，Sidhu HS，et al，2013. The increasing role of endoscopic ultrasound（EUS）in the management of pancreatic and biliary disease. Clin Radiol，68（4）：323-335.

Takakura K，Koido S，2015. Direct therapeutic intervention for advanced pancreatic cancer. World J Clin Oncol，6（6）：216-219.

Teoh AY，Seo DW，Brugge W，et al，2019. Position statement on EUS-guided ablation of pancreatic cystic neoplasms from an international expert panel. Endosc Int Open，7（9）：E1064-E1077.

Verco S，Maulhardt H，Baltezor M，et al，2021. Local administration of submicron particle paclitaxel to solid carcinomas induces direct cytotoxicity and immune-mediated tumoricidal effects without local or systemic toxicity：preclinical and clinical studies. Drug Deliv Transl Res，11（5）：1806-1817.

第四十九章
超声内镜引导射频消融术

射频消融（radiofrequency ablation，RFA）是一种新兴的肿瘤原位介入治疗技术，其基本原理是将射频消融电极插入病灶内，当射频发生器发出高频电磁波时，电极周围组织中的离子、蛋白质及水分子等极性分子震荡、摩擦产热使局部温度高达80～120℃，从而达到使组织发生不可逆的热凝固变性、坏死的目的。除了直接热毁损作用外，RFA还能激活患者体内的肿瘤特异性T淋巴细胞、巨噬细胞，使之发挥协同的抗肿瘤作用。在过去近30年时间里，RFA已被广泛用于多种实体瘤（如肝癌、肾癌、肾上腺癌、子宫癌、甲状腺癌及乳腺癌等）的治疗。近几年，RFA也逐渐被用于胰腺肿瘤尤其是中晚期胰腺癌及胰腺神经内分泌肿瘤（pancreatic neuroendocrine tumor，PNET）患者的治疗，以及腹腔神经节的射频消融治疗及胆管恶性梗阻患者的治疗。以往胰腺的射频消融多是在开腹术中、经皮穿刺或是在腹腔镜下进行。但经皮穿刺RFA因穿刺距离较远，故易损伤邻近十二指肠、胆道或大血管；而术中或腹腔镜下RFA均需将胰腺与周围组织分离后才能进行穿刺、置入射频针，操作难度较大且术后并发症较多。常见并发症有急性胰腺炎、胆漏、胰漏、消化道出血等，多由不能清晰显示病灶、不能实时监控穿刺过程、针道设计不合理或不能实时监控RFA过程而过度烧灼引起。因此，以上这些传统的胰腺RFA的方法在临床上的应用具有一定的局限性。近年来，随着超声内镜穿刺器械设备的改进及穿刺技术的不断提高，超声内镜引导射频消融术（EUS-RFA）逐渐发展成熟并被成功应用于临床。EUS-RFA将RFA与实时超声显像技术相结合，克服了传统RFA方法的局限性，使RFA的操作可视化、操控性更好、创伤性更小、安全性更高。本章将对超声内镜引导肿瘤射频消融术及超声内镜引导腹腔神经节射频消融术分别进行介绍，主要包括术式的适应证、禁忌证、术前准备、术后处理、并发症及临床应用等内容。

第一节　超声内镜引导肿瘤射频消融术

一、适应证与禁忌证

1. 适应证

（1）经病理证实的无远处转移、无法手术切除的中晚期胰腺癌。

（2）直径大于1cm的胰腺神经内分泌肿瘤。

（3）胰腺囊性肿瘤。

（4）无法手术切除的胆道恶性梗阻。

2. 禁忌证

（1）无法配合内镜检查的患者。

（2）无法耐受超声内镜检查及有其他内镜检查禁忌的患者。

（3）有凝血功能障碍的患者。

（4）已知或怀疑消化道穿孔的患者。

（5）有腹腔感染的患者。

二、术前准备

（一）器械准备

1. RFA电极针　目前文献报道的可用于EUS-RFA的RFA电极针有5种，前4种可见于胰腺肿瘤的射频消融，最后1种用于胆道恶性梗阻的射频消融。

（1）Habib EUS-RFA电极针（英国Emcision公司）：长1900mm，直径为0.33mm，表面被覆聚四氟乙烯膜绝缘材料，其前端为长20mm、无绝缘材料的电极，理论损毁直径为1～1.5cm（图49-1-1）。该RFA电极针纤细柔软，不能直接进行穿刺，需经EUS穿刺针的针道置入病灶内；其为单极导管，需经单极射频连接线与射频发生器相连接，并需在患者腿部贴中性电极板。

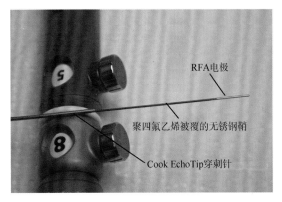

图49-1-1　美国Emcision公司的Habib EUS-RFA电极针

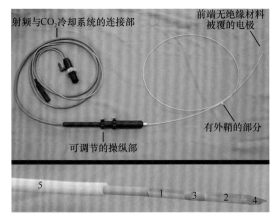

图49-1-2　德国ERBE公司的CTP电极针
有消融活性的前端部（1＋3＋2＋4）总长＝24mm
每个电极（1和2）的长度＝8mm
两个电极之间隔绝部（3）的长度＝4mm
尖端部（4）的长度＝4mm
电极的直径＝1.8mm
有外鞘部分（5）的直径＝2.2mm

（2）CTP电极针（德国ERBE公司）：是双极导管，是一种融合CO_2低温冷却系统与射频消融的双极RFA电极针，外面被覆绝缘材料，总直径为14G（2.2mm），前端为长24mm、无绝缘材料的电极，电极直径为1.8mm（图49-1-2）。该CTP电极针有两个特点，第一是其电极前端锐利、坚硬，可直接用来穿刺胰腺，因此它可直接经EUS工作孔道置入，无需经EUS穿刺针针道置入；第二是该针内部有CO_2冷却系统，能冷却电极及周围组织，减少因组织温度过高、电阻增加引起的能量丢失，因此与单极导管相比，它的热损毁效应更强，而继发性热损伤更轻。

（3）RFA电极针（韩国STARmed公司）：是一种融合生理盐水冷却系统的RFA电极针，有两种型号，一种总长度140cm，直径为19G（图49-1-3），另一种总长度150cm，直径为18G（图49-1-4）。这两种型号的RFA电极针的外面均有一层鞘，内部为金属体，金属体表面有一层绝缘材料，其前端有一段长1cm、尖锐的、无绝缘材料的电极可直接进行穿刺；冷却系统有两根导管与RFA电极针的操纵柄相连，流入管通过泵与外部0℃的生理盐水瓶相连；在RFA过程中，0℃生理盐水经流入管流入RFA电极针，带走RFA过程中产生的热量，并经流出管流入外部的容器中，从而起到冷却电极、防止电极表面炭化、提高消融疗效。

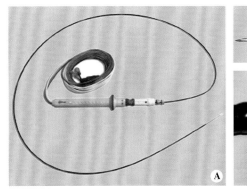
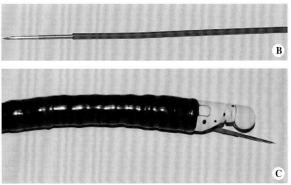

图49-1-3　韩国STARmed公司19G RFA电极针
A.RFA电极针及其两套导管的冷却系统；B.前端尖锐的、长1cm的电极；C.RFA电极针从超声内镜活检孔道里伸出

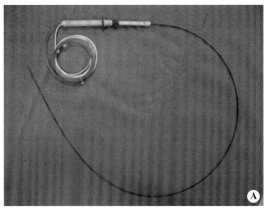
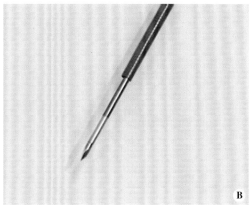

图49-1-4　韩国STARmed公司18G RFA电极针

A. RFA电极针及其生理盐水冷却导管；B. 前端长1cm的电极，尖锐的、无绝缘材料

（4）EUS-RFA电极针（美国Radionics公司）：是一种19G的射频消融单极电极针表面有一层绝缘材料（图49-1-5实心箭头所示），其针尖前端有一段无绝缘材料被覆的电极，长1～1.5cm，电极前端预埋一个电热偶（图49-1-5空心箭头所示），能监测组织内的温度。这种电极针与CTP电极针及韩国STARmed公司RFA电极针类似，其电极针前端尖锐，可直接进行穿刺，然后射频消融，但它没有冷却系统。

（5）Habib EndoHPB 射频消融导管（美国Boston公司）：这是双极的射频消融导管，有两种规格，第一种长0.9m，用于经皮途径行胆管RFA，第二种长1.8m，用于经内镜途径如ERCP或EUS引

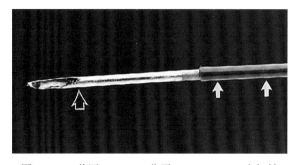

图49-1-5　美国Radionics公司19G EUS-RFA电极针

导的胆管RFA。后者外径为8Fr（2.6mm），需配合工作管道≥3.2mm 的内镜使用。它能通过0.035in或0.025in的导丝，需经导丝引导进入胰胆管。导管前端有两个电极，两个电极之间有个间隔（图49-1-6）。

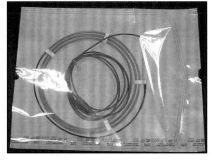
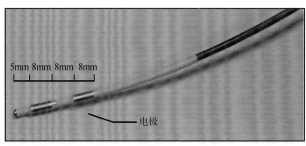

5mm 8mm 8mm 8mm

电极

图49-1-6　美国Boston公司 Habib EndoHPB 射频消融导管

2. 射频发生器　目前文献报道的射频发生器有美国Radionics 公司的单极射频发生器（500kHz）、美国RITA医疗系统公司的RITA 1500X射频发生器（图49-1-7）、德国ERBE公司的VIO-200S、VIO-200D及VIO-300D（图49-1-8）高频电发生器及韩国STARmed公司的VIVA射频发生器（图49-1-9）。这几种射频发生器均可根据不同的需求设定不同的

功率参数。目前国际上尚未建立标准化的胰腺肿瘤RFA模式，文献报道的消融模式及参数不尽相同。以使用Habib EUS-RFA电极针、ERBE高频电发生器为例，设置的模式一般为单极模式，功率10W，效果4，消融时间2min，再功率15W，效果4，消融时间2min。

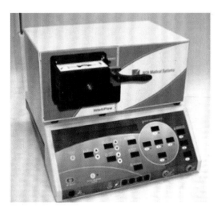

图49-1-7　RITA 1500X射频发生器（美国RITA医疗系统公司）

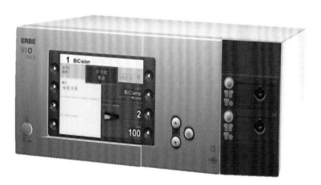

图49-1-8　VIO-300D高频电发生器（德国ERBE公司）

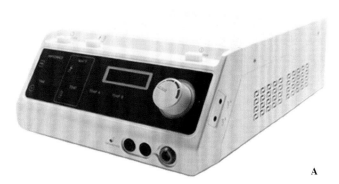

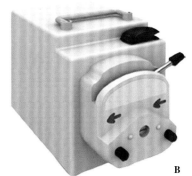

图49-1-9　VIVA射频发生器（韩国STARmed公司）

A. VIVA射频发生器；B. VIVA泵

3. 彩色多普勒穿刺超声内镜　常用的穿刺型超声内镜均可使用，如日本Fujifilm公司的EG-530UT2、Olympus GF-UCT 260或直视型Olympus GF-UCT 160J-AL 10穿刺型超声内镜；宾得EG3830UT穿刺型超声内镜。

4. 穿刺针　如使用Habib EUS-RFA电极针则需要用EUS穿刺针。根据电极针的直径大小，一般选用19G或22G超声内镜专用穿刺针，如Boston Scientific、Wilson-cook穿刺针（图49-1-10）。

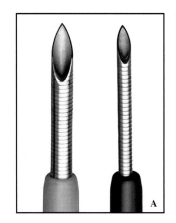

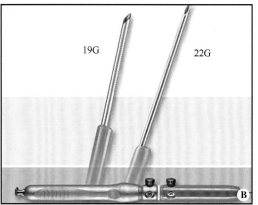

图49-1-10　用于RFA的EUS穿刺针

A. Boston Scientific穿刺针；B. Wilson-cook穿刺针

（二）患者准备

（1）术前应向患者及家属详细告知此项操作的目的、方法、安全性及可能的风险及并发症，并签署知情同情书。

（2）术前禁食、禁水8小时以上。可术前预防性使用广谱抗生素3天以预防感染，尤其是胰腺囊性病变患者，术前应预防性使用抗生素；术前可予以吲哚美辛栓塞肛、术前1小时给予蛋白酶抑制剂以预防急性胰腺炎。

（3）术前用丙泊酚行静脉麻醉，如患者无法行静脉麻醉则可静脉联合应用哌替啶及咪达唑仑镇静。

（4）术中患者先取左侧卧位，后可根据病灶部位与穿刺进针方向调整体位，如选用俯卧位或仰卧位。

三、操作方法

（一）用Habib EUS-RFA电极针进行
EUS-RFA的步骤

（1）超声内镜插入上消化道后，先仔细扫查以了解病灶的大小、形态、位置及毗邻关系，然后开启彩色多普勒避开血管，选择最佳穿刺点进行穿刺。如病灶较大则需一个针道多次消融或选择不同穿刺点多次穿刺、消融（图49-1-11）。

（2）将19G或22G穿刺针刺入病灶内直至针尖接近病灶的最远端，然后将针芯顶出，推出进针时可能进入针腔内的组织或液体。

（3）拔出针芯，置入Habib EUS-RFA电极针直至其前端到达穿刺针针尖处；保持RFA电极针在病灶内不动，将穿刺针拔出2～3cm，使RFA电极针前端2cm长的电极完全暴露在病灶内。

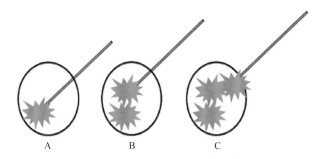

图49-1-11　EUS-RFA的操作示意图

A. RFA电极针在接近肿块的最远端处进行消融；B. RFA电极针稍向后退，消融肿块稍近端；C.RFA电极针继续后退，消融肿块近端

（4）确认所有接头连接准确无误后，将高频电发生器设置为单极模式，功率10W，效果4，消融时间2min，功率15W，效果4，消融时间2min，开始消融。消融过程中，RFA后针道周围的病灶会逐渐由低回声变为高回声（图49-1-12，图49-1-13）。因有电磁干扰，消融过程中超声内镜的显示屏上会出现轻微的干扰图像。观察病灶回声的变化可以判断消融范围，避免损伤周围的正常组织。

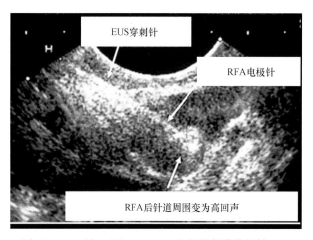

图49-1-12　用Habib EUS-RFA电极针行猪淋巴结RFA

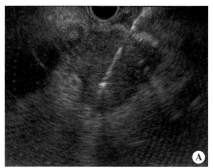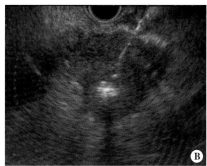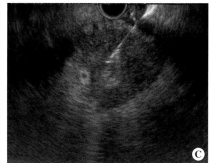

图49-1-13　用Habib EUS-RFA电极针行人胰腺癌RFA

A. 开始启动RFA；B. RFA时电极周围变为高回声；C. 两次RFA的间歇期

（5）如消融囊性病灶或病灶内有液性暗区，应先将其内液体吸尽，再进行RFA。在囊性病灶内，RFA电极针的电极因非常柔软，有时可呈弯曲状（图49-1-14）。

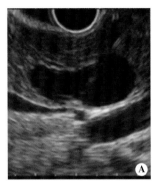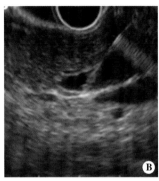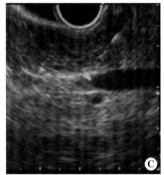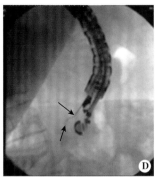

图49-1-14　用Habib EUS-RFA电极针行胰腺囊肿RFA

A、B. 显示EUS穿刺针抽吸囊液；C.囊液抽尽，绿色箭头示RFA电极针；D.黑色箭头示RFA电极针在囊腔内呈弯曲状

（6）一次RFA结束后将RFA电极针退至穿刺针内后共同退针。等待冷却1min，再根据需要选择与前一针道相隔1～1.5cm处再次进针，重复RFA。

（7）RFA结束后将穿刺针连同RFA电极针共同拔出，观察穿刺点有无活动性出血。按要求移除射频设备（视频49-1-1）。

视频49-1-1　超声内镜引导射频消融术

（二）用CTP电极针、STARmed公司或 Radionics公司的RFA电极针 行EUS-RFA的步骤

这三种RFA电极针可经EUS工作孔道直接置入并穿刺入病灶，操作较简单，与EUS-FNA类似，但要注意应穿刺足够深度使电极完全进入病灶内才能启动RFA，否则会损伤周围正常组织。电极在EUS下显示为线性高回声带。消融后，电极的线性高回声带周围会出现一个椭圆形的高回声区（图49-1-15）。有时高回声区周围还可见一低回声带，这可能是因为消融导致了组织水肿（图49-1-16）。1次RFA结束后可根据病灶大小酌情进行多次或多针道消融。

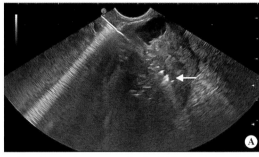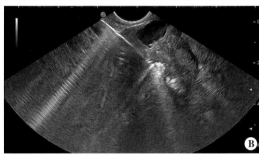

图49-1-15　用STARmed公司RFA电极针行人胰腺癌RFA

A. RFA电极针插入胰腺癌组织；B. 消融时电极周围形成高回声区

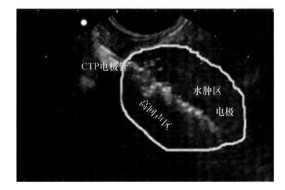

图49-1-16　用CTP电极针行猪胰腺RFA

显示电极周围高回声区及黄色区域内的低回声水肿区

（三）用 Habib EndoHPB 射频消融导管进行胆管恶性梗阻的射频消融的步骤

这适用于经ERCP途径导丝无法通过胆道梗阻部位的胆管恶性梗阻患者的治疗，需先进行超声内镜引导肝胃吻合术，然后经穿刺针道进行顺行胆管射频消融。具体步骤如下（图49-1-17，图49-1-18）：先在胃内扫查，显示扩张的左肝内胆管，开启彩色多普勒避开血管后进行左肝内胆管穿刺，造影显示扩张的肝内外胆管及胆管的梗阻部位与梗阻的严重程度，然后通过穿刺针腔置入0.025in导丝使之通过胆管的狭窄段，如为胆管下段梗阻，最好使导丝通过胆管狭窄段及十二指肠乳头进入肠腔，这为后续的胆管支架置入做好了准备；如果导丝难以直接通过胆管狭窄段，可保持导丝前端

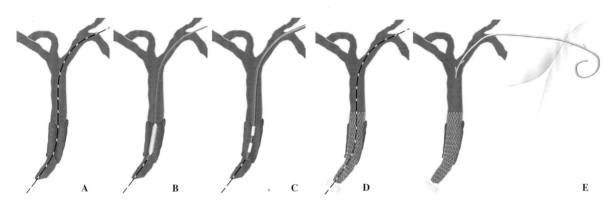

图49-1-17　用 Habib EndoHPB 射频消融导管行胆管恶性梗阻 RFA 的示意图

A. 穿刺左肝内胆管，导丝通过胆管狭窄段；B. 用扩张球囊行胆管狭窄段扩张；C. 胆管狭窄段进行射频消融；D. 顺行置入胆道不覆膜金属支架；
E. 置入单猪尾塑料支架

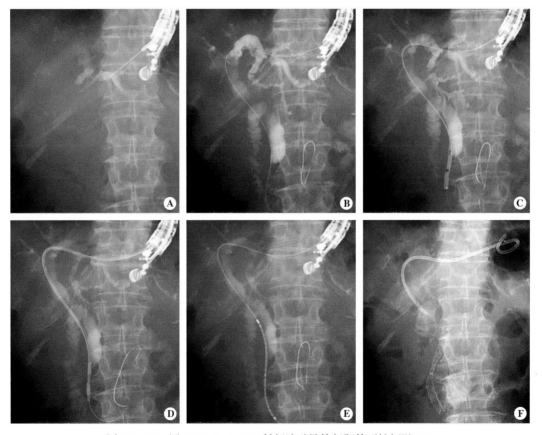

图49-1-18　用 Habib EndoHPB 射频消融导管行胆管恶性梗阻 RFA

A. 穿刺左肝内胆管并造影；B. 置入导丝，通过狭窄段及十二指肠乳头进入肠腔；C. 用扩张球囊行胆管狭窄段扩张；D. 对胆管狭窄段进行射频消融；
E. 顺行置入胆道不覆膜金属支架；F. 置入单猪尾塑料支架

在狭窄段上游的胆管内，拔除穿刺针，循导丝置入前端锥形变细的扩张导管（StarTipV；Olympus Medical Systems），再调整导丝使之通过狭窄段及乳头进入十二指肠腔；拔除扩张导管，循导丝置入Habib EndoHPB导管至狭窄段进行射频消融，如果狭窄较为严重，可先用4mm的扩张球囊或8.5Fr扩张探条进行狭窄段的扩张，然后再进行射频消融；最后循导丝顺行置入胆道不覆膜金属支架至狭窄段；为了防止术后早期金属支架膨开不完全导致胆管炎发生，可再通过肝胃穿刺针道置入一根单猪尾塑料支架，使之一端位于肝内胆管，另一端位于胃内。

四、注意事项及术后处理

（一）注意事项

（1）术前应充分了解肿瘤的部位、大小、毗邻关系，选择合适的穿刺点及RFA电极针道。如肿瘤较大可一针道多次消融或多针道消融，尽量使消融范围覆盖整个肿瘤。

（2）Habib EUS-RFA电极针无长度标示，故较难判断电极针插入深度。可在术前先将RFA电极针插入穿刺针工作孔道直至穿刺针针尖，然后在RFA电极针上标记穿刺针末端的位置。术中就可根据该标记来判断RFA电极针的电极是否已到达穿刺针针尖。当电极插入到穿刺针针尖时能感觉到继续插入的阻力增大。

（3）Habib EUS-RFA电极针无冷却系统，故每次RFA结束后需等待冷却1min，以免发生周围组织热损伤及RFA针与病灶粘连。该电极针理论损毁直径为1～1.5cm，故进行多针道消融时应与前一针道相隔1～1.5cm，且应与前一针道少许叠加。

（4）使用CTP电极针、STARmed公司或Radionics公司的RFA电极针时，应使前端加热电极完全刺入病灶内再进行消融，以免损伤正常组织。

（5）对胰腺囊性病变进行EUS-RFA之前，应先将囊液抽吸干净再进行RFA，且应预防性使用抗生素，这样可降低术后不良事件的发生。

（6）使用Habib EndoHPB Catheter进行顺行胆管狭窄段的RFA前应先进行EUS-HGS；如狭窄较严重，需先进行狭窄段的扩张；如狭窄段较长，大于2.5cm，可上下分段消融；行胆管下段消融时，应事先置入胰管支架以预防胰腺炎发生。

（7）因射频消融探头的有效消融直径为1～1.5cm，因此胰腺癌及胰腺神经内分泌肿瘤直径应超过1～1.5cm，以防损伤周围正常组织。

（二）术后处理

（1）术后按EUS-FNA护理常规进行护理，密切观察患者有无腹痛、呕血、黑便等症状，监测各项生命体征，可予以抑酸、抑酶及抗感染治疗。

（2）术后应复查EUS或CT以监测病灶的大小变化、评估疗效。

五、并发症

与经皮穿刺、术中或腹腔镜下RFA相比，胰腺肿瘤行EUS-RFA的并发症相对较少，主要有轻度腹痛、急性胰腺炎、穿刺部位少量出血、黄疸、十二指肠狭窄、胰周囊肿等。目前有关胆道恶性梗阻行EUS-RFA的研究还不多，文献报道的并发症主要有胰腺炎、胆汁性腹膜炎、肝脓肿、非阻塞性胆管炎等。但因其临床应用时间尚短，故仍需大量临床研究以观察其近期及远期并发症的发生率。

六、临床评价

从基础动物实验到临床应用，EUS-RFA在胰腺疾病治疗中的应用研究经历了10余年的发展历程。早在1999年Goldberg等率先对13只活体猪进行胰腺EUS-RFA，术后CT示在猪胰腺内有圆形的低密度区，动脉期无强化，病理证实为凝固性坏死；术后14天坏死区变小并有纤维组织包绕；仅1只猪出现局灶性胰腺炎，3只猪因电极放置不当发生胃灼伤，1只猪肠道灼伤，提示EUS-RFA用于胰腺消融是安全、可行的。2008年Carrara等在EUS引导下使用CTP电极针对14只活体猪进行了胰腺RFA，术后胰腺内出现了凝固性坏死区，两周后坏死区周围的水肿消退并出现纤维组织增生，仅1只猪出现急性胰腺炎，4只发生肠粘连，1只胃灼伤，认为EUS-RFA可用于胰腺的射频消融，且并发症比传统RFA少。2012年Kim等对猪胰腺的体尾部进行了EUS-RFA，所有猪术后均无并发症及痛苦行为，7天后处死，病理显示胰腺内有球形坏死区。Gaidhane等在EUS引导下用单极射频针对5只猪的胰头行RFA，术后均无异常行为，生化指标均正常，仅1只猪发生胰腺炎，1只猪胰腺近端及远端有轻微炎症。2015年Silviu等报道，对猪的胰腺进行EUS-RFA，术后所有猪的生化指标有所升高，但均在术后5天内恢复正常，均无并发症发生，表明该方法安全、可行。2014年Sethi等首次进行了EUS引导下猪纵隔淋巴结RFA的实验研究，结果显示行RFA的淋巴结平均坏死区直径为（5.5±1.6）mm，且与电极暴露的长度明显相关，操作过程中无血流动力学不稳定、出血、组织损伤等并发症，认为淋巴结的EUS-RFA安全、可行。这一系列的动物实验研究均证实，EUS-RFA进行胰腺及淋巴结的消融是安全、可行、微创的，这为临床上应用该技术治疗胰腺疾病奠定了可靠的理论基础。

2012年开始有学者将EUS-RFA用于晚期胰腺癌患者的治疗。早期一些研究多为评估EUS-RFA用于治疗晚期胰腺癌患者的可行性与安全性。2012年Arcidiacono等率先对22例晚期胰腺癌患者进行了EUS-RFA，其中16例操作成功，6例因消融电极针未能穿透胃肠壁或胰腺而失败；术后CT见胰腺癌灶内有液化坏死，因组织水肿仅6例能清晰显示消融后的肿瘤边界，这6例患者术后肿瘤体积较前缩小，术后平均生存期为6个月，均无严重

并发症发生。该研究结果提示，与传统的胰腺癌RFA方法相比，EUS-RFA是一种可行、微创、安全的方法，能减少对血管、胆管的损伤，且能缩小瘤体，对于不能切除病灶的胰腺癌患者有治疗价值。2012年金震东等在我国率先对3例晚期胰腺癌患者进行EUS-RFA，术后均无严重并发症，术后2周，3个病灶的直径平均缩小13.9%，且病灶内出现空泡变性，认为EUS-RFA是一种方便、可行、安全性好的治疗胰腺癌的方法，可使癌灶缩小。2013年Pai等在EUS引导下应用单极射频针对7例胰腺癌患者行RFA，随访3～6个月，有2例患者瘤体出现缩小，除1例发生轻度胰腺炎外余均无并发症，证实了对胰腺癌患者行EUS-RFA是安全的。2015年Song等首次在EUS引导下使用18G自带生理盐水冷却系统的RFA电极针对6例晚期胰腺癌患者进行RFA，均操作成功，1例术后对比增强EUS显示消融区中心有不增强的坏死区，1例复查CT见肿瘤中心有坏死伴空泡变性（图49-1-19），术后除2例有轻度腹痛外，其余患者均无并发症，再次证实EUS-RFA用于胰腺癌患者治疗的安全性与可行性。2020年有一项系统性回顾纳入了14项关于胰腺实性病变行EUS-RFA的研究，共120例患者（129处胰腺实性病变），其中52.7%为局部进展期胰腺癌，42.6%为胰腺神经内分泌肿瘤，3.1%为胰腺转移性肿瘤，1.6%为实性假乳头状瘤；所有病变均行EUS-RFA治疗，结果技术成功率为99.0%，不良事件发生率为8%，其中严重不良事件的发生率为1%。该研究认为，EUS-RFA用于治疗胰腺实性病变是可行的、安全的。

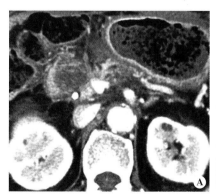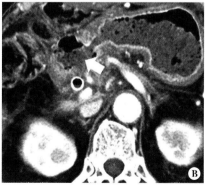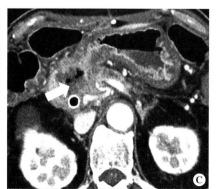

图49-1-19　胰腺癌患者EUS-RFA术前及术后CT随访

A. EUS-RFA前胰头部低密度灶；B. 术后1个月癌灶内见坏死及空泡；C. 术后2个月癌灶缩小

近年来，也有不少研究进一步评估了胰腺癌患者行EUS-RFA的有效性。2018年Crinò等报道，在8例胰腺癌及1例胰腺转移癌患者中，除1例因瘤体有较大范围片状坏死而被剔除外，余8例均成功进行了EUS-RFA，且瘤体内均形成一个消融坏死区，术后均无严重并发症，认为EUS-RFA治疗胰腺肿瘤可行、安全、有效。Scopelliti等报道对10例无法切除病灶的胰腺癌患者均成功进行了EUS-RFA，均无严重并发症，30天后复查CT，肿瘤内均出现一个边界清晰的低密度坏死区，只进行一个针道RFA的患者，其坏死区平均直径为23mm，而肿瘤较大者进行两个针道RFA，其坏死区平均直径为46mm，说明RFA能够得到一个较满意的肿瘤消融范围。Wang等报道对11例无法切除病灶的胰腺癌患者行EUS-RFA，术后1个月5例患者CA19-9水平明显下降，2例患者肿瘤体积明显缩小，1例接受8次RFA的患者存活了12个月，提示EUS-RFA用于胰腺癌的治疗是可行、安全、短期有效的。2022年Oh等对14例局部进展期胰腺癌及8例已转移的胰腺癌患者进行EUS-RFA联合吉西他滨为基础的化疗，结果平均总生存时间为24.03个月，平均无进展生存期为16.37个月，提示EUS-RFA联合化疗有助于胰腺癌患者生存获益。

除胰腺癌外，也有不少研究将EUS-RFA用于胰腺神经内分泌肿瘤及胰腺囊性肿瘤患者的治疗，也获得较满意的结果，尤其是胰腺神经内分泌肿瘤，目前认为此类患者行EUS-RFA的疗效比较确切。2015年Pai等对2例胰腺神经内分泌肿瘤及6例胰腺囊性肿瘤（4例黏液性囊腺瘤、1例IPMN及1例微囊腺瘤）患者进行EUS-RFA，8例患者均操作成功，随访3～6个月，2例神经内分泌肿瘤瘤内出现坏死及血流减少，2例囊性肿瘤完全消失，另3例囊性肿瘤体积平均缩小48.4%，2例术后轻度腹痛，余均无并发症。Pai认为胰腺肿瘤行EUS-RFA是可行、安全的，能使肿瘤完全消失或体积缩小50%；采用低能量行RFA能减少并发症，并能多次重复RFA。2016年Lakhtakia等对3例不能手术切除的胰岛素瘤患者行EUS-RFA，术后患者低血糖症状迅速缓解，随访11～12个月，均未再发低血糖，且血糖、空腹胰岛素及C肽水平均维持正常，1例术后病灶完全消失，1例仍

有残存病灶，1例病灶内部不增强但周边仍有强化（图49-1-20）。Lakhtakia等认为，对于不适合或不愿行手术切除但有明显临床症状的胰腺神经内分泌肿瘤，EUS-RFA是一种非常好的治疗手段。2019年Barthet等进行了一项前瞻性、多中心研究，纳入12例PNET患者（共14处病灶）及17例胰腺囊性肿瘤患者，均进行了EUS-RFA，1年后14处PNET病灶中有12处病变完全消失（86%），71%胰腺囊性肿瘤患者瘤体明显缩小。2020年Imperatore等进行了一项系统性分析，纳入12项研究（共61例PNET患者），结果PNET患者行EUS-RFA的总体有效率为96%，功能性与无功能性PNET的总体有效率无显著差异，不良事件发生率仅为13.7%；PNET肿瘤大小与疗效有关，肿瘤直径cut-off值≤18mm预示其对EUS-RFA治疗有效，其敏感度为80%、特异度为78.6%、阳性预测值为97.1%、阴性预测值为30.8%，提示EUS-RFA用于治疗PNET是安全、有效的，对于小的PNET，无论是否有功能性，均可考虑行EUS-RFA。2022年还有一项系统性回顾与荟萃分析评价了EUS-RFA用于胰腺肿瘤治疗的安全性与疗效。该分析纳入了5项回顾性研究及5例前瞻性研究，共115例胰腺肿瘤患者（125处胰腺病变），其中37.6%为无功能性胰腺神经内分泌肿瘤，15.4%为胰岛素瘤，26.5%为胰腺囊性肿瘤，19.7%为胰腺癌；这些患者均行EUS-RFA治疗，结果其总体临床缓解率为88.9%，总体不良事件发生率为6.7%，最常见为急性胰腺炎，除外还有胰管狭窄、胰周液体积聚、腹水，只有1例患者出现穿孔，提示EUS-RFA是一种有效的可用于治疗胰腺肿瘤的方法，尤其对功能性胰腺神经内分泌肿瘤，如胰岛素瘤很有效。但目前这些研究的样本量还太少，还需进一步进行大样本研究以明确EUS-RFA对胰腺神经内分泌肿瘤的疗效。

近两年也有学者尝试对无法手术切除的胆道恶性梗阻患者进行EUS-RFA治疗。Kuraoka等报道了一例75岁肝门胆管癌患者，先经左肝内胆管行EUS-HGS，接着经HGS窦道插入Habib EndoHPB射频消融导管至肝门部胆管狭窄部位进行射频消融，然后经HGS窦道置入胆道不覆膜金属支架，再进行ERCP，经第一根胆道支架的网眼以stent-in-stent的方式置入第二根胆道不覆膜金属支架于

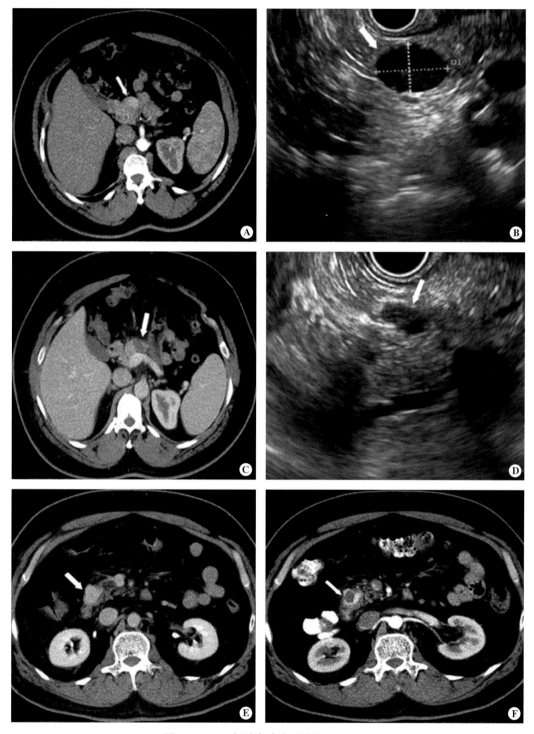

图49-1-20　2例胰岛素瘤患者行EUS-RFA

A～D.第1例；E、F.第2例。A.术前CT示胰颈增强的胰岛素瘤；B.术前EUS示低回声椭圆形病灶；C.术后6周增强CT示病灶呈低密度、不增强；
D.术后12个月EUS示缩小的低回声残存病灶；E.术前CT示胰头增强的胰岛素瘤；F.术后CT示病灶内部低密度、周边强化

右肝内胆管，术后患者仅出现轻度的胆管炎所致的轻度肝功能损害，无严重并发症发生。Kuraoka等认为，当经乳头途径逆行置入导丝无法通过胆管的狭窄段时，可经EUS-BD的窦道进行内镜下再干预及内镜下RFA。另有一项单中心回顾性研究报道了20例ERCP失败的胆道恶性梗阻患者，其中有16例均成功经EUS-HGS的窦道行RFA及顺行胆道金属支架置入，技术成功率为80%，2例不能将射频探头插入窦道而失败，2例不能将射频探头插入胆管狭窄段而失败；早期不良事件发生率为

10%，为急性胰腺炎及胆汁性腹膜炎，晚期不良事件发生率为13%，为肝脓肿、非梗阻性胆管炎；胆道再梗阻的发生率为25%，经HGS窦道进行内镜下再干预的成功率为100%。该研究认为，经EUS-HGS窦道进行RFA并顺行置入胆道支架能取得较好的疗效，但插入射频探头会比较困难，还需进行器械改进，并进行多中心临床研究以评估其疗效。

虽然目前RFA已被认为是创伤性最小的胰腺肿瘤介入治疗手段之一，但应用RFA治疗胰腺肿瘤比其他肿瘤更困难、风险更高。首先胰腺肿瘤物理特性与其他肿瘤不同，因此即使国内外学者已进行了大量有关最佳消融模式及参数的体内外试验研究，但目前尚未建立起标准化胰腺RFA流程；其次，胰腺位置深在，尤其胰头紧邻胃肠、血管及胆管，故胰腺RFA更易引起邻近组织热损伤；最后，胰腺癌大多边界弥漫，故较难一次性将癌灶完全消融，经常需要两次甚至多次消融。因此，尽管超声内镜引导的胰腺RFA的可行性、安全性已得到验证，但仍需进行大量临床研究以探索最佳标准化消融模式及参数，观察其效果及并发症。而胆道恶性梗阻是近两年新拓展的EUS-RFA的适应证，目前该方面的研究还尚少，还需进一步评估其安全性及疗效。

第二节　超声内镜引导腹腔神经节射频消融术

胰腺癌患者常伴有剧烈的顽固性腹痛，严重影响患者的生活质量，甚至使患者因剧烈腹痛而逐渐变得衰弱。镇痛的方法有药物性与非药物性治疗两大类。常用的非麻醉类镇痛药物往往不能有效地控制这些患者的腹痛。阿片类药物虽能缓解部分患者的腹痛，但长期口服阿片类药物可能会引起一些药物相关性不良反应，如便秘、精神状态的改变、呼吸抑制等。而非药物性镇痛治疗最大的优势就在于它不仅能缓解腹痛，还能提高患者的生活质量，而且它还没有发生药物相关性不良反应的风险。其中，腹腔神经节阻滞（celiac plexus neurolysis，CPN）是一种常用的非药物性镇痛方法。它以往是通过经皮或外科手术中注射无水乙醇或硬化剂使内脏神经毁损，继而发生纤维化，从而达到缓解疼痛的目的。1996年有学者首次报道了EUS-CPN，并指出它是一种安全的镇痛方法，可有效缓解88%胰腺癌或其他腹腔恶性肿瘤患者的腹痛。但接下来的很多研究显示，EUS-CPN对这些患者的镇痛效果差异较大。而RFA是另一种非药物性镇痛方法。有研究报道，RFA可通过内脏神经阻滞来有效缓解慢性胰腺炎、胰腺癌及肝癌患者的腹痛。以往，主要是在外科术中或经皮穿刺进行RFA，但近些年，随着超声内镜穿刺技术的提高及器械设备的改进，RFA也可以在超声内镜引导下进行，不仅可用于肿瘤的射频消融，还有学者将其用于腹腔神经节的射频消融，结果显示其安全性、耐受性较好，而且镇痛效果也很好。本节将就超声内镜引导腹腔神经节射频消融术的适应证、禁忌证、术前准备、术后处理、并发症及临床应用等进行介绍。

一、适应证与禁忌证

1. 适应证　适用于伴剧烈腹痛且镇痛药无法控制的胰腺癌及其他腹腔恶性肿瘤患者的镇痛治疗。

2. 禁忌证　同超声内镜引导肿瘤射频消融术。

二、术前准备

（一）器械准备

1. RFA电极针　目前文献报道的用于超声内镜引导腹腔神经节射频消融的RFA电极针有两种，即英国Emcision公司Habib EUS-RFA电极针及韩国STARmed公司RFA电极针（同超声内镜引导肿瘤射频消融术）。

2. 射频发生器　同超声内镜引导肿瘤射频消融术。

3. 穿刺针　如使用Habib EUS-RFA电极针则需要用EUS穿刺针，一般选用19G或22G超声内镜专用穿刺针。如使用韩国STARmed公司RFA电极针则不需要穿刺针。

4. 彩色多普勒穿刺超声内镜　同超声内镜引导肿瘤射频消融术。

（二）患者准备

患者准备同超声内镜引导肿瘤射频消融术。

三、操作方法

（一）用 Habib EUS-RFA 电极针进行超声内镜引导腹腔神经节射频消融术的步骤

（1）穿刺前先拔出 19G 或 22G 穿刺针的针芯，然后将 Habib EUS-RFA 电极针置入针腔内，直至其前端到达穿刺针针尖处，然后将电极针往后拔出几毫米以保证在插入穿刺针时不损伤电极针。

（2）将超声内镜插入胃内，先显示腹主动脉及腹腔干，然后显示腹腔神经节，开启彩色多普

勒避开血管，选择最佳穿刺点进行穿刺。如果未能清晰显示腹腔神经节，则穿刺入腹主动脉与腹腔干之间的夹角区域，进行该区域的消融。

（3）将预插入电极针的穿刺针刺入腹腔神经节内，然后将电极针缓慢推出直至其前端到达针尖而无法继续推出，然后将穿刺针往外拔出 1cm，同时将电极针向内推出使整个电极针的电极部分完全伸出穿刺针，位于腹腔神经节内。

（4）确认射频消融探头与高频电发生器连接无误后，将高频电发生器设置为单极模式，功率10W，效果4，消融时间90秒，开始消融。消融过程中，腹腔神经节内在 RFA 电极针周围的区域会变成高回声（图49-2-1）。因有电磁干扰，消融过程中超声内镜的显示屏上会出现轻微的干扰图像。

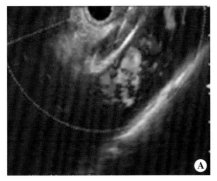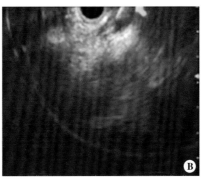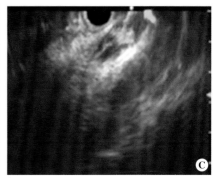

图49-2-1　腹腔神经节行 EUS-RFA（Habib EUS-RFA 电极针）

A. 穿刺针刺入腹腔神经节；B、C. RFA 过程中针道周围回声增加

（5）一次 RFA 结束后将 RFA 电极针退回穿刺针内以后共同退针。等待冷却1分钟，在腹腔神经节的其他部位重复 RFA，一般需要重复进行3～4次 RFA 才能将腹腔神经节彻底消融，消融结束后整个腹腔神经节呈高回声。

（6）RFA 结束后将穿刺针连同 RFA 针共同拔出，观察穿刺点有无活动性出血。按要求移除射频设备。

（二）用 STARmed 公司 RFA 电极针进行超声内镜引导腹腔神经丛射频消融术的步骤

（1）将超声内镜插入胃后，先显示腹主动脉、腹腔干及膈肌，然后显示腹腔神经丛，它位于腹主动脉与腹腔干的夹角区域。

（2）开启彩色多普勒功能避开血流，将STARmed 公司 RFA 电极针直接穿刺入腹腔神经丛内，然后启动消融功能，功率30W，持续模式，消融开始12秒内，电极针周围可见高回声气泡影（图49-2-2）。

（3）消融结束后拔除 RFA 电极针，观察胃内穿刺点有无渗血。

四、注意事项及术后处理

（1）用 Habib EUS-RFA 电极针进行 RFA 时，应将其电极部分完全推出穿刺针，必要时可进行透视以确保 RFA 电极针的电极部分与金属的穿刺针之间完全脱离接触。

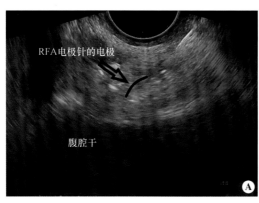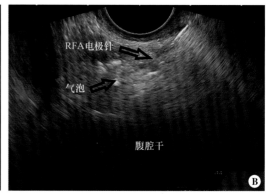

图 49-2-2　对腹腔神经丛行 EUS-RFA（STARmed 公司 RFA 电极针）

A. 穿刺针刺入腹腔神经丛，箭头示 RFA 电极针的电极；B. 箭头分别显示电极及消融时电极周围的气泡影

（2）用 STARmed 公司 RFA 电极针进行 RFA 时应将整个电极针刺入神经节内，避免损伤周围正常组织。

五、不良事件

目前有关对腹腔神经节行超声内镜引导射频消融术的研究还较少，仅有一项临床研究及两项个案报道。Bang 等报道，对伴有腹痛的胰腺癌患者分别进行了超声内镜引导腹腔神经节射频消融术（12 例）和 EUS-CPN（14 例），术中均未发生不良事件，射频消融组 12 例患者中，有 5 例（发生率为 41.7%）在术后 48 小时发生了操作相关的不良事件，包括 4 例恶心呕吐、1 例短暂的腹痛加剧，CPN 组也有 5 例（发生率为 41.7%）48 小时后出现不良事件，包括 1 例腹泻、1 例发热、1 例恶心呕吐和 2 例短的腹痛加剧，两组不良反应的发生率无显著统计学差异，而且这些并发症均较轻微，均通过保守治疗后好转。Houmani 等报道两例胰腺癌患者行超声内镜引导腹腔神经节射频消融术，均未发生不良事件。金震东等报道对 1 例胰腺癌患者行超声内镜引导腹腔神经节射频消融术，术后未发生严重不良事件。总体而言，据目前文献报道，超声内镜引导腹腔神经节射频消融术后均无严重的不良事件发生。但因目前研究尚少，且金震东及 Bang 的研究中所用的探头均为非常纤细的 1Fr Habib 消融探头，如果使用 18G 或 19G 的消融探头，其消融会更有效，但同时也可能导致穿孔、血管损伤甚至意外消融胰腺而导致胰腺实质坏死等。因此，虽然目前尚未观察到腹腔神经节行 EUS-RFA 有严重的不良事件发生，但其安全性仍需进一步进行大样本、多中心的临床研究以验证。

六、临床评价

目前有关超声内镜引导腹腔神经节射频消融术的临床研究尚少，因此关于该操作的临床疗效的数据还很少，但总体而言，目前研究显示腹腔神经节行 EUS-RFA 能明显缓解胰腺癌患者的疼痛。2015 年金震东等首次对 1 例有剧烈腹痛的胰腺癌患者进行腹腔神经节 EUS-RFA，术中见腹腔神经节中心逐渐变为高回声，术后 3 天、2 周该患者 VAS 评分分别降至 2 分和 4 分，不需服用阿片类药物。该研究提出，EUS-RFA 用于腹腔神经节的消融是安全、有效的，能显著缓解患者的疼痛。2019 年 Bang 等报道，对伴有腹痛的胰腺癌患者分别进行了超声内镜引导腹腔神经节射频消融术（12 例）和 EUS-CPN（14 例），并使用四种评价系统即 PAN26、C30、BPI 及 VAS 对术前、术后 2 周、术后 4 周患者疼痛的严重程度及生活质量进行评估。该研究发现，以这四种评估系统进行评估均得到了相同的结果，即术后 4 周 EUS-RFA 组的疼痛评分均显著低于 EUS-CPN 组，但在 4 周的随访终点，两组之间阿片类药物的使用量无显著差异；PAN26、C30 评估系统显示，术后 4 周 EUS-RFA 组生活质量显著优于 EUS-CPN 组；EUS-RFA 组患者的胃肠道症状显著轻于 EUS-CPN；C30 评估系统显示，EUS-RFA 组与 EUS-CPN 组有更好的情感功能，且患者更少发生便秘。该研究结果显示，与 EUS-CPN 相比，腹腔神经节 EUS-RFA 更能缓解胰腺癌患者的疼痛，且更能提高患者的生活质量。

虽然以上初步研究结果显示，该操作具有较好的临床疗效，但在该操作被推荐为胰腺癌患者腹痛的一线治疗方案之前，仍有很多问题尚待解决。第一，目前研究使用的消融功率不同，有的研究使用10W，有的研究使用30W，到底使用多大功率才是最理想的，目前尚未有定论，还需进一步研究以建立理想的、统一的消融参数与模式；第二，消融腹腔神经节要比消融腹主动脉与腹腔干夹角区域更简单、更安全，但腹腔神经节仅在35%的患者中可被超声内镜清晰地显示出来，如果腹腔神经节无法清晰显示，则只能消融腹主动脉与腹腔干夹角区域，这使消融操作更具挑战性，当然，这在EUS-CPN的操作中也存在着无法显示出腹腔神经节的局限性；第三，目前尚未有使用双极消融探头或自带冷却系统的消融探头进行腹腔神经节射频消融的研究；第四，目前研究的随访时间均较短，因此还需进一步延长随访期以观察其长期疗效。第五，RFA探头价格昂贵，其成本要比CPN高非常多，其成本-效益比也是我们必须考虑的一个问题。总之，虽然腹腔神经节EUS-RFA的初步研究结果较理想，但目前该方面的研究数据还不够充足，还需进一步扩大样本量、延长随访时间来观察其长期的疗效及安全性。

（郭杰芳）

参 考 文 献

Arcidiacono PG, Carrara S, Reni M, et al, 2012. Feasibility and safety of EUS-guided cryothermal ablation in patients with locally advanced pancreatic cancer. Gastrointest Endosc, 76（6）: 1142-1451.

Bang JY, Sutton B, Hawes RH, et al, 2019. EUS-guided celiac ganglion radiofre- quency ablation versus celiac plexus neurolysis for palliation of pain in pancreatic cancer: a randomized controlled trial（with videos）. Gastrointest Endosc, 89（1）: 58-66. e3.

Barthet M, 2019. Endoscopic ultrasound-guided radiofrequency ablation for pancreatic neuroendocrine tumor. Ann Endocrinol（Paris）, 80（3）: 182-184.

Benson M, Pfau P, 2019. Pain relief and the celiac plexus: Can burning exceed injecting？ Gastrointest Endosc, 89（1）: 67-68.

Bhutani MS, Arora A, 2015. New developments in endoscopic ultrasound-guided therapies. Endosc Ultrasound, 4（4）: 304-311.

Carrara S, Arcidiacono PG, Albarello L, et al, 2008. Endoscopic ultrasound-guided application of a new hybrid cryotherm probe in porcine pancreas: a preliminary study. Endoscopy, 40（4）: 321-326.

Crinò SF, D'Onofrio M, Bernardoni L, et al, 2018. EUS-guided Radiofrequency Ablation（EUS-RFA）of Solid Pancreatic Neoplasm Using an 18-gauge Needle Electrode: Feasibility, Safety, and Technical Success. J Gastrointestin Liver Dis, 27（1）: 67-72.

Gaidhane M, Smith I, Ellen K, et al, 2012. Endoscopic Ultrasound-Guided Radiofrequency Ablation（EUS-RFA）of the Pancreas in a Porcine Model. Gastroenterol Res Pract, 2012: 431451.

Goldberg SN, Mallery S, Gazelle GS, et al, 1999. EUS-guided radiofrequency ablation in the pancreas: results in a porcine model. Gastrointest Endosc, 50（3）: 392-401.

Gollapudi LA, Tyberg A, 2022. EUS-RFA of the pancreas: where are we and future directions. Transl Gastroenterol Hepatol, 7: 18.

Houmani ZS, Noureddine MS, 2020. EUS-guided celiac plexus radiofrequency ablation using a novel device. VideoGIE, 5（9）: 395-396.

Imperatore N, de Nucci G, Mandelli ED, et al, 2020. Endoscopic ultrasound-guided radiofrequency ablation of pancreatic neuroendocrine tumors: a systematic review of the literature. Endoscopy international open, 8（12）: E1759-E1764.

Inoue T, Ibusuki M, Kitano R, et al, 2020. Endoscopic Ultrasound-Guided Antegrade Radiofrequency Ablation and Metal Stenting With Hepaticoenterostomy for Malignant Biliary Obstruction: A Prospective Preliminary Study. Clin Transl Gastroenterol, 11: e00250.

Jin ZD, Wang L, Li Z, 2015. Endoscopic ultrasound-guided celiac ganglion radiofrequency ablation for pain control in pancreatic carcinoma. Dig Endosc, 27（1）: 163-164.

Keane MG, Bramis K, Pereira SP, et al, 2014. Systematic review of novel ablative methods in locally advanced pancreatic cancer. World J Gastroenterol, 20（9）: 2267-2278.

Kim HJ, Seo DW, Hassanuddin A, et al, 2012. EUS-guided radiofrequency ablation of the porcine pancreas. Gastrointest Endosc, 76（5）: 1039-1043.

Kim J, 2015. Endoscopic Ultrasound-Guided Treatment of Pancreatic Cystic and Solid Masses. Endoscopic Clin Endosc, 48（4）: 308-311.

Kuraoka N, Hashimoto S, Matsui S, 2021. Endobiliary radiofrequency ablation through an EUS-guided hepaticogastrostomy fistula for hilar malignant biliary stenosis. Endosc Int Open, 9: E699-E700.

Lakhtakia S, Ramchandani M, Galasso D, et al, 2016. EUS-guided radiofrequency ablation（EUS-RFA）using a novel internally cooled needle electrode for pancreatic insulinoma: A case series in humans. Gastrointest Endosc, 83（1）: 234-239.

Nirav T, Sharma NR, Isaac R, et al, 2018. 483 Safety and efficacy of endoscopic ultrasound guided radiofrequency ablation（EUS-RFA）in the treatment of pancreatic lesions: a multi-center experience. Gastrointest Endosc, 87（6）: AB84.

Oh D, Seo DW, Song TJ, et al, 2022. Clinical outcomes of EUS-guided radiofrequency ablation for unresectable pancreatic cancer: a prospective observational study. Endosc Ultrasound, 11（1）: 68-74.

Pai M, Habib N, Senturk H, et al, 2015. Endoscopic ultrasound guided radiofrequency ablation, for pancreatic cystic neoplasms and neuroendocrine tumors. World J Gastrointest Surg, 7（4）: 52-59.

Pai M, Yang J, Zhang X, et al, 2013. PWE-055 Endoscopic ultrasound guided radiofrequency ablation（EUSRFA）for pancreatic ductal adenocarcinoma. Gut, 62（Suppl 1）: A153.

Pandya GJ, Shelat VG, 2015. Radiofrequency ablation of pancreatic ductal adenocarcinoma: The past, the present and the future. World J Gastroenterol, 7（2）: 6-11.

Scopelliti F, Pea A, Conigliaro R, et al, 2018. Technique, safety, and feasibility of EUS-guided radiofrequency ablation in unresectable pancreatic cancer. Surg Endosc, 32（9）: 4022-4028.

Seicean A, Tefas C, Ungureanu B, et al, 2014. Endoscopic ultrasound guided radiofrequency ablation in pancreas. Hepatogastroenterology, 61（134）: 1717-1721.

Sethi A, Ellrichmann M, Dhar S, et al, 2014. Endoscopic ultrasound-guided lymph node ablation with a novel radiofrequency ablation probe: feasibility study in an acute porcine model. Endoscopy, 46（5）: 411-415.

Silviu UB, Daniel P, Claudiu M, et al, 2015. Endoscopic ultrasound-guided radiofrequency ablation of the pancreas: an experimental study with pathological correlation. Endosc Ultrasound, 4（4）: 330-335.

Song TJ, Seo DW, Lakhtakia S, et al, 2016. Initial experiences of EUS-guided radiofrequency ablation of unresectable pancreatic cancer. Gastrointest Endosc, 83（2）: 440-443.

Vanella G, Capurso G, Arcidiacono PG, 2020. Endosonography-guided radiofrequency ablation in pancreatic diseases: time to fill the gap between evidence and enthusiasm. J Clin Gastroenterol, 54（7）: 591-601.

Wang J, Wang Y, Zhao Y, et al, 2021. Endoscopic ultrasound-guided radiofrequency ablation of unresectable pancreatic cancer with low ablation power and multiple applications: a preliminary study of 11 patients. Ann Palliat Med, 10（2）: 1842-1850.

第五十章
超声内镜引导无水乙醇消融术

超声内镜（EUS）自发明以来到现在已应用于临床30多年。EUS最初仅作为一种诊断技术来观察胃肠道及周围邻近脏器层次结构、组织学特征。随着EUS技术的发展及线阵超声扫描探头的应用，EUS引导细针穿刺活检在临床应用中取得重大进展。近年来，在细针穿刺活检的基础上，EUS引导细针注射（EUS- guided fine needle injection，EUS-FNI）技术也逐渐应用于临床治疗。与经皮穿刺相比，EUS-FNI的优势在于EUS提供了病灶的实时图像，避开了血管，最大限度地减少了对血管及非病灶组织的损伤，提高治疗精确度，因而临床治疗效果好、安全性高。目前EUS-FNI衍生出来的方法主要有EUS引导无水乙醇注射、EUS引导腹腔神经丛阻滞、EUS引导射频消融术等。其中EUS引导无水乙醇消融术能够将药物直接注入病灶而取得较好的临床效果，因此该技术在临床上的发展尤为迅速，迄今为止国内外已有多个研究中心对该技术的临床应用进行研究，并在多种疾病的治疗上取得了显著的效果，在一些疾病治疗领域，该技术有望成为某些局灶性病变主要的治疗方法或手术的补充（或替代）方法。

无水乙醇是一种常用的消融剂，具有准备简单、消融迅速、成本低等优点。无水乙醇治疗机制是利用无水乙醇对靶组织的迅速脱水固定作用，使蛋白质发生变性，组织内血管收缩，血管壁变性及内皮细胞破坏，局部血栓形成，导致组织坏死，同时可使靶组织细胞破坏，并引起炎性细胞浸润和成纤维细胞增生，进而发生纤维化，达到最大程度灭活组织细胞的目的。无水乙醇已在多种疾病中被应用，包括肝肿瘤、肾囊肿、胰腺神经内分泌肿瘤等，并且均取得较好的临床疗效。临床上常用的无水乙醇浓度主要有80%、95%、98%、99.9%等几种，对于这几种浓度的使用效果，目前还没有专门的研究区分其效果，根据现有的研究结果，这些浓度的无水乙醇均能有效地消融靶组织，而且并发症较轻且少。

在无水乙醇注射量方面，可遵循以下原则：在避免严重的并发症前提下，尽量多注射无水乙醇以达到对靶组织的最大程度消融效果。不同的肿瘤，如实体瘤或囊性瘤，无水乙醇的注射量不同。一些研究在肝肿瘤中得到了无水乙醇注射剂量的公式，如福建省协和医院的Lin等使用的计算公式，$Y=2.885X$（$X<5cm$），$Y=1.805X$（$X>5cm$）（X为肿瘤的直径，Y为无水乙醇的剂量，单位为ml）。长海医院的李兆申等也将这个公式进行改良并应用于胰腺癌的实验研究中，结果均表明根据公式计算得出的剂量可以有效地消融肿瘤组织，且只有轻微的急性胰腺炎发生。广西医科大学第一附属医院的覃山羽等对胰岛素瘤的无水乙醇注射量进行研究，根据肿瘤的体积计算，体积（cm^3）和注射量（ml）比为1：1。但如果肿瘤邻近重要血管或组织时，无水乙醇注射量应相应减少。在EUS引导下，还可以根据无水乙醇的弥散阴影做判断，估计无水乙醇弥散到肿瘤边缘时即可停止注射。

在无水乙醇注射过程中，不同研究中心对于穿刺针型号的选择各不相同。在应用穿刺针取得穿刺标本方面，使用19～25G的穿刺针都有报道，并且结果均表明不同型号的穿刺针均能获取足够的标本量来进行诊断。然而，现今还没有比较不同型号穿刺针对无水乙醇注射效果是否有影响的报道。相比其他型号的穿刺针，25G穿刺针对注射速度有一定的影响，但也会降低穿刺针意外发生的风险，如穿刺针导致的出血风险，退针时穿刺针引起消化道壁发生溃疡的风险。因此，选择型号较小的穿刺针有一定的优势。

第一节　胰腺神经内分泌瘤的治疗

胰腺神经内分泌瘤占胰腺肿瘤的1.3%，随着诊断技术的发展，尤其是超声内镜的应用，其检出率也在逐渐提高。胰腺神经内分泌瘤根据是否伴随相应的内分泌症状可分为功能性和无功能性两类，无功能性胰腺神经内分泌瘤占75%～85%，一般不需特殊处理。功能性胰腺神经内分泌瘤包括胰岛素瘤、胃泌素瘤、胰高血糖素瘤、血管活性肠肽瘤，其中胰岛素瘤最为常见。

一、适应证、禁忌证和并发症

1. 适应证
（1）良性症状性胰岛素瘤者。
（2）不愿手术或腹腔镜治疗者。
（3）不能耐受手术者。

2. 禁忌证
（1）有明显的心肺功能不全者。
（2）有上消化道内镜检查禁忌者。
（3）精神失常或不能配合者。

（4）怀疑恶性者。

3. 并发症　文献报道的主要并发症有出血、血清淀粉酶升高、胰腺炎、胰瘘；极少见的并发症有轻度眩晕、迟发性血肿、十二指肠壁溃疡。

二、仪器及手术方法

1. 仪器设备　各种型号的线阵型超声内镜，25G超声内镜专用穿刺针，98%无水乙醇，75%消毒乙醇，一次性1ml无菌注射器，无菌操作治疗车。

2. 操作过程　遵循无菌操作原则，常规插入线阵型超声内镜扫查胰腺病灶（图50-1-1A），开启多普勒超声避开血管、胰管，选择合适的穿刺点，穿刺针在多普勒超声实时监测下准确穿刺至病灶中央，穿刺成功后，确保针道在肿瘤内部（图50-1-1B），然后助手拔出针芯，使用1ml注射器，取预计量的98%无水乙醇，连接至穿刺针手柄末端的连接装置，严格控制注射速度，缓慢注射，可见低回声病灶逐渐呈现云雾状高回声影（图50-1-1C），注射完毕后停留约1分钟，观察无水乙醇在瘤体内的弥散情况，对未充分弥散者可多点重复注射。最后镜下观察穿刺点出血情况，无出血则退针退镜（视频50-1-1）。

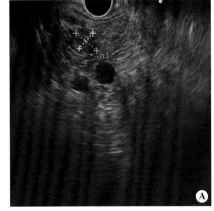 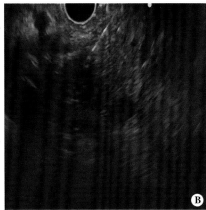 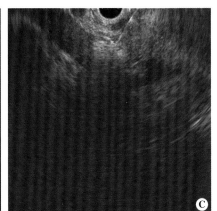

图50-1-1　EUS引导无水乙醇注射治疗良性胰岛素瘤
A. EUS显示胰体部低回声病灶；B. 穿刺针经胃壁穿刺进入低回声病灶；C. 针尖周围组织由低回声逐渐变成高回声

视频50-1-1　胰岛素瘤消融

3. 手术治疗要点　为了降低术中和术后发生并发症的风险，在进行无水乙醇消融治疗胰岛素瘤时，遵循宁少勿多的原则，采用多次少量注射治疗，勿一次大剂量注射治疗。胰岛素瘤治疗过程中的另一个问题是防止术中低血糖和术后患者胰岛素分泌功能处于瘫痪状态下出现的反跳性高血糖，建议术中、术后每15分钟密切监测血糖，必要时补液输注葡萄糖或者使用胰岛素，减少血糖波动对中枢神经系统的损害。

4. 术后疗效评估 以监测血糖、胰岛素、C肽和CgA水平为宜。血糖监测是最简易、最直接的疗效评估指标。将治疗前后测量的血糖、胰岛素水平进行对照，如果治疗后血糖持久不升高、胰岛素不下降，提示消融不完全，仍有肿瘤残留。如果患者术后的血糖升高至正常且观察期间稳定，则无需重复治疗，如果血糖未能升至正常或波动明显，结合患者仍有低血糖的症状，则需要考虑再次治疗。无水乙醇注射治疗后监测血糖平稳且患者无不适症状即可出院。

5. 随访观察 随访观察过程中，除了血糖监测和临床症状观察外，可采用造影增强超声内镜检查术（CE-EUS）和增强CT扫描进行随访。CE-EUS可以清晰地显示胰岛素瘤病灶的供血情况。在超声造影下，治疗前病灶处为富供血区，经无水乙醇消融后，病灶处可转为乏供血区，如果消融后还有富供血区存在，则提示消融不完全，应给予再次消融，直到全部病灶变成乏供血区。CT扫描可显示胰岛素瘤的大小改变情况。经无水乙醇消融后，肿瘤体积会变小，部分肿瘤会出现部分坏死区，提示治疗有效。但从功能改变上来说，一般是以超声造影的结果来决定是否需要再次消融治疗。考虑到CT扫描的放射性，建议治疗后1个月、3个月、6个月、12个月后行CE-EUS复查，如果临床疗效与CE-EUS结果出现不一致时，再行CT增强扫描。同时为了防止和观察胰岛素瘤恶性转移的问题，6个月、12个月一次的腹部CT增强扫描也是必要的。

6. 并发症处理 参见内镜下并发症处理。

第二节　胰腺囊性肿瘤的治疗

随着影像学技术的发展，胰腺囊性肿瘤（pancreatic cystic neoplasm，PCN）的检出率逐年增高，其总体发病率为8%，且发病率随着年龄的增长而增高，70岁以上人群检出率约为10%。PCN的常见病理类型包括黏液性囊性肿瘤（mucinous cystic neoplasm，MCN）、浆液性囊性肿瘤（serous cystic neoplasm，SCN）、导管内乳头状黏液瘤（intraductal papillary mucinous neoplasm，IPMN）和实性假乳头状瘤（solid pseudopaillary neoplasm，SPN），这四种病理类型占所有PCN的90%以上。其中，SCN的恶变率极低，可长期随访，IPMN和MCN为黏液性肿瘤，有一定恶变率，SPN为低度恶性肿瘤。目前，手术切除是PCN的主要治疗手段，但外科手术需要考虑患者的年龄、手术相关并发症、手术风险及患者意愿。除明确有恶变征象外，是否早期行手术治疗仍有争议。EUS引导胰腺囊性肿瘤消融术是目前PCN内镜治疗的主要手段，可作为一项有广阔前景的外科手术替代治疗方案。

乙醇具有成本低、有效性高、黏度低等优点，是目前应用最广泛的囊肿消融剂。其主要原理为乙醇可破坏病灶上皮的细胞，导致快速的蛋白变性和血管血栓形成。部分临床试验报道了乙醇联合紫杉醇消融，其原理为紫杉醇可加速病灶上皮细胞凋亡和坏死。

自2005年Gan等首次报道EUS引导胰腺囊性肿瘤乙醇消融术以来，已有多位学者陆续报道了乙醇单次消融、乙醇多次消融、乙醇联合紫杉醇消融在胰腺囊性肿瘤中的应用。研究表明，EUS引导胰腺囊性肿瘤乙醇消融术是安全、可行的，其可抑制胰腺囊性肿瘤的生长，且手术并发症发生率低。但各临床研究结果不尽相同，结果详见表50-2-1。

表50-2-1　胰腺囊性肿瘤乙醇消融术的研究结果

作者	病例数量	灌注药物	灌注次数	病灶大小（mm）	完全缓解率（%）	随访时间（月）
Gan	25	乙醇	1	19.4（6～30）	35	6～12
Dewitt	42	乙醇	1	22.4（10～58）	33	3～4
Gomez	23	乙醇	1～2	27.5（14.9～49.3）	9	40（9～82）
Dewitt	22	乙醇＋紫杉醇	1	25（15～43）	50	27（17～42）
Oh	47	乙醇＋紫杉醇	1	31.8（17～68）	62	20（12～44）

一、适 应 证

对于胰腺囊性肿瘤乙醇消融术的适应证，国内外尚无统一标准。根据国内外的研究结果，乙醇消融治疗胰腺囊性肿瘤主要适用于以下人群：

（1）不愿手术或手术风险较高者。

（2）排除恶性囊肿或形态学上性质未明的肿瘤。

（3）囊性肿瘤为单囊或寡囊，囊腔分房<6个。

（4）术前检查提示囊腔与主胰管不相通。

二、治疗方案

目前，在EUS引导下对胰腺囊性肿瘤行乙醇消融术，穿刺针大小的选择都根据其囊肿声像图上的透声性及黏稠度来决定，国内外报道一般采用22G和19G的穿刺针。用于消融的乙醇浓度不等，如5%、10%～20%、80%和99%的浓度均有报道。目前国内外提出了几种乙醇消融治疗胰腺囊性肿瘤的方案，主要有：

1. 乙醇单次灌注消融术　在EUS引导下穿刺病灶，抽吸囊液，根据抽出囊液的体积，使用同等剂量的乙醇灌洗病灶，乙醇在病灶内保留3～5分钟后，抽尽囊内液体（图50-2-1）。

2. 乙醇多次灌注消融术　在EUS引导下穿刺病灶，抽吸囊液，根据抽出囊液的体积，使用同等剂量的乙醇灌洗病灶，并在3～5分钟进行2～4次乙醇灌洗，而后抽尽囊内液体。

3. 乙醇联合紫杉醇灌注消融术　在EUS引导下穿刺病灶，抽吸囊液，根据抽出囊液的体积，使用同等剂量浓度为99%的乙醇灌洗病灶，3～5分钟后抽尽乙醇。将1.5～30mg的紫杉醇注入并存留于囊性病灶内，而后使用0.5～1ml的生理盐水冲洗注射针道后拔出穿刺针。

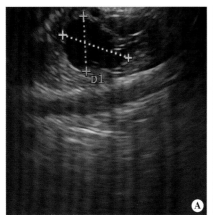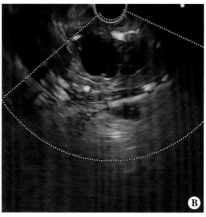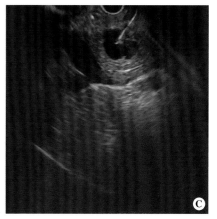

图50-2-1　超声内镜显示胰腺囊性肿瘤（A）；在超声内镜引导下用穿刺针穿刺抽吸囊腔（B）；超声内镜引导无水乙醇灌注（C）

三、治疗方法

与实体瘤的消融方法不同，胰腺囊性肿瘤的治疗是在引流完囊腔内囊液后再给予乙醇及其他消融剂消融，应使消融剂与囊壁充分接触。可使用乙醇反复多次灌注囊腔，最后根据囊腔大小及抽出的囊液量决定注射至囊腔的乙醇量，该操作多次实施才可以取得较好的消融效果。穿刺过程中仔细观察针尖是否在囊腔内，不要使空气进入囊腔，否则残留的空气可妨碍消融剂与囊壁充分接触而导致囊性肿瘤复发（图50-2-2）。

四、效果评价

术后参照2021年提出的一种新的胰腺囊性肿瘤消融术后疗效判定标准"六分法"，采用CT或MRI检查进行效果评价：①完全消失，影像学上看不见肿瘤，即术后体积为术前的0%；②接近完全消失，术后体积小于术前的10%；③显著有效，术后体积为术前的10%～25%；④有效，术后体积为术前的25%～75%；⑤稳定，术后体积不增大，即术后体积为术前的75%～100%；⑥进展，肿瘤增大，术后体积大于术前。

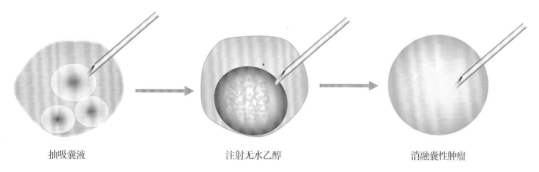

抽吸囊液 　　　　　　　 注射无水乙醇 　　　　　　 消融囊性肿瘤

图 50-2-2　超声内镜引导胰腺囊性肿瘤乙醇消融术操作步骤示意图

第一步：穿刺抽吸囊性肿瘤内的囊液；第二步：注射无水乙醇灌洗；第三步：用乙醇消融病灶

五、并发症及处理方法

笔者等发表荟萃分析提示，胰腺囊性肿瘤穿刺的并发症发生率为 2.66%，相关死亡率为 0.19%。常见并发症包括术后急性胰腺炎（0.92%）、腹痛（0.49%）、出血（0.69%）和感染（0.44%），对症处理即可。罕见并发症包括脾静脉阻塞、病灶周围广泛炎症形成。

六、存在问题

尽管这些研究均表明 EUS 引导无水乙醇消融治疗有较好的效果，然而这些研究也存在不足，主要包括纳入的病例数较少，有些研究没有随机对照，随访时间较短等。因此，该技术在临床应用中仍需注意观察临床效果和安全性。

七、EUS引导腹腔神经丛毁损术

EUS 引导腹腔神经丛毁损术（celiac plexus neurolysis，CPN）在 EUS 实时监测下将消融剂（无水乙醇等）通过消化道壁准确注射至腹主动脉与腹腔干夹角前方或侧方，从而阻滞腹腔神经丛对疼痛信号的传导。相关内容在后续章节将详细介绍，详见第五十三章。

八、其他疾病的治疗进展

目前还有一些研究报道了 EUS 引导无水乙醇消融术在其他疾病的进展情况，包括 EUS 引导无水乙醇注射在巨大腹腔海绵状血管瘤、纵隔囊肿、转移性类癌合并肝门巨大肿物（9.0cm×11.4cm）、胰腺无功能性神经内分泌肿瘤、von Hippel-Lindau 病（VHL）巨大肝囊肿、多发性胰岛素瘤合并 1 型多发性内分泌肿瘤（MEN1）、胰腺癌切除后残余肿瘤、难以经皮消融治疗的肝癌等。这些最新的研究进展显示了 EUS 引导无水乙醇注射技术具有广泛的应用价值，未来将在多种外科难以处理的疾病上发挥重要的作用。但上述报道大都为个案报道或小样本研究，仍需大样本的研究去验证这些技术的临床效果和不良反应。

（覃山羽　蒋　斐）

参 考 文 献

令狐恩强，李惠凯，2021. 一种胰腺囊性肿瘤消融术后疗效判定新标准. 中华胃肠内镜电子杂志，8（3）：99.

Attila T，Adsay V，Faigel DO，2019. The efficacy and safety of endoscopic ultrasound-guided ablation of pancreatic cysts with alcohol and paclitaxel：a systematic review. Eur J Gastroenterol Hepatol，31（1）：1-9.

Aziz H，Acher AW，Krishna SG，et al，2022. Comparison of Society Guidelines for the Management and Surveillance of Pancreatic Cysts：A Review. JAMA Surg，157（8）：723-730.

de Carbonnieres A，Challine A，Cottereau AS，et al，2021. Surgical management of insulinoma over three decades. HPB（Oxford），23（12）：1799-1806.

de Jong K，Nio CY，Mearadji B，et al，2012. Disappointing interobserver agreement among radiologists for a classifying diagnosis of pancreatic cysts using magnetic resonance imaging. Pancreas，41（2）：278-282.

Du C，Chai NL，Linghu EQ，et al，2020. Endoscopic ultrasound-guided injective ablative treatment of pancreatic cystic neoplasms. World J Gastroenterol，26（23）：3213-3224.

European Study Group on Cystic Tumours of the Pancreas，2018. European evidence-based guidelines on pancreatic cystic neoplasms. Gut，67（5）：789-804.

Ferreira FG，Ribeiro MA，Abreu P，et al，2021. Endoscopic Ultrasound-Guided Ethanol Injection Associated with Trans-arterial Embolization of a Giant Intra-abdominal Cavernous Hemangioma：Case Report and New Therapeutic Option. J Gastrointest Cancer，52（1）：381-385.

Gan SI，Thompson CC，Lauwers GY，et al，2005. Ethanol lavage of pancreatic cystic lesions：initial pilot study. Gastrointest Endosc，61（6）：746-752.

Italian Association of Hospital Gastroenterologists and Endoscopists，Italian Association for the Study of the Pancreas，Buscarini E，et al，2014. Italian consensus guidelines for the diagnostic work-up and follow-up of cystic pancreatic neoplasms. Dig Liver Dis，46（6）：479-493.

Koehler B，Ryoo DY，Krishna SG，2023. A Review of Endoscopic Ultrasound-Guided Chemoablative Techniques for Pancreatic Cystic Lesions. Diagnostics（Basel），13（3）：344.

Linghu E，Du C，Chai N，et al，2017. A prospective study on the safety and effectiveness of using lauromacrogol for ablation of pancreatic cystic neoplasms with the aid of EUS. Gastrointest Endosc，86（5）：872-880.

Matsumoto K，Kato H，Kitano M，et al，2021. Study protocol for endoscopic ultrasonography-guided ethanol injection therapy for patients with pancreatic neuroendocrine neoplasm：a multicentre prospective study. BMJ Open，11（7）：e046505.

Matsumoto K，Kato H，2023. Endoscopic ablation therapy for the pancreatic neoplasms. Dig Endosc，35（4）：430-442.

Moutinho-Ribeiro P，Costa-Moreira P，Caldeira A，et al，2020. Endoscopic Ultrasound-Guided Celiac Plexus Interventions. GE Port J Gastroenterol，28（1）：32-38.

Moyer MT，Maranki JL，DeWitt JM，2019. EUS-Guided Pancreatic Cyst Ablation：a Clinical and Technical Review. Curr Gastroenterol Rep，21（5）：19.

Oh HC，Seo DW，Kim SC，et al，2009. Septated cystic tumors of the pancreas：is it possible to treat them by endoscopic ultrasonography-guided intervention？ Scand J Gastroenterol，44（2）：242-247.

Oh HC，Seo DW，Song TJ，et al，2011. Endoscopic ultrasonography-guided ethanol lavage with paclitaxel injection treats patients with pancreatic cysts. Gastroenterology，140（1）：172-179.

Qin SY，Lu XP，Jiang HX，2014. EUS-guided ethanol ablation of insulinomas：case series and literature review. Medicine（Baltimore），93（14）：e85.

Ramesh J，Bang JY，Hebert-Magee S，et al，2015. Randomized Trial Comparing the Flexible 19G and 25G Needles for Endoscopic Ultrasound-Guided Fine Needle Aspiration of Solid Pancreatic Mass Lesions. Pancreas，44（1）：128-133.

Teoh AY，Seo DW，Brugge W，et al，2019. Position statement on EUS-guided ablation of pancreatic cystic neoplasms from an international expert panel. Endosc Int Open，7（9）：E1064-E1077.

Therasse P，Arbuck SG，Eisenhauer EA，et al，2000. New guidelines to evaluate the response to treatment in solid tumors. European Organization for Research and Treatment of Cancer，National Cancer Institute of the United States，National Cancer Institute of Canada. J Natl Cancer Inst，92（3）：205-216.

Wu L，Zhang X，Feng M，et al，2022. EUS-FNA combined with an intracapsular injection of antibiotics and ethanol for posterior mediastinal cyst：A case report. Exp Ther Med，24（5）：692.

Yang MJ，Yim H，Hwang JC，et al，2015. Endoscopic ultrasound-guided sampling of solid pancreatic masses：22-gauge aspiration versus 25-gauge biopsy needles. BMC Gastroenterol，15：122.

Zhao Y，Yu J，Liu Y，et al，2022. Analysis of 55 patients with multiple endocrine neoplasia type 1-associated insulinoma from a single center in China. Orphanet J Rare Dis，17（1）：219.

第五十一章
超声内镜引导近距离放射治疗

第一节　超声内镜引导^{125}T粒子植入术

在超声内镜（EUS）引导的介入治疗尚未广泛开展之前，放射性粒子植入治疗肿瘤主要有3种途径：①模板种植；②体表B超和CT等引导下种植；③术中种植。2000年后，随着EUS技术的日趋成熟，EUS-FNA逐步成为诊断腹腔内实体肿瘤，尤其是胰腺占位性病变的有效手段。基于超声内镜和细穿刺针为载体，经EUS的细针穿刺植入粒子在理论上成为可能。由于EUS引导的穿刺技术具有定位准确、创伤小、穿刺距离短等优点，目前临床应用已较为成熟，因此可借助EUS引导进行放射性粒子的肿瘤内植入治疗。其方法是根据患者术前CT成像的瘤灶形态、大小、周围重要器官和组织范围及放射性粒子表面活性、处方剂量等，应用计算机治疗计划系统计算出放射性粒子在瘤灶区的分布和数量，然后按治疗计划实施。因此，通过EUS引导的穿刺技术可在瘤体内、亚肿瘤区域及可能转移的淋巴途径永久埋入放射性粒子，进行持续的放射治疗，为腹腔实体肿瘤的治疗开辟了新手段。

一、适应证和禁忌证

1. 适应证

（1）无手术指征或不愿接受外科手术治疗的腹腔实体肿瘤患者。

（2）肿瘤最长径在2～6cm（含）。

（3）预期生存期＞6个月。

2. 禁忌证

（1）存在穿刺禁忌或技术不可行（如出凝血

障碍、解剖改变、穿刺路径有大血管）。

（2）妊娠。

（3）上消化道溃疡。

（4）不具备核污染防护条件。

二、患者准备

术前应禁食12小时以上，检查血常规及出、凝血时间。治疗前20～30分钟服用去泡剂和咽部麻醉剂，并肌内注射或静脉注射地西泮和解痉药物。

三、器械准备

1. 穿刺超声内镜

2. 穿刺针　应选用相对较粗的19G或18G穿刺针。常见放射性粒子的产品直径约0.8mm，建议通过19G穿刺针穿刺植入。

3. 放射性粒子的释放装置　由于EUS引导的粒子植入是在EUS-FNA基础上进行，因而多采用Olympus或Pentax的专用穿刺针，其粒子的放置唯一途径是其末端可与注射空针连接的接口，手工放入粒子困难，因此多采用半自动的粒子释放器（图51-1-1）完成。事先将粒子按顺序放入释放器内的弹仓，通过控制外部的按钮逐个释放，经释放器的背面尖嘴进入穿刺针孔道，具有简便、快速、计数准确的优点，尤其是可以屏蔽粒子的射线，减轻操作者的风险。

4. 放射性粒子的消毒　高压蒸汽或环氧乙烷（ETO）消毒时要注意的是消毒温度和压力不能超过138℃和35Pa。苯扎溴铵（新洁尔灭）浸泡消毒，一般浸泡30分钟。

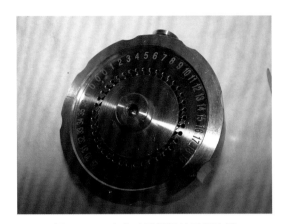

图51-1-1　半自动放射性粒子释放器

5. 确定肿瘤周边匹配剂量（matched peripheral dose，MPD）　利用螺旋CT对肿瘤进行扫描，层厚3～5mm。将图像文件传送到计算机三维治疗计划系统，行放射性粒子种植治疗计划，确定肿瘤靶区剂量、粒子数量和粒子空间排列（图51-1-2）。90%等剂量曲线包括90%肿瘤靶体积。根据治疗计划订购粒子，约增加10%。MPD为90～110Gy。根据计算所得放射性粒子的数量和分布，在EUS引导下进行种植治疗。

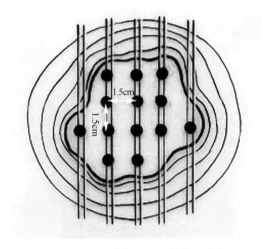

图51-1-2　治疗靶区及粒子位置分布

四、操作方法

首先在EUS引导下判断腹腔肿瘤（如胰腺癌）的部位、大小及内部血供情况（图51-1-3，图51-1-4），结合CT或MRI影像（图51-1-5），确定最佳穿刺位置，确定进针深度。然后，根据在EUS引导标志插入穿刺针，按先深后浅、间隔合理原则种植^{125}I粒子（视频51-1-1）。根据巴黎系统原则，放射性粒子彼此间距最佳为1cm，每排间距保持1cm，同时需要避开血管、胰管和周围重要器官。于术后第2天常规行腹部X线检查，判定放射性粒子位置，同时观察放射性粒子是否发生移位（图51-1-6）。术后定期的随访也需要进行腹部X线和CT检查（图51-1-7）。

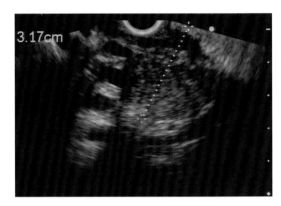

图51-1-3　EUS显示胰腺癌

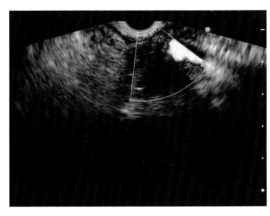

图51-1-4　EUS下多普勒超声显示肿瘤血供

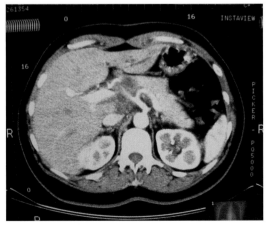

图51-1-5　CT示胰头部肿块（EUS-FNA结果证实为胰腺癌）

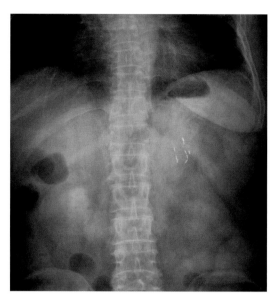

图51-1-6　术后腹部X线片显示高密度粒子分布在胰腺区域

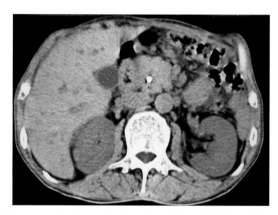

图51-1-7　术后1个月时CT显示胰腺区域的高密度粒子

视频51-1-1　瘤体内粒子植入

五、并发症及处理

（一）胰瘘

胰瘘是胰腺癌粒子植入治疗最常见的并发症，1998年Peretz用[125]I粒子植入治疗98例胰腺癌，术后1例死于胰瘘并发脓毒血症，8例出现了胰瘘。EUS引导粒子植入应避开胰管，避免胰瘘的发生。胰瘘发生后应采用保守疗法，应用抑制胰腺分泌的药物。但胰腺粒子植入对胰腺是一种损伤，腹腔引流液中淀粉酶水平可能升高，不需经特殊处理，约1周即可恢复正常。

（二）胃肠道并发症

因植入的粒子与胃及十二指肠较近，引起胃十二指肠放射性炎症，从而出现不同程度的胃肠道症状，如恶心、呕吐和食欲缺乏等。因粒子植入可造成胃十二指肠应激性溃疡，出现消化道出血。1998年Peretz报道胃溃疡出血3例，胃肠梗阻6例。我国吕孝鹏等报道1例发生种植后小肠梗阻。

（三）感染和腹腔内脓肿

Hilaris B等报道术中种植[125]I治疗108例胰腺癌，术后死于感染、脓毒血症13例，出现胆瘘4例，腹腔脓肿4例，脓毒血症5例，血栓性深静脉炎4例。

（四）乳糜漏

植入针穿刺过深或植入粒子时植入针未能控制好，伤及了淋巴管，可造成淋巴液外漏。王俊杰等报道了13例胰腺癌患者行[125]I内植入治疗，术后1例发生乳糜漏。

六、胰腺癌治疗中的应用临床评价

放射性粒子组织间种植治疗胰腺癌已有近30年历史，取得了较好疗效。Hilaris B首先报道了用放射性[125]I粒子组织间种植治疗胰腺癌。在98例病例中，只有1例患者术后死亡。还有1例患者因行多次胰腺穿刺活检而并发胰瘘。术后4例患者并发脓肿，4例患者出现胆瘘，3例患者出现胃肠道出血，4例患者出现深静脉血栓形成，5例患者出现败血症，9例患者在治疗过程中出现肝转移。与同中心同期手术切除的胰腺癌患者相比，两种治疗方法的生存时间没有明显差别。平均生存时间为7个月，1例患者生存了5年，且高达65%的患者疼痛得到有效控制。

Shipley等比较了12例[125]I粒子内植入治疗的无法切除的胰腺癌患者和9例Whipple手术及1例全胰切除术患者的生存情况，12例胰腺癌均已通过穿刺活检证实，局限的胰腺癌病灶直径小于7cm，而且不适合手术治疗。12例患者术后接受体外放疗，有3例患者进行化疗。手术切除治疗的10例胰腺癌患者，术中也进行了^{125}I粒子植入治疗，以及在残余的胰尾予以40～45Gy的体外放疗。比较结果如下：12例内植入的患者中，有5例出现术后并发症，分别是外分泌性胰腺功能不全4例、胃出血2例、胰瘘2例和十二指肠梗阻1例，有些患者出现多种并发症。3例术前疼痛的患者，术后疼痛完全缓解。进行近距离治疗后患者的生活质量同所对照的手术切除的胰腺癌患者相似，而且没有因手术造成的死亡，平均生存时间为11个月。

放射性粒子的植入也可经CT或体表超声引导，Holm等报道了经超声引导下经皮植入^{125}I粒子的方法，共7例患者通过这种方法植入放射性粒子，无1例发生并发症。

Thomas Jefferson大学报道对81例局限但手术不可切除的胰腺癌患者行放射性^{125}I粒子组织间植入，治疗的剂量为120Gy，辅助以50～55Gy体外放疗，以及5-FU化疗。肿瘤局部控制率为71%，早期致死率为34%，晚期并发症发生率为32%，平均生存时间为12个月，2年生存率和5年生存率分别为21%和7%。北京大学第三医院对13例无法手术切除的胰腺癌患者进行了^{125}I粒子植入治疗，术后患者生活质量改善，近期效果明显，其中1例患者生存期最长达18个月，没有任何复发转移征象，2个月后复查CT检查示肿瘤全部消失。吕孝鹏等对16例经病理证实不可手术切除的胰腺癌患者施行^{125}I粒子植入治疗，经随访11例疼痛患者中10例症状明显减轻，3例肿瘤缩小，1例肿瘤增大，4例I期患者生存期均在20个月以上。有研究表明，对于T1N0M0患者粒子种植后合理配合化学治疗，短期内肿瘤体积减小30%以上者，中位生存期明显提高。

到目前为止，关于EUS引导放射性粒子植入术的两个临床报道均来自中国。入选的患者均为中晚期无法手术的胰腺癌患者。孙思予等报道了15例患者，平均每例患者植入22粒放射性粒子，平均生存时间为10.6个月，其中27%的患者达到局部缓解的治疗效果。仅有3例患者出现轻微胰腺炎和假性囊肿，没有发现严重并发症。长海医院

消化内科金震东等报道了一项前瞻性单中心的随机对照研究，发现放射性粒子植入和吉西他滨化疗相结合后，患者的生存时间为9个月，与单纯吉西他滨化疗相比，并没有有效地延长患者的生存时间。局部的缓解率仅为13.6%。但是，该研究发现，放射性粒子植入治疗后，可以有效地缓解患者的疼痛评分，有效时间可持续1个月。

受该研究启发，金震东等报道在EUS引导下，将放射性粒子植入腹腔神经节周围，从而达到有效缓解疼痛的治疗目的。将0.7mCi的放射性粒子植入15例患者的腹腔神经节周围，与药物治疗组相比较，在短期疼痛缓解方面，两者并无显著差异。在疼痛的长期缓解率方面，前者明显优于后者。

^{125}I粒子是最适合的放射性粒子植入材料，主要因为其较低的放射能量，从而使肿瘤周围的重要正常组织的损伤降到最低。然而，^{125}I粒子也有其不利因素，^{125}I粒子的半衰期较长、计量率较低、难以控制倍增时间较短的肿瘤。目前推荐粒子治疗后1个月加外放疗，剂量为35～50Gy。由于术中和术后病理重新分期，建议放疗后加全身化疗，化疗方案可采用吉西他滨加顺铂，共4～6个周期。

七、超声内镜专用的治疗计划系统

在传统的放射粒子植入治疗中，计算机辅助的治疗计划系统是不可或缺的。通过计算机程序，可以确定放射性粒子的数量、植入位置和植入剂量，并据此推算出肿瘤区域的剂量分布情况，从而达到最佳的治疗效果。传统的治疗计划系统都是依据CT或MRI的影像学资料进行设计计算的，并没有EUS专用的治疗计划系统。

由于EUS扫查的特点，在EUS引导下植入的放射性粒子，其在空间的排布很难达到均匀分布的特点。这就为计算肿瘤区域的剂量分布造成了很大的困难，并严重影响了EUS引导粒子种植的治疗效果。因此，开发EUS专用的放射治疗计划系统在开展EUS引导种植治疗的过程中是非常重要的。

刘岩等与复旦大学合作开发出一种基于EUS图像的放射治疗计划系统，通过计算机模拟放射性粒子在EUS图像上的分布，计算出EUS图像上肿瘤区域内任意一点的剂量（图51-1-8～图51-1-17）。

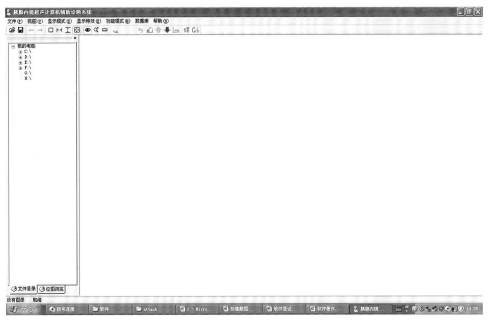

图51-1-8 放射治疗计划系统操作界面

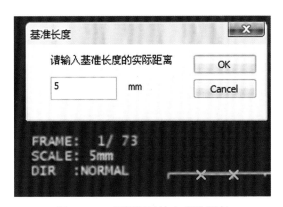

图51-1-9 根据提示输入基准距离

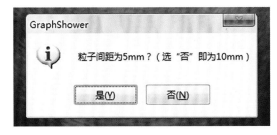

图51-1-10 根据提示选择粒子间距

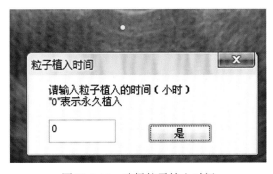

图51-1-11 选择粒子植入时间

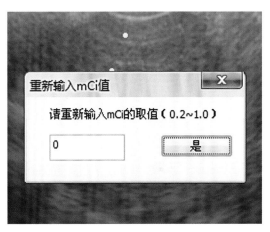

图51-1-12 输入粒子放射性活度

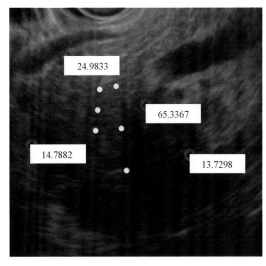

图51-1-13 辐射剂量（Gy）

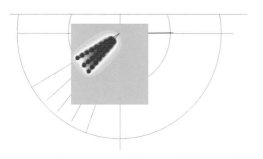

图 51-1-14 模拟 EUS 引导粒子植入后剂量分布情况（间距 5mm）

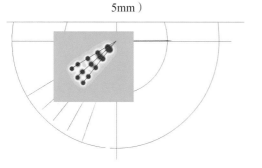

图 51-1-15 模拟 EUS 引导粒子植入后剂量分布情况（间距 10mm）

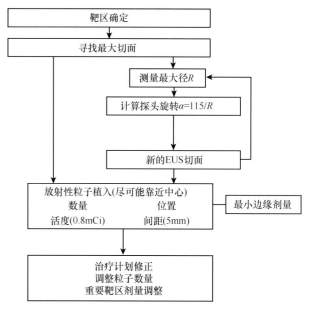

图 51-1-16 EUS 专用治疗计划系统辅助的穿刺流程图

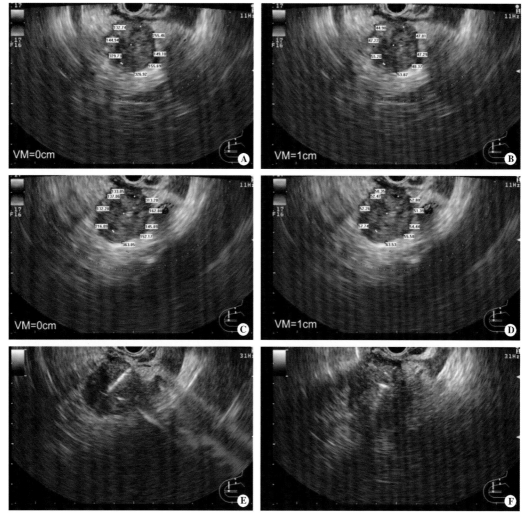

图 51-1-17 EUS 专用治疗计划系统辅助下的实际穿刺过程

本软件能够模拟粒子按一直线等间距植入的过程，并支持取消及补种粒子。同时，可实时地在屏幕中显示已选定点在制定时间内吸收的辐射剂量。另外，还可以随时改变植入时间等参数。

首先，需要根据图中给出的实际长度进行定标。

其次，可用鼠标选择粒子植入位置（直线）的起始点和结尾点，选定后便会弹出对话框让用户选择这条直线上粒子种植的间隔（5mm或10mm）。

随后便会在图中以黄点显示出已种植的粒子；当种植了一定数量的粒子后，用户可以输入粒子植入的时间。

输入放射性粒子表面活度：在图中选出几个感兴趣的位置（在图中以红圈显示），会在选定的位置边上显示这一点吸收的辐射剂量。

最后，还可以根据需要进行粒子的补种或取消种植（以一排粒子为单位），植入时间及植入剂量也可以随时改动，软件会实时地更新感兴趣位置的吸收剂量并在图中刷新显示。

八、前景展望

综上所述，放射性粒子内植入治疗的出现，弥补了化疗和常规外放疗的不足之处，提高了肿瘤治疗效果，以其微创的方式为难以治疗的恶性肿瘤和晚期肿瘤患者提供了生存机会，提高了生活质量。随着粒子植入技术的完善和影像技术的发展，靶区确定更加准确，计算机控制放疗剂量更加优化，使靶区剂量分布更加满意，放射性粒子植入疗法将出现更加广阔的发展前景。

EUS引导放射性粒子植入治疗腹部肿瘤有如下优势：①可以避开血管、胰管等重要结构；②粒子空间分布更均匀；③并发症发生率低；④便于一般状况差、无法手术患者的治疗。超声可显示术中进针位置，术中实时显示粒子分布。

虽然EUS引导放射性粒子植入治疗腹部肿瘤已有初步进展，但仍存在一些亟待解决的问题：①仍属于局部治疗，需联合外科、外放疗和化学治疗等其他治疗手段，以求达到最佳治疗效果；②各种腹部肿瘤治疗计划实施和最佳计量仍不明确，有待多学科协作探讨、研究。③不同增殖速率的肿瘤如何选择不同放射性核素，以获得最大

的杀伤效应。

（刘　岩　马佳怡）

第二节　超声内镜引导^{32}P注射术

碘-125（^{125}I）及与磷-32（^{32}P）都可以被用来LAPC的近距离放射治疗。与伽马射线激发的^{125}I相比，β射线激发的^{32}P具有更好的组织穿透性和更长的有效生物活性，持续时间长达86天。近来，新型液体形式的^{32}P的出现对于胰腺钩突占位病变使用22G穿刺针进行放射性粒子植入成为可能。

一、患者准备

术前应禁食12小时以上，检查血常规及出、凝血时间。治疗前20～30分钟服用去泡剂。手术在麻醉监护下进行。

二、操作方法

首先使用线阵超声内镜通过超声造影确定胰腺病变，并显示胰腺的微血管。使用22G FNA穿刺针在标准B模式下进行EUS-FNA，穿刺后取出针芯并连接^{32}P注射器到针头上。对于最大直径＞2cm的肿瘤，药物将以肿瘤远侧边缘25%，中心50%，近侧边缘25%的形式分布。根据一期临床试验的结果，^{32}P的浓度制定为6.6MBq/ml，可提供100Gy（±20%）的吸收剂量，相当于肿瘤体积的8%。然后注入1ml生理盐水，以确保没有^{32}P残留于死腔。术后4小时，患者接受SPECT和轫致辐射扫描，以确认^{32}P的定位及腹部扩散情况。术后7天重复这些扫描，以评估^{32}P在肿瘤内的保留情况。在开始治疗后12周重新评估肿瘤大小。

三、放射学防护

穿刺完毕后回针不回鞘，在胃腔内使用5ml的生理盐水冲洗以避免残余的放射性物质带入内镜操作孔道中。随后回鞘并移除穿刺针，退镜后需

再次使用50ml生理盐水冲洗FNA穿刺针针道及内镜操作孔道。所使用过的器械、注射器和纱布均需放置在放射性危险处理容器中。操作完毕，内镜医师、护士、内镜套件均需由核医学科安全员使用盖革计数器检查是否存在^{32}P污染。

四、并 发 症

目前^{32}P的临床研究较少，且多与化疗联合应用，故很难明确不良事件是由^{32}P本身或操作本身引起的。学者认为大部分不良事件与化疗药物的使用有关。近距离放射治疗的常见不良反应如胰瘘、腹腔脓肿、胃十二指肠放射性炎症等，但淋巴管损伤并未见报道。Ross等报道了1例患者粒子迁移到肺部，考虑与粒子误入肿瘤内血管有关，但该患者在长达14个月的随访期内并未出现肺部相关并发症。

五、胰腺癌治疗中的应用临床评价

2008年Rosemurgy首次发表了使用胶体铬形式的^{32}P于CT引导下进行瘤内注射联合同步放疗在局部进展期胰腺癌中的治疗效果。结果显示与标准放化疗（5-Fu+体外照射+吉西他滨）相比，^{32}P联合治疗并未延长生存期（5.2个月 vs 12.2个月，$P=0.16$），且^{32}P联合治疗组的严重不良事件发生率高于单纯标准治疗组（3.5次 vs 1.5次，$P=0.03$）。尤其严重的是肿瘤侵犯十二指肠引起的出血，可能和^{32}P存在相关性。生存劣势及较高的总体不良事件发生率似乎并不支持^{32}P的应用。在改变了联合化疗方案、^{32}P的介质和给药方式后，该情况得到改善。Naidu等评估了对LAPC患者使用联合化疗和EUS引导植入^{32}P的临床放射病理结果。患者接受2次的化疗（FOLFIRINOX或AG方案）后进行EUS引导^{32}P注射，随后再进行6次化疗。从50%的肿瘤减期率、42%的手术切除率、80%的R0切除率来看，效果十分显著。其较高的肿瘤切除率可能得益于：①其植入剂量远低于常规^{125}I使用的剂量（7.3～13.9mBq vs 23.31～29.97mBq）。作者认为，低剂量的辐射剂量不会完全破坏血管床，反而增加血管数量，有助于增强化疗疗效。②活性长达86天。既往研究表明同步放化疗与序贯放化疗相比，肿瘤抗原呈递量更大，更多的T细胞浸润肿瘤组织可发挥更强的免疫性凋亡作用。液体介质能更精确地使用与肿瘤体积相匹配的辐射剂量。该研究未报道与^{32}P置入相关的并发症。作为一项初步研究，Naidu等仅纳入了12例患者，没有设置对照组，并且使用了2种化疗方案。最新一项纳入了50例患者的多中心单臂研究显示，82%的患者在使用化疗FOLFIRINOX或AG方案联合EUS引导^{32}P注射治疗达到局部控制，20%的患者实现肿瘤降期，再次展示了近距离放射治疗联合化疗的应用前景。期待未来更多的随机对照研究确定瘤内近距离放疗加系统化疗的有效性和安全性。

（马佳怡）

参 考 文 献

郭瑾陶，孙思予，2016.内镜超声临床应用的最新进展.医学与哲学，37（3）：14-18.

郭瑾陶，孙思予，葛楠，等，2013.内镜超声定量弹性成像技术对胰腺良恶性病变鉴别诊断价值研究.中国实用内科杂志，33（10）：808-811.

金震东，江月萍，2007.超声内镜引导下^{125}I粒子组织间种植治疗胰腺癌的临床应用.中国消化内镜，（8）：48-52.

金震东，李兆申，杜奕奇，等，2007.超声内镜引导下碘125粒子组织间植入联合化疗治疗腹腔实体肿瘤的前瞻性研究.中华消化内镜杂志，24（1）：6.

张文颖，金震东，2013.胰腺癌的超声内镜诊治现状.临床肝胆病杂志，29（1）：50-53.

Lu Z, Dong TH, Si PR, et al, 2016. Continuous low-dose-rate irradiation of iodine-125 seeds inhibiting perineural invasion in pancreatic cancer. Chin Med J (Engl), 129（20）：2460-2468.

Naidu J, Bartholomeusz D, Zobel J, et al, 2022. Combined chemotherapy and endoscopic ultrasound-guided intratumoral ^{32}P implantation for locally advanced pancreatic adenocarcinoma: a pilot study. Endoscopy, 54（1）：75-80.

Rosemurgy A, Luzardo G, Cooper J, et al, 2008. ^{32}P as an adjunct to standard therapy for locally advanced unresectable pancreatic cancer: a randomized trial. J Gastrointest Surg, 12（4）：682-688.

Ross PJ, Wasan HS, Croagh D, et al, 2022. Results of a single-arm pilot study of ^{32}P microparticles in unresectable locally advanced pancreatic adenocarcinoma with gemcitabine/nab-paclitaxel or FOLFIRINOX chemotherapy. ESMO Open, 7（1）：100356.

Wang KX, Jin ZD, Du YQ, et al, 2012. EUS — guided celiac ganglion irradiation with iodine -125 seeds for pain control in pancreatic carcinoma: a prospective pilot study. Gastrointest Endosc, 76（5）：945-952.

第五十二章
超声内镜引导放射免疫治疗

超声内镜引导放射免疫治疗（EUS-guided radioimmunotherapy）是EUS-FNA技术和放射免疫治疗技术相结合而发展起来的内镜介入治疗技术。放射免疫治疗（radioimmunotherapy，RIT）是将单克隆抗体（mAb）与放射性同位素结合，注入人体内与肿瘤细胞特异性结合，以实现对瘤体的内照射治疗，是近几年在分子靶向治疗基础上发展起来的新的治疗方法。将与碘-131结合的单克隆抗体在超声内镜引导下注入肿瘤实质内，单克隆抗体锚定肿瘤细胞，放射性核素通过释放高能量β射线杀伤肿瘤细胞，β射线波长为1～2mm，对周围正常组织没有杀伤效应。它结合了单克隆抗体的靶向作用与放射性核素内照射的强杀伤作用，具有疗效好、不良反应少的特点。而且，碘-131在常温呈液态，便于超声内镜引导注射，为实体肿瘤尤其胰腺癌治疗提供了新的便捷方法。

一、适应证、禁忌证与并发症

（一）适应证

（1）失去手术机会或术后复发消化道恶性肿瘤的瘤体内注射治疗。

（2）毗邻消化道恶性肿瘤的瘤内注射治疗。

（3）肿瘤全身化疗的辅助治疗。

（二）禁忌证

1. 绝对禁忌证 极少见。

（1）患者不能配合。

（2）已知或怀疑消化道穿孔者。

（3）急性憩室炎患者。

（4）对注射药剂过敏者。

（5）造血系统抑制不能耐受放射治疗者。

2. 相对禁忌证

（1）术者缺乏EUS-FNA的经验。

（2）上消化道存在重度狭窄。

（3）病变周围密布血管，穿刺路径无法避开。

（4）患者心肺功能不全或不能耐受麻醉。

（5）凝血机制障碍。

（三）并发症

主要的操作相关并发症同EUS-FNA，主要包括出血、感染、穿孔等，发生率稍高于常规胃镜检查，低于其他内镜介入治疗。少见并发症包括胆/胰瘘、急性胰腺炎、发热、气胸等。与注射药物相关的并发症主要为过敏反应、免疫原性反应和骨髓抑制等。

二、操作流程及要求

（一）术前准备

1. 患者准备

（1）术前常规检测血常规、凝血功能，有黄疸者术前3天每日肌内注射维生素K_1，做心电图检查。了解心肺疾病史。女性患者须避开经期进行治疗。

（2）术前3天停用影响凝血药物，如双嘧达莫、华法林、氯吡格雷、非甾体抗炎药等。

（3）穿刺当日术前禁食、禁饮6小时。

（4）建立静脉通路。

（5）不宜行静脉麻醉者，术前注射地西泮、阿托品。

（6）术前口服去泡剂。

2. 术者准备

（1）详细了解病史，选择合适的注射方式及药剂。

（2）根据患者影像资料，了解病灶大小、穿刺部位及其毗邻脏器位置分布及相互关系，选择合适的注射部位。腔内脏器可直接贴壁注射，腔外脏器选择注射点原则是寻找避开血管的最短穿刺路径。如胰头肿瘤选择十二指肠降部进针，胰体尾选择胃体部，肝左叶选择胃体上部或贲门部。

（3）根据注射部位及方式、药剂，选择合适的超声内镜及穿刺针。

（二）操作器械

（1）穿刺超声内镜：纵轴超声内镜可清晰显示针道针尖，有利于安全进行介入治疗。

（2）穿刺针：用于超声内镜下注射的常用穿刺针有Wilson-Cook超声穿刺针、GIP针、Olympus注射针等，用于注射较多的是Wilson-Cook穿刺针，操作方便，有多种选择，针长4～8mm，外径为19G、22G、25G。

（三）操作流程

操作流程与EUS-FNA大致相同。由操作者选择穿刺点，进针并保持稳定，助手负责注射。

（1）注射前先行EUS扫查，清晰显示病灶，了解病变位置、大小、侵袭范围、周围淋巴结情况及病变周围血流分布情况，通过拉镜或旋转镜身选择合适的穿刺平面。

（2）测量可穿刺深度，选择合适的穿刺针。

（3）将带有针芯的穿刺针及外套管插入内镜活检孔，到位后将针略推出外套管以显示针尖方向。

（4）根据可穿刺深度确定穿刺针进针长度，在手柄上固定，调节抬钳器使针尖尽量沿病灶最大径走向，在EUS引导下将针快速刺入病灶深部。

（5）拔出针芯，负压回抽无血，连接抽好药物的注射器，在瘤体内边退针边注入药物，穿刺针不要全部退出瘤体。

（6）穿刺针退至近瘤体边缘时停止注药，略微调节抬钳器改变进针方向，再次进针至瘤体深部，边退针边注射，必要时重复此步骤，使药物在瘤体内分布均匀。如病灶较小，首次EUS注射观察到全部病灶内呈云雾状改变时也可不必改变位置进行重复注射。

（7）注射完毕，将针管退回外套管内，拔出穿刺针，EUS观察进针点有无出血及血肿，少量出血时，可用镜身或水囊局部压迫即可止血，如出血较汹涌，应行内镜下止血。

（四）术后处理

（1）术后患者要在特殊防护的同位素病房观察，24小时卧床休息，监测生命体征及腹部体征，注意出血及穿孔征象，观察药物免疫原性反应及过敏反应。

（2）禁食12～24小时，静脉输液支持治疗。

（3）抗生素预防感染。

（4）静脉使用制酸、止血药物。

（5）如出现发热等免疫原性反应而中性粒细胞未见升高，可仅给予物理降温等对症处理。如出现消化道大出血或较大穿孔等严重并发症，应立即予以内镜下治疗或外科治疗。

（6）患者的尿液等代谢物需按照同位素病房要求进行相关处理。同时患者需要在同位素病房观察72小时。

（五）注意事项

由于EUS引导放射免疫治疗需要注射放射性核素药物，因此操作间和住院病房均需符合国家同位素治疗病房的相关要求。操作间医师和助手均应穿防护铅衣，戴防护铅手套、帽子、眼镜、口罩。另外碘-131常温下具有挥发性，注射药物要在有放射防护功能的超净台配制，并采用铅注射器。患者也应在同位素病房观察，患者所有的代谢产物和操作废弃物均应按照放射防护相关要求处理。

三、临 床 应 用

胰腺癌通常起病隐匿，诊断时多数患者已失去根治性手术机会。除化疗外，瘤体内局部治疗是治疗胰腺癌、延长生存期、改善患者生活质量的重要手段。由于胰腺位置隐匿，其余影像学手段引导下的瘤体治疗往往路径较长，风险较大，超声内镜引导的瘤体穿刺在不同给药途径中具有独特的优势。碘-131为液体，相对容易注射到肿瘤实质中，而且容易在瘤体内弥散，可以对肿瘤造成全面彻底的杀伤，同时特异性抗体可以将核素锚定在肿瘤内，减少对正常组织和骨髓的抑制作用。碘-131通过β衰变核素，发射β射线（99%）和γ射线（1%）。β射线能量为606keV， γ射线能量为364keV，物理半衰期为8.02天，组织穿透力0.5～2mm，对肿瘤细胞产生很强的杀伤作用；而γ射线通过PET扫描，在不需要注射核素的情况下非常容易观察[131]I-chTNT的体内分布（图52-0-1）。

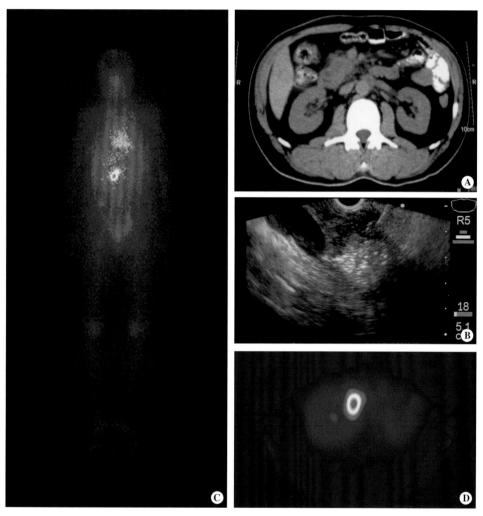

图52-0-1　胰腺癌EUS引导放射免疫治疗

A. CT示胰腺癌；B. EUS引导放射免疫药物注射；C、D. PET扫描示药物锚定在病灶内

一些新的分子靶标正处于临床研究阶段，如黏蛋白1（MUC1）、糖类抗原19-9（CA19-9）和中心蛋白1（CENT1）。同时，放射免疫治疗联合其他药物，如吉西他滨，α粒子的放射免疫治疗也正在广泛的探索与研究中。尽管部分临床研究已展现出一定的疾病控制率，但尚未能显著提高生存期。未来需要更多的临床研究来充分评估放射免疫治疗在胰腺恶性肿瘤中的价值。

（王洛伟　金震东）

参 考 文 献

肖斌，金震东，李兆申，等，2011. 瘤内注射重组溶瘤病毒联合吉西他滨化疗治疗中晚期胰腺癌19例疗效观察. 中华胰腺病杂志，11（3）：163-166.

Chang KJ，2009. Technique and status of EUS-guided fine-needle injection. Gastrointest Endosc；69（2）：S192-S193.

Hull A，Li Y，Bartholomeusz D，et al，2020. Radioimmunotherapy of pancreatic ductal adenocarcinoma：A review of the current status of literature. Cancers（Basel），12（2）：481.

第五十三章
超声内镜引导腹腔神经丛毁损术

胰腺癌是一种起病隐匿且死亡率极高的侵袭性肿瘤。近20年，胰腺癌的发病率增长了约4倍，但由于胰腺癌早期诊断困难，因此确诊时80%以上的患者属于中晚期，从而失去了手术切除的机会。30%～73%的胰腺癌患者在首诊时即有腹部或腰背部疼痛；晚期胰腺癌患者中，重度疼痛的发生率可上升至90%左右。因此，控制癌痛已成为中晚期胰腺癌患者的第一需要和临床姑息治疗的主要目标之一。

神经源性炎症、神经侵犯、胰管高压为胰腺癌疼痛的三大机制。传导疼痛的内脏神经一般经腹腔神经丛在腹腔神经节换元后向脊髓相应节段投射，上行产生疼痛，对该神经丛的阻滞就可以缓解疼痛。1969年Copping等首次对不可切除胰腺癌患者腹腔神经丛周围进行无水乙醇注射，从而达到控制重度疼痛的目的。腹腔神经丛毁损术（celiac plexus neurolysis，CPN）可通过腹腔内、经皮（透视、超声或CT引导）多种手段进行操作。

由于腹腔神经丛与胃腔一壁相隔，超声内镜在胃内能清晰显示腹腔动脉干及毗邻结构，可通过其与腹腔干的邻近关系准确定位腹腔神经丛（图53-0-1）。

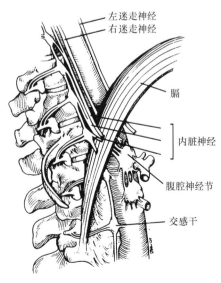

图53-0-1　腹腔神经节

近几年，随着EUS-FNA技术的成熟，超声内镜引导CPN成为可能（图53-0-2）。目前已被众多指南推荐为改善胰腺癌患者疼痛的重要技术。

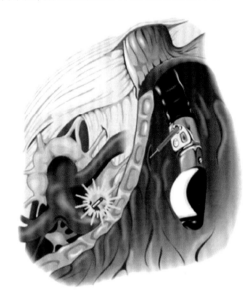

图53-0-2　EUS-CPN示意图

一、适应证与禁忌证

（一）适应证

（1）确诊恶性肿瘤且已无法切除者（如肿瘤已侵及血管、病理证实为转移瘤的患者不能耐受手术等），且疼痛症状明显，非侵入性治疗方法（如镇痛药）疗效不佳，生存期预计不长。

（2）伴有持续性、顽固性腹痛的慢性胰腺炎患者。

（二）禁忌证

（1）有凝血功能障碍的患者。

（2）有腹腔感染的患者。

（3）腹腔干、腹主动脉局部解剖畸形，无法定位者。

（4）恶病质导致胃壁及主动脉间隙消失者。

（5）不能耐受超声内镜治疗的终末期肿瘤患者。

（6）有其他内镜检查禁忌证的患者。

二、术前准备

（一）器械准备

1. 超声内镜　常用于穿刺的超声内镜为线阵扫描型，探头频率为5～12MHz。

2. 穿刺针　目前使用较多的穿刺针有美国Wilson-Cook公司超声内镜穿刺针、波士顿科学超声内镜穿刺针及日本奥林巴斯超声内镜穿刺针，穿刺针规格大多为19～25G，最近Cook公司有CPN专用穿刺针（Cook ECHO-20-CPN）问世，为锥形20G针头、外鞘管径6Fr，针的头端带4个侧孔，可向腹腔神经丛放射状同步注射药物，有利于注射药物的弥散（图53-0-3）。

3. 阻滞剂　常用阻滞剂是不含防腐剂的局部麻醉药和无水乙醇，有时可加用糖皮质激素，如醋酸曲安西龙等。局部麻醉药的镇痛作用有以下机制：①抑制了神经节功能，使其疼痛介质的合成和释放产生障碍；②腹腔动脉有胰血管分支，根部阻滞引起动脉扩张，改善胰腺微循环，加速疼痛介质的清除。

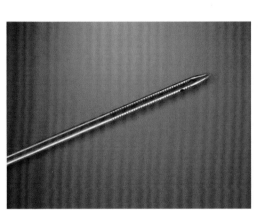
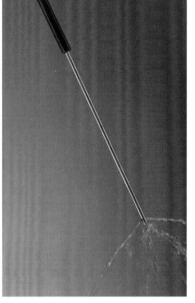

图53-0-3　CPN专用穿刺针

常用0.5%布比卡因或0.5%罗哌卡因，后者更安全，注射后起效快，作用时间长，可减轻其他药物注射时的疼痛。

无水乙醇有组织凝固和神经纤维脱髓鞘作用，可破坏神经节及纤维，中断痛觉通路，实现长期镇痛。

糖皮质激素能减轻局部炎症渗出、减少炎症介质的释放，也有较长时间的镇痛疗效。水溶性糖皮质激素注射时无明显疼痛。需注意使用糖皮质激素后穿刺局部感染的可能性增加，须预防性使用抗生素。

（二）患者准备

（1）向患者或其家属交代情况，特别要强调可能出现（虽然极少发生）的神经损伤、出血、感染等较严重的并发症，获得他们的知情同意。

（2）CPN术前禁食、禁水6小时。

（3）术前最好用丙泊酚静脉麻醉，如有麻醉禁忌证可联用哌替啶加咪达唑仑镇静；若患者已用过一段时间的麻醉镇痛剂，可再加用氟哌利多。

（4）若使用糖皮质激素为神经节阻滞剂，必须在术前使用广谱抗生素，如二代头孢菌素（尤其当患者正在服用抑酸剂时）；而若使用无水乙醇作为阻滞剂，因其具有杀菌作用，术前不一定要使用抗生素。

三、操作步骤

腹腔神经丛在主动脉前方，通常位于L_1水平，可在T_{12}～L_2水平变动。它分为左、右两部分，两部分的位置与腹腔干起始部的关系相对恒定，包绕腹腔干，右神经节通常位于腹腔干起始部下方6mm，而左神经节通常位于腹腔干起始部下方9mm。

患者取左侧卧位后，静脉应用镇静剂（具体药物见"患者准备"）。整个操作过程中进行无创血压、心电图及血氧饱和度监测。超声内镜经口进入胃内后，可经胃后壁矢状位观察到主动脉，先用超声内镜在胃小弯近端后方沿主动脉找到腹腔干起始部（大多数患者都很容易找到，并可用彩色多普勒进行证实，图53-0-4）。

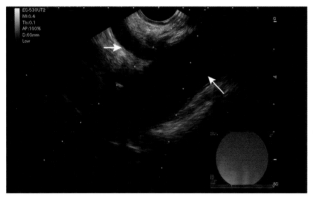
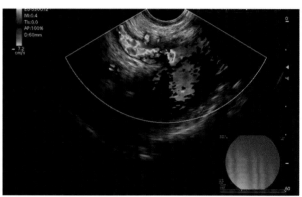

图53-0-4　超声内镜引导腹腔神经丛定位

短箭头示腹腔干；长箭头示腹主动脉

EUS-CPN有4种注射方法：单侧注射法、双侧注射法、腹腔神经节内注射法及广泛神经丛注射法，单侧注射法（视频53-0-1）较为简单，腹腔干与腹主动脉根部注射即可；双侧注射法（视频53-0-2）在确定腹主动脉及腹腔干位置后将探头向患者左侧旋转，直到腹腔干起始部刚消失，但仍能见到腺主动脉为止。在超声内镜引导下将穿刺针置于腹主动脉一侧，然后注射药物，在退针时用生理盐水冲洗针道造成的无效腔，保证阻滞剂全量进入患者体内。然后以同样的操作方法在腹主动脉的另一侧进行阻滞。如超声内镜下观察到腹腔神经节，可直接穿刺入节内进行注射（图53-0-5）。广泛神经丛阻滞难度较高，注射区域为腹腔干与肠系膜上动脉之间，需要用25G穿刺针进行穿刺，注射时阻力很大，注射药物后可见注射局部呈云雾状高回声（图53-0-6）。阻滞完成后，用多普勒超声检查腹腔干及肠系膜上动脉的血流是否正常。

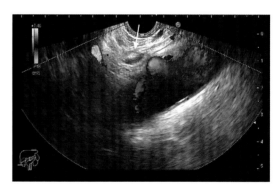

图53-0-5　超声内镜下显示腹腔神经节（箭头）

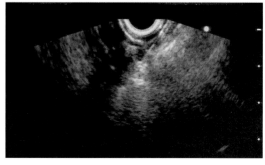

图53-0-6　超声内镜引导穿刺注射，局部呈云雾状高回声

在操作过程中，静脉补充生理盐水500ml，平均操作时间约为15分钟。操作完成后，要检查患者是否能站立及有无其他并发症出现（恢复期约为2小时）。

视频53-0-1　腹腔神经丛毁损术单侧注射法

视频53-0-2　腹腔神经丛毁损术双侧注射法

四、注意事项及术后处理

（1）穿刺时注射器内抽生理盐水，待位置确定后方可换抽药物的注射器。

（2）注入阻滞剂前先回抽，确定未穿刺入血管中方可注入阻滞剂。因针道长而细，回抽应维持10秒。

（3）应先注射局部麻醉药物后再注射无水乙醇以免引起剧烈疼痛。

（4）注射后数分钟可出现血压轻度下降，属于阻滞后血管扩张的表现，可适当补充血容量。

（5）整个过程需要监测患者血压、脉搏、呼吸情况。

（6）术后处理与普通上腹部内镜检查相同，但要严密观察患者的生命体征：术后1小时内每15分钟测量1次患者的血压、心率、呼吸频率和体温等，然后每30分钟测量一次，直到患者清醒，可以行走时。注意观察有无并发症发生，如截瘫、肠缺血坏死、气胸、腹胀、腹泻、直立性低血压、胃轻瘫和感染等。

五、并发症及处理

EUS-CPN也会出现一些并发症，其中较为严重的有截瘫、肠缺血坏死；较轻的并发症有腹部绞痛、腹泻、直立性低血压、胃轻瘫、术后感染及低氧血症等。这些并发症发生率低于1%，大多数时间短暂且不严重，极少出现生命危险。

（一）腹泻

腹泻的发生率为4%～44%，一般为短暂性、自限性腹泻，多于48小时内好转，这部分患者仅需口服止泻药物及补液即可。但也有少数患者产生严重腹泻，常在7～10天后自行缓解。极少数持续性腹泻的患者需要注射奥曲肽治疗。但长期应用吗啡而引起便秘的患者却更愿意接受CPN引起的腹泻。

（二）低血压

低血压的发生率为1%～38%，术前用镇静剂可使血压下降，主要原因是CPN阻断了交感神经，造成血压下降，可导致直立性低血压。这种低血压为时短暂，48小时内可缓解，通过操作中补液可改善，必要时可应用血管加压药。

（三）与乙醇有关的并发症

乙醇可迅速吸收入血，15分钟后血中浓度达高峰。在此期间，有些患者会出现急性乙醇中毒症状，表现为脉搏增快、面红和出冷汗等。但此时测定血中乙醇浓度常远远低于中毒剂量。大多数情况下急性乙醇中毒的症状在几小时内消失，不需要特殊治疗。乙醇还可引起神经损伤，CT引导下后径路CPN时更易发生，严重的可导致半身不遂。其原因可能是注入乙醇后出现了可逆性的动脉痉挛，造成了脊髓梗死。此外，乙醇还可引起显著的腹泻、腹膜后出血和直立性低血压。但由于EUS-CPN是前径路的，且可精确定位腹腔干，因此应用乙醇的副作用较少。布比卡因和激素无效时，用乙醇进行EUS-CPN可取得较好疗效，但用乙醇进行CT引导的CPN则疼痛无明显改善。

（四）罕见并发症

还有一些并发症较为罕见，常见于个案报道，如肝脏梗死、脾脏梗死、小肠梗死、脑脓肿等。这些并发症虽较罕见，一旦发生便可危及患者的生命。

六、临床评价

（一）疼痛缓解率

最近研究表明胰腺癌患者接受 EUS-CPN 后，疼痛缓解率可达 50%～70%；胰腺炎患者的疼痛缓解率较低，为 40%～50%。近几年，EUS-CPN 对胰腺癌治疗疗效的研究共有 1 篇 RCT 研究及 3 篇荟萃分析，Kanno 等进行了 24 例 EUS-CPN 组患者与 22 例对照组（药物治疗）患者的随机对照试验。对于这篇文章来说，它们最重要的区别在于阿片类药物在过去几年里发生了很大的变化，对羟考酮和芬太尼都有很好的耐受性，可能更好地用于预防经典的副作用。两组的平均 VAS 评分与基线相比显著降低。EUS 组 VAS 评分降低约 60%。然而，各组之间在第 4 周（主要结果）时无统计学差异。此外，阿片类药物评分和生活质量评分在各组之间所有评估点上没有差异。

此外，Koulouris 等最近首次发表了系统综述和荟萃分析，共纳入 16 项 727 例患者的研究（3 项随机研究，3 项双组非随机研究，8 项单组研究）。无论使用何种技术，治疗应答者在第 2 周为 68%（95% CI 61%～74%），第 4 周为 53%（95% CI 45%～62%）。没有对阿片类药物的使用进行分析。最后作者总结为 EUS-CPN 的确切时间应该被探索；不知道它是否应该作为阿片类药物之前的一线治疗，还是应该作为一种拯救疗法，或者作为预防性治疗。

Asif 等在 2021 年发表的第 2 篇综述包含了 16 项研究，共 980 名患者。研究显示，EUS-CPN 对胰腺癌的疼痛缓解率为 71%（95% CI 68%～74%）。然而，没有对阿片类药物的使用进行分析，也没有指定终点的时间线。作者同样得出结论，在胰腺癌病程早期引入 EUS-CPN 可能被证明更有益，但仍需要进行进一步的研究和临床试验。

另外，Zhao Y 等比较了不同麻醉药物用于 EUS-CPN 的疗效，他们比较了 0.5% 罗哌卡因（$n=23$）、0.375% 布比卡因（$n=21$）、0.75% 布比卡因（$n=106$），发现 0.75% 布比卡因治疗后疼痛缓解率在临床上及统计学数据差异上表明优于其他两组，罗哌卡因似乎显示出较少的致心律失常作用，且可以降低术后心律失常。

（二）镇痛药使用情况

多数患者在接受 EUS-CPN 后，镇痛药的用量会减少。Wiersema 等的一项试验对 64 位胰腺癌和 9 位慢性胰腺炎患者进行了 EUS-CPN。在术前和术后几周观察镇痛药剂量是否减少。结果发现，72%～81% 的患者需要相同或更少的镇痛药。

（三）与经皮 CPN 的比较

Yoon WJ 等做了第一个随机、评估者盲法临床试验比较了 EUS-CPN 和经皮 CPN（PQ-CPN）在癌症患者中的疼痛管理。比较两组患者的疗效和安全性，共 30 例患者随机分为 EUS-CPN 和 PQ-CPN。主要结果是数字评价量表（NRS）示疼痛减轻和阿片类药物需求量减少。次要结果为成功的疼痛反应（NRS 比基线降低 ≥ 50% 或 ≥ 3 分）、生活质量、患者满意度、不良事件和干预后 3 个月的生存率。值得注意的是，在 3 个月时间里，在疼痛减轻方面，两组差异无统计学意义：0.9（95% CI－0.8～4.2）和 1.7（95% CI－0.3～2.1）；背部疼痛：EUS-CPN 组为 1.3（95% CI－0.9～3.4），PQ-CPN 组为 2.5（95% CI－0.2～5.2）。两组在基线和 3 个月时的平均疼痛评分差异无统计学意义，阿片类药物减少或其他结果差异也无统计学意义。作者得出结论，这两种技术都是合适的，取决于当地的专业知识。然而，当我们探索 EUS-CPN 的整体疗效时，每组单独疼痛均未显著减轻。最后，本研究中用于 EUS-CPN 的技术包括中央注射 ± 直接神经节注射（EUS-CGN），这两种技术都不一定反映最有效的疼痛控制策略。

（四）EUS-CPN 的优点

截瘫是 CPN 最严重的并发症，经典后径路阻滞的患者中约有 1% 会出现此并发症。截瘫是由于针刺入脊髓动脉或刺入脚后区（刺入脚后区的阻滞剂会向后扩散，到达脊椎管，造成脊髓坏死）。实验证明，EUS-CPN 由于是前径路，注入的阻滞剂多向头尾两侧扩散，向后扩散的很少，因而极少造成截瘫。

EUS-CPN 是前径路，不穿过膈肌，较少出现气胸，而气胸在后径路却经常出现。

EUS-CPN 可整合到诊断或治疗性 ERCP 的操

作过程中，恢复期也包含在ERCP的术后恢复期中，这种结合安全、有效、花费少。

由于器械和穿刺针较CT引导下经皮前径路穿刺更接近神经节，因而镇痛效果较CT引导下经皮前径路穿刺更佳，且价格也较CT引导的CPN便宜，因而效能-成本比更高。

可以使用较大剂量的镇静药，且由于是前径路，不会出现后径路CPN造成的背痛，因而患者较易接受。

（五）存在问题

EUS-CPN治疗采用单侧注射还是双侧注射没有统一标准，LeBlanc等进行了一项研究比较单侧注射和双侧注射对胰腺癌疼痛治疗疗效的前瞻性研究，共纳入50例患者，一组29例给予单侧注射98%乙醇10ml和0.75%布比卡因20ml，另一组21例采用双侧注射，每侧注射98%乙醇5ml和0.75%布比卡因10ml，结果发现单侧注射组疼痛缓解率为69%，双侧注射组疼痛缓解率为81%，两组中位缓解时间分别是11天和14天，他们认为两种方法治疗没有明显不同。

2006年Levy首次提出神经节超声影像，不仅可视，而且有特征性超声影像。更由此提出了腹腔神经节毁损术（celiac ganglia neurolysis，CGN），建议注射可见神经节。但临床上肿瘤浸润导致局部结构紊乱，不少患者无法获取神经节影像，从而限制了该技术的使用。

近几年，有多个关于EUS-CPN及EUS-CGN疗效比较的研究，2020年发表的一篇荟萃分析纳入了5项研究，涉及319例患者，结果表明EUS-CGN组的短期疼痛反应率为65%～88.46%，大多数研究结果显示，其优于EUS-CPN。至于不良事件，一过性低血压与胃肠道症状的发生率相似，而初始疼痛加剧的结果在各个研究中有所不同。此外，EUS-CGN可能缩短患者的生存期。

Levy等研究表明，与双侧CPN相比，双侧CPN+CGN不能改善疼痛、生活质量或不良事件，但可以与生存期显著降低相关（中位生存期：CGN 5.6个月，CPN 10.5个月），双侧CPN对缓解疼痛有效，但不能增加生存期；而双侧CPN加CGN不比单独双侧CPN更有效，但是可能会缩短生存期。因此，EUS-CPN指南规定，EUS-CGN是没有必要

的，因此缺乏其安全性及有效性的证据。

另外，EUS-CPN治疗中仍有部分患者单次注射无效或镇痛效果欠佳，仍需多次注射及口服阿片类药物。

目前其镇痛作用仅能维持8～12周，原因至今未明，一项尸体解剖研究发现无水乙醇主要通过萃取神经膜的胆固醇、磷脂等使神经细胞脱水、变性，细胞凝固及脂蛋白和黏蛋白沉淀等病理改变，但细胞脱水凝固及蛋白沉淀的增加势必会极大地影响乙醇的渗透性，导致其对深部神经组织的破坏力不够。而胰腺癌有向后腹膜生长的特性，往往侵犯包绕腹腔干周围组织，这样会进一步阻碍乙醇的渗透作用，导致其镇痛作用有限。

肿瘤不同部位镇痛效果也会出现不同，Catalano等发现胰体尾病变的镇痛效果优于胰头部病变。

（王凯旋）

参 考 文 献

Asif AA，Walayat SK，Bechtold ML，et al，2021. EUS-guided celiac plexus neurolysis for pain in pancreatic cancer patients - a meta-analysis and systematic review. J Community Hosp Intern Med Perspect，11（4）：536-542.

Gao Y，Zhao X，2020. EUS-guided celiac plexus neurolysis versus medication alone for unresectable pancreatic cancer. Gastrointest Endosc，92（5）：1143.

Jang HY，Cha SW，Lee BH，et al，2013. Hepatic and splenic infarction and bowel ischemiafollowing endoscopic ultrasound-guided celiac plexus neurolysis. Clin Endosc，46（3）：306-309.

Kamata K，Kinoshita M，Kinoshita I，et al，2022. Efficacy of EUS-guided celiac plexus neurolysis in combination with EUS-guided celiac ganglia neurolysis for pancreatic cancer-associated pain：a multicenter prospective trial. Int J Clin Oncol，27（7）：1196-1201.

Kanno Y，Koshita S，Masu K，et al，2020. Efficacy of EUS-guided celiac plexus neurolysis compared with medication alone for unresectable pancreatic cancer in the oxycodone/fentanyl era：a prospective randomized control study. Gastrointest Endosc，92（1）：120-130.

Koulouris AI，Alexandre L，Hart AR，et al，2021. Endoscopic ultrasound-guided celiac plexus neurolysis（EUS CPN）technique and analgesic efficacy in patients with pancreatic cancer：a systematic review and meta-analysis. Pancreatology，21（2）：434-442.

Levy M，Rajan E，Keeney G，et al，2006. Neural ganglia visualized by endoscopic ultrasound. Am J Gastroenterol，101（8）：1787-1791.

Levy MJ，Gleeson FC，Topazian MD，et al，2019. Combined celiac ganglia and plexus neurolysis shortens survival，without benefit，vs plexus neurolysis alone. Clin Gastroenterol Hepatol，17（4）：728-738.

Li M，Wang Z，Chen Y，et al，2021. EUS-CGN versus EUS-CPN in pancreatic Cancer a qualitative systematicreview. Medicine（Baltim），100（41）：e27103.

Marya NB，Levy MJ，2020. Celiac plexus neurolysis versus opioid analgesic therapy：are we still guided by the presumptions ？ Gastrointest Endosc，92（1）：131-133.

Okita M，Otani K，Gibo N，et al，2022. Systematic review and meta-analysis of celiac plexus neurolysis for abdominal pain associated with unresectable pancreatic cancer. Pain Pract，22（7）：652-661.

Siegel R，Ma J，Zou Z，et al，2014. Cancer statistics，2014. CA Cancer J Clin，64（1）：9-29.

Wyse JM，Battat R，Sun S，et al，2017. Practice guidelines for endoscopic ultrasound-guided celiac plexus neurolysis. Endosc Ultrasound，6（6）：369-375.

Yoon WJ，Oh Y，Yoo C，et al，2020. EUS-guided versus percutaneous celiac neurolysis for the management of intractable pain due to unresectable pancreatic cancer：a randomized clinical trial. J Clin Med，9（6）：1666.

Zhao Y，Guo X，Wang K，et al，2021. A retrospective multicenter study comparing bupivacaine and ropivacaine in endoscopic ultrasound guided celiac plexus neurolysis. Ann Palliat Med，10（2）：1755-1762.

第五十四章
超声内镜引导腹腔神经节^{125}I粒子植入术

腹痛是胰腺癌患者最突出的症状。诊断时有75%的患者主诉有腹痛，而对于晚期胰腺癌患者，腹痛出现的比例超过90%，胰腺癌疼痛往往剧烈而顽固，显著增加体力及机体消耗，生活质量差，因此，姑息性治疗的主要方面就是有效控制疼痛，改善患者生活质量。目前治疗疼痛的主要途径是基于世界卫生组织2000年所公布的癌性疼痛三级阶梯药物治疗方案，但有时这种治疗并不能相应改善疼痛，或者由于阿片类药物相关副作用，如便秘、恶心、抑郁等限制了所使用药物的剂量。胰腺癌疼痛的传导是通过腹腔神经节（celiac ganglion，CG）换元后再上传中枢，从而产生疼痛感觉，因此CPN可通过阻断感觉神经的传导而达到镇痛目的。目前神经破坏剂国内外绝大多数使用无水乙醇。荟萃分析显示与口服镇痛药相比，CPN虽能有效缓解疼痛，但VAS较术前仅减少6%；持续时间不长，仅8周左右，65%患者临终前有中到重度疼痛，10%需要再次行CPN。另外由于无水乙醇瞬间阻断交感神经占优势的神经丛，从而出现直立性低血压、腹泻的不良反应，一些严重的并发症如截瘫、后腹膜出血等也有陆续报道。对CPN患者行尸检后发现无水乙醇仅能破坏神经外膜，神经纤维内部及神经元均完好无损，因此寻找一种能更好、更彻底地破坏神经元而安全性更高的办法对于缓解疼痛、改善胰腺癌患者生活质量具有显著意义。

随着放射肿瘤学的发展及肿瘤患者生存期不断延长，周围神经放射性损伤的发病率也随之增加，已有很多临床资料显示了放射治疗引起的周围神经病变。因此有学者开始尝试有目的地使用放射线破坏神经达到镇痛效果，从而催生了放射外科的出现。三叉神经痛是临床常见的顽固性疾病，临床上利用立体定向放射外科照射三叉神经时，其直接的治疗效果是痛觉抑制，有效率高达96%，和其他外科治疗办法的治疗效果相似，且90%的患者保留了面部感觉且复发率较低。超声内镜引导腹腔神经节^{125}I粒子植入术的主要原理是通过^{125}I粒子释放的γ射线破坏腹腔神经节，从而达到镇痛效果。目前的超声内镜分辨率已达到很高的程度，像Olympusα5及α10超声内镜已能清晰地显示腹腔神经节。^{125}I是一种γ放射线发射体（1.85keV），有很长的半衰期（59.7天），持续低剂量释放射线不会瞬间破坏腹腔神经丛，因此理论上不会出现交感神经阻断后所出现的腹泻、直立性低血压等相关症状。前期的动物及临床研究证实该方法技术可行，具有明确的镇痛效果，适合临床开展。

一、适应证与禁忌证

适应证和禁忌证与CPN基本相似。

1. 适应证

（1）确诊上腹部恶性肿瘤（肝癌除外，因其疼痛通过躯体神经传导而非腹腔神经节）且已无法切除者。

（2）疼痛明显非侵入性治疗方法（如镇痛药物治疗）疗效欠佳或因严重副反应患者无法耐受者。

2. 禁忌证

（1）有凝血功能障碍者。

（2）有腹腔感染的患者。

（3）不能耐受超声内镜检查及有其他内镜检查禁忌的患者。

二、术前准备

（一）器械准备

（1）超声内镜：如日本Olympus（UCT-2000

型、α5、α10）纵轴超声内镜或日本富士能纵轴超声内镜。其探头频率为7.5～20MHz。

（2）穿刺针：选择可承载125I粒子的内径较粗的19G超声内镜专用穿刺针。

（3）粒子的消毒与安装：植入前取所需数量的粒子（图54-0-1）于2%戊二醛溶液中浸泡20分钟，经无菌生理盐水冲洗后置入粒子释放装置中（具体见第五十一章）。植入时将释放装置对准内镜超声专用穿刺针的操作孔，按顺序激发扳机即可。

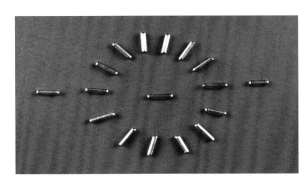

图54-0-1　125I粒子

（4）125I粒子的物理特性：125I密封籽源源芯为含有Na125I的银丝，包壳为激光密封的钛合金管。单颗籽源长度4.5mm，外径0.8mm，半衰期为60.1天，平均光子能量27～35keV的γ射线和27.4keV及31.4keV的X线，人体组织穿透距离1.7cm，初始剂量率7cGy/h。种子出厂前经捡漏实验、沾活检验、活度测量，合格后方能使用。

（二）患者准备

（1）术前向患者或其家属详细交代，特别强调可能出现的并发症，获得知情同意。

（2）术前禁食8小时以上，术前、术中及术后3天需预防性使用广谱抗生素。

（3）术中患者需要镇静，可选用丙泊酚静脉麻醉，如有上呼吸道感染等禁忌，可选择盐酸哌替啶及咪达唑仑静脉注射镇静。

三、操作步骤

操作步骤基本同EUS-CPN。具体如下：患者取左侧卧位后，静脉应用镇静剂（具体药物见

"患者准备"）。整个操作过程中进行无创血压、心电图及血氧饱和度监测。超声内镜经口进入胃内后，可经胃后壁矢状位观察到主动脉，先用超声内镜在胃小弯近端后方沿主动脉找到腹腔干起始部（大多数患者都很容易找到，并可用彩色多普勒进行证实）。

在超声内镜下腹腔神经节呈逗号状或不规则形低回声结构区，一个或多个，大小为0.3～2.0cm，内可见点状或线状高回声，毗邻腹主动脉及腹腔干（图54-0-2）。细针穿刺抽吸病理证实为神经节细胞（图54-0-3）。

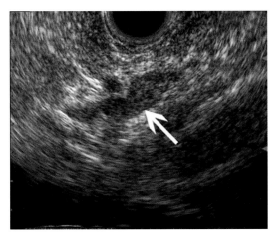

图54-0-2　腹腔神经节在超声内镜下的表现。箭头示腹腔神经节
（图片由Michael Levy提供）

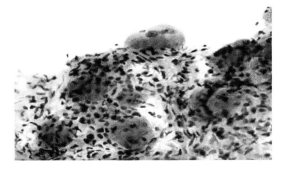

图54-0-3　腹腔神经节细针穿刺病理可见神经细胞
（图片由Michael Levy提供）

在实时超声内镜引导下辅于血流多普勒，将穿刺针刺入腹腔神经节，拔出针芯，用5ml注射器负压抽吸无血后，用Mick枪将粒子置入穿刺针道，用针芯推送至靶部位，粒子在超声内镜显示下呈强回声（图54-0-4，图54-0-5）。退出穿刺针，观察穿刺部位是否有出血，术毕（视频54-0-1）。

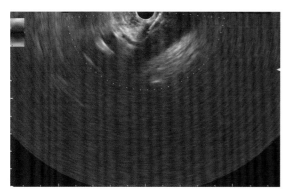

图 54-0-4　穿刺针刺入腹腔神经节

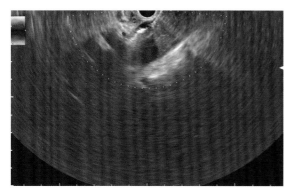

图 54-0-5　粒子在超声内镜显示下呈强回声

视频 54-0-1　腹腔神经节粒子置入术

四、注意事项及术后处理

（1）整个操作过程需要监测患者血压、脉搏、呼吸等生命体征。

（2）粒子具有放射性，虽然照射直径仅1.7cm，但操作过程仍需全程防护，如铅手套、防护眼镜、铅衣及铅围脖等。

（3）根据粒子照射特性判定，如神经节小于0.8cm，植入2颗粒子；大于0.8cm植入4颗粒子。

（4）粒子须严格消毒，整个过程均需无菌操作，以防止继发感染。

（5）术后处理与普通上腹部内镜检查相同，但要严密观察患者的生命体征：术后1小时内每15分钟测量1次患者的血压、心率、呼吸频率和体温等，然后每30分钟测量1次，直到患者清醒可以行走时。注意观察有无并发症发生。

五、并发症及处理

超声内镜引导腹腔神经节放射性粒子植入术理论上可避免CPN所出现的一些并发症，如截瘫、腹部绞痛、腹胀、腹泻、直立性低血压、胃轻瘫等。临床上由于应用时间短，至今尚未观察到有相关并发症的发生，但仍需警惕放射性肠炎、气胸、术后感染及低氧血症等发生。

六、临床评价

长海医院在国内外率先开展了超声内镜引导腹腔神经节放射性粒子植入术。该院选择了30例伴有腹痛的不能手术的晚期胰腺癌患者，男性18例，女性12例，平均年龄66.8岁，13例为胰头癌，17例为胰体尾癌。术前VAS评分为（7.43±1.45）分。平均植入活度为0.7mCi的¹²⁵I粒子4颗。所有患者手术过程顺利，未发现任何手术相关并发症。术后每周随访1次，观察指标为VAS评分、麻醉药物的使用量，以及各类毒副反应。平均随访期为15周（8～28周）。术后第1周，VAS评分及麻醉药物的使用量未见明显变化（$P > 0.05$），4例患者诉腹痛有所加重，未发现腹泻、直立性低血压等反应。但术后第2周开始，患者诉腹痛明显改善，麻醉药物的使用量明显下降。随访期的第4周和第8周，VAS评分由（7.43±1.45）分下降至（2.98±2.73）分，麻醉药物折合吗啡量由术前的（60±35）mg下降至术后的（25±48）mg（$P < 0.05$）。第12周和第24周仍有43%和26%的患者维持疗效。以上结果初步证实超声内镜引导腹腔神经节放射性粒子植入术治疗胰腺癌腹痛的疗效及安全性。

（王凯旋）

参 考 文 献

Akhan O，Ozmen MN，Basgun N，et al，2004. Long-term results of celiac ganglia block：correlation of grade of tumoral invasion and pain relief. Am J Roentgenol，182（4）：891-896.

Bajrovic A，Rades D，Fehlauer F，et al，2004. Is there a life-long risk of brachial plexopathy after radiotherapy of supraclavicular lymph nodes in breast cancer patients？ Radiother Oncol，71（3）：297-301.

Hao C，Zhang X，Xin C，et al，2005. Surgery combining with brachytherapy in treatment of brain glioma [in Chinese]. Chin J Minim Invasiv Neurosurg，10：3-4.

Itoh K，Suzuki K，Bise K，et al，2001. Apoptosis in the basal ganglia of the developing human nervous system. Acta Neuropathol，101（2）：92-100.

Jin Z，Du Y，Li Z et al，2008. Endoscopic ultrasonography-guided interstitial implantation of iodine 125 seeds combined with chemotherapy in the treatment of unresectable pancreatic carcinoma: a prospective pilot study. Endoscopy，40（4）：314-320.

Kondziolka D，Perez B，Flickinger JC，et al，1998. Gamma knife radiosurgery for trigeminal neuralgia：results and expectations. Arch Neurol，55（12）：1524-1529.

Lin YS，Jen YM，Lin JC，2002. Radiation-related cranial nerve palsy in patients with nasopharyngeal carcinoma. Cancer，95（2）：404-409.

Liutkiene G，Stropus R，Dabuzinskiene A，et al，2007. Structural changes of the human superior cervical ganglion following ischemic stroke. Medicina（Kaunas），43（5）：390-398.

Nechushkin MI，Veskova TK，Derevnina IA，et al，1988. The immune response during combined treatment of breast cancer. Med Radiol（Mosk），33（9）：45-48.

Nicol B，Regine WF，Courtney C，et al，2000. Gamma knife radiosurgery using 90 Gy for trigeminal neuralgia. J Neurosurg，93 Suppl 3：152-154.

Tashchereau R，Roy R，Pouliot J，2002. Relative biological effectiveness enhancement of a125I brachytherapy seed with characteristic X rays from its constitutive materials. Med Phys，29：1397-1420.

Wang J，Bai J，Xiu D，et al，2004. Efficacy of interstitial implantation of iodine 125 seeds in the treatment of unresectable pancreatic carcinoma [in Chinese]. Chin J Gen Surg，19：512.

Wiersema MJ，Wiersema LM，1996. Endosonography-guided celiac plexus neurolysis. Gastrointest Endosc，44（6）：656-662.

Xia SX. Radiobiology [in Chinese]. Beijing：Military Medical Science Press，1998：237-238.

Yan BM，Myers RP，2007. Neurolytic celiac plexus block for pain control in unresectable pancreatic cancer. Am J Gastroenterol，102（2）：430-438.

消化道出血是常见的危急重症，消化内镜是消化道出血诊治的首选治疗措施。普通内镜治疗消化道出血一般能取得良好效果，但是仍然有部分病例经内镜治疗无效或者治疗后反复消化道出血的情况，其原因主要包括无法明确出血部位；出血量大，内镜视野不清晰，以及治疗不彻底等。超声内镜由于探测视野深，可以观察消化道壁内及腔外的血管，受内镜视野影响小及附带的多普勒评估功能，在消化道出血的治疗中有着愈加重要的作用，尤其是近来的超声内镜引导的食管胃底曲张静脉出血诊治，已经得到临床医生的高度重视。

第一节　超声内镜引导门静脉高压的诊治

一、门静脉压力测定

门静脉正常压力为13～24cmH$_2$O，门静脉高压症时，压力大多增至30～50cmH$_2$O。门静脉压力的准确测定能够为慢性肝病和门静脉高压患者的诊治提供重要的临床信息，现在临床上用于评估门静脉压力的方法是测量肝静脉压力梯度（HVPG），临床上认为HVPG高于10mmHg时，即为门静脉高压，当HVPG小于12mmHg时，很少发生食管胃底静脉曲张破裂出血。由于此种方法测得的数据与门静脉压力的真实值尚有一定误差，因此有研究者提出了新的测量方法：用EUS-FNA测定门静脉的压力。多项研究表明，EUS-FNA测定门静脉压力的方法是安全可行的，并且能测得准确的压力数据。例如，Huang等对28例肝病患者用25G穿刺针在EUS引导下穿刺进行门静脉压力的测定，结果表明，这种测定方法是安全可行的。

二、静脉曲张再出血的预测

对静脉曲张进行超声内镜检查有助于预测其复发、再出血风险。近些年研究中一般将食管侧支静脉分为食管周围侧支静脉（指较小的且与食管壁肌层相邻的侧支静脉）和食管旁侧支静脉（指较大的且位于食管壁以外的侧支静脉，不与肌层接触）。Irisawa等对EUS治疗后的38例食管静脉曲张患者进行超声内镜随访研究，结果显示静脉曲张复发组（10例）有80%的患者存在重度食管周围侧支静脉，而无复发组（28例）只有7.1%的患者存在重度食管周围侧支静脉（80% vs 7.1%，$P<0.001$），认为治疗后残存重度食管周围侧支静脉的患者复发静脉曲张的风险更高。

除了通过观察和评估食管侧支静脉和穿通支静脉来预测静脉曲张的复发外，还可以利用彩色多普勒超声内镜（CD-EUS）对静脉曲张的血流动力学进行评估并预测静脉曲张的复发出血。Iwase等报道了利用CD-EUS能够探查到胃左静脉及其快速的离肝血流速度，根据其情况可预测食管静脉曲张复发的风险。Kakutani等对31例食管静脉曲张内镜治疗术后患者进行12个月的随访研究，对比静脉曲张复发患者和无静脉曲张复发患者的CD-EUS检查结果，认为胃左静脉的前支占主导和胃左静脉快速的离肝血流速度可能是食管静脉曲张复发的风险因素。

三、食管静脉曲张的治疗

尽管EUS对诊断食管静脉曲张的敏感度不如常规电子胃镜检查，但EUS能显示食管壁内外的血管影像，如食管侧支静脉和穿通支静脉等。

内镜下食管静脉曲张套扎术（EVL）和内镜下硬化剂注射治疗（EIS）一直是食管静脉曲张的两种主要治疗方法，但这两种治疗方法的静脉曲张复发率都较高，而静脉曲张的复发和反复出血仍是目前治疗存在的主要问题。

由于食管侧支静脉、穿通支静脉与食管静脉曲张的复发和再出血有着密切的联系，因此近年来有学者报道了EUS引导的对食管侧支静脉和穿通支静脉注射硬化剂的治疗方法。Lahoti等报道了对5例食管静脉曲张患者行EUS引导的注射治疗，向食管穿通支静脉注射硬化剂，直至CD-EUS显示没有血流影像，随访15个月，没有出现静脉曲张的复发，认为此种治疗方法可行且具靶向性。de Paulo等比较了内镜下硬化剂注射治疗和EUS引导硬化剂注射治疗食管侧支静脉曲张的两种方法，结果发现这两种治疗方法一样安全有效，但EUS引导治疗的食管静脉曲张复发率更低，而且复发时间更晚。

四、胃静脉曲张的治疗

自从Soehendra等在1986年首次报道了内镜下CYA黏合剂注射治疗胃曲张静脉出血后，许多研究都证实这种黏合剂能够达到有效止血和栓塞曲张静脉的效果。EUS是一种非常敏感的胃静脉曲张探测工具，对诊断胃静脉曲张的敏感度比常规胃镜高。目前普遍认为，内镜下CYA黏合剂注射是胃静脉曲张出血的首选治疗方法，但在急诊止血治疗时，胃内潴留的血液和食物等会影响视野，不利于操作。而EUS引导治疗不受胃内容物的影响，且可以更加准确、有效地将合适剂量的CYA黏合剂注射入曲张静脉，能提高止血率和降低异位栓塞的发生率，所以EUS引导的介入治疗方法被越来越多的学者提倡。

一般而言，CYA黏合剂注射治疗发生栓塞的风险会随着黏合剂注入量的增多而增大，由于在EUS引导下能够看到主要的穿通支血管并进行精准注射，所以可以减少CYA黏合剂的注入量，降低异位栓塞的风险和胃静脉曲张的复发率。Lee等对两组胃静脉曲张患者分别行EUS引导CYA黏合剂注射治疗和传统内镜下CYA黏合剂注射治疗，结果显示两组患者的初次止血率都大于95%，而两组的静脉曲张复发率分别为26%和57%

（$P < 0.01$），EUS引导治疗的复发率更低。Romero-Castro等对5例胃静脉曲张患者行EUS引导CYA黏合剂注射入穿通支静脉治疗，5例患者的曲张静脉被全部栓塞，平均每例患者被注入1.6ml黏合剂，在平均10个月的随访过程中，没有出血等不良反应情况发生。

此外，EUS引导的弹簧圈置入治疗常作为治疗胃静脉曲张的一种备选方法，近些年随着研究的深入，弹簧圈置入治疗越来越受重视。Romero-Castro等比较了EUS引导CYA黏合剂注射治疗（19例）和EUS引导置入弹簧圈治疗（11例）胃静脉曲张的2种方法，其胃静脉曲张的栓塞率分别为94.7%（CYA黏合剂）和90.9%（弹簧圈），不良反应发生率为57.9%和9.1%（$P < 0.01$）。另外，弹簧圈和组织胶也可以联合应用。最新的一项大样本回顾性研究显示，纳入152例已行EUS引导CYA黏合剂注射和弹簧圈置入相结合治疗的胃底静脉曲张患者，使用EUS检查对其中100例患者进行了平均436天的随访，结果显示93%（93例）患者在治疗后实现了胃底静脉曲张的完全栓塞，认为EUS引导CYA黏合剂注射和弹簧圈置入相结合的治疗方法是安全有效的，且能减少CYA黏合剂所需注入量，降低异位栓塞的风险。总体来说，现有结果显示置入弹簧圈治疗需要的内镜操作次数更少，且不良反应也更少（不良反应主要是无症状的肺栓塞、胸痛和发热），但置入弹簧圈治疗的费用更高，且操作技术要求也更高。

五、超声内镜引导弹簧圈放置+组织胶注射操作流程

1. 适应证 胃底静脉曲张患者，尤其具有门静脉-体循环间分流道的患者。

2. 禁忌证

（1）所有不适合行普通上消化道内镜治疗的患者，包括昏迷、精神障碍、有严重心脑血管疾病的患者。

（2）严重食管静脉曲张患者。

（3）不愿签署知情同意书的患者。

3. 操作过程（视频55-1-1）

（1）术前预防性使用抗生素至少1天。

（2）标准超声内镜扫查门静脉系统及食管壁、

胃壁曲张静脉，了解门静脉系统与腔内曲张静脉关系，尤其是分流道位置。

（3）选择胃底曲张静脉穿刺点。

（4）撤出19G穿刺针针芯，预装所需弹簧圈。

（5）穿刺针穿刺入曲张静脉。

（6）利用穿刺针的针芯将弹簧圈推入曲张静脉。

（7）必要时当弹簧圈推出后给予组织胶注射，如果进行了组织胶注射，注射完成后用硬化剂将针道内的组织胶推出，然后退针。

（8）小心将穿刺针带针鞘退入内镜活检通道，注意防止活检通道发生堵塞。

（9）用多普勒超声检查治疗效果。

视频55-1-1　超声内镜引导胃底静脉曲张弹簧圈置入术

4. 术后处理与并发症　EUS引导的弹簧圈置入较传统组织胶注射更安全。其主要并发症仍然是出血，一旦出现消化道出血，首先考虑内镜下止血，如效果不佳可考虑介入或者手术治疗（图55-1-1）。

部分研究表明，静脉曲张治疗后患者出现发热，因此术后抗生素的使用应列为常规。

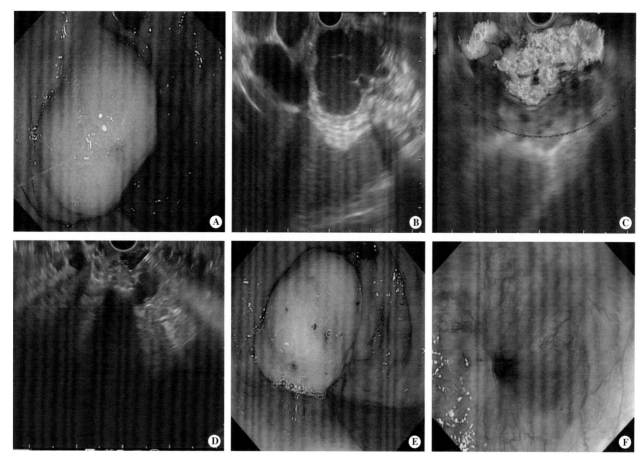

图55-1-1　胃镜显示胃底孤立静脉曲张（A）；超声内镜显示胃底曲张静脉呈蜂巢样（B）；多普勒超声显示病灶内部血流信号丰富（C）；超声内镜引导穿刺针穿入静脉并释放弹簧圈（D）；术后胃镜显示静脉曲张表面见放置弹簧圈呈现的金属样光泽（E）；穿刺点位于食管下段贲门口（F）

第二节　超声内镜引导非静脉曲张出血的诊治

Fockens等在1996年首次报道了EUS-FNA治疗Dieulafoy出血，学者们逐渐认识到，FNA穿刺针可以允许硬化剂、凝血酶、线圈等药物和材料通过，因此，EUS引导的止血报道越来越多。

Levy MJ等报道了5例难治性消化道出血的患者，其诊断包括Dieulafoy出血、消化性溃疡、消化道间质瘤等，经过常规内镜引导的硬化剂、肾上腺素、组织胶等治疗无效。由于超声内镜能观察病灶的输入血管，因此通过超声内镜引导注入无水乙醇或者组织胶，并用多普勒超声确定了止血效果，在随后随访的12~24个月中，5例患者均无出血的复发或其他严重并发症。

如前所述，由于常规内镜治疗消化道出血的疗效通常比较理想，因此EUS在非静脉曲张出血的诊治中不是首选，但是当常规内镜治疗无法取得良好效果时，EUS的结合同步诊断、介入影像学、损伤小及介入部位深等优点就能充分发挥作用。

EUS引导止血的操作与基本的EUS-FNI操作类似，方法相对简单，但是其难点在于显示清楚黏膜下血管及穿刺的准确性（图55-2-1）。

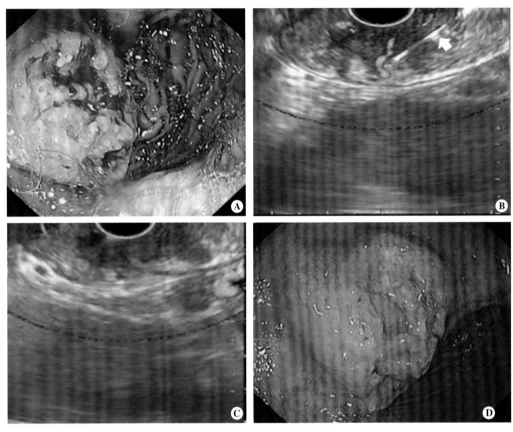

图55-2-1　普通内镜下见胃体大弯巨大溃疡型新生物，表面活动性出血（A）；EUS显示胃癌出血，彩色多普勒提示病灶处黏膜下层血流信号，一条血管进入肿瘤，考虑可能是出血的原因，在EUS引导下进行聚桂醇注射（B）；多普勒超声显示病灶内部血流信号消失（C）；普通内镜下可见溃疡新生物表面活动性出血停止（D）

（1）EUS扫查了解出血位置及有无黏膜下血管或血管畸形，Dieulafoy病出血通常可发现穿透固有肌层至黏膜下的横径动脉。

（2）EUS能确定穿刺路径，选择注射至黏膜下层可疑出血动脉。间质瘤注射入瘤体内，血管畸形注射入供血的血管内。

（3）22G穿刺针穿刺入相应部位，注射药物或推入微线圈。

（4）用EUS多普勒功能确认血流停止。

尽管EUS引导的血管治疗展示了很好的前景，但因其操作复杂，对操作者要求较高，病例数较少，其安全性和有效性还有待进一步验证。因此，在确实推广前还需要进行多中心、前瞻性的随机对照研究。而且，目前的仪器和治疗用配件在血管疾病中的应用还有待改进。

（丁　震）

参 考 文 献

金震东，丁震，2015. 消化超声内镜疑难病诊断图解. 北京：人民卫生出版社.

Bhat YM, Weilert F, Fredrick RT, et al, 2015. EUS-guided treatment of gastric fundal varices with combined injection of coils and cyanoacrylate glue: a large U. S. experience over 6 years(with video). Gastrointest Endosc, 83(6): 1164-1172.

Huang JY, Samarasena JB, Tsujino T, et al, 2016. EUS-guided portal pressure gradient measurement with a novel 25-gauge needle device versus the standard transjugular approach: a comparison animal study. Gastrointest Endosc, 84(2): 358-362.

Levy MJ, Wong Kee Song LM, 2013. EUS-guided angiotherapy for gastric varices: coil, glue, and sticky issues. Gastrointest Endosc, 78(5): 722-725.

Masalaite L, Valantinas J, Stanaitis J, 2015. Endoscopic ultrasound findings predict the recurrence of esophageal varices after endoscopic band ligation: a prospective cohort study. Scand J Gastroenterol, 50(11): 1-9.

Nagashima K, Irisawa A, Tominaga K, et al, 2020. The Role of Endoscopic Ultrasound for Esophageal Varices. Diagnostics(Basel), 10(12): 1007.

Romero-Castro R, Ellrichmann M, Ortiz-Moyano C, et al, 2013. EUS-guided coil versus cyanoacrylate therapy for the treatment of gastric varices: a multicenter study(with videos). Gastrointest Endosc, 78(5): 711-721.

Soehendra N, Nam VC, Grimm H, et al, 1986. Endoscopic obliteration of large esophagogastric varices with bucrylate. Endoscopy, 18(1): 25-26.

Souto EO, 2022. Endoscopic Ultrasound Evaluation of Portal Pressure. Clin Liver Dis, 26(1): e1-e10.

Weilert F, Binmoeller KF, 2014. Endoscopic management of gastric variceal bleeding. Gastroenterol Clin North Am, 43(4): 807-818.

第五十六章
超声内镜引导胃空肠吻合术

一、发展史

胃流出道梗阻（gastric outlet obstruction，GOO）通常是由远端胃、胰腺、壶腹周围及十二指肠等部位的肿瘤导致的一种并发症，患者通常伴有严重的恶心、呕吐、进食障碍，以及生活质量及身体状况明显下降，并影响常规的放化疗治疗。临床上，对不能进行根治手术患者的传统姑息性治疗方法是胃空肠吻合术（surgical gastrojejunostomy，SGJ）或胃肠造瘘术，但恶性肿瘤患者通常因年龄、体质等原因无法耐受外科手术，并且无论是传统的开腹还是腹腔镜下胃肠短路术，均可导致较高的并发症发生率及死亡率。

随着内镜技术的快速发展，自膨式金属支架置入治疗胃流出道恶性梗阻逐渐兴起，该术式具有成功率高、创伤小、恢复快、住院时间短的优势，术后能够迅速缓解患者的梗阻症状，明显提高生活质量，已成为治疗胃流出道性梗阻的重要手段。但金属支架置入容易出现因肿瘤生长导致支架再次阻塞，尤其在生存期大于6个月的患者中，支架堵塞发生率很高，且对于部分梗阻位置较深的患者，金属支架置入往往不成功。

为了克服外科手术及内镜介入治疗的局限性，有效结合胃肠短路术的路径优势及内镜治疗的微创优势，内镜下胃肠吻合术应运而生。1991年Swain与Mills在动物实验中首次报道了在前视内镜下采用弹簧压缩扣（spring compression button）进行胃肠吻合术。此后，有多位学者进行了内镜下胃空肠吻合术的研究。2002年，Fritscher-Ravens等报道在超声内镜引导下使用弹簧压缩扣完成了胃空肠吻合术（EUS-guided gastroenterostomy，EUS-GE）的动物研究，内镜可经吻合口进入空肠。随着内镜器械的不断改进，2012年，Binmoeller等研发的LAMS可以使胃壁与肠腔紧密贴合，使超声内镜引导胃空肠吻合术更加可行。2013年，出现了新型的头端带有2根放射状分布的透热导丝的支架输送系统"热AXIOS电烙术-增强型输送系统"（hot AXIOS™ stent，Boston Scientific），使术者能够使用装载支架的输送导管直接进入目标管腔，然后立即展开支架，"一步法"实现支架置入，有效降低了透壁道临床相关出血的风险，使EUS-GE操作更加简易和安全。2015年，Khashab等率先报道了EUS-GE治疗GOO的临床研究。2016年，Ikeuchi等报道了首例EUS-GE成功治疗输入袢综合征的临床经验。同年，Majmudar和Wagh采用相似的超声内镜引导空肠-空肠吻合术，成功解除了胃旁路手术并发的完全性Roux袢梗阻。2017年，我国同行陆续发表了临床运用EUS-GE成功治疗恶性GOO的病例报道。2019年James等、2020年Krafft等先后报道了EUS透壁ERCP在外科Roux-en-Y术后胆胰疾病中的临床应用。

总体来讲，EUS-GE是外科思维与内镜技术结合的产物，随着内镜技术与器械的不断完善，EUS-GE已成为治疗胃流出道梗阻及外科手术改道建立旁路通道的有效手段。

二、适应证与禁忌证

（一）适应证

（1）有明显梗阻症状的良、恶性胃流出道梗阻患者，梗阻部位为胃窦、十二指肠第Ⅰ、Ⅱ、Ⅲ段更为合适。

（2）胃外科术后输入袢综合征：常因输入袢过长、粘连、成角，或术后肿瘤复发导致的机械性梗阻。

（3）外科Roux-en-Y术后合并胆胰疾病拟行ERCP的患者，为困难ERCP提供快速通道。

（二）禁忌证

（1）严重心肺疾患，或肿瘤末期，一般状况差，无法耐受内镜手术或麻醉的患者。

（2）梗阻部位为胃体、十二指肠第Ⅳ段或远端空肠。

（3）导丝无法通过的完全性胃流出道梗阻患者（相对禁忌）。

（4）合并大量腹水的患者。

（5）反复尝试，无合适的穿刺部位的患者。如目标穿刺肠管与胃的距离＞2cm，拟穿刺的肠管远端仍存在肠腔狭窄。

三、操作流程及要求

（一）材料与仪器

1. 超声内镜　各种型号的线阵超声内镜，提供至少3.7mm活检管道，允许常用的附件通过。

2. 穿刺针　一般选用19G穿刺针，允许0.035in的导丝通过。

3. 导丝　用于引导超声内镜穿刺后支架置入的导丝应具有高选择性、足够的硬度和最小的扭曲等特点，常选用0.035in；采用EPASS技术时，用于辅助双气囊管插入远端肠腔的导丝应选用大直径导丝，以防双气囊管在胃穹隆部结袢，常选用0.049in的导丝。

4. 双气囊肠管（图56-0-1）　可在两气囊间注入生理盐水，排出肠腔内气体，并使肠腔扩张靠近胃壁，以利于超声内镜定位穿刺。

5. 囊肿切开刀　先利用5Fr/190cm的导管内芯初步切开，后利用烧灼的热透环及10Fr/165cm的

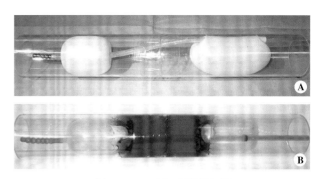

图56-0-1　双气囊封堵套管

A. 注水前；B. 注水后［引自 Itoi T，Ishii K，Ikeuchi N，et al，2016. Prospective evaluation of endoscopic ultrasonography-guided double-balloon-occluded gastrojejunostomy bypass（EPASS）for malignant gastric outlet obstruction. Gut，65（2）：193-195.］

外鞘管进一步扩张。切刀与热透环集成一身，建立窦道高效方便。

6. 支架　双腔并置金属支架（LAMS）。

7. 高频电发生器　通常选用200D ERBE高频电发生器。

（二）操作步骤

1. 患者准备　术前需禁食6小时以上。所有操作均宜在患者仰卧位、气管插管麻醉下完成。

2. 医护人员准备　医生和护士必须熟悉操作过程中所需的技术和仪器，操作前调试好X线机及超声内镜图像。

3. EUS-GE　根据吻合部位可以分为EUS引导胃十二指肠吻合术（EUS-guided gastroduodenostomy，EUS-GD）和EUS引导胃空肠吻合术（EUS-guided gastrojejunostomy，EUS-GJ）。根据操作技术特点及使用的辅助器械，可以将EUS-GE分为直接法和球囊辅助法（图56-0-2）。

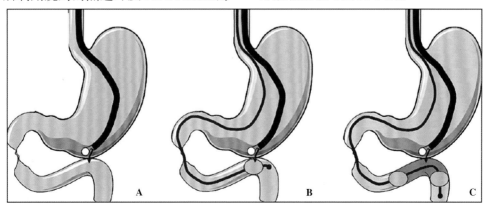

图56-0-2　EUS-GE的操作方法

A. 直接法；B. 球囊辅助法；C. 双气囊辅助法［引自 Rimbas M，Larghi A，Costamagna G，2017. Endoscopic ultrasound-guided gastroenterostomy：Are we ready for prime time? Endosc Ultrasound，6（4）：235-240.］

直接法操作时，首先在EUS下选择合适的胃肠吻合部位，为了便于EUS观察，可内镜下在肠腔内直接注入生理盐水，或在EUS引导下用22G穿刺针穿刺目标肠管并注入适量生理盐水，使肠管扩张。选择合适的胃肠穿刺点后，在EUS引导下将19G穿刺针刺入肠管并在X线监视下留置导丝。循导丝用囊肿切开刀或扩张球囊扩张穿刺通道，然后在X线监视下植入合适型号的LAMS。支架远端释放入肠腔后，牵拉推送器，尽可能使胃壁与肠壁贴紧，再释放胃壁侧支架。然后换用普通内镜或超细内镜，并注入造影剂，确认支架位置及引流情况。必要时使用球囊逐级扩张支架内径至12～15mm。使用新型"热"AXIOS时，在用19G的FNA穿刺针穿刺目标腔后可以经导丝插入，也可以采用"自由式"直接进入目标腔。自由式通路的优势是能够实现"一步、单器械"通路和支架展开程序，完全避免了经导丝交换。

（1）球囊辅助法EUS-GE：首先直视镜下使用造影导管注入造影剂，明确狭窄程度及长度，导丝越过狭窄段后，留置导丝撤出内镜。循导丝置入带球囊的导管，如取石球囊、扩张球囊等，并在球囊内注入少量造影剂。换用EUS，在X线透视与EUS双重引导下调整球囊位置，确定理想的穿刺部位。然后以球囊为靶标，以19G穿刺针进行穿刺，球囊破裂提示穿刺成功，后留置导丝。后续操作同直接法。

（2）双气囊辅助法EUS-GE：实施EUS-GE往往需要穿刺目标肠腔扩张且充满液体，以利于超声显示及支架释放，但自然状态下空肠肠腔不处于扩张状态，且肠腔内的气体会严重干扰EUS的成像质量，为EUS引导的穿刺造成困难。为了解决这一问题，有研究者使用快速注水法使空肠肠腔扩张，但该方法常常需要向肠腔内灌注大量生理盐水，容易导致低钠血症、心血管系统负荷增加等不良后果。2013年，Itoi等率先应用双气囊肠管（double-balloon enteric tube）对空肠局部灌注生理盐水使肠腔扩张来实施胃空肠吻合，有效克服了快速注水法的不良反应，并将这种方法命名为超声内镜引导双气囊封堵胃空肠吻合旁路术（EUS-guided double-balloon-occluded gastrojejunostomy bypass，EPASS）。首先在普通胃镜引导下置入一根0.035in导丝，并使导丝越过十二指肠水平段进入空肠上段，退出胃镜并留置导丝。沿导丝将双气囊肠管及0.049in的大直径伴行导丝插入至屈氏韧带远端的空肠，使双气囊位于空肠胃壁移行部位时为最佳定位，此位置肠腔与胃壁距离最短。将生理盐水及造影剂注入气囊，使双气囊间肠腔形成密闭环境后，在其内注入约350ml生理盐水使局部肠腔扩张。使用线阵超声内镜在胃腔内扫查扩张的肠腔，并选择最佳穿刺点后在EUS实时引导下以19G穿刺针刺入空肠，随后退出穿刺针内芯，在X线引导下将导丝经穿刺针进入肠腔内并盘绕2～3圈，以防导丝从肠腔滑脱。后续操作同直接法（图56-0-3，视频56-0-1）。

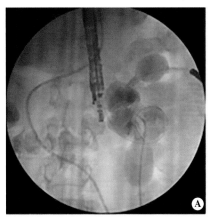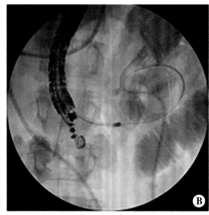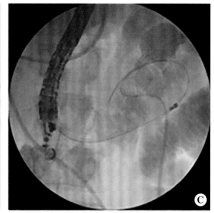

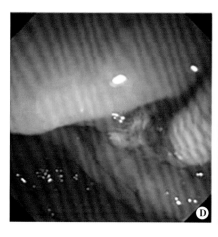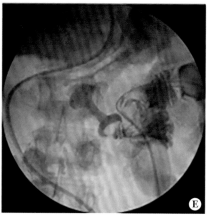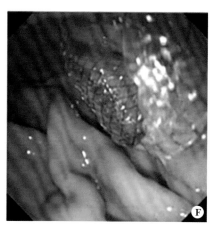

图56-0-3　EUS-GJ过程

A. 在普通胃镜引导下置入0.035in导丝，尽可能将导丝置入空肠上段，沿导丝将双气囊肠管在0.049in伴行导丝辅助下送入空肠；B、C. 将生理盐水及造影剂注入双球囊，在双球囊之间注入生理盐水，在EUS引导下将19G穿刺针刺入空肠；D. 以囊肿切开刀建立胃空肠透壁道；E. 在X线引导下置入LAMS；F. 内镜直视下见支架扩张良好

视频56-0-1　超声内镜引导胃肠吻合术

四、技术成功率与临床疗效

目前，EUS-GE技术在国际上尚处于起步阶段，尚缺乏大规模临床研究来验证其安全性及长期疗效。2014年，Itoi等进行了一项前瞻性研究，对20例GOO患者实施了EPASS，结果显示双气囊平均插管时间为10.5分钟（6～28分钟），双气囊插管成功后至支架置入的平均间隔为25.5分钟（10～39分钟），支架置入成功率为90%（18/20）。术后采用胃出口梗阻治疗后评分系统（GOOSS）对疗效进行评估，结果发现患者术后GOOSS评分较术前显著提高（2.94±0.23 vs 0.6±0.78，$P<0.001$）。在术后随访期间[平均随访时间100天（44～233天）]未发现支架发生堵塞或移位。在2例失败案例中，研究者发现推送导丝导致扩张的空肠远离胃壁是LAMS放置失败的原因。作者采取直接推进导管/放置支架的技术显著提高了技术成功率。Itoi等研究证实，EPASS的长期疗效优于梗阻部位支架置入术，并与传统胃空肠吻合术相当。2017年，Khashab MA等报道了一项多中心的回顾性研究，对比了93例GOO患者分别

接受EUS-GE（30例）或SGJ（60例）的技术成功率、临床疗效、并发症、住院时间及复发情况，结果发现SGJ的技术成功率高于EUS-GE（100% vs 87%，$P=0.009$），而EUS-GE与SGJ的临床有效率相当（87% vs 90%，$P=0.18$）；此外，EUS-GE的并发症发生率略低于SGJ（16% vs 25%，$P=0.3$），EUS-GE的梗阻复发率略低于SGJ（3% vs 14%，$P=0.08$），EUS-GE的术后再次介入时间略短于SGJ（88 vs 121%，$P=0.83$），SGJ与EUS-GE在住院天数上无显著差异（11.6% vs 12%，$P=0.35$）。Khashab MA等研究也进一步证实，EUS-GE具有与SGJ相当的临床疗效和成功率，并且创伤更小。新近有多项研究报道，EUS-GE治疗GOO的手术成功率为86.7%～94.2%，症状缓解率为82.3%～92.3%。

目前，有研究报道的EUS-GE并发症包括术中并发症与远期并发症，术中并发症主要为金属支架置入失败，操作过程中由于各种原因导致LAMS远侧端未置入空肠腔内而游离于腹腔，常常导致急性腹膜炎发生，患者术后会出现腹痛、腹胀、腹腔积气或伴发热，及时发现并拔出支架、闭合创面是处理该种并发症的关键，大多采用内科保守治疗可痊愈，一般无生命危险，如内镜下处理困难，或患者合并严重感染等情况，应及时转外科处理。远期并发症主要包括支架堵塞、支架移位、消化道出血，支架移位是术者最为担心且常见的严重并发症，其发生率为0～10%。患者会在术后一定时期内再次出现上消化道梗阻症状，

大多由食物嵌顿于支架所致，可在内镜下对支架进行清理而解除梗阻。

ESGE最新指南（2022年）也对EUS-GE的关键技术环节给出了明确建议，在实施EUS-GE时，灌注生理盐水有助于小肠肠管扩张（强推荐，证据质量较低）。在实施直接法EUS-GE时，建议使用电灼增强的LAMS，并且支架直径至少为15mm（强推荐，证据质量较低）。通过EUS-GE治疗良性疾病，应进行长期临床随访和（或）间歇性支架监测，无论是否需要更换支架（弱推荐，证据质量较低）。

在EUS引导下经胃壁ERCP（EUS-directed transgastric ERCP，EDGE）时，建议使用19G穿刺针进行生理盐水灌注并使用电灼增强的LAMS（强推荐，证据质量较低），LAMS直径为15mm或20mm，当考虑在同期手术中进行ERCP时，优先使用20mm LAMS（强推荐，证据质量较低），但尽可能考虑在EDGE后延迟至少7天再进行ERCP，并且请勿在置入支架前7天内取出LAMS，此后仅在不需要再进行胰胆管介入治疗的情况下才能取出（强推荐，证据质量较低）。

综上所述，EUS-GE是一项具有较高安全性与成功率的微创介入治疗，随着超声内镜器械及技术的进一步发展，EUS-GE的操作将进一步规范与简化，它将成为临床胃流出道梗阻非外科手术治疗的重要手段。然而，目前EUS-GE的临床报道病例仍较少，且多为回顾性研究，该技术的安全性、有效性及临床价值仍需进一步前瞻性、多中心的大样本临床研究予以证实。

（王天骄　王　伟）

参 考 文 献

翟亚奇，柴宁莉，令狐恩强，2019. 内镜超声引导下胃肠吻合术的临床应用与研究进展. 中华消化内镜杂志，36（9）：632-636.

Amin S, Sethi A, 2017. Endoscopic Ultrasound-Guided Gastrojejunostomy. Gastrointest Endosc Clin N Am, 27（4）707-713.

Bergström M, Ikeda K, Swain P, et al, 2006. Transgastric anastomosis by using flexible endoscopy in a porcine model（with video）. Gastrointest Endosc, 63（2）：307-312.

Binmoeller KB, Shah JN. Endoscopic ultrasound-guided gastroenterostomy using novel tools designed for transluminal therapy: a porcine study. Endoscopy, 44（5）：499-503.

Boghossian MB, Funari MP, De Moura DTH, et al, 2021. EUS-guided gastroenterostomy versus duodenal stent placement and surgical gastrojejunostomy for the palliation of malignant gastric outlet obstruction: a systematic review and meta-analysis. Langenbecks Arch Surg, 406（6）：1803-1817.

Braden B, Gupta V, Dietrich CF, 2019. Therapeutic EUS: New tools, new devices, new applications. Endosc Ultrasound, 8（6）：370-381.

Carbajo AY, Kahaleh M, Tyberg A, 2020. Clinical Review of EUS-guided Gastroenterostomy（EUS-GE）. J Clin Gastroenterol, 54（1）：1-7.

Chandan S, Khan SR, Mohan BP, et al, 2021. EUS-guided gastroenterostomy versus enteral stenting for gastric outlet obstruction: Systematic review and meta-analysis. Endosc Int Open, 9（3）：E496-E504.

Chopita N, Vaillaverde A, Cope C, et al, 2005. Endoscopic gastroenteric anastomosis using magnets. Endoscopy, 37（4）：313-317.

Fabbri C, Luigiano C, Lisotti A, et al, 2014. Endoscopic ultrasound-guided treatments: are we getting evidence based--a systematic review. World J Gastroenterol, 20（26）：8424-8448.

Fritscher-Ravens A, Mosse CA, Mills TN, et al, 2002. A through-the-scope device for suturing and tissue approximation under EUS control. Gastrointest Endosc, 56（5）：737-742.

Itoi T, Ishii K, Ikeuchi N, et al, 2016. Prospective evaluation of endoscopic ultrasonography-guided double-balloon-occluded gastrojejunostomy bypass（EPASS）for malignant gastric outlet obstruction. Gut, 65（2）：193-195.

Itoi T, Itokawa F, Uraoka T, et al, 2013. Novel EUS-guided gastrojejunostomy technique using a new double-balloon enteric tube and lumen-apposing metal stent（with videos）. Gastrointest Endosc, 78（6）：934-939.

Itoi T, Sofuni A, Itokawa F, et al, 2008. Endoscopic transpapillary gallbladder drainage in patients with acute cholecystitis in whom percutaneous transhepatic approach is contraindicated or anatomically impossible（with video）. Gastrointest Endosc, 68（3）：455-460.

James HJ, James TW, Wheeler SB, et al, 2019. Cost-effectiveness of endoscopic ultrasound-directed transgastric ERCP compared with device-assisted and laparoscopic-assisted ERCP in patients with Roux-en-Y anatomy. Endoscopy, 51（11）：1051-1058.

Jeurnink SM, van Eijck CH, Steyerberg EW, et al, 2007. Stent versus gastrojejunostomy for the palliation of gastric outlet obstruction: a systematic review. BMC Gastroenterol, 7：18.

Kantsevoy SV, Jagannath SB, Niiyama H, et al, 2005. Endoscopic gastrojejunostomy with survival in a porcine model. Gastrointest Endosc, 62（2）：287-292.

Khashab MA, Bukhari M, Baron TH, et al, 2017. International multicenter comparative trial of endoscopic ultrasonography-guided gastroenterostomy versus surgical gastrojejunostomy for the treatment of malignant gastric outlet obstruction. Endosc Int Open, 5（4）：E275-E281.

Krafft MR, Fang W, Nasr JY, 2021. Shortened-Interval Dual-Session EDGE Reduces the Risk of LAMS Dislodgement While Facilitating Timely ERCP. Dig Dis Sci, 66（8）：2776-2785.

Kumar A, Chandan S, Mohan BP, et al, 2022. EUS-guided gastroenterostomy versus surgical gastroenterostomy for the management of gastric outlet obstruction: a systematic review and meta-analysis. Endosc Int Open, 10（4）：E448-E458.

Li J, Basseri H, Donnellan F, et al, 2021. Lumen-apposing metals stents in advanced endoscopic ultrasound-guided interventions: novel applications, potential complications and radiologic assessment. Abdom Radiol（NY）46（2）：776-791.

Netinatsunton N, Sottisuporn J, Attasaranya S, et al, 2017. Prospective randomized trial of EUS-assisted ERCP without fluoroscopy versus ERCP in common bile duct stones. Gastrointest Endosc, 86（6）: 1059-1065.

Razzaq R, Laasch HU, England R, et al, 2001. Expandable metal stents for the palliation of malignant gatroduodenal obstruction. Cardiovasc Intervant Radiol, 24（5）: 313-318.

Ryou M, Cantillon-Murphy P, Azagury D, et al, 2011. Smart Self-Assembling Magnet for Endoscopy（SAMSEN）for transoral endoscopic creation of immediate gastrojejunostomy（with video）. Gastrointest Endosc, 73（2）: 353-359.

Siddiqui UD, Levy MJ. EUS-Guided Transluminal Interventions. Gastroenterology, 154（7）: 1911-1924.

Song TJ, Seo DW, Kim SH, et al, 2013. Endoscopic gastrojejunostomy with a natural orifice transluminal endoscopic surgery technique. World J Gastroenterol, 19（22）: 3447-3452.

Swain CP, Mills TN, 1991. Anastomosis at flexible endoscopy: an experimental study of compression button gastrojejunostomy. Gastrointest Endosc, 37（6）: 626-631.

van Hooft JE, Vleggaar FP, Le Moine O, et al, 2010. Endoscopic magnetic gastroenteric anastomosis for palliation of malignant gastric outlet obstruction: a prospective multicenter study. Gastrointest Endsoc, 72（3）: 530-535.

van Wanrooij RLJ, Bronswijk M, Kunda R, et al, 2022. Therapeutic endoscopic ultrasound: European Society of Gastrointestinal Endoscopy（ESGE）Technical Review. Endoscopy, 54（3）: 310-332.

Wang W, Qi K, Jin Z, et al, 2019. Endoscopic exchange of a lumen-apposing metal stent after endoscopic ultrasound-guided gastroenterostomy in severe acute pancreatitis. Endoscopy, 51（1）: 18-19.

Yi SW, Chung MJ, Jo JH, et al, 2014. Gastrojejunostomy by pure natural orifice transluminal endoscopic surgery using a newly designed anastomosing metal stent in a porcine model. Surg Endosc, 28（5）: 1439-1446.

Yim HB, Jacobson BC, Saltaman JR, et al, 2001. Clinical outcome of the use of enternal stents for palliation of patients with malignant upper GI obstruction. Gastrointest Endosc, 53（3）: 329-332.

附录1 中国内镜超声引导细针穿刺抽吸/活检术应用指南（2021，上海）

内镜超声引导细针穿刺抽吸/活检术（endoscopic ultrasound-guided fine-needle aspiration/biopsy，EUS-FNA/B）自应用于临床以来，已成为消化道及邻近器官病变诊治的重要手段。EUS-FNA/B 不仅可以获取细胞或组织以确定病变的病理性质，还可以鉴别淋巴结和其他器官的转移病灶，对病变进行准确分期，从而影响治疗方案的选择。近年来，在 EUS-FNA/B 取材基础上开展的基因检测、分子鉴定与单细胞测序等技术成为肿瘤分子分型和个体化治疗的重要手段和依据。随着 EUS-FNA/B 的广泛开展，如何规范化和标准化 EUS-FNA/B 的临床应用逐渐引起人们的重视。欧洲生物医学超声学会联盟（European Federation of Societies for Ultrasound in Medicine and Biology，EFSUMB）和欧洲胃肠内镜学会（European Society of Gastrointestinal Endoscopy，ESGE）分别于2016年和2017年发布了 EUS 引导下取材的相关指南。中华医学会消化内镜学分会超声内镜学组亦于 2017年发布了国内首个 EUS-FNA 临床应用指南。上述指南发布以来，EUS-FNA/B 的受重视程度进一步提高，技术手段不断优化进步，国内外学者开展了一系列高质量研究。为提高我国 EUS-FNA/B 水平，改善不同地区发展不均和水平不一的现状，探索符合我国国情的 EUS-FNA/B 操作技术和临床应用新模式，我们对近年来相关前沿研究进展进行了总结，在前版指南基础上，结合我国实际情况，制定了新版中国内镜超声引导细针穿刺抽吸/活检术应用指南。

本指南基于"推荐等级的评估、制定与评价（the grading of recommendations assessment，development and evaluation，GRADE）系统"评估证据质量和推荐强度，证据质量分为 A 高质量、B 中等质量、C 低质量和 D 很低质量共 4 个等级，推荐强度分为强推荐和弱推荐 2 个等级。针对

EUS-FNA/B 的临床指征、操作技术、标本处理、围术期管理、学习与培训等方面，以问答的形式共提出了 21 个临床关注的问题和 37 条推荐意见，并对推荐意见所基于的证据进行了综述。指南的草案以邮件的形式发送给专家组各成员审阅并提出修改意见，修订后的初稿经专家组所有成员现场讨论并针对推荐意见逐条投票。最终通过的推荐意见纳入本指南发布。

问题 1：EUS-FNA/B 有哪些适应证？

陈述 1.1. 对于性质不明的胰腺实性占位性病变，不可切除病变行放化疗前，或潜在可切除病变行新辅助放化疗前，推荐行 EUS-FNA/B。（证据质量：A；推荐强度：强推荐）

陈述 1.2. 对于经 CT、MRI 或 EUS 等检查不能确定性质的胰腺囊性病变，当 EUS-FNA/B 可能改变治疗策略时，推荐行 EUS-FNA/B。（证据质量：A；推荐强度：强推荐）

陈述 1.3. EUS-FNA/B 可用于长径≥2cm 需要手术切除但具有高手术切除风险，或不能切除的消化道上皮下肿瘤的鉴别诊断。（证据质量：B；推荐强度：强推荐）

陈述 1.4. 对于消化道毗邻组织中性质不明的占位性病变或淋巴结肿大，当 EUS-FNA/B 可能影响治疗策略时，或对于消化道管壁增厚性病变当反复内镜下活检阴性时，推荐行 EUS-FNA/B 以获取病理诊断。（证据质量：B；推荐强度：弱推荐）

EUS-FNA/B 在胰腺实性占位性病变诊断中的应用最广泛。当可疑胰腺癌无法手术切除需要行放疗或化疗时，或潜在可切除病变需行新辅助放化疗时，EUS-FNA/B 可以提供病理诊断依据。根据多篇荟萃分析和系统性回顾研究的报道。EUS-FNA/B 对于胰腺癌的诊断敏感度可达到

85%～93%，特异度可达 96%～100%。对于性质不明的胰腺实性占位性病变，EUS-FNA/B 可以获取细胞或组织学诊断以鉴别病变类型。多个研究报道了 EUS-FNA/B 对胰腺神经内分泌肿瘤具有极高的诊断敏感度和准确率，基于 EUS-FNA/B 标本的 Ki-67 免疫组织化学染色可以进行神经内分泌肿瘤的诊断和分级。对于一些其他的胰腺实性病变或弥漫性胰腺肿大，如肿块型胰腺炎、自身免疫性胰腺炎、淋巴瘤以及胰腺转移病灶等，EUS-FNA/B 可以进行鉴别诊断。大量文献报道了 EUS-FNA/B 在鉴别胰腺癌与神经内分泌肿瘤、自身免疫性胰腺炎及其他胰腺实性病变的有效性和可靠性。关于 EUS-FNA/B 与经皮穿刺的对比研究数据有限。一些研究显示两者的诊断效率无统计学差异，EUS-FNA/B 对于较小病变（长径＜3cm）的诊断准确性优于经皮穿刺。EUS-FNA/B 的总并发症发生率以及肿瘤细胞针道转移的发生率亦低于经皮穿刺。

胰腺囊性病变包括多种类型的肿瘤性和非肿瘤性病变，其中肿瘤性病变约占 60%，包括导管内乳头状黏液瘤、黏液性囊腺瘤、浆液性囊腺瘤、实性假乳头状瘤和实性肿瘤的囊性变等，非肿瘤性病变主要为胰腺假性囊肿。常规的影像学检查如 CT 或 MRI 等对于胰腺囊性病变的鉴别有一定局限性，其敏感度不足 70%。EUS 可以更加清晰地显示囊灶的形态及与胰管的关系，诊断准确率可达 90%。虽然美国胃肠病协会 2015 年发布的指南推荐对于具有至少 2 项恶性高危因素的胰腺囊性病变行 EUS-FNA，但欧洲胰腺囊性肿瘤研究小组 2018 年指南以及美国胃肠病学院 2018 年指南对此并未采纳。综合已有证据及各指南意见，我们推荐对于经其他影像学检查如 CT、MRI 或 EUS 等仍然难以明确囊肿性质，而 EUS-FNA/B 可能改变治疗策略时考虑行 EUS-FNA/B。EUS-FNA 吸取囊液进行拉丝（string sign）试验以及各种生化与细胞学检测可以帮助鉴别各种类型的胰腺囊性病变，提高诊断率。拉丝试验阳性（≥1cm）对于诊断黏液性肿瘤的特异度达到 95%，但其敏感度较差，仅为 58%，因此需与其他检测结果相结合。囊液细胞学检测、黏蛋白检测、囊液癌胚抗原（carcino-embryonic antigen，CEA）与拉丝试验联合诊断黏液性肿瘤的总体敏感度达 96%，特异度达 90%。囊液淀粉酶＜250U/L 可以排除胰腺假性囊肿。囊

液 CEA 水平用于鉴别黏液性与非黏液性肿瘤的准确率为 60%～86%，高水平的囊液 CEA 往往提示为黏液性肿瘤。一项前瞻性多中心研究纳入了 341 例胰腺囊性病变行 EUS-FNA，结果显示囊液 CEA＞192ng/ml 可以作为鉴别黏液性与非黏液性肿瘤的参考界值，基于囊液 CEA 检测的诊断准确性高于 EUS 形态学评估与细胞学检测。其他一些研究也对 CEA 鉴别黏液性与非黏液性肿瘤的界值进行了探讨，但结果在 30ng/ml 到＞800ng/ml，差异较大。CEA 无法用于区分良恶性病变，囊液细胞学检测对于恶性病变的诊断准确性高于形态学或生化检测。由于囊液中能获取的可供诊断的细胞量往往较少，因此虽然细胞学检测诊断恶性病变的特异度尚可（88%～97%），但其敏感度较低（51%～65%）。近年来一些新的检测项目如囊液 DNA 定量和甲基化检测、KRAS 或 GNAS 基因突变检测以及基于 EUS-FNA 的激光共聚焦观察和囊壁活检等的开展，为胰腺囊性病变的诊断提供了新的方法。

消化道上皮下肿瘤是来源于消化道黏膜上皮以下组织肿瘤的总称，包括平滑肌瘤、胃肠道间质瘤、脂肪瘤、神经内分泌肿瘤、施万细胞瘤等多种病理类型，其中大多数为良性。对于大部分上皮下肿瘤，EUS 能提供较可靠的鉴别诊断，并非所有上皮下肿瘤均需要行穿刺。EUS-FNA/B 对于上皮下肿瘤的诊断率并不理想，文献报道亦差异较大，为 20%～93%，而且常规 EUS-FNA 很多时候难以获得充足的标本以进行免疫组化分析。对于食管上皮下肿瘤或长径＜2cm 的上皮下肿瘤常常不需要手术切除，EUS-FNA/B 不影响治疗策略。对于可手术切除的上皮下肿瘤，术前组织学诊断并非必要。根据 EFSUMB 的指南，对于无法行外科手术切除的长径≥2cm 的上皮下肿瘤，当初始治疗考虑应用酪氨酸激酶抑制剂时，推荐治疗前行 EUS-FNA/B 以明确病理诊断。EUS-FNA/B 标本可以通过 Ki-67 和核分裂象评估上皮下肿瘤的侵袭性分级，同时可以预测药物的敏感性和耐药性。

除了在胰腺病变和消化道上皮下肿瘤中的应用外，EUS-FNA/B 对于消化道毗邻脏器如肝脏、肾上腺、脾脏和胆道系统，以及纵隔或腹腔组织占位或不明原因淋巴结肿大均有很好的安全性和重要的诊断价值。对这些组织病变进行穿刺前，通常需要综合评估病变的位置以及穿刺的必要性。对于采

用常规的经皮或经其他腔镜无法取材或取材结果不理想的病变，当病变位置在EUS-FNA/B可到达范围内，以及对转移性病变或肿大淋巴结的穿刺可能影响恶性肿瘤分期从而改变临床治疗策略时，推荐行EUS-FNA/B。对于消化道管壁增厚性病变，如皮革胃、Menetrier病、黏膜相关淋巴瘤等反复内镜下活检阴性时，可考虑行EUS-FNA/B。对这些病变的EUS-FNA/B目前仍在探索阶段，其安全性与有效性及与大块黏膜活检技术的比较仍然有待进一步研究。

问题2：EUS-FNA/B有哪些禁忌证？

陈述2.1. EUS-FNA/B的禁忌证包括因严重心肺脑疾患不能耐受操作、严重精神疾患不能配合、口咽部及食管急性损伤内镜穿孔风险极大或有严重出血倾向的患者。（证据质量：D；推荐强度：弱推荐）

陈述2.2. 由于可能引起严重感染，除非高度怀疑恶性可能，否则不建议对纵隔囊性病变常规行EUS-FNA/B。（证据质量：D；推荐强度：弱推荐）

目前专门针对EUS-FNA/B禁忌证的研究较少，总体而言EUS-FNA/B属于相对安全的检查，因此EUS-FNA/B的禁忌证大部分与常规内镜检查相似，包括因严重心肺脑疾患难以耐受内镜操作者，严重精神疾病不能配合者，口咽部及食管急性损伤内镜穿孔风险极大者，以及有严重出血倾向者。在行EUS-FNA/B前亦应仔细评估患者的出血风险，一般要求血小板计数不低于$50×10^9$/L，凝血酶原时间国际标准化比值（INR）小于1.5方能行EUS-FNA/B。除此之外，对于穿刺结果不影响治疗决策的患者以及拒绝签署知情同意书的患者，亦应避免行EUS-FNA/B。对于纵隔囊性病变，由于EUS-FNA/B可能引起严重感染，因此除非高度怀疑恶性可能，否则应尽量避免行EUS-FNA/B。

问题3：EUS-FNA/B应选择什么样的麻醉方式？

陈述3.1. EUS-FNA/B通常采用静脉注射丙泊酚的非气管插管麻醉方式。在实际操作中，建议根据患者情况、操作者经验及麻醉条件综合评估后采用密切监护下镇静或其他麻醉方式。（证据质量：A；推荐强度：强推荐）

迄今仅有1篇针对EUS-FNA/B麻醉方式的研究报道，该研究前瞻性纳入112例行EUS-FNA患者，采用静脉注射丙泊酚的深度麻醉，证实了该麻醉方式在EUS-FNA中安全可行。虽然单独讨论EUS-FNA/B麻醉方式的研究缺乏，然而与常规无痛胃镜检查或EUS相比，EUS-FNA/B除了操作时间可能有所延长以外，不增加其他影响麻醉的因素，因此适用于常规无痛胃镜检查和EUS的局部或全身麻醉均可用于EUS-FNA/B。目前大量EUS-FNA/B相关研究均采用静脉注射丙泊酚的非气管插管麻醉方式，其安全性和有效性得到了广泛认可。此外，多个随机对照试验（randomized controlled trial，RCT）研究比较了应用咪达唑仑联合哌替啶的镇静麻醉与应用丙泊酚的深度麻醉在EUS中的安全性和有效性，结果均显示二者无统计学差异。虽然国外研究显示无论是应用咪达唑仑联合哌替啶的镇静麻醉还是应用静脉注射丙泊酚的深度麻醉，均可在无麻醉医师的情况下由内镜医师或护士安全实施，但根据国内的实际情况，尤其在实施深度麻醉时，仍然需要麻醉医师在场并对患者进行严密的心电监护。

问题4：EUS-FNA/B应如何选择不同粗细的穿刺针？

陈述4.1. 不同粗细的穿刺针对实性病变或淋巴结穿刺的诊断准确率无统计学差异。在穿刺针的选择上，应综合考虑病变的解剖学部位和类型、标本倾向的处理模式以及操作者经验。（证据质量：A；推荐强度：强推荐）

目前临床使用的EUS-FNA/B针主要为19G、22G和25G 3种型号，此外还有新型20G FNB穿刺针。Facciorusso等对27项RCT研究进行荟萃分析显示，在无快速现场评估（rapid on-site evaluation，ROSE）和扇形穿刺的情况下，19G、22G与25G穿刺针对于胰腺实性占位的诊断准确率、样本量及组织条获取均无统计学差异。目前在临床应用最广泛的是22G穿刺针，其灵活性和超声下可视性均较好，可以获得足量的细胞学或组织学样本，同时不增加操作并发症风险。一项包含51篇各种实性病变或淋巴结FNB研究的荟萃分析显示，22G穿刺针可以提高FNB总的诊断准确率和操作成功率并减少并发症发生率。多个包含各种实性病变或淋巴结穿刺的 RCT 研究显示，25G 穿刺针与22G 穿刺针在细胞学诊断准确性方面无统计学差异，甚至优于 22G 穿刺针。有 5 篇荟萃分析对 25G 与 22G 穿刺针的诊断敏感度和特异度进行了比较，但结论不一，其中仅纳入 RCT 研究的荟萃分析显示 25G 穿刺针与 22G 穿刺针对于胰腺实性病变的诊断准确率和特异度均无统计学差异。与22G 和 25G 穿刺针相比，19G 穿刺针在组织获取方面有一定优势，但标本血污染率高，而且 19G 穿刺针较硬，灵活度较差，对于胰头部及钩突病变需要经十二指肠穿刺时操作困难，技术失败率更高。对于胰腺钩突部病变，25G 穿刺针的诊断准确率最高，而对于胰腺体尾部病变，3 种针型之间无统计学差异。

问题5：EUS-FNA/B 应如何选择 FNA 与 FNB 穿刺针？

陈述5.1. 对于实性病变或淋巴结的常规 EUS引导下穿刺，FNA 穿刺针与 FNB 穿刺针同等推荐。（证据质量：A；推荐强度：强推荐）

陈述5.2. 当初始目标为获取组织标本时，推荐FNB 穿刺针。（证据质量：A；推荐强度：强推荐）

陈述5.3. 对于囊性病变的常规 EUS 引导下穿刺，推荐 FNA 穿刺针。（证据质量：C；推荐强度：弱推荐）

一般认为 FNB 穿刺针与 FNA 穿刺针的区别在于前者具有为了切割并获取组织条而专门设计的侧面斜切孔道或倒钩。虽然常规的较粗的穿刺针如 22G 或 19G穿刺针亦能获取一定的组织条，但仍归于 FNA 穿刺针。最早的 FNB 穿刺针为 19G Trucut 针，但其外径较粗，穿刺损伤大，增加了术后并发症的风险，同时由于针体较硬，操控性能较差，因此近年来已被弃用。目前的 FNB 穿刺针有不同厂家的多种类型，有25G、22G、20G及19G 等不同粗细的针型可供选择。多项 RCT 研究比较了 FNA 穿刺针与 Procore 系列的 FNB 穿刺针在实性病变或淋巴结穿刺中的诊断价值，这些研究大部分使用的是 22G 或 25G 针型，研究显示使用 FNA 穿刺针与使用 FNB 穿刺针诊断准确性无统计学差异，也有研究显示使用 FNB 穿刺针的诊

断准确性优于使用FNA 穿刺针，另有研究显示与22G FNA 穿刺针相比，应用22G FNB 穿刺针可以显著提高上皮下肿瘤的诊断率。有 2 篇 Meta 分析亦证实无论是对于所有实性病变或淋巴结的穿刺还是仅讨论对胰腺实性病变的穿刺，使用 FNA 穿刺针与使用FNB 穿刺针的诊断准确性均无统计学差异。

对于样本充足度或样本质量的评估不同研究之间的定义标准有所差异，因此穿刺针类型对此的影响难以定论。多项 RCT 研究显示 FNA 穿刺针与 FNB穿刺针获取样本的充足度和样本质量相当。也有 RCT 研究显示 FNB 穿刺针在获取充分的组织学诊断样本、获取核心组织条及获取充分的总诊断样本（联合细胞学与组织学）等方面所需的穿刺针数均少于FNA 穿刺针。另有一些研究分别发现FNB 穿刺针在诊断样本率、组织样本充足度、ROSE样本充足度、组织样本质量等方面优于 FNA穿刺针。有 1项 RCT 研究提出 FNB 穿刺针的组织样本质量不如 FNA 穿刺针，但该研究是在 FNB穿刺 1针与 FNA 穿刺2 针之间进行的比较。2项Meta分析显示 FNA 穿刺针与 FNB 穿刺针的病理样本充足度和核心组织条获取率在各种实性病变、淋巴结以及胰腺占位病变的穿刺中均无差异，但是FNB穿刺针获取足够的诊断样本所需的穿刺针数显著少于 FNA 穿刺针。并发症发生率及技术失败率方面两者之间无差异。

目前使用其他系列 FNB 穿刺针与 FNA 穿刺针进行比较的 RCT 研究较少。一些回顾性研究探讨了 Sharkcore 穿刺针在胰腺或非胰腺占位、消化道黏膜下肿瘤等病变穿刺中的应用，部分研究结果显示 Sharkcore 穿刺针在诊断准确率和（或）样本充足度和质量方面优于普通 FNA 穿刺针，而另一些研究结果则显示两种穿刺针在样本获得率、敏感度和准确率方面无统计学差异，FNB 穿刺针所需的穿刺针数较FNA 少。一项 RCT 研究比较了 Sharkcore穿刺针与 FNA 穿刺针在胰腺实性占位病变中的诊断价值，结果显示 FNB 穿刺针的诊断敏感度和准确率高于 FNA 穿刺针，而且获取的样本更容易诊断，病理医师平均阅片时间更短。有 4 篇回顾性或前瞻性队列研究评估了 Acquire 穿刺针在实性病变中的应用，但均未与 FNA 穿刺针进行对比。有 1篇倾向匹配评分研究比较了 22G

Acquire 穿刺针与 FNA 穿刺针在胰腺实性占位中的诊断效率，两者的诊断准确率无统计学差异，但前者诊断所需穿刺针数更少。有 2 项 RCT 研究比较了 Acquire 穿刺针与 FNA 穿刺针在实性病变穿刺中的诊断价值，虽然在总诊断性能上 FNB 穿刺针与 FNA 穿刺针无统计学差异，但 FNB 穿刺针在组织获取上表现更佳，FNB 穿刺样本总组织区域、可诊断肿瘤组织区域、间质纤维化区域、组织结构完整比例及细胞团诊断率等方面均高于 FNA 穿刺针。然而这两项研究的样本均较少，分别仅有 36 例和 46 例。关于这些新型 FNB 穿刺针与常规 FNA 穿刺针的比较仍然需要更多大样本 RCT 研究进一步探讨。

不同 FNB 穿刺针之间的比较目前证据较少，不同报道之间结论不一。一些回顾性或前瞻性非随机对照研究显示，Acquire 穿刺针在组织充足度与诊断准确率上可能优于 Sharkcore 穿刺针和 Procore 穿刺针。然而一项 RCT 研究比较 Acquire 穿刺针与 Sharkcore 穿刺针，结果显示两者组织样本获得率及诊断准确率无统计学差异。

根据已有的证据，对于实性病变或淋巴结的常规 EUS 引导穿刺，相同尺寸的 FNA 穿刺针与 FNB 穿刺针的诊断效率基本相当。对于目标为获取组织标本的病变，如淋巴瘤、神经内分泌肿瘤或自身免疫性胰腺炎肿块的鉴别，以及基于精准医学与个体化治疗需要对肿瘤进行基因检测或分子分型时，FNB 穿刺针可能提供更多的组织样本和诊断信息。对于囊性病变的常规 EUS 引导穿刺，其目的为吸取囊液进行生化和细胞学检测，目前绝大多数文献报道使用的是 19G 或 22G FNA 穿刺针。由于 FNB 穿刺针的侧面斜切结构或倒钩存在切割囊壁增加出血、囊液渗漏及感染等风险，因此一直以来缺乏使用 FNB 穿刺针进行囊性病变穿刺的文献报道。最近发表在 *Gastroenterology* 的一篇观察性研究首次报道了使用 FNB 穿刺针进行胰腺囊性病变的穿刺，在首针穿刺吸尽囊液后对剩余囊内及囊壁成分进行取材，该研究共纳入 47 例患者，穿刺（3.3±1.2）针，总的组织诊断率为 87.2%，并发症发生率为 8.5%。目前应用 FNB 穿刺针进行囊性病变穿刺的证据有限，其安全性及有效性有待进一步验证。

问题 6： EUS-FNA/B 应如何决定穿刺的针数？

陈述 6.1. 如果无法提供 ROSE，通常情况下，推荐对胰腺实性占位性病变行 FNA 至少穿刺 3~4 针，行 FNB 穿刺 2~3 针，对胰腺囊性病变行 FNA 穿刺 1 针，对肝脏或淋巴结行 FNA 或 FNB 均穿刺 2~3 针。（证据质量：C；推荐强度：弱推荐）

早期的一些研究认为，无 ROSE 的情况下对胰腺实性占位穿刺需要 5~7 针。近年来的研究发现，较少的穿刺针数已经足以获得满意的诊断效率，同时避免过多穿刺引起的并发症风险。一项包含 355 例样本的回顾性研究显示，对于胰腺实性病变的 EUS-FNA/B，即使无 ROSE，平均穿刺 2.88 针即可以达到较好的诊断效率，敏感度为 91.8%，准确率为 93.3%，特异度为 100%。另一项包含 260 例样本的回顾性研究则发现，在无 ROSE 的情况下行 EUS-FNA/B 至少穿刺 3 针是影响胰腺实性占位诊断效率的重要因素。有多个前瞻性研究均显示，对于胰腺实性占位的 EUS-FNA/B，FNA 时穿刺 3~4 针或 FNB 时穿刺 2~3 针已能达到超过 90% 的样本获取率和诊断敏感度，而且超过 3~4 针的额外穿刺针数对最终结果无影响或影响微乎其微。

对于胰腺囊性病变的穿刺，通常推荐行 FNA 穿刺 1 针并一次性抽尽所有囊液，避免多次穿刺增加囊液渗漏及感染的风险。对于肝脏或淋巴结的穿刺，采用比胰腺实性占位更少的穿刺针数即能获得很高的诊断率。有多个研究表明对淋巴结或肝脏行 FNA 时穿刺 2~3 针即可以获得充足的样本和诊断效率。一项大型多中心回顾性研究显示对淋巴结行 FNA 或 FNB 时诊断所需的穿刺针数无差异（平均 2.3 针）。多个针对肝脏穿刺的前瞻性研究显示应用 FNA 或 FNB 穿刺针穿刺 2~3 针均能获得满意的样本。

问题 7： EUS-FNA/B 应如何选择吸引方式？

陈述 7.1. 对实性病变或淋巴结进行穿刺时使用不同的吸引方式在样本获取率上无统计学差异，建议根据穿刺针类型、病变部位、病变类型及血供特点、标本倾向的处理方式及操作者经验综合决定。（证据质量：A；推荐强度：强推荐）

目前临床上行 EUS-FNA/B 时常用的负压吸引方式包括标准负压（10ml 或 20ml 负压）、高负压（50ml 负压）、微负压（在病灶内重复抽提穿刺针动作的同时缓慢移出针芯）和湿抽法（穿刺针内充满生理盐水后接 10～20ml 负压）等。在穿刺过程中使用负压抽吸可能增加样本获得率。但同时可能增加穿刺标本血污染，影响细胞学诊断。有 RCT 研究结果显示采用标准负压 EUS-FNA 比无负压具有更高的敏感度和准确率，而另一项 RCT 研究则表明使用负压吸引对获取诊断无影响。这些研究基本使用的是 22G 的 FNA 穿刺针，而对于有无负压吸引对应用 FNB 穿刺针时穿刺结果的影响目前尚无 RCT 研究报道。

一项 RCT 研究比较了应用 25G 穿刺针对胰腺实性占位行 EUS-FNA 时 50ml 高负压与标准负压的影响，结果显示 50ml 负压可能提高组织获得量，但同时增加细胞样本血污染，对恶性病变总的诊断准确率与 10ml 负压相比无统计学差异。另一项应用 22G 穿刺针进行胰腺实性占位 EUS-FNA 的回顾性研究结果亦相同，采用 50ml 负压可以提高组织获得量，但与标准负压相比诊断准确性无统计学差异。

一项 RCT 研究比较了湿抽法与标准负压在多种实性病变和淋巴结 EUS-FNA 中的作用，发现湿抽法可以提高样本充足度和质量，但两种方式对诊断准确性的影响未作比较。另一项正在进行中的 RCT 研究已发表部分结果，显示当应用 22G FNB 穿刺针对胰腺实性占位进行穿刺时，湿抽法与标准负压在组织获取量、组织诊断率、样本血污染程度及诊断准确率等方面均无统计学差异。国内最近发表的一项多中心 RCT 研究显示，对实性病变进行 EUS-FNA 时采用湿抽法在组织学诊断率、样本充足度以及样本血污染等方面均优于干抽法，但两种方法使用的负压均为 5ml，与既往报道的标准负压有所差异。

2 项回顾性研究报道对于胰腺实性占位行 EUS-FNA 采用微负压比标准负压更好。但是最近发表的 2 项 RCT 研究均显示，当应用 22G FNA 穿刺针进行胰腺实性占位穿刺时，采用微负压或标准负压在细胞或组织样本充足度、诊断率、诊断敏感度、特异度和准确率等方面均无统计学差异。另一项多中心 RCT 研究应用 20G FNB 穿刺针进行胰腺实性占位穿刺，同样证实采用微负压或标准负压时，诊断的敏感度和准确率无统计学差异。

问题 8： EUS-FNA/B 在穿刺过程中是否需要使用针芯？

陈述 8.1. 由于样本获取率和诊断率相仿，EUS-FNA/B 可以使用或不用针芯。（证据质量：A；推荐强度：强推荐）

多项 RCT 研究比较了 EUS-FNA/B 过程中使用或不使用针芯对穿刺结果的影响，另有 2 篇 Meta 分析对此进行了总结和系统性回顾。这些研究纳入对象均为实性占位性病变（主要是胰腺占位）或淋巴结，其中大部分病例使用 22G FNA 穿刺针进行穿刺，仅 1 项研究中纳入了 23 例患者使用 25G FNA 穿刺针，另有 1 项研究纳入 114 例患者使用 25G FNB 穿刺针。这些研究结果均显示在 EUS-FNA/B 时使用或不使用针芯的样本获得率和诊断率均无统计学差异。

问题 9： EUS-FNA/B 过程中有哪些方法可以提高样本获取率？

陈述 9.1. 建议在实性病变或淋巴结穿刺时采用扇形穿刺手法以提高样本获取率。（证据质量：A；推荐强度：强推荐）

陈述 9.2. EUS-FNA/B 中可以利用声学造影和（或）弹性成像指导实性病变的穿刺。（证据质量：C；推荐强度：弱推荐）

由于肿瘤异质性、肿瘤中央部位坏死以及间质纤维化引起肿瘤细胞灶性分布等原因，常常使得在同一部位穿刺不易获得足够的样本，在穿刺过程中每次进针时稍微调整穿刺角度，使穿刺路径在病变内形成扇形，可以扩大穿刺范围，实现多层面立体穿刺以获取不同区域的组织样本，有助于提高穿刺阳性率。一项 RCT 研究纳入了 54 例胰腺实性占位病例，应用 22G FNA 穿刺针分别采用标准手法和扇形手法进行穿刺，结果显示采用扇形手法显著减少了建立诊断所需的穿刺针数，而且第 1 针的诊断率显著高于标准手法。最近的一项 RCT 研究则描述了一种新型的"转矩技术（torque technique）"，其实质是扇形穿刺手法的一种，即在穿刺过程中通过旋转镜身而非调整上下或左右旋钮来实现穿刺路径在病变内不同区域的变化。该研究共纳入 124 例胰腺实性占位病例，应用 22G 或 25G FNB 穿刺针进行穿刺，结果显示采用这种技术的组织条获取率和满意程度显著优于传统手法，其诊断特异度和阳性预测值与传统手法相同（均为 100%），而敏感度、阴性预测值和准确率均优于传统手法。一项前瞻性多中心非随机对照研究描述了"叩门法（door-knocking method）"（在目标病变内快速进出穿刺针）在胰腺实性占位性病变行 EUS-FNA 中的应用，结果显示与传统手法相比，"叩门法"虽然能提高组织样本的获取量，但对于诊断率和诊断的准确率无显著提高。

Ueda 等首次报道了 2 例应用声学造影指导胰腺实性占位的 EUS-FNA，与常规 EUS-FNA 相比，声学造影指导下的 EUS-FNA 有利于识别病变内的坏死区域并在穿刺时避开此区域，同时可以辨别当病变较小时与周围胰腺实质分界不清的情况。一项纳入 292 例胰腺实性占位病变的研究显示，对于声学造影显示存在无血管区的病灶进行 EUS-FNA 敏感度显著降低。一项国内的回顾性研究纳入了 163 例胰腺实性占位病例，分别行常规 EUS-FNA 或声学造影 EUS-FNA，结果显示应用声学造影辅助 EUS-FNA 可以提高穿刺的样本获取率和总的诊断率。迄今仅有 2 篇 RCT 研究对比了常规 EUS-FNA 与声学造影 EUS-FNA 在胰腺实性占位诊断中的应用，虽然两者的敏感度、特异度以及样本获取率无统计学差异，但后者可以显著提高 1 针穿刺获得充足样本的比例并降低总的穿刺针数。弹性成像对 EUS-FNA 亦有一定的指导作用。一项回顾性研究显示当设定一定的弹性应变率界值来指导胰腺实性占位的 EUS-FNA 时，诊断的准确率、敏感度和特异度分别可以达到 94.4%、93.4% 和 100%，联合弹性成像和 EUS-FNA 与传统 EUS-FNA 相比可能更有效和安全。目前尚无弹性成像 EUS-FNA 与传统 EUS-FNA 相比较的 RCT 研究报道。

问题 10：EUS-FNA/B 过程中采用 ROSE 是否能减少穿刺针数和提高总样本获取率？

陈述 10.1. EUS-FNA/B 过程中采用 ROSE 是否能减少穿刺针数和提高总样本获取率目前证据不一，因此在 EUS 穿刺时平等推荐采用或不采用 ROSE。对于缺乏经验的操作者或总体样本充足度＜90% 的内镜中心，建议有条件可采用 ROSE。（证据质量：B；推荐强度：弱推荐）

ROSE 的临床应用一直以来都存在争议，至今仍然难以形成定论。理论上来说有 ROSE 的帮助，操作过程中可及时发现细胞取材量不足或缺乏代表性，这样术者可以重复进行穿刺以提高阳性率。有研究显示 ROSE 提供的诊断与最终的细胞学诊断符合率极高，因此 ROSE 可以减少穿刺次数，提高诊断敏感度和准确率。但是在临床上存在病理医师不足和增加额外费用的问题，国内大部分内镜中心日常诊疗操作中难以提供 ROSE。此外，即便 ROSE 可能减少穿刺针数，但额外的标本处理和阅片时间使得总操作时间并未缩短甚至延长，并发症发生率也未降低。

一些前瞻性或回顾性观察性研究对于 ROSE 在胰腺实性占位或淋巴结 EUS-FNA 中的作用进行了探讨，但结论并不一致。有 4 篇 Meta 分析对这些研究的结果进行了综合和系统性回顾，结论也存在矛盾之处。其中 2 篇研究显示采用 ROSE 可以将 EUS-FNA 的样本充足度提升 3.5%，并可以提高 EUS-FNA 总的诊断准确率。Kong 等的研究则显示虽然采用 ROSE 似乎可以使 EUS-FNA 总诊断敏感度提高约 8%，但这种差异并无统计学意义。国内一项研究结果则显示 EUS-FNA 过程中采用 ROSE 并未显著提高诊断阳性率和诊断充足度，有 ROSE 与无 ROSE 相比，穿刺针数无统计学差异，两种方式总的敏感度和特异度亦基本相当。迄今有 3 篇 RCT 研究报道了有或无 ROSE 对胰腺实性占位或淋巴结 EUS-FNA 结果的影响，其中较早的 2 篇显示在有 ROSE 的情况下 EUS-FNA 的穿刺针数显著低于无 ROSE 的情况，而诊断准确率与样本充足度和质量无统计学差异。但这 2 篇研究对于无 ROSE 时的穿刺针数均采用固定的 7 针，使其结论存在一定的局限，因为近年来越来越多的研究表明即使在无 ROSE 的情况下较少的穿刺针数亦足以获得满意的诊断效率。在最近的 1 篇 RCT 研究中无 ROSE 组的穿刺针数均采用 5 针，结果显示有或无 ROSE 的诊断率和诊断准确率仍然无统计学差异，而且两组在操作时间、并发症发生率和平均费用等方面亦无统计学差异。鉴于当前证据仍不足以完全支持或否定 ROSE 的应用，因此在 EUS 穿刺过程中可以根据实际情况选择采用或不采用 ROSE。

由于 EUS-FNA 的诊断效率与操作者的技术和经验密切相关，因此对于那些技术和经验尚不足的操作者，ROSE 也许可以提供很好的帮助。对于整体样本充足度＜90%的内镜中心，采用 ROSE 有利于提高样本充足度（10%～30%）、减少穿刺针数、缩短诊断时间并减少如腹痛等并发症的发生。有研究报道了在无法提供 ROSE 的情况下，可以采用大体标本现场评估（macroscopic on-site evaluation，MOSE）以替代 ROSE，以获得≥4mm 的可见核心组织条作为样本充足的指标可以提高诊断率，但这一标准尚无定论，在另一项研究中则为＞10mm。最近的一项多中心 RCT 研究则显示对于实性占位的穿刺是否采用 MOSE 对诊断率无影响，虽然该研究中采用 MOSE 组的穿刺针数明显低于不采用 MOSE 组，但在后者中限定穿刺 3～5 针亦存在如上所述的局限性。

问题 11： 内镜医师经培训后进行现场标本质量评估是否能代替病理医师？

陈述 11.1. 在无法提供细胞学或病理学医师的情况下，可以对内镜医师培训后进行现场标本质量评估。（证据质量：C；推荐强度：弱推荐）

对于没有条件设立 ROSE 的内镜中心，也可以考虑对内镜医师进行初步的细胞学培训后进行现场标本质量评估。一项回顾性研究显示对于胰腺实性占位的 EUS-FNA 当采用内镜医师进行 ROSE 时，可以在一定程度上提高诊断敏感度、阴性预测值和准确率，但差异并无统计学意义，穿刺针数无差异。另一项回顾性研究对 2 名内镜医师进行细胞学培训后开展 ROSE 并对比培训前后胰腺实性占位 EUS-FNA 的诊断准确率，发现经过培训后的内镜医师提供 ROSE 时 EUS-FNA 诊断准确率从培训前的 69.2% 显著提升到 91.8%。然而需要注意的是，尽管内镜医师进行 ROSE 可能更易得、便捷和经济，但仍然难以完全取代病理医师的作用。一项 RCT 研究比较了内镜医师与病理医师对 EUS-FNA 术中样本充足度的判断和恶性或可疑恶性病变与良性病变的辨别，结果显示即使经过培训的有经验的内镜医师仍然不及病理学医师。

问题 12： EUS-FNA/B 获取的标本应如何处理？

陈述 12.1. 从穿刺针中推出标本可以使用针芯、注入空气或生理盐水冲洗。（证据质量：A；推荐强度：强推荐）

陈述 12.2. 标本的处理根据所采用的检测项目而有所差异。（证据质量：D；推荐强度：弱推荐）

穿刺结束后，常用 3 种方法将穿刺针中标本推出至玻片或装有生理盐水的小瓶中，分别是使用针芯、注入空气或使用生理盐水冲洗。一项 RCT 研究纳入了 81 例胰腺实性占位行 EUS-FNA 的病例，分别使用针芯或注入空气的方式将标本推出穿刺针，结果显示两种方法在样本质量和诊断准确率方面无统计学差异，但使用注入空气推出的细胞涂片与使用针芯推出相比血污染更少。临床实践中联合使用不同方式是可行的。有研究显示先使用针芯推出，然后再注入空气或生理盐水冲洗可能与高诊断阳性率相关。临床上亦需考虑实际操作中的问题，如使用针芯轻柔地推出样本可以避免抽吸标本的溅洒，可以较精确地控制推到玻片上的样本量，因此可以制备厚度最小、空气干燥和血凝块最少的高质量涂片。使用生理盐水大力冲洗针道有利于收集到更多的细胞样本。当拟采用细胞块（cell block）技术、标准组织学处理或制备液基薄层涂片时，直接使用生理盐水冲洗针道内容物至相应的保存液或固定液中是最有效率的。

根据预期采用的检测项目的不同，标本的处理有所差异。直接涂片是把针道内物质直接推送到玻片上，然后均匀、薄薄地推在玻片上，涂片可以晾干或使用 95% 乙醇固定浸泡 30 分钟后染色。对于液基细胞检测，样本应保存在装有相应的固定液或运送液介质的小瓶内。对于细胞团或组织条块通常应浸入福尔马林中固定，福尔马林体积应为组织块总体积的 5～10 倍，固定时间室温下 3～24 小时，最长不超过 48 小时。涂片或组织学的染色方法可以根据临床需求或病理医师的建议选择 Diff-Quick 染色、巴氏染色或苏木精-伊红染色等。对于细胞学处理及组织病理学标本的收集，各中心还是应该根据实际情况，选择医院内常用的方法进行。

问题 13： EUS-FNA/B 标本的常规检测项目有哪些？

陈述 13.1. EUS-FNA/B 标本可以进行传统细胞学涂片、液基薄层细胞学检测、DNA 倍体检测、组织学检测以及其他个体化治疗所需检测。（证据质量：A；推荐强度：强推荐）

陈述 13.2. 与传统细胞学涂片相比，EUS-FNA/B 标本可以优先选择液基薄层细胞学检测。（证据质量：A；推荐强度：强推荐）

陈述 13.3. 临床实践中建议联合采用传统细胞学涂片、液基薄层细胞学检测、DNA 倍体检测以及组织学检测以提高诊断率。（证据质量：A；推荐强度：强推荐）

EUS-FNA/B 的标本可以进行细胞学或组织学检测，根据不同的诊断目的，选用相应的检测项目。对于胰腺癌、淋巴结或肝转移癌，通常细胞学检测即可诊断。而对于可疑淋巴瘤、神经内分泌肿瘤或胃肠道间质瘤等则常需要进行组织学检测。目前临床常用的细胞学检测项目主要为传统细胞学涂片和液基薄层细胞学检测，前者可以提供穿刺现场或当天的快速诊断，但由于标本血污染或涂片较厚可能导致诊断困难，而液基薄层细胞学检测通过高速离心制作均匀的薄层细胞涂片，有利于细胞形态学观察，还可以在此基础上进行DNA 倍体检测，但同时亦存在细胞丢失的可能，降低诊断敏感度。3 项前瞻性对比研究显示，液基薄层细胞学检测对于淋巴结和胰腺病变穿刺的诊断敏感度、准确率和阴性预测值均不如传统细胞学涂片，另有一项回顾性研究也有相同的结论。与此相反，一项倾向匹配评分研究则发现液基薄层细胞学对于胰腺病变穿刺的诊断敏感度和准确率显著高于传统细胞学涂片。但以上这些研究纳入的病例数相对较少（58～130 例）。最近 *GIE* 发表的来自国内的一项纳入 819 例患者的大样本回顾性研究显示，液基薄层细胞学检测对于胰腺病变穿刺的诊断敏感度、准确率和阴性预测值均优于传统细胞学涂片。与此同时期发表在 *GIE* 的一项来自韩国的 RCT 研究纳入了 170 例胰腺实性病变行 EUS-FNA/B 的病例，结果显示液基薄层细胞学的诊断敏感度、准确率和阴性预测值均高于传统细胞学涂片，虽然这些差异无统计学意义，但液基薄层细胞学显著减少了血污染背景，可以提供更好的观察视野。虽然两者孰优孰劣可能仍然难以定论，但很多研究均证实联合采用传统细胞学涂片和液基薄层细胞学检测或同时结合 DNA 倍体检测、细胞团或组织学检测等均能提高诊断效率。此外，近年来精准医学概念的提出扩展了

EUS-FNA/B 标本的检测项目，除了上述常规检测项目之外，还可以进行单细胞测序及肿瘤相关突变基因等个体化治疗所需检测，可以根据临床诊疗需求选择性开展。

问题 14： 对于转移性病变的 EUS-FNA/B 应采取什么样的穿刺顺序？

陈述 14.1. 对于可疑远处转移和（或）淋巴结转移，当穿刺结果可能改变治疗策略时，推荐按可疑远处转移灶—淋巴结—原发灶的顺序依次进行穿刺。（证据质量：C；推荐强度：弱推荐）

对于转移性病变的 EUS-FNA/B 需要综合考虑穿刺的必要性和病变所在部位。由于 EUS-FNA/B 存在出血、穿孔、感染及肿瘤针道转移等风险，在常规影像学检查或单独 EUS 能够明确分期的情况下，应尽量避免行 EUS-FNA/B。多项研究显示对非小细胞肺癌纵隔淋巴结进行 EUS-FNA/B 评估分期的准确性优于 CT，穿刺结果可能影响治疗方案的选择。一项前瞻性多中心非随机对照研究显示，术前 EUS 引导下纵隔淋巴结或转移灶穿刺使非小细胞肺癌患者不必要的开胸手术减少了 16%。对食管癌患者纵隔淋巴结进行 EUS-FNA 评估 N 分期的敏感度和准确率优于单独 EUS，而且显著影响治疗方案的选择。与 CT 分期相比，纵隔淋巴结 EUS-FNA 在多数病例中的结果使分期更晚，增加了非手术治疗的比例。一项前瞻性对比研究显示，对于食管癌术前新辅助化疗后的重新分期，EUS-FNA 的准确性不如 PET/CT。由于绝大多数直肠周围淋巴结均为恶性，因此对于直肠癌的分期不推荐行 EUS-FNA/B。对于肝脏转移性病变，EUS-FNA 的诊断率为 80%～98%，且穿刺结果对临床治疗策略存在实质影响。然而肝脏 EUS-FNA 受病变位置影响较大，常局限于左肝、右肝近端部分及肝门部，其用于恶性肿瘤分期的评估只能作为常规影像学技术的补充，而不能完全替代后者。

有多篇研究报道了对于多个病灶的穿刺在首靶（first target）穿刺后存在针道肿瘤细胞污染的情况，对于消化道腔内肿瘤还存在消化液中肿瘤细胞污染针道和内镜通道的情况。一项纳入 140 例患者的前瞻性研究显示，消化道腔内肿瘤患者的消化液中肿瘤细胞的检出率达 48%，胰腺癌患

者行EUS-FNA后消化液中肿瘤细胞的检出率达10%。因此，在对远处转移和（或）淋巴结转移的病例行EUS-FNA/B时，可疑原发灶的穿刺应放在最后进行，以避免肿瘤细胞污染引起后续穿刺的假阳性，通常情况下推荐按可疑远处转移灶—淋巴结—原发灶的顺序依次进行穿刺。

问题15：对于胰腺或胆总管实性占位伴梗阻性黄疸的病例，应该先EUS-FNA/B还是先ERCP解除梗阻？

陈述15.1. 对于胰腺实性占位引起梗阻性黄疸而不能直接外科手术的病例，建议常规EUS-FNA/B明确诊断后再行ERCP，除非患者伴发急性化脓梗阻性胆管炎或其他原因亟需ERCP解除梗阻。（证据质量：C；推荐强度：弱推荐）

陈述15.2. 对于胆总管占位引起梗阻性黄疸而不能直接外科手术的病例，建议常规首选ERCP并行细胞刷检或活检。EUS-FNA/B可以作为ERCP刷检或活检结果为阴性时的补充诊断措施。（证据质量：B；推荐强度：弱推荐）

陈述15.3. EUS-FNA/B与ERCP可在1次内镜诊疗过程中安全完成。（证据质量：B；推荐强度：弱推荐）

尽管有文献报道了胰腺实性占位引起梗阻性黄疸的病例在行EUS-FNA/B前置入胆管引流支架对穿刺的诊断准确性和并发症发生率无影响，然而EUS-FNA/B前置入胆管支架仍然存在一些问题，如支架自身及其引起的局部炎症所导致的声学混杂信号和伪影可能影响EUS对病变分期的判断；对于可切除的病变，EUS-FNA/B明确病理后可以直接手术切除，从而避免不必要的支架置入；对于性质未明的病变，行EUS-FNA/B后病理的良恶性可能影响支架类型的选择，若穿刺前置入金属支架可能出现金属支架后续无法取出或置入塑料支架后需要再次ERCP更换为金属支架的情况，增加了患者费用和并发症风险。因此，除非患者出现急性化脓梗阻性胆管炎或其他原因需要行紧急ERCP解除梗阻，否则应常规先行EUS-FNA/B明确诊断后再行ERCP。

有多个观察性研究报道了EUS-FNA/B应用于诊断胆总管肿瘤或不明原因胆管狭窄，不同研究报道的诊断敏感度差异较大（43%～100%），而

且对于胆管恶性肿瘤的阴性预测值较差（29%～72%）。一项Meta分析显示EUS-FNA/B对于不明原因胆管狭窄中归因于胆管癌的总体诊断敏感度约为66%。3项前瞻性对照研究对比了ERCP刷检或活检与EUS-FNA/B在不明原因胆管狭窄中的诊断效率，结果显示EUS-FNA/B对于胆管肿瘤的诊断敏感度和准确率与ERCP刷检或活检相当或低于ERCP刷检或活检。鉴于ERCP可以进行胆道镜下直视活检且同时可行支架置入等操作，而EUS-FNA/B准确性亦受病灶大小的影响，因此对于可疑胆管占位的患者，建议常规首选ERCP并行细胞刷检或活检，EUS-FNA/B可以作为ERCP刷检或活检结果为阴性时的补充诊断措施。联合使用ERCP刷检或活检与EUS-FNA/B可以提高诊断效率。多个研究证实EUS-FNA/B与ERCP刷检或活检及支架置入可以在1次内镜诊疗中同时安全有效地完成，而且更经济。

问题16：当穿刺结果不能明确诊断时如何决定是否进行第2次或多次穿刺？

陈述16.1. 对于可疑恶性占位性病变，通常在第1次穿刺结果不能明确诊断时建议考虑第2次穿刺，在第2次穿刺结果仍不能明确时，建议经多学科团队讨论决定后续方案或转至上级医院进一步诊治。（证据质量：C；推荐强度：弱推荐）

有研究评估了当EUS穿刺的细胞学结果不能明确性质时可能提示恶性的危险因素，其中找到可疑癌细胞的病例中80%～96%最终诊断为恶性，而找到异型细胞的病例最终诊断为恶性的风险显著降低。一项Meta分析纳入了12篇关于EUS穿刺结果为异型细胞并有完整临床数据的研究，结果显示异型细胞的出现率为1%～14%，而与发现异型细胞相关的恶性风险为25%～100%。然而这些研究中细胞学诊断存在显著的异质性，受病理医师经验及主观倾向性影响较大。在常规细胞学和组织学检测项目之外加做一些其他的辅助检测项目可以提高诊断率。一项Meta分析显示，在不能明确诊断的EUS-FNA/B标本中加做$K\text{-}ras$基因突变检测可以明确其中超过50%病例的诊断。一些研究评估了当胰腺实性占位的穿刺结果为异型细胞时高度怀疑为肿瘤性病变的临床指标，如存

在肿块、体重减轻、梗阻性黄疸、CA19-9升高等，综合分析这些指标可以指导后续的诊疗措施，如加做辅助检测项目、选择随访、再次EUS穿刺、考虑其他诊断技术或直接开始特异性的治疗等。EFSUMB推荐对于临床高度怀疑胰腺癌但初次EUS-FNA/B结果不能明确的病例，当弹性成像显示存在偏硬的局限性病灶或声学造影显示乏血供病灶时提示需要进行重复穿刺或考虑外科手术。据多篇文献报道，在初次穿刺结果不能明确诊断的胰腺占位性病变中，对于仍然怀疑胰腺癌的病例进行重复穿刺，大部分病例可以确立恶性诊断，占73%～84%。最近的一项Meta分析和系统性回顾亦证实了在胰腺占位初次穿刺结果无法确定性质的病例中进行重复穿刺具有重要的诊断价值，当重复穿刺的结果为阳性时，确诊率达99%，而当重复穿刺的结果为阴性时，最终诊断为恶性病变的比例为39%。根据美国国立综合癌症网络（National Comprehensive Cancer Network，NCCN）指南，对于怀疑胰腺癌的胰腺占位性病变，当首次EUS-FNA/B结果不能明确诊断时，应再重复进行至少1次EUS-FNA/B，如果第2次穿刺结果仍不能明确诊断，应转至上级医院诊治或经多学科团队讨论决定后续方案。

问题17：EUS-FNA/B安全性如何？

陈述17.1. EUS-FNA/B是一种相对安全的检查，总体并发症发生率较低，不足1%。（证据质量：A；推荐强度：强推荐）

国内长海医院开展的一项系统性回顾分析纳入了51篇研究共10 941例行EUS-FNA的患者，结果显示EUS-FNA的总并发症发生率为0.98%，EUS-FNA操作相关的死亡率为0.02%。另一项针对EUS引导纵隔病变穿刺（含经食管和经支气管）的系统性回顾纳入了190篇研究共16 181例患者，总并发症发生率为0.36%，其中严重并发症发生率为0.14%，无操作相关死亡发生。最近发表的另一篇Meta分析纳入了51篇研究共5330例行EUS-FNB的患者，结果显示EUS-FNB总并发症发生率为0.59%。由此可见，EUS-FNA/B是一种相对安全的检查，其并发症发生率较低。EUS-FNA/B常见的并发症包括出血、感染、消化道穿孔和急性胰腺炎等，根据不同的研究报道，

各自的发生率分别为0.13%～1.3%、0.4%～1.0%、0.03%～0.15%、0.19%～2.35%。其他一些较罕见的并发症包括胆囊或胆管穿刺造成的胆瘘、纵隔淋巴结穿刺引起的气胸、胰腺穿刺引起的气腹和胰瘘、针道种植转移等。

问题18：EUS-FNA/B是否增加肿瘤经针道转移的风险？

陈述18.1. EUS-FNA/B引起肿瘤细胞经针道转移是低概率事件，其不增加术后复发的风险，也不影响肿瘤相关的生存期。（证据质量：C；推荐强度：弱推荐）

EUS-FNA/B引起肿瘤经针道转移一直是人们关注的问题，目前的研究报道也仍然存在争议。大多数研究均表明EUS-FNA/B并不增加针道转移风险，其引起针道转移的发生率极低，且低于经皮穿刺。对于可切除的胰腺癌，术前行EUS-FNA的患者胃肠道或腹膜的总复发率与术前未行EUS-FNA的患者无统计学差异。术前EUS-FNA并不增加患者死亡风险，不影响肿瘤相关的生存期。对于胆管癌，术前EUS-FNA也不影响术后复发率和生存期。因此对于怀疑胆胰病变的患者，术前EUS-FNA是安全的。然而近年来仍然不断有EUS-FNA/B引起针道转移的个案报道，据统计，截至2020年1月文献报道的个案共有33例。最近日本的一篇回顾性研究纳入14家中心共176例可切除远端胰腺癌术前行EUS-FNA的患者，其中针道转移的发生率高达3.4%。因此，EUS-FNA/B引起的针道转移仍然是一个不可忽视的问题，在临床实践中需引起重视。对于可切除病变，为了避免出现针道转移可尽量使穿刺路径在切除范围内，如胰头癌行EUS-FNA/B应尽可能在十二指肠进行，因为在行胰头癌切除手术时，可能的种植部位也在切除范围内。而对于胰腺体尾部病变，应经过充分的外科评估或多学科讨论，尽量避免不必要的EUS-FNA/B。

问题19：在EUS-FNA/B围术期是否需要停用抗血小板或抗凝药物？

陈述19.1. 对于服用抗血小板或抗凝药物的患者，在EUS-FNA/B前是否停药需要综合权衡出血和发生血栓事件的风险。（证据质量：D；推荐强度：弱推荐）

陈述 19.2. 对于口服噻吩并吡啶类抗血小板药物的患者，推荐在EUS-FNA/B前停药5～7天。（证据质量：D；推荐强度：弱推荐）

陈述 19.3. 对于口服阿司匹林的患者，由于在国内临床实践中观察到可能增加出血风险，推荐术前停药7～10天。（证据质量：D；推荐强度：弱推荐）

陈述 19.4. 对于服用抗凝药物的患者，推荐在EUS-FNA/B前停用相关药物，对于有高血栓形成风险的患者建议采用桥接治疗。（证据质量：D；推荐强度：弱推荐）

目前临床常用的抗血小板药物包括非甾体抗炎药如阿司匹林和噻吩并吡啶类药物如氯吡格雷、普拉格雷和替格瑞洛等，抗凝药包括维生素K拮抗剂如华法林及新型口服抗凝药如达比加群等。一项前瞻性对照研究显示在EUS-FNA/B围术期服用阿司匹林或其他非甾体抗血小板药物不增加术后出血事件的发生风险。另一项前瞻性对照研究也发现口服抗血小板或抗凝药物不影响胰腺头颈部实性病变患者EUS-FNB的出血风险，但该研究纳入的病例较少，服用抗血小板或抗凝药物的患者仅32例。2018年发表在 *Gut* 的一项来自日本国家数据库的大样本倾向匹配评分研究发现口服华法林的患者内镜术后发生出血的风险高于口服新型抗凝药的患者，而在停用华法林期间采用低分子肝素桥接治疗会增加出血风险并且不能避免血栓事件的发生，这一研究共纳入16 977例患者，包含13类内镜下操作，其中329例EUS-FNA/B。根据2016年ESGE与美国胃肠内镜学会（American Society for Gastrointestinal Endoscopy，ASGE）的指南，EUS-FNA/B被列为具有出血高危风险的内镜操作，两项指南对高危出血风险内镜操作围术期抗血小板及抗凝药物的管理意见也大致相同：对于单独口服阿司匹林的患者推荐可以继续服用；对于单独口服噻吩并吡啶类药物的患者，推荐术前停用5天或用阿司匹林替代；对于同时服用两种抗血小板药物的患者，如血栓形成风险低，推荐停用噻吩并吡啶类药物而不停阿司匹林，如具有高血栓形成风险，推荐不停用阿司匹林，是否停用氯吡格雷需要咨询心脑血管医师权衡风险获益比；对于服用华法林的患者，推荐术前5天停用，高血栓形成风险的患者需采用低分子肝素桥接治疗；对于服用新型抗凝药的患者，根据药物代谢停用相应时间，如服用达比加群的患者，推荐术前停用48小时。截至目前，关于这些药物与EUS-FNA/B相关出血风险的研究仍然较少，已有的一些报道也存在结论不完全一致的情况，而且目前尚无针对国内患者的相关研究。由于在国内临床实践中观察到服用阿司匹林可能增加出血风险，因此是否停用阿司匹林仍然需要审慎决定。

问题20： EUS-FNA/B是否需要预防性使用抗生素？

陈述20.1. 由于EUS-FNA/B引起感染的风险较低，因此不推荐EUS-FNA/B常规预防性使用抗生素。（证据质量：A；推荐强度：强推荐）

有多个前瞻性研究报道了经消化道EUS引导下实性病变穿刺引起感染的发生率很低，对于胰腺实性占位性病变的穿刺，感染事件的发生率为0.4%～1.0%，而且大多比较轻微。因此对于消化道毗邻脏器的实性占位性病变或淋巴结穿刺，国外相关指南均不推荐常规预防性使用抗生素。对于胰腺囊性病变，EUS-FNA/B后感染事件的总发生率约为0.55%，其中大多数患者（93.7%）均接受了术后预防性抗生素治疗。既往的一些观察性研究发现胰腺囊性病变行EUS-FNA/B后预防性使用抗生素的患者感染的发生率较低，提示使用抗生素可能对减少感染性并发症的发生有一定积极作用。而另一项回顾性对比研究则结论相反，预防性使用抗生素对感染性并发症的发生无影响。近期的一篇倾向匹配评分研究亦发现预防性使用抗生素并不能降低胰腺囊性病变行EUS-FNA后感染的发生率。最近 *Gastroenterology* 发表了一项多中心RCT研究，该研究共纳入了226例胰腺囊性病变拟行EUS-FNA患者，随机分为预防性使用环丙沙星组（112例）和生理盐水对照组（114例），结果仅对照组出现了1例术后感染（急性胰腺炎伴菌血症），两组各出现2例术后发热，两组患者术后感染和发热发生率无统计学差异。这是目前唯一的RCT研究，在此之后的一项荟萃分析研究结果亦表明预防性使用抗生素不能减少胰腺囊性病变穿刺后感染事件的发生风险。综上，胰腺囊性病变行 EUS-FNA/B 后感染性并发症属于低概率事件，无需常规预防性使用抗生素。对于纵隔囊性病变，EUS-FNA/B 可能引起严重感染，而且一旦发生往往难以通过预防性使用抗生素避免，因此目前不建议对纵隔囊性病变进行常规穿刺。

问题 21：EUS-FNA/B 操作者应具备哪些资质？

陈述 21.1. 建议在开展 EUS-FNA/B 前进行系统的标准化教育和培训。（证据质量：D；推荐强度：弱推荐）

陈述 21.2. 在独立开展 EUS-FNA/B 前，建议至少完成 50 例有经验的上级医师监督下的 EUS-FNA/B 操作。（证据质量：D；推荐强度：弱推荐）

多项研究表明系统化标准化培训对于 EUS-FNA/B 的学习十分重要。对于 EUS-FNA/B 的培训，一般认为应按照不同阶段循序渐进地进行，包括内镜与超声理论知识学习、EUS-FNA/B 临床操作观摩、利用模体或动物模型手把手教学练习以及在有经验的上级医师监督下进行临床患者 EUS-FNA/B 操作等。根据 ASGE 的指南，综合性 EUS 操作资质的授予要求在有经验的上级医师监督下至少完成 150 例 EUS 操作，其中需包含至少 50 例 EUS-FNA。关于获取 EUS 操作资质所需最少病例数的研究较少，近年来的一些研究结论也存在差异。一项纳入 12 名学员为期 12 个月培训的前瞻性研究发现，不同学员在操作技能的掌握上存在差异，且在完成至少 225 例 EUS 之前没有学员可以达到获得足够满意的表现。对于胰腺占位性病变的 EUS-FNA，其诊断敏感度在最初的 30 例内表现出显著和持续的增长。在另一项研究中，使 EUS-FNA 结果的阴性率或误诊率达到可接受水平（＜10%）所需的病例数分别为 121 例和 97 例，而且不同部位的穿刺也存在差异，对于纵隔淋巴结的 EUS-FNA 需要 48 例，对于胰腺病变的 EUS-FNA 则需要 171 例和 186 例。对于初学者，在穿刺引导线下进行 EUS-FNA/B 有助于缩短初学者学习曲线，提高穿刺成功率。在掌握 EUS-FNA 基本操作技能之后病例数的积累可以减少诊断所需穿刺针数和降低并发症发生率。针对胰腺 EUS-FNA 的多年（7～13 年）观察结果显示，操作者经验年数和平均操作量与 EUS-FNA 穿刺针数存在显著相关性。由于目前缺乏关于获取 EUS-FNA/B 操作资质所需最少病例数的文献报道，本指南沿用国外指南意见，建议在独立开展 EUS-FNA/B 前至少完成 50 例有经验的上级医师监督下的 EUS-FNA/B 操作。

［引自中国医师协会超声内镜专家委员会. 2021. 中国内镜超声引导下细针穿刺抽吸/活检术应用指南. 中华消化内镜杂志，38（5）：337-349.］

《治疗性超声内镜：欧洲消化内镜学会指南》解读

近年来随着超声成像质量和多普勒技术的进步，加之配备有大工作孔道的线阵超声内镜的发展，超声内镜（endoscopic ultrasound，EUS）打破了消化道管壁的壁垒，为液体积聚、胰胆管以及其他邻近消化道腔性结构的介入诊断和治疗创建了通道。本次欧洲胃肠内镜学会（European Society of Gastrointestinal Endoscopy，ESGE）发布的指南侧重于EUS引导胰胆管穿刺引流、胆囊穿刺引流、胃空肠吻合等治疗性EUS技术。在本文中我们将其分为5个部分，包括胆管引流、胰管引流、胆囊引流、胃肠吻合和经胃经内镜逆行胰胆管造影（endoscopic retrograde cholangiopancreatography，ERCP），结合笔者所在中心经验和最新相关研究，逐一进行解读。

一、EUS 引导胆管引流术
（EUS-guided biliary drainage，EUS-BD）

1. EUS-BD 的主要途径　①经十二指肠乳头：通过 EUS 辅助对接技术（EUS-assisted rendezvous，EUS-RV），EUS 引导细针穿刺抽吸术（EUS-FNA）针头在EUS引导下进入肝内或肝外胆管，引入导丝并穿过乳头，随后使用十二指肠镜取出，从而进行常规胆管 ERCP。②直接支架置入：经胃EUS引导肝胃吻合术（EUS-guided hepaticogastrostomy，EUS-HGS）或经十二指肠EUS引导胆总管十二指肠吻合术（EUS-guided choledochoduodenostomy，EUS-CDS）。③EUS引导顺行经乳头（或经吻合口）支架置入：在支架置入之前，通过经乳头或经吻合口的途径，引导导丝穿过狭窄处。

2. 不同EUS-BD方法的技术和临床成功率　①不同EUS-BD方法治疗恶性疾病的成功率：EUS-CDS的技术和临床成功率分别为94%和88%。EUS-HGS 的技术和临床成功率分别为96%和87%。EUS-RV 的技术成功率为72%～98%。在 EUS 引导下解剖结构改变患者顺行支架置入结果的研究中，技术和临床成功率分别为86%～95%和71%～95%。笔者所在中心也进行过EUS-BD 的相关荟萃分析研究，结果显示EUS-BD的技术成功率为 94.71%，临床成功率为91.66%，不良反应率略高，为 23.32%，经胃入路和经十二指肠入路对成功率和不良反应无显著影响。②不同EUS-BD方法治疗良性疾病的成功率：EUS-BD 对良性疾病的适应证和使用方法在已发表的研究中差异很大，因而难以解释。涉及EUS-RV的研究中，技术成功率为77%～83%。当使用自膨式金属支架进行支架置入引流时，技术和临床成功率接近100%。

3. EUS-BD 的适应证与禁忌证　①EUS-BD适应证：EUS-BD可用于 ERCP失败后的补救治疗及内镜下无法触及乳头的患者和手术改变解剖结构的患者。EUS-BD 允许导丝穿过乳头，以便通过EUS-RV 进行 ERCP。在恶性胆管梗阻中，EUS-RV技术也可以放置经乳头支架，其他选择包括在梗阻上游建立新的吻合口（EUS-HGS，EUS-CDS），可避免术后胰腺炎。在远端胆管恶性梗阻中，包括EUS-RV、EUS-CDS、EUS-HGS、EUS引导顺行支架置入和EUS引导胆囊引流术（EUS-guided gallbladder biliary drainage，EUS-GBD）在内的所有选择都可以考虑。在肝门部恶性梗阻中，只有 EUS 引导顺行支架置入和EUS-HGS是可行的选择。对于不可切除的肝门部狭窄和左肝管引流不足的患者，EUS-HGS可以作为ERCP的补充。EUS引导肝十二指肠吻合术可能有助于右侧胆管系统的引流。EUS-CDS、EUS 引导肝十二指肠吻合术和EUS-HGS具有引流点远离恶性狭窄的附加优势，避免了肿瘤向内生长的风险，理论上能保持更长支架通畅时间。②EUS-BD禁忌证：介入路径中存在血管和严重的凝血功能障碍；术前存在未经引流的腹水；胆管扩张不足。

4. EUS-BD与其他替代方法比较

（1）远端胆管恶性梗阻性疾病经胆管引流失败后，EUS-BD与经皮经肝胆管引流术（percutaneous transhepatic biliary drainage，PTBD）比较：ESGE 推荐在具备相应专业技术的情况下，对ERCP失败的远端胆管恶性梗阻患者采用 EUS-BD 而不是PTBD。（核心建议1，强推荐，中等质量证据）

综合文献报道，EUS-BD与PTBD技术成功率相当（86%～100%），EUS-BD 临床成功率相似或更高，不良反应较少。

（2）在肝门部恶性疾病胆管引流失败后，EUS-BD与PTBD比较：ESGE 推荐 EUS-BD 联合肝胃吻合术仅在有丰富操作经验的中心用于无法行外科手术治疗且ERCP和（或）PTBD引流不充分的肝门部胆管恶性梗阻伴左肝管扩张的患者。（核心建议2，弱推荐，中等质量证据）

对于肝门部胆管恶性梗阻病例应进行多学科会诊，以确定最有效的胆管引流策略，作为手术的桥梁或者是最终的姑息性治疗。（强推荐，低质量证据）

对于复杂的胆管 Bismuth Ⅰ型和Ⅳ型狭窄，PTBD 比 ERCP 引流更充分（OR=2.53，95%CI：1.57～4.08）。ERCP更常用于恶性肝门部狭窄，其不良事件发生率更低，胆管引流更彻底。对于不能切除的恶性肝门部狭窄，EUS-BD目前被用作金属支架置入后的挽救性治疗，技术成功率超过90%。

（3）远端恶性胆管梗阻的初次胆管引流中，EUS-BD与ERCP比较：ESGE 推荐远端胆管恶性梗阻患者的初次胆管引流采用ERCP，但对于操作经验丰富的中心无法行外科手术的患者，也可以通过EUS-BD治疗。（强推荐，中等质量证据）

关于二者的比较，有研究表明EUS-BD 的不良事件发生率更低，支架通畅期更长，临床成功率和技术成功率相似。但由于缺乏高质量的证据，目前ERCP仍然是一线治疗，ERCP失败后可考虑行EUS-BD。相信随着高质量研究的开展，EUS-BD 有望成为远端恶性胆管梗阻的首选治疗手段。

（4）胆管疾病患者在胆管插管失败后，EUS-BD与二次行ERCP或PTBD 比较：ESGE 推荐在有丰富操作经验的中心，良性胆管疾病和正常消化道解剖结构的患者在第2次ERCP失败后采用EUS-RV 治疗。（弱推荐，低质量证据）

二次行ERCP应成为ERCP失败后的一线治疗手段，因为在三级中心，二次行ERCP的技术成功率高（75%～100%），不良事件发生率低（3%～8%），二次行ERCP失败时，可选择 PTBD 或EUS-RV。对于二者之间的选择，该指南指出，在良性胆管疾病中，只要胆管充分扩张，首选EUS-RV，因为该技术不会永久性改变胆肠解剖结构。

（5）对于手术解剖结构改变伴胆管梗阻的患者，EUS-BD与小肠镜辅助 ERCP 比较：ESGE 推荐对于外科术后胆管良性梗阻或胆总管结石的患者仅在小肠镜辅助ERCP 治疗失败后采用EUS-BD治疗。（弱推荐，低质量证据）

ESGE 推荐对外科术后胆管恶性梗阻以及长胆管残端伴肝内胆管扩张的病例采用EUS-BD 治疗。（弱推荐，低质量证据）

在良性疾病中，小肠镜辅助ERCP被认为侵袭性比EUS-BD 小，且不良事件发生率更低。术后胆管恶性梗阻常见原因之一是吻合口恶性肿瘤复发，在这种情况下，EUS 引导顺行支架置入术或EUS-HGS 的技术成功率为96%～100%，并可置入自膨式金属支架。

5. EUS-BD 相关的常见不良事件

ESGE推荐，鉴于目前的证据，对于远端胆管梗阻采用EUS-CDS优于 EUS-HGS，因为前者的不良事件发生率较低。（弱推荐，低质量证据）

EUS-BD 的术后常见不良事件为经壁穿刺导致的血管损伤或胃肠道和（或）胆汁内容物渗漏。此外，术中支架置入不当或术后支架移位会导致胆汁、胃肠道分泌物溢出到腹膜腔或腹膜后间隙，且大量腹水或复发性腹水会增加不良事件发生的风险。

二、EUS引导胰管引流术

1. EUS引导胰管引流术（EUS-guided pancreatic drainage，EUS-PD）的方式　第1种是辅助对接的内镜逆行胰造影术（rendezvous-assisted endoscopic

retrograde pancreatography，RV-ERP），类似于胆管EUS-RV，是通过对胰管穿刺顺行建立经乳头的导丝通道，而后通过ERP把支架经十二指肠乳头插入主胰管。当RV-ERP失败或技术上不可行时，可考虑第2种方法，即跨壁或顺行EUS-PD。这项技术包括通过胰腺支架建立跨壁通道，直接穿过管壁（胃或肠壁），随后形成进入主胰管的瘘管。然后，胰腺支架可以顺行方式穿过乳头或外科吻合口，也可通过管壁面进入胃或小肠。按照手术吻合方式的不同，EUS-PD的术式种类包括：胰胃吻合术、胰肠吻合术、胃胰肠吻合术（也称为环形引流术）和胰十二指肠球吻合术。

2. EUS-PD各种方法的技术和临床成功率ESGE推荐仅对无法进行内镜逆行介入治疗或治疗失败的有症状的胰管梗阻患者考虑行EUS-PD治疗。（核心建议3，强推荐，低质量证据）

ESGE推荐对于解剖结构完整的患者采用EUS对接法行胰管引流，而不是跨壁引流，因为前者的不良事件发生率较低。（核心建议4，强推荐，低质量证据）

ESGE推荐EUS-PD仅能在有丰富经验的中心开展，因为该手术操作复杂且手术相关不良事件发生风险高。（强推荐，低质量证据）

如果存在主胰管狭窄或结石，RV-ERP优于跨壁EUS-PD。RV-ERP可通过乳头或外科吻合口来引流胰腺分泌物，可避免胃或胰腺内容物在胰胃瘘管渗漏到腹膜后间隙等不良反应的发生。EUS-PD顺行引流技术成功率为89%（138/155）。

3. EUS-PD的适应证和禁忌证 ①EUS-PD适应证：ERP失败（无法到达乳头或胰管插管失败）且手术风险过高。对于希望采用微创手术的患者，也可行EUS-PD。RV-ERP优先于顺行引流或跨壁引流。大的胰管结石造成的完全性胰管梗阻，最好采用体外冲击波碎石术或手术治疗。②EUS-PD禁忌证：不能通过EUS定位主胰管或胰管扩张不够充分。另外，穿刺路径上有介入支架等装置或多发性主胰管狭窄也应被视为EUS-PD的禁忌证。

4. EUS-PD与其他替代方法的对比 ①EUS-PD与经肠镜辅助ERP的对比：有研究表明，经肠镜辅助ERP成功率可能低至8%，因此，目前相比于经肠镜辅助ERP，EUS-PD往往作为首选。②一项系统综述显示，EUS-PD在胰肠吻合术后患

者的介入治疗技术参数方面明显优于ERP。

5. EUS-PD术中常见的不良事件 包括术后疼痛（7%）、急性胰腺炎（2%）、胰周感染（2%）和穿孔（1%）。出现出血、胰管渗漏和假性动脉瘤形成等不良事件的发生率小于1%。

三、EUS-GBD

1. EUS-GBD的主要方法 经十二指肠途径是最常用的方法，因为与放置在胃远端相比，支架的位置受到蠕动的影响较小，且食物嵌入支架的风险更低。对于将来可能考虑行胆囊切除术的患者，经胃途径可能更有利，因为手术修复胃壁缺损较易。

2. EUS-GBD的技术和临床成功率 EUS-GBD的技术成功率、临床成功率和总体不良事件发生率分别为94%、93%和18%。

3. EUS-GBD的适应证 ESGE推荐对于无法手术的远端胆管恶性梗阻患者，当ERCP和EUS-BD术均失败且胆囊管显示清晰时，可以采用EUS-GBD作为补救治疗措施。（弱推荐，低质量证据）

对于无法手术的远端胆管恶性肿瘤患者，与经皮胆囊穿刺引流术相比，EUS-GBD的二次干预和再入院发生更少。

4. EUS-GBD与其他替代方法的比较

（1）EUS-GBD与经皮胆囊穿刺引流术比较：ESGE推荐对于行外科手术风险高的患者，在EUS-GBD和经皮胆囊穿刺引流术均可行的情况下优先选择EUS-GBD，因为EUS-GBD的不良事件发生率和需要再介入的概率均低于后者。（核心建议5，强推荐，高质量证据）

ESGE推荐对手术风险高且需要胆囊引流的急性胆囊炎患者采取EUS-GBD或经皮胆囊引流术治疗。（强推荐，高质量证据）

EUS-GBD与经皮胆囊穿刺引流术的对比研究显示了相似的技术和临床成功率，但有研究表明，EUS-GBD术后的不良事件发生率更低。

（2）EUS-GBD与经乳头胆囊引流术比较：ESGE推荐EUS-GBD优于经乳头胆囊引流。（强推荐，低质量证据）

一项荟萃分析比较了EUS-GBD与经乳头胆囊引流术，显示EUS-GBD的技术和临床成功率更

高，胆囊炎复发率较低。

5. 与EUS-GBD相关的常见不良事件 相关研究报告7%的患者因双蘑菇头支架（lumen-apposing metal stent，LAMS）闭塞导致胆囊炎；十二指肠穿孔和轻微气腹等不良反应发生率分别为1.6%和3.2%，经保守治疗后可痊愈。长期研究结果显示，行EUS-GBD后，患者3年内再干预率为3.6%，累积支架通畅率为86%。

四、EUS引导胃肠吻合术

1. 各种技术被开发用于进行EUS引导胃肠吻合术（EUS-guided gastroenterostomy，EUS-GE），**目的是克服两个主要挑战** ①定位胃出口梗阻远端肠段；②稳定目标肠段，以便随后的穿刺和支架导入。目前主要有3种技术：①通过导丝进行的直接EUS-GE；②无导丝的简化EUS-GE；③辅助EUS-GE。

2. EUS-GE的技术和临床成功率 ESGE推荐对所有考虑进行EUS-GE的患者在术前进行多学科讨论，并且在术后仔细评估不良事件。（强推荐，低质量证据）

在一项荟萃分析中，EUS-GE总体技术成功率为94%。另一项研究表明无导丝的简化EUS-GE手术成功率高，不良事件发生率低。辅助EUS-GE手术时间长，手术成功率和不良事件发生率与其他术式无明显差异。

3. EUS-GE的适应证

（1）EUS-GE在恶性胃出口梗阻中的应用：EUS-GE被最广泛接受的指征是恶性胃出口梗阻，可以在建立相对较大的胃肠吻合口的同时，在远离原发肿瘤处操作，减少手术原因导致的肿瘤扩散。据报道，EUS-GE的技术成功率和临床成功率分别为91%～94%和88%～90%。不良事件的发生率在7%～12%，包括腹痛、出血、感染、穿孔和支架旁的渗漏。

（2）EUS-GE在良性胃出口梗阻中的应用：ESGE推荐对于良性难治性胃出口梗阻且不适合行外科手术治疗的患者行EUS-GE治疗。（弱推荐，低质量证据）

ESGE推荐解决良性胃出口梗阻的病因后移除LAMS。（强推荐，低质量证据）

EUS-GE也用于良性胃出口梗阻，例如慢性胰腺炎、消化性溃疡病、腐蚀性损伤，甚至肠系膜上动脉综合征的患者。最近有两项研究只纳入拟置入LAMS的胃出口梗阻患者。一项研究纳入22例患者，成功置入21例，5例患者在平均留置228天后梗阻复发。18例患者在梗阻缓解后取出LAMS，取出后的复发率为6%。

（3）EUS-GE在输入襻综合征中的应用：ESGE推荐在治疗输入襻综合征的时候可以考虑采用EUS-GE，特别是对于恶性肿瘤或者无法承受外科手术治疗的患者。（核心建议6，强推荐，低质量证据）

相关研究证明EUS-GE也可用于对输入襻综合征的治疗，对输入襻综合征的患者具有接近100%的技术成功率和临床改善率，以及89%的完全治愈率。

（4）EUS-GE的禁忌证：ESGE建议在胃出口梗阻患者有明显恶性或难治性腹水、胃壁弥漫性恶性浸润或广泛腹膜癌的情况下不应行EUS-GE治疗。（强推荐，低质量证据）

EUS-GE的禁忌证包括：无法控制的凝血功能障碍；肿瘤晚期腹腔广泛转移；大量腹水；胃壁弥漫性恶性浸润。

4. 恶性胃出口梗阻患者行EUS-GE与外科胃肠吻合术和十二指肠支架置入术的比较 ESGE推荐在有经验的团队配置的情况下，对恶性胃出口梗阻患者采用EUS-GE替代肠内支架置入术或外科手术治疗。（核心建议7，强推荐，低质量证据）

既往在EUS-GE与外科手术进行比较的相关研究中，EUS-GE患者术后经口摄食时间、开始化疗时间、住院时间缩短，费用降低，而外科手术患者的不良事件明显多于EUS-GE。在两项比较EUS-GE和肠内支架置入术的研究中，EUS-GE组的临床成功率更高，复发性梗阻的风险更低，需要再次干预更少。

5. 与EUS-GE相关的常见不良事件 支架放置不当导致穿孔或渗漏伴腹膜炎；支架错位；支架移位或脱出；出血（腔内、壁内或腹膜内）；麻醉相关不良事件，包括处理胃出口梗阻时肺内吸入胃内容物。术后不良事件较常见的为腹痛和因支架刺激引起胃壁溃疡。长期不良事件包括支架移位，食物残渣梗阻，以及支架内组织增生。

五、EUS引导经胃ERCP

1. Roux-en-Y 胃旁路（RYGB）术后胆管引流方法　RYGB术后患者更容易发生胆管疾病，可以采用腹腔镜辅助ERCP。当ERCP需要合并同期腹腔镜胆囊切除术时，通常选择这种方法。也可使用肠镜进入胆管端肠段，最终进入十二指肠乳头，被称为肠镜辅助ERCP，但这种技术失败率高达30%。胆管通路也可采用经皮入路（PTBD）。近年来，LAMS的发展使得使用十二指肠镜进入十二指肠乳头成为可能，这种技术被称为EUS引导经胃ERCP。

2. EUS 引导经胃ERCP 的技术和临床成功率　与其他用于RYGB患者的胆管引流的方式相比，EUS引导经胃ERCP的主要优势是ERCP可以使用标准的十二指肠镜进行。最近的Meta分析中，169例患者接受了EUS引导经胃ERCP手术，胃胃造口/空肠胃造口的技术成功率为99%（168/169），随后的ERCP的技术成功率为98%（166/169）。

3. EUS引导经胃ERCP与其他术式比较　ESGE推荐EUS引导经胃ERCP可以在专业的医学中心对RYGB术后患者使用，目的是克服腹腔镜辅助ERCP和肠镜辅助ERCP的局限性。（核心建议8，弱推荐，低质量证据）

在比较肠镜辅助ERCP、腹腔镜辅助和EUS引导经胃ERCP的研究中，EUS引导经胃ERCP被证实具有较高的成功率和较低的不良反应发生率。出于实际考虑，存在胆囊的患者中应选择腹腔镜辅助，因为该手术可以与胆囊切除术联合进行。

对于已经行胆囊切除术或认为可能再次干预的患者，应考虑EUS引导经胃ERCP。

4. EUS引导经胃ERCP最常见的不良反应　一项系统综述报告24%（41/169）的病例中存在与EUS引导经胃ERCP手术相关的不良反应，包括手术中支架移位、术后腹痛、少见出血和穿孔。在EUS引导经胃ERCP术后，一旦胆管问题得到明确解决，支架就应被移除以防止出现这些不良反应。有一项对Roux-en-Y减肥术后患者的研究称，在LAMS支架移除后仍有大造口瘘的情况下，患者体重可能会增加。

六、总　　结

随着技术创新和临床应用的发展，EUS的治疗技术的研发和临床应用进展迅速。本指南基于目前的循证医学证据，对治疗性EUS中的主要几个方面的最新进展，包括胆管引流、胰管引流、胆囊引流、胃肠吻合和胃旁路术后患者的ERCP介入等进行了详细的综述和讨论并提出了指导性的建议，这些建议具有重要的临床指导价值。

目前我国的EUS治疗方面的技术和临床实践也在蓬勃发展当中，未来有必要参考国外的先进经验，结合国内各个中心对于EUS治疗方面的经验和研究成果来进一步开展EUS治疗技术的培训，并制定我国的治疗性EUS相关指南。

［引自张德宇，彭立嗣，李诗钰，等. 2022. 《治疗性超声内镜：欧洲消化内镜学会指南》解读. 中华消化内镜杂志，39（7）：520-525.］

R-0553.01

科学出版社 医药卫生出版分社
电话:010-64006727(投稿)64019242(购书)
E-mail:med-prof@mail.sciencep.com

本书在线资源获取

www.sciencep.com

ISBN 978-7-03-076751-6

定价:498.00元